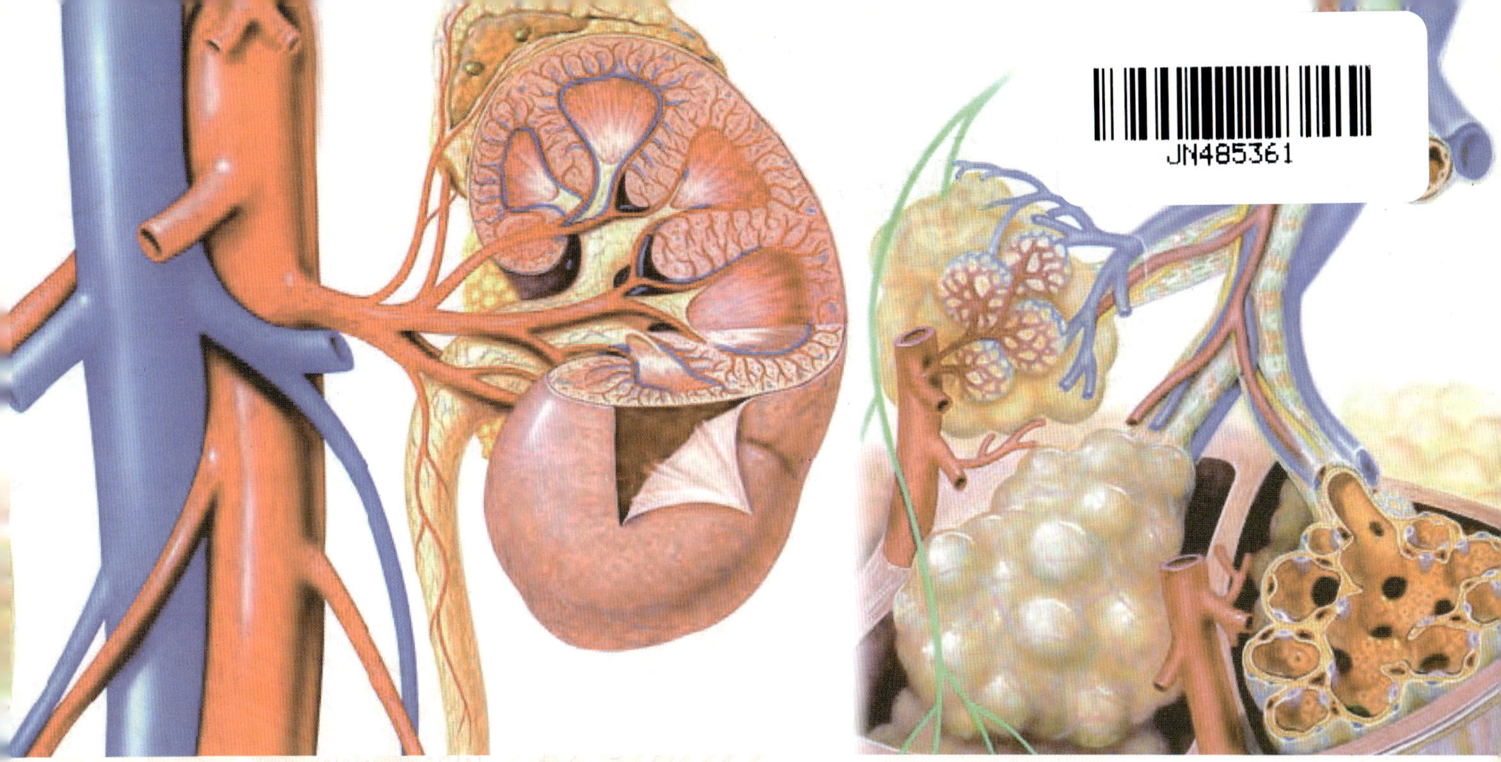

인체 구조와 기능

ESSENTIALS OF ANATOMY AND PHYSIOLOGY

VALERIE C. SCANLON, TINA SANDERS

Essentials of anatomy and physiology, Seventh edition.

by Valerie C. Scanlon, Tina Sanders

The original English language work has been published by:
The F.A. Davis Company, Philadelphia, Pennsylvania

SEVENTH EDITION

인체 구조와 기능

ESSENTIALS OF ANATOMY AND PHYSIOLOGY

2019년 3월 5일 초판 인쇄
2019년 3월 12일 초판 발행

저 자 Valerie C. Scanlon, Tina Sanders
역 자 박지원 외 공역
발 행 처 메디컬사이언스
발 행 인 하재용 외 1명
등 록 제 2016-000295 호
주 소 서울시 마포구 성암로 28 (성산동 134-2) 상가 201호
이 메 일 mspub@mspub.co.kr
전 화 Tel. 02-6748-3300 Fax. 02-6003-1977

I S B N 979-11-89487-60-7
정 가 45,000원

TRANSLATORS | 역자진

편집위원

박지원	아주대학교 간호대학 명예교수 [대표역자]	**안정아**	아주대학교 간호대학
서은지	아주대학교 간호대학	**최은진**	울산과학대학교 간호학과

공역자

(가나다순)

김민아	목포가톨릭대학교 간호학과	**방미란**	한림대학교 동탄성심병원
김선아	인천재능대학교 간호학과	**서은지**	아주대학교 간호대학
김선희	서울여자간호대학교	**안정아**	아주대학교 간호대학
김인경	송곡대학교 간호학과	**오금숙**	충북보건과학대학교 간호학과
김인경	한서대학교 간호학과	**이경은**	동명대학교 간호학과
문혜경	호서대학교 간호학과	**조남희**	경운대학교 간호학과
박지원	아주대학교 간호대학 명예교수	**최은진**	울산과학대학교 간호학과

PREFACE | 저자서문

[인체구조와 기능] 제7판을 발간하게 됨을 매우 기쁘게 생각하며 아울러 이 책을 교재로 채택해 주신 교수님과 학생들에게 깊은 감사를 드립니다.

제7판에서는 교재를 최대한 최신 내용으로 유지하기 위하여 일부 내용을 변경하였으며 최상의 그림을 삽입하여 내용을 명확하게 이해할 수 있도록 보완하였습니다. 예를 들어 1장에서는 미생물총(microbiota), 2장에서는 모유속 올리고당(oligosaccharides), 3장에서는 후생유전학과 원발성 섬모(epigenetics and primary cilia), 4장에서는 결제조직질환(connective tissue disorders), 7장에서는 운동 시 근육에서 분비되는 이리신 호르몬(muscle hormone irisin), 16장에서는 만성소화장애(celiac disease), 20장에선 인유두종 바이러스(human papilloma virus), 21장에선 산전검사를 위한 모체혈액내 태아 DNA 평가(evaluation of fetal DNA)에 대해 최신 정보를 추가하였으며, 12장은 심근조직에 대한 내용을 추가하였습니다.

"심화학습" 부분에서는 그림을 삽입한 문제가 최소 1개 이상 포함되도록 개정하였습니다. 예를 들어 1장에는 기관계의 관계, 2장에는 물분자에 의해 형성된 수소결합, 5장에는 햇볕이 피부에 미치는 영향, 8장에는 신경경로, 10장에는 스트레스 호르몬, 14장에는 면역반응의 과정, 16장에는 십이지장 호르몬, 17장에는 체온 조절, 20장에는 생식기와 다른 장기간의 관계에 대한 그림을 추가하였습니다.

제7판에 대해 논평이나 제안할 것이 있으신 경우에는 언제라도 출판사로 고견을 보내주시기 바랍니다.

F.A. Davis Company, 1915 Arch Street, Philadelphia, PA, 19103

Valerie C. Scanlon
Dobbs Ferry, New York

Tina Sanders
Castle Creek, New York

TRANSLATOR'S PREFACE | 역자서문

[인체구조와 기능]은 Valerie C. Scanlon 박사가 집필하고, 그래픽 아티스트인 Tina Sanders가 그림을 그려 내용을 이해하기 쉽게 표현한 책으로 그동안 여러 교수로부터 복잡한 인체의 구조와 기능을 간단 명료하게 가르칠 수 있는 교재로 선정되어 왔으며, 우리나라에서는 제3판부터 번역, 출판되어 제7판을 발간하기에 이르렀습니다.

본 교재는 인체의 구조인 해부학과 기능인 생리학을 통합적으로 이해할 수 있도록 해부와 생리의 연관성, 각 기관계통 간의 연관성, 항상성에 대한 각 기관계통과의 연관성 등 세 가지 맥락에 기초하여 집필되었습니다. 다시 말해서 각각의 세포, 조직, 기관, 기관계통에 대해 우선 설명한 다음, 이들의 기능이 다른 기능과 어떻게 연관되며 인체 전체적인 기능의 측면에서는 어떤 관련성을 지니고 있는지를 설명하고 있습니다.

각 장의 순서는 고전적인 순서로 구성되어 있으며, 서론 부분인 4개의 장을 학습한 후에는 필요에 따라 어느 장을 학습해도 이해할 수 있도록 구성되어 있습니다. 각 장은 구조인 해부학을 먼저 다루고 이어 기능인 생리학을 다루는 방식으로 단순한 부분에서 시작하여 점차 복잡한 부분으로 집필되었습니다.

각 장의 구성은 다음과 같습니다.

[목차] 각 장에서 다루어질 주제 제시

[학습목표] 각 장을 학습한 후에 알아야 할 내용 요약

[용어] 정상 해부와 생리에서 알아야 할 필수 용어 제시

[임상관련 용어] 본 장과 관련된 질환명 제시

[학습개요] 각 장의 필수내용을 간략하게 요약

[복습문제] 각 장의 내용에 대한 자신의 이해정도 평가

[심화학습] 각 장의 내용을 전체적인 맥락에서 이해하는 수준의 평가

TRANSLATOR'S PREFACE | 역자서문

또한 임상적용 부분은 박스로 따로 제시하여 정상 해부 및 생리와 관련된 병태생리학 영역의 내용을 학습할 수 있도록 하였고, 필수적으로 알아야 할 내용은 표를 이용하여 간결한 형식으로 제시하였습니다. 또한 교재에 삽입된 선명한 그림은 저자 중 한 명인 그래픽 아티스트가 그린 것으로 인체의 구조와 기능을 머릿속에서 개념화하는 데 크게 도움이 될 것입니다.

본 교재는 학생이 해부학과 생리학의 핵심적인 부분을 학습하는 과정에서 인체를 구성하고 있는 미세한 화학적 수준에서부터, 세포, 조직, 기관, 기관계통, 유기체 수준까지를 이해하게 함으로써 건강전문인으로 성장하는 데 도움이 되도록 집필되었습니다.

끝으로 [인체구조와 기능] 개정판이 교육자와 학습자 모두에게 유용한 교재로 선택되기를 바라면서, 본 교재가 출간되기까지 전심전력으로 도움을 주신 메디컬사이언스 하재용 대표님과 직원분들께 진심으로 감사를 드립니다.

2019년 3월

역자 일동

CONTENTS | 목차

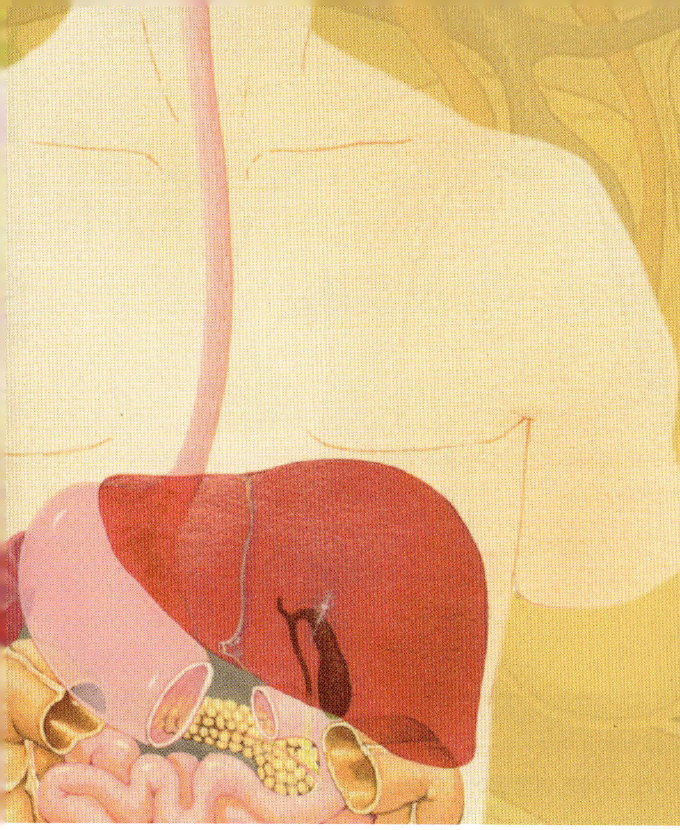

CHAPTER 01

ORGANIZATION AND GENERAL PLAN OF THE BODY

신체의 조직과 일반적 구성

01 신체의 조직과 일반적 구성

ORGANIZATION AND GENERAL PLAN OF THE BODY

목차

학습목표

- 해부학, 생리학, 병태생리학을 정의하고, 이들 간의 관련성을 예를 들어 설명할 수 있다.
- 신체 조직의 수준을 가장 단순한 것에서부터 가장 복잡한 것까지 명명하고, 설명할 수 있다.
- 대사, 대사율, 항상성을 정의하고, 예를 들어 설명할 수 있다.
- 음성 되먹임 기전의 작용기전과 양성 되먹임 기전의 차이점을 설명할 수 있다.
- 해부학적 자세를 설명할 수 있다.
- 신체 각 부분에 대한 해부학적 용어를 진술할 수 있다.
- 적절한 용어를 사용하여 신체 각 부분의 위치를 신체의 다른 부분과 관련지어 설명할 수 있다.
- 체강과 막, 체강 내 장기들을 명명할 수 있다.
- 신체나 기관의 단면을 설명할 수 있다.
- 복부는 어떻게 구분되어 있는지, 그리고 왜 그렇게 구분되어 있는지를 설명하고, 각 영역 내에 있는 장기들을 명명할 수 있다.

ORGANIZATION AND GENERAL PLAN OF THE BODY

용어

해부학(anatomy)
체강(body cavity)
항상성(homeostasis)
무기 화학물질(inorganic chemicals)
수막(meninges)
대사(metabolism)
미생물총(microbiota)
미생물군집(microbiome)
음성 되먹임(negative feedback)
기관(organ)
기관계통(organ system)
유기 화학물질(organic chemicals)
병태생리학(pathophysiology)
심막(pericardial membranes)
복막-장간막(peritoneum-mesentery)
생리학(physiology)
평면(plane)
흉막(pleural membranes)
양성 되먹임(positive feedback)
절단면(section)
조직(tissue)

임상관련용어

컴퓨터단층촬영(computed tomography (CT) scan)
진단(diagnosis)
질병(disease)
자기공명영상(magnetic resonance imaging (MRI))
양전자방출단층촬영(positron emission tomography (PET))

BOX 1-1 **조직과 기관의 대체** Replacing tissues and organs
BOX 1-2 **신체의 내부 보기** Visualizing the interior of the body
BOX 1-3 **뇌의 진단검사** Watching the brain at work

인체는 정확하게 구조화된 화학반응의 집합체이다. 신체는 특별하게 배열된 수많은 원자들과 매우 질서정연하게 진행되는 수천 가지의 화학반응으로 이루어져 있다. 우리는 우리 몸이 무엇으로 만들어졌고, 또 우리 몸이 어떻게 작동하는지에 대한 상당한 지식을 축적해 왔다. 이들 지식이 '인체 해부와 생리' 의 내용으로 포함되어 있다.

해부학(anatomy)은 크기, 모양, 구성, 착색(coloration)까지 포함하는 신체구조에 관한 학문이다. **생리학**(physiology)은 신체가 어떻게 기능하는가에 대한 학문이다. 즉, 세포들이 어떤 기능을 하고, 어떻게 그 기능을 수행하며, 이것이 신체의 나머지 다른 기능들과 어떻게 관련되는지를 설명한다. 생리학은 해부학과 직접적으로 관계된다. 예를 들어, 적혈구는 헤모글로빈이라고 불리는 단백질 분자 내에 무기 철을 함유하고 있으며, 이것이 적혈구의 해부학적 양상이다. 적혈구 속에 철이 존재함으로써 적혈구의 기능인 산소를 운반할 수 있다. 신체 내에 있는 모든 세포들은 적절하게 기능하기 위해 산소를 공급받아야 하므로 적혈구의 생리는 전체적으로 신체의 생리에 필수적이다.

병태생리학(pathophysiology)은 기능의 장애에 관한 학문이고, 정상 생리에 대한 지식은 그러한 장애를 더욱 쉽게 이해할 수 있도록 해준다. 예를 들어, 철 결핍성 빈혈은 식이를 통한 철분 섭취가 충분하지 않을 때 나타나는데, 이럴 경우 적혈구의 헤모글로빈에 철이 충분하지 않게 되어 철 결핍성 빈혈 장애의 증상들이 나타나게 된다. 이러한 예는 해부학, 생리학, 병태생리학 사이의 관계를 잘 보여준다.

이 책의 목적은 정상 구조와 기능에 초점을 둔 해부학과 생리학에 대한 여러분의 이해를 돕는 데 있다. 그러나 정상 생리학과 **질병**(disease)의 관계를 설명하기 위해, 그리고 질병의 **진단**(diagnosis)에 사용된 몇 가지 절차들을 기술하기 위해 많은 병태생리학적 예들을 포함하였다. 많은 예들은 임상적용에 관한 것으로 이것은 여러분이 배운 내용을 임상에 적용할 수 있도록 도울 것이며, 해부학과 생리학에 대한 지식은 앞으로 여러분이 건강전문직에서 계속 공부해 나가는 데 기초가 될 것이다.

조직화의 수준 Levels of Organization

인체는 점차 복잡해지는 구조 및 기능 수준으로 조직되어 있다. 높은 구조 및 기능 수준은 그 이전 수준의 구조와 기능을 통합한다. 이 책에서는 가장 단순한 수준에서부터 다룰 것인데, 화학 수준에서부터 시작하여 세포, 조직, 기관, 기관계통의 순서로 진행해 나갈 것이다. 전체 조직화의 수준은 그림 1-1 에 설명되어 있다.

화학물질 Chemicals

신체를 구성하고 있는 화학물질은 두 가지 주된 분류인 무기 화학물질과 유기 화학물질로 나눌 수 있다. **무기 화학물질**은 탄소 이외에 하나 또는 두 가지 원소로 이루어진 단순분자들(몇 가지 예외는 있지만)이다. 무기 화학물질의 예는 물(H_2O), 산소(O_2)이다. **유기 화학물질**은 흔히 매우 복잡하고 항상 탄소와 수소 원소를 함유한다. 유기 화학물질의 범주에는 탄수화물, 지방, 단백질, 핵산이 있다. 신체의 화학적 조성은 제2장에서 다룰 것이다.

세포 Cells

생물체에서 가장 작은 구조와 기능을 가지고 있는 것은 **세포**이며, 우리 몸은 200여 가지가 넘는 서로 다른 종류의 세포들로 구성되어 있다. 또 다른 방법으로 신체는 세포들의 '도시'라고 생각할 수 있다. 대도시에 수백만의 사람들이 다른 직업을 가지고 있듯이 신체는 200가지가 넘는 일을 수행하는 엄청난 수의 세포들을 가지고 있다. 서로 다른 기능을 함에도 불구하고 인체의 세포는 구조적으로 유사한 점이 있다. 각 세포들은 화학물질로 이루어져 있으며 특정 화학 작용을 수행한다. 세포의 구조와 기능에 대해서는 제3장에서 다룰 것이다.

조직 Tissues

조직은 비슷한 구조와 기능을 가진 세포들의 그룹이다. 마치 도시 기능을 유지하기 위해 같은 일을 하는 사람들의 집단(예 소방서)이 존재하듯이 유사한 세포 집단이 신체 내에서 같이 활동한다. 신체에는 4가지 조직이 있다.

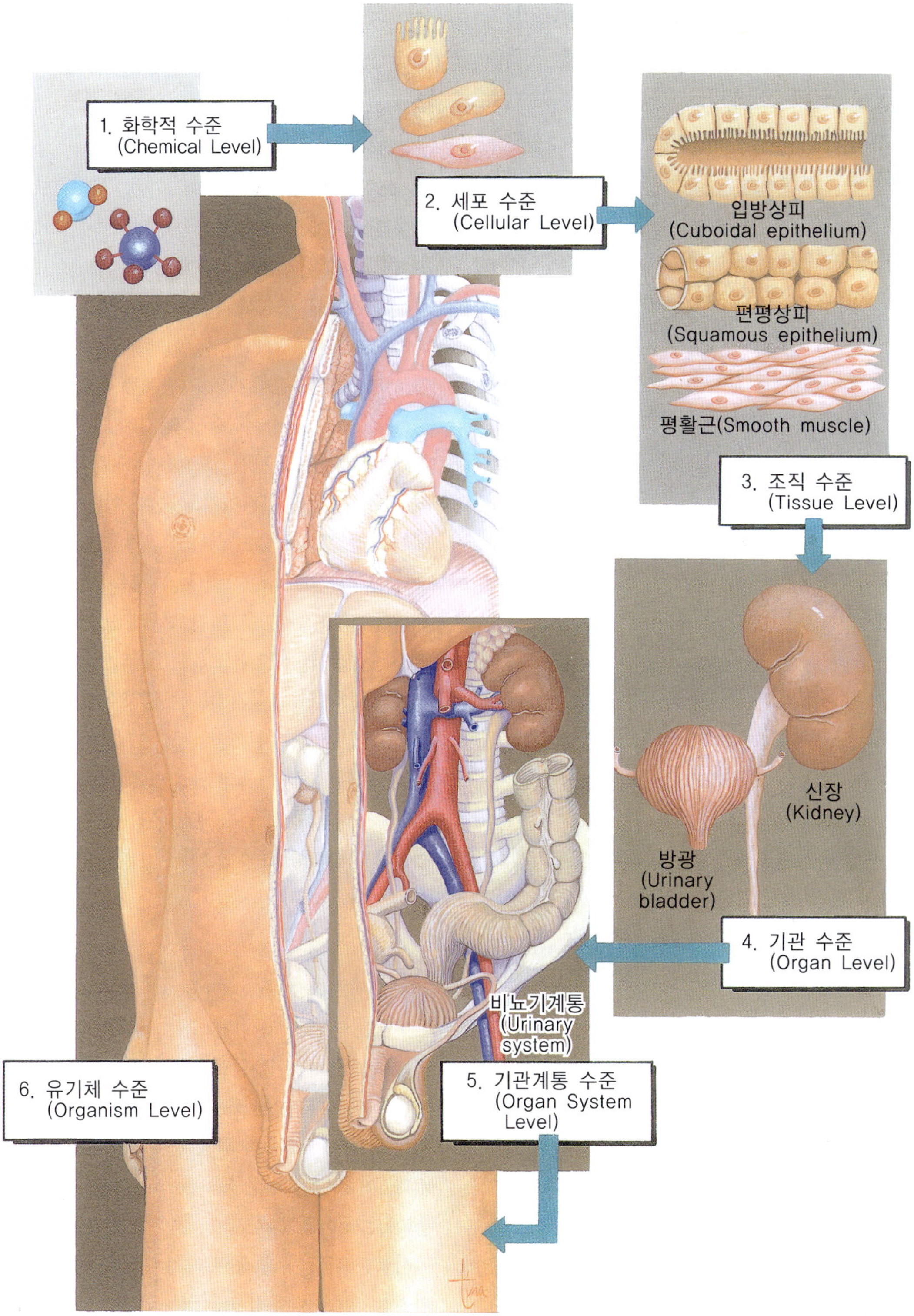

그림 1-1 **가장 단순한(화학적) 수준에서부터 가장 복잡한(유기체) 수준까지 도식화한 인체의 구조적 조직화**
여기에 나타난 기관계통은 비뇨기계통이다.

질문: 비뇨기계통과 직접 관련된 다른 기관계통은 어떤 것들이 있는가?

- **상피조직(epithelial tissues)**: 신체표면을 덮거나 내벽을 이룬다. 그중 일부는 특별한 기능을 가진 분비물을 생산할 수 있다. 피부의 외층과 한선(땀샘)이 상피조직의 예이다. 내부 상피조직은 모세혈관벽(편평상피세포)과 신장의 세뇨관(입방상피세포)을 포함한다 그림 1-1.
- **결합조직(connective tissues)**: 신체의 부분들을 연결하고 지지한다. 일부는 물질을 운반하고 저장한다. 혈액, 뼈, 연골, 지방조직이 결합조직의 예이다.
- **근육조직(muscle tissues)**: 수축을 일으켜 신체가 운동을 하도록 한다. 골격근과 심근은 근육조직의 예이다. 그림 1-1 에 있는 평활근 조직은 방광, 위장과 같은 기관에서 볼 수 있다.
- **신경조직(nerve tissues)**: 신체기능을 조절하는 전기 화학적 흥분을 일으키고 전달한다. 뇌와 시신경은 신경조직의 예이다.

이들 4가지 조직의 독특한 기능과 유형은 제4장에서 다룰 것이다.

기관 Organs

기관은 특별한 기능을 수행할 수 있도록 정확하게 배열된 조직의 집단이다. 기관의 예로는 신장, 간, 폐와 위 등이 있다. 신장에는 흡수기능을 수행하는 몇 종류의 상피조직이 있다. 위에는 소화를 위해 위액을 분비하는 상피조직이 있다. 위벽에 있는 평활근(민무늬근) 조직은 위액과 음식을 혼합하기 위해 수축하고 소장으로 소화산물을 이동시킨다. 신경조직은 위의 수축을 증가시키거나 감소시키기 위한 흥분을 전달한다. 기관은 생리학적 합보다는 해부학적 합이라는 점에서 '조직의 협동'으로 생각할 수 있다. 신장의 어느 조직도 스스로 노폐물을 제거하지 못하나 신장의 모든 조직이 함께 기능하여 제거한다. 마찬가지로 위장의 어느 조직도 스스로 단백질을 소화할 수 없지만 위장 전체로는 가능하다(BOX 1-1 조직과 기관의 대체 참조).

기관계통 Organ Systems

기관계통은 하나의 특정 기능에 관여하는 기관들의 집단이다. 예로는 비뇨기계통, 소화기계통, 호흡기계통 등이 있다. 그림 1-1 에서 비뇨기계통은 신장, 요관, 방광, 요도로 구성되어 있으며, 이들 기관은 모두 소변의 형성과 배설에 관여한다.

표 1-1 은 인체의 기관계통과 일반적인 기능, 그리고 기관계통을 형성하고 있는 대표적인 기관들을 함께 나타내었으며, 그림 1-2 는 인체의 기관계통을 보여준다. 일부 기관들은 2개의 기관계통에 동시에 속하기도 하는데, 예를 들어 췌장은 소화기계통에 속하기도 하지만, 내분비계통 기관이기도 하며, 횡격막은 근육계통이면서 호흡기계통 기관이기도 하다. 이와 같이 모든 기관계가 모여 한 개인을 구성하고 그것들은 함께 작용한다. 즉, 상호의존적이다. 우리 몸의 모든 세포는 산소가 필요하다. 호흡기계통은 대기로부터 산소를 얻고 순환기계통은 산소를 각 조직으로 분배한다. 모든 세포는 영양소가 필요하다. 소화기계통은 영양소를 얻고 순환기계통은 그 영양소를 분배한다. 모든 세포는 노폐물을 생산한다. 순환기계통은 노폐물을 수집하고 비뇨기계는 혈액으로부터 그 노폐물을 제거한다. 이 책에서는 각 기관계통과 기관계통 간 상호작용에 대해 보다 자세히 다룰 것이다.

나머지 "우리" The Rest of "Us"

우리는 혼자가 아니다. 모든 인간은 수많은 박테리아를 비롯한 다른 미생물들, 즉 **미생물총(microbiota)**과 함께 살아간다. 신체 표면에 있거나 내부(대부분 장)에 있는 박테리아의 수는 전체 인체 세포 수보다 10배나 더 많다. 이 집단은 **정상균총(normal flora)**(또는 상주균총)으로서 이들의 분포는 표 22-1 을 참조하라.

사람은 각각 수백 종의 각기 다른 비율의 정상균총을 가지고 있다. 박테리아가 있는 신체 표면 혹은 내부는 **미생물군집(microbiome)**이라 불리는 작은 생태계이다. 우리는 오래 전부터 장내 박테리아가 비타민 K를 생산한다는 것을 알았다. 또한 이러한 박테리아들이 신체 여러 부위(피부 표면, 구강, 여성의 질)에서 병원체의 성장을 막는다는 것도 알게 되었다. 이러한 지식은 최근 항생제 저항성 클로스트리듐 디피실리균(*Clostridium difficile*) 장 감염을 앓고 있는 사람들을 돕는 데 사용되었다. 어떤 이들은 건강한 가족 구성원의 장내 박테리아를 "분변 이식" 함으로써 병이 완치되었다.

최근 연구에 따르면 장내 박테리아가 섬유소, 식물의 복합 탄수화물과 같이 소화되지 않은 음식 잔여물을 발효시켜 장 내벽을 구성하는 상피세포에 영양분을 공급한다고 하였다. 장내 세균이 장 내벽을 손상되지 않도록 하고 장내 내용물이 누출되지 않도록 할 뿐만 아니라 염증 억제를 돕는다.

다른 연구자들은 미생물총은 신체의 면역체계가 "나"와 "내가 아닌" 것을 구분할 수 있도록 돕는다고 하였다. 이는 특히 잘못된 면역 반응인 알러지와 천식과 같은 부정적인 건강상태로의 진행을 억제하는 데 중요하다.

이 밖에 체중 감소나 증가에도 미생물총이 기여한다는 것도 밝혀져 있다. 그러나 미생물총과 이들의 생산물이 모두 긍정적인 것은 아니다. 박테리아의 생산물 대부분은 아직 발견되지 않았으며, 미생물총과의 복잡한 관계를 모두 이해하기 위해서 해야 할 연구들도 아직 매우 많다.

BOX 1-1 조직과 기관의 대체 Replacing tissues and organs

혈액을 보충하는 수혈은 아마도 사람들에게 가장 친숙하고 흔한 형태의 '대체물'이다. 혈액은 조직이므로, 혈액형 검사와 교차반응 검사를 통하여(혈액의 유형은 제11장에서 논의할 것이다) 동일하거나 수혈 가능한 혈액형을 가진 사람에게 안전하게 제공될 수 있다. 그러나 기관은 더욱 복잡한 구조로 되어 있다.

어떤 환자가 장기를 이식받을 때는 언제나 자신의 면역체계에 의해 이식받은 장기에 대한 거부반응(파괴)이 나타날 가능성이 있다(제14장 참조). 그러나 효과적인 면역 억제제의 발견과 사용으로 여러 종류의 장기이식 성공률이 높아지고 있다. 이식 가능한 장기는 각막, 신장, 심장, 간, 폐 등이다.

피부 역시 기관이다. 그러나 다른 사람으로부터 이식된 피부는 오래 생존하지 못한다. 현재는 광범위하게 손상된 피부를 일시적으로 덮기 위해 여러 종류의 인공피부를 사용하고 있다. 예를 들어, 심한 화상을 입은 환자는 화상 부위를 덮을 수 있는 영구적인 새로운 피부를 형성하기 위해 화상을 입지 않은 자기 자신의 피부를 이식할 필요가 있다. 실험 배양으로 환자의 피부를 '성장'하게 하는 것이 가능해졌기 때문에 피부의 작은 조각(patch)으로도 손상 받은 넓은 피부의 표면을 덮을 수 있을 것이다.

배양으로 자랄 수 있는 다른 세포들로는 연골, 뼈, 췌장, 간 등이 있다. 실험실에서 배양된 기능적 간세포군(clusters)을 간에 삽입(implants)–이식(transplants)과는 다른–하는 것에 대한 많은 연구가 현재진행 중에 있다. 이러한 간세포군 삽입은 인간 공여자가 필요 없거나, 필요하더라도 그 수요가 훨씬 감소된다. 조직공학(tissue engineering) 분야에도 인공 혈관과 인공 방광을 만드는 데 관심을 기울이고 있다.

많은 인공 대체품들이 개발되었는데, 재질은 플라스틱이나 금속으로 만들어져 있고, 수혜자의 면역체계에서 이물질로 인식되지 않아 거부반응도 일어나지 않는다. 예를 들어, 손상된 심장판막은 인공판막으로 대체될 수 있고, 동맥의 절단 시에는 합성물질로 만들어진 관을 이식할 수 있게 되었다. 재건술(reconstructive surgery)에 인공뼈가 사용되는 것처럼, 인공관절은 인체의 모든 관절을 대체할 수 있다. 인공 와우(cochlear implants)는 음파를 전기적 흥분신호로 전환하여 이를 뇌로 전달해 주는 작은 기구로 특정 유형의 난청을 가진 사람에게 청각 기능을 제공해 준다(제9장 참조). 또한 인공망막이나 인공심장 등에 관한 연구도 진행되고 있다.

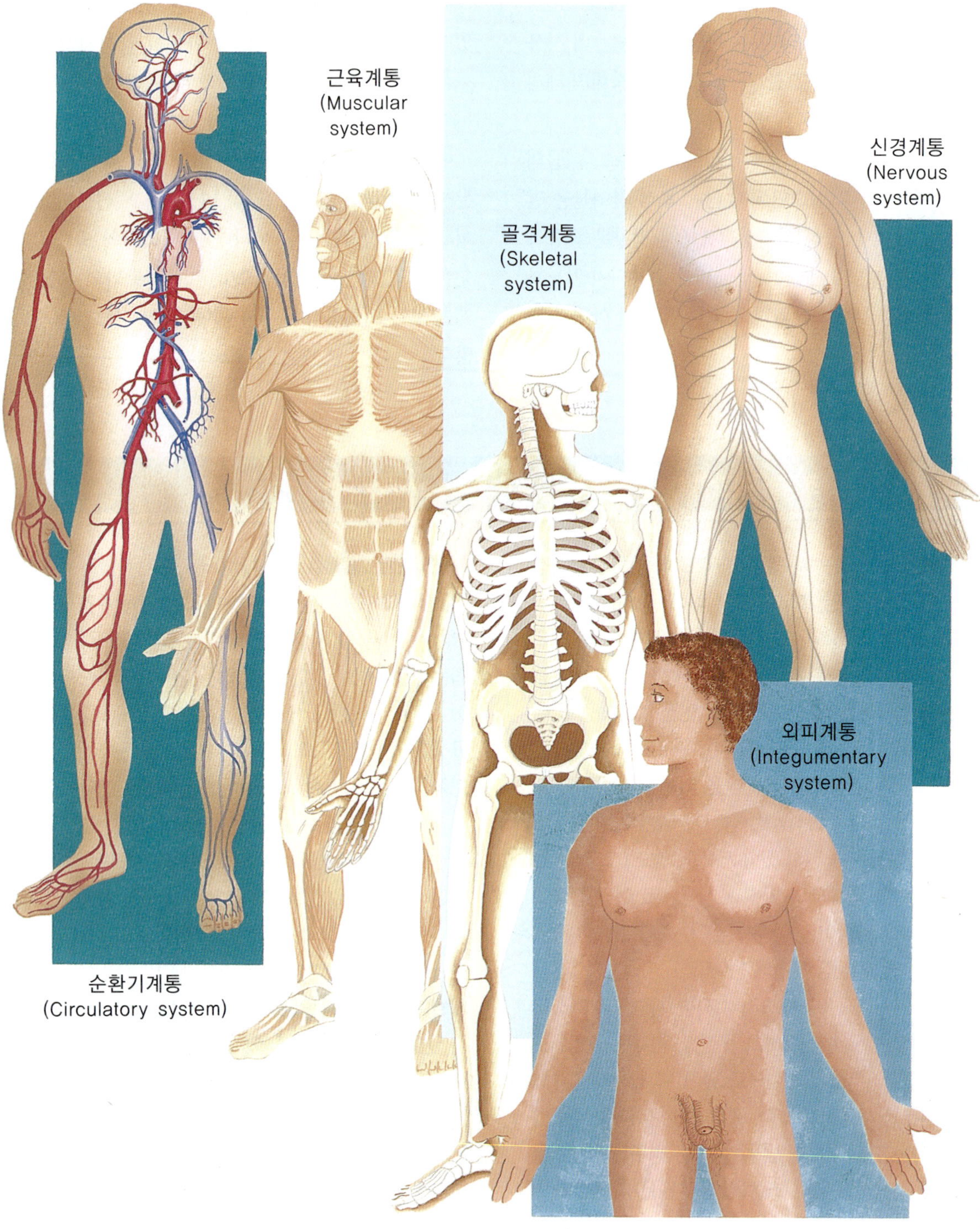

그림 1-2 **기관계통** 도식화된 각각의 기관계통을 표 1-1 에 기술된 내용과 비교하여 보라.

질문: 각 기관계통에 포함되는 기관을 한 개 이상 말해 보라.

(계속)

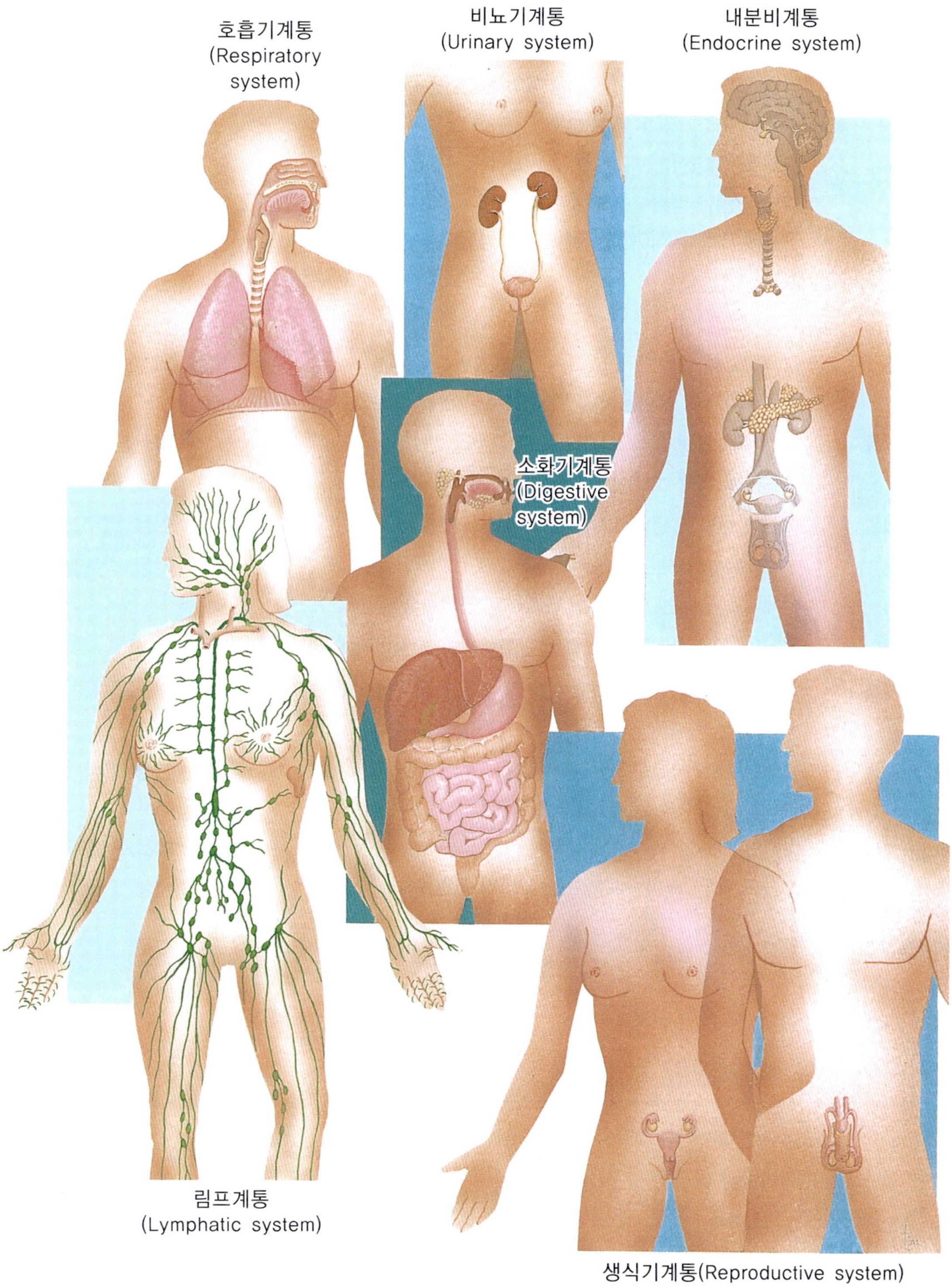

그림 1-2 **기관계통** 도식회된 각각의 기관계통을 표 1-1 에 기술된 내용과 비교하여 보라.

질문: 각 기관계통에 포함되는 기관을 한 개 이상 말해 보라.

표 1-1 기관계통

계통	기능	기관*
외피계통	• 병원균과 화학물질에 대한 장벽이 된다. • 과도한 수분손실을 예방한다.	피부, 머리, 피하조직
골격계통	• 신체를 지지한다. • 내부 기관과 적골수를 보호한다. • 근육에 의해 움직여지는 뼈대를 제공한다.	뼈, 인대
근육계통	• 뼈를 움직인다. • 열을 생산한다.	근육, 건
신경계통	• 감각정보를 해석한다. • 전기 · 화학적 신경흥분에 의해 신체 기능을 조절한다.	뇌, 신경, 눈, 귀
내분비계통	• 호르몬에 의해 성장과 생식 등과 같은 신체 기능을 조절한다. • 호르몬에 의해서 대사를 조절한다.	갑상선, 뇌하수체, 췌장
순환기계통	• 조직에 산소와 영양물질을 전달하고 노폐물을 제거한다.	심장, 혈액, 동맥
림프계통	• 조직액을 혈액으로 되돌린다. • 신체내로 들어온 병원균을 파괴하고 면역을 제공한다.	비장, 림프절
호흡기계통	• 공기와 혈액 사이에 산소와 이산화탄소를 교환한다.	폐, 기관, 후두, 횡격막
소화기계통	• 음식이 신체에서 흡수되고 이용될 수 있도록 단일 화학물질로 변화시킨다.	위, 결장, 간, 췌장
비뇨기계통	• 혈액으로부터 노폐물을 제거한다. • 혈액과 조직액의 양과 pH를 조절한다.	신장, 방광, 요도
생식기계통	• 난자와 정자를 생산한다. • 여성의 경우, 배아 · 태아를 발달시킬 장소를 제공한다.	여성: 난소, 자궁 남성: 고환, 전립선

*대표적인 기관만 나타낸 것이다.

대사와 항상성 Metabolism and Homeostasis

대사(metabolism)는 집합명사이다. 대사는 인체 내에서 일어나는 모든 화학반응과 물리적 과정을 일컫는 용어로 살아 있음의 특징인 성장, 회복, 반응, 생식 등을 포함한다. 심장이 혈액을 박출하고, 위에서 음식물이 소화되며, 폐와 조직에서 가스가 확산되고, 각 세포에서 에너지를 생성하는 것 등은 대사의 수천 가지 종류 중 단지 일부에 불과하다. 대사라는 용어가 '변화(change)'라는 의미를 가진 그리스어에서 유래된 것처럼 우리 몸은 항상 변화하고 있으며, 그 변화는 육안으로 관찰되는 수준(길을 걷는 것)이거나 현미경적 관찰(새로운 표피를 생성하기 위해 피부에서 세포분열이 일어나는 것)을 통해 확인할 수 있으며, 초현미경적 혹은 분자수준에서도 끊임없이 변화가 일어나고 있다(새로운 단백질을 만들어 내는 RNA와 효소의 활동). **대사율**(metabolic rate)은 단위 시간당 신체가 에너지와 열을 생성하는 속도이다. 그러므로 대사율은 대사의 한 부분이 된다.

좋은 건강 상태에 있는 사람은 항상성을 잘 유지하는 상태에 있다는 것을 의미한다. **항상성**(homeostasis)

은 일정한 변화에도 불구하고 상대적 안정감을 유지하며 정상적으로 기능하도록 하는 신체의 역량을 반영한다. 변화는 정상 대사의 한 부분으로 내·외적으로 모두 발생하므로 신체는 적절하게 반응해야 한다.

예를 들어, 아침을 먹는 것은 내적 변화를 초래한다. 갑자기 위에 음식이 들어가면, 어떤 일이 일어나는가? 음식은 신체에서 이용될 수 있도록 소화되어 단일 화학물질로 쪼개진다. 삶은 달걀 속에 있는 단백질은 그것의 기본적인 화학물질인 아미노산으로 소화된다. 그런 다음 이것은 특정 단백질을 생산하기 위해 신체내 세포에서 이용될 수 있다.

외적 변화의 예는 기온이 상승하는 것이다. 더운 날에 체온 역시 올라가는 경향이 있다. 그러나 신체가 정상적인 기능을 유지하기 위해서 체온은 정상범주인 36~37℃(97~99°F) 내에서 유지되어야 한다. 이를 위해서 어떤 일이 발생하는가? 외부온도가 올라가는 데 대한 신체의 반응은 피부표면으로 땀 분비를 증가시켜 땀이 증발하면서 체온이 떨어지게 된다. 그러나 이러한 반응은 바람직하지 못한 내적 변화인 탈수를 초래할 수도 있다. 이런 상황에서는 또 어떤 일이 일어나는가? 탈수로 인해 체액이 감소하면 우리는 갈증을 느끼게 되며 땀으로 소실되는 물을 대치하기 위해 음료를 마신다. 우리 몸의 반응은 자극에 의한 변화를 다시 되돌리려는 방향으로 일어남을 주목하라. 앞의 예에서 체온의 상승은 땀 분비를 증가시켜 체온을 낮추고, 체온이 낮아지면 땀분비는 다시 감소한다. 이것이 **음성 되먹임 기전(negative feedback mechanism)**으로 이를 통해 신체의 기능을 정상 범주 이내로 유지시킨다.

그림 1-3 에서는 또 다른 음성 되먹임 기전의 예를 보여준다. 티록신(thyroxine) 호르몬은 신체의 대사율을 조절해 준다. 대사율이 감소하면 시상하부(뇌의 한 부분)와 뇌하수체샘(pituitary gland)에서 이를 감지하여 갑상선(후두 바로 아래 목의 전면에 위치) 자극 호르몬을 분비하여 갑상선이 티록신 호르몬을 유리하도록 자극한다. 티록신은 음식으로부터 에너지를 생성하는 세포의 효소계를 자극하여 대사율을 증가시킨다. 에너지와 열 생성의 증가는 뇌와 뇌하수체샘에 의해 감지되고 갑상선 자극 호르몬의 분비를 감소시켜 대사율이 다시 감소할 때까지 티록신 분비를 억제한다. 대사율은 증가와 감소를 반복하지만 일정한 정상 범위 내에서 유지된다.

그렇다면 **양성 되먹임기전(positive feedback mechanism)**은 어떻게 작용하는지 궁금해질 것이다. 신체에서 양성 되먹임 기전은 드물며, 그 작용기전도 음성 되먹임 기전과는 완전히 다른 방식으로 일어난다. 양성 되먹임 기전은 자극에 대한 반응을 멈추거나 되돌리려고 하지 않으며, 대신 그러한 반응이 계속 일어나도록 한다. 출산이 좋은 예가 될 수 있는데, 그 과정은 다음과 같다. 자궁경부가 늘어나면 뇌하수체 후엽에서 옥시토신(oxytocin) 호르몬의 분비를 촉진시킨다. 옥시토신은 자궁근육의 수축을 자극하고, 이는 다시 자궁경부를 더욱 늘어나게 하여 옥시토신의 분비가 더욱 증가함으로써 자궁의 수축은 더욱 강하게 일어난다. 이러한 기전은 아기와 태반을 모두 분만한 후에야 멈춘다. 즉, 분만 완료가 양성 되먹임 기전을 억제하는 '브레이크'가 된다.

모든 양성 되먹임 기전은 그 기전을 억제할 어떤 외적인 '브레이크'가 필요하다. 혈액응고는 외적인 조절기전이 없는 반응으로, 응고가 더 많은 응고를 초래할 수 있고 이런 경우에는 득보다 해가 훨씬 더 크다(제11장에서 논의). 손상 후에 일어나는 염증반응은 손상된 조직의 복구에 필수적인 과정이지만, 더 큰 손상을 초래할 수도 있다. 발열도 역시 양성 되먹임 기전을 촉발할 수 있다. 그림 1-3 은 세균이 시상하부에 있는 체온조절중추를 자극하면 열이 발생하는 기전을 보여준다. 체온이 상승하면 대사율이 증가하고, 이것이 체온을 더욱 상승시켜, 악순환의 고리가 될 수 있다. 어디에 이 과정을 억제하는 브레이크가 있는가? 이와 같은 감염과정에서는 체온 상승의 주범인 세균을 파괴하는 백혈구가 브레이크가 될 수 있다. 양성 되먹임 기전에서는 악순환의 과정을 차단하는 외부 억제자가 필요한 것이다. 양성 되먹임 기전은 잠재적으로 해를 끼칠 수 있기 때문에 신체에서 드물게 일어나는 기전이다.

그러나 음성 되먹임 기전은 정상과정의 일부로서 기전을 억제하는 브레이크를 포함하고 있으며, 신체는 다양한 음성 되먹임 기전을 가지고 있다. 대부분의 호르몬 분비(제10장)는 음성 되먹임 기전에 의해 조절된다. 심박동수(제12장)와 혈압(제13장)도 다양한 음성 되먹임 기전에 의해 조절된다. 이와 같은 모든 기전들이 신체의 기능조절에 함께 작용한 결과 대사가 정상 범위 내에서 이루어지고 신체는 일정한 평형을 유지할 수 있게 된다. 이것이 항상성이다.

각 장을 학습하면서 항상성에 관한 더 많은 예를 찾아볼 수 있을 것이다. 신체에 관한 학습을 계속하는 동안 각 기관과 기관계통이 적절하게 기능하는 것이 항상성을 유지하는 데 기여하고 있음을 기억하라. 또한 대사와 관련된 정상 수치는 종종 단일 수치가 아니라 범위로 표현됨을 상기하라. 예로, 정상 체온의 범위는 36~37℃(97~99℉)까지이며, 정상 맥박수는 분당 60~100회이고, 정상 호흡수는 분당 12~20회이다. 정상 범위 내에서의 변동은 정상 대사의 부분이다.

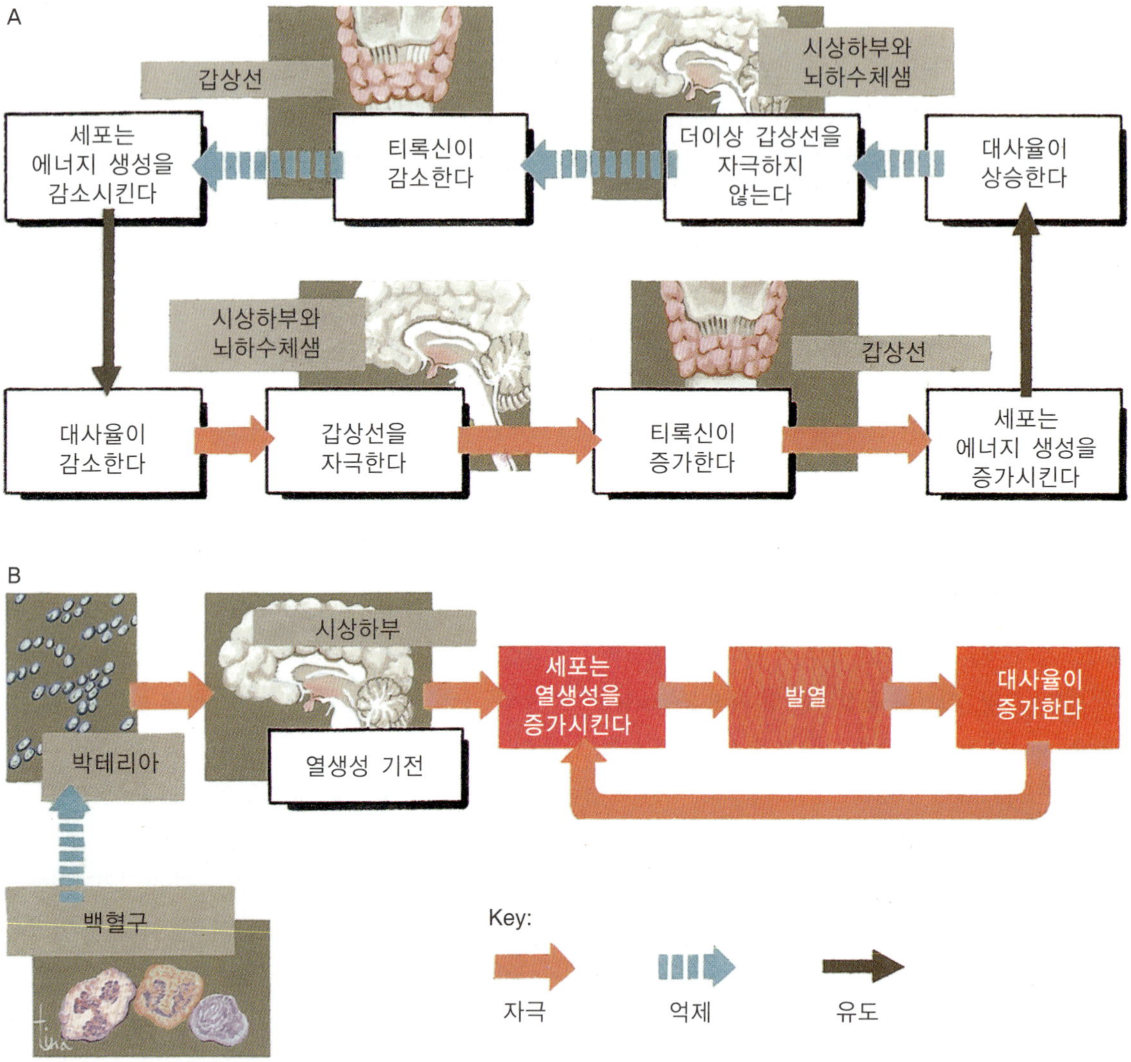

그림 1–3 **되먹임 기전** (A) 티록신에 의한 대사율 조절의 음성 되먹임 기전 (B) 발열에 의해 유발되는 양성 되먹임 기전 본문 참조

질문: 각 기전에서 "브레이크"나 억제는 어디에서 일어나는가?

신체에 대한 용어와 일반적인 구성

Terminology and General Plan of the Body

해부학과 생리학 과목의 일부로 여러분들은 새로운 단어와 용어를 배우게 될 것이다. 가끔 제2의 언어를 배우고 있다는 느낌을 가질 수도 있고 실제로 그렇다. 전문직 종사자들이 관련 전문직에서 사용되고 있는 용어를 제대로 익히는 것은 동료들이나 미래의 환자들과 효과적으로 의사소통하기 위해서 필수적이다. 처음에는 새로운 용어가 우리를 압도할 수도 있지만 곧 그것을 사용하는 것이 익숙해질 것이다.

이 장에 제시된 용어는 기관계통에 관련된 용어로 책 전체에서 사용될 것이며, 용어의 의미를 강화하도록 도울 것이다.

신체 부분과 영역 Body Parts and Areas

표 1-2 와 그림 1-4 에 제시된 각각의 용어들은 신체의 특정 부분과 영역을 가리키는 것이다. 예를 들어, '대퇴의(femoral)'는 항상 넓적다리(thigh)와 관련된 부분을 의미하고, '상완의(brachial)'는 항상 팔의 윗부분을 의미한다. 대퇴동맥은 넓적다리를 지나가는 혈관이고, 대퇴사두근(넙다리네갈래근)은 넓적다리의 큰 근육집단이다.

다른 예는 '폐의(pulmonary)'로 폐(lung)와 관련된다. 지금 폐동맥, 폐부종, 폐색전과 같은 각 용어의 정확한 의미를 모른다 할지라도, 각각이 폐와 관계되는 것임을 알 수 있다.

표 1-2 신체 부분들과 영역에 대한 용어 설명

용어	정의(관련된 부분)	용어	정의(관련된 부분)
antebrachial 전완의	아래팔	mammary 유방의	가슴
antecubital 전주와의	팔꿈치 앞쪽	nasal 코의	코
axillary 액와의	겨드랑이	occipital 후두의	머리의 뒤
brachial 상완의	위팔	orbital 안와의	눈
buccal, oral 경구의	입	parietal 두정의	머리의 정수리
cardiac 심장의	심장	patellar 슬개골의	무릎
cervical 경부의	목	pectoral 흉부의	흉곽
cranial 두개의	머리	perineal 회음부의	골반저(pelvic floor)
cutaneous 피부의	피부	plantar 족저의	발의 밑바닥
deltoid 삼각근의	어깨	popliteal 슬와의	무릎의 뒤
femoral 대퇴의	넓적다리	pulmonary 폐의	폐
frontal 전두의	이마	renal 신장의	콩팥
gastric 위의	위	sacral 천골의	척추의 바닥
gluteal 둔부의	볼기	scapular 견갑골의	어깨뼈
hepatic 간의	간	sternal 흉골의	가슴뼈
iliac 장골의	엉덩이	temporal 측두의	머리의 옆
inguinal 서혜부의	샅	umbilical 제대의	배꼽
lumbar 요추의	허리	volar, palmar 손바닥의	손바닥

위치와 자세에 대한 용어
Terms of Location and Position

신체의 상대적 위치를 묘사할 때, 신체는 항상 서서 얼굴은 똑바로 전면을 향하며, 손바닥을 앞으로 하여 팔은 양옆에 두고, 발은 약간 벌리고 서 있는 해부학적 자세로 있음을 가정한다. 위치에 대한 용어는 각각에 대한 정의 및 예와 함께 표 1-3 에 제시되어 있다. 각 용어를 읽을 때, 그림 1-4 와 그림 1-5 의 예에서 사용된 신체 각 부분들을 확인하라. 위치 및 자세에 관한 용어들은 쌍으로 되어 있으며, 각 쌍은 상반되는 의미로 된 세트임을 주목하라. 이것은 용어와 의미를 상기하는 데 도움이 될 것이다.

체강과 막 Body Cavities and Their Membranes

신체 내 막힌 빈 공간인 체강은 두개골, 척주, 몸통에 있으며, 여기에는 특별한 기관과 막이 포함되어 있다. 체강의 종류에는 두개강, 척추강, 흉강, 복강, 골반강이 있으며 이는 그림 1-5 를 참조하라.

두개강과 척추강 Cranial and Spinal Cavities

두개강과 척추강은 중추신경계를 포함하고 있으며 완전히 뼈에 의해 보호되고 막혀 있다. 이 두 개의 강은 연속적으로 이어져 있는 공간으로 이들을 구분하는 벽이나 경계가 없다. 두개강은 두개골에 의해 형성되며 뇌를 포함하고 있고, 척추강은 척추(spine)에 의해 형성되며 척수를 포함하고 있다. 이들 빈 공간들을 둘러싸고 있으면서 뇌와 척수를 덮고 있는 막을 **뇌수막(meninges)**이라 한다.

흉강, 복강, 골반강
Thoracic, Abdominal, and Pelvic Cavities

흉강, 복강, 골반강은 신체의 몸통 내에 있고 그 안의 장기들은 뼈에 의해 부분적으로 보호되고 있다. 흉강은 몸통의 가장 위에 있으며 횡격막에 의해 복강과 구분된다. 횡격막은 크고 반구형(dome) 모양의 호흡근육으로 구멍을 통해 식도와 큰 혈관이 횡격막을 지나가지만, 흉강과 복강을 분리 해주는 벽이 된다. 골반강은 가장 아래쪽에 위치하는 데 복강의 일부분으로 고려되기도 하고 (두 공간 사이에는 벽이 없다) 분리된 강으로 고려되기도 한다.

흉강(thoracic cavity) 내에 있는 기관으로는 심장과 폐가 있다. 흉강의 막은 **흉막**(pleural membranes)으로 불리는 **장막**(pericardial membrane)이다. 벽측 흉막은 흉벽의 내벽을 이루고 장측 흉막은 폐를 덮고 있다. 심장은 심낭이라 불리는 자체 장막을 가지고 있다. 벽측 심낭은 섬유성 심낭으로 되어 있고, 장측 심낭은 심장을 덮고 있다.

복강(abdominal cavity) 내에 있는 기관으로는 간, 위, 장 등이 포함된다. 복강의 막은 장간막으로 불리는 장막이다. **복막**(peritoneum)은 복벽의 내벽을 이루는 막이고, **장간막**(mesentery)은 복부 내 기관을 덮는 막이다.

골반강(pelvic cavity)은 복강의 아래쪽에 위치하고 있다. 복막이 골반강의 내벽을 이루지는 않지만 일부 골반 기관들의 표면을 덮고 있다. 골반강 내에는 방광과 생식기관이 위치해 있는데, 여성에서는 자궁이, 남성에서는 전립선이 골반강 내에 자리 잡고 있다.

평면과 절단면 Planes and Sections

내부 해부학을 기술할 때, 흔히 신체 또는 기관의 특수 구조를 쉽게 볼 수 있도록 하기 위해 특정한 방법으로 자르거나 절단한다. **평면**(plane)은 신체나 기관을 두 부분으로 구분하는 가상의 평평한 면을 일컫는다. 평면과 **절단면**(section)은 그림 1-6 에 제시되어 있다(BOX 1-2 : 신체 내부 구조 보기).

- **전두(관상)면**(frontal (coronal) section): 신체를 전면과 후면으로 나눈다.
- **시상면**(sagittal section): 신체를 오른쪽과 왼쪽 부분으로 나눈다. 정중시상면(midsagittal section)은 좌우를 똑같이 나눈다.
- **횡단면**(cross-section): 장기의 긴 축에 대한 수직 단면이다. 관의 구조로 된 소장의 횡단면은 중앙

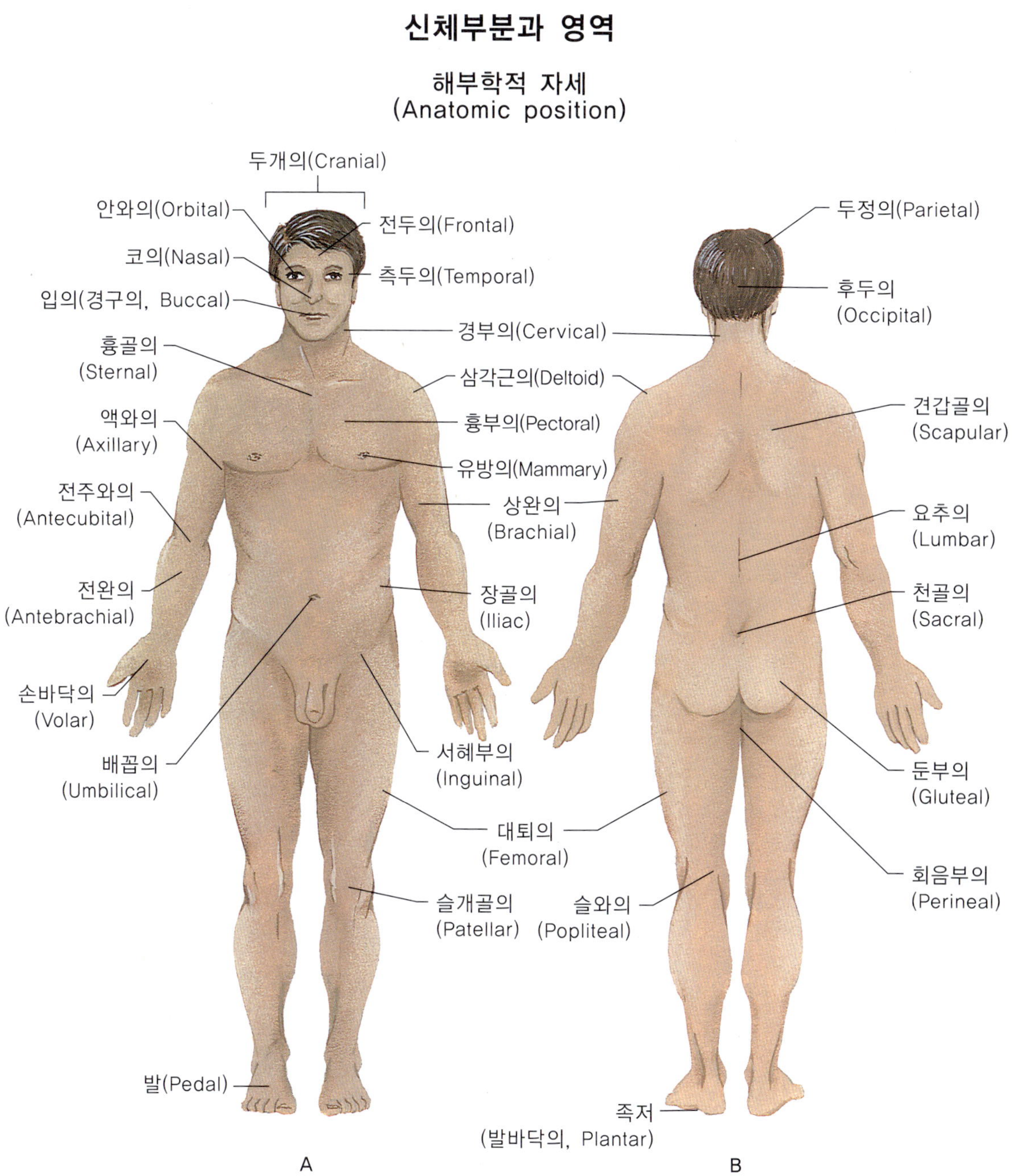

그림 1-4 **신체부분과 영역** 해부학적 자세에서의 인체 (A) 전면 (B) 후면(표 1-2 와 비교하여 볼 것)

질문: 유사한 이름의 뼈를 포함하고 있는 신체 부위를 2곳 이상 기술해 보라.

에 빈 공간이 있는 원(circle)과 같이 보일 것이다.

- **종단면(longitudinal section)**: 장기의 긴 축을 따라 절단한 평면이다. 소장의 종단면은 그림 1-6 B 에 제시되어 있으며, 대퇴골의 전두면은 종단면이기도 하다(제6장 그림 6-1 참조).
- **가로면(transverse section)**: 수평단면은 신체를 위와 아랫부분으로 나눈다(그림 1-6 C 참조). 모든 장기가 복강내에 어떻게 위치하고 있는지 주목하라. 대동맥을 찾아보라. 가장 중요한 혈관으로 보호되어야 하는 부분이다. 어디에 위치하는가? 척추의 바로 앞, 몸의 중심부분에 위치하여 대단히 잘 보호되어 있다.

표 1-3 위치와 자세에 대한 용어

용어	정의	예
superior 상부	위, 더 높이	심장은 간보다 위에 있다(The heart is superior to the liver).
inferior 하부	아래, 더 낮게	간은 폐보다 아래에 있다(The liver is inferior to the lungs).
anterior 전방	앞으로	흉부는 신체의 앞쪽에 있다(The chest is on the anterior side of the body).
posterior 후방	뒤로	요추부위는 제와부위의 뒷쪽에 있다(The lumbar area is posterior to the umbilical area).
ventral 배쪽	앞으로	유방은 신체의 배쪽 면에 있다(The mammary area is on the ventral side of the body).
dorsal 등쪽	뒤로	엉덩이는 신체의 뒷쪽(등쪽 면)에 있다(The buttocks are on the dorsal side of the body).
medial 안쪽	정중선으로	심장은 폐 안쪽에 있다(The heart is medial to the lungs).
lateral 측면	정중선에서 밖으로	어깨는 목의 측면(바깥)에 있다(The shoulders are lateral to the neck).
internal 내측	내부로, 안쪽의	뇌는 머리뼈 안에 있다(The brain is internal to the skull).
external 외측	외부로, 바깥쪽의	늑골은 폐의 바깥쪽에 있다(The ribs are external to the lungs).
superficial 표면	표면쪽의	피부는 가장 표면 기관이다(The skin is the most superficial organ).
deep 심부	내부로, 안쪽의	다리의 심부정맥은 근육에 둘러싸여 있다(The deep veins of the legs are surrounded by muscles).
central 중추	중심부	뇌는 중추신경계통의 일부이다(The brain is part of the central nervous system).
peripheral 말초	중심부에서 뻗어 나간	팔에 있는 신경은 말초신경계통의 일부이다(Nerves in the arm are part of the peripheral nervous system).
proximal 근위	근원에 가까운	무릎은 발보다 근위부이다(The knee is proximal to the foot).
distal 원위	근원에서 먼	손바닥은 팔꿈치의 원위부이다(The palm is distal to the elbow).
parietal 벽측	어떤 강의 벽쪽의	벽측 흉막은 흉강의 내벽을 이룬다(The parietal pleura lines the chest cavity).
visceral 장측	어떤 강 내의 기관쪽의	장측 흉막은 폐를 덮고 있다(The visceral pleura covers the lungs).

뒤의 단원에 나오는 많은 그림은 신체 부분과 장기의 단면을 나타낼 것이다. 이러한 단면들은 기관들의 공간적 관련성을 공부하는 데 도움이 될 것이다 (BOX 1-2 : 신체의 내부 보기, BOX 1-3 : 뇌의 진단검사 참조).

복부 영역 Areas of the Abdomen

복부는 신체의 하부 몸체의 큰 부분이다. 환자가 복통을 호소한다면 의사나 간호사는 어느 부위에 통증이 있는지 더 자세히 알기를 원할 것이다. 이를 위하여 복부는 더 작은 구역이나 영역으로 나뉠 수 있으며, 그 경계는 그림 1-7 에 나타나 있다.

사분원(quadrants) 배꼽을 가로지르는 가로면과 정중시상면은 복부를 4개의 사분원으로 나눌 수 있으며, 임상적으로 복부를 나눌 때 이러한 방법이 더욱 흔하게 사용된다. 담석으로 인한 통증은 우상복부 통증으로 표현될 것이다.

9개 영역(nine areas) 2개의 가로면과 2개의 시상면은 복부를 9개의 영역으로 나눈다.

위쪽 영역(upper areas) 늑연골 수준 위쪽에는 왼쪽 갈비 아래 부위, 명치 부위, 오른쪽 갈비 아래 부위의 3영역으로 나뉜다.

가운데 영역(middle areas) 왼쪽 요추(옆구리), 배꼽, 오른쪽 요추(옆구리)의 3영역으로 나뉜다.

아래 영역(lower areas) 골반 뼈의 가장 윗부분을 기준으로 그 아래로는 좌측 장골, 하복부, 우측 장골의 3영역으로 나뉜다.

이러한 구분은 흔히 기관의 위치를 기술하기 위해 해부학 학습 시에 사용된다. 예를 들어, 간은 명치 부위와 우측 갈비 아래 부위에 위치해 있다.

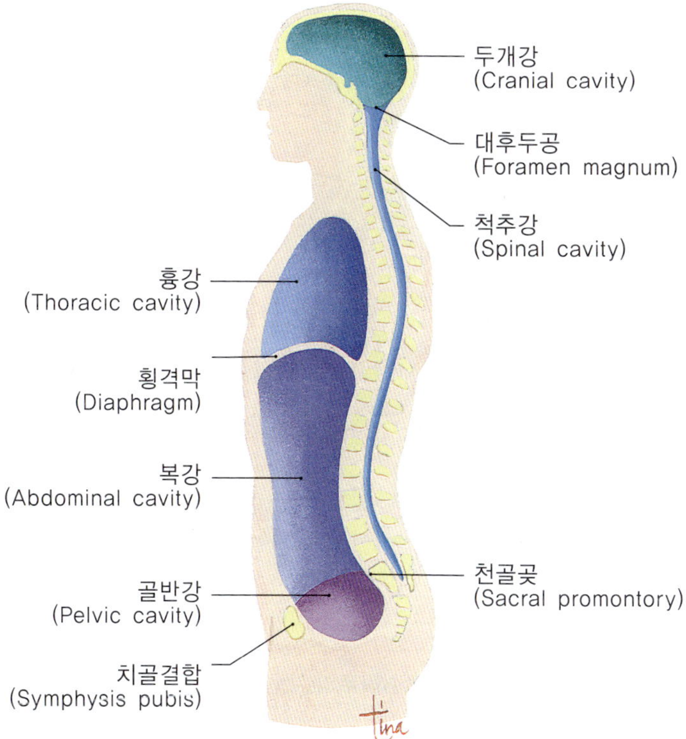

그림 1-5 체강(좌측 측면)

질문: 각 강들을 둘러싸고 있는 뼈에는 어떤 것들이 있는가?

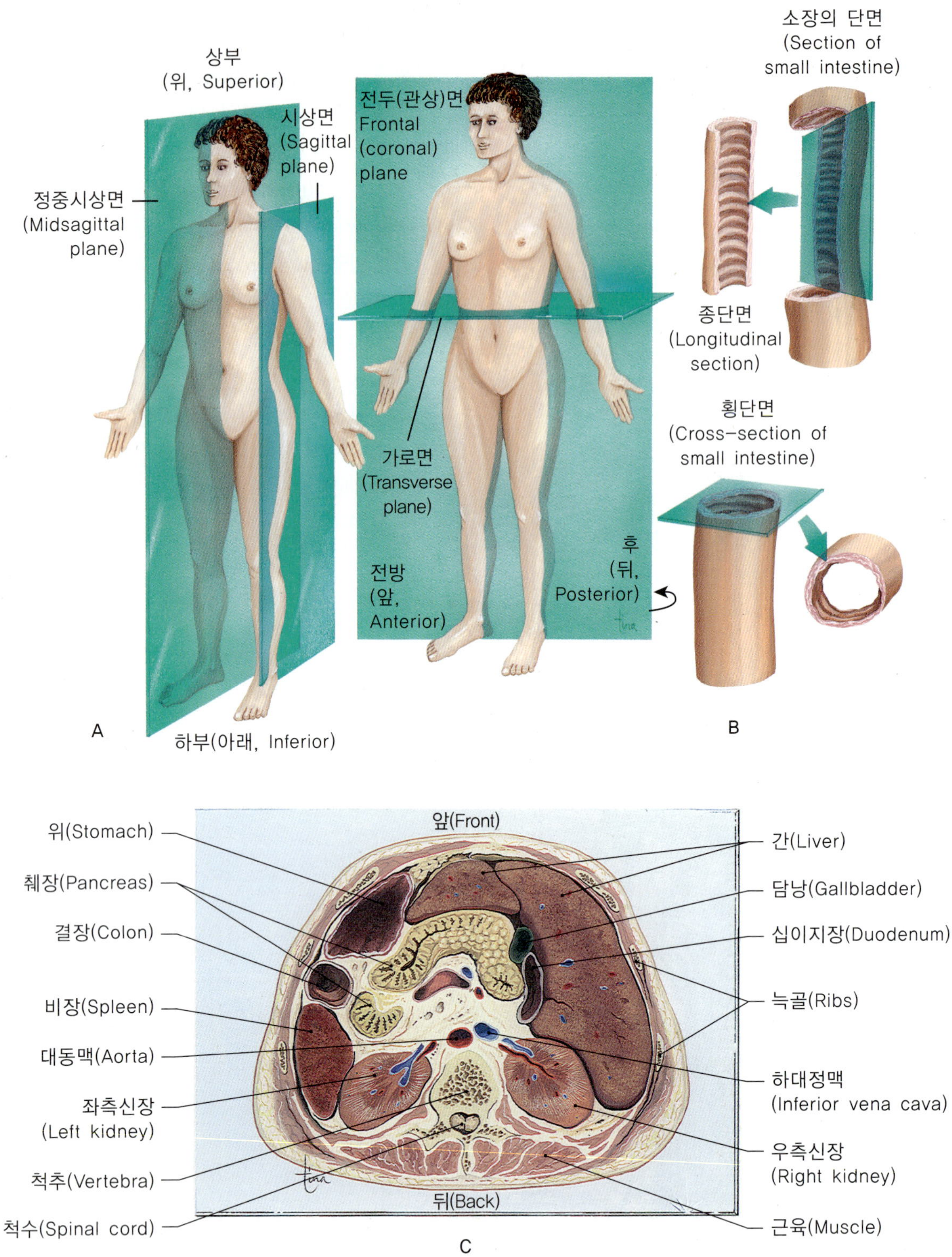

그림 1-6 (A) 신체의 평면과 절단면 (B) 소장의 횡단면과 종단면 (C) 상복부의 가로면

질문: 소장처럼 단면을 보여줄 수 있는 다른 기관에는 어떤 것들이 있는가?

요약 Summary

이 장에 제시되어 있는 용어는 이 책 전체에 걸쳐 기관들의 구조와 그 부분들의 명칭을 기술하는 데 사용된다. 신체의 모든 기관들은 항상성에 기여하고 내적 및 외적 변화에 지속적이고 적절한 반응을 일으킴으로써 우리 몸을 건강한 상태로 유지하는 데 기여한다. 다음 장부터 각 기관과 기관계통의 생리와 각 기관에서 항상성에 필요한 대사기전이 어떤 방식으로 일어나는지 자세하게 다룰 것이다. 이 책의 내용은 신체의 구조적 조직화 내용과 조직화의 각 수준들을 보다 더 자세히 설명하는 것으로 전개될 것이며, 이에 대한 순서로 다음 장은 화학적 수준에서의 구조에 대해 논의할 것이다.

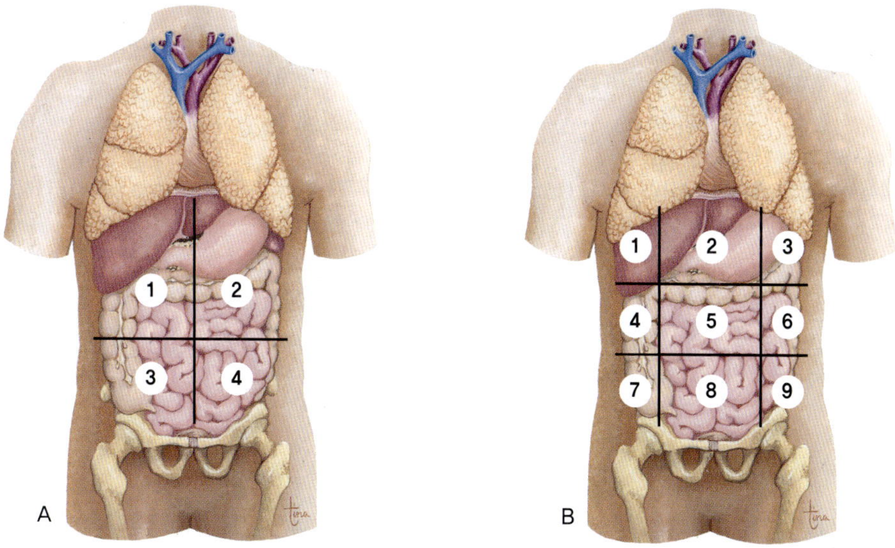

그림 1-7 **복부 영역**

(A) 사분원 ① 우상복부(Right upper quadrant) ② 좌상복부(Left upper quadrant)
③ 우하복부(Right lower quadrant) ④ 좌하복부(Left lower quadrant)

(B) 9개 영역 ① 우측 갈비 아래 부위(Right hypochondriac region) ② 명치 부위(Epigastric region)
③ 좌측 갈비 아래 부위(Left hypochondriac region) ④ 우측 요추 부위(Right lumbar region)
⑤ 배꼽 부위(Umbilical region) ⑥ 좌측 요추 부위(Left lumbar region)
⑦ 우측 장골 부위(Right iliac region) ⑧ 하복부 부위(Hypogastric region)
⑨ 좌측 장골 부위(Left iliac region)

질문: 복부의 사분원에 모두 걸쳐 있는 기관이 있는가?

BOX 1-2 신체의 내부 보기 Visualizing the interior of the body

오늘날에는 다양한 새로운 기술과 컴퓨터의 광범위한 사용으로 수술을 하지 않고도 신체의 내부를 볼 수 있게 되었다.

컴퓨터단층촬영술(CT)은 좁게 초점이 맞추어진 X-선 빔이 신체 주변을 빠르게 돌면서 신체내부의 구조를 촬영하는 것으로, 방사선측정기(detrector)는 신체내 상이한 조직을 얼마나 많은 방사선이 통과했는지를 측정하고, 컴퓨터는 신체의 수많은 단면도를 근거로 하나의 영상을 구성한다. 한 기관이나 신체의 일부에 대한 더 완전한 영상을 얻기 위해 다양한 위치에서 촬영된 여러 개의 영상이 필요하다. 몇 개의 상이 여러 위치에서 촬영된다. 컴퓨터단층촬영술로 얻은 영상은 전통적인 X-선에 의해 촬영된 영상보다 훨씬 상세한 정보를 보여준다(BOX 그림 1-A, Part A)

자기공명영상(MRI)은 뇌와 척수를 포함한 연부조직을 보는 데 특히나 유용한 또 다른 진단적 방법이다. 최근에는 더욱 정교해져서 개별 신경다발(nerve bundles)의 영상도 볼 수 있게 되었다. 환자가 강력한 자기장(magnetic field) 내에 위치하게 되면, 조직은 비율파동(ratio waves)으로 진동하게 된다. 각 조직을 구성하고 있는 다양한 원자들은 조직마다 다른 비율을 가지고 있기 때문에 다르게 공명 혹은 반응하므로 각 조직마다 특징적인 신호를 방출하게 된다. 컴퓨터는 이들 신호를 하나의 영상으로 전환하여 보여준다(Part B).

양전자방출단층촬영(PET) 스캔은 혈액의 흐름, 산소 소모, 또는 포도당 대사 등과 같은 생리적 과정의 비율을 나타내는 영상을 보여준다. 상대적 비율은 색깔로 나타나며 붉은색은 가장 높은 비율이고 이어서 노란색, 초록색의 순이며, 파란색(Part C)은 가장 낮은 비율을 의미한다.

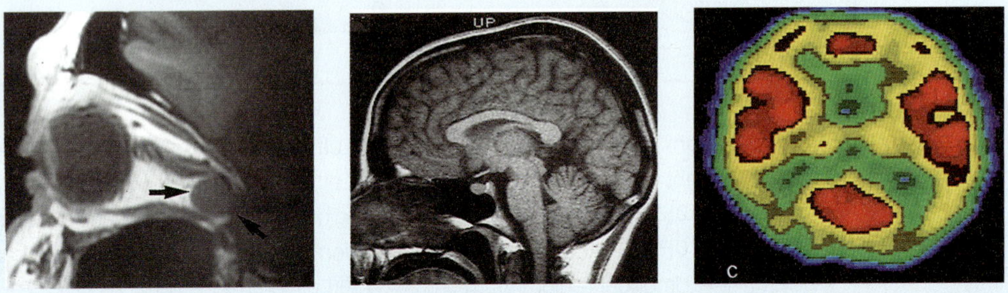

A B C

Box 그림 1-A **영상 기술** (A) 측면에서 본 눈의 컴퓨터단층촬영에서 시신경 아래에 있는 종양을 볼 수 있다(화살표) (B) 두부의 정중시상면 자기공명영상(8장의 그림 8-6 과 15장의 그림 15-1 과 비교해 보라) (C) 뇌의 전두엽 가로면 양전자방출단층촬영 영상은 포도당 대사 상태를 보여주고 있다. (출처: Mazziotta, JC, and Gilman, S: Clinical Brain Imaging: Principles and Applications. Philadelphia: FA Davis, 1992, pp 27 and 298, with permission.)

BOX 1-3 뇌의 진단검사 Watching the brain at work

기능적자기공명영상(functional magnetic resonance imaging, fMRI)은 뇌내 활동을 묘사한다는 점에서 PET 스캔과 비슷하다. fMRI는 혈류와 혈류 특성의 정도를 컴퓨터에 의해 할당된 색깔로써 표현해 낸다. 실시간(actual) fMRI는 정지 사진이라기보다는 움직이는 비디오에 비유할 수 있어, 구조와 함께 생리적인 특성을 표현한다. Box 그림 1-B 에서 A와 B는 영화의 한 장면처럼, fMRI에 의한 대뇌의 두정엽과 후두엽 후면을 보여주고 있다(후두부 아래 분홍색 구조물은 소뇌).

(시뮬레이션으로) 차를 운전하는 동안 증가된 뇌의 활동이 그림 A에 표현되어 있다. 이러한 활동은 시각과 공간적 관계 분석에 관여하는 뇌의 부분에 나타난다. 그림 B는 운전과 동시에 휴대폰으로 통화할 때 뇌의 활동을 보여주고 있다. 이때 운전에 관여하는 뇌의 활동은 감소함을 볼 수 있다.

왜 이런 현상이 나타날까?

우리는 보통 전화로 통화할 때 우리가 말하고 있는 상대방의 이미지를 정신적으로 형상화하고, 또한 다음에 말할 내용에 대해 생각해야 하기 때문일 것이다. 따라서 통화 시 뇌의 관련 부분이 바빠지고, 이로 인해 운전 시 앞에 놓인 길을 자세히 분석할 수가 없게 된다. 운전 시에는 대부분의 시간 동안 '내가 보고 있는 것이 의미하는 바는 무엇이며, 이러한 정보로부터 나는 무엇을 해야 하는가?'를 생각해야만 한다. 다른 업무로 인해 혼란스러운 뇌는, 이와 같은 해석과 계획을 만들어내는 데 전혀 효율적으로 기능할 수 없게 된다. 살펴본 바와 같은 뇌 활동의 평가는 뇌의 부분들이 어떻게 협력적으로 일하고 있는지에 대한 정보를 제공하며, 특정 뇌손상 혹은 뇌질환의 진단 및 추후 관찰에 아주 유용하게 사용될 수 있다.

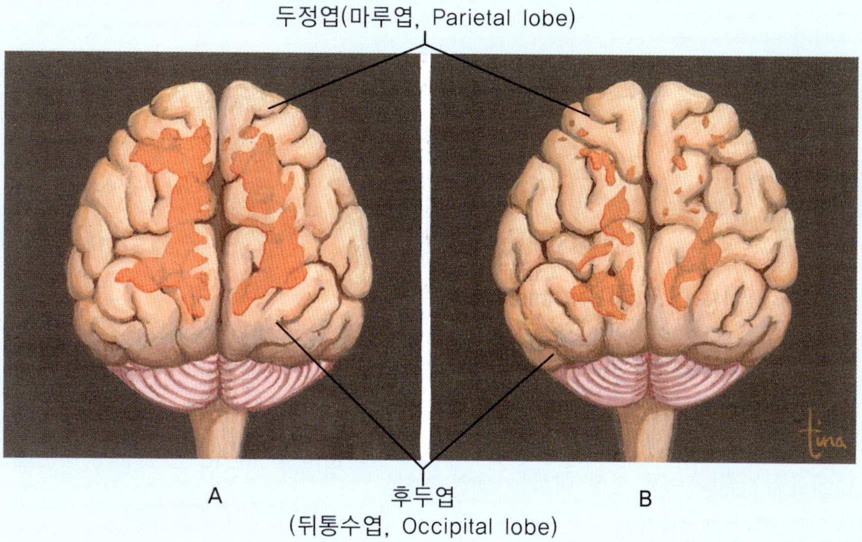

Box 그림 1-B 기능적 자기공명영상(functional MRI) 사진, 뇌 활동의 증가는 주황색으로 표현됨
(A) 차 운전 시 대뇌 후면 (B) 운전과 함께 통화 시 대뇌 후면

학습개요

서론

1. **해부학** – 구조에 대한 학문
2. **생리학** – 기능에 대한 학문
3. **병태생리학** – 기능장애에 대한 학문

조직화의 수준

1. **화학물질** – 생명체와 무생명체를 포함한 모든 물질을 구성하는 무기 화학물질과 유기 화학물질
2. **세포** – 신체의 가장 작은 살아 있는 단위
3. **조직** – 유사한 구조와 기능을 갖는 세포의 집단
4. **기관** – 특정 기능에 관여하는 조직의 집단
5. **기관계통** – 특정 기능을 수행하기 위해 함께 작용하는 기관들의 집단(표 1-1, 그림 1-2 참조)
6. **사람** – 적절하게 기능하는 모든 기관계통
7. **나머지 "우리"** – 인체의 표면과 내부에 있으며 아직 밝혀야 할 사항들이 많은 여러 가지 방식으로 우리 몸의 건강유지에 기여하는 미생물총(박테리아 집단)

대사와 항상성

1. 대사는 신체 안에서 일어나는 모든 화학적, 물리적 변화를 합한 것이다. 대사율은 단위 시간당 생성되는 열과 에너지의 양을 말한다.
2. 항상성은 기관계통의 정상 대사(기능)에 의해 유지되는 건강한 상태를 말한다.
3. 신체는 내적, 외적 변화에 끊임없이 반응하지만 늘 안정 상태를 유지한다. 즉, 신체내 여러 대사과정이 정상 범위 내에서 유지된다(보통 정상 대사는 단일 값이 아니라 범위의 값을 가진다).
4. **음성 되먹임 기전** – 자극이 반응을 유발하는 데 그 자극을 역으로 되돌리거나 줄이는 반응에 대한 기전으로 유발되는 조절계로서 자극이 다시 일어나 반응이 필요해질 때까지 음성 되먹임 기전은 일어나지 않는다(그림 1-3 참조).
5. **양성 되먹임 기전** – 외적인 억제자나 브레이크가 필요한 조절계로서 잠재적으로 손상을 줄 수 있는 기전이므로 신체내에서는 드물게 일어나는 기전이다(그림 1-3 참조).

신체의 용어와 일반적인 구성

1. **신체 부분과 영역**(표 1-2, 그림 1-4 참조)
2. **위치와 자세에 대한 용어**(표 1-3, 그림 1-4, 그림 1-5 참조).
3. **체강과 막**(그림 1-5 참조)
   a. 두개강과 척추강 – 두개골과 척추를 포함하고 수막이 안쪽을 감싸고 있으며, 중추신경계를 보호하기 위해 뼈에 의해 둘러싸여 있다.
   - 두개강은 뇌를 포함한다.
   - 척추강은 척수를 포함한다.

   b. 흉강, 복강, 골반강 – 몸통 내에 있고 횡격막에 의해 흉강과 복강이 구분되며, 골반강은 복강의 아래에 있다.
   - 흉강 – 폐와 심장을 포함한다.
     · 흉막은 흉벽의 내벽을 이루고 폐를 덮고 있다.
     · 심장막은 심장을 싸고 있다.
   - 복강 – 위, 간, 장을 포함하여 많은 기관을 포함한다.
     · 복막은 복강의 내벽이 되는데, 장간막은 복강내 기관을 덮고 있다.
   - 골반강 – 방광과 생식기관을 포함한다.
4. **평면과 절단면** – 신체나 기관을 특정한 방법으로 자른다(그림 1-6 참조).
   a. 전두면 또는 관상면 – 앞과 뒤 부분으로 나눈다.
   b. 시상면 – 오른쪽과 왼쪽 부분으로 나눈다.
   c. 가로면 – 위와 아래 부분으로 나눈다.
   d. 횡단면 – 긴 축에 수직으로 절단한다.
   e. 종단면 – 긴 축을 따라 절단한다.

5. **복부의 영역** – 위치를 더 쉽게 설명할 수 있다.
   a. 사분원(그림 1-7 참조)
   b. 9개 영역(그림 1-7 참조)

복습문제

1. 뼈의 생리가 구조와 어떻게 관련되는지를 설명하시오. 손의 생리가 구조와 어떻게 관련되는지 설명하시오.

2. 해부학적 자세를 기술하시오. 왜 이것이 중요한 지 설명하시오.

3. 다음 각각의 기능을 가진 기관계를 설명하시오.
   a. 골격을 움직인다.
   b. 호르몬을 이용하여 신체기능을 조절한다.
   c. 신체를 덮고 있으며 병원균의 침입을 막는다.
   d. 신체에 침입한 병원균을 파괴한다.
   e. 공기와 혈액 사이에서 산소와 이산화탄소를 교환한다.

4. 두 개의 주요 체강과 각 체강의 하부구획(subdivision)을 명명하시오. 복막, 뇌수막, 벽측 흉막에 의해 구획이 되는 강(cavity)을 명명하시오.

5. 복부의 4개 사분원을 명명하시오. 각 사분원에 있는 기관을 적어도 하나 이상 명명하시오.

6. 다음과 같이 구분될 수 있는 신체의 절단면을 명명하시오: 오른쪽과 왼쪽을 똑같이 반으로, 앞쪽과 뒤쪽 부분으로, 위와 아래 부분으로 구획하는 절단면을 명명하시오.

7. 표 1-2 를 복습하고 자신의 신체에서 각 외부 영역을 찾아보시오.

8. 세포를 정의하시오. 유사한 세포들이 함께 작용할 때 어떤 이름으로 명명하는가?

9. 기관을 정의하시오. 어떤 그룹의 기관이 함께 작용할 때 어떤 이름으로 명명하는가?

10. 대사와 대사율, 항상성을 정의하시오.
    a. 외적 변화의 예를 제시하고 신체가 항상성을 유지하기 위해 어떻게 반응하는지 설명하시오.
    b. 내적 변화의 예를 제시하고 신체가 항상성을 유지하기 위해 어떻게 반응하는지 설명하시오.
    c. 음성 되먹임 기전이 어떻게 작용하는지, 그리고 양성 되먹임 기전과는 어떻게 다른지 간략히 설명하시오.

심화학습

1. 인체의 발은 손과 유사하지만, 해부학적으로 몇 가지 다른 점이 있다. 두 가지 차이점을 기술하고, 그러한 차이점이 어떻게 손과 발의 생리작용과 관련이 있는지를 설명하시오.

2. 어떤 사람이 충수돌기염(박테리아에 의해 발생하는 충수돌기의 염증)을 앓고 있을 때 복부의 어느 부위에서 통증을 느낄 수 있는가?(확실하게 모르겠다면 16장에 있는 그림 16-1 을 참조할 것) 염증이 발생한 충수돌기가 터져서 복막염을 일으키기 전에 수술로 제거해야 한다. 복막의 구조에 대한 지식을 이용하여 왜 복막염이 발생하면 환자의 상태가 매우 심각하게 되는지를 설명하시오.

3. 2번 질문에 대한 답을 떠올리면서, 왜 세균성 수막염이 심각한 감염이 될 수 있는지를 설명하시오.

4. 심상(mental picture)을 이용하여 다음의 지시대로 따라해 보시오. 각 단면이 어떻게 보이는지를 간단한 말로 설명한 후 적절한 해부학적 용어를 붙여보시오.
   첫 번째: 나무의 몸통을 위에서부터 아래로 자른 다음, 옆으로 잘라보시오.
   두 번째: 자몽을 위에서부터 아래로 자른 다음(꼭지가 붙어 있는 곳에서 똑바로 아래로), 가운데 관통하도록 얇게 잘라보시오.

5. 질문그림 1-A 는 우측 상완 중간 부분의 횡단면이다. 팔의 전면은 그림의 윗부분이며, 이 그림을 보는 당신으로부터 멀어지는 부분은 자신의 신체에서 멀어지는 방향과 일치한다. 각 구조들의 명칭을 기술할 수 있겠는가? 도움이 필요하다면 '신체부분과 영역' 또는 제7장의 그림 7-11 을 참조하시오.

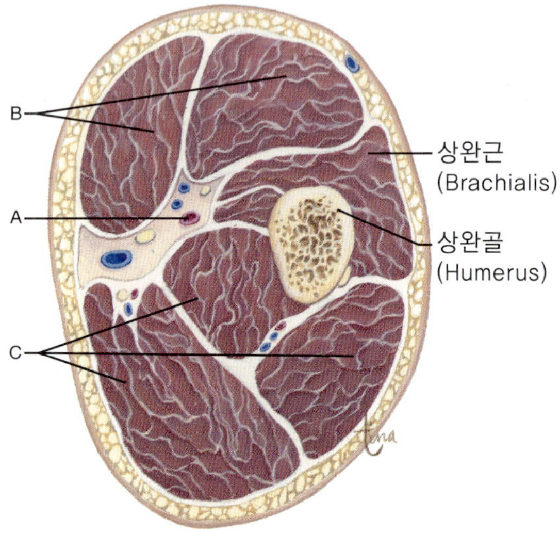

질문그림 1-A 우측 상완의 중간 횡단면

6. 질문그림 1-B 는 신체 내 여러 기관계의 상호 의존성을 도식적으로 표현한 것이다. 알파벳이 표시된 화살표는 신체와 환경의 상호작용을 나타내고 숫자가 표시된 화살표는 신체 내부의 상호작용을 나타낸다. 각 화살표 방향으로 이동하는 것을 쓰시오.

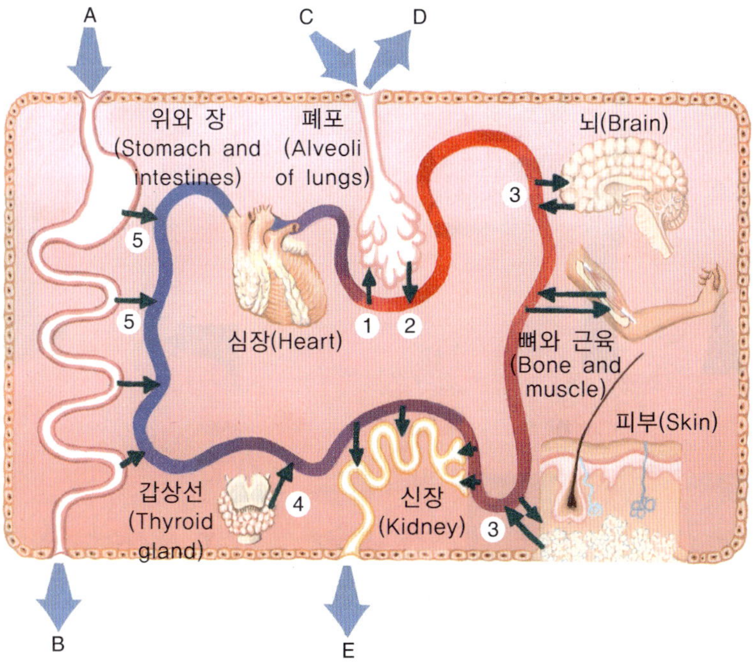

질문그림 1-B 기관계의 관계

CHAPTER 02

SOME BASIC CHEMISTRY

기초화학

02 기초화학

SOME BASIC CHEMISTRY

목차

학습목표

- 원소, 원자, 양성자, 중성자, 전자를 정의할 수 있다.
- 이온결합, 공유결합, 이황화결합과 수소결합의 형태와 목적을 설명할 수 있다.
- 합성과 분해 반응에서 무엇이 일어나는지 설명할 수 있다.
- 인체의 기능에서 물의 중요성을 설명할 수 있다.
- 물의 구획을 명명하고 설명할 수 있다.
- 세포호흡에서 산소와 이산화탄소의 역할을 설명할 수 있다.
- 미량원소가 무엇인지 진술하고, 어떤 것들이 있는지 그 각각의 기능을 함께 설명할 수 있다.
- pH 측정을 설명하고, 체액의 정상 pH의 범위를 설명할 수 있다.
- 완충계가 pH의 급격한 변화를 어떻게 조절하는지를 설명할 수 있다.
- 단당류, 이당류, 올리고당류, 다당류의 역할을 설명할 수 있다.
- 순수지방, 인지질, 스테로이드의 기능을 설명할 수 있다.
- 단백질의 기능을 설명하고, 촉매현상으로서 효소가 어떤 기능을 하는지 설명할 수 있다.
- DNA, RNA, ATP의 기능을 설명할 수 있다.

SOME BASIC CHEMISTRY

용어

산(acid)
아미노산(amino acid)
원자(atom)
염기(base)
완충계(buffer system)
탄수화물(carbohydrates)
촉매(catalyst)
세포호흡(cell respiration)
공유결합(covalent bond)
해리/이온화(dissociation/ionization)
원소(element)
효소(enzyme)
세포외액(extracellular fluid, ECF)
세포내액(intracellular fluid, ICF)
이온(ion)
이온결합(ionic bond)
지질(lipids)
물질(matter)
분자(molecule)
핵산(nucleic acids)
수소이온농도지수와 수소이온농도 지수 측정(pH and pH scale)
단백질(protein)
염(salt)
용매/용액(solvent/solution)
스테로이드(steroid)
이론(theory)
미량원소(trace elements)

임상관련용어

산증(acidosis)
죽상경화증(atherosclerosis)
저산소증(hypoxia)
포화(saturated)
불포화(unsaturated)

BOX 2-1 동맥혈 가스 Blood gases
BOX 2-2 산화질소 Nitric oxide
BOX 2-3 채소: 눈물, 가스 Vegetables: tears and gas
BOX 2-4 혈중지질 Lipids in the blood
BOX 2-5 단백질의 미스터리: 프리온 Protein mystery: prions

화학이라는 단어를 듣거나 보게 될 때, 실험실에서의 시험관이나 비커 등을 생각할지도 모른다. 그러나 문자 그대로 우리의 물리적 세계에 있는 모든 것이 화학물질로 만들어져 있다. 나무 목재로부터 만들어진 종이 또한 화학물질로 이루어져 있다. 우리가 숨쉬는 공기는 가스의 형태로 된 화학물질들의 혼합물이다. 물, 가솔린, 다이어트 소다는 액체 형태로 된 화학물질이다. 우리의 음식들은 화학물질이고, 우리 몸 또한 수천 개 화학물질의 복잡한 배열로 이루어진 것이다. 제1장에서 언급한 것처럼, 우리 몸을 구성하고 있는 기관의 가장 단순한 수준이 화학적 수준임을 명심해야 할 것이다. 우리 몸은 수천 개의 화학물질의 복합적인 배열인데, 우리는 어디에서 새로운 신체 부분을 만들기 위한 화학물질과 에너지를 공급받는가? 그렇다, 음식으로부터 받는다. 그렇다면 먹는 것은? 모두 화학(작용)이다.

이 장은 생명체와 관계된 화학의 아주 기본적인 면을 특히 인체에 대한 이해와 관련지어 다루어질 것이다. 화학을 복잡한 과학의 한 영역으로서가 아니라 공기, 물, 우리가 필요로 하는 음식물, 우리 몸의 구성성분의 물질들로서 생각하려는 노력이 필요하다. 그러나 우리가 영양분에 대해 다루기 전에 화학적 기본 원소들의 원자와 결합부터 알아보고자 한다.

원소 Elements

모든 물질(matter)은 생물이든 무생물이든 가장 단순한 화학물질인 원소로 구성되어 있다. 하나의 **원소(element)**는 기본적으로 하나의 원자 형태로 이루어져 있는 물질이다(따라서 원소의 최소단위는 원자이다). 우리 주위에는 자연적으로 존재하는 92개의 원소들이 있다. 예를 들면, 수소(H), 철(Fe), 산소(O), 칼슘(Ca), 질소(N), 탄소(C) 등이다. 사실상, 하나의 원소는 대개 단독으로 존재하기보다는 다른 원소의 원자들과 결합하여 복합물을 형성한다. 인체를 학습하는 데 있어서 중요한 복합물의 예로는 2개의 수소 원자가 1개의 산소 원자와 결합되어 있는 물(H_2O), 하나의 탄소 원자가 2개의 산소 원자와 결합된 이산화탄소(CO_2), 6개의 탄소 원자와 6개의 산소 원자가 12개의 수소 원자와 결합된 포도당($C_6H_{12}O_6$)이다.

탄소(C), 수소(H), 산소(O), 질소(N), 인(P), 황(S)과 같은 원소들은 모든 생명체에서 발견된다. 칼슘(Ca)까지 포함한다면, 이들 7개의 원소들은 인체(무게)의 거의 99%를 이룬다.

인체에는 다양한 양으로 존재하는 20개 이상의 원소들이 발견된다. 이것들은 표 2-1 에 제시되어 있다. 표에서 볼 수 있듯이 각 원소는 표준 화학적 기호를 가지고 있다. 이것은 단순히 그 원소의 영어 또는 라틴어 이름의 첫 글자(때론 둘째 글자)이다. 교재, 논문, 병원검사결과지 등에 그 기호들이 사용되므로 이 표에 있는 원소들의 기호를 알아야 한다. 두 글자로 된 기호가 한 원소를 위해 사용된 경우에는 언제나 그 둘째 글자는 대문자가 아닌 소문자임을 주목하라. 예를 들어, 칼슘의 기호는 CA가 아니라 Ca이다.

원자 Atoms

원자(atom)는 원소의 특성을 갖는 원소의 최소단위이다. 하나의 원자는 3개의 주요 하부단위인 양성자, 중성자, 전자로 이루어져 있다 그림 2-1 . **양성자(proton)**는 양전하를 띠고 있고 원자의 핵(또는 중심)에서 발견된다. **중성자(neutron)**는 전기적으로 중성(전기를 띠지 않는다)이고, 역시 핵에서 발견된다. **전자(electron)**는 음전하를 띠고 있으며 핵을 둘러싸고 있는 전자구름 또는 전자껍질에서 핵 주위를 돌고 있다.

한 원자에서 **원자번호(atomic number)**는 양성자의 수이다. 양성자와 중성자는 질량과 무게를 갖고, 원자에게 **원자무게(atomic weight)**를 제공한다. 한 원자에서 양성자(+)의 수는 전자(−)의 수와 같다. 따라서 원자는 전기적으로 중성이다. 전자는 **분자(molecule)**를 형성하기 위해 다른 원자와 연결하거나 **결합(bond)**할 때 중요하다. 분자는 원자의 결합(대개 한 원소 이상)인데 그것은 매우 단단하게 결합되어 있어서 분자가 하나의 원소처럼 행동한다.

표 2-1 인체에 있는 원소

원소	기호	원자 번호*	신체내 비중 (체중 대비 %)	원소	기호	원자 번호*	신체내 비중 (체중 대비 %)
수소	H	1	9.5	염소	Cl	17	0.2
탄소	C	6	18.5	칼륨	K	19	0.4
질소	N	7	3.3	칼슘	Ca	20	1.5
산소	O	8	65.0	망간	Mn	25	미량
플루오르	F	9	미량	철	Fe	26	미량
나트륨	Na	11	0.2	코발트	Co	27	미량
마그네슘	Mg	12	0.1	구리	Cu	29	미량
인	P	15	1.0	아연	Zn	30	미량
황	S	16	0.3	요오드	I	53	미량

*원자번호는 원자핵에 있는 양성자 수이다. 그것은 또한 핵 주변을 돌고 있는 전자의 수를 나타내기도 한다.

각 원자는 매우 특정한 방법으로 결합할 수 있다. 이는 원자의 전자 수와 배열에 의존한다. 전자는 핵 주위 전자껍질 또는 **에너지 수준**(energy levels)에서 핵 주위를 돌고 있다. 핵 근처의 첫번째 에너지 수준에서는 최대 전자 2개가 있을 때 가장 안정적이 된다. 2번째 에너지 수준에서는 최대 8개의 전자가 있을 때 안정적이 된다. 핵에서 더 멀리 떨어져 있는 나머지 에너지 수준에서는 8개의 전자 또는 8배수의 전자가 있을 때 가장 안정적이 된다.

일부 원자(원소)는 자연적으로 안정되어 있거나 반응이 활발하지 않다. 왜냐하면 가장 바깥쪽 전자껍질에 최대수의 전자가 채워져 있기 때문이다. 헬륨과 네온 가스가 이런 안정된 원자의 예인데, 이것은 대체로 다른 원자와 반응하지 않는다. 그러나 대부분의 원자는 안정되어 있지 않기에 가장 바깥쪽 전자껍질의 전자를 잃거나 얻거나 또는 전자를 나누어 가짐으로써 안정상태로 되려고 한다. 그렇게 함으로써 하나의 원자는 다른 원자와 하나 이상의 화학적 결합을 만들 수 있다. 이런 방법으로 가장 바깥쪽 전자껍질이 채워지면 원자는 안정된다. 해부학과 생리학을 공부하는 데 있어서

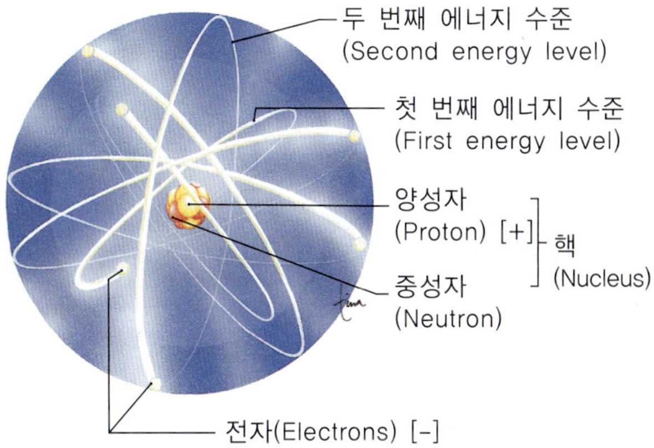

그림 2-1 **탄소 원자** 핵은 6개의 양성자와 6개의 중성자를 가지고 있다(다 보이지는 않는다). 6개의 전자가 핵 주위를 도는데, 2개는 첫 번째 에너지 수준에서 나머지 4개는 두 번째 에너지 수준에서 돌고 있다.

질문: 이 원자의 전자가는 얼마인가?

관심을 가져야 하는 부분은 이런 원자들의 결합에 관한 것이다.

화학적 결합 Chemical Bonds

화학결합(chemical bond)은 하나의 어떤 구조라기보다는 오히려 2개 또는 그 이상의 원자들이 한 분자를 형성하기 위해 서로 밀접하게 연합되게 하는 양전하와 음전하 사이의 힘이다. 중력을 비유로 들어보자. 우리는 중력이 어떤 '물체'가 아니고 우리의 발을 바닥에 붙어 있도록 하고 커피를 컵에 따를 수 있게 하는 힘이라는 것을 안다. 화학적 결합에 의해 형성되는 분자는 원래 원자들의 특성과는 다른 물리적 특성을 가지게 된다. 예를 들어, 수소와 산소는 기체지만 각각의 원자가 화학적 결합을 하여 물 분자를 형성하게 되면 이것이 액체가 된다.

화학적 결합의 형태는 관련된 원자의 전자성향에 따라 달라진다. 4종류(이온결합, 공유결합, 이황화결합, 수소결합)의 결합이 인체 화학에서 아주 중요하다.

이온결합 Ionic Bonds

이온결합(ionic bond)은 한 원자가 전자를 잃고 그것을 다른 원자가 얻음으로써 서로 결합하는 것이다. 다음의 내용을 그림 2-2 와 함께 보라.

나트륨(Na)의 한 원자는 가장 바깥쪽 전자껍질에 하나의 전자를 가지고 있고, 안정상태가 되기 위해서 그 전자를 잃는 경향이 있다. 그렇게 될 때, 나트륨 원자는 양성자 수에 비해 전자 수가 하나 적다. 이로 인해 +1의 전기적 전하(또는 **원자가[valence]**)를 갖게 되고 나트륨 이온(ion)(Na^+)이라고 불린다. 염소 원자(Cℓ)는 가장 바깥쪽 전자껍질에 7개의 전자를 가지고 있고, 안정상태가 되기 위해서 하나의 전자를 가지려는 경향이 있다. 전자 하나를 얻게 되면 −1의 전하(원자가)를 가지며, 염소 이온(Cl^-)이라 불린다.

나트륨 원자의 전자가 염소 원자로 이동하면, 그 이온들은 서로 상반된 전하(양전하와 음전하)를 갖게 되어 서로서로 끌어당기게 된다. 그 결과로 염화나트륨 분자, 즉 NaCl, 또는 일반적인 **식염**(salt)이 형성된다. 이들 이온의 결합을 이온결합이라 부른다.

다른 예는 칼슘과 염소의 결합이다. 칼슘 원자는 가장 바깥쪽 껍질에 2개의 전자를 가지고 있고 안정상태가 되기 위해 이들 전자를 잃으려는 경향이 있다. 두 개의 염소 각각이 칼슘의 전자 하나씩을 얻으면, 염소 이온(음전하)이 되고, 칼슘은 칼슘 이온(Ca^{2+})이 된다. 그런 다음 양전하와 음전하가 서로를 끌어당겨서 염화칼슘 분자, $CaCl_2$가 형성된다.

양전하를 갖는 이온을 **양이온**(cation)이라 부르며, 그 예로는 Na^+, Ca^{2+}, K^+, Fe^{2+}, Mg^{2+}이 있다. 음전하를 갖는 이온을 **음이온**(anion)이라 부르고, Cl^-, SO_4^{2-}(황산염), HCO_3^-(중탄산염)가 포함된다. 이온결합에 의해 형성되는 복합물의 형태에는 무기염, 산, 염기가 있다(산과 염기는 후반부에서 논의된다).

고체 상태에서 이온결합은 비교적 강하다. 예를 들어, 우리 뼈에는 뼈를 튼튼하도록 돕는 탄산칼슘염($CaCO_3$)이 있다. 그러나 **수용액(물, aqueous [water] solution)**에서는 많은 이온결합이 매우 약해져서 이온결합이 분리되고 용액 내에 양이온과 음이온으로 존재한다. 예를 들어, 염화나트륨(NaCl)이 물에 들어가면, 이온결합이 약해져 용해되고 **이온화**(ionize)된다. 그 물은 Na^+이온과 Cl^-이온을 포함하는 물이 된다. 이온화 또는 **해리**(synthesis)된 이온들은 신체 내에서 다른 화학적 반응에 사용될 수 있기 때문에 중요하다. 위 내벽에 있는 세포는 염산을 생성하기 위해서 Cl^-이온이 필요하다. 염화나트륨에 있는 염소는 나트륨 원자에 단단하게 결합되어 있기 때문에 다른 반응에 자유롭게 참여할 수 없다. 그러나 세포내액에서 이온화된 염화나트륨의 염소이온은 위에서의 염산 **합성**(synthesis) 또는 화학적 결합에 이용될 수 있다.

공유결합 Covalent Bonds

공유결합은 원자들 사이에서 전자들을 공유하며 결합하는 것을 의미한다. 그림 2-3 에서 보는 바와 같이 산소 원자는 안정상태가 되기 위해 2개의 전자를 필요로 한

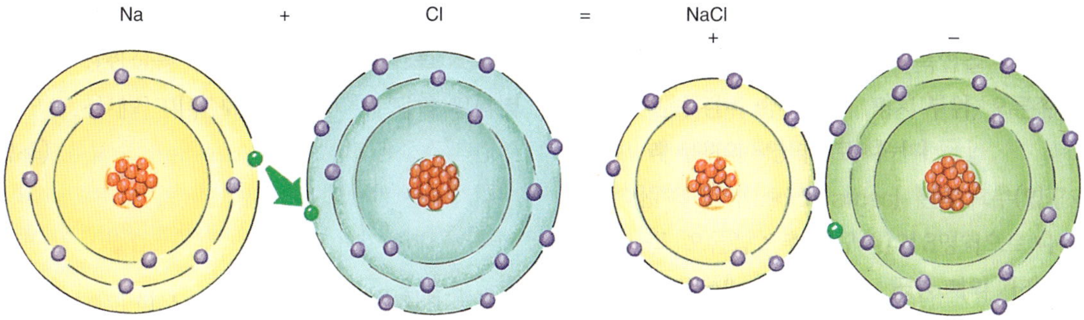

그림 2-2 **이온결합 형성** 나트륨 원자는 전자 하나를 잃고 염소 원자는 전자 하나를 얻는다. 서로 다른 전하를 띠기 때문에 서로 끌어당겨서 염화나트륨 분자를 형성하게 된다.

질문: 왜 나트륨의 전하량은 +1을 띠는가?

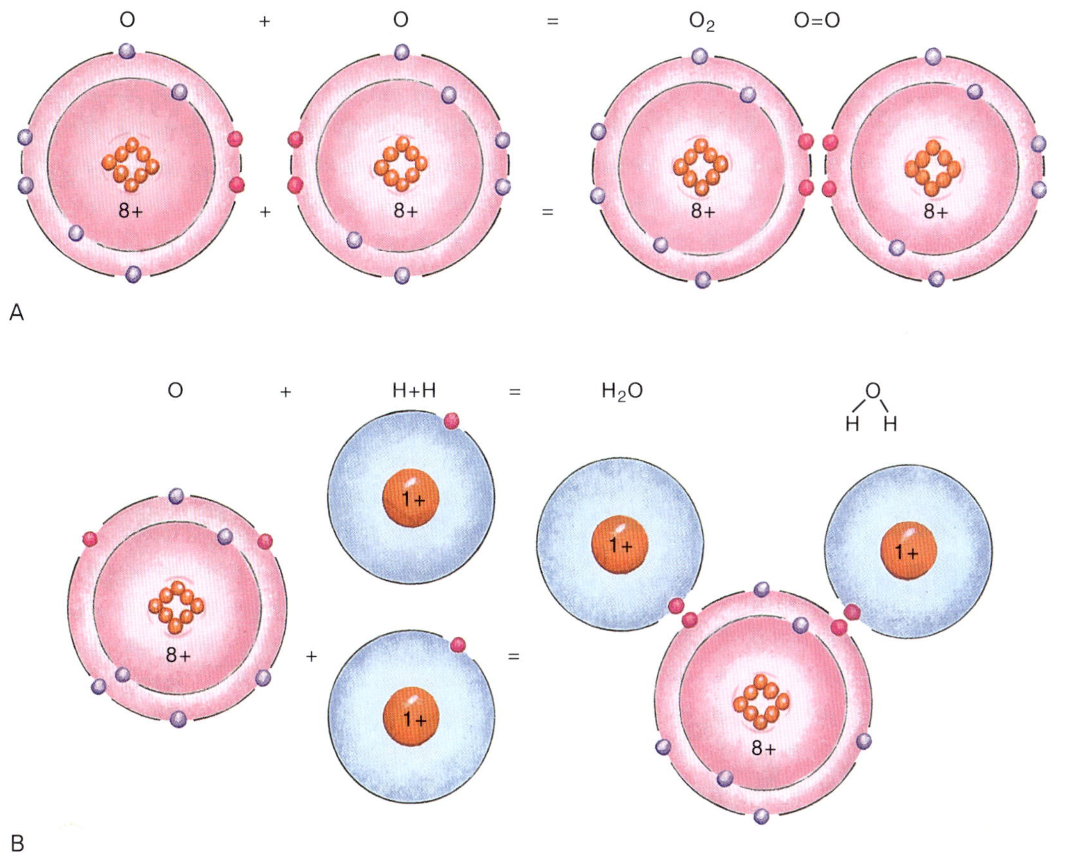

그림 2-3 **공유결합 형성** (A) 두 개의 산소 원자들은 각자 2개의 전자를 서로 공유하여 산소 가스를 형성한다. (B) 산소 원자는 자신의 두 전자를 수소 두 원자의 전자들과 각각 하나씩 공유할 수 있다. 물 한 분자가 형성된다.

질문: 이 중 공유결합을 하고 있는 부분은 어디인가?

다. 2개의 산소 원자가 각각 2개의 전자를 내어놓고 그 전자를 공유할 때 이것은 산소분자(O_2)가 되어 대기 중에 존재하는 산소가 된다.

산소 원자는 자신의 두 전자를 수소 두 개 원자의 전자와 각각 하나씩 공유하여 함께 물 한 분자를 형성한다(H_2O). 화학분자에 대한 식을 쓰고자 할 때, 한 쌍의 공유된 전자는 물에 대한 공식에서 볼 수 있듯이, 단일 선으로 표시한다. 이것이 단일 공유결합이다. 이 중 공유결합은 산소에 대한 공식에서와 같이, 2개의 선으로 표시하고 이것은 두 쌍의 공유된 전자를 의미한다.

탄소 원소는 항상 공유결합을 이룬다. 하나의 탄소 원자는 다른 원자와 공유하는 4개의 전자를 갖는다. 이들 4개의 전자를 4개의 수소 원자와 공유하게 되면 메탄가스(CH_4) 분자를 이루게 된다. 탄소는 다른 탄소, 수소, 산소, 질소, 또는 다른 원소와 공유결합을 형성한다. 단백질, 탄수화물과 같은 유기화합물은 서로서로 공유결합된 원자들의 복잡하고 정확한 배열이다. 공유결합은 비교적 강력하여 수용액에서 약해지지 않는다. 예를 들어, 신체에서 생성된 단백질이 우리 세포액과 혈액 내에서 정확한 기능을 하기 위해서 이것은 중요하다. 유기화합물의 기능은 이 장 후반부에서 다룰 것이다.

이황화결합(S-S)과 수소결합
Disulfide Bonds and Hydrogen Bonds

신체 화학에서 중요한 결합으로 이황화결합과 수소결합이 있다. 이황화결합은 단백질에서 발견된다. 수소결합은 많은 다양한 분자에서 만들어진다.

이황화결합(disulfide bond)은 단백질 분자 내 2개의 황 원자 사이에 이루어지는 공유결합이다. 예를 들어, 인슐린 호르몬은 혈중 포도당 수치 조절기능을 정확히 수행하기 위해 아주 정확한 구조를 이루어야 한다. 인슐린의 각 분자는 고유의 모양과 기능을 유지할 수 있도록 도와주는 2개의 이황화결합을 갖고 있다(제10장 그림 10-A 참조). 이황화결합을 이루는 다른 단백질로는 면역계의 항체와 피부와 머리카락의 케라틴이 있다(제14장 그림 14-8 참조).

머리카락은 이황화결합에 의해 그 원래의 모양(유전적 특성인 곱슬 또는 직모)을 유지한다. 곱슬머리를 직모로 만들면 케라틴 분자에서의 이황화결합은 깨어진다. 직모에 파마를 하게 되면 처음 이황화결합이 깨어지고 난 후 새로운 이황화결합이 만들어지게 된다. 이런 과정들은 모근에 아무런 영향을 주지 않기 때문에 머리카락은 원래의 모양(유전적 특성)대로 다시 자라게 된다. 머리카락 내에서 일어나는 과정이 인슐린이나 항체분자에서도 일어나면 안 된다. 왜냐하면 그것은 분자 자체의 기능을 손상시키기 때문이다.

수소결합(hydrogen bond)은 전자의 공유나 교환을 수반하지는 않는데, 이것은 수소 원자의 특성 때문이다. 수소 원자가 자신이 가진 하나의 전자를 공유결합으로 다른 원자와 나눌 때, 수소의 양성자는 약한 양전하를 띠게 되고, 그때 약한 음전하를 가진 근처의 산소나 질소 원자에 끌리게 된다.

그들은 비록 약한 결합이지만, 수소결합은 몇 가지 면에서 중요하다. 단백질, DNA와 같이 큰 유기 분자는 그 3차원적 구조에 의해 나타나는 매우 특수한 기능을 갖는다. 그렇게 때문에 이들 분자의 구조는 그것들이 적절한 기능을 하는 데 있어 매우 중요한데, 흔히 수소결합에 의해 그 구조가 유지된다.

수소결합은 또한 수분 응집력을 갖는다. 각 물 분자는 근처에 있는 물 분자를 끌어당긴다. 그런 **응집력**(cohesion)은 물을 깨끗한 유리 위에 떨어뜨렸을 때 관찰할 수 있다. 수소결합에 의해 만들어진 표면 장력은 물이 삼차원적 형태를 이루도록 만든다. 신체 내에서 물의 응집력은 혈액이 혈관 내에서 지속적으로 흐르도록 돕고 조직액이 세포 주위에 늘 머물도록 돕는다. 이런 수소결합은 다음에 다루어질 물의 주요 특성에 있어서 중요한 역할을 한다.

화학적 반응 Chemical Reactions

화학적 반응은 화학결합의 형성이나 붕괴로 인해 야기된 변화이다. 반응의 2가지 일반적 유형은 합성반응과 분해반응이다.

합성반응(synthesis reaction)에서 하나의 새로운 복합물을 만들기 위해 둘 또는 그 이상의 원자나 분자의 결합이 이루어진다. 적혈구 형성에서 헤모글로빈 단백질의 생성이 합성반응의 예이다. 단백질은 많은 아미노산의 결합에 의해 합성된다. 합성반응은 결합을 형성하기 위해 에너지를 필요로 한다.

분해반응(decomposition reaction)에서는 결합이 깨어지고 하나의 큰 분자가 둘 또는 더 작은 분자들로 변화한다. 예로, 전분이라는 큰 분자가 많은 작은 포도당 분자로 소화되는 것이다. 몇 가지 분해반응은 에너지를 방출하는데, 세포호흡에 대한 부분에서 설명할 것이다.

앞으로 반응이라는 용어는 화학적 결합을 만들거나 깨뜨려서 관련된 분자의 물리적 화학적 특성이 변화하는 것을 의미하는 것임을 기억하자.

중요한 무기 화합물

Inorganic Compounds of Importance

무기 화합물은 흔히 단지 하나 또는 2개의 다른 원소로 구성된 단순한 분자이다. 그러나 그것들의 단순성에도 불구하고, 일부 무기 화합물은 신체의 정상적인 구조와 기능에 필수적이다.

물 Water

물은 인체의 60%에서 75%에 이르며 생명에 필수적이다.

1. 물은 **용매**(solvent)이다. 즉, 많은 물질(용질)이 물에 용해될 수 있다. 포도당과 같은 영양물질은 신체 구석구석의 세포로 전달될 수 있도록 혈장(대부분 물로 구성)에 녹는다. 노폐물의 배설이 가능한 이유는 신장에서 만들어지는 소변이 물 속에 녹아 있기 때문이다. 우리의 감각은 맛보고 냄새를 맡으며 음식을 즐길 수 있게 하는데, 이는 물에 녹는 능력에 의해 결정된다. 음식 분자는 침에 녹아 혀의 미뢰에 있는 수용체를 자극한다. 특히 매운 음식의 증발성 음식 분자는 비강으로 들어가 비강 표면을 덮고 있는 얇은 물에 녹아 후각수용체를 자극한다. 뜨거운 음식이 찬 음식에 비하여 맛이 더 좋은 것처럼 느끼게 되는 이유는 냄새가 기여하는 바가 크기 때문이다.
2. 물은 **윤활제**(lubricant)이다. 표면이 부딪히고 움직이는 곳에서 마찰을 방지한다. 음식물을 삼키는 것은 타액이 있기에 가능하며, 소화기관에서 점액은 장을 따라 음식물이 부드럽게 통과하도록 하는 미끈거리는 액체이다. 관절강 내에 있는 활액은 뼈가 움직일 때 마찰을 방지한다.
3. 물은 온도를 천천히 변화시킨다. 물은 그 온도가 심하게 올라가기 전에 상당한 열을 흡수하고, 또는 그 온도가 심하게 떨어지기 전에 상당한 열을 방출한다. 이것이 신체가 일정한 온도를 유지하도록 돕는 요소들 중의 하나이다. 또한 땀 분비 과정에서도 중요하다. 과잉의 체열은 피부 표면에서 땀을 통해 방출된다. 물의 높은 기화열로 인해 과도한 신체의 열은 땀을 기체화시킨다. 따라서 과도한 열은 신체 표면으로 땀으로 배출된 비교적 소량의 물과 함께 사라지게 된다.

물의 구획 Water Compartments

신체 내에 있는 모든 물은 계속적으로 움직이지만 그것이 특수한 신체 부위에 있을 때 그 구획 내의 물은 다른 명칭을 가지게 된다 그림 2-4.

세포내액(intracellular fluid, ICF) 세포 내에 있는 수분, 전체 체액의 약 65%

세포외액(extracellular fluid, ECF) 세포내액을 제외한 신체에 있는 물, 전체의 대략 35%, 세포외액을 좀 더 구체적으로 구분하면 다음과 같다.

- **혈장**(plasma): 혈관 내에 존재하는 물
- **림프**(lymph): 림프관 내에 존재하는 물
- **조직액**(tissue fluid) 또는 **간질액**(interstitial fluid): 세포 사이의 작은 공간에 존재하는 물
- **특수한 용액**: 활액, 뇌척수액, 눈에 있는 방수 등

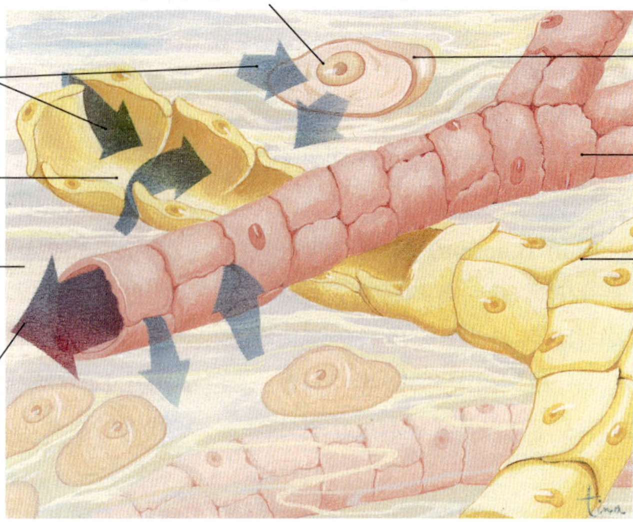

그림 2-4 다양한 위치에 따른 물의 명칭과 각 구획 사이를 이동하는 물

질문: 세포외액에는 어떠한 액체성분들이 있는가?

신체 구획 사이의 수분이동과 특수한 용액의 기능은 나중에 다룰 것이다.

산소 Oxygen

가스의 형태로 있는 산소(O_2)는 우리가 들이마시는 대기 중 대략 21% 정도 존재한다. 산소는 세포호흡이라 불리는 과정을 위해 우리에게 필수적이다. 이때 세포는 에너지를 생산하기 위해 포도당과 같은 영양물질을 분해한다. 우리가 숨을 쉬는 이유는 세포호흡을 위한 산소를 얻고, 세포호흡에서 생성된 이산화탄소를 배출하기 위한 것이다(이것은 호흡 부분에서 다룰 것이다). 세포호흡에 의해 만들어진 에너지는 ATP(adenosine triphosphate)라고 불리는 분자 안에 갇히게 되고 에너지를 필요로 하는 세포 내 과정에서 사용될 수 있다.

이산화탄소 Carbon Dioxide

이산화탄소(CO_2)는 세포호흡의 노폐물로서 세포에서 생성된다. 체액에 이산화탄소의 양이 증가하면, 체액이 산성화된다. 따라서 혈액 내 이산화탄소 양이 정상범위 내로 유지되도록 과잉 생성된 이산화탄소는 재빨리 배출되어야 한다. 이런 기능은 정상적으로 이루어지지만 폐렴이나 폐기종과 같은 심한 폐질환에서는 폐의 가스교환 기능이 감소되어 이산화탄소가 배출되지 못하고 혈액 내에 축적되게 된다. 이러한 현상이 일어나면 **산증(acidosis)**이 발생했다고 말할 수 있으며, 이것은 신체 기능에 심각한 손상을 줄 수 있다(이 장의 끝에 있는 pH와 효소에 대한 부분 참조, BOX 2-1 : 동맥혈 가스 참조).

세포호흡 Cell Respiration

세포호흡(cell respiration)은 세포 내의 에너지 생성을 의미하는 용어로, 산소와 이산화탄소와 관련되어 있다. 많은 화학작용이 관련되어 있는데, 대부분 세포 내 소기관인 미토콘드리아에서 일어난다. 가장 간단하게 세포호흡은 다음의 등식으로 요약할 수 있다.

$$\text{포도당}(C_6H_{12}O_6) + 6O_2 \rightarrow 6CO_2 + 6H_2O + ATP + \text{열}$$

BOX 2-1 동맥혈 가스 Blood gases

심장마비 위험성이 있는 환자가 응급실에 입원하였는데, 담당의사가 '동맥혈 가스분석'을 지시하였다. 폐렴이 있어서 입원한 또 다른 환자는 자주 '동맥혈 가스분석' 검사가 이루어지고 있었다. 동맥혈 가스분석이 무엇인가? 그것의 측정은 우리에게 무엇을 말해 주는가? 혈액가스는 산소와 이산화탄소이고, 동맥혈 내에 있는 가스의 수치는 호흡기계와 순환기계의 기능에 대한 정보를 제공한다. 동맥혈은 정상적으로 고농도의 산소와 저농도의 이산화탄소를 가지고 있다. 이 수치는 폐에서의 가스교환과 혈액의 적절한 순환에 의해 유지된다.

폐렴과 같은 폐질환은 폐에서의 효과적인 가스교환을 방해한다. 결과로 혈액의 산소농도가 감소되고 혈액의 이산화탄소 농도가 증가할 수 있다. 혈액가스에서 이들 변화 중 어느 하나라도 환자의 생명을 위협할 수 있으므로 동맥혈 가스분석에 대한 확인이 중요한 것이다. 혈액내 산소가 정상범주 아래로 떨어지면 산소가 제공될 것이다. 혈액내 이산화탄소가 정상범주보다 올라가면 심각한 산증을 예방하기 위해 혈액내 pH가 교정될 것이다.

심장의 손상도 혈액가스, 특히 산소의 변화를 가져올 수 있다. 산소는 폐 모세혈관을 통해 순환할 때 적혈구에 의해 포착된다. 적혈구가 신체를 순환할 때, 조직에 산소를 방출한다. 무엇이 혈액이 순환하고 움직이게끔 유지하는가? 심장의 펌프작용이다.

심장부전과는 달리 경한 심장마비에 있어서 혈액내 산소 수치가 낮지만 여전히 정상범주 내에 있는 것을 흔히 볼 수 있다. 심각하게 심장의 펌프작용에 장애가 온 심한 심장마비일 경우 혈액내 산소 수치가 정상보다 낮아질 것이다. 이러한 상태를 저산소증(hypoxenia)이라고 하며, 이것은 조직으로 공급되는 산소가 너무 적다는 것을 의미한다. 이것이 동맥혈 가스분석에 의해 밝혀질 때 저산소증을 교정하기 위한 적절한 산소요법이 시작될 수 있다.

이 반응은 포도당이 산소와 결합하여 이산화탄소, 물, ATP, 열을 생산한다는 것을 의미한다. 여기서 포도당으로 대표되는 음식이 산소와 결합함으로써 더 단순한 분자인 이산화탄소, 물로 분해된다는 것을 의미한다. 포도당 내의 잠재된 에너지는 2가지 형태, 즉 ATP와 열로 방출된다. 이 과정에 의한 4가지 생성물은 신체에서 각각의 목적과 중요성을 갖는다. 이산화탄소는 폐로 운반되어 결국에는 배출되도록 세포에서 혈액으로 운반되는 노폐물이다. 생성된 물은 세포내액의 일부가 된다. 생성된 열은 정상 체온 유지에 관여한다. ATP는 에너지를 필요로 하는 세포분열, 단백질 합성, 근육수축과 같은 과정에서 사용된다.

미량원소 Trace Elements

미량원소는 신체 내에 아주 소량 존재하지만 필수적인 원소들이다. 미량원소가 음식물 또는 영양 보충제 내에 존재할 때 우리는 그것을 무기질(mineral)이라 부른다. 예를 들면, 철분(육류와 콩), 코발트(간과 생선과 같은 동물성 음식 안에만 있음), 마그네슘(녹색 채소에만 있는데 엽록소의 일부이기 때문)과 요오드(해산물과 요오드화 소금) 등이다. 이러한 요소들은 탄소, 수소 또는 산소처럼 우리 몸에 많은 양이 존재하지는 않으나 필수 요소이다. 표 2-2 에 미량원소의 일부와 기능을 제시하였다. 나트륨, 칼륨, 칼슘과 인(우유, 치즈, 육류와 생선류)은 다른 요소들에 비하여 다소 많은 양을 필요로 하지만 이 표에 포함되어 있다(BOX 2-2 : 산화질소 참조).

산, 염기, pH Acids, Bases, and pH

산(acid)은 수용액에서 수소이온(H^+)의 농도를 증가시키는 물질로 정의된다. **염기(base)**는 이와 반대로 수소이온의 농도를 낮추는 물질이고, 물에서는 수산화이온(OH^-)의 농도를 증가시킴으로써 같은 효과를 갖는 물질이다.

표 2-2 미량원소

원소	기능
칼슘(Calcium)	• 뼈와 치아를 튼튼하게 함 • 근육수축에 필요 • 혈액응고에 필요
인(Phosphorus)	• 뼈와 치아를 튼튼하게 함 • 세포막의 구성요소 • DNA와 RNA, ATP의 구성요소
철(Iron)	• 적혈구에서 헤모글로빈의 구성요소로 산소 운반 • 근육에서 미오글로빈의 구성요소로 산소 저장 • 세포호흡에 필요
구리(Copper)	• 세포호흡에 필요 • 헤모글로빈 합성에 필요
마그네슘(Magnesium)	• 에너지 생성과 뼈 형성에 필요
나트륨(Sodium)과 칼륨(Potassium)	• 근육수축과 신경흥분 전달에 필요 • 삼투압의 조절
황(Sulfur)	• 인슐린과 케라틴과 같은 단백질의 구성요소
코발트(Cobalt)	• 비타민 B_{12}의 구성요소
요오드(Iodine)	• 갑상선 호르몬 – 티록신(thyroxine)의 구성요소

BOX 2-2 산화질소 Nitric oxide

산화질소(NO)는 가스로 대기오염과 담배연기의 구성요소이기도 하다. 그러나 산화질소는 몇몇의 인체 조직에 의해 만들어지고, 인체에서 중요한 기능을 담당한다.

산화질소는 혈관 상피세포에서 만들어져서 동맥혈관 확장을 촉진하고, 조직에 더 많은 혈액 유입과 산소전달을 가능하게 한다. 그것은 뇌의 신경흥분 전달에 관여하며, 기억 저장에도 기여한다. 일부 면역계 세포는 이물질 파괴를 돕기 위한 세포독소로서 산화질소를 생성한다.

산화질소가 임상에서는 치료적으로 사용되고 있다. 폐내 비정상적으로 수축된 동맥을 정상적인 가스교환을 위해 이완시킴으로써 폐 고혈압의 치료에 유용하게 사용된다. 다른 연구는 산화질소가 미성숙아들의 호흡기능 향상에 유익한 것을 보여준다.

고용량을 사용할 경우 발생 가능한 유해한 부작용 확인을 포함하여 더 많은 연구가 필요하지만, 지금까지의 임상적 시도는 매우 희망적이다.

용액의 산성 또는 알칼리성(염기성)은 **pH**(수소이온을 내놓는 정도)로 불리는 수치의 측정으로 평가된다. **pH의 측정범위**는 0에서 14까지이며, 0은 가장 산성인 수치이고, 14는 가장 알칼리성인 수치를 나타낸다. pH 7인 용액은 H^+이온과 OH^-이온의 수가 같기 때문에 중성이다. 순수한 물은 pH 7을 갖는다. H^+이온의 농도가 OH^-이온보다 높을 때 pH는 7보다 낮은 산성 용액이다. 알칼리성 용액은 OH^-이온이 H^+이온보다 높은 농도를 갖고 있고 pH는 7보다 높다.

H^+이온과 OH^-이온의 상대적 농도에 따른 pH척도가 그림 2-5 에 제시되어 있다. pH 한 단위의 변화는 H^+이온 농도의 10배의 변화이다. 이것은 pH 4인 용액은 pH

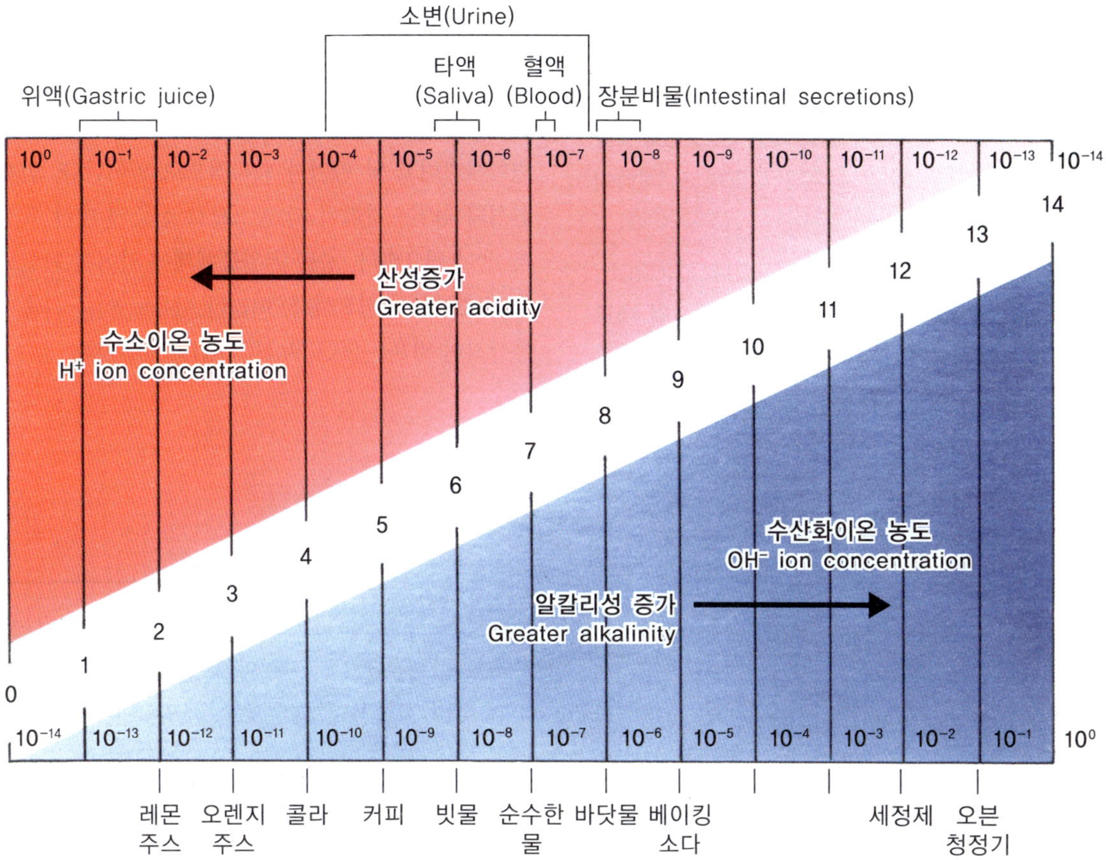

그림 2-5 **pH 측정** 몇몇 체액의 pH 측정치가 그림 위쪽에 나타나 있다.

질문: 혈액의 pH 범위와 소변의 pH 범위를 비교해 보라.

5인 용액보다 H^+이온의 농도가 10배 더 많음을 의미하고, pH 6인 용액보다 H^+이온의 농도가 100배 더 많이 가지고 있음을 의미한다. 그림 2-5 는 몇몇 체액과 우리에게 친근한 용액의 pH를 보여주고 있다. 위액은 pH가 1이며 커피는 pH 5임을 주목하라. 이것은 위액은 커피가 갖고 있는 H^+이온 농도보다 10,000배나 많은 H^+이온 농도를 가지고 있음을 의미한다. 커피는 약산성이고, 위액과 같은 강산성의 부식효과는 가지고 있지 않다.

인체의 세포와 세포내액은 중성에 가까운 pH를 가지고 있다. 세포내액의 pH는 대략 6.8~7.0이며, 혈액의 정상 pH의 범위는 7.35~7.45이다. 위액과 소변과 같은 액체는 실제적으로 세포외액인데, 그것들이 외부환경에 노출된 관으로 배출되기 때문이다. 이들 액체의 pH는 신체에 해로움이 없는 아주 강한 산성이거나 알칼리성일 수 있다.

그러나 혈액의 pH는 약알칼리 범위 내에서 유지되어야 한다. pH가 한 단위 감소함으로써 H^+이온의 농도가 10배 증가하는 것이 혈액의 화학적 반응을 방해하고 사람을 죽음으로 이끈다. 정상적인 대사는 체액을 더 산성화시키는 경향이 있어서 계속적으로 교정되어야 한다. 신체 내액의 정상 pH는 신장, 호흡기계통, 완충체계에 의해 유지된다. 산-염기 균형은 제 19장에서 상세하게 다루겠지만, 여기서 완충체계를 간단히 살펴보고자 한다.

완충체계 Buffer Systems

완충체계(buffer system)는 강산 또는 강염기와 반응하여 pH 변화를 최소화시키는 하나의 화학물질 또는 한 쌍의 화학물질이다. 다른 말로 표현하면, 완충제는 체액이 너무 산성화될 때 H^+이온과 결합하고, 체액이 너무 염기화될 때 H^+이온을 방출한다.

약산인 탄산(H_2CO_3)과 약염기인 중탄산나트륨($NaHCO_3$)으로 구성된 중탄산염 완충체계를 구체적인 예로 들어보자. 이 화학물질은 모든 체액에 존재하는데, 특히 혈액과 조직액을 완충하는 데 중요하다.

탄산은 다음과 같이 이온화한다(그러나 이것은 약산이기 때문에 용액에 많은 H^+이온을 주지 않는다는 것을 기억하라).

$$H_2CO_3 \rightarrow H^+ + HCO_3^-$$

중탄산나트륨은 다음과 같이 이온화한다.

$$NaHCO_3 \rightarrow Na^+ + HCO_3^-$$

염산과 같은 강산이 세포외액에 추가된다면, 다음의 반응이 일어날 것이다.

$$HCl + NaHCO_3 \rightarrow NaCl + H_2CO_3$$

여기서 무엇이 일어나는가? 매우 낮은 pH를 갖는 강산인 염산이 중탄산나트륨과 반응하였다. 이 반응의 결과는 pH에 아무런 영향을 미치지 않는 염화나트륨(NaCl)과 pH 변화에 거의 영향을 미치지 않는 약산인 탄산(H_2CO_3)이다. 이것은 세포외액의 급격한 pH 변화를 방지한다.

pH를 많이 올리는 강염기인 수산화나트륨은 탄산과 반응한다.

$$NaOH + H_2CO_3 \rightarrow H_2O + NaHCO_3$$

이 반응의 결과는 pH에 전혀 영향을 미치지 않는 물과 pH를 단지 약간만 올리는 약염기인 중탄산나트륨이다. 또한 이것은 세포외액의 pH에서의 심한 변화를 방지한다.

이러한 반응은 인체에서 산이나 염기가 pH를 많이 변화시키려고 할 때마다 즉각적으로 일어난다. 인체는 산성화되려는 경향이 더 많으므로 산증에 대한 교정이 더 많이 필요하다. 중탄산 완충체계에 있어서 탄산보다 $NaHCO_3$가 더 필요하다. 이러한 이유로 이들 완충제의 통상적인 비율은 20:1($NaHCO_3$:H_2CO_3)이다.

중요한 유기 화합물

Organic Compounds of Importance

모든 유기 화합물은 탄소와 수소 원자 및 다른 원자들의 공유결합으로 이루어져 있다. 인체에는 4개의 주된 유기 화합물인 탄수화물, 지방, 단백질, 핵산이 있다.

탄수화물 Carbohydrates

탄수화물(carbohydrate)의 일차적 기능은 에너지원으로 작용하는 것이다. 모든 탄수화물은 탄소, 수소, 산소를 함유하고 있고 단당류, 이당류, 올리고당류, 다당류로 분류된다. 당(saccharide)은 설탕을 의미하고 당의 앞에 붙는 접두사는 당이 얼마나 많이 포함되어 있는가를 나타낸다.

단당류(monosaccaride)는 가장 단순한 당으로, 포도당과 과당 등이 있다. 포도당의 화학식은 $C_6H_{12}O_6$(그림 2-6)으로 **육탄당(hexose)** 또는 6개의 탄소를 갖는 당이다. 과당과 갈락토오스도 같은 공식을 갖지만 탄소, 수소, 산소의 물리적 배열은 포도당과 다르다. 이것이 각 육탄당에 있어서 다른 삼차원적 구조를 제공한다. 벌꿀은 과당과 포도당으로 구성되어 있다. 단맛이 나는 과일들은 과당(포도당은 그리 달지 않다)이 함유되어 있고 갈락토오스는 우유에 들어 있는 이당류인 젖당 중 한 부분이다. 간은 과당과 갈락토오스를 포도당으로 변화시키고, 세포는 ATP 생산을 위한 세포호흡 과정에서

이 포도당을 사용한다.

다른 형태의 단당류는 **오탄당(pentose)** 또는 5개의 탄소를 갖는 당이다. 이것은 에너지 생산에 관여하지 않지만, 핵산의 구조적 구성요소가 된다. 디옥시리보오스($C_5H_{10}O_4$)는 염색체의 유전 물질인 DNA의 한 부분이며, 리보오스($C_5H_{10}O_5$)는 단백질 합성에 있어서 필수적인 RNA의 한 부분이다. 핵산에 대해서는 이 장 후반부에서 다시 다룰 것이다.

이당류(disaccharide)는 2개의 단당류가 공유결합하여 연결된 것이다. 이 결합이 생성되면 물분자가 제거되어 포도당과 같은 일반적인 화학식이 아닌, $C_{12}H_{22}O_{11}$의 이당류가 된다. 예를 들어, 수크로오스 또는 사탕수수당(자당)은 한 분자의 포도당과 한 분자의 과당으로 이루어졌는데, 이것은 사탕무 또는 다른 채소에 들어 있다. 젖당(lactose)은 한 분자의 포도당과 한 분자의 갈락토오스(galactose)로 구성되어 있으며 우유, 아이스크림, 요구르트 또는 다른 유제품에서 찾을 수 있다. 엿당(maltose)은 2개의 포도당 분자로 만들어졌다. 음식물 내의 이당류는 단당류로 소화되어 에너지를 생성하는 데 쓰인다.

접두사 oligo는 '적다'는 것을 의미한다. **올리고당류(oligosaccharide)**는 3개에서 20개의 단당류로 이루어져 있다. 사람의 세포에서 올리고당류는 세포막 표면에서 발견되며 **항원(antigen)**으로 작용하는데, 이는 세포를 확인하는 화학적 표지가 된다. 예를 들어, 혈액형이 A, B, AB로 구분되는 것은 적혈구 막 표면의 올리고당류 항원에 의한 것이다. 우리의 모든 세포는 자기에게 속한 세포를 확인하는 '자기' 항원을 갖는다. 우리 자신의 세포에 있는 '자기' 항원의 존재는 '자기 항원이 아닌' 항원을 면역계가 인식할 수 있도록 한다. 세균과 바이러스를 포함한 외부항원과 면역에 대해선 제 14장에서 다룰 것이다.

유선세포에서 생산되는 다른 올리고당은 모유의 일부가 된다. 이들 탄수화물은 모유를 먹는 신생아에게 영양분을 제공한다기보다는 신생아의 장(신생아의 장은 멸균적이다)에 서식하는 유익한 균의 성장을 돕는다. 제 1장에서 언급한 정상균총은 면역의 측면에서뿐 아니라 일생을 통해 장의 건강에 기여하는 것으로 알려져 있다

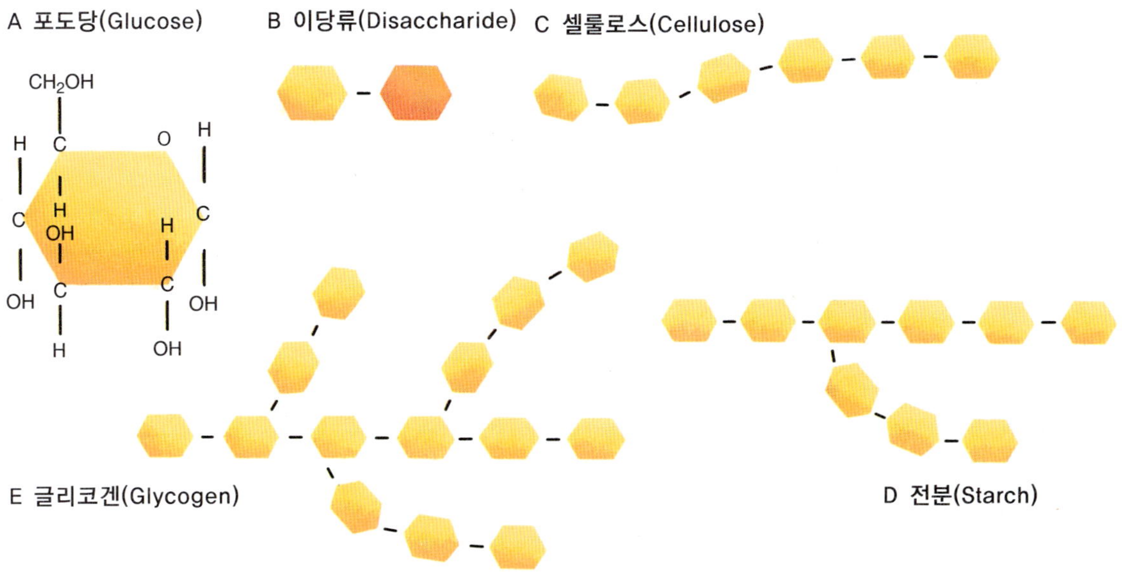

그림 2-6 **탄수화물** (A) 포도당의 구조식 (B) 설탕과 같은 이당류 (C) 셀룰로스, 다당류 (D) 전분, 다당류 (E) 글리코겐, 다당류 그림 6각형 모양은 포도당과 같은 단당류의 육탄당 모양을 나타낸다.

질문: 포도당의 화학식은 무엇인가?

기초화학

BOX 2-3 **채소: 눈물, 가스 Vegetables: tears and gas**

우리는 양파를 썰 때 흔히 눈물을 흘린다. 또한 콩, 양배추, 브로콜리, 콜리플라워 등의 건강 채소들은 사람들에게 장내 가스와 함께 더부룩함을 유발시킨다. 왜 그럴까? 이는 채소의 화학적 특성 때문이다.

양파 세포 안에 있는 아미노산의 일부는 황(sulfur)을 포함하고 있다. 양파를 썰면 황의 성분이 유리되어 쉽게 증발된다. 이러한 황 성분은 눈의 표면을 덮고 있는 수분에 닿아 용해된 후 희석된 황산을 형성하여 눈을 따끔거리게 한다. 눈물샘은 빠르게 눈물을 생성하도록 자극되고, 눈을 깜박거림으로써 눈물이 퍼지도록 한다. 이러한 반응들은 자극적인 산의 성분을 씻어내도록 돕는다.

여러 채소 중, 콩과 브로콜리는 소화되지 못하는 올리고당을 함유하고 있다. 우리의 몸속 정상균총(normal flora)인 장(특히 결장)내 박테리아는, 올리고당을 발효하는 효소를 생산해 낸다. 이에 의해 발효된 후 생성되는 물질 중 하나가 가스(불쾌한 냄새를 지닌 몇 가지 종류의 가스)이다. 그렇다면 가스 완화제(약제)가 어떻게 작용하는지도 궁금해질 것이다. 이러한 약제들은 알파갈락토스분해효소(alpha-galactosidase)를 포함하고 있어 가스의 형성을 억제한다. 본 효소는 올리고당이 결장의 박테리아에게 도달하기 전 이를 소화시킨다. 즉, 발효하지 않고 소화시킴으로써 가스의 형성을 막게 된다.

(BOX 2-3: 채소: 눈물, 가스, 참조).

다당류(polysaccharides)는 다양한 방식으로 결합되어 다양한 모양을 이루는 수천 개의 포도당 분자로 이루어져 있다 그림 2-6 . **전분**(녹말, starch)은 포도당 분자들이 연결되어 있는 것으로서 식물 세포의 에너지 저장형태이다. 감자, 쌀, 옥수수와 밀 등은 모두 유용한 녹말을 함유하고 있다. 우리는 빵, 파스타, 피자, 국수, 감자튀김 등과 함께 과자, 케이크, 파이 등에서 전분을 섭취한다. 사람은 전분의 결합을 끊어 포도당으로 분해하는 소화효소를 가지고 있다. 분해된 포도당은 흡수되어 ATP 생산에 사용된다.

포도당 분자가 복잡하게 얽혀진 **글리코겐**(glycogen)은 신체의 포도당 저장형태이다. 탄수화물이 많은 음식을 먹은 후에 혈액 내의 포도당 수치는 올라간다. 과잉 흡수된 포도당은 글리코겐으로 변화되어 간과 골격근에 저장된다. 혈액 내 포도당 수치가 감소될 때, 글리코겐은 포도당으로 다시 전환되어 혈액 내로 방출된다(이런 작용들은 인슐린이나 다른 호르몬에 의해 조절된다). 혈액 내 포도당 수치는 정상 범주 내로 유지되고, 세포는 에너지를 생성하기 위해 포도당을 계속 사용할 수 있다.

셀룰로스(cellulose)는 세포벽의 일부로서 식물세포에 의해 생산되는 포도당 분자의 곧은 고리이다. 채소나 곡식의 일부로 우리가 섭취한 셀룰로스를 소화할 효소가 우리 몸에는 없기 때문에 셀룰로스는 변화되지 않은 채 소화기관을 통과한다. 식이 셀룰로스의 다른 이름은 '**섬유질**(fiber)'이다. 우리가 에너지를 위해 섬유질을 사용할 수는 없지만, 대장 내에서 큰 용적을 차지하면서 효율적인 **연동운동**(peristalsis)을 자극한다. 연동운동은 대장 내 소화되지 않은 물질들의 이동을 촉진한다. 때문에 섬유질이 많은 식사는 대장 근육운동을 촉진하며 변비를 방지하도록 도울 수 있다.

탄수화물의 구조와 기능이 표 2-3 에 요약되어 있다.

지질 Lipids

지질(lipids)은 탄소, 수소, 산소로 구성되어 있으며, 일부는 인(phosphorus)도 포함하고 있다. 유기화합물 중 지질그룹에 속하는 화합물은 그 기능이 전혀 다른 다양한 형태의 물질들이 있다. 여기에서는 3가지 형태인 지방, 인지질, 스테로이드를 다룰 것이다 그림 2-7 .

지방(true fat)(중성지방이라고도 부름)은 글리세롤 한 분자와 1개, 2개, 3개의 지방산 분자로 이루어져

표 2-3 탄수화물

명칭	구조	기능
단당류 – "single" sugars		
포도당	육탄당(Hexose sugar)	• 세포에 가장 중요한 에너지원
과당과 갈락토오스	육탄당(Hexose sugar)	• 간에서 포도당으로 전환된 다음 에너지 생성을 위해 사용
디옥시리보오스	오탄당(Pentose sugar)	• DNA의 부분이며 세포 염색체에서의 유전적 암호
리보오스	오탄당(Pentose sugar)	• RNA의 부분이며 세포내에서 단백질 합성을 위해 필요함
이당류 – "double" sugars		
설탕, 젖당, 엿당	2개의 육탄당	• 음식에 존재, 단당류로 소화된 다음 에너지 생성을 위해 사용
올리고당류 – "few" sugars		
3~20개의 단당류		• 세포막에서 "자기"항원으로 작용, 면역계통이 "자기"를 이물질(병원체)과 구별하게 하는 데 중요 • 유선세포에서 생산; 신생아의 장에 서식하는 유익한 균의 성장을 도움
다당류 – "many" sugars (~수천)		
전분	포도당 분자의 그물고리	• 식물성 음식에서 발견, 단당류로 소화되어 에너지 생성을 위해 사용
글리코겐	포도당 분자의 그물고리	• 과잉 섭취된 포도당이 간과 골격근에 저장되는 형태
셀룰로스	포도당 분자의 곧은 고리	• 식물 세포벽의 부분, 결장에서 연동운동을 증진시킴

있다. 글리세롤은 3개의 탄소를 가진 작은 분자이다. 지방산은 첫 번째 탄소가 카르복실기(COOH)를 가지고 12~24개의 짝수로 연결된 탄소들이 수소결합에 의해 연결된 긴 분자이다. 만일 하나의 글리세롤에 3개의 지방산이 연결되어 있다면 **중성지방(triglyceride)**이다. 2개의 지방산과 1개의 글리세롤의 결합은 **디글리세라이드(diglyceride)**이 1개의 지방산과 1개의 글리세롤은 **모노글리세라이드(monoglyceride)**이다.

지방에서 지방산은 **포화(saturated)**되어 있거나 **불포화(unsaturated)** 상태로 되어 있다. 그림 2-7 을 보면 지방산 중 모든 탄소가 단일공유결합을 하고 있으며, 탄소 주위로 수소가 모두 결합되어 있는 것을 볼 수 있는데, 이것이 포화지방산으로서 수소 수가 완전히 포화 상태라는 것을 의미한다. 다른 지방산은 탄소끼리의 이중결합이 하나 또는 그 이상으로 발견되고 나머지 부분은 수소와 결합되어 있는데 수소의 수는 포화지방산의 수보다는 적으며, 이것은 불포화지방산이다. 많은 중성지방이 포화지방산 불포화지방산 둘 다를 포함하고 있으며, 그 수가 정확하지 않더라도 2가지 지방산 중 우세한 것에 따라서 쉽게 포화지방산이나 불포화지방산으로 구분할 수 있다.

실온에서 포화지방산은 주로 고체형태이며, 불포화지방산은 주로(항상은 아니다) 액체 형태이다. 포화지방산은 소고기, 돼지고기, 달걀, 치즈와 같은 동물성 지방에서 발견되지만 팜유나 코코넛유는 액체형태이지만 포화지방산이다. 불포화지방산은 옥수수유, 해바라기씨유, 홍화씨유(safflower oil)와 같이 식물성 기름에서 발견되지만 특정 생선기름 또한 불포화지방산이며 심지어 돼지고기도 불포화지방산을 포함한다.

포장제품의 질감과 맛을 높이거나 냉상 보관 없이 상온에서의 유통기한을 늘리기 위해서 불포화지방산을 포화지방산으로 바꿀 수 있다. 이런 것들은 수소화된 지방

(수소가 첨가된 것을 의미) 또는 트랜스지방이라 불린다. 트랜스지방은 비정상적인 콜레스테롤 축적물로서 혈관내벽, 특히 심장의 관상동맥 혈관내벽에 쌓여서 동맥혈관의 **죽상경화증**(atherosclerosis)을 일으킨다 BOX 2-4.

중성지방은 과잉 섭취된 영양분이 체내에 저장되는 형태로, 이것은 잠재적으로 에너지로 사용될 수 있기 때문에 저장된 에너지이기도 하다. 신체의 칼로리 요구를 초과해서 섭취된 영양분은 지방으로 전환되어 지방조직에 저장된다. 대부분의 지방조직은 피부와 근육 사이의 피하조직에 위치하고 있다. 그러나 눈과 신장과 같은 일부 기관은 충격을 흡수할 수 있는 쿠션으로 작용하는 지방층으로 싸여 있다.

인지질(phospholipid)은 글리세롤의 삼차결합 부위에 인그룹(PO_4)을 가진 이글리세린산염이다. 구조는 지방과 유사하지만 인지질은 에너지를 저장하지 않고 세포의 구조적 구성요소가 된다. 레시틴은 **세포막**(cell membrane, 그림 3-1, 인지질 분자는 구 모양에 2개의 꼬리를 가지고 있는 모양과 같으며, 그 구가 글리세롤과 인이며 꼬리는 2개의 지방산이다)의 일부가 되는 인지질이다. 인지질의 또 다른 예로 **수초**(myelin)가 있는데, 수초는 신경세포 주위를 싸고 있어 신경충격 전달에 있어서 전기적 절연체 작용을 한다.

스테로이드(steroid)의 구조는 다른 지방의 구조와 매우 다르다. **콜레스테롤**(cholesterol)은 중요한 스테로이드이며, 그림 2-7 에 제시되어 있듯이 지방산과 글

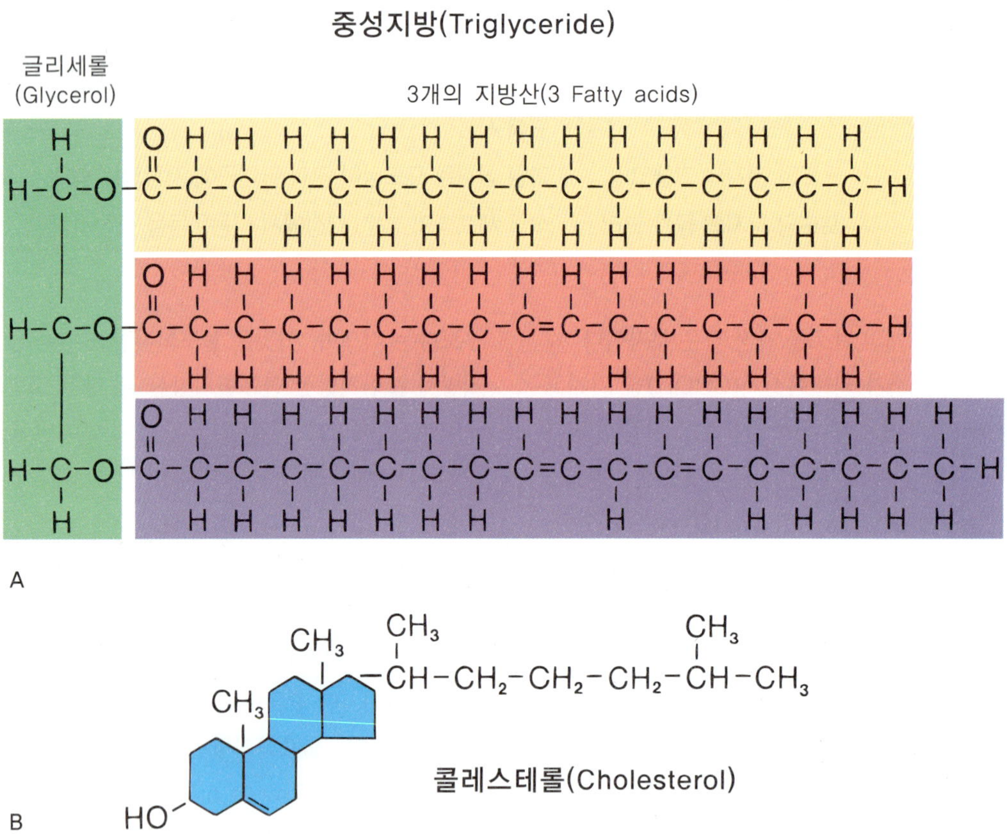

그림 2-7 **지방** (A) 중성지방은 하나의 글리세롤과 세 개의 지방산으로 만들어진다.
(B) 스테로이드 콜레스테롤. 육각형과 오각형은 탄소와 수소 고리를 나타낸다.

질문: 디글리세라이드는 어떤 모양인가?

리세롤이 아닌 4개의 고리 모양의 탄소와 수소로 이루어져 있다. 간에서 콜레스테롤을 합성하며 음식을 통해서도 콜레스테롤을 섭취한다. 콜레스테롤은 세포막의 또 다른 구성요소이고 다른 스테로이드 합성을 위한 전구물질(원재료)이 된다. 난소나 고환에서 콜레스테롤은 스테로이드 호르몬인 에스트로겐, 테스토스테론 합성을 위해 사용된다. 햇빛에 노출될 때 피부의 콜레스테롤은 비타민 D로 변한다. 간세포는 담즙산염을 합성하기 위해 콜레스테롤을 사용하고, 이것은 소화과정에서 지방을 유화시킨다. 관상동맥질환과 심장마비에 영향을 미치기는 하지만 콜레스테롤은 인간에게 필수적인 물질이다.

지질의 구조와 기능은 표 2-4 에 요약되어 있다.

단백질 Proteins

단백질은 **아미노산**(amino acid)이라고 부르는 작은 하부단위의 연결로 이루어져 있다. 인체의 단백질은 탄소, 수소, 산소, 질소와 함께 황도 포함하고 있어 아미노산 이황화결합을 이룬다. 인체의 단백질은 대략 20가지의 아미노산으로 구성된다. 우리는 소고기, 닭고기, 돼지고기와 생선과 같은 동물성 단백질과 콩, 완두콩, 땅콩과 다른 곡물과 같은 식물성 단백질로부터 아미노산을 얻는다.

아미노산의 구조는 그림 2-8 에 제시되어 있다. 각 아미노산은 수소 원자, 아미노기(NH_2)와 카르복실기(COOH)에 공유결합된 중심 탄소 원자를 가지고 있다. 중심 탄소의 4번째 결합부위에 R로 표시되어 있는 부분은 아미노산의 다양성을 결정짓는 부위이다. R그룹에 단일 수소 원자, 또는 CH_3그룹, 또는 탄소와 수소의 더욱 복잡한 원자배열이 결합될 수 있다. 이런 차이들이 20개 아미노산 각각에 다른 물리적 모양을 제공한다. 2개의 아미노산 사이의 결합을 펩티드결합(peptide bond)이라고 부르고, **펩티드결합(polypeptide)**에 의해 연결된 아미노산의 연결고리가 **폴리펩티드**이다.

단백질은 50개에서 수천 개에 이르는 아미노산으로

BOX 2-4 혈중지질 Lipids in the blood

중성지방(triglycerides)과 콜레스테롤은 단백질과 결합하여 혈액 내에서 이동한다. 소장에서 만들어진 이런 분자들은 킬로미크론(chylomicrons)으로 불린다. 간에서 만들어진 이런 분자들은 지단백이라고 불리고 단백질과 콜레스테롤의 비율을 나타내는 밀도에 의해 분류된다.

저밀도 지단백(low-density lipoproteins, LDL; 단백질 비율이 낮고 콜레스테롤 비율이 높다)은 콜레스테롤을 조직으로 이동시키며 이동된 콜레스테롤은 세포막과 분비물 합성에 사용된다. LDL은 또한 '해로운 콜레스테롤'로 불리는데, 왜냐하면 이 형태의 콜레스테롤은 혈관 내에 쉽게 침착되어 죽상경화증을 일으키기 때문이다.

고밀도 지단백(high-density lipoproteins, HDL; LDL에 비해 단백질 비율이 높고 콜레스테롤 비율이 낮다)은 콜레스테롤을 조직에서부터 간으로 이동시킨다.

HDL은 '몸에 이로운 콜레스테롤'로 불리는데, 왜냐하면 이 형태의 콜레스테롤은 혈관에서 제거되어 간으로 이동하여 담낭에서 배출되기 때문이다.

불포화지방산 섭취와 함께 전체 지방이 낮은 식이는 HDL 수치를 높이고 LDL 수치는 낮추어 죽상경화증과 관상동맥질환의 발병을 낮춘다. 일반 혈액검사를 통해서 총 콜레스테롤 수치, 중성지방 수치, HDL, LDL 수치를 알 수 있다. HDL 수치가 50mg/dL 이상이면 몸에 좋은 것으로 여겨지지만 일부는 LDL 수치가 더 중요하며, 이 수치는 가능한 한 100mg/dL 이하여야 한다고 주장한다.

관상동맥질환에 영향을 미치는 그 외 요인으로는 유전, 흡연, 비만, 운동부족이다. 식이만으로는 죽상경화증을 막을 수 없다. 하지만 총 지방이 낮고 고도불포화지방산(polyunsaturated fats)이 높은 식이는 죽상경화증을 막는 좋은 출발이다.

표 2-4 지질

명칭	구조	기능
지방(true fats)	• 중성지방은 3개의 지방산 분자가 1개의 글리세롤 분자에 결합되어 있다(일부는 단일 글리세라이드 또는 디글리세라이드이다).	• 과량의 영양을 피하에 저장 • 눈과 신장과 같은 기관에서 쿠션 역할
인지질 (phospholipids)	• 인 그룹을 가진 디글리세라이드	• 세포막(레시틴)의 부분 • 신경세포에 전기적 절연성을 제공하는 수초를 형성
스테로이드 (steroids) (**콜레스테롤**)	• 4개의 탄소 – 수소 고리	• 세포막의 부분 • 자외선에 노출되면 피부에서 비타민 D로 전환 • 소화하는 동안 지방을 유화시키는 담즙산염으로 간에서 전환 • 여성(난소)에서 에스트로겐 또는 남성(정소)에서 테스토스테론과 같은 스테로이드 호르몬을 위한 전구물질

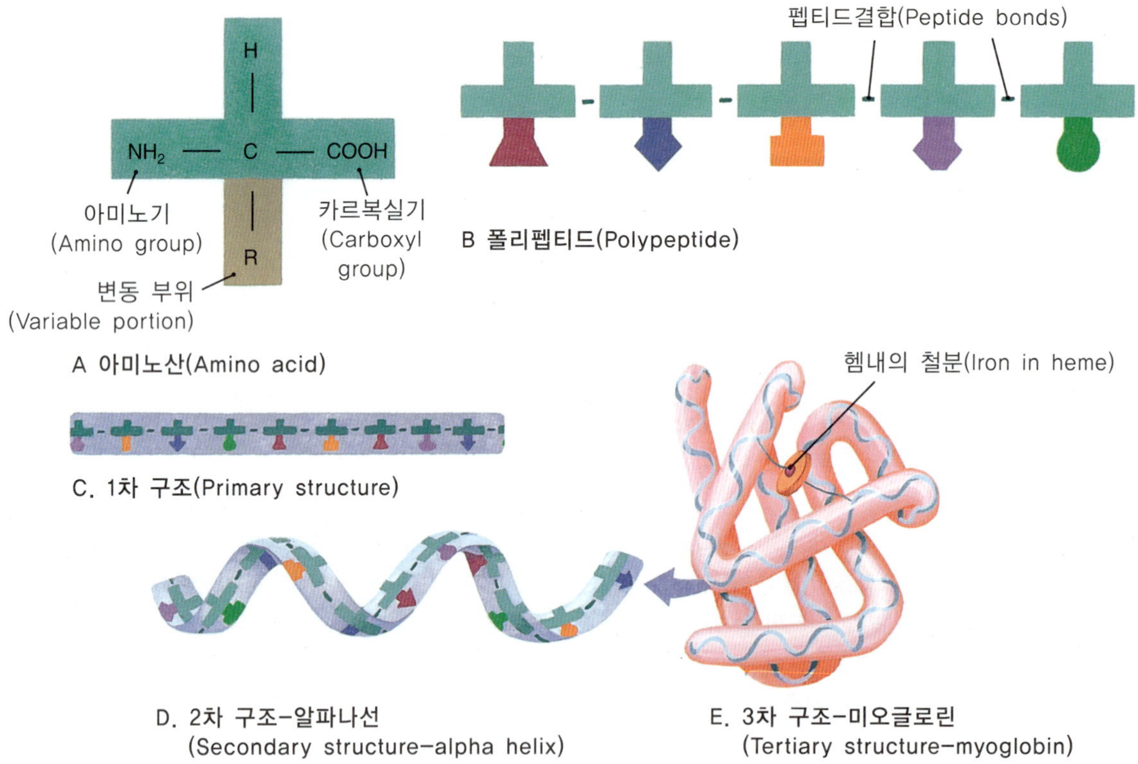

그림 2-8 **아미노산과 단백질** (A) 아미노산의 구조식. "R"은 분자에 있어서 가변성 부분을 나타낸다. (B) 폴리펩티드. 다양한 모양의 아미노산이 펩티드결합으로 연결되어 있다. (C) 단백질의 1차 구조 (D) 단백질의 2차 구조 (E) 단백질 미오글로린의 3차 구조 본문 참조

질문: 어떤 무기질이 미오글로린의 성분이며 그 무기질의 기능은 무엇인가?

구성된다. 아미노산의 순서는 각 단백질마다 특수하고 독특하며, 이렇게 독특한 순서가 단백질의 특징적인 3차원적 모양을 결정한다. 이런 차이들에 의해 단백질의 1차 구조가 형성된다. 이런 독특한 구조와 아미노산 서열 내에 형성된 수소결합과 이황화결합은 단백질 구조가 얼마나 잘 접힐지를 결정한다. 접힘(folding) 구조는 나선(코일) 또는 주름 잡힌 종이(pleated sheet) 모양의 구조로 나타나고, 이것을 2차 구조라고 한다. 좀 더 복잡한 접힘 구조는 구형의 단백질을 형성할 것이고, 이것은 3차 구조가 된다. 근육에서 발견되는 미오글로불린은 구형의 단백질이다 그림 2-8. 각각의 단백질은 3차원 구조를 가지며 이로 인해 각 단백질의 기능이 결정된다. 일부 단백질은 1개 이상의 아미노산 서열로 구성된다(4차 구조). 예를 들어, 헤모글로불린은 4개의 아미노산 서열로 구성되어 있다(제3장 BOX 3-2). 미오글로불린은 철 한 원자를 포함하고 있다(헤모글로불린 분자는 4개의 철 원자들을 가지고 있다). 일부 단백질은 철 또는 아연과 같은 미량원소를 필요로 하며 이것을 통하여 그들의 단백질 구조를 완성하고 적절히 기능하게 된다.

우리 신체 단백질은 다양한 기능을 가진다. 그 기능의 일부는 표 2-5 에 잘 정리되어 있고 다른 장에서 다시 다루어질 것이다. 비록 우리는 단백질을 에너지 음식으로 생각하지 않지만 필요 이상의 단백질을 섭취할 때 이런 잉여 아미노산은 단순 탄수화물 또는 지방으로 변해서 잠재적인 에너지원으로 저장될 것이다 (BOX 2-5: 단백질의 미스터리: 프리온 참조). 단백질의 중요한 기능 중 하나는 효소로서 역할이다.

효소 Enzymes

효소(enzymes)는 열과 같은 외부에너지의 이용 없이 화학적 반응을 빠르게 일으키는 **촉매**(catalyst)이다. 신체 내에서 일어나는 많은 반응은 특정 효소에 의해 일어난다. 이런 반응들의 대부분은 정상체온에서 일어난다.

효소가 촉매 기능을 하는 방법을 **'활성 부위 이론**(active site theory)'이라고 한다. 과학적 이론이란 모든 증거에 대한 가장 탁월한 설명을 의미한다. 효소의 기능에 대한 활성부위 이론은 효소의 형태가 그 기능을 결정함을 말하는 것이다. 특정 기능은 또한 **기질**(substrate)이라고 부르는 분자가 반응하는 형태도 포함한다. 단순합성반응은 그림 2-9 A 에 잘 나타나 있다. 효소와 기질은 특정구조를 가지고 있다는 것을 명심해야 한

표 2-5 단백질의 기능

단백질의 유형	기능
구조 단백질(structural protein)	• 세포막에서 세공(pores)과 수용체를 형성 • 케라틴– 손톱과 모발의 일부, 피부의 표피 • 콜라겐– 건과 인대의 일부, 피부의 진피
호르몬(hormone)	• 인슐린– 세포가 포도당을 수용하게 함, 혈액 내 당 수치를 낮춤 • 성장 호르몬– 단백질 합성과 세포분열을 증가시킴
헤모글로빈(hemoglobin)	• 적혈구가 산소를 운반하게 함
미오글로빈(myoglobin)	• 근육세포 내에 산소를 저장
항체(antibody)	• 림프구(백혈구의 한 종류)에 의해 생성되며, 병원체를 인지하고 파괴할 수 있는 표식의 역할
미오신과 액틴(myosin and actin)	• 근육 구성성분 • 세포골격의 일부로서 세포의 형태를 유지하고 운동에 관여
효소(enzyme)	• 반응의 촉매작용, 세포내 생성–분해 에너지 생성 및 재생

BOX 2-5 **단백질의 미스터리: 프리온 Protein mystery: prions**

프리온이란 감염성 있는 단백질 입자(proteinaceous infectious particles)로서 사람과 동물의 신경계통에 있어서 치명적인 질병의 원인이다. 광우병이 가장 잘 알려진 예로 볼 수 있다. 광우병의 정식 명칭은 Bovine spongiform encephalopathy (BSE, 소해면뇌병증)이다. 그 명칭이 이 병이 어떤 것인지를 나타내준다. Encephalopathy (뇌병증)란 말은 뇌에 질환이 생겼다는 말이고 spongiform (해면)이란 뇌조직이 스펀지처럼 많은 구멍을 가지게 되었다는 것이다. 사람들은 광우병에 걸린 소고기를 먹음으로써 BSE에 감염될 수 있다. 이것은 이형크로이츠펠트-야콥병(Creutzfeldt-Jakob disease, CJD)라 불리는 병으로 발전할 것이다. CJD는 조정기능, 기억력과 성격의 상실을 초래하며 발병 후 몇 개월 이내에 사망하게 된다. 아직까지 알려진 치료법은 없다.

어떻게 프리온이 이런 질병을 야기하는가? 우리는 이 질문에 대한 완전한 답을 갖고 있지 않다. 하지만 프리온이 뇌조직의 퇴화를 가져오는 비정상적 접힘구조(misfolding)를 야기함으로써 뇌 단백질의 구조를 변화시킨다는 것이 알려져 있다.

어떻게 프리온을 파괴시키는지 알지 못한다. 프리온은 생물체가 아니다. 프리온은 항생제나 다른 바이러스성 약물에 의해 파괴되는 유전 물질이나 어떤 과정들을 포함하고 있지 않다. 박테리아와 바이러스를 사멸시키는 멸균법은 프리온을 무력화시키지 않는다.

프리온에 의한 질병 발생 예방은 동물의 뇌조직을 광우병에 감염된 육류에 노출되지 않도록 철저하게 분리시키는 것이다. 인간 광우병이 발생하여 적어도 100명 이상의 사망자를 발생시켰던 영국에서는 동물 도살 행위에 대한 엄격한 규정을 적용시키고 있다. 캐나다와 미국에서는 광우병이 2003년에 소 무리에서 발생하였지만, 아직까지 사람에게는 발생하지 않았다.

다. 효소의 활성부위는 기질의 구조와 잘 들어맞는 부위이다. 기질은 효소의 활성부위에 맞게 들어가야 하고 일시적인 결합이 효소와 기질 사이에 이루어지게 된다. 이것을 효소기질복합체라고 한다. 2개의 기질분자가 서로 결합하면, 화학적 결합으로 새로운 화합물이 형성된다. 반응의 부산물, 즉 새로운 화합물이 방출되고 나면 사용된 효소는 변화되지 않고 다음 반응에 다시 사용될 수 있다.

그림 2-9 B 에서 보여주는 것은 분해반응이다. 기질분자가 효소의 활성부위에 결합하면 기질 자체의 결합에 긴장이 생기고 결국 결합이 끊어져 2개의 분자로 나누어져 효소와 분리된다. 효소는 변화되지 않고 다음 반응에 다시 사용된다. 효소는 기질특이성이 있어 단지 한 종류의 반응에만 관여한다. 예를 들어, 음식물의 단백질을 소화시키는 효소는 단백질 소화반응에 적합한 구조를 가지고 있기 때문에 녹말을 소화시킬 수 없다. 녹말을 소화시키기 위해서는 다른 구조의 활성부위를 가진 효소가 필요하다. 신체 내에서 수천 가지의 화학적 반응들이 일어나며, 우리는 독특한 활성부위를 가지고 있는 수천 가지의 효소를 가지고 있다.

세포내액과 세포외액의 효소들은 그 고유 기능을 수행하는 데 있어서 제한되고 파괴될 수 있는데, 특히 pH와 온도의 변화에 의해 효소변성이 일어날 수 있다. 세포내액의 pH는 6.8~7.0인데 pH의 감소는 세포내액에서 H^+의 증가를 의미한다는 것을 기억하자. 만약 pH가 급격히 낮아짐으로써 증가된 H^+ 이온은 효소의 활성부위와 작용함으로써 효소를 변화시키고 결국 효소 고유의 촉매작용을 방해할 것이다. 이것이 산증이 세포 사망(즉, 세포효소가 적절하게 기능을 할 수 없음)을 일으키는 이유이다.

온도에 있어서, 대부분의 인체 효소는 체온의 정상범위인 36~37℃(97~99°F)에서 최적으로 기능한다. 41℃(106°F)의 고열상태에서는 효소의 모양을 유지하는 화학적 결합이 깨질 수 있다 그림 2-9 C . 효소가 고유의 모양을 잃는다면 그것은 **변질된(denatured)** 상태이며, 변질된 효소는 촉매로서 기능할 수가 없다. 몇몇의 인체 효소는 고열에 의해 변질되어도 바로 온도를 낮추어주면 원래의 화학적 구조로 돌아가지만 그렇지 않은 것도 있다(예 삶은 달걀, 한 번 삶은 달걀 내의 단백질인 흰자와 노른자는 결코 원래의 형태로 돌아가지 않는다). 고열은 뇌손상이나 죽음을 야기할 수 있는데, 왜냐하면 뇌 속의 효소들은 영구적으로 변질되어 버리기 때문이다.

납과 수은 같은 중금속들은 인체에 해로우며 이것들은 신경계통이나 다른 인체 조직에 심각한 손상을 야기할 것이라는 것을 알고 있다. 이런 중금속들은 인체효소들과 쉽게 반응하여 효소의 기능을 억제하기 때문에 인체에 해롭다. 그림 2-9 D 에서 이러한 반응을 보여주고 있다. 중금속 이온이 효소의 활성부위와 결합함으로써 효소 활성부위의 모양을 변화시키고, 변화된 활성부위에 원래의 기질이 결합하지 못하면 결과적으로 효소는 원래의 기능을 발휘하지 못하게 된다. 그 외 다른 많은 화학물질도 이와 같은 이유로 인체에 유해하다. 이들은 인체내 효소의 기능을 파괴하여 필수적인 반응들이 일어나지 못하게 한다.

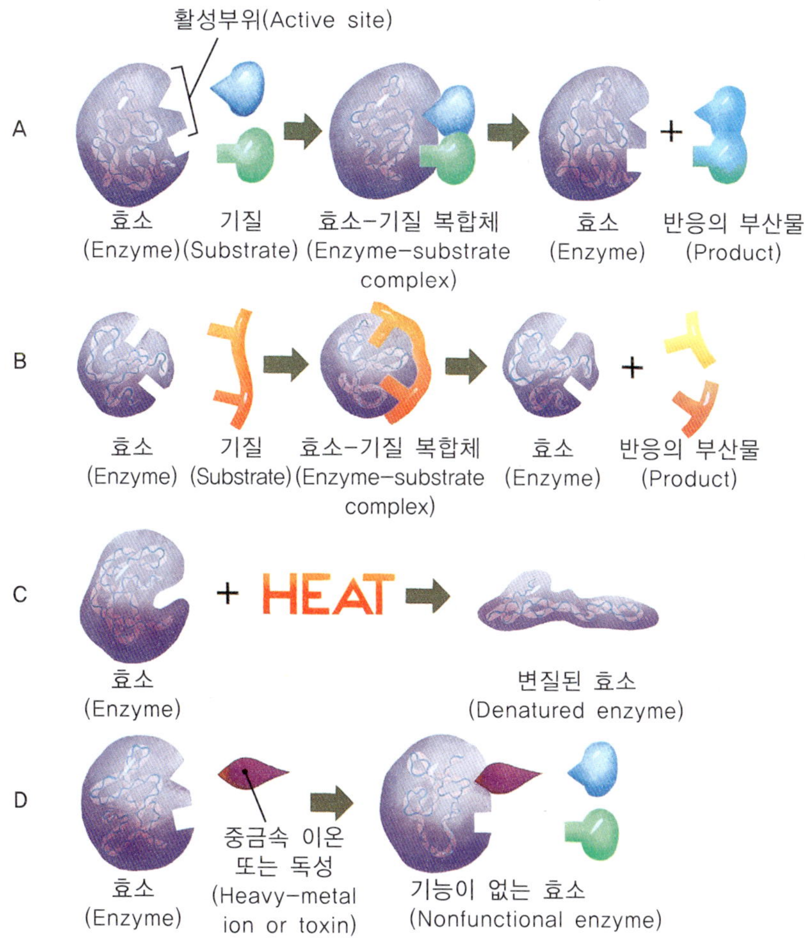

그림 2-9 **활성부위이론** (A) 합성 반응 (B) 분해 반응 (C) 열 효과 (D) 중금속 효과 본문 참조

질문: 위 그림 중 어떤 그림이 효소에 대한 산성 pH의 효과를 잘 나타내고 있는가? 그 이유를 설명해 보라.

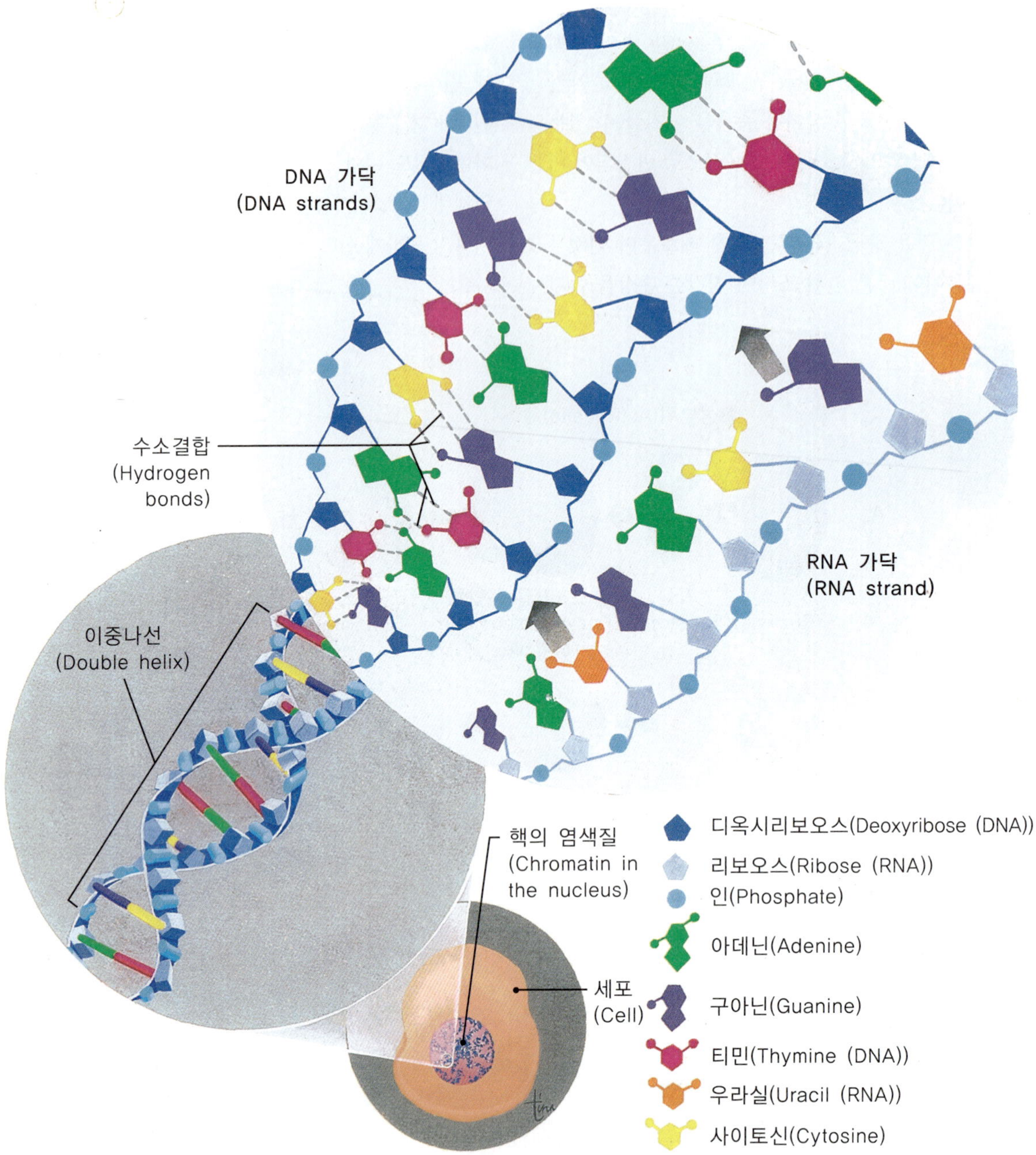

그림 2-10 **DNA와 RNA** 뉴클레오티드 각 부분은 다른 모양과 색깔로 나타나 있다. DNA(A–T와 G–C)의 상보적인 염기쌍을 주목하라. RNA가 합성될 때, 이것은 DNA 분자 한 가닥의 상보적인 복제이다(T 대신의 U).

질문: DNA에서 아데닌 염기는 왜 구아닌 염기와 짝을 이룰 수 없는가?

핵산 Nucleic Acids

DNA와 RNA

핵산(nucleic acids), 즉 DNA(deoxyribonucleic acid)와 RNA(ribonucleic acid)는 **뉴클레오티드**(nucleotides)라 불리는 작은 하부단위들이 결합된 큰 분자이다. 뉴클레오티드는 오탄당, 인산기, 하나의 질소염기(4개의 질소염기 중)로 구성되어 있다. DNA 뉴클레오티드에서 당은 디옥시리보오스(deoxyribose)이고, 염기는 아데닌(adenine), 구아닌(guanine), 사이토신(cytosine), 티민(thymine)이다. RNA뉴클레오티드에서, 당은 리보오스이고 염기는 아데닌, 구아닌, 사이토신, 우라실(uracil)이다. DNA와 RNA분자가 그림 2-10 에 제시되어 있다. DNA는 느슨하게 꼬인 사다리처럼 보이는데, 이것은 이중 나선(코일)으로 불리는 2가닥의 사슬로 구성된 뉴클레오티드이다. 인과 당 분자가 번갈아 사다리의 수직을 형성하고, 한 쌍의 질소염기가 사다리의 단을 형성하는 모양이다. 염기의 크기와 수소결합의 수에 의해서 뉴클레오티드의 상보적인 염기쌍이 만들어진다. DNA에서 아데닌(A)은 항상 티민(T, 2중 수소결합)과 짝지으며, 구아닌(G)은 항상 사이토신(C, 3중 수소결합)과 짝짓는다.

DNA는 세포의 염색체를 이루므로 유전형질에 대한 **유전암호**(genetic code)가 된다. DNA 섬유에서 염기순서는 실제로 생명체가 만들어내는 많은 종류의 단백질에 대한 암호이다. 그 암호는 식물, 동물, 미생물에서 다 동일하다. 하나의 단백질에 대한 염기의 순서를 유전자라고 부른다. 사람의 유전자는 인간 세포에서 만들어 내는 단백질에 대한 암호이다. 비록 이들 유전자들 중 일부는 다른 형태의 생명체에서도 발견되기는 하며, 모든 생물체는 밀접하게 관련되어 있다.

RNA는 티민 대신에 우라실(U)을 질소염기로 갖는 단일가닥으로 구성된 뉴클레오티드이다 그림 2-10 . RNA는 세포내 핵의 DNA로부터 합성되지만, 그 기능은 세포질에서 수행된다. RNA의 기능은 단백질 합성이다.

ATP

ATP(adenosine triphosphate)는 아데노신염기에 리보오스 당 그리고 3개의 인산기로 구성된 특별한 뉴클레오티드으로 그림 2-11 , 세포호흡의 산물로서 생물체에 유용한 에너지이다. ATP는 음식물 분자 내에 내재된 잠재적 에너지를 세포 내에서 일어나는 다양한 과정으로 전달하는 세포 내의 '에너지 전달(energy transfer)' 분자들 중 하나이다. 포도당 분자가 이산화탄소와 물로 분해되면서 에너지를 방출할 때, 세포는 이 에

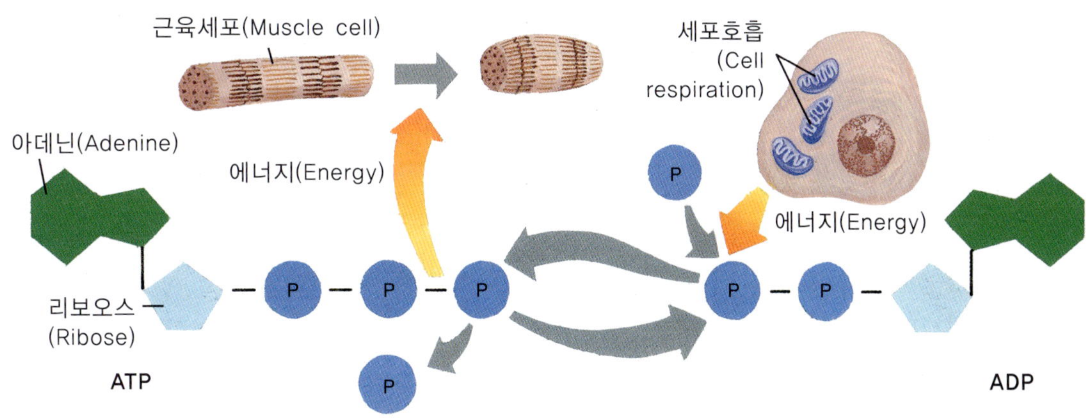

그림 2-11 ATP 좌측은 ATP 분자를, 우측은 ADP와 인(phosphate)을 보여주고 있다. 이는 에너지 이동에 따라 서로 순환된다.

질문: 이 그림에서 ATP의 에너지는 근육세포의 수축을 위해 쓰인다. 에너지가 쓰이는 또다른 목적은 무엇인가?

너지의 일부를 사용하여 ATP를 합성한다. 세포 내에는 ADP(adenosine diphosphate)와 인산기 분자가 존재한다. 포도당에서 방출된 에너지는 세포 내에 존재하는 ADP에 제 3의 인산기를 느슨하게 결합시켜 ATP를 만들어낸다 그림 2-11 . 이 세 번째 인산기의 결합이 다시 붕괴되면서 에너지가 방출되는데 (그림 2-11) 이때의 ATP는 유사분열과 같은 세포과정에 이용된다.

모든 세포는 에너지 사용을 위해 ATP에서 세 번째 인산기를 제거하여 ADP와 1개의 인산기를 형성하는 효소를 가지고 있다. 세포호흡이 계속됨에 따라 ADP와 인산기로부터 ATP가 재합성된다. 음식물로부터 에너지를 얻기 위한 ATP 형성과 세포과정에서의 에너지 사용을 위한 ATP 분해는 세포 내에서 지속적으로 반복된다.

핵산의 구조와 기능이 표 2-6 에 요약되어 있다.

요약 Summary

화학물질은 물, 산소, 철분과 같은 무기질과 탄수화물, 지방, 단백질과 핵산 같은 유기물을 의미한다. 우리가 위에서 설명한 모든 화학물질들은 모든 생명체의 필수적인 요소들이지만 그것들 자체는 무생물이다. 우리 신체의 세포는 이런 무생물인 화학물질들의 정확한 배열로 이루어져 있다. 다음 장에서는 화학물질 다음 단계인 세포수준에 대해 논의해 보고자 한다.

표 2-6 핵산

명칭	구조	기능
DNA (deoxyribonucleic acid)	• 이중 나선형 뉴클레오티드; 티민과 짝을 이룬 아데닌, 사이토신과 짝을 이룬 구아닌	• 세포핵의 염색체에서 발견 • 유전형질에 대한 유전암호
RNA (ribonucleic acid)	• 단일 가닥 뉴클레오티드; 아데닌, 구아닌, 사이토신, 우라실	• DNA의 유전암호를 복제하여 세포질에서 단백질 합성 • 단백질에서 아미노산이 조립되는 데 기여
ATP (adenosine triphosphate)	• 3개의 인산염을 가진 단일 아데닌 뉴클레오티드	• 에너지 전달 분자 • 세포호흡으로 형성되어 음식분자의 에너지를 보유 • 에너지가 요구되는 세포과정에 사용

학습개요

원소

1. 원소는 모든 물질을 구성하는 가장 단순한 화학물질이다.
2. 탄소, 수소, 산소, 질소, 인, 황, 칼슘이 인체의 99%를 이루고 있다.
3. 원소는 분자를 형성하기 위해 여러 방식으로 결합한다.

원자 그림 2-1

1. 원자는 원소의 특성을 여전히 보유하고 있는 원소의 최소단위이다.
2. 원자는 양성자, 전자, 중성자로 구성된다.
   a. 양성자는 양전하를 띠고 있으며, 원자의 핵에서 발견된다.
   b. 중성자는 전기를 띠지 않으며, 원자의 핵에서 발견된다.
   c. 전자는 음전하를 띠며, 핵 주위를 돌고 있다.
3. 전자의 수와 배열은 원자의 결합력을 결정한다.

화학적 결합

1. 이온결합은 한 원자는 전자를 잃게 되고 다른 원자는 전자를 얻게 되는 것을 의미한다. 이로 인해 이온이 형성되고 서로 끌어당긴다 그림 2-2 .
   a. 양이온은 양전하를 띤 이온이다: Na^+,Ca^{2+}
   b. 음이온은 음전하를 띤 이온이다: Cl^-, HCO_3^-
   c. 식염, 산, 염기는 이온결합에 의해 형성된다.
   d. 물에서는 많은 이온결합이 깨어진다. 해리되어 방출된 이온은 다른 반응에 사용된다.
2. 공유결합은 두 원자 사이에서 전자를 공유하는 것을 의미한다 그림 2-3 .
   a. 산소 가스(O_2)와 물(H_2O)은 공유결합된 분자이다.
   b. 탄소는 항상 공유결합을 형성하며, 유기 화합물의 기본이 된다.
   c. 공유결합은 수용액에서 약해지지 않는다.
3. 이황화결합은 단백질 내의 2개의 황 사이에 일어나는 공유결합이며, 단백질의 3차 구조를 유지하는 데 도움이 된다.
4. 수소결합은 공유결합된 수소(약한 양전하)가 근처에 있는 산소나 질소(약한 음전하)를 끌어당기는 것이다.
   a. 단백질의 3차 구조와 핵산은 수소결합에 의해 유지된다.
   b. 물은 수소결합으로 인해 결합력이 있다.

화학반응

1. 화학결합의 형성이나 분해에 의해 변화된다.
2. **합성** – 둘 또는 그 이상의 분자를 합치는 것이다.
3. **분해** – 분자 내에서 결합이 깨어진다.

중요한 무기 화합물

1. **물** – 신체의 60~75%를 이룬다.
   a. 용매 – 혈액 내 영양물질의 운반과 소변 속의 노폐물의 배설 시 용매로 작용
   b. 윤활제 – 소화기계통 내에 있는 점액
   c. 체온의 갑작스런 변화를 방지, 땀의 증발로 체열을 발산
   d. 물의 구획 – 신체 내 물의 위치 그림 2-4
      - 세포내액 – 세포 내, 전체 체액의 65%
      - 세포외액 – 전체 체액의 35%
        - 혈장 – 혈관 내
        - 림프 – 림프관 내
        - 조직액 – 세포 사이의 조직 공간 내
        - 체강액(위장분비액, 뇌척수액, 관절의 활액 등 특수 기능의 체액)
2. **산소** – 대기의 21%
   a. 음식 분자를 분해하여 에너지를 생성하는 세포호흡을 위해 필수적, 에너지
3. **이산화탄소**
   a. 세포호흡의 노폐물로 생성

기초화학

b. CO_2의 과잉생산이나 축적은 산증을 야기하므로 반드시 배출되어야 함

4. **세포호흡** – 세포의 에너지 생성과정
   a. 포도당 + O_2 → CO_2 + H_2O + ATP + 열
   b. 이것이 우리가 호흡을 하는 이유이다. 에너지 생성을 위해 산소를 흡입하며 생성된 CO_2를 배출한다.

5. **미량 원소** – 소량으로 필요함 표 2-2

6. **산, 염기, pH**
   a. pH의 측정범위는 0에서 14이며, 7은 중성, 7 이하는 산성, 7 이상은 염기성이다.
   b. 산은 용액의 수소이온의 농도를 증가, 염기는 수소이온의 농도를 감소(또는 OH^- 이온 농도를 증가) 그림 2-5 한다.
   c. 세포의 pH는 약 6.8~7.0이다. 혈액의 pH범위는 7.35~7.45이다.
   d. 완충체계는 pH를 크게 변화시키지 않는 물질로 대치시킴으로써 강산이나 강염기에 반응하여 정상적인 pH를 유지한다.
   e. 중탄산나트륨 완충체계는 H_2CO_3와 $NaHCO_3$로 구성된다.

중요한 유기 화합물

1. **탄수화물** 표 2-3, 그림 2-6
   a. 단당류는 단순한 당이다. 육탄당($C_6H_{12}O_6$)인 포도당은 신체의 기본적인 에너지원이다.
      - 오탄당은 핵산 DNA와 RNA의 한 부분이다.
   b. 이당류는 2개의 육탄당으로 구성된다. 설탕, 젖당, 엿당은 단당류로 소화되어 에너지 생산을 위해 사용된다.
   c. 올리고당류는 3개에서 20개의 단당류로 구성된다.
      - 세포를 '자기'로 인식하도록 해주는 세포막의 항원들로 기능한다.
      - 모유 속의 올리고당은 신생아의 장내 유익한 균의 성장을 돕는다.
   d. 다당류는 수천 개의 포도당 분자들로 이루어져 있다.
      - 전분은 소화과정에서 포도당으로 분해되는 식물의 포도당 저장형태이다.
      - 글리코겐은 우리 신체가 포도당을 간과 근육에 저장하는 형태이다.
      - 셀룰로스는 식물세포의 섬유소 부분으로 소화되지 않지만 결장에서 효과적인 연동운동을 촉진한다.

2. **지질** 표 2-4, 그림 2-7
   a. 지방은 지방산과 글리세롤로 구성된다. 중성지방은 지방조직 내에 잠재적 에너지로 쓰이기 위해 저장된다. 안구와 신장은 지방조직이 쿠션역할을 해준다. 지방산은 불포화 또는 포화지방산으로 존재한다. 포화지방산이나 트랜스지방은 죽상경화증을 유발한다.
   b. 인지질은 디글리세라이드로서 세포막의 부분이다. 수초(myelin)도 인지질로, 이것은 신경세포에서 전기적 절연체가 된다.
   c. 스테로이드는 탄소와 수소로 이루어진 4개의 고리로 구성된다. 음식으로부터 섭취되거나 간에서 생성되는 콜레스테롤은 스테로이드 호르몬, 비타민 D, 담즙산염 등을 만드는 데 기본이 된다.

3. **단백질**
   a. 아미노산은 단백질의 단위이다. 20개의 아미노산이 인체의 단백질을 만든다. 펩티드결합은 아미노산을 서로서로 결합시킨다 그림 2-8.
   b. 단백질은 50개에서 수천 개의 아미노산이 특별한 순서로 구성되어 있고(1차 구조), 특정한 형태로 접혀 있다(2차 구조, 3차 구조). 몇몇의 아미노산은 2개 또는 더 많은 아미노산 연결로 구성되어 있다. 일부의 단백질은 미량 원소를 포함한다.
   c. 단백질의 기능 표 2-5

d. 단백질 합성 시 필요한 아미노산보다 많은 아미노산이 신체 내로 들어오면 이것은 지방이나 탄수화물 형태로 저장된다.

e. 효소는 촉매이고 이것은 부가적인 에너지 없이 반응을 촉진한다. 활성부위 이론은 효소와 기질 분자의 모양이 서로 맞으면 반응이 일어난다는 것이다 그림 2-9 . 효소는 반응이 일어난 뒤에도 변하지 않고 남아 있다. 각 효소는 한 가지 유형의 반응만 관여한다. pH나 체온의 변화 또는 효소의 활성부위를 변화시키는 독극물에 의해 효소의 기능은 파괴될 수 있다.

4. **핵산** 표 2-6 , 그림 2-10

a. 뉴클레오티드는 핵산의 하부단위이다. 뉴클레오티드는 오탄당, 인산염, 질소염기로 구성되어 있다.

b. DNA는 A-T와 G-C와 같이 짝을 이룬 상보적 염기의 배열로서 이중나선구조를 이루고 있다. DNA는 세포의 염색체를 구성하며, 이것이 단백질 합성을 위한 유전암호가 된다.

c. RNA는 DNA에서 합성된 뉴클레오티드의 단일 가닥으로 구성되어 있으며, T 대신에 U를 가지고 있다. RNA는 단백질을 합성한다.

d. ATP는 에너지를 이동하고 전달하기 위해 특수화된 뉴클레오티드이다. 세포호흡을 통해 음식으로부터 유리된 에너지는 ATP 형태로 저장된다. 세포가 에너지를 필요로 할 때 ATP는 ADP + P로 분해되면서 에너지를 방출한다.

복습 문제

1. 다음 원소들 각각의 화학 기호를 기술하시오 – 나트륨, 칼륨, 철, 칼슘, 산소, 탄소, 수소, 구리, 염소.

2. 나트륨 한 원자와 염소 한 원자가 어떻게 염화나트륨 한 분자를 형성하는지 전자의 관점으로 설명하시오.

3. a. 탄소 한 원자와 산소 두 원자가 어떻게 이산화탄소 한 분자를 형성하는지 전자의 관점으로 설명하시오.
   b. 수소결합의 역할을 설명하시오.
   c. 이황화결합의 역할을 설명하시오.

4. 다음 각각을 구성하는 하부단위(작은 분자)를 명명하시오: DNA, 글리코겐, 지방, 단백질

5. 신체 내 어디에서 이들 각각의 액체가 발견되는지 정확하게 설명하시오 – 혈장, 세포내액, 림프액, 조직액.

6. 물이 체온을 서서히 변화시킨다는 사실의 중요성을 설명하시오.

7. 물이 용매로서 신체에 미치는 중요한 2가지 면에 대해 기술하시오.

8. 다음 각각의 기능을 가진 유기 분자를 명명하시오.
   a. 염색체에서의 유전암호
   b. 세포막에서 "자기" 인식 항원
   c. 간에서의 포도당 저장형태
   d. 과잉 섭취된 음식의 지방조직 내 저장형태
   e. 스테로이드 호르몬의 전구물질
   f. 소화되지 않지만 연동운동을 증가시키는 효과를 가지는 음식물
   g. 핵산의 구성 요소인 당 종류

9. 세포호흡의 요약식을 쓰시오.

10. 세포호흡에서 다음 각각의 역할과 기능을 설명하시오 – CO_2, 포도당, O_2, 열, ATP.

11. 인체에서 다음 각각의 특수한 기능을 설명하시오 – Ca, Fe, Na, I, Co.

12. 수소이온과 수산화이온의 상대적인 농도의 측면에서 다음 각각을 설명하시오 – 산, 염기, 중성 물질.

13. 혈액의 정상 pH 범위를 쓰시오.

14. 다음 식을 완성하시오. 그리고 각각의 산물이 pH에 어떠한 영향을 미치는지 설명하시오.

$$HCl + NaHCO_3 \rightarrow \_\_\_\_\_\_ + \_\_\_\_\_\_$$

15. 효소기능의 활성부위이론을 설명하시오.

16. 합성반응과 분해반응의 차이점을 설명하시오.

심화학습

1. 오렌지 주스의 pH는 4이다. 혈액의 pH와 비교하면 어떠한가? 왜 우리가 오렌지 주스를 마셔도 혈액 내 pH에는 어떤 변화도 생기지 않는 것인가?

2. 7세 민정이는 아침에 우유와 설탕을 넣은 시리얼을 먹고 걸어서 학교에 갔다. 민정이가 숨을 쉬고 있다는 것을 기억하면서 먹은 것(eating)과 걷는 것(walking) 사이의 관계를 설명하시오.

3. 인체는 특정 영양분을 저장할 수 있다. 저장형태를 명명하고, 이것의 장점과 단점을 설명하시오.

4. 많은 '비타민제제'는 미네랄을 함유하고 있다. 어떤 미네랄이 식품보조제에 많이 포함되어있는가? 그들의 목적, 즉 기능은 무엇인가?

5. 납(lead)은 인체에 유해한 성분이다. 이는 황(sulfur)과 쉽게 반응하여 독소로써 작용한다. 어떠한 유기분자 그룹이 납에 의해 가장 잘 손상되는가? 또한 그 이유는 무엇인가?

6. 질문그림 2-A 에 제시된 유기분자를 보고, 주요 범주(4개 중 하나)의 이름을 대는 것부터 시작해 보자. 얼마나 구체적으로 제시해 나갈 수 있겠는가? 정확하지 않을지라도 답에서 제거될 수 있는 분자와 그 이유를 설명하시오.

7. 질문그림 2-B 에 묘사된 무기물 분자를 보자. 이 분자들은 같은 분자들이다. 이들은 무슨 분자들인가? 이들 각각은 어떤 종류의 결합으로 연결되어 있는가? 5개 분자는 어떤 결합(그림에서 점선으로 표시)으로 연결되어 있는가? (그리스어 소문자 델타(δ+ 또는 δ−)는 약한 양전하와 음전하를 나타낸다.) 이들 결합의 형태로 인해 이 물질은 어떤 생리적 속성을 가지는가?

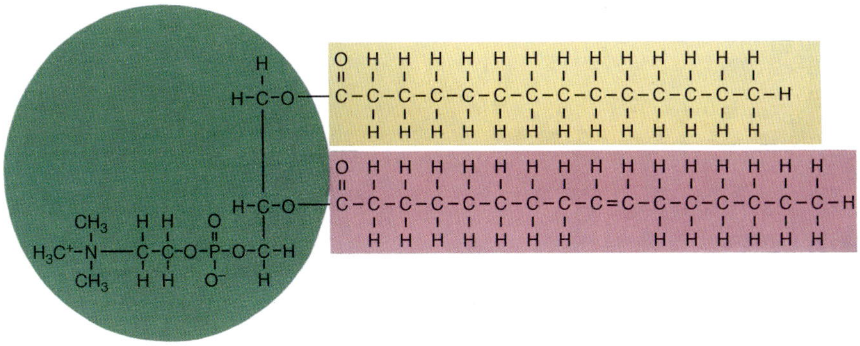

질문그림 2-A 유기분자

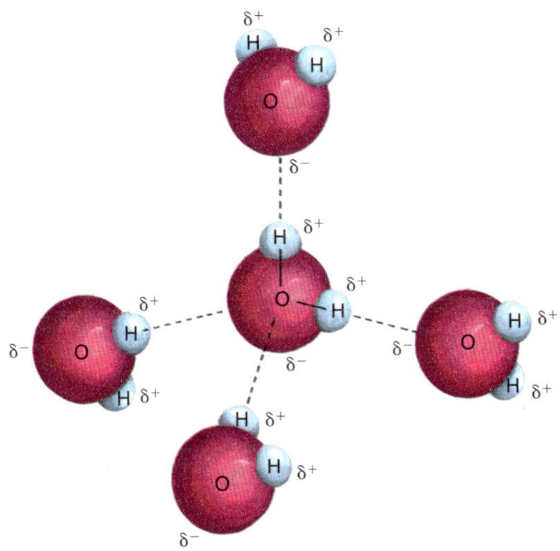

질문그림 2-B 무기물의 분자

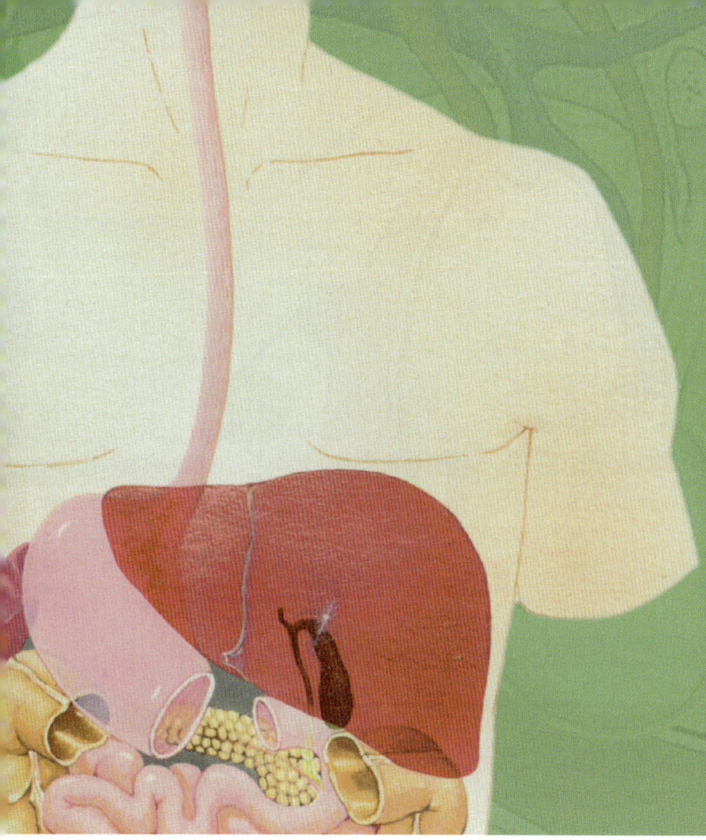

CHAPTER 03

CELLS

세포

03 세포

CELLS

목차

학습목표

- 세포막을 구성하는 유기 분자를 명명하고, 그 기능을 설명할 수 있다.
- 핵과 염색체의 기능을 설명할 수 있다.
- 세포소기관들의 기능을 설명할 수 있다.
- 세포의 운반 기전을 정의하고 신체에서 각 기전의 예를 들 수 있다: 확산, 삼투, 촉진확산, 능동수송, 여과, 식세포작용, 음세포작용
- DNA의 3염기암호(triplet code)를 설명할 수 있다.
- DNA의 3염기암호가 어떻게 단백질 합성으로까지 전사되고 해독되는지를 설명할 수 있다.
- 유사분열(mitosis)과 감수분열(meiosis)에서 무엇이 일어나는지 설명할 수 있다.
- 유사분열의 중요성을 예를 들어 설명할 수 있다.
- 감수분열의 중요성을 설명할 수 있다.

CELLS

용어

흡수(absorption)
능동수송(능동운반, active transport)
유산소성(aerobic)
세포자멸사(apoptosis)
자가소화작용(autophagy)
상염색체(autosomes)
세포막(cell membrane)
염색체(chromosomes)
세포질(cytoplasm)
세포뼈대(cytoskeleton)
섬모(cilia)
확산(diffusion)
이배수(diploid number)
후생유전학(epigenetics)
여과(filtration)
배우자, 생식체(gametes)
유전자(gene)
반수(haploid number)
감수분열(meiosis)
미세융모(microvilli)
미토콘드리아(mitochondria)
유사분열(mitosis)
핵(nucleus)
세포소기관(organells)
삼투(osmosis)
식세포작용(phagocytosis)
음세포작용(pinocytosis)
선택적 투과(선택적 투과성, selectively)

임상관련용어

양성(benign)
발암물질(carcinogen)
화학요법(chemotherapy)
유전질환(genetic)
고장성(hypertonic)
저장성(hypotonic)
등장성(isotonic)
악성(malignant)
전이(metastasis)
돌연변이(mutation)

BOX 3-1 용액에 대한 용어 Terminology of solutions
BOX 3-2 유전질환-겸상적혈구빈혈 Genetic disease-sick-cell-anemia
BOX 3-3 비정상적인 세포 기능-암 Abnormal cellular functioning-cancer

모든 생명체는 세포와 세포산물로 구성되어 있다. 이 단순한 진술을 세포이론(cell theory)이라 부르며, 150년 전에 처음으로 제안되었다.

세포(cell)는 인간과 같은 다세포 생명체의 가장 작은 살아있는 세부단위이다. 제2장에서 언급하였듯이, 세포는 화학적 물질들이 복잡하게 배열된 것으로 살아 있으며 특수한 활동을 수행한다. 아메바와 박테리아 같은 미생물은 독립적으로 기능하는 단세포 생물이다. 그러나 인간세포는 함께 작업을 하고 상호의존적으로 기능을 해야 한다. 항상성은 모든 다양한 종류의 세포의 역할에 의존한다.

신체 세포는 크기, 모양, 기능에서 다양하다. 대부분의 신체 세포는 현미경을 사용해서만 볼 수 있을 정도로 매우 작고 **마이크로미터(㎛)**라고 불리는 단위로 측정된다. 1㎛는 1/1,000,000m 또는 1/25,000inch이다. 한 가지 예외는 인간의 난자인데, 이것은 직경이 약 1mm로 육안으로도 볼 수 있다. 일부 신경세포의 직경은 현미경으로 봐야 알 수 있을 만큼 작지만, 꽤 긴 것도 있다. 예를 들어, 우리 팔과 다리에서의 신경세포는 적어도 60cm 정도로 길다.

신체 세포는 모양이 상당히 다양하다. 어떤 것은 둥글거나 구형이고, 또 어떤 직사각형이거나 불규칙적이다. 백혈구는 움직임에 따라 모양이 변하기조차 한다.

세포의 기능으로 나누면 인체에는 200가지 이상의 다양한 세포가 있다. 이 장은 세포의 기본적인 구조와 모든 세포에서 공통적인 세포활동에 대해 다룰 것이다.

세포 구조 Cell Structure

신체 세포는 세포막, 핵, 세포질, 세포소기관과 같은 몇 가지 유사한 구조적 특징을 갖는다(성숙한 적혈구는 핵이 없으므로 예외이다). 세포막은 세포의 외곽 경계를 형성하여 세포질, 세포소기관 및 핵을 둘러싸고 있다.

세포막 Cell Membrane

원형질막(plasma membrane)이라 불리는 세포막은 인지질, 콜레스테롤, 단백질로 구성되어 있다. 이러한 유기 분자의 배열이 그림 3-1 에 제시되어 있다. 인지질은 디글리세라이드(diglyceride)이며, 대부분의 막은 인지질 이중층으로 되어 있다. 인지질은 세포막을 통한 확산에 의해 지방용해성 물질의 자유로운 출입을 허용한다. 콜레스테롤은 막의 유동성을 감소시킴으로써 막의 안정성을 증가시킨다. 단백질은 몇 가지 기능을 갖는다. 일부 단백질은 물이나 이온과 같은 물질의 통과를 위한 **채널(channel)**을 형성하고 일부는 물질들이 세포내로 들어 갈 수 있도록 하는 전달 효소나 **운반체(transporter)**가 된다. 막 표면에 올리고당과 함께 몇몇의 단백질은 '자기'임을 나타내는 표지자인 **항원(antigen)**으로서 작용한다. 이러한 자가항원(self-antigen)은 면역 체계의 백혈구가 병원체와 체내 세포를 구별하는 데 사용된다. 단백질의 또 다른 그룹은 호르몬에 대한 **수용체(receptor sit)**로서 역할을 한다. 많은 호르몬은 세포막의 특정 수용체에 먼저 결합함으로써 그들의 특수한 효과를 일으킨다. 호르몬이 수용체와 결합하면 이것이 세포막이나 세포 내에서 화학적 반응을 자극한다(BOX 10-3 참조).

세포막에는 여러 분자에 대한 다양한 수용체가 발현되어 있다. 이러한 분자들은 인체 세포가 가지는 화학적 의사소통 망의 한 부분이다. 화학적 의사소통을 위해 너무나 많은 수용체를 가지는 것에 대한 불가피한 결과로써 일부 병원체들은 숙주의 특정 수용체와 결합할 수 있는 형태로 진화해 왔다. 예를 들어, AIDS를 일으키는 HIV 바이러스는 백혈구 세포의 특정 수용체와 잘 결합한다. 바이러스가 수용체에 결합하면 그 수용체를 통해서 바이러스는 세포 내로 침투하여 증식한다.

세포막은 세포의 외곽 경계이지만, 그것은 정지되어 있거나 단순히 벽과 같은 경계가 아니라, 오히려 활발하고 역동적인 구조이다. 세포막은 **선택적 투과성(selectively permeable)**을 가지고 있어서 어떤 물질은 통과하고 어떤 물질은 통과되지 않는다. 세포막은 근육세포와 신경세포에서 특징적으로 중요하다. 세포막이

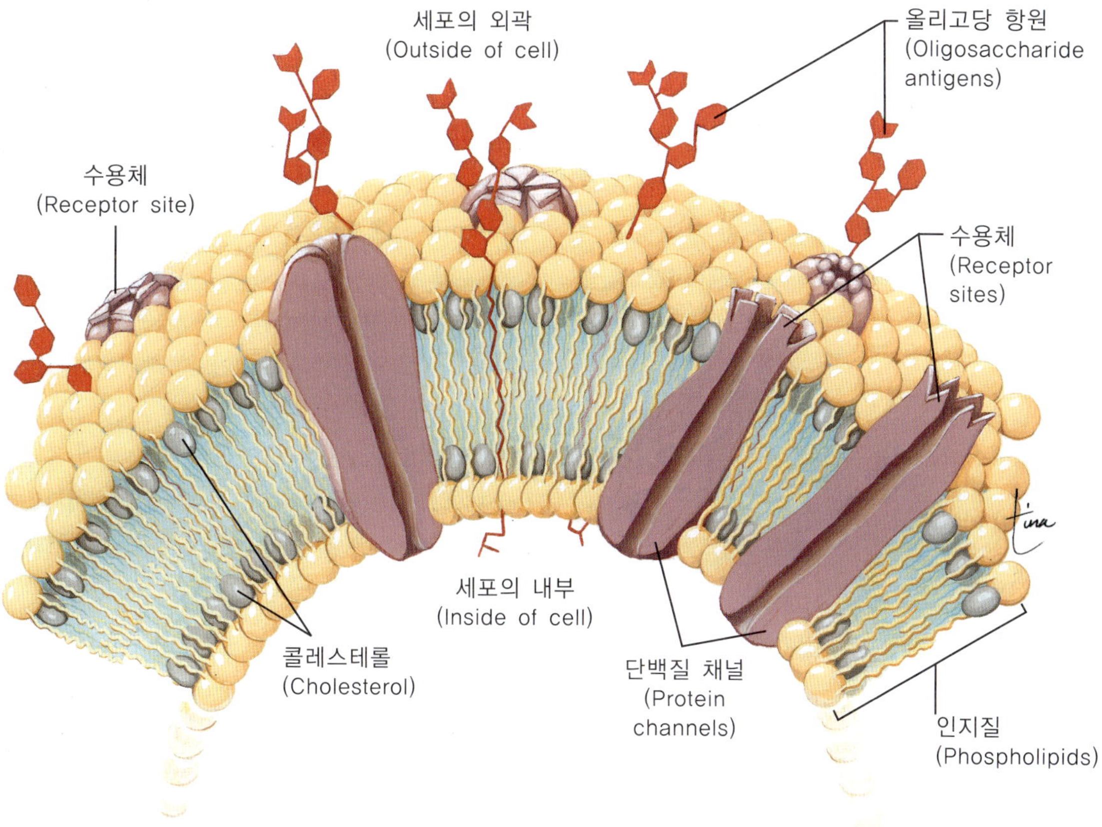

그림 3-1 **세포막에 존재하는 분자들의 종류**

질문: 그림에서 수용체는 어떤 유기물 분자로 구성되어 있는가?

전기적 자극을 전달하기 때문이다. 이 내용은 제7장과 제8장에서 다룬다.

핵 Nucleus

성숙 적혈구를 제외하고, 모든 신체 세포는 핵을 갖는다. **핵(nucleus)**은 세포질 내에 있고 많은 세공(pores)을 가진 두 층의 **핵막(nuclear membrane)**에 의해 둘러싸여 있다. 그것은 하나 또는 그 이상의 핵과 세포 염색체를 함유하고 있다 그림 3-2.

핵은 DNA, RNA, 단백질로 구성된 작은 구이다. 핵은 리보솜 RNA(ribosomal RNA)를 합성하는데, 이것이 리보솜(세포소기관)의 일부가 되어 단백질 합성에 관여한다.

핵은 염색체를 함유하고 있기 때문에 세포를 통제하는 역할을 한다. 신체 세포의 46개 염색체는 현미경으로도 잘 보이지 않는 **염색질(chromatin)**이라 불리는 **염색사(chromosomes)**로 되어 있다. 하지만 세포가 분열할 때, 염색질은 육안으로도 식별이 가능한 크기의 염색체 형태로 엉겨 붙으면서 응축된다. 염색체는 DNA와 단백질로 구성되어 있다. 일부 염색체 단백질은 염색질이 염색체로 응축될 수 있는 구조적 틀을 제공하여 궁극적으로 세포분열이 일어날 수 있게 한다. 또 다른 염색체 단백질들은 DNA의 활동을 조절한다. DNA가 세포의 특징과 활동에 대한 유전암호라는 것을 앞서 다룬 것에서 기억하자. 각 세포의 핵에 있는 DNA가 모든 인간 특성에 대한 유전적 정보를 갖고 있기는 하지만, 단지 소수의 유전자(하나의 **유전자(gene)**는 한 가지 단백질에 대한 유전암호이다)만 실제로 특정 세포에서 활성을 띤다. 이런 활성 유전자들은 특정 세포와 그 기능에 있어서 필수적인 단백질의 암호이다. 예를 들어 인슐린 유전자는 모든 인체 세포내에 존재하지만, 췌장의 섬세포(Islet cell)에서만 이 유전자가 활성을 가지므로 섬세포에서만 인슐린이 분비된다. 유사한 예로 항체 생산을 위한 유전자는 인간 세포내 모두 존재하지만, 특정 림프구에서만 활성화되며, 항체를 생산한다.

세포질과 세포소기관

Cytoplasm and Cell Organelles

세포질(cytoplasm)은 세포막과 핵 사이에 미네랄, 가스, 유기 분자들, 세포소기관들로 구성된 수용액 부분이다. 다양한 화학적 반응이 세포질 내에서 일어난다. 많은 세포소기관이 여기에서 발견된다. **세포소기관**(organelles)들은 세포내 구조이며 세포 대사에 특수한 역할을 담당한다. 세포소기관들은 그림 3-2 에 나타나 있다.

소포체(endoplasmic reticulum, ER)는 핵막에서 세포막으로 확장되는 세포내 망상구조이다. 조면소포체(rough ER)는 그 표면에 많은 리보솜을 가지고 있는 반면에, 활면소포체(smooth ER)는 리보솜을 가지고 있지 않다. 상호 연결된 터널 망으로서 소포체는 세포 내에서 세포가 기능하는 데 필요한 물질의 이동 통로 역할을 한다. 이 물질들에는 조면소포체에 있는 리보솜에 의해 합성된 단백질과 활면소포체에 의해 합성된 지방을 포함한다.

리보솜(ribosome)은 단백질과 리보솜 RNA로 구성된 매우 작은 구조이다. 일부는 조면소포체의 표면에서 발견되고, 그 외의 리보솜은 세포질 내에서 자유롭게 표류하고 있다. 리보솜은 단백질 합성 부위이다. 생성된 단백질은 피부의 콜라겐, 효소 또는 세포 과정을 조절하는 인슐린과 같은 호르몬 등 구조단백질(structural protein)이다. 이런 단백질들은 세포 내에서 기능을 하거나 세포 외로 분비되어 신체 다른 곳에서 사용된다.

단백질 분자들은 손상되기 쉽고 조절 단백질과 같은 일부 단백질은 아주 짧은 시간 동안만 필요하므로 이러한 단백질은 모두 파괴되어야만 하는데, 그 기능을 담당하는 것이 **프로테아좀**(proteasome)이다. 프로테아좀은 단백질 분자를 자르는 효소(protease 효소)로 만들어진 병모양 구조(barrel-shaped)의 세포소기관이다. 손상되거나 잘못 형성된 단백질과 같이 더는 필요하지 않은, 즉 제거되어야 하는 단백질은 **유비퀴틴**(ubiquitin)에 붙어 프로테아좀으로 이동한다. 단백질은 펩티드나 아미노산으로 분리되어 리보솜에서 단백질 합성 시 다시 이용된다. 프로테아좀은 세포가 분화되는 것처럼 빠르게 큰 변화가 일어나는 배 발생기와 세포분열기에 매우 중요하다.

세포 대부분은 분비기능을 가지고 있는데, 그들은 조직 내에서 이용 가능한 특정 물질들을 생산한다. 분비는 접시를 모아둔 것 같은 납작한 막성 낭들이 연결된 **골지체**(Golgi apparatus)의 기능 중 하나이다. 골지체 내에서 탄수화물은 합성되고 포장되어 다른 물질들과 함께 세포로부터 분비된다. 리보솜으로부터 단백질이, 활면소포체로부터 지질이 이와 같이 분비된다. 물질을 분비하기 위해 골지체로부터 작은 낭들이 떨어져 나와 낭속의 물질들은 세포 밖으로 분비되고 낭은 세포막에 흡수된다. 이것이 **세포외유출**(exocytosis)이다(exo는 세포 '밖으로'를 의미한다).

미토콘드리아(mitochondria)는 이중막으로 경계 지어져 있는 원형 또는 타원형의 세포소기관이다. 내막은 주름 모양의 크리스테(cristae)로 되어 있다. 미토콘드리아 내에서 세포호흡의 **유산소성**(aerobic, 산소가 필요한) 반응이 일어나 ATP(에너지)를 생성한다. 근세포와 같이 많은 양의 ATP를 요구하는 세포는 그들의 에너지 요구를 충족시키기 위해 많은 미토콘드리아를 가지고 있다(제4장 참조).

미토콘드리아는 단일가닥의 DNA 안에 37개의 유전자를 가지고 있으며 세포가 분열될 때 그 자신을 복제한다. 개개인의 미토콘드리아 DNA(mDNA)는 정자세포에 의해 수정될 때 난자 내에 존재하는 미토콘드리아로부터 분화되었으므로 모계유전이다. 정자세포의 미토콘드리아는 수정 시 난자 내로 들어가지 않는다.

리소좀(lysosome)은 소화효소를 함유하고 있는 세포질 내 단일 막 구조이다. 어떤 백혈구가 박테리아를 삼킬 때 그 박테리아는 이들 리소좀 효소에 의해 소화되고 파괴된다. 낡은 세포부분이나 죽은 세포도 역시 이들 효소에 의해 소화된다. 이것을 **자가소화작용(autophagy**, self-eating)이라고 하며, 손상된 부위를 깨끗하게 청소함으로써 조직의 치유가 시작될 수 있도록 한다. 이것은 조직 재생이 일어나기 전 필수적인 것이며 유익한 과정이다. 하지만 손상된 조직에 있어서 염증반응을 일으키기도 한다. 염증반응은 사실상 인체에 유익한 반응이기는 하지만 지나친 반응은 광범위한 조직 손상을 야기하는 악순환의 개시역할을 할 수 있다.

대부분의 세포들은 스스로 분열(dividing)하거나 복제(reproducing)하는 것이 가능하다. **중심소체(centriole)**는 2개의 짧은 미세소관 원통으로 구성되어 있는데, 서로가 직각으로 배열되어 있으며 핵 주변에 위치한다. 기능은 세포분열 동안 방추사를 조직하는 것이다. 방추사는 염색체 두 쌍을 분리시킨 후 양극으로 이동시켜서 각각 새로운 세포로 만든다. 각각의 새로운 세포는 완전한 염색체 수를 가지고 있다.

편모(flagella)와 **섬모(cilia)**는 세포막을 통하는 가

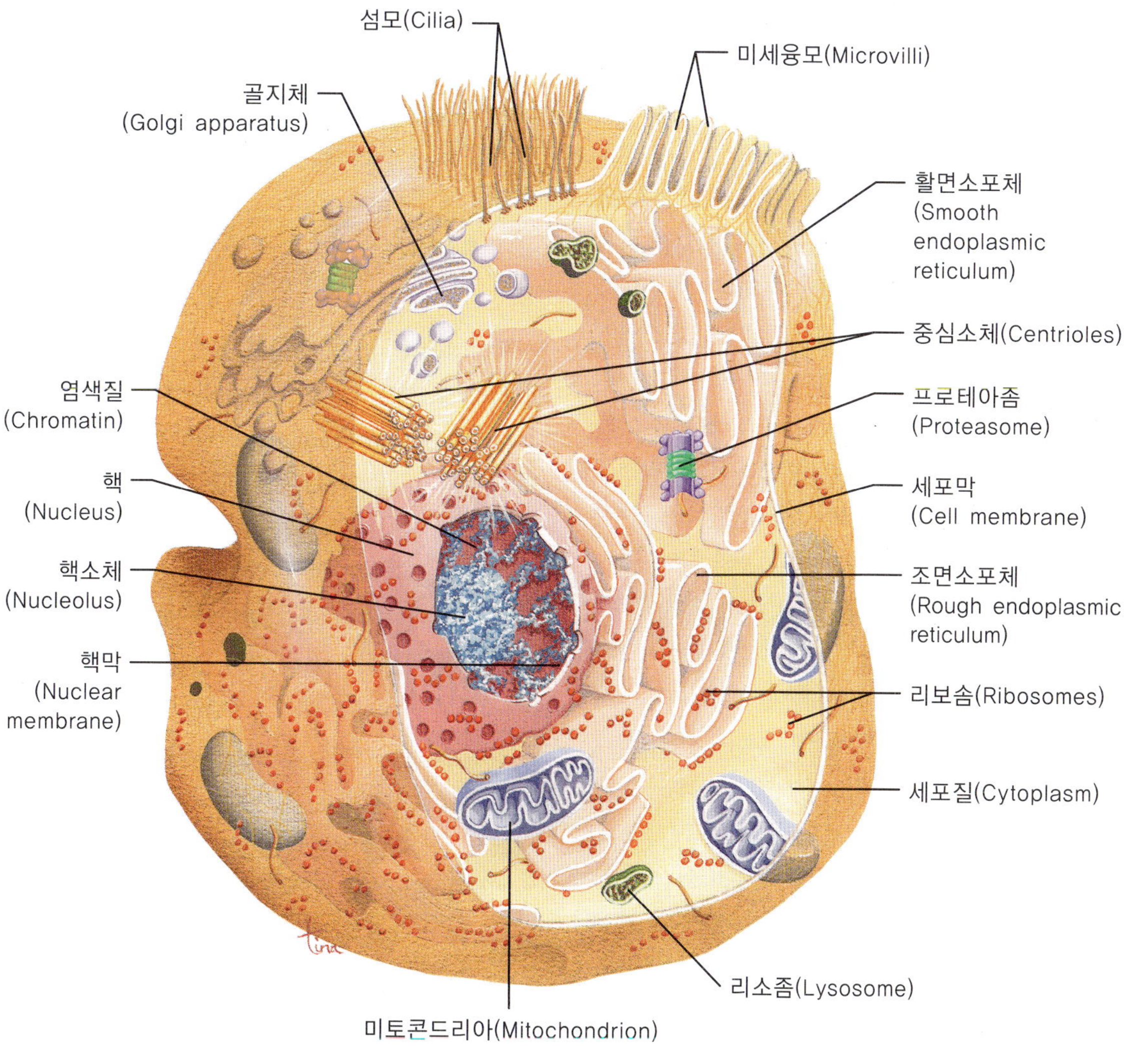

그림 3-2 **일반적인 신체 세포의 구성요소** 본문과 표 3-1 설명 참조

질문: 구조적으로 섬모는 미세융모와 어떤 차이가 있는가?

늘고 긴 돌기로 세포막 내 기저체에 의해 고정된다. 대개 편모는 길고, 섬모는 짧다. 많은 종의 세균과 원충은 움직이기 위해 한 개 이상의 편모를 가지고 있다. 편모를 가진 유일한 신체 세포는 정자이며, 편모는 **운동성(motility)** 또는 움직임을 제공한다.

신체 세포는 두 가지 형태의 섬모를 가진다. **운동성 섬모(motile cilia)**는 상피세포의 표면에 다발 또는 한 줄의 띠의 형태로 나타나는데, 이들의 모습은 마치 작은 밀밭과 유사하다. 이런 섬모는 일제히 굽어 있으며 세포표면을 가로질러 물질들을 쓸어 내린다. 예를 들면, 기관과 연결된 세포들은 인두쪽으로 쌓인 먼지와 점액을 훑어 내기 위해 섬모를 가진다. 여성의 난관과 연결된 세포들은 자궁의 난세포를 훑어 내기 위해 섬모를 가진다.

대부분 신체 세포는 세포의 통신시스템 중 안테나로 비유되는 **원발성 섬모(primary cilia)**인 감각성 섬모를 가진다. 라디오 안테나가 수백 개의 라디오방송국에서 신호를 수신할 수 있는 것처럼, 원발성 섬모는 여러 개의 다양한 종류의 변화를 탐지할 수 있다. 이 변화들 중 일부는 다른 세포들에 의해 생산된 화학물질이 있으며, 다른 변화들은 혈액의 흐름 또는 조직액과 같은 변화이다. 원발성섬모는 적절한 유사분열과 배아(흉부 및 복부 장기의 좌우 비대칭성을 포함하여)의 발전에 필수적이며 또한 확립된 조직에서도 수많은 기능을 한다. 예를 들면, 눈 망막의 간상(막대)세포와 원추(원뿔)세포, 빛의 수용체는 원발성 섬모이다.

미세융모(microvilli)는 세포의 표면에서 세포막의 주름 잡힌(folds) 형태를 일컫는다. 이러한 주름들은 세포막의 표면적을 넓혀주고 물질을 흡수하는 기관의 내벽 세포들에서 볼 수 있다. 예를 들어, 소장은 영양분 **흡수(absorption)**를 위해 넓은 표면적을 필요로 하므로, 내벽 세포들의 대부분은 미세융모를 가지고 있다. 신장 세뇨관의 일부 세포도 미세융모(그림 1-1)로 되어 있는데, 이것은 유용한 물질의 효율적인 재흡수를 위해 필요하다.

세포골격(cytoskeleton)은 이름에서 뜻하는 바와 같이 세포의 골격을 형성하고 지지한다. 액틴(actin) 단백질로 구성된 미세섬유가 세포막(과 섬모)을 지지하여 세포의 형태를 유지하고, 세포의 운동에도 관여한다. 어떤 섬유 단백질은 세포내 기관을 지지하기도 하고, 세포와 세포의 연접을 이어주는 역할도 한다.

세포소기관들의 기능들은 표 3-1에 요약되어 있다.

세포의 운반 기전

Cellular Transport Mechanisms

살아 있는 세포는 어떤 물질은 받아들이고 다른 물질은 분비 또는 배설하면서 그들 주변에 있는 혈액이나 조직액과 일정하게 상호작용한다. 세포 안 또는 밖으로 물질들을 이동하는 데는 몇 가지 운반 기전이 있다. 즉, 확산, 삼투, 촉진확산, 능동수송, 여과, 식세포작용과 음세포작용 등이다. 이들 중 일부기전은 에너지 소비 없이 일어난다. 그러나 다른 것들은 ATP 형태의 에너지를 요구한다.

확산 Diffusion

확산(diffusion)은 농도가 높은 곳에서 농도가 낮은 곳으로 용질 분자가 이동하는 것이다(즉, **농도 경사도[concentration gradient]**에 의한 이동). 확산은 분자가 자유에너지를 가지고 있기 때문에 일어난다. 고체 상태에 있는 분자는 매우 천천히 움직인다. 액체 상태에 있는 분자들은 더 빨리 움직이고, 얼음이 열에너지를 흡수하여 녹고, 그런 다음 증발하게 됨에 따라 기체 상태에 있는 분자들이 더욱더 빨리 움직인다. 물이 담긴 물잔 바닥에 있는 초록색의 각설탕을 상상해 보라(초록색이라 쉽게 눈에 띈다). 설탕이 용해됨에 따라 설탕 분자는 서로서로 그리고 물 분자와 충돌하게 됨에 따라 마치 초록색이 물속에서 번지는 것 같다. 이런 충돌은 설탕 분자를 퍼뜨려 물분자와 고르게 혼합하고(시간이 좀 걸린다), 결국 물은 전체적으로 초록색을 띠게 된다. 평형상태(안정상태의 균형)에 도달할 때까지 어떤 것들은 꼭대기로 가고 어떤 것들은 밑바닥으로 가는 등 분자들은 지속적으로 움직인다.

확산은 매우 느린 과정이지만 미세한 현미경적 거리에 있어서 효과적인 이동 기전이다. 신체 내에서 산소와 이산화탄소 가스는 확산에 의해 움직인다. 예를 들어,

폐포 내에는(공기주머니) 산소농도가 높고, 폐 모세혈관의 혈액에는 산소농도가 낮다 그림 3-3 A . 이산화탄소의 농도는 그 반대이다. 폐포 내에는 낮은 농도이고 폐 모세혈관 내에는 높은 농도로 존재한다. 이들 가스들은 각각 농도가 높은 곳에서 농도가 낮은 곳으로 움직이기 때문에 서로 반대 방향으로 확산된다. 산소는 대기 중에서 혈액 내로 확산되어 전신순환을 한다. 이산화탄소는 호기를 통해 혈액에서 대기로 확산되어 배출된다.

삼투 Osmosis

삼투(osmosis)는 선택적 투과성 막을 통한 물의 확산으로 간단히 정의될 수 있다. 즉, 물이 많이 존재하는 영역에서 물이 적게 존재하는 영역으로 물이 이동한다. 이것을 달리 설명하면, 소금이나 설탕과 같은 물질이 더 많이 용해되어 농도가 높은 곳으로 물은 자연적으로 움직이는 경향이 있다는 것이다. 2%의 소금용액과 6%의 소금용액이 물은 투과하지만, 소금은 통과할 수 없는 막에 의해 분리되어 있다면, 물은 2%의 소금용액에서 6%의 소금용액으로 확산될 것이다. 그 결과 2% 용액은 더 농축될 것이고, 6% 용액은 더 희석될 것이다.

신체 내 소장내벽의 세포들은 삼투에 의해 소화된 음식으로부터 물을 흡수한다. 이들 세포는 먼저 소금을 흡수하여 더 '소금기가 있는(salty)' 상태가 되며, 물은 소금을 따라 세포 속으로 들어간다 그림 3-3 B . 삼투의 과정은 신장에서도 일어나는데 소변으로 물이 소실되는 것을 방지하기 위해 많은 양의 물이 재흡수된다. BOX 3-1 의 용액에 대한 용어 목록은 수용액과 다양한 수용액들이 세포에 미치는 효과에 대해 논의할 때 사용하는 용어들을 나열해 놓았다.

표 3-1 세포소기관들의 기능

세포소기관	기능
소포체(endoplasmic reticulum, ER)	• 세포내에서 물질의 이동을 위한 통로 • 지질 합성
리보솜(ribosome)	• 단백질 합성 장소
프로테아좀(proteasome)	• 오래되고 손상된 단백질의 파괴 장소
골지체(Golgi apparatus)	• 탄수화물의 합성 • 세포에서 분비를 위한 물질을 포장
미토콘드리아(mitochondria)	• 유산소성 세포호흡의 부위–ATP 생성
리소좀(lysosome)	• 섭취된 이물질(박테리아)를 소화하거나 손상된 조직이나 세포부분을 소화하고 재활용하는 효소를 포함(autophagy)
중심소체(centriole)	• 세포 분열 동안 염색체 분포를 위한 방추체 섬유를 조직
섬모(cilia)	• 운동성 섬모는 세포표면을 가로지르는 물질들을 청소한다. • 감각성 또는 원발성 섬모는 다른 세포나 조직환경의 화학적 또는 기계적 신호를 탐지한다.
편모(flagellum)	• 세포(정자세포)가 움직일 수 있도록하는 긴 부속물
미세융모(microvilli)	• 흡수를 위해 세포표면적을 증가시키는 세포막의 수름
세포골격(cytoskeleton)	• 세포형태를 유지하고, 막과 미세융모를 지지하며 부착 및 움직임에 관여하는 단백질 마이크로필라멘트(미세잔섬유)

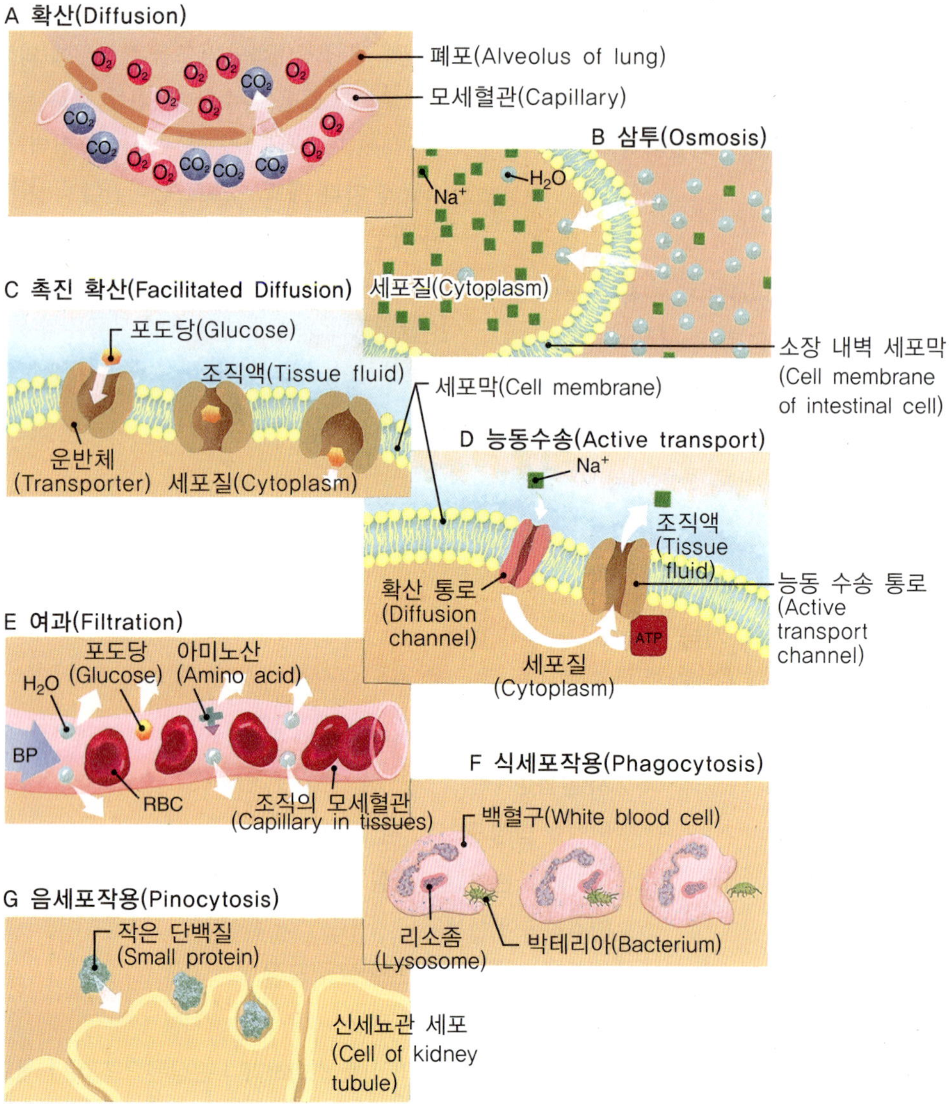

그림 3-3 **세포 운반 기전** (A) 폐의 폐포에서의 확산 (B) 소장에서의 삼투압 (C) 근육세포 내에서의 촉진확산 (D) 근육세포에서의 능동수송 (E) 모세혈관 내에서의 여과 (F) 백혈구에 의한 식세포작용 (G) 신세뇨관 세포에 의한 음세포작용 본문 참조

질문: 혈압에 따른 기전은 무엇인가? 세포의 움직임에 따른 기전은 무엇인가?

BOX 3-1 용액에 대한 용어 Terminology of solutions

신체 세포 또는 다른 체액은 소금, 설탕, 산, 염기와 같은 많은(용질이라 부르는) 용해된 물질들을 함유하고 있다. 액체에서 용질의 농도는 용액의 삼투압(osmotic pressure)을 만들어 내고, 이것은 막을 통한 물의 이동을 결정한다.

여기 한 가지 예로서 염화나트륨(NaCl)을 들 수 있다. 인간세포는 0.9%의 농도를 나타내는 NaCl을 가지고 있다. 인간의 세포를 참고치로 하여 다른 용액의 상대적인 NaCl 농도를 다음과 같은 용어로 설명할 수 있다.

등장성(isotonic) – 세포와 같은 농도의 소금을 가진 용액
혈장은 적혈구(RBC)와 등장성이다.

저장성(hypotonic) – 세포보다 낮은 농도의 소금의 농도를 가진 용액
증류수(0% 소금)는 신체 세포에게는 저장성이다.

고장성(hypertonic) – 세포보다 높은 소금의 농도를 가진 용액
바닷물(3% 소금)은 신체 세포에게는 고장성이다.

이들 각각의 다른 형태의 용액에 있는 적혈구에 대한 BOX 그림 3-A 를 참조하라. 그리고 삼투에 대한 각각의 영향을 주목하라.

- RBC가 혈장에 있을 때, 물은 같은 비율로 그 안과 밖으로 이동하고, 세포의 크기와 물의 함유량은 정상이다.
- RBC가 증류수(저장성)에 있을 때, 밖으로 이동하는 것보다 더 많은 양의 물이 세포 안으로 들어갈 것이고, 세포는 팽창되어 결국에는 터지게 될 것이다.
- RBC가 바닷물(고장성)에 있을 때, 세포 안으로 이동하는 것보다 더 많은 양의 물이 세포 밖으로 배출되어, 세포는 위축되어 줄게 될 것이다.

삼투압에 대한 이러한 지식은 탈수된 환자를 위해 대체 용액이 필요할 때 사용된다. 보통 등장성 용액이 사용되는데 그 예로 생리식염수와 Ringer 용액이 있다. 이것들은 세포에 삼투적 손상이나 혈액과 조직 사이의 급격한 수분의 이동을 야기하지 않고 세포를 수화시킬 수 있도록 한다.

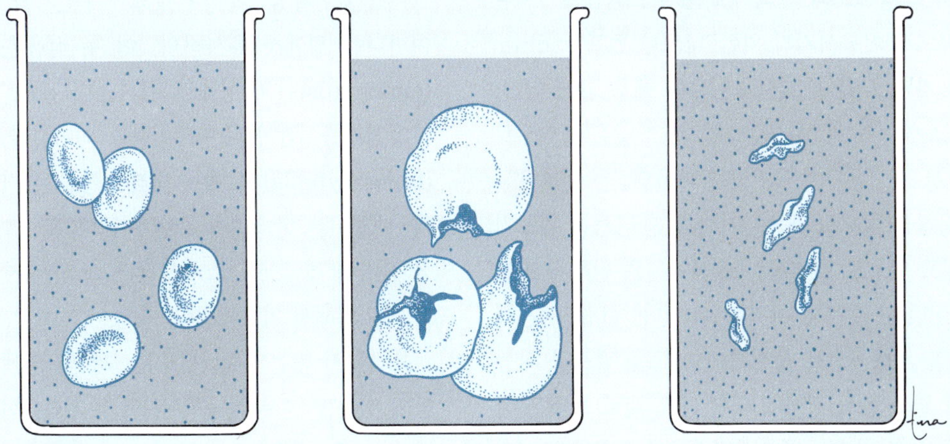

BOX 그림 3-A 다양한 용액에서 적혈구 세포들에 대한 삼투압 효과

촉진확산 Facilitated Diffusion

촉진한다는 말은 돕거나 조력한다는 것을 의미한다. **촉진확산**(facilitated diffusion)에서는 분자가 농도가 높은 곳에서 농도가 낮은 곳으로 막을 통해 이동하지만 이것이 일어나기 위해 어떤 도움이 필요하다.

신체에서 우리 세포는 ATP 생성을 위해 포도당을 얻어야 한다. 막 내부보다 막 외부에 포도당이 더 많다고 할지라도 단독으로 세포막을 통해 확산되지 않는다. 세포 내로의 포도당 확산은 대부분 **운반체 효소**(carrier enzyme)라고 불리는 **포도당 운반체**(transporter)를 필요로 한다. 이러한 운반체들은 세포막의 일부인 단백질 성분이다. 포도당이 운반체 효소에 결합함으로써 단백질 모양이 변화한다. 이런 물리적인 변화로 인해 포도당은 세포 내로 들어오게 된다. 다른 운반체들은 아미노산과 같은 다른 유기 분자에 특이적으로 반응한다.

능동수송 Active Transport

능동수송(active transport)은 농도가 낮은 곳에서 농도가 높은 곳으로 분자들을 이동시키는 기전으로 이때는 ATP와 같은 에너지를 필요로 한다. 이것은 확산의 반대이다. 확산에서는 분자들의 자유에너지가 낮은 곳으로 이동한다. 그러므로 능동적 이동은 분자들이 농도 경사도를 거슬러 이동하는 것을 의미한다.

신체에서 신경세포와 근육세포는 나트륨(Na^+)이온을 세포 밖으로 이동시키기 위한 '나트륨 펌프(sodium pump)'를 가지고 있다. 나트륨이온은 세포 밖에 더 풍부하며 세포 안, 즉 나트륨이온의 농도가 낮은 영역으로 특정 확산 통로를 통하여 일정하게 확산된다 그림 3-3 D. 나트륨이온들을 밖으로 배출시키기 위한 나트륨 펌프가 없으면, 세포 안으로 들어온 나트륨이온은 원하지 않는 신경 흥분이나 근 수축을 야기할 수 있다. 신경과 근 세포는 ATP를 지속적으로 생성하여 나트륨 펌프를 작동시키고, 그 결과 농도 경사에 의해 세포 내로 들어온 나트륨이온을 세포 밖으로 배출시킴으로써 자발적인 신경 흥분이 생성되는 것을 억제한다.

능동수송의 또 다른 예는 소장 세포에 의한 포도당과 아미노산의 흡수이다. 세포는 세포내 포도당 및 아미노산의 농도가 세포외 농도보다 높을 때에도 ATP를 이용하여 소화된 음식물로부터 이러한 영양소들을 흡수한다.

여과 Filtration

여과(filtration) 과정도 역시 에너지를 필요로 하지만, 필요로 되는 에너지가 직접 ATP로부터 사용되는 것은 아니다. 그 대신 여과에 필요한 에너지는 기계적 압력(mechanical pressure) 에너지이다. 여과는 물과 용해된 물질을 높은 압력영역에서 낮은 압력영역으로 밀어내는 것을 의미한다.

신체에서 **혈압**(blood pressure)은 심장의 펌프작용에 의해 일어난다. 여과는 혈액이 단일 막으로 된 투과성이 큰 모세혈관을 통해 흐를 때 일어난다. 모세혈관에서의 압력은 주위의 조직액의 압력보다 높다. 전신 모세혈관에서 혈압은 모세혈관 막을 통해 혈장과 용해된 물질들을 주변 조직 강으로 밀어낸다 그림 3-3 E .이것이 더 많은 조직액을 만들고 세포가 어떻게 포도당, 아미노산, 그리고 다른 영양물질을 받아들이는지를 설명한다. 신장의 모세혈관에서의 혈압도 역시 여과가 일어나게 하며, 이것이 소변형성의 첫 단계이다.

식세포작용과 음세포작용 Phagocytosis and Pinocytosis

이 2가지 과정은 둘 다 세포가 무언가를 삼키는 데 관여한다는 점에서 유사하다. 이 두 작용은 **세포내이입**(endocytosis)의 형태를 취하는데 'endo'는 세포내로 무엇인가를 잡아넣는다는 것을 의미한다. **식세포작용**(phagocytosis)의 예는 박테리아를 삼키는 백혈구이다. 백혈구는 박테리아 주변을 돌다가(그림 3-3 F) 그것을 잡아서 결국에는 소화시킨다. 소화는 세포의 리소좀 효소에 의해서 이루어진다.

움직이지 않는 다른 세포는 그들의 막에 흡착되거나 붙어 있는 작은 분자를 수용할 수 있다. 신세뇨관의 세포는 **음세포작용**(pinocytosis, 그림 3-3 G)에 의해 작은 단백질을 재흡수하여 단백질이 소변으로 소실되지 않는다.

표 3-2 에 세포운반기전에 대해 요약하였다.

표 3-2 세포 운반 기전

기전	정의	예
확산(diffusion)	• 고농도 영역에서 저농도 영역으로 용질 분자가 이동	• 폐와 신체조직에서 가스교환
삼투(osmosis)	• 물의 확산	• 소장이나 신장에서 물의 흡수
촉진 확산 (facilitated diffusion)	• 수용 및 운반체 효소가 세포막을 통해 분자를 이동	• 대부분의 세포에 있어서 포도당 섭취
능동 수송 (active transport)	• 저농도 영역에서 고농도 영역으로 물분자가 이동(ATP 필요)	• 소장의 세포에 의해 음식에서 아미노산과 포도당을 흡수 • 근육과 신경세포의 나트륨과 칼륨 펌프
여과(filtration)	• 더 높은 압력(혈압)을 가진 영역에서 더 낮은 압력을 가진 영역으로 물과 용질의 이동	• 조직액의 형성; 소변형성의 첫 단계
식세포작용 (phagocytosis)	• 움직이는 세포가 무언가를 삼킴	• 백혈구가 박테리아를 삼킴
음세포작용 (pinocytosis)	• 움직이지 않고 고정된 세포가 무언가를 삼킴	• 신세뇨관의 세포가 작은 단백질을 재흡수함

유전암호와 단백질 합성

The Genetic Code and Protein Synthesis

DNA, RNA, 단백질의 구조는 제2장에서 설명하였다.

DNA와 유전암호

DNA and the Genetic Code

DNA는 나선형의 사다리와 매우 비슷한 **이중나선(double helix) 구조**로 된 두 가닥의 뉴클레오티드로 되어 있다. 인산기와 디옥시리보오스 당 분자가 번갈아 가면서 사다리의 기둥을 형성한다. 사다리의 단은 4개의 질소염기의 상보적인 쌍, 즉 아데닌과 티민(A–T), 구아닌과 시토신(G–C)으로 구성되어 있다. 이것이 염기배열, 즉 A, T, C, G의 배열이고 **유전암호(genetic code)**이다. 인체의 46개의 염색체의 DNA는 **게놈(genome)**이라 불리며, 특정 종의 전체적인 유전 정보를 지칭하는 용어이다. 인간 게놈은 32억의 염기쌍을 보유하고 있고, 유전자의 수는 대략 22,000개 정도로 추정된다.

한 **유전자(gene)**가 한 가지 단백질에 대한 유전암호임을 기억하라. 이것은 아주 단순히 표현한 것으로, 유전자의 기능은 훨씬 더 복잡하다. 더 많은 단백질을 만들기 위한 잠재적인 암호화 능력, 즉 인간은 다양한 방법으로 섞이고 조합되는 유전자 분절을 가지고 있다. 단백질은 아미노산들이 특정하게 배열된 것임을 생각하면, 하나의 유전자, DNA의 분절(segment)은 특정 단백질에 있어서 아미노산 배열 순서에 대한 암호가 된다.

단일 아미노산에 대한 암호는 DNA분자에서 3개의 염기로 이루어져 있다. 이 염기의 **3염기암호(triplet)**는 **코돈(codon)**이라 불린다 그림 3-4. 단백질 내 각 아미노산에 대한 DNA 염기의 3염기암호가 각각 있으므로, 하나의 단백질이 100개 아미노산으로 이루어져 있다면 유전정보는 100개의 3염기암호 또는 300개의 염기로 이루어져 있을 것이다. 단백질 내 같은 아미노산들이 존재하기 때문에 또한 동일한 3염기암호기 존재할 것이다. 암호의 일부는 영어 문장에서 대문자가 문장의 시작을 나타내고 마침표가 문장의 끝을 나타내는 것처럼, 단백질 합성과정을 시작하고 마침을 나타내는 3염기암호

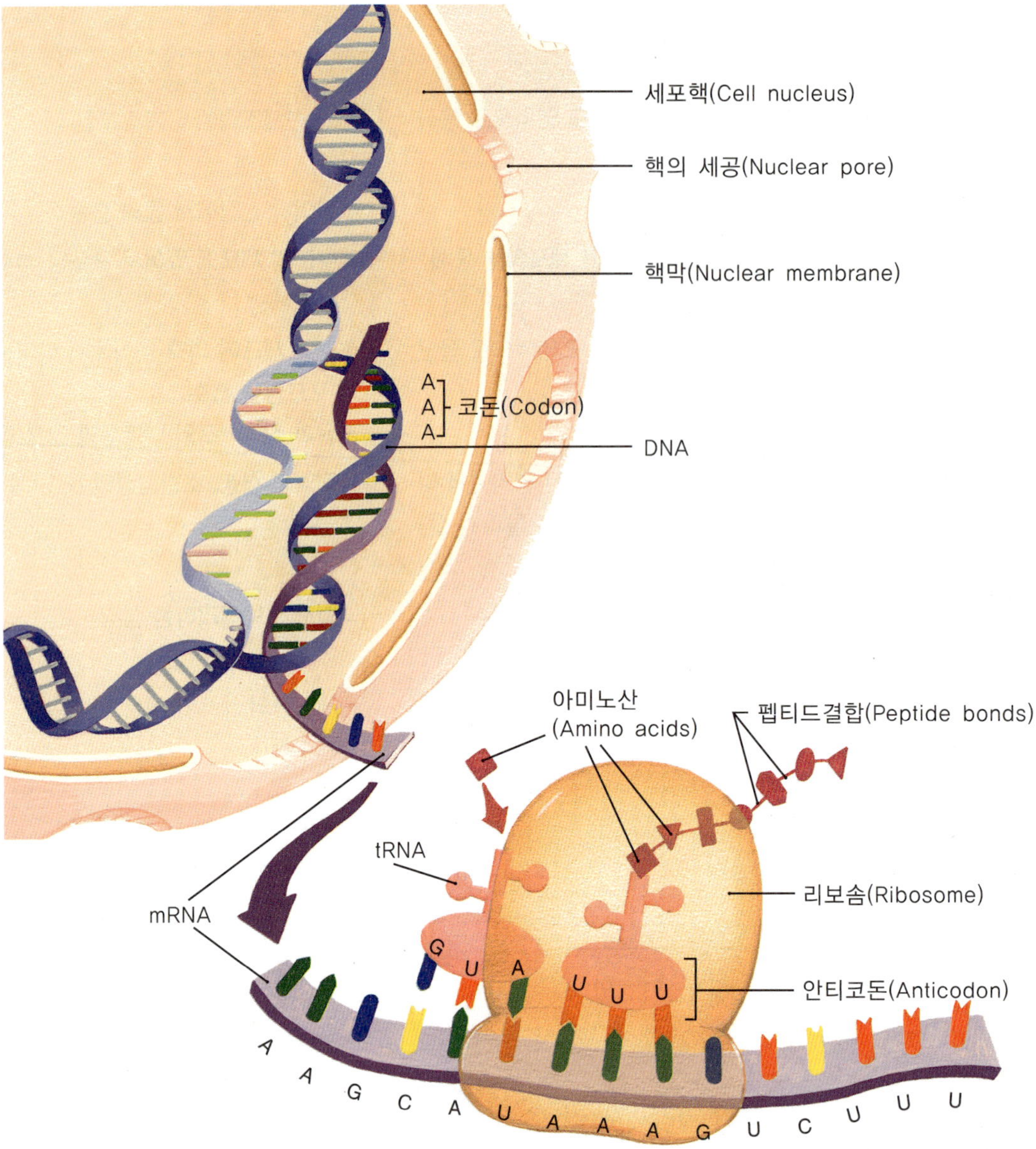

그림 3-4 **단백질 합성** 세포핵 내 DNA 가닥을 복제하며 mRNA는 형성된다. 세포질 내에서, mRNA는 리보솜에 부착된다. 본문 참조

질문: tRNA는 2개의 부착부위를 가지고 있는데 각각은 무엇을 위한 것인가?

도 포함되어 있다.

또한 유전자는 **후생유전학(epigenetics)**이라고 불리는 화학적 활성에 의해 영향을 받을 수 있으므로, 단백질 합성에 대해 논의하기 전에 이것에 대해 간단히 알아보자.

후생유전학 Epigenetics

접두어 epi는 "위에, 바깥 쪽, ~의 위에 또는 더하여"라는 의미가 있다. 따라서 후생유전학은 "DNA 유전학에 추가되는 무엇"을 의미한다. 이것은 특정 유전자가 켜지거나 꺼질 때 세포 구조나 화학적 변화 또는 염색체

자체의 변화일 수 있다. DNA 유전자는 변하지 않으므로 돌연변이는 아니다. 그러나 유전자 활동이 바뀌면서 **유전자 발현**(gene expression)이 영향받는다. 유전자 발현은 유전자의 산물을 우리가 보거나 측정 할 수 있는 것을 의미한다. 예를 들면 우리의 눈 색깔을 갈색 눈 또는 파란색 눈으로 가지거나, 젖당을 소화하기 위한 장내 젖당분해효소를 생산하는 사람이 있는 반면, 생산 못하는 사람이 있는 것 등이다.

유전자 발현은 여러 방법으로 변형될 수 있다. RNA 분자의 특정형태는 DNA유전자의 활성을 억제할 수 있다. 단백질 합성을 위한 암호가 아닌 염색체의 부분들은 단백질 합성을 위한 유전자에 대한 스위치로 활동한다(이들 DNA는 기능이 발견되기 전까지 "불량" DNA라 불려졌다). 유전자 발현은 또한 간단한 화학 물질이 염색체에 부착되어 영향받을 수 있다. 예를 들면, 메틸기(CH_3)는 유전자를 비활성화시키는 스위치 물질이고 아세틸기(C_2H_5) 유전자를 활성화시키는 스위치 물질로 작용한다. 최근연구는 환경요인이 유전자 활성의 변형에 영향을 미칠 수 있다고 제시한다. 흡연이나 비만과 같은 요인은 유해한 방법으로 유전자 발현에 영향을 미쳐 동맥에 지질 축적을 일으키는 것으로 여겨진다. 또한 규칙적인 운동과 같은 요인이 유익한 방법으로 유전자 발현을 변화시켜 그러한 축적을 예방할 수 있다.

RNA와 단백질 합성

RNA and Protein Synthesis

또 다른 핵산인 RNA가 상당히 많은 기능을 담당하고 있다. RNA는 유전자 발현에 관여하며, 손상된 DNA를 수리하는 데도 관여하는 것으로 추측된다. 비록 이러한 RNA의 기능들이 인체에 있어서 필수적인 것이지만, 이 책에서는 단백질 합성과정에서 RNA의 역할에 대해서만 상세하게 살펴보고자 한다.

DNA 유전암호를 단백질로 전사하고 해독하는 데 있어서 RNA는 필수적이다. DNA는 세포핵의 염색체에서 발견되지만 단백질 합성은 세포질 내의 리보솜에서 일어난다. **전령** RNA(messenger RNA, mRNA)는 이 두 영역 사이의 매개 분자가 된다.

단백질이 만들어질 때, DNA의 분절에서 그 유전자 매듭이 풀리고, 염기 쌍 사이의 수소결합이 깨어진다 그림 3-4 . 핵 내에는 DNA유전자의 단일가닥을 상보적으로 복제(티아민 대신에 우라실을 가진)한 단일 가닥 뉴클레오티드를 구성하기 위한 RNA 뉴클레오티드(A, C, G, U)와 효소가 존재한다. 이런 과정을 **전사**(transcription), 또는 복제라고 하며 유전자 복제 후 mRNA는 DNA와 분리된다. DNA유전자는 다시 이중나선구조로 돌아가고, mRNA는 핵을 떠나 세포질에서 리보솜과 결합하게 된다.

유전자의 복제물로서 mRNA는 3염기암호의 연속으로 되어 있다. 각 3염기암호는 코돈이라 불리고 이것은 아미노산의 암호가 된다. 다른 종류의 RNA로는 **운반 RNA**(transfer RNA, tRNA)가 있는데, 이것 역시 세포질 내에서 발견된다. tRNA분자는 mRNA의 3염기암호에 대해 상보적인 3염기암호인 **안티코돈**(anticodon)을 가지고 있다. tRNA분자는 mRNA 3염기암호에 맞는 특정 아미노산을 선택하여 가져온다. 이런 과정을 **유전암호해독**(translation)이라고 한다. 즉, 이것은 마치 하나의 언어를 다른 언어로 번역하는 것처럼, 뉴클레오티드 언어를 아미노산 언어로 번역하는 것이다. 리보솜은 아미노산 사이의 펩티드결합 형성을 촉진하는 효소를 포함하고 있다. mRNA의 각 3염기암호에 대해서 아미노산이 선택되고 각 아미노산 간에 펩티드결합이 형성되면, 단백질 합성이 끝난다.

단백질은 리보솜을 떠나 소포체를 통해 세포 내 단백질이 필요한 곳으로 이동되거나, 세포 밖으로 배출되기 위해서 골지체에서 포장될 것이다. 단백질 합성에 대한 요약은 표 3-3 에 나타나 있다.

유전암호에 대한 표현은 아래의 순서에 의해 설명될 수 있다.

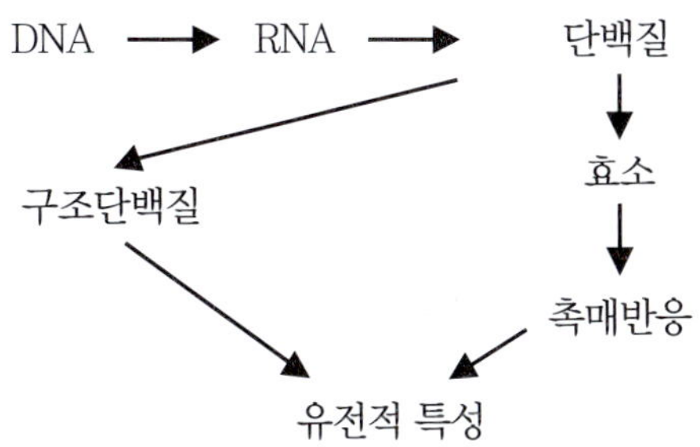

표 3-3 단백질 합성

분자 또는 소기관	기능
DNA	• 세포의 염색체에서 유전암호가 되는 뉴클레오티드의 이중나선구조 • 하나의 유전자는 하나의 단백질 암호가 되는 염기의 순서(DNA의 분절)
mRNA(전령 RNA)	• 단일 가닥의 뉴클레오티드는 DNA에서 유전자의 상보적 복제로서 형성 • 3염기암호를 함유: 3개의 염기가 하나의 아미노산에 대한 암호임 • 핵내 DNA를 떠나 세포질에서 리보솜에 결합
리보솜(ribosome)	• 세포소기관으로 단백질 합성 장소 • mRNA가 붙음 • 아미노산 사이에 펩티드결합을 형성하는 효소를 함유
tRNA (유전암호해독 RNA)	• 세포질에서 아미노산을 취하여 mRNA분자에 따라 그 적절한 부위(triplets)로 가지고 옴; mRNA 코돈에 적합한 안티코돈을 가짐

우리들 개개인은 각자의 유전적 특성들의 합이다. 혈액형, 머리카락 색깔, 근육 단백질, 신경세포, 수천의 다른 구조적이고 기능적인 측면들은 DNA의 유전암호에 근거하고 있다.

DNA상 오류, 즉 잘못된 염기 또는 3염기암호가 있다면 이런 오류는 mRNA에 의해 복제되어 비정상적인 기능을 하거나 전혀 기능을 하지 못하는 단백질이 형성될 수 있다. 이것을 **유전질환**(genetic or hereditary disease)이라 부르고 유전질환에 대한 구체적인 예는 BOX 3-2 에 나타나 있다.

세포분열 Cell Division

세포분열은 한 세포가 자기 자신을 재생산하는 과정이다. 세포재생산에는 2가지 유형, 즉 유사분열과 감수분열이 있고 이 둘의 목적은 매우 다르다.

유사분열 Mitosis and the Cell Cycle

우리들 개개인은 하나의 세포인 수정란으로 생을 시작하였고 유사분열에 의해 생산된 수십억의 세포로 구성되어 있다. **유사분열**(mitosis)에서 **이배수**(diploid number)의 염색체를 가진 한 세포는 (정상적인 인간은 46개) 각각 이배수의 염색체를 갖는 동일한 2개의 세포로 나뉜다. 이렇게 동일한 세포의 생산이 유기체의 성장과 조직의 복구를 위해 필요하다(BOX 3-3: 비정상적인 세포 기능–암 참조).

유사분열이 일어나기 전에 하나의 세포는 두 세트의 완전한 염색체를 가져야 하는데, 왜냐하면 각각의 새로운 세포 또한 이배수의 염색체를 가져야 하기 때문이다. **DNA복제**(DNA replication)의 과정은 각 염색체가 자기 자신을 복제하는 것이다. 이 시기를 간기(interphase)라고 하며, 유사분열기 사이의 시기이다. 이 시기를 종종 휴지기라고도 부르는데, 이것은 활동을 하지 않는다는 의미보다는 분열되지 않는 시기임을 의미하는 것이다. 세포는 활발하게 염색체의 2번째 세트를 생산하고 ATP에 에너지를 저장한다.

길고 가늘며 눈에 잘 보이지 않는 염색질 분자들은 아주 정교하고 광범위하게 엉키게 되고, 만약 살아 있는 세포의 핵을 현미경으로 본다면 복제된 염색체를 볼 수 있을 것이다. 각각의 염색체는 X모양으로 되어 있는데, 왜냐하면 DNA분자와 그것의 복제물(염색분체)이 서로 부착되어 있기 때문이다.

유사분열의 단계는 **전기**(prophase), **중기**(metaphase), **후기**(anaphase), **말기**(telophase)이다. 이들 각 단계에서 어떤 일들이 일어나는지는 표 3-4 에

BOX 3-2 유전질환–겸상적혈구빈혈 Genetic disease-sick-cell-anemia

유전질환은 유전적 이상으로 세대에서 세대로 전달될 수 있다. 수백 개의 유전질환이 있지만, 비슷한 기전에 의해서 발생한다. 즉, DNA상의 결함이 있고 이러한 결함이 부모에서 아이로 전달될 수 있다.

겸상적혈구빈혈은 아프리카계 후손들 중에서 가장 흔히 발생하는 유전질환으로서 적혈구의 헤모글로빈에 영향을 미친다. 헤모글로빈 A(HbA)로 불리는 정상적인 헤모글로빈은 2개의 동일한 알파 체인(각각 141개의 아미노산)과 2개의 동일한 베타 체인(각각 146개의 아미노산)으로 만들어진 단백질이다. 겸상적혈구의 헤모글로빈(HbS)에서는 각 베타 체인에서 6번째 아미노산이 잘못되어 있다. HbA에서 발견되는 글루탐산(glutamic acid) 대신에 발린(valine)이 존재한다. 전체 500개 이상의 아미노산 가운데 단지 2개만 잘못된 아주 사소한 차이 같지만 사람에게 미치는 영향은 매우 심각하다.

HbS는 산소수준이 낮을 때, 모세혈관에서 결정화되는 경향이 매우 높다. HbS가 결정화될 때, 적혈구는 겸상(sickles)이나 다른 불규칙적인 모양으로 변형된다.

불규칙적이고 딱딱한 적혈구는 모세혈관을 막고 모세혈관을 파열시키면서 내부출혈과 심한 통증을 야기한다. 이러한 적혈구는 또한 약하고 수명이 짧아 쉽게 파괴된다. 그 결과 빈혈과 저산소증이 초래된다. 이 질병에 대한 치료법이 많이 개발되고 있지만 여전히 불치병으로 남아 있다.

무엇이 HbA보다 HbS의 형성을 야기하는가? 헤모글로빈은 단백질이기 때문에 베타 체인에 대한 유전암호는 DNA(11번 염색체)에 있다. 베타 체인에 대한 DNA유전자에서의 하나의 3염기암호가 잘못되고 따라서 베타 체인에 있는 하나의 아미노산이 잘못된다.

겸상적혈구빈혈은 열성 유전질환인데, 이것은 HbS 유전자와 HbA 유전자를 가진 사람은 겸상적혈구 기질을 가지게 되는 것을 의미한다. 그러한 사람은 보인자라고 불리는데, 겸상적혈구빈혈과 관련된 영향을 갖지 않지만, HbS 유전자가 아이들에게 전달될 수 있다. 흑인의 9%가 이 질환에 대한 기질을 가지고 있으며, 약 1%가 겸상적혈구빈혈을 가지고 있는 것으로 추정된다.

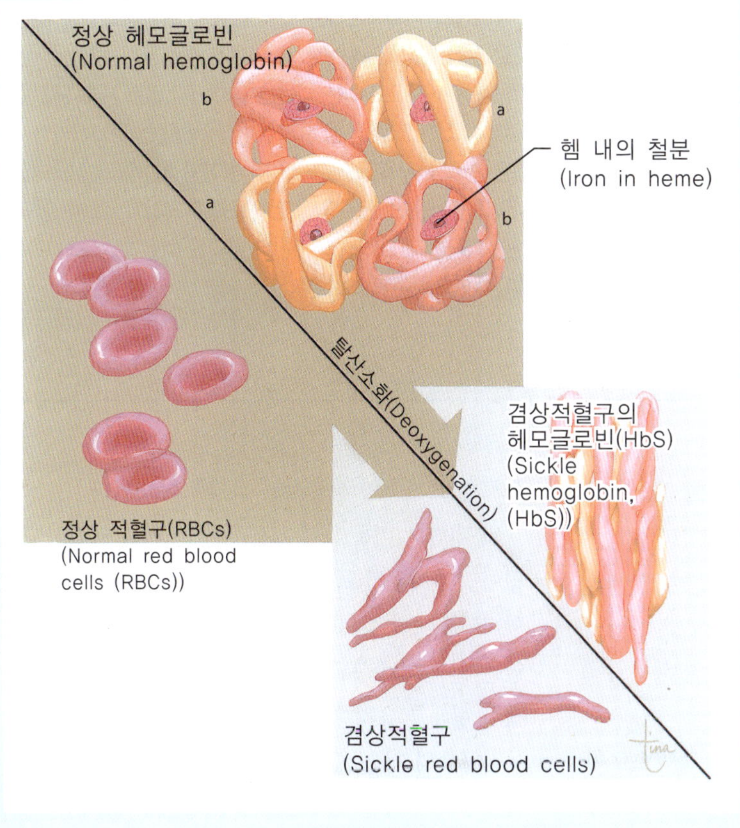

BOX 그림 3-B 헤모글로빈 A와 겸상적혈구 헤모글로빈의 구조 및 각각의 구조가 적혈구에 미치는 효과

세포

BOX 3-3 비정상적인 세포 기능-암 Abnormal cellular functioning-cancer

200가지 이상의 서로 다른 종류의 **암**(cancer)이 존재하는데, 모두 비정상적인 세포기능으로 특징지어진다. 정상적으로 우리 세포는 필요할 때만 유사분열을 하고 적절할 때 멈춘다. 예를 들어 피부에 상처가 나면 보통은 과잉조직이 형성되지 않고, 유사분열에 의해 복구된다. 새로운 세포가 손상된 영역에 채워지고, 그 세포가 주변 세포와 접촉하게 될 때 유사분열이 느려진다. 이것을 필요한 것에만 새로운 조직형성을 한정하는 접촉억제(contact inhibition)라고 부른다. 그러나 **악성**(malignant, 암) 세포는 통제되지 않는 세포분열이 특징이다. 우리 세포는 유전적으로 수명을 갖고 있으면서 분열하거나 죽는 것으로 프로그램화 되어 있다. 그러나 암세포는 평이하게 분화하고, 퍼져나가는 경향을 띤다.

결장과 같은 원발 부위에서 시작한 악성 종양이 확산되거나 전이될 수 있다. 종종 악성세포는 림프나 혈액에 의해 간과 같은 다른 기관으로 옮겨지고 거기에서 이차적인 종양이 진전된다. **전이**(metastasis)는 악성세포에서만 일어나는 특성이다. **양성**(benign) 종양은 전이되지 않고 그 원발 부위에 국소화되어 남아 있다.

무엇이 정상세포를 악성으로 변화시키는가? 현재 우리는 단지 부분적인 답만을 가지고 있다. 악성세포는 비정상적인 세포기능이나 반응을 야기하는 유전적인 변화인 **돌연변이**(mutation)에 의해 만들어지며, 이것은 또한 지속적인 돌연변이를 야기할 수 있다. 돌연변이를 야기하는 환경물질을 **발암물질**(carcinogen)이라고 부른다. 한 예는 담배연기에서 발견되는 타르인데, 이것이 폐암과 결정적으로 관계가 있다. 자외선 역시 돌연변이를 야기할 수 있는데, 특히 태양에 과도하게 노출된 피부에서 그렇다.

DNA 복제 동안에 자연스럽게 발생하는 실수를 교정하는 단백질의 유전적 돌연변이는 다른 잘못된 단백질 합성을 초래한다. p53으로 불리는 단백질은 몇 가지 중요한 기능을 가지고 있다. 이들 사이에서, p53은 과도한 유사분열을 방지하는 유전자를 활성화시키고, 손상세포에서 세포 자멸사를 촉발시키는 데 기여한다. 많은 암세포는 p53의 유전자와 단백질의 기능장애를 가지고 있다.

몇몇의 암세포 종류는 세포 돌연변이를 일으키는 특정 바이러스 감염에 의해 촉발되는 것으로 알려져 있다. 예를 들어, B형 간염 바이러스 보균자는 이 바이러스에 노출된 적이 없는 사람들에 비하여 원발성 간암이 발생할 가능성이 더 많다. 사람 헤르페스 바이러스 8은 혈관 악성종양인 카포시육종을 일으킨다.

일단 세포가 악성이 되면, 그 기능은 정상으로 되돌아갈 수 없다. 우리의 면역체계가 정상적 기전으로 이러한 세포들을 파괴시키기도 하지만, 그렇지 못한 경우도 있는데, 특히 나이가 들어감에 따라 면역체계의 기능은 더욱 저하되어 악성세포를 파괴할 수 없게 된다. 그러므로 암에 대한 치료는 비정상세포를 제거하거나 파괴하는 것에 초점을 두게 된다. 암 치료 방법에는 종양을 제거하기 위한 수술, 세포를 파괴하기 위한 방사선, 세포분열을 멈추게 하거나 세포 대사의 다른 측면을 방해하기 위한 **화학요법**(chemotherapy) 등이 있다.

새로운 항암화학요법은 매우 정확한 표적에 초점을 두는 것으로 점점 특성화(specific)되고 있다. 예를 들어, 변형된 세포막 수용체를 표적으로 하는 약물은 통제되지 않는 세포 분열을 저지할 수 있다. 뇌종양 환아에게 백혈구 활동을 증가시키기 위한 합성 항체를 사용함으로써 일부 환아의 뇌종양이 감소되었다. 사람의 암세포 백신은 악성 암세포를 파괴하기 위하여 면역 체계를 자극한다. 그러나 이러한 개별화된 치료법은 고가이며, 더 많은 시험이 시행되어야 한다.

제시되어 있다. 각 단계에서 일어나는 일을 볼 때, 한 세포의 유사분열을 보여주는 그림 3-5를 참조하라.

앞서 언급했듯이, 유사분열은 손상되거나 죽은 세포를 대체하기 위한 조직의 복구를 위해 필수적이다. 신체 중 피부의 표면, 위 내벽, 적골수 등과 같은 일부 부위에서는 유사분열이 지속적으로 일어난다.

피부의 표면에서는 죽은 세포는 환경과 접촉함으로써 점차 떨어져 나간다. 표피 안쪽의 살아 있는 표피세포에서는 유사분열이 일어나 떨어져 나간 세포들을 대치함으로써 표피층의 정상적인 두께를 유지한다.

위 내벽은 비록 내부이긴 하지만 역시 일정하게 닳아 없어진다. 위액, 특히 염산은 세포에 심한 손상을 주고 있다. 위 내벽 상피층의 다양한 세포들이 신속한 유사분열을 일으켜 손상된 세포를 대치함으로써 위 내벽은 일정한 형태를 유지한다.

적골수의 기능 중 하나는 적혈구를 생산하는 것이다. 적혈구의 수명은 약 120일이기 때문에 새로운 적혈구가 죽은 적혈구를 대치할 필요가 있다. 적골수에서 매우 빠

표 3-4 유사분열의 단계

단계	과정
전기(prophase)	1. 염색체가 꼬여 짧은 간상체로 보인다. 각 염색체는 2개의 염색분체(원래의 DNA와 복제 DNA)가 동원체(centromere)라 불리는 부위에 의해 결합되어 있는 형태이다. 2. 핵막이 사라진다. 3. 중심소체가 세포의 반대쪽 극을 향해 움직이고 방추섬유를 조직한다. 이것이 세포의 적도를 지나 확장된다.
중기(metaphase)	1. 염색분체의 짝이 세포의 적도를 따라 한 줄로 선다. 각 염색분체의 동원체에 방추섬유가 붙게 된다. 2. 동원체가 분리된다.
후기(anaphase)	1. 각 염색분체가 이제 하나의 분리된 염색체로 간주된다. 2개의 완전하고 분리된 세트가 있다. 2. 그 방추섬유는 수축하면서 염색체 한 세트씩 세포의 각 극을 향해 끌어당긴다.
말기(telophase)	1. 염색체의 세트는 세포의 극에 도달하고 다시 염색질로 되기 위해 풀리면서 희미해지게 된다. 2. 핵막이 염색체의 각 세트 둘레에 다시 형성된다.
세포질분열(cytokinesis)	1. 세포질이 분리된다. 새로운 세포막이 형성된다.

른 유사분열이 일어나 매초 약 2백만 개의 새로운 적혈구를 생산한다. 적골수에서의 세포분열은 줄기세포에서 일어난다. **줄기세포(stem cell)**는 다양한 세포로 분화될 수 있는 특수화되지 않은 세포이다. 적골수 내 줄기세포는 적혈구, 백혈구 또는 혈소판으로 분화될 수 있다. 이런 골수줄기세포는 성체줄기세포(adult stem cell)라고 불리며 인체 대부분의 기관이 이런 세포를 가지고 있다. 배아줄기세포(embryonic stem cell)는 200종류 이상의 서로 다른 인체세포로 분화될 수 있다. 신생아 제대에서 발견되는 줄기세포는 그들의 잠재성에 있어서 성체줄기세포와 배아줄기세포의 중간이다.

인체에서 유사분열이 일어나지 않는 곳도 있다. 성인에서, 대부분의 근육세포나 신경세포(뉴런)는 자신의 세포를 재생산하지 않는다. 만약 이들 세포가 죽으면, 그들의 기능 또한 잃어버린다. 척수신경이 손상된 사람은 손상 받은 신경 이하 부위가 마비되고 그 부위의 감각을 잃어버리게 될 것이다. 척수신경은 손상된 세포를 대치하는 유사분열이 일어나지 않기 때문에 척수의 손상은 영구적인 장애를 초래한다.

골격근 세포들은 재생과정에서 제한적으로 유사분열을 할 수 있다. 심장의 심근세포는 신경세포와 같이 유사분열을 하지 않는다. 심장마비(심근경색)는 심장근육의 일부가 산소부족으로 인해 죽어서 발생한다. 이런 세포들은 대치될 수 없고 심장은 비효율적으로 박동하게 된다.

일부 연구에서 중추신경계와 심장에서 손상 후 유사분열의 가능성에 대한 증거들을 발견하였다. 그러한 세포분열은 손상된 조직 주변으로부터 유리되는 화학적 물질에 의해 자극을 받은 신경세포나 근육세포에서 일어나거나, 혹은 특수화된 세포들 가운데 존재하는 줄기세포에서 일어나는 것으로 추측된다(새로운 기억을 형성하는 데 필수적인 뇌영역인 해마(hippocampus)는 세포분열이 가능한 세포를 가지고 있는 것으로 보인다). 현재까지 그 정확한 기전은 알 수 없지만, 심장 손상이나 중추신경계 손상을 받은 사람들에 있어서 유사분열은 일어나지 않으며, 일어난다 하더라도 죽은 세포들을

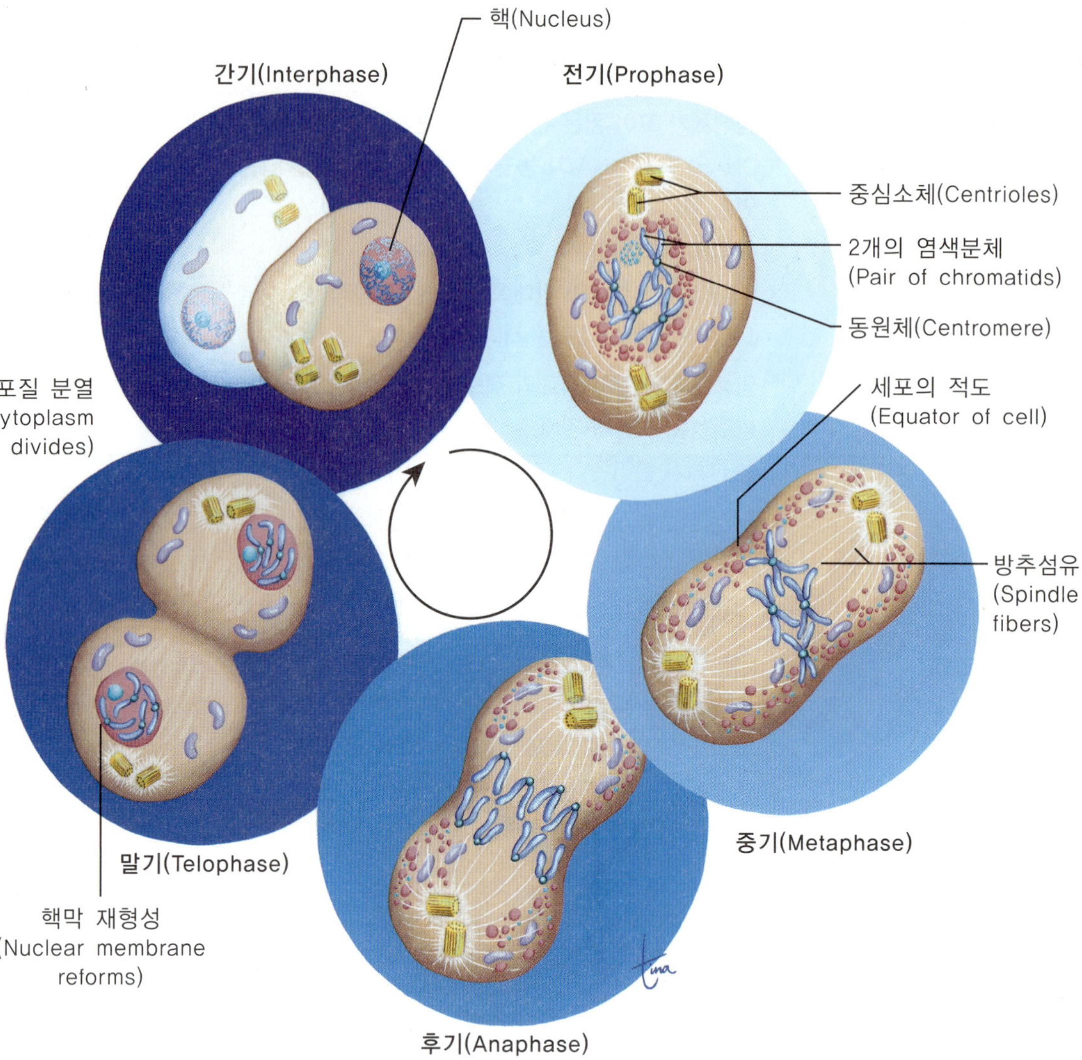

그림 3-5 **유사분열의 단계** 표 3-4 설명 참조

질문: 전기에서, 1쌍의 염색분체들은 무엇으로 구성되어 있는가?

대신하거나 기관의 정상적인 기능을 보존하거나 회복시킬 만큼 충분하지 않다는 사실은 잘 알려져 있다. 현재도 이에 대한 연구는 계속되고 있으며, 결국에는 원래의 조직을 복구할 수 있는 유사분열을 일으키는 데 필요한 자극요인들을 발견하게 될 것이다.

세포주기 The Cell Cycle

세포의 생애주기는 독특하며 유전적으로 프로그램화되어 있다. 어떤 세포들은 생애주기의 부분으로써 구분되며, 나머지 세포들은 단순히 그들의 기능만을 수행한다. 세포의 생애주기 끝에는 세포의 죽음이 프로그램화되어 있다. 세포 죽음의 화학적 신호(내적 신호 혹은 다른 세포로부터 전달된 신호)는 세포가 스스로의 핵을 파괴하는 효소를 생산하도록 한다. 핵-파괴세포는 세포를 쪼글쪼글하게 하며 대식 백혈구에 의해 제거된다. 이러한 자기-파괴 또는 프로그램화된 세포 죽음은 **세포자멸**(apoptosis)이라 불리며, 조직, 장기 및 전신의 정상적 기능에 있어 필수적이다.

몇 가지 예시가 도움이 될 수 있다. 우리가 이미 알고 있듯이, 털은 모낭(follicle)이라 불리는 관 형태의 구조에서 성장한다. 모낭 안의 모근(hair root)은 일정 기간 동안 활성화되고, 이후에는 비활성화된다. 모근의 세포는 세포자멸에 의해 죽게 되어 오래된 털은 빠지고 새로운 털이 자라나기 시작한다. 더 중요한 예로는 뇌의 발달을 들 수 있다. 영아의 뇌는 많은 '추가적' 신경세포를 지닌다. 이들이 다른 신경세포들과 연결되지 못하면 세포자멸에 의해 죽고 제거된다. 이러한 과정은 뇌의 효율적인 기능을 위해 가지치기 역할을 해 준다. 3번째 예시는 태아의 신체 부분인 '자기(self)'세포로부터 '비자기(non-self)'인 병원균을 구별하는 면역기능에 관한 것이다. 신체 세포를 인식하지 못하는 백혈구(림프구)는 파괴되어야 신체 세포를 손상시키지 않는다.

세포자멸에서 유의할 점은 다음과 같다. 이 과정이 세포를 파괴하고 대식세포를 끌어들인다 할지라도, 같은 세포들이 감염이나 화상과 같은 물리적 상해에 의해 손상되었을 때 일어나는 염증반응(inflammation)은 일어나지 않는다. 앞서 기술한 바와 같이 염증반응은 유익한 과정이지만, 과도한 염증반응은 건강한 주변 조직 또한 손상시킬 가능성이 있다. 이러한 손상은 세포자멸 시에는 나타나지 않는다.

감수분열 Meiosis

감수분열(meiosis)은 **생식세포**(gametes)인 정자와 난자를 생성하는 세포분열로 좀 더 복잡한 과정이다. 세포가 감수분열할 때, DNA 복제가 일어나고, 그 세포가 2개로 분열된다. 분열된 이들 각 세포들은 여전히 이배수의 염색체를 가지고 있고, 추가로 두 세포로 다시 나뉜다. 이런 2차 분열이 일어나기 전에는 DNA 복제가 일어나지 않는다. 4개의 새로운 세포 각각은 평상시 염색체 숫자의 절반만을 가질 것이다. 간단하게 다시 말하면, 감수분열에서 이배수 염색체를 가진 하나의 세포는 **반수체**(haploid number, 세포의 통상 염색체 수의 반) 염색체를 가진 4개의 세포를 형성하기 위해 2번 분열한다. 여성에서 감수분열은 난소에서 일어나고 **난자형성**(oogenesis)이라고 부른다. 남성에서 감수분열은 고환에서 일어나고 **정자형성**(spermatogenesis)이라고 한다. 난자형성과 정자형성의 차이는 제20장 생식계통에서 다룰 것이다.

감수분열에 의해 생성된 난자와 정자세포는 인간에서는 23개인, 반수체 염색체를 가진다. 감수분열은 분열 과정이 난자나 정자에서 염색체 수를 감소시키기 때문에 감수분열이라고 부른다. 그런 다음, 난자가 정자와 합치는 **수정**(fertilization)을 통해 정자의 23개 염색체가 난자의 23개 염색체와 합해지므로 수정란에서는 46개의 이배수 염색체로 복구된다. 따라서 적절한 염색체 수가 새로운 인간의 세포에서 유지된다.

노화와 세포 Aging and Cells

사람을 포함한 다세포 생명체는 나이를 먹고 결국에는 죽는다. 세포는 무한정의 수명을 가지고 있지는 않다. 유사분열이 가능한 일부 세포는 분열이 일정 수로 제한되어 있음이 밝혀져 있고, 따라서 매 분열은 생물학적 시계에 따라서 돌아가는 것이다. 현재까지 이러한 세포의 생물학적 시계가 무엇인지 정확하게 알려져 있지 않다. **텔로미어**(telomere)라고 불리는 염색체 끝부분이 이런 특성을 보이는 것으로 나타나 있다. 세포가 분열됨에 따라 텔로미어는 닳아지고(양쪽 끝이 닳아 해진 끈 밧줄 조각 같은) 결국에는 사라지게 된다. 세포가 분열을 하려고 할 때 염색체 끝부분 유전자는 사라지기 시작한다. 이것이 세포의 생명주기가 끝남을 알리는 하나의 신호가 될 수 있다.

세포의 노화 역시 세포막과 세포소기관의 필연적인 변질을 포함한다. 차의 부속이 언젠가는 고장 나는 것과 마찬가지로 세포도 그러하다. 차나 기계와는 달리 세포는 종종 스스로 복구되지만, 거기에는 또한 제한이 있다. 세포가 노화됨에 따라 구조단백질이 손상되고 복구되지 않거나 필수적인 효소가 합성되지 않는다. 세포가 나이가 들어감에 따라, 단백질이 정확하게 접히도록(fold) 하고 손상된 단백질을 수리하거나 처리하는 샤페론(chaperones)이라 불리는 단백질 또한 적절한 기능을 하지 못하게 된다. 샤페론이 없으면, 손상된 단백질은 세포내에 쌓이게 되고, 정상적인 세포 과정을 방해하게 된다. 샤페론 손상으로 나타날 수 있는 임상적 상태는 백내장(cataracts, BOX 9-1), 알츠하이머(BOX 8-6), 파킨슨병(BOX 8-7), 헌팅톤병(표 21-4) 등과 같은 퇴행성 질환 등이 포함된다.

기관이나 신체 전반에서 일어나는 노화에 따른 변화를 설명할 수는 있지만, 노화 과정의 화학적 기전에 관한 많은 부분은 여전히 미스터리로 남아 있다. 다음 장들에서부터 노화가 각 기관에 어떠한 영향을 미치는지에 대해 간단히 다룰 것이다. 하나의 기관은 세포들이 모여서 구성되는 것이므로 조직이나 기관에서 일어나는 노화 과정은 결국에는 세포 수준에서 일어난다.

요약 Summary

이 장의 서두에서 언급했듯이, 신체 세포들은 서로 밀접하게 작용하며 상호의존적으로 기능한다. 각 유형의 신체 세포는 신체에 하나의 전체로서 영향을 미칠 수 있다. 그러나 보통 세포는 개별로 기능하지 않고 집단으로 기능한다. 비슷한 구조와 기능을 가진 세포집단은 다음 수준인 하나의 조직을 형성한다.

학습개요

신체 세포는 크기, 모양, 기능이 다양하다. 세포는 항상성을 유지하기 위해 상호의존적으로 기능한다.
세포의 주요한 부분은 세포막, 핵(성숙 RBC는 제외), 세포질, 세포소기관이다.

1. **세포막** – 물질이 선택적으로 투과되는 세포의 경계 그림 3-1
   a. 인지질은 지방 용해성 물질의 확산을 허용한다.
   b. 콜레스테롤은 안정성을 제공한다.
   c. 단백질은 채널 형성, 운반체 효소, '자기' 항원, 호르몬과 그 외 신호전달 분자들에 대한 수용체를 형성한다.
2. **핵** – 세포의 통제 센터, 이중막을 가지고 있다.
   a. 핵소체–리보솜과 리보솜 RNA형성
   b. 염색체–DNA와 단백질로 구성, DNA는 세포의 구조와 기능에 대한 유전암호이다. 유전자는 하나의 단백질에 대한 부호인 DNA의 분절(segment)이다. 인간 세포는 46개의 염색체를 갖고 유전정보는 게놈(genome)이라 불린다.
3. **세포질** – 미네랄, 가스, 유기분자의 수용액. 세포소기관을 포함하고 있다. 많은 화학적 반응이 이루어지는 장소.
4. **세포소기관** – 특별한 기능을 가진 세포내 구조 (표 3-1, 그림 3-2)

세포운반기전–선택적으로 투과 가능한 세포막을 통해 세포가 물질들을 받아들이거나 분비 또는 배출하는 과정 그림 3-3, 표 3-2

1. **확산** – 고농도에서 저농도 영역으로 용질 분자의 이동. 분자가 자유에너지를 갖기 때문에 일어난다. 분자들은 지속적으로 움직인다. 폐와 조직에서 산소와 이산화탄소는 확산에 의해 교환된다.
2. **삼투** – 물이 적은 영역으로 물의 확산, 즉 물질이 더 많이 용해된 영역으로 확산한다. 소장은 삼투에 의해 소화된 음식에서 물을 흡수한다. 등장성, 고장성, 저장성 BOX 3-1
3. **촉진확산** – 세포막의 한 부분인 운반체(운반체 효소)가 확산되지 않는 물질들을 세포내로 유입될 수 있도록 한다. 대부분의 세포는 촉진확산에 의해 포도당을 받아들인다.
4. **능동수송** – 세포가 저농도에서 고농도의 영역으로 물질을 이동하기 위해 ATP를 사용한다. 신경세포와 근세포는 세포 밖으로 Na^+이온을 배출하기 위해 나트륨 펌프를 가지고 있다. 이것이 자발적인 신경흥분을 방지한다. 소장의 세포는 능동수송에 의해 소화된 음식에서 포도당과 아미노산을 흡수한다.
5. **여과** – 압력 경사에 의해 물과 용해된 물질들이 막을 통해 이동한다. 조직액은 여과에 의해 형성된다. 혈압은 모세혈관 내에서 조직 안으로 혈장과 용해된 영양물질을 밀어낸다. 신장 모세혈관에서의 혈압은 소변형성에서 첫 단계가 되는 여과를 유도한다.
6. **식세포작용** – (세포내 이입의 형태) 움직이는 세포가 무언가를 삼킨다. 백혈구가 박테리아를 삼킴으로써 박테리아를 파괴한다.
7. **음세포작용** – (세포내 이입의 형태) 움직이지 않는 고정된 세포가 작은 분자를 삼킨다. 신세뇨관 세포는 세포흡수작용에 의해 작은 단백질들을 재흡수한다.

유전암호와 단백질 합성 그림 3-4, 표 3-3

1. **DNA와 유전암호**
   a. DNA는 상보적인 염기쌍(A–T와 G–C)을 가진 이중나선구조이다.
   b. DNA 내에서의 염기의 순서가 단백질에 대한 유전암호이다.
   c. 3염기암호: 3개의 염기(코돈)는 1개의 아미노산에 대한 유전암호이다.
   d. 유전자는 단일 단백질에 대한 암호인 3염기암호(triplet)들로 구성되어 있다.
2. **RNA와 단백질 합성**
   a. 전사 – mRNA는 유전자(DNA) 내 염기순서의 상보적 복제이다.
   b. mRNA는 핵에서 세포질에 있는 리보솜으로 움직인다.
   c. tRNA 분자는 mRNA의 3염기암호에 대한 안티코돈(anticodon)을 갖는다.
   d. 유전암호해독 – tRNA 분자는 mRNA의 3염기암호에 적합한 아미노산을 가져온다.
   e. 리보솜은 아미노산 사이에 펩티드결합을 형성하기 위한 효소를 함유한다.

세포분열

1. **유사분열** – 염색체 이배수를 가진 하나의 세포는 각 염색체 이배수를 가진(인간에서는 46개) 2개의 세포로 분리된다.
   a. DNA복제는 간기(interphase) 동안 염색체의 2세트를 형성한다.
   b. 유사분열의 단계 그림 3-5, 표 3-4: 전기(prophase), 중기(metaphase), 후기(anaphase), 말기(telophase), 세포질분열(cytokinesis)은 말기에 이어 세포질이 분열하는 것이다.
   c. 유사분열은 손상된 세포의 성장과 복구나 대치를 위해 필수적이다.

세포

d. 성인의 신경세포와 근육세포는 세포분열할 수 없는 것처럼 보인다. 신경세포와 근육세포의 소실은 기능의 영구적인 소실을 초래한다.

e. 세포자멸은 유전적으로 프로그램되어 세포가 죽는 방식으로, 세포의 수명이 다 했을 때나 손상이 일어났을 때 발생한다.

2. **감수분열** – 이배수의 염색체를 가진 하나의 세포는 각 염색체의 반수체(인간에서는 23)를 가진 4개의 세포를 형성하기 위해 두 번 나뉜다.

   a. 난소에서 난자형성이 난자 세포를 형성한다.

   b. 정소에서 정자형성이 정자 세포를 형성한다.

   c. 정자와 난자의 수정으로 수정란에서 염색체 이배수를 복구한다.

복습 문제

1. 세포막에 있는 유기분자의 기능을 설명하시오. 콜레스테롤, 단백질, 인지질

2. 세포소기관: 미토콘드리아, 리소좀, 골지체, 리보솜, 프로테아좀, 소포체 각각의 기능을 설명하시오.

3. 핵이 세포의 통제 센터가 되는 이유를 설명하시오.

4. 세포막의 어떤 부분이 촉진확산을 위해 필요한가? 신체 내에서 이 과정이 중요하게 일어나는 부분을 한 가지 예를 들어 설명하시오.

5. 여과가 일어나게 하는 에너지는 무엇인가? 신체 내에서 이 과정이 중요하게 일어나는 부분을 한 가지 예를 들어 설명하시오.

6. 확산에 필요한 에너지는 무엇인가? 신체 내에서 이 과정이 중요하게 일어나는 부분을 한 가지 예를 들어 설명하시오.

7. 능동수송에 필요한 에너지는 무엇인가? 신체 내에서 이 과정이 중요하게 일어나는 부분을 한 가지 예를 들어 설명하시오.

8. 삼투를 정의하시오. 신체 내에서 이 과정이 중요하게 일어나는 부분을 한 가지 예를 들어 설명하시오.

9. 신체 세포를 참고로 하여, 고장성과 저장성의 차이를 설명하시오.

10. 식세포작용과 음세포작용이 어떤 점에서 비슷한가? 신체 내에서 이 과정이 중요하게 일어나는 부분을 한 가지 예를 들어 설명하시오.

11. 신체 세포는 얼마나 많은 염색체를 가지고 있는가? 이들 염색체는 무엇으로 구성되어 있는가?

12. 다음의 현상이 일어나는 유사분열의 단계를 명명하시오.

    a. 염색체의 두 세트가 세포의 반대쪽 극으로 이동한다.

    b. 염색체는 짧은 간상체로 가시적 모양이 된다.

    c. 핵막이 각 염색체의 완전한 세트 둘레에 재형성된다.

    d. 염색분체의 쌍이 세포의 적도를 따라 한 줄로 늘어선다.

    e. 중심소체가 방추섬유를 조직한다.

    f. 세포질분열이 이 단계 후에 일어난다.

13. 유사분열과 감수분열을 다음의 측면에서 비교하시오.
a. 신체 내에서 중요성
b. 분열의 수
c. 형성된 세포의 수
d. 형성된 세포의 염색체 수

14. DNA의 3염기암호(triplet)를 설명하시오. DNA의 3염기암호를 복제하는 분자를 명명하시오. 단백질 합성 부위가 되는 세포소기관을 명명하시오. 단백질 형성에 있어서 이 세포소기관이 가지고 있는 다른 기능에는 어떠한 것들이 있는지 설명하시오.

심화학습

1. 항생제는 박테리아 감염을 치료하기 위해 사용된다. 일부 항생제는 박테리아 내 단백질 합성과정을 방해한다. 다른 항생제들은 DNA 합성, 박테리아에 의한 세포분열을 방해한다. 어떤 항생제들은 박테리아에 의한 세포벽 합성을 방해한다. 만약 모든 항생제들이 박테리아에 대항하여 동일하게 잘 반응을 한다면, 환자의 입장에서, 위에서 언급한 항생제들 중에서 어느 것이 가장 나을 것인가? 당신의 생각을 기술하시오.

2. 새로 온 실험실 강사는 그의 수업을 듣는 학생들이 살아있는 세포들을 볼 수 있도록 자신의 혈액을 유리 슬라이드 위에 떨어뜨리고, 세포들이 더 잘보이게 하기 위하여 증류수 두 방울을 혈액 위에 떨어뜨렸다. 그 다음에 유리슬라이드의 투명유리덮개를 덮고, 고배율로 현미경 관찰을 하였다. 그는 학생들이 살아 있는 적혈구를 볼 수 있기를 바랐지만, 학생들은 어떤 세포도 볼 수 없다고 하였다. 어떤 일이 일어났는지 설명하시오. 이런 일이 일어나지 않도록 하려면 어떻게 해야 하는가?

3. 박테리아성 독소는 인간세포막의 수용체에 먼저 결합하여 해를 끼치는데, 독소가 결합한 세포는 파괴된다. 약물은 독소가 결합하지 못하도록 수용체를 차단하거나, 수용체와 같은 형태인 유인 분자로써 작용하여 박테리아 독소의 작용을 막는다. 이 중 어느 것이 더 나으며 그 이유는 무엇인가?

4. 질문그림 3-A 의 소기관을 가진 세포를 보고 질문에 답하시오. 세포 A와 B 그림에서 중요한 소기관을 구분해 낼 수 있는가? 소기관의 기능에 기반하여 각 세포가 어떤 기능을 하는지에 대해 간략하게 설명하시오.

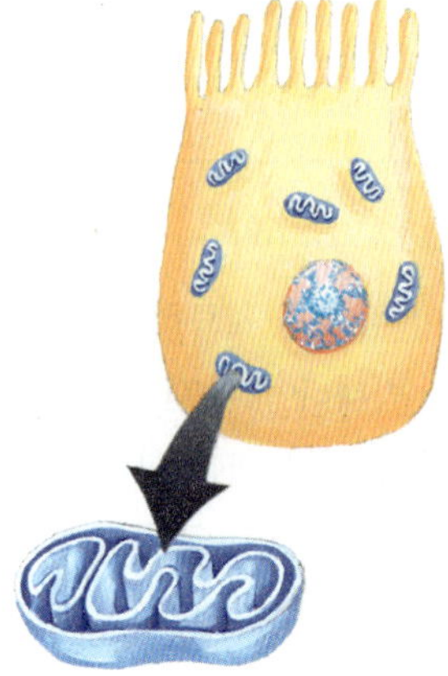

A

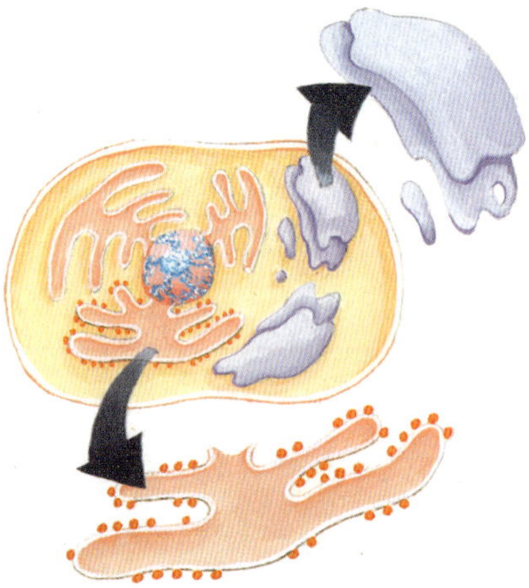

B

질문그림 3-A 세포 내 소기관

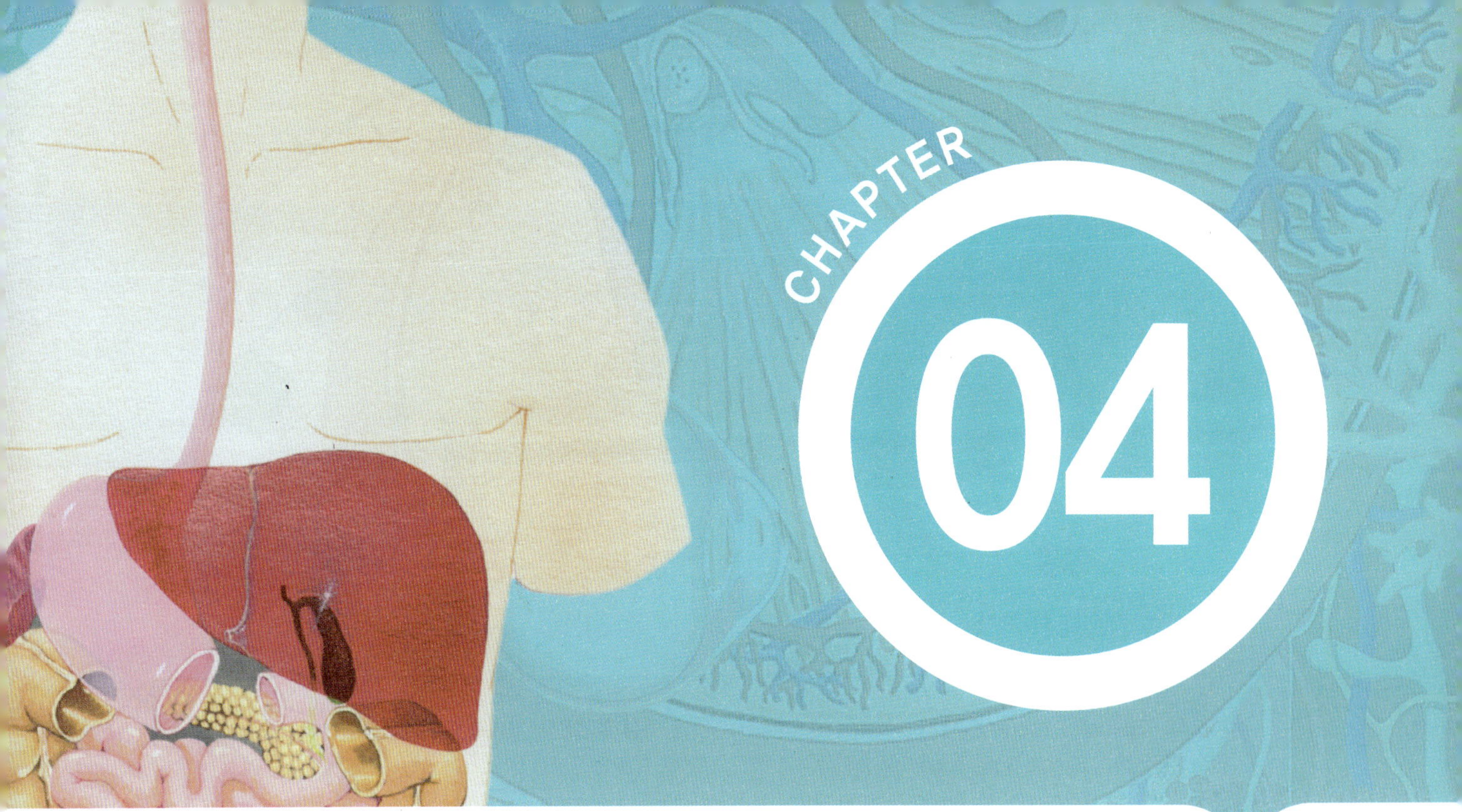

CHAPTER 04

TISSUES AND MEMBRANES

조직과 막

04 조직과 막

TISSUES AND MEMBRANES

목차

학습목표

- 4가지 주요 조직의 일반적인 특성을 설명할 수 있다.
- 상피조직이 발견되는 기관에 따라 각 상피조직 유형의 기능을 설명할 수 있다.
- 결합조직의 기능을 기술하고 그것을 신체나 구체적인 기관계 기능과 관련지을 수 있다.
- 외분비샘과 내분비샘의 차이를 설명하고, 각각의 예를 제시할 수 있다.
- 골격근, 평활근, 심근의 차이를 설명하고, 각각의 예를 제시할 수 있다.
- 신경세포의 세 부분을 명명하고 각각의 기능을 진술할 수 있다. 신경조직으로 구성된 기관을 명명할 수 있다.
- 흉막, 심장막, 복막–장간막의 위치를 기술할 수 있다. 이들 각 위치에서 장액의 기능을 설명할 수 있다.
- 점막의 위치와 기능을 설명할 수 있다.
- 피하조직을 구성하고 있는 조직의 이름과 기능을 서술할 수 있다.
- 결합조직으로 구성된 몇 가지의 막을 명명할 수 있다.

TISSUES AND MEMBRANES

용어

뼈(bone)
연골(cartilage)
연골세포(chondrocyte)
콜라겐(collagen)
결합조직(connective tissue)
엘라스틴(elastin)
내분비샘(endocrine gland)
상피조직(epithelial tissue)
외분비샘(exocrine gland)
조혈의(hemopoietic)
기질(바탕질, matrix)
점막(mucous membrane)
근육조직(muscle tissue)
심근(myocardium)
근육세포(myocyte)
신경조직(nerve tissue)
신경세포(신경원, neuron)
신경전달물질(neurotransmitter)
골세포(뼈세포, osteocyte)
혈장(plasma)
분비(secretion)
장막(serous membrane)
시냅스(synapse)
열생산(thermogenic)

BOX 4-1 낭포성 섬유증 Cystic fibrosis
BOX 4-2 비타민 C와 콜라겐 Vitamin C and collagen
BOX 4-3 테이색스병 Tay–Sachs Disease

세포들이 모인 집단에서, 비슷한 세포들은 함께 작용하여 똑같은 기능을 가진다. 비슷한 구조와 기능을 가진 세포 집단을 **조직(tissue)**이라고 부른다.

이 장은 4개 종류의 조직(상피조직, 결합조직, 근육 및 신경조직)을 자세하게 다룰 것이다. 여러분은 조직의 기능이 기관의 기능에 어떤 작용을 하는지를 알게 될 것이다. 조직을 둘러싸는 **막(membrane)**에 대해 함께 설명할 것이다. 몇몇 막들은 1장에서 신체의 강(cavities)들과 함께 설명되었다. 모든 종류의 막들은 자신들만의 위치와 기능을 가지고 있다.

상피조직 Epithelial Tissue

상피조직(epithelial tissues)은 덮개(외곽 표면)나 내벽(내부 표면) 중 하나로 표면에서 발견된다. 상피조직에는 모세혈관이 분포되어 있지 않기 때문에 상피조직 아래에 위치하고 있는 결합조직으로부터 산소와 영양분을 공급받는다. 많은 상피조직은 분비를 할 수 있기에 선상피(샘상피, glandular epithelium), 또는 더 간단히 **선(샘, gland)**이라 불리기도 한다.

상피조직은 조직을 구성하고 있는 세포의 종류, 특징적인 모양, 세포층의 수에 근거하여 분류된다. 상피조직을 구성하는 세포는 3가지 뚜렷한 모양이 있는데, **편평(squamous)** 세포는 편평하며, **입방(cuboidal)** 세포는 육면체 모양이고, **원주(columnar)** 세포는 길고 좁은 특징을 갖는다. **'단순(simple)'**은 세포의 단일 층에 대한 용어이고, **'중층(stratified)'**은 세포의 여러 층이 존재함을 의미한다 그림 4-1 .

단순 편평상피 Simple Squamous Epithelium

단순 편평상피(simple squamous epithelium)는 편평한 세포의 단일 층이다 그림 4-2 . 단순 편평상피를 이루고 있는 세포는 매우 얇고 편평한데, 이것이 중요한 물리적 특징이다. 폐포(공기주머니)는 단순 편평상피

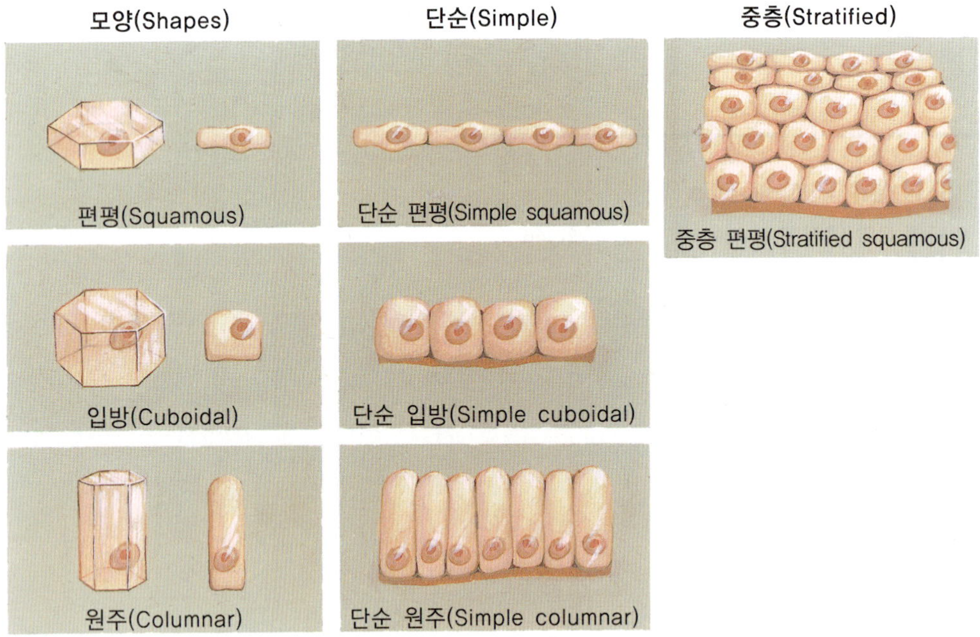

그림 4-1 세포 형태와 세포층의 수에 따른 상피조직 구분

질문: 여러 종류의 상피조직 중 효율적인 확산을 위해 가장 적절한 상피조직은 무엇인가? 왜 그렇게 생각하는가?

로 되어 있으며, 이 세포의 얇고 편평한 특성이 공기와 혈액 사이의 가스의 확산을 허용한다.

단순 편평상피로 된 또 다른 조직이 있는 부위는 가장 작은 혈관인 모세혈관이다. 모세혈관 벽은 단일 세포의 층으로만 되어 있고, 이로 인해 혈액과 조직액 사이에서 가스, 영양분, 노폐물 등이 교환될 수 있다. 또한 모세혈관의 내면은 매우 부드러운데(이들 세포는 동맥, 정맥, 심장의 내면으로 이어진다), 이것은 혈관내에서 비정상적 혈액응고가 일어나지 않도록 방지하기 때문에 중요하다.

중층 편평상피 Stratified Squamous Epithelium

중층 편평상피(stratified squamous epithelium)는 편평 세포가 여러 층으로 구성되어 있는 조직을 말한다. 표면의 손상된 세포를 대치할 새로운 세포를 지속적으로 생산하기 위해 가장 아래쪽 있는 층에서 유사분열이 일어난다 그림 4-2 . 이 유형의 상피는 피부의 표피를 구성하며, 이곳에서는 각질 단백질이 생성되고 표면세포는 죽어나가는 '각질화(keratinizing)'가 일어난다. 각질화가 일어나지 않는 중층 편평상피는 구강, 식도, 여성의 질 내벽을 이루고 있다. 이러한 곳에 위치하고 있는 중층 편평상피의 표면 세포는 살아 있으며, 그 기관의 점막을 구성한다. 신체 내에 존재하는 중층 편평상피는 어디에서든지 미생물에 대한 장벽의 역할을 한다. 중층 편평상피를 이루고 있는 세포들이 서로 조밀하게 밀착되어 있기 때문이다. 표피의 구체적인 기능에 대한 설명은 다음 장에서 다루어질 것이다.

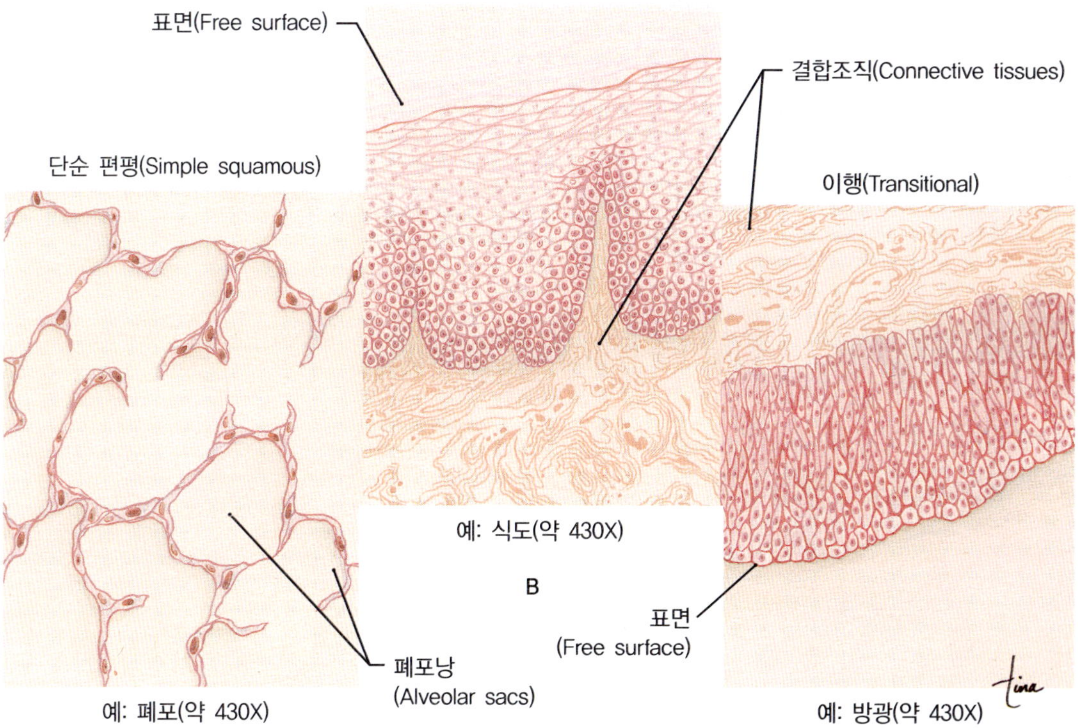

그림 4-2 **상피조직** (A) 단순 편평상피조직 (B) 중층 편평상피조직 (C) 이행 상피조직

질문: 3가지 상피조직 중 구조적으로 가장 관련이 있는 2개의 조직은 무엇인가?

이행상피 Transitional Epithelium

이행상피(transitional epithelium)는 상피를 이루고 있는 표면 세포가 둥근 모양에서 편평한 모양으로 변하는 중층 상피의 일종이다. 방광 내벽은 이행상피로 이루어져 있다. 방광이 비어 있을 때, 방광벽의 표면 세포는 둥글지만(그림 4-2) 방광이 소변으로 채워짐에 따라 이 세포들은 편평해진다. 이행상피는 방광 내벽이 찢어지지 않고 방광이 채워지고 늘어날 수 있도록 해준다.

단순 입방상피 Simple Cuboidal Epithelium

단순 입방상피(simple cuboidal epithelium)는 육면체 모양의 단일 세포층으로 구성되어 있다 그림 4-3. 이 유형의 조직은 갑상선과 침샘의 기능적 단위를 이룬다. 이것이 **선상피**(glandular epithelium)의 예이며, 그 기능은 **분비**(secretion)하는 것이다. 이들 샘에서 입방 세포는 작은 구형의 형태로 배열되고 그로 인해 형성된 강 내로 분비물을 분비한다. 갑상선에서 입방상피 세포는 갑상선 호르몬을 분비하는데, 티록신(thyroxine)이 그 예이다. 침샘에서 입방상피세포는 침을 분비한다. 입방상피세포는 또한 신세뇨관의 여러 부분을 구성한다. 이 세포는 미세융모를 가지고 있어(그림 1-1 참조), 세뇨관에서 혈액으로 유용한 물질을 재흡수하는 기능을 한다.

단순 원주상피 Simple Columnar Epithelium

원주세포는 넓이보다 길이가 길고 분비와 **흡수**(absorption)를 위해 특성화되어 있다. 위 내벽은 소화를 위해 위액을 분비하는 **원주상피**(columnar epitheli-

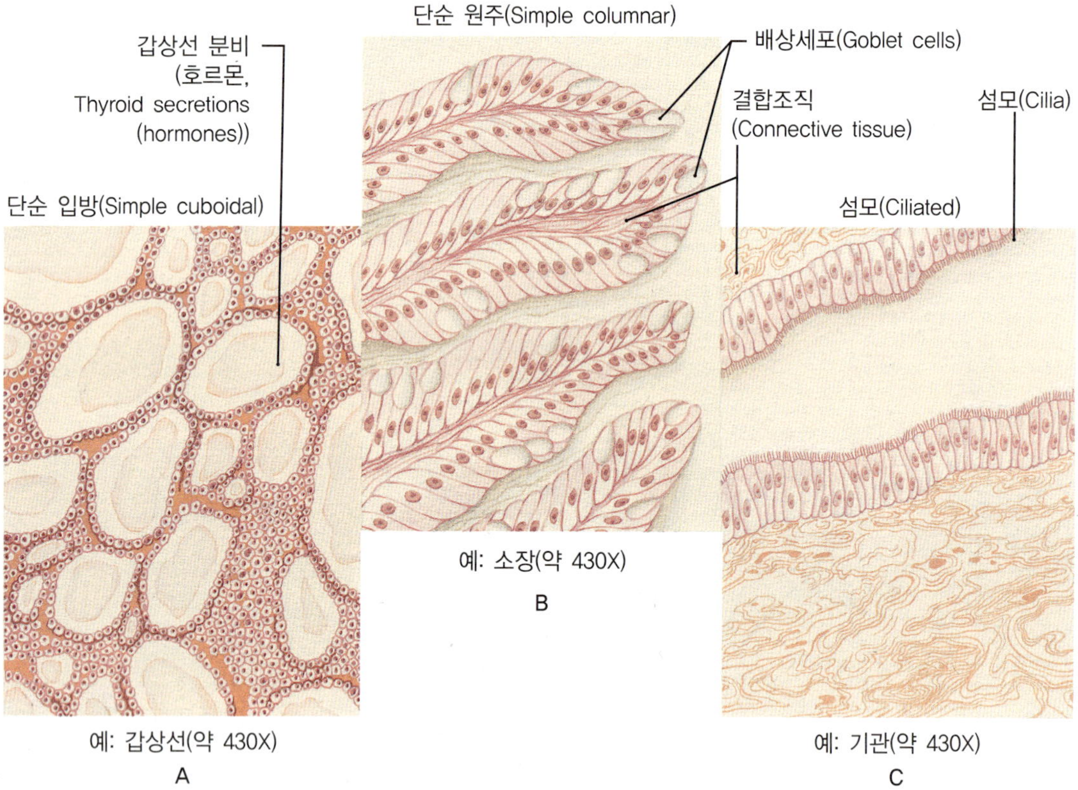

그림 4-3 **상피조직** (A) 단순 입방상피조직 (B) 단순 원주상피조직 (C) 섬모조직

질문: 기관의 내벽에 있는 섬모의 기능은 무엇인가?

um)로 이루어져 있다. 소장의 내벽(그림 4-3)은 소화효소를 분비하지만, 이들 세포는 또한 소화의 최종 산물을 혈액과 림프 내로 흡수시킨다. 소장의 원주세포에는 세포막이 여러겹으로 접혀있는 **미세융모(microvilli)**가 있어 효율적으로 흡수할 수 있다 그림 3-2. 이런 미세한 접힘은 흡수 표면적을 넓힌다.

원주세포의 또 다른 유형은 **배상세포(술잔세포, goblet cell)**로서 단세포 샘이다. 술잔세포는 점액(mucus)을 분비하며, 장의 내벽이나 기관과 같은 호흡기 통로에서 발견된다. 점막에 대한 것은 후반부에서 다룰 것이다.

섬모상피 Ciliated Epithelium

섬모상피(ciliated epithelium)는 표면에 **섬모(cilia)**를 가진 원주세포로 이루어져 있다 그림 4-3. 섬모의 기능은 세포 표면을 지나는 물질들을 쓸어내리는 것이다. 섬모상피는 비강, 후두, 기관, 대기관지의 내벽에 존재한다. 섬모는 흡기 시 들어온 먼지와 박테리아가 묻은 점액을 인두로 쓸어 올려 뱉거나 삼켜지도록 한다. 인두에서 삼켜진 박테리아는 결국 위로 이동되어 위산에 의해 파괴된다. 폐로 들어가는 공기는 거의 병소나 오염물질로부터 더러워지지 않은 깨끗한 공기이다.

섬모상피가 존재하는 또 다른 곳은 여성의 난관 내벽이다. 여기서 섬모는 스스로 이동할 수 없는 난자를 자궁 쪽으로 이동시킨다.

섬모상피는 표 4-1 에서 요약되어 있다.

선(샘) Glands

선(샘, glands)이란 무엇인가를 분비하는 세포 또는 기관으로, 분비되는 곳이나 혹은 더 멀리 떨어져 있는 부위에서 기능을 하는 물질을 생산한다.

단세포선(샘) Unicellular Glands

단세포는 '하나의 세포'를 의미한다. 술잔세포는 **단세포선**의 예이다. 앞에서 언급했듯이, 술잔세포는 호흡기관과 소화기관의 내벽에서 발견되며, 점액을 분비한다(BOX 4-1: 낭포성 섬유증).

다세포선(샘) Multicellular Glands

대부분의 선들은 다수의 유사 세포들로 구성되어 있거나 다양한 분비물이 섞인 혼합 분비물을 분비하는 다양한 세포들로 구성되어 있다. **다세포샘**은 2개의 주요 그룹인 외분비선과 내분비선으로 나뉜다.

외분비선(exocrine gland)은 분비물이 작용부위로 이동하는 **관(duct)**을 가지고 있는 선이다. 예를 들어, 침샘에서 분비된 분비물이 관을 타고 구강으로 배출된다. 땀샘 역시 관을 타고 분비물이 피부로 배출되어 높은 체표면 열로 인해서 분비물이 증발된다. 위 내벽의 위선 그림 16-5 은 염산과 펩신 소화효소를 생산하는 다양한 종류의 세포를 가지고 있다.

내분비선(내분비샘, endocrine gland)은 분비관이 없는 선이다. 내분비선의 분비물은 **호르몬(hormone)**이라 불리는 화학물질 집단이며, 이것이 모세혈관으로 들어가서 신체를 통해 순환된다. 그런 다음 호르몬은 그 표적 기관에서 특수한 효과를 유발한다. 이런 호르몬의 효과로는 성장, 무기질이나 그 외 영양물질의 사용, 혈압조절 등이며 좀 더 상세한 것은 제10장에서 다룰 것이다. 내분비선의 예로는 갑상선, 부신, 뇌하수체가 있다.

췌장은 외분비선과 내분비선 두 기능 모두를 가지고 있는 기관이다. 외분비선은 표적기관인 십이지장으로 관을 통해 소화효소를 분비한다. 내분비선의 기능을 담당하는 곳은 췌장섬 또는 랑게르한스섬이라 불리는 곳으로, 인슐린과 글루카곤 호르몬을 혈액으로 직접 분비한다.

결합조직 Connective Tissue

몇 가지 종류의 **결합조직(connective tissue)**이 있는데, 얼핏 보면 서로 유사하기보다는 많이 다른 것처럼 보인다. 결합조직의 종류에는 혈액, 뼈, 연골뿐만 아니라 소성(areolar)조직, 지방(adipose)조직, 섬유성(fibrous) 조직, 탄력성(elastic) 조직 등이 포함되며, 표 4-2 에 요약되어 있다. 결합조직의 특징으로는 세포뿐만 아니라 세포간 **기질(바탕질, matrix)**이 존재한다는 것이다. 기질은 구조적인 네트워크 혹은 무생물성 세포 간질액을 구성하고 있다. 각각의 결합조직은 그 조

표 4-1 상피조직의 종류

종류	구조	위치와 기능
단순 편평 (simple squamous)	편평한 세포의 한 층	• 폐의 폐포 – 가스의 확산을 허용하기 위해 얇음 • 모세혈관 – 물질의 교환을 허용하기 위해 얇음 비정상적인 혈액응고를 방지하기 위해 표면이 매끈함
중층 편평 (stratified squamous)	세포들이 여러 층으로 구성; 표면 세포가 편평함; 아래층 세포는 둥글다; 하부층에서 유사분열이 일어남	• 상피 – 표면세포들은 죽어 있음. 병원체에 대한 장벽 • 식도, 질의 내벽 – 표면 세포들은 살아 있음. 병원체에 대한 장벽
이행(transitional)	세포들이 여러 층으로 구성; 표면세포는 둥근 세포에서 편평한 모양으로 변함	• 방광의 내벽 – 내벽이 찢어지지 않고 팽창할 수 있도록 허용
입방(cuboidal)	육각형 모양인 세포의 단일층	• 갑상선 – 티록신(thyroxine) 분비 • 침샘 – 침 분비 • 신세뇨관 – 유용한 물질을 혈관 내로 재흡수
원주(columnar)	원주 모양인 세포의 단일층	• 위의 내벽 – 위액 분비 • 소장의 내벽 – 효소를 분비하고 소화의 최종 산물을 흡수(미세융모 존재)
섬모(ciliated)	세포층 표면에 섬모를 가진 원주세포의 단일층	• 기관의 내벽 – 먼지가 묻은 점액을 인두로 쓸어 올려 삼켜지게 함 • 난관의 내벽 – 자궁으로 난자를 이동시킴

BOX 4-1 낭포성 섬유증 Cystic fibrosis

낭포성 섬유증은 침샘, 땀샘, 췌장, 호흡기관의 점액선(샘)을 포함하는 외분비선의 유전적 이상이다. 췌장에서는 두꺼운 점액이 관을 막아서 췌장의 효소가 소장으로 가는 것을 막는다.

그 결과 소화, 특히 지방의 소화에 장애를 초래한다. 그러나 낭포성 섬유증의 가장 심각한 결과는 폐에서 일어난다. 낭포성 섬유증에서 유전적 결함은 CFRT라 불리는 유전자에서 나타나며, 상피세포 막에서 염화이온 통로(단백질)를 암호화하는 것이다. 폐에서 결함이 있는 채널은 파괴되고(프로테아좀에 의해), 이것은 세포주변 조직액의 구성에 있어서 변화를 야기한다. 이런 변화는 폐조직에서 생산되는 천연 항생제인 항균단백질(defensin)을 불활성화 시킨다. 항균단백질의 부재 시 녹농균(*Pseudomonas aeruginosa*)이라 불리는 박테리아가 폐세포로 하여금 많은 진한 점액을 생성하도록 자극한다. 방어하는 백혈구는 그 진한 점액을 통과할 수가 없고, 오히려 활성화된 백혈구는 정상 폐조직을 파괴한다. 낭포성 섬유증을 가진 사람은 기관지가 막히고, 폐렴이 자주 발생하며, 결국에는 폐가 가스교환 기능을 수행할 수 없다. 낭포성 섬유증은 만성적이고 진행성인 질환이며 폐 이식이 시행되지 않는 한 결국에는 치명적인 결과를 가져온다.

낭포성 섬유증은 열성질병이다. 낭포성 섬유증은 백인계 사람들 사이에서 가장 흔한 유전적 질병이다. 낭포성 섬유증은 유전자 요법으로 치료될 수 있는 질환 중 하나이지만, 인간과 관련있기 때문에 관련 연구는 작용은 매우 천천히 진행된다. 염화물 이온 수송(점액을 얇게 하여 세균감염기회를 감소)을 향상시키기 위한 약물이 발달되고 있다.

표 4-2 결합조직의 종류

종류	구조	위치 및 기능
혈액(blood)	혈장(기질)과 적혈구, 백혈구, 혈소판	혈관내 • 혈장 – 물질 이동 • 적혈구 – 산소 운반 • 백혈구 – 병원체 파괴 • 혈소판 – 혈액소실 방지
외성(성근, 헐거운)조직 (areolar(loose))	섬유모세포와 조직액, 교원질, 탄력성 섬유로 구성된 기질	피하 • 피부를 근육에 연결. 백혈구는 병원균 파괴. 점막(소화, 호흡, 비뇨, 생식기관) • 백혈구는 병원균 파괴
지방조직 (adipose)	지방(적은 기질)을 저장하는 지방세포	피하 • 과잉 에너지를 저장 • 식욕, 영양분 이용, 염증에 영향을 미치는 화학물질을 생산 눈과 신장 주변 • 완충 역할 갈색지방 • 영아의 체온 유지 • 운동하는 성인에서 갈색 지방의 양 증가
섬유성 조직 (fibrous)	대부분 적은 섬유모세포를 가진 교원질 섬유(기질)	건과 인대(규칙적) • 관절의 움직이는 힘을 지탱할 만큼 강함 진피(불규칙적) • 피부의 강한 내층
탄력성 조직 (elastic)	대부분 적은 섬유모세포를 가진 탄력성 섬유(기질)	대동맥의 벽 • 폐의 폐포 주변 혈압이 유지되도록 도움 폐의 폐포 주변 • 정상적인 호기를 증진
뼈(bone)	칼슘염과 교원질로 구성된 기질에 있는 골세포	뼈 • 신체를 지지 • 기계적 손상으로부터 내부 기관을 보호 • 과잉 칼슘을 저장 • 적골수를 함유하고 보호
연골(cartilage)	유연한 단백질로 구성된 기질 있는 연골세포	기관의 내벽 • 기도가 개방되도록 유지 뼈의 관절 표면 • 마찰을 방지하기 위해 부드럽게 함 코끝과 외이 • 지지, 형태 유지 척추 사이 • 충격 흡수, 움직임이 가능하도록 함

직 고유의 기질을 가지고 있다. 예를 들어, 혈액 기질은 거의 대부분 물로 이루어진 혈장이다. 골기질(뼈바탕질)은 단단하고 튼튼한 칼슘염으로 구성되어 있다. 각 결합조직에 존재하는 세포와 기질에 대한 내용을 포함하여, 결합조직의 종류를 다음에 기술하였다.

혈액 Blood

혈액(blood)에 관한 상세한 내용이 제11장에서 다룰 것이지만 여기에서 간단히 설명하고자 한다. 혈액은 세포성분과 혈장으로 구분되며, 세포성분은 살아 있는 부분이다. 혈액의 기질은 **혈장**(plasma)이며, 신체 내 전체 혈액양의 52~62%를 차지한다. 혈장 수분은 용해된 염, 영양물질, 가스, 노폐물을 포함한다. 예상할 수 있듯이, 혈장의 주요 기능은 신체 내에서 이러한 물질들의 이동이다.

혈액세포들은 골반골이나 척추처럼 납작하거나 불규칙한 뼈에서 발견되는 **일차 조혈조직**(hemopoietic tissue; **혈액생성 조직**)인 적골수 내의 줄기세포(stem cell)에서 만들어진다. 혈액세포에는 적혈구, 혈소판, 5가지 종류의 백혈구인 호중구(neutrophils), 호산구(eosinophil), 호염기구(basophil), 림프구(lymphocyte), 단핵구(monocyte) 등이 포함된다(그림 4-4, 그림 11-2). 림프구는 비장과 림프절, 가슴샘 등의 림프성 조직 내에서 성숙하고 분리된다. 가슴샘 또한 줄기세포를 포함하고 있지만 이것은 단지 림프구의 일부만을 생산할 뿐이다. 줄기세포는 비장과 림프절에서도 발견되지만, 여기에서 만들어지는 림프구도 전체 림프구에 비하면 그 숫자가 적다.

혈액세포들은 전체 혈액의 38~48%를 구성하고 각각의 세포는 고유의 기능을 가지고 있다. **적혈구**(Red blood cell, RBCs)는 헤모글로빈 내 철에 결합된 산소를 운반한다. **백혈구**(White blood cell, WBCs)는 항체 생성, 식균작용 또는 다른 화학적 방법으로 병원균을 파괴하고 질병에 대한 면역성을 제공한다. **혈소판**(platelets)은 혈액손실을 막는다. 혈액응고의 과정은 혈소판이 담당하고 있다.

소성(성근) 결합조직 Areolar Connective Tissue

소성(성근) 결합조직 세포(areolar [loose] connective tissue)는 **섬유모세포**(fibroblast)라 불린다. 모세포(blast cell)는 '생산하는' 세포이고 섬유모세포는 단백질 섬유를 생산한다. **콜라겐**(collagen) 섬유는 매우 강하고, **탄력**(elastin) 섬유들은 탄력성이 있어 늘어난 후에도 원래의 길이로 되돌아가거나 되감길 수 있다. 이런 단백질 섬유와 조직액이 무생물성 부분인 소성결합조직, 즉 기질을 구성한다 그림 4-4 . 또한 기질에는 조직이 손상되었을 때 염증성 화학물질을 분비하는 비만세포와 스스로 이동할 수 있는 백혈구 세포들이 있다.

소성결합조직은 피부의 진피 아래와 외부로 노출된 개구부를 가지는 신체 내 모든 상피조직 아래에서 발견된다. 백혈구의 기능이 병원균을 파괴하는 것이라는 것을 기억하라. 병원균이 어떻게 신체 내로 들어오는가? 또한 박테리아와 바이러스는 우리가 숨 쉬는 공기나 우리가 먹는 음식과 함께 들어오고, 어떤 것은 호흡기계통이나 소화기계통 상피의 내벽을 통해 들어올 수도 있다. 비만세포나 백혈구를 가진 소성결합조직은 병원균들이 혈액에 도달하여 신체를 통해 순환하는 것을 막기 위해 전략적으로 중요한 곳에 위치해 있다.

지방조직 Adipose Tissue

사람은 두가지 종류의 **지방조직**(adipose tissue)을 지닌다. 가장 친근하고 인체에 좀 더 풍부한 종류는 (지방조직이라 불리는) 백색지방조직이며, 덜 친근하고 덜 풍부한 종류는 (갈색지방이라 불리는)갈색지방조직이다. 이곳의 각 세포들은 **지방세포**(adipocyte)라 불린다. 지방조직의 지방세포는 미세하게 지방을 축적할 수 있도록 특화되어 있고, 실제 지방은 장기간 에너지를 저장할 수 있는 화학구조를 지닌다. 쓰이지 않은 과도한 영양분은 영양 섭취 감소 시의 사용을 위해 지방으로 전환되어 저장된다. 지방, 탄수화물, 아미노산 등 과도한 칼로리의 모든 형태는 중성지방으로 전환되어 저장된다. 지방조직에서 세포행렬의 양은 적으며, 조직액과 일부 콜라겐 섬유로 구성되어 있다 그림 4-4 .

대부분의 지방은 진피와 근육 사이 소성결합조직 피하

에 저장된다. 이러한 층은 개인에 따라 그 두께가 다양하다. 많은 칼로리가 저장되면 그 두께는 두꺼워진다. 지방세포는 유사분열에 의해 대체될 수 있고, 신체의 지방세포 수는 개인의 일생에 걸쳐 상대적으로 일정하게 유지된다. 그러나 각 지방세포는 그 크기가 변화될 수 있어, 많은 양의 지방이 저장되면 커지고 세포에너지 공급을 위해 사용되면 작아진다. 제2장에서 다룬 바와 같이, 지방조직은 또한 눈, 신장과 같은 장기에 완충작용을 한다.

지방조직은 또한 내분비 세포로 여겨지는데, 이는 하나 이상의 호르몬을 생산해 내기 때문이다. 렙틴(leptin)은 식욕 감소 호르몬으로 지방세포에서 분비되어 뇌의 시상하부에 신호를 보내어 지방축적이 충분함을 알린다(제17장 참조). 렙틴 분비가 감소되면, 식욕은 증가한다. 렙틴은 또한 골모세포(osteoblast)라 불리는 세포에 의해 골기질의 형성을 자극한다. 지방조직은 최소 2개의 화학물질을 분비하여, 상해에 대한 초기 반응인 염증반응에 관여하는 사이토카인(cytokines)을 생성하기도 한다. 지방조직은 단순한 지방의 보관소라기보다 신체를 적절히 영양화하고 피부를 통해 들어온 병원균으로부터 보호해 주는 복잡한 체계의 한 부분이라 할 수 있다.

갈색지방은 영아에서 많이 발견되며 성인기에서는 많지 않다. 백색지방조직과 달리 갈색지방은 에너지의 저장 조직이 아니다. 이는 **열생산(thermogenic)** 조직으로 세포호흡 과정에서 피부가 빠르게 포도당(또는 지방)을 분해하도록 한다. 그러나 이러한 세포의 포도당 분해는 ATP 합성보다는 대부분의 에너지를 열로 유리한다. 우리가 더 많은 열을 원할 때는 어떠한가? 우리가

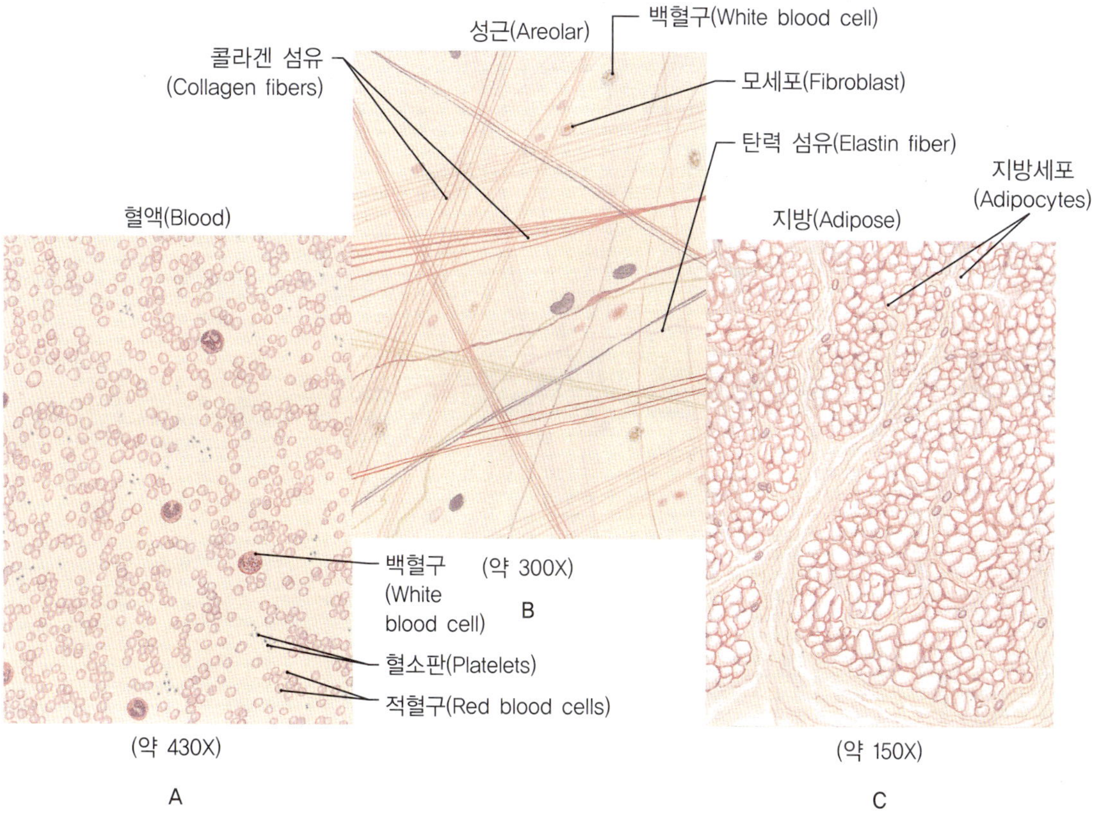

그림 4-4 **결합 조직** (A) 혈액 (B) 소성결합조직 (C) 지방 결합조직

질문: 혈액의 기질은 무엇이며, 지방세포에는 어떤 것들을 발견할 수 있는가?

추운 환경으로 인해 냉기를 느낀다면 이에 대한 자동적 반응의 하나로 몸을 떨게 된다. 하지만 영아에게는 몸을 떠는 이러한 반응은 효율적이지 못하여, 갈색지방의 미토콘드리아를 자극해 활동성을 띠고 열을 생산하도록 한다.

영아가 성장함에 따라 오한으로 몸을 떠는 것이 더욱 효율적이게 되어, 갈색지방의 양은 감소한다. 성인기의 갈색지방은 목, 어깨, 척추 부분을 따라 발견된다. 마른 성인은 뚱뚱한 성인보다 더 많은 갈색지방을 지니며, 그 양은 성인기 동안 일정치 않다. 이는 역시 열생산 조직이긴 하지만, 정상 체중을 유지하는 능력에도 관여한다. 규칙적인 운동과 추위에의 노출은 근육 내 백색 지방을 갈색지방으로 전환하는 호르몬의 분비를 자극한다. 갈색지방세포들은 더 많은 영양소를 사용하여 더 많은 칼로리를 소모하고 열을 발산한다. 갈색세포는 왜 갈색인가도 궁금할 것이다. 많은 미토콘드리아는 철분을 함유하고 있고, 이의 색깔은 근육조직의 색깔과 같이 지방조직을 붉은 갈색으로 만든다.

섬유성 결합조직 Fibrous Connective Tissue

섬유성 결합조직(fibrous connective tissue)은 나란히 배열된(규칙적인) 콜라겐 섬유 군데군데 소수의 섬유모세포가 흩어져 있는 모양을 갖고 있다 그림 4-5. 콜라겐의 규칙적인 배열은 큰 장력을 제공해 줄 뿐만 아니라 유연한 특성을 갖도록 해준다. 섬유성 결합조직의 이와 같은 배열은 유연한 장력에 필요하다. 동맥벽은 높은 혈압을 견딜 수 있어야 하기 때문에 동맥의 외벽은 섬유성 결합조직으로 강화되어 있다. 강한 외벽은 동맥

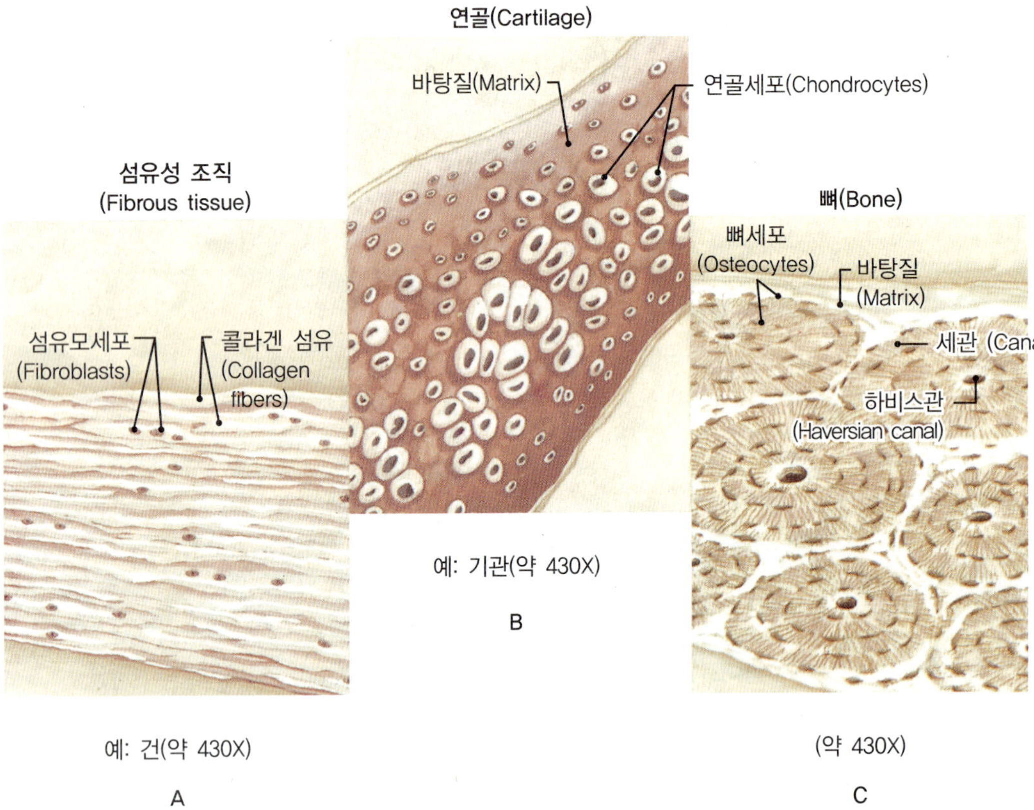

그림 4-5 **결합 조직** (A) 섬유성 결합조직 (B) 연골 (C) 뼈

질문: 섬유성 결합조직과 뼈의 기질은 각각 무엇인가?

파열을 방지한다 BOX 4-2 . 건(힘줄)과 인대는 섬유성 결합조직으로 구성되어 있다. 건은 근육을 뼈에 연결하고 인대는 뼈와 뼈를 연결한다. 골격이 움직일 때, 이러한 구조가 골격에 부과되는 강한 기계적 힘을 지탱할 수 있어야만 한다.

섬유성 결합조직에는 상대적으로 혈액분포가 풍부하지 못하여 조직이 손상되었을 때 치유의 과정이 느리다. 발목을 심하게 삐끗했다면(인대가 과도하게 늘어났다는 것을 의미한다) 완전히 낫는데 적어도 몇 개월이 걸릴 것이다.

불규칙한 유형의 섬유성 결합조직은 피부의 진피와 근육 주변의 근막을 형성한다. 여기서는 콜라겐 섬유가 서로 평행되게 분포되어 있지 않지만, 그 조직은 여전히 강하다. 진피는 혈관분포가 많은 곳이므로 다른 곳과는 달리 진피의 섬유성 결합조직은 혈액공급을 원활하게 받는다.

탄력성 결합조직 Elastic Connective Tissue

그 이름에서 알 수 있듯이, **탄력성 결합조직(elastic connective tissue)**은 주로 탄력소 섬유로 구성되어 있다. 탄력성 결합조직이 분포하는 위치 중 한 곳이 대동맥 벽이다. 대동맥의 혈관은 심장이 수축해서 혈액을 펌프할 때 신장되고, 심장이 이완할 때 다시 원래대로 복원(recoil)된다. 대동맥 벽의 이러한 복원력은 심장으로부터 혈액이 이동하는 것을 지속시키고, 정상 혈압을 유지하는 데 중요하다.

탄력성 결합조직은 폐의 폐포 주변에서도 발견된다. 탄력 섬유가 흡기 시에 신전되었다가 폐로부터 가스를 뿜어내기 위한 호기 시에 원래의 크기로 되돌아간다. 여러분이 수 분동안 자신의 호흡에 집중한다면 정상적인 호기는 '일'이지만 에너지를 요구하지 않는다는 것을 깨닫게 될 것이다. 이것은 폐의 정상적인 탄력성 때문이다.

BOX 4-2 비타민 C와 콜라겐 Vitamin C and collagen

일부 결합조직은 의미없는 연결을 만든다. 콜라겐과 탄력소가 그렇게 작용하는 단백질이다. 괴혈병(비타민C의 영양결핍) 및 마르팡증후군(유전적 질병)에 걸린 것처럼 이들 연결이 약해지거나 끊어지게 되면 어떻게되는지 살펴보도록 하자.

많은 사람들이 다양한 이유로 여분의 비타민C를 섭취한다. 비타민C는 여러 가지 기능을 하는데, 가장 중요한 기능은 콜라겐의 합성이다. 콜라겐은 건, 인대, 그리고 다른 결합조직을 강하게 만드는 단백질이다. 단백질 콜라겐을 3개의 수직기둥과 근접한 수직기둥을 연결하는 단을 가진 사다리로써 상상해 보자. 비타민C는 "단"을 형성하는 데 필수적인 요소로, 비타민C가 없다면 수직기둥과 단을 바로 세우고 유지하지 못할 것이다. 비타민C의 결핍으로 형성된 콜라겐은 약하고, 약한 콜라겐의 효과가 괴혈병에서 특징적으로 나타나고 있음이 수세기 동안 알려져왔다.

괴혈병은 치아의 손상, 상처의 열악한 치료, 골절, 피부, 관절, 그리고 신체의 다른 부분의 출혈과 잇몸의 출혈이라는 특징이 있다. 1753년에 스코틀랜드 외과의사 James Land는 주로 빵과 소금에 절인 돼지고기나 소고기를 먹는 항해사들 사이에서 괴혈병을 예방하기 위해 라임주스를 장거리 항해할 때 영국 항해사들에게 추천했다. 라임주스는 잠재적으로 치명적인 질병을 예방했지만 당시에는 그 누구도 이유를 알지 못했다. 비타민C는 마침내 1928년에 실험실에서 추출되었다.

마르팡증후군은 유전적 장애로써 탄성결합조직의 안정화된 단백질인 fibrillin 유전자가 돌연변이다. 마르팡 증후군을 가진 사람들은 대개 키가 크고 말랐으며, 건과 인대가 너무 많이 늘어지고 그것들이 해야 하는 만큼의 반동을 하지 못하여 너무 유연한(예를 들면, 팔꿈치 또는 무릎의 과신전) 관절을 가지고 있다. 매우 심각한 결과는 대동맥벽의 과도한 팽창이며, 찢어져 파열되면 급속하게 치명적인 상태가 될 수 있다. 이러한 유전적 문제를 교정하는 것은 아직 가능하지 않다. 마르팡증후군은 유전된 하나의 유전자만으로도 발병될 수 있는 우성유전질환이다.

BOX 4-3 테이색스병 Tay-Sachs Disease

3장에서 리소좀의 기능에 대해 배웠다. 세포소기관들은 세포의 손상되거나 마모된 부분을 처리한다. 리소좀 청소의 중요성은 테이색스병(Tay-Sachs)에서 나타날 수 있다. 리소좀 효소 중 하나가 누락되면 수초 같은 오래된 막의 지질은 세포와 신경조직에 축적된다.

자동차 엔진의 손상된 부품을 수리하지만 엔진의 오래된 부품이 남아 있다고 상상해 보자. 곧 엔진은 오래된 부품으로 막히게 되고 기능하지 못하게 될 것이다. 세포내 축적된 지질로 인한 손상은 신경계 세포 내에서 엄청난 효과를 낸다.

테이색스병을 가진 아기는 대개 6개월에 운동 능력의 퇴보와 정신력과 인격의 상실 같은 증상을 보인다. 이러한 증상(손상)은 신체적 정신적 악화와 반응 없는 상태로 악화되다가 몇 년 이내에 사망까지 이끈다. 이는 치료 방법이 없다.

이 엄청난 손상을 가하는 질병의 원인은 무엇인가? 이 문제는 누락된 리소좀효소 때문이다.

테이색스병은 열성 유전장애(돌연변이 유전자가 15번 염색체에 있음)이며 유대인 조상들 사이에서 가장 흔한 유전적 질병이지만, 그들은 테이색스병 유전자를 가질 가능성이 있는 부모에서 유전검사를 실시하여 이 질병의 발생률을 낮추고 있다.

뼈 Bone

뼈를 가리키는 접두어는 'osteo'이다. 그래서 골세포(뼈세포, osteocytes)라고 부른다. **뼈**(bone)의 기질은 칼슘염과 콜라겐으로 되어 있어 강하고 단단하며 유연하지 않다. 대퇴와 같은 장골의 골체부에는 골세포, 기질, 혈관 등이 **하버스계**(haversian systems) 또는 **뼈단위**(osteons)라 부르는 매우 정확한 구조로 배열되어 있다 그림 4-5 . 뼈에는 혈관분포가 풍부하며 이로 인해 뼈가 칼슘의 저장 부위로 기능할 수 있으며, 단순골절 후에 비교적 신속하게 스스로 복구할 수 있다. 흉골(복장뼈, sternum)와 골반골과 같은 일부 뼈는 혈액세포를 생성하는 일차 조혈조직으로서 적골수를 함유하고 있다.

골(뼈)조직의 그 외 기능은 골기질의 강도와 관련되는데, 골격은 신체를 지지하고 일부 뼈들은 기계적 손상으로부터 내부기관을 보호한다. 뼈에 대한 좀 더 상세한 설명은 제6장에서 다룰 것이다.

연골 Cartilage

연골(cartilage)의 단백질-탄수화물 기질은 칼슘염을 함유하고 있지 않고, 많은 양의 수분을 가지고 있다는 점에서 뼈의 기질과는 다르다. 수분을 함유하고 있기 때문에 연골의 바탕질은 뼈보다 더 탄력성이 있다. 기질은 단단하지만 부드럽고 유연하다. 연골은 뼈의 관절표면에서 발견되는데 그곳의 부드러운 표면이 마찰을 방지한다. 코끝과 외이는 유연한 연골로 지지된다. 기관벽, 페로 가는 기도는 개방된 공기 통로를 유지할 수 있도록 단단한 고리 모양의 연골을 가지고 있다. 연골원판은 척수의 척추 사이에서 발견된다. 여기서 연골은 충격을 흡수하고 움직임을 허용한다.

연골 기질 내에 **연골세포**(chondrocytes 또는 cartilage cells)가 있다 그림 4-5 . 연골 기질 내에는 모세혈관이 없기 때문에 연골세포는 연골 기질로부터 느리게 일어나는 확산을 통해 영양을 공급받는다. 이러한 특징은 연골이 손상 받았을 때 회복이 매우 늦게 일어나거나 전혀 회복되지 않는다는 것을 의미하기 때문에 임상적으로 매우 중요하다. 운동선수들은 때때로 무릎관절 내 연골 손상을 경험한다. 손상된 연골은 관절의 가동성을 가능한 한 많이 보존하기 위해서 보통 외과적 수술을 통해 제거한다.

표 4-3 근육조직의 종류

종류	구조	위치와 기능	신경흥분의 효과
골격근 (skeletal)	• 가로무늬(striation)와 몇 개의 핵을 각각 가진 큰 원통형 세포	뼈에 접착되어 있음 • 골격을 움직이고 열을 생산	수축을 일으키기 위해 필수적임 (수의적)
평활근 (smooth)	• 세포는 방추형이며, 각각 1개의 핵을 가지고 있고 가로무늬가 없음	동맥의 내벽 • 혈압 조절 위와 장의 장벽 • 연동운동 눈의 홍채 • 동공의 크기를 조절	수축을 일으키거나 수축률을 조절함(불수의적)
심근 (cardiac)	• 희미한 가로무늬를 가지며 1개의 핵을 각각 가진 서로 연결된 세포들	심방과 심실의 벽을 형성 • 혈액을 박출함(뿜어냄)	수축률을 조절(불수의적)

근육조직 Muscle Tissue

근육조직(muscle tissue)은 수축과 관련되어 있다. 근육세포가 수축하면 길이가 짧아지고 어떤 종류의 움직임을 야기한다. 3가지 종류의 근육조직인 골격근, 평활근(민무늬근), 심근(표 4-3)이 있다. 각 근육이 만들 수 있는 움직임은 상당히 다른 목적을 갖는다.

골격근 Skeletal Muscle

골격근(skeletal muscle)은 또한 횡문근(가로무늬근, striated muscle) 또는 **수의(voluntary)근**이라고 불린다. 근육의 이름은 해당 근육의 특수한 모양을 묘사한 것이다. 골격근 세포는 원통형이고, 몇 개의 핵을 가지며, 횡문(가로무늬)이 있거나 세로의 줄무늬가 있다 그림 4-6 . 가로무늬는 근세포내에서 수축하는 단백질의 정교한 배열 때문에 나타난 무늬이다.

골격근 조직은 뼈에 붙어 있는 근육이다. 골격근에는 운동신경이 분포하고 있기 때문에 근육 움직임을 통해 골격을 움직인다. 골격근은 또한 신체의 일정한 온도를 유지하기 위해 필요한 양만큼의 체열을 생산한다. 각 근육세포는 해당 근육세포를 지배하는 운동신경말단을 가지고 있다. 근육으로 전달되는 신경흥분은 근 수축을 일으키는 네 필수적이다. 비록 우리가 의식적으로 우리의 모든 움직임을 계획하지는 않는다 할지라도 움직임을 위한 신경흥분이 뇌의 '사고(thinking)' 영역인 대뇌에서 발생된다.

골격근 조직에 대한 3가지 이름을 다시 상기시켜 보자. '골격'은 이 조직의 위치를, '가로무늬'는 그 모양을, '수의적'은 어떻게 그것이 기능하는지를 설명한다. 골격근과 그들의 기능에 대한 것은 제7장에서 상세히 살펴볼 것이다.

평활근 Smooth Muscle

평활근(평활근, smooth muscle)은 **불수의(involuntary)근** 또는 **내장(visceral)근**이라고도 부른다. 평활근 세포는 방추형으로 세포마다 1개의 핵을 가지며 가로무늬가 없다 그림 4-6 . 신경흥분이 수축을 일으키지만 이것은 수의적으로 통제할 수 있는 것이 아니기 때문에 불수의근이라고 불린다. '내장'이라는 용어는 내부기관을 언급하는 것으로서 내부기관의 대부분은 평활근으로 구성되어 있다. 평활근의 기능은 그 근육이 발견되는 기관의 기능을 실제적으로 담당한다.

위와 장에서 평활근은 소화기관을 통해 음식물을 이동시키기 위하여 연동운동이라고 불리는 물결치는 듯 한 근수축을 일으킨다. 동맥과 정맥의 벽에서 평활근은 정

조직과 막

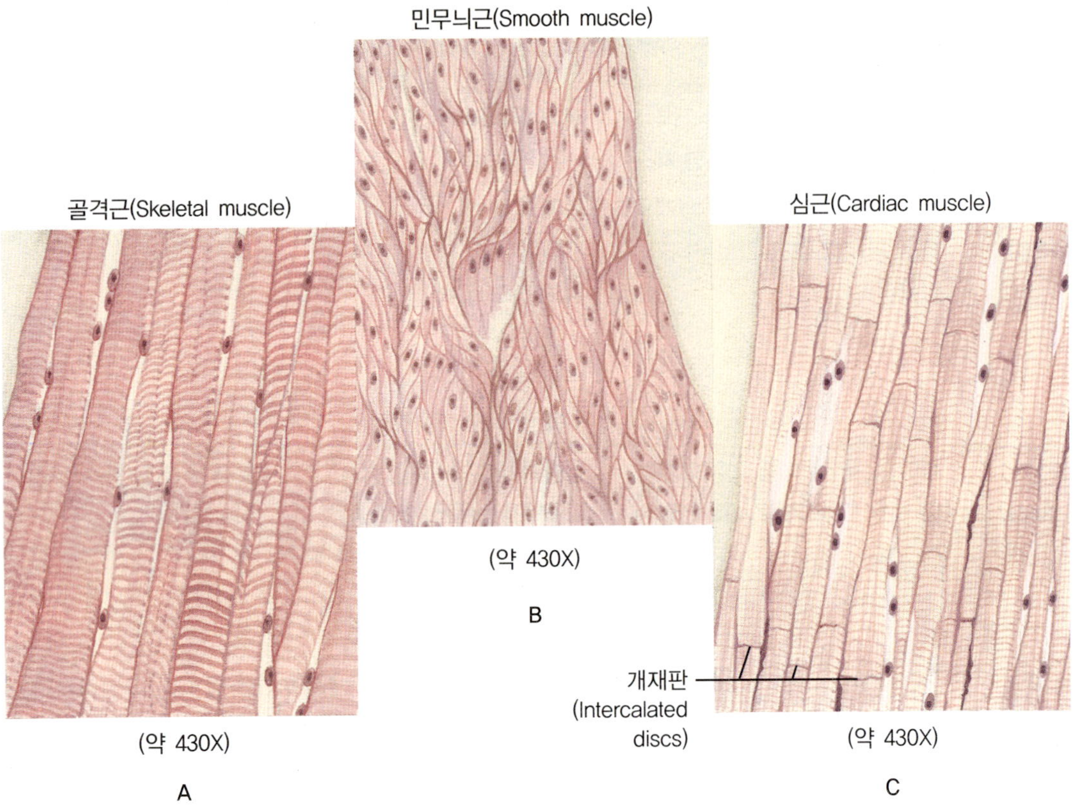

그림 4-6 **근육 조직** (A) 골격근 (B) 평활근 (C) 심근

질문: 가로무늬를 가지고 있는 근육세포에는 어떤 것들이 있는가? 무엇이 이런 가로무늬를 형성하는가?

상혈압이 유지되도록 혈관을 수축하고 이완한다. 눈의 홍채는 망막에 이르는 빛의 양을 조절하도록 동공을 수축하고 이완하는 두 세트의 평활근 섬유를 갖고 있다.

평활근의 그 외 기능은 다음 장에서 언급될 것이다. 평활근은 이 책을 통해 인체에 대해 공부하면서 반복해서 학습하게 될 중요한 조직이다.

심근 Cardiac Muscle

심장의 세포인 심근세포는 그림 4-6 에서 볼 수 있다. 각 세포들은 서로 연결되어 있고 1개의 핵을 가지며, 희미한 가로무늬를 갖는다. 이런 세포들의 끝부분에 세포막이 접혀져 있고 이런 접힘은 다음 세포의 끝부분과 연결이 되어 있다 그림 12-6 . 이렇게 서로 맞물려 있는 겹침은 **개재판**(intercalated discs)으로 불리며 근육수축의 전기적 충격이 한 세포에서 인접 세포로 빠르게 전달될 수 있도록 한다. 심근의 이러한 특성은 심방에서 심실로 매우 정확하게 물결치듯 심근의 수축을 일으켜 심장이 박동할 수 있도록 해준다. **심근**(myocardium)이라 부르는 심장근육은 심방 또는 심실의 벽을 형성한다. 따라서 심근의 기능이 심장의 기능이며, 그것은 혈액을 뿜어내는 것이다. 심근의 수축은 혈압을 생성하여 혈액이 신체를 통해 순환하게 함으로써 결과적으로 혈액이 다양한 기능을 수행할 수 있도록 해준다.

심근세포는 독자적으로 수축할 수 있는 능력을 가지고 있다. 따라서 심장은 자신의 박동을 유지한다. 신경흥분의 역할은 특수한 상황에서 신체의 요구에 따라 심장 박동수를 증가시키거나 감소시키는 것이다.

신경조직 Nerve Tissue

신경조직(nerve tissue)은 **뉴런**(neurons)이라 부르는 신경세포와 신경계통에서만 발견되는 몇몇 특수한 세포로 구성된다. 신경계통은 중추신경계통(central nervous system, CNS)와 말초신경계통(peripheral nervous system, PNS)의 2가지로 나뉜다. 뇌와 척수는 중추신경계통의 기관으로 신경세포와 신경아교세포(신경교세포, neuroglia)라고 불리는 특수한 세포로 이루어져 있다. 중추신경계통과 신경교세포에 대한 것은 제8장에서 자세히 다룰 것이다. 말초신경계통은 중추신경계통에서 유래되어 나온 모든 신경을 포함하며 중추신경계통 이외의 신체 각 부분에 분포한다. 이들 신경은 신경세포와 슈반세포(Schwann cell)라고 불리는 특수한 세포로 이루어져 있다. 슈반세포는 전기적으로 신경세포를 절연시키기 위한 수초를 형성한다.

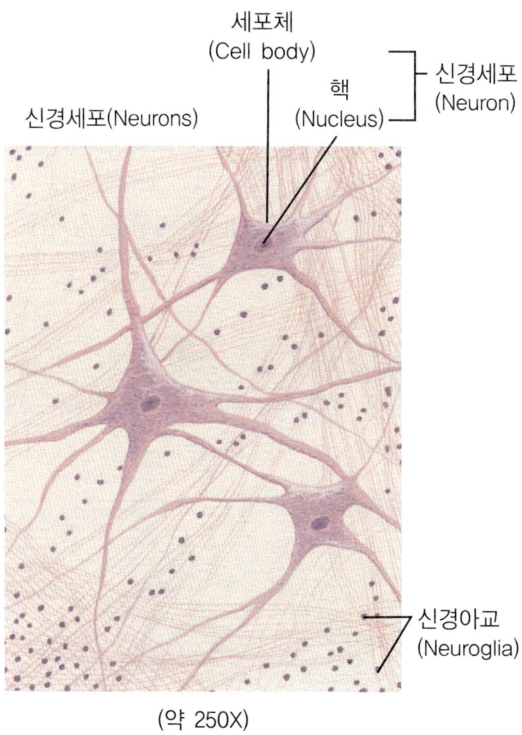

그림 4-7 중추신경계에서의 신경조직

질문: 중추신경세포의 돌기는 몇 개이며, 그러한 돌기들을 무엇이라 부르는가?

신경세포는 전기화학적 흥분을 일으키고 전달할 수 있다. 많은 종류의 신경세포가 있지만 모두 같은 기본적인 구조를 갖는다 그림 4-7. **세포체**(cell body)는 핵을 가지며 신경세포의 수명을 지속하는 데 필수적이다. **축삭돌기**(axon)는 흥분을 세포체에서 밖으로 전달하는 돌기(세포의 확장)이다. 하나의 신경세포는 하나의 축삭돌기를 갖는다. 수상돌기(가지돌기, dendrite)는 신경흥분을 받아들여 세포체로 전달하는 돌기이다. 하나의 신경원은 몇 개의 수상돌기를 가질 수 있다. 신경흥분이 신경세포의 세포막을 따라 전달되는 것은 전기적이지만, 신경세포들이 연접하고 있는 곳에는 전기적 충격이 전달될 수 없는 **시냅스**(synapse)라고 부르는 작은 공간이 있다. 시냅스, 즉 하나의 신경세포 축삭돌기와 다음 신경세포의 수상돌기 또는 세포체 사이에서 신경흥분의 전달은 **신경전달물질**(neurotransmitter)이라 불리는 화학물질에 의해 이루어진다. 신경조직에 대한 요약은 표 4-4 에 나타나 있다.

신경조직은 뇌, 척수, 말초신경으로 구성된다. 이들 기관들의 기능에는 감정, 감각의 해석, 운동의 시작과 심장 박동수 및 호흡과 같은 신체 기능의 신속한 조절, 학습과 기억을 위한 정보의 조직 등이 포함된다.

막 Membranes

막(membranes)은 기관의 표면을 덮거나 내벽을 이루거나 기관 또는 기관의 부분(엽)들을 서로 구분하는 조직의 덮개이다. 여러 종류의 막은 특수한 기능을 가지는 분비물을 생성한다. 막은 상피막과 결합조직막의 2가지 주요 범주로 구분될 수 있다.

상피막 Epithelial Membranes

2가지 종류의 상피막이 있는데, 장막과 점막이다. 각 유형은 신체내 특수한 부위에서 발견되고 액체를 분비한다. 이들 액체는 장액과 점액이라 불린다.

표 4-4 신경조직

부분	구조	기능
신경세포(neuron)		
세포체(cell body)	• 핵을 가짐	• 신경세포의 기능을 조절
축삭돌기(axon)	• 세포 돌기(확장)	• 세포체로부터 멀리 흥분을 전달
수상돌기(dendrite)	• 세포 돌기(확장)	• 세포체로 흥분을 전달
시냅스(synapse)	• 신경세포의 축삭돌기와 다음 신경세포의 수상돌기 또는 세포체 사이의 공간	• 하나의 신경세포에서 다른 신경세포로 흥분을 전달
신경전달물질(neurotransmitter)	• 축삭돌기의 말단에서 방출되는 화학물질	• 시냅스를 통해 흥분을 전달
신경교(neuroglia)	• 중추신경계통에서 특수화된 세포들	• 수초 형성과 그 외 다른 기능
슈반세포(Schwann cell)	• 말초신경계통에서 특수화된 세포들	• 신경세포 주위의 수초 형성

장막 Serous Membranes

장막(serous membranes)은 일부 닫혀 있는 체강의 내벽을 이루며 체강내 기관을 덮고 있는 단순 편평상피로 된 얇은 막이다 그림 4-8. **흉막(pleural membranes)**은 흉강의 장막이다. 벽측 흉막은 흉벽 내부를 싸고(line) 있으며 장측 흉막은 폐를 덮고(cover) 있다('line'은 '안쪽 면에'라는 의미를 가지고 'cover'는 '바깥쪽 면에'라는 의미를 가지고 있음을 주목하라. 각각은 다른 위치를 지시하기 때문에 이들 용어가 상호 교환적으로 사용될 수 없다). 흉막은 호흡 시 폐가 팽창하고 다시 줄어들고자 할 때, 이 두 막 사이의 마찰을 방지하기 위해 **장액(serous fluid)**을 분비한다.

흉강 내 양쪽 폐 사이에 있는 심장은 그 자체의 장막을 가진다. 벽측 **심장막(parietal pericardium)**은 섬유성 심장막(결합조직막)의 내벽을 이루며, 장측 심장막 또는 **심외막(epicardium)**은 심장근육의 표면을 싸고 있다(그림 12-1 참조). 심장이 박동할 때 심장과 외부 사이의 마찰을 방지하기 위해 장액이 분비된다.

복강에서 **복막(배막, pertioneum)**은 그 강의 내벽을 이루는 장막이다. **장간막(mesentery)**, 또는 장측 복막은 복부 기관을 덮고 있다. 여기서 장액은 위와 장이 수축하고 다른 장기들과 부딪힐 때 마찰을 방지한다(그림 16-4 참조).

점막 Mucous Membranes

점막(mucous membranes)은 외부에 개방되어 있는 호흡기관, 소화기관, 비뇨생식기관의 내벽을 이룬다. 이것들은 **점막(mucosa)**의 상피는 관련된 기관에 따라 다양하다. 식도와 질의 점막은 중층 편평상피이고, 기관의 점막은 섬모상피이며 위의 점막은 원주상피이다.

이들 막에서 분비되는 **점액(mucus)**은 상피세포가 촉촉한 상태로 내벽이 유지되도록 한다. 이것들이 살아 있는 세포라는 것을 기억하라. 만약 세포가 완전히 말라 버린다면 그 세포는 죽게 된다. 소화기관에서 점액은 음식이 부드럽게 지나가도록 표면에 윤활제 역할도 한다. 호흡기관에서 점액은 먼지와 박테리아를 잡아서 섬모상피에 의해 인두로 삼켜지게 한다.

결합조직막 Connective Tissue Membranes

여러 종류의 막이 결합조직으로 구성되어 있다. 수막을 생각해 보자. 수막은 뇌강과 척수강 안의 내벽을 형성하여, 뇌와 척수를 감싸고 있다. 여기에서 내벽을 형성하고 감싼다는 표현은 뇌와 척수의 구조를 매우 정교하게 표현하는 것이다. 결합조직막은 그것이 하나의 부분이 되는 기관계통과 함께 다룰 것이기 때문에 그 위치와 기능을 표 4-5 에 요약하였다.

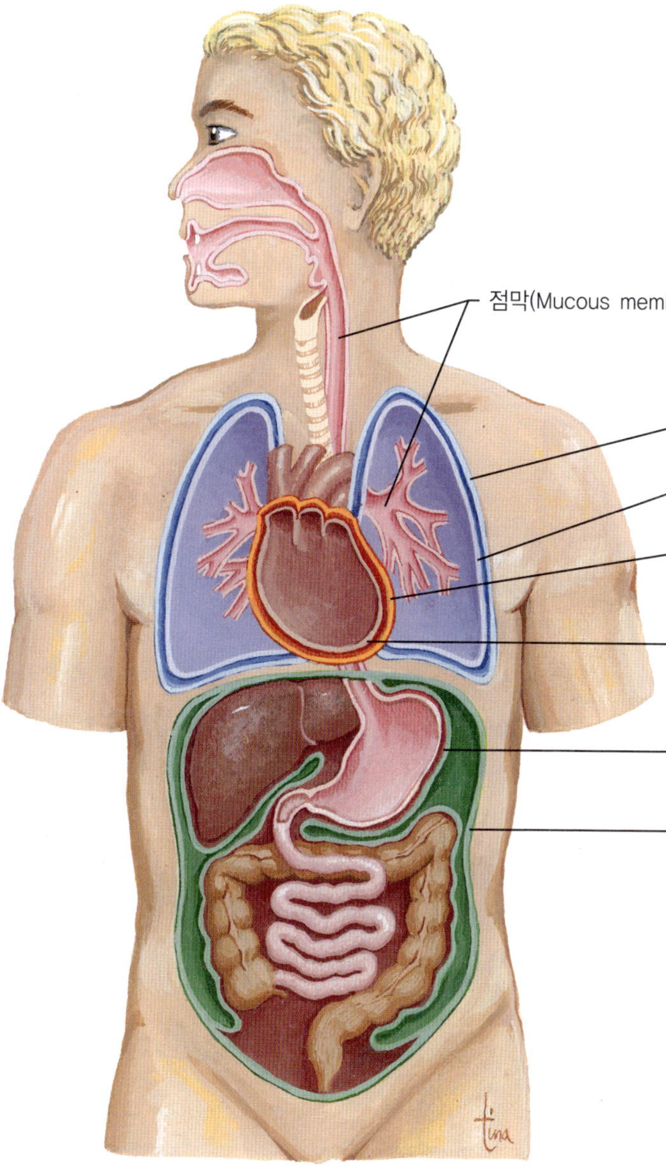

그림 4-8 **상피막** 점막은 외부에 노출되어 있는 신체 기관 내벽을 이루고 있다. 장막은 흉강이나 복강과 같이 폐쇄 강 내에서 발견된다. 본문 참조

질문: 장간막에 의해 싸여 있는 다른 기관들로는 어떤 것들이 있는가?

노화와 조직 Aging and Tissues

앞 장에서 언급하였듯이 노화는 세포수준에서 일어난다. 그러나 물론 우리가 조직이라고 부르는 세포집단에서도 노화는 명백하게 나타난다. 예를 들어, 근육조직에서 노화는 수축을 야기하는 단백질이 손상되고 복구되거나 대치되지 않는다. 피부의 진피와 같은 결합조직의 단백질인 콜라겐과 탄력소(elastin)에서도 마찬가지이다. 조직의 노화에 대한 그 외의 양상은 기관과 기관계통의 기능에 대한 내용에서 더 의미 있게 다루어질 것이다.

요약 Summary

이 장에서 설명한 조직과 막은 이를 구성하는 개별 세포보다 더 복잡하다. 그러나 우리는 전체적으로 신체의 구조적이고 기능적인 복잡성의 관점에서 중간 정도의 수준에 도달하였다. 다음 장부터는 가장 복잡한 수준인 기관계통에 관해 다룰 것이다. 기관과 기관계통에 대해 기술함으로써 조직이 각 기관과 기관계통에서 어떻게 기능하는지를 이해할 수 있을 것이다.

표 4-5 결합조직막

막	위치와 기능
표재성 근막(superficial fascia)	• 피부와 근육 사이. 지방조직이 지방을 저장
골막(뼈막, periosteum)	• 뼈를 싸고 있음. 뼈로 들어가는 혈관을 포함 • 건과 인대를 고정
연골막(perichondrium)	• 연골을 싸고 있음. 모세혈관 포함, 연골에 유일한 혈액 공급
활액막(synovial)	• 관절강의 내벽을 구성. 관절이 움직일 때 마찰을 방지하기 위한 활액을 분비
심부 근막(deep fascia)	• 골격근을 싸고 있음. 건을 고정
뇌척수막(meninges)	• 뇌와 척수를 싸고 있음. 뇌척수액을 함유
섬유성 심장막(fibrous pericardium)	• 심장을 싸고 있는 섬유성 주머니. 장막성 벽측 심장막에 의해 내벽 형성

학습개요

하나의 조직은 비슷한 구조와 기능을 가진 세포집단이다. 조직의 4가지 주요 집단은 상피, 결합, 근육, 신경조직이다.

상피조직 – 표면에서 발견되고, 모세혈관이 없으며, 일부는 분비기능을 가지고 있으며, 세포의 모양과 세포층의 수에 따라 분류된다 표 4-1, 그림 4-1, 그림 4-2, 그림 4-3.

1. 단순편평 – 한 층의 편평한 세포로 얇고 매끄럽다. 부위: 폐포(가스의 확산을 허용), 모세혈관(혈액과 조직 사이의 교환을 허용)
2. 중층상피 – 대부분 편평한 세포층의 여러 겹으로 유사분열이 가장 아래층에서 일어난다. 부위: 표면 세포가 죽은 표피(병원균에 대한 장벽), 입의 내벽, 식도, 질(병원균의 장벽)
3. 이행 – 중층, 그러나 표면 세포는 둥글고 조직이 늘어날 때 납작해짐. 부위: 방광(내벽이 찢어지지 않고 팽창되도록 허용)
4. 단순입방 – 육각형으로 된 한 층의 세포들. 부위: 갑상선(갑상선 호르몬을 분비), 침샘(타액 분비), 세뇨관(혈액 내로 유용한 물질 재흡수)
5. 단순원주 – 원주형으로 된 한 층 세포. 부위: 위내벽(위액을 분비), 소장의 내벽(소화효소를 분비하고 영양분을 흡수 – 미세융모가 흡수표면적을 증가)
6. 섬모 – 표면(free surface)에 섬모를 가진 원주세포. 부위: 기관(점액과 박테리아를 인두로 밀어올림), 난관(자궁으로 난자를 이동)
7. 선(샘) – 분비물을 생산하는 상피조직
   a. 단세포선 – 단세포로 된 선. 술잔(goblet)세포는 호흡기관과 소화기관에서 점액을 분비한다.
   b. 다세포선– 다세포로 된 선
      - 외분비선은 도관을 갖는다. 침샘은 구강으로 침을 운반하는 도관으로 침을 분비한다.
      - 내분비선은 호르몬을 분비하여 직접 모세혈관으로 보낸다(도관이 없다). 갑상선은 갑상선 호르몬인 티록신을 분비한다.

결합조직 – 세포 내 기질과 특수한 세포를 갖는다 표 4-2, 그림 4-4, 그림 4-5.

1. **혈액** – 기질은 혈장, 대부분 물이다. 혈액 내 물질 이동. 적혈구는 산소를 운반. 백혈구는 병원균을 파괴하고 면역을 제공. 혈소판은 응고기능을 통해 혈액소실을 방지한다. 혈액세포는 적색 골수에서 만들어진다.
2. **소성(성근, 헐거운)** – 세포는 단백질 섬유를 생성하는 섬유모세포이다. 콜라겐은 강하고 탄력소(elastin)는 탄력성이 있다. 기질은 콜라겐, 탄력소, 조직액으로 구성된다. 백혈구와 대식세포도 존재한다. 부위: 진피 아래와 외부로 개방되어 있는 기관의 상피 아래(신체로 들어오는 병원균을 파괴)
3. **지방조직** – 세포는 지방을 저장하는 지방세포이다. 기질이 적다. 부위: 피부와 근육 사이(에너지를 저장), 눈과 신장 주위(쿠션 역할). 식욕, 인슐린 사용과 염증에 관련 있다.
4. **섬유성** – 대부분 강한 콜라겐 섬유로 구성된 기질, 세포는 섬유모세포이다. 규칙적인 섬유성 부위는 건(근육을 뼈에 연결)과 인대(뼈를 뼈에 연결)로 혈류공급이 원활하지 않고 치유가 느리다. 불규칙적인 섬유성 부위는 피부의 진피와 근육 주변의 근막이다.
5. **탄력성** – 대부분 탄력소 섬유로 구성된 기질 부위: 대동맥의 벽(혈압을 유지), 폐포 주변(정상 호흡을 증진).
6. **뼈** – 세포는 골세포, 기질은 칼슘염과 콜라겐, 강하지만 유연하지 않다. 혈류공급이 원활함. 빠른 치유. 부위: 골격의 뼈(신체를 지지하고 기계적 손상으로부터 내부 기관을 보호)

7. **연골** – 세포는 연골세포이다. 단백질 기질은 단단하지만 유연하다. 기질에는 모세혈관이 없다. 치유가 느리다. 부위: 뼈의 관절 표면(마찰을 방지), 코끝과 외이(지지), 기관의 벽(기도가 개방된 상태로 유지), 척추 사이의 원판(충격을 흡수)

근육조직– 수축을 위해 특수화되어 있고 움직임을 야기한다(표 4-3, 그림 4-6)

1. **골격근** – **횡문**근 또는 수의근이라 불린다. 세포는 원통형이고 몇 개의 핵을 가지며 가로무늬를 가지고 있다. 각 세포에는 운동신경말단이 분포한다. 신경흥분은 수축을 야기하는 데 필수적이다. 부위: 골격근은 뼈에 붙어 있다(골격을 움직이고 열을 생산).
2. **평활근** – 내장근 또는 불수의근이라고도 불린다. 세포는 방추형이며, 각각 1개의 핵을 가지고 있고 가로무늬가 없다. 수축은 조절할 수 없다. 부위: 위와 장(연동운동), 동맥과 정맥의 벽(혈압을 유지), 홍채(동공의 수축과 이완)
3. **심근** – 세포는 서로 연결되어 있고 각각 1개의 핵을 가지며, 희미한 가로무늬를 가지고 있다. 부위: 심장의 심방과 심실의 벽(혈액을 펌프, 신경흥분이 수축률을 조절)

신경조직 – 신경세포는 흥분을 일으키고 전달하기 위해 특수화되어 있다(표 4-4, 그림 4-7)

1. 세포체는 핵을 포함하고 있다. 축삭돌기는 세포체로부터 밖으로 흥분을 전달한다. 수상돌기(가지돌기)는 세포체로 흥분을 전달한다.
2. 시냅스는 2개의 신경세포 사이공간이다. 신경전달물질이 시냅스를 통해 자극을 전달한다.
3. 신경조직에서 특수화된 세포는 중추신경계통에 있는 신경교와 말초신경계통에 있는 슈반세포이다.
4. 부위: 뇌, 척수, 말초신경(감각, 운동, 신체 기능의 조절, 학습, 기억을 제공)

막 – 조직 표면의 덮개 또는 기관이나 엽들을 분리한다.

1. 상피막 그림 4-8
   a. 장막– 닫혀져 있는 체강 내의 막, 장액은 장막 두 층 사이의 마찰을 방지
      - 흉강 – 벽측 늑막은 흉벽의 내벽, 장측 흉막은 폐를 덮고 있다.
      - 심장막 – 벽측 심장막은 섬유성 심낭의 내벽, 장측 심장막(심외막)은 심장근육을 덮고 있다.
      - 복강 – 복막은 복강의 내벽, 장간막은 복부기관을 덮고 있다.

   b. 점막–외부로 개방되어 있는 신체 기관의 내벽을 형성: 호흡, 소화, 비뇨, 생식기관. 점액은 살아 있는 상피를 젖은 상태로 유지, 소화기관에서 윤활기능을 제공, 호흡기관에서 먼지와 박테리아를 포획
2. 결합조직막 표 4-5

복습 문제

1. 각각의 위치에서 각 조직의 중요성을 설명하시오.
   a. 폐의 폐포에 있는 단순 편평상피
   b. 기관에 있는 섬모상피
   c. 기관에 있는 연골

2. 각각의 위치에서 각 조직의 중요성을 설명하시오.
   a. 뼈에 있는 골조직
   b. 뼈의 관절 표면에 있는 연골
   c. 인대에 있는 섬유성 결합조직

3. 적혈구, 백혈구, 혈소판의 기능을 진술하시오.

4. 신경조직의 2개 종류를 명명하고, 신경조직의 일반적인 기능을 진술하시오.

5. 심근의 위치와 기능을 진술하시오.

6. 소장에서 평활근과 원주상피의 중요성을 각각 설명하시오.

7. 다음 막의 정확한 위치를 진술하시오.
   a. 복막(peritoneum)
   b. 장측 심장막(visceral peritoneum)
   c. 벽측 늑막(parietal pleura)

8. 기능을 진술하시오.
   a. 장액(serous fluid)
   b. 점액(mucus)
   c. 혈장(blood plasma)

9. 골격근의 2가지 기능을 진술하시오.

10. 점막으로 내벽이 구성되어 있는 3가지 신체기관을 명명하시오.

11. 내분비선이 외분비선과 어떻게 다른지를 설명하시오.

12. 지방조직의 기능을 진술하시오.
    a. 눈의 주변
    b. 피부와 근육 사이

13. 뇌척수막(meninges)과 활액막(synovial membranes)의 위치를 설명하시오.

14. 콜라겐과 탄력소의 중요 생리적 특성을 진술하고, 이러한 단백질 섬유를 생산하는 세포의 이름을 쓰시오.

심화학습

1. 친구가 무릎을 다쳐 뼈, 연골, 인대에 손상을 받게 되었다. 친구에게 손상받은 무릎의 조직이 어떻게 회복되는지에 대해 설명하시오.

2. 중층 편평 각질화 상피는 피부의 표피에 있는 병균들에 대해 우수한 장벽의 역할을 한다. 그렇지만 이러한 조직이 기관이나 소장벽에는 적합하지 않은데, 그 이유를 설명하시오.

3. 많은 조직은 보호기능을 갖고 있는데, 각 조직에 따라 특정 보호기능을 가지고 있다는 점도 중요하다. 보호기능을 가지고 있는 조직을 최소한 3가지를 명명하고, 이들 조직들은 인체를 어떻게 보호하는지 설명하시오.

4. 혈액은 왜 결합조직으로 분류되는가? 혈액은 무엇을 결합하는가? 혈액에 의해 어떤 종류의 결합이 이루어지는가?

5. 질문그림 4-A 는 한 신체 장기의 현미경적 단면(250배 확대)을 보여주고 있다. 본 그림에는 어떠한 조직이 가장 풍부해 보이는가? 먼저 4가지 중 한 가지의 범주를 선택하고, 가능한 한 더 자세하게 서술하시오.

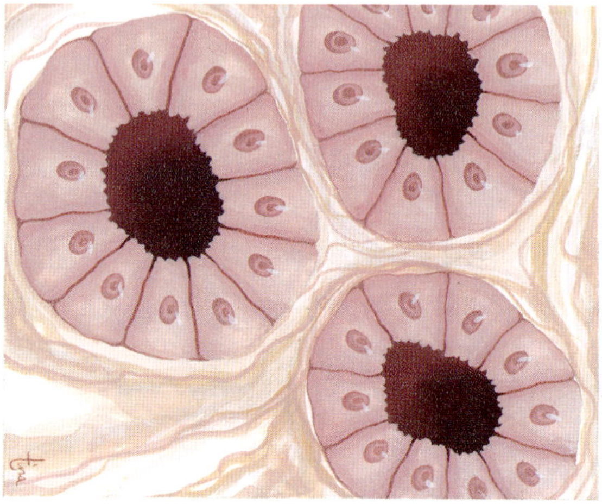

질문그림 4-A

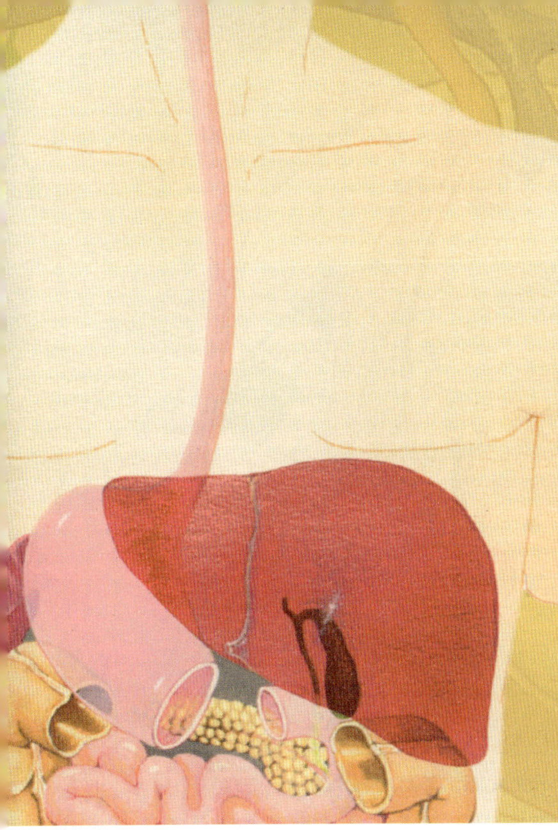

CHAPTER 05

THE INTEGUMENTARY SYSTEM

피부계통

05 피부계통

THE INTEGUMENTARY SYSTEM

목차

학습목표

- 피부를 구성하고 있는 두 개의 주요 층의 이름을 열거하고 각각의 층을 구성하고 있는 조직을 설명할 수 있다.
- 종자층과 각질층의 위치와 기능을 서술할 수 있다.
- 랑게르한스세포의 기능을 서술할 수 있다.
- 멜라닌 세포와 멜라닌의 기능을 서술할 수 있다.
- 피부의 털과 손발톱의 기능을 서술할 수 있다.
- 피부 감각의 종류와 중요성을 서술할 수 있다.
- 피지샘, 귀지샘, 땀샘의 분비 기능을 서술할 수 있다.
- 진피의 세동맥이 어떻게 더위, 추위, 스트레스에 반응하는지를 서술할 수 있다.
- 피하조직을 구성하고 있는 조직의 이름을 열거하고 기능을 서술할 수 있다.

THE INTEGUMENTARY SYSTEM

용어

세동맥(arterioles)
귀지샘(귀지, ceruminous glands)
진피(dermis)
외분비선(외분비샘, eccrine glands)
표피(epidermis)
모낭(털주머니, hair follicles)
각질(keratin)
멜라닌(melanin)
멜라닌세포(melanocytes)
조낭(손발톱주머니, nail follicles)
유두층(papillary layer)
감각수용체(receptors)
피지샘(피지, sebaceous glands/sebum)
각질층(stratum corneum)
종자층(stratum germinativum)
피하조직(subcutaneous tissue)
혈관수축(vasoconstriction)
혈관이완(vasodilation)

임상관련용어

여드름(acne)
탈모증(alopecia)
생검(biopsy)
암종(carcinoma)
순환성 쇼크(circulatory shock)
욕창(압박 궤양, decubitus ulcer)
탈수(dehydration)
습진(eczema)
홍반(erythema)
히스타민(histamine)
두드러기(hives)
염증(inflammation)
흑색종(melanoma)
반점(nevus)
가려움증(소양증, pruritus)

피부계통(integumentary system)은 우리와 아주 익숙한 기관계통(organ system)이다. 관찰 가능한 피부계통은 외피의 표피층 일부, 털, 손발톱이며, 관찰 불가능한 피부계통은 땀샘, 감각수용기, 피하조직이다. 외피는 신체표면을 덮고 있고, 신체외부와 신체내부 환경 사이의 경계가 된다. 피부는 여러 종류의 조직 형태로 구성되며 하나의 기관으로 간주된다. 살아 있지 않은 피부의 부분들은 해로운 물질이 신체내로 들어오는 것을 막아주고, 살아 있는 피부의 부분들은 항상성을 유지하는 데 서로 다른 역할을 수행한다. 피하조직은 피부 바로 아래쪽에 있으면서 피부와 근육을 연결시켜주며 그 외 다른 기능들도 가지고 있다.

피부 The Skin

피부는 바깥쪽의 **표피(epidermis)**와 안쪽의 **진피(dermis)** 2개의 주요 층으로 구성된다. 두 층은 서로 다른 조직으로 구성되며 그 기능도 매우 다르다.

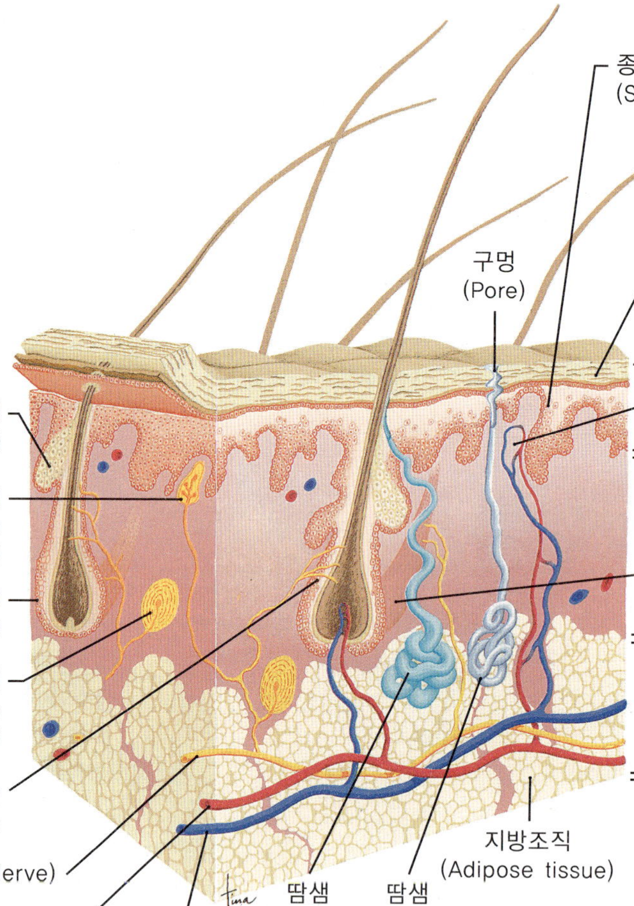

그림 5-1 **피부** 피부와 피하조직의 구조

질문: 피부계통 중 혈관을 가지고 있는 층은 무엇인가?

표피 Epidermis

표피(epidermis)는 중층 편평 각질상피조직으로 구성되며 손바닥과 발바닥에서 가장 두껍다. 표피에 가장 많이 분포하고 있는 세포는 **각질세포(keratinocytes)**로 세포 사이에는 모세혈관이 없다. 표피는 4가지 혹은 5가지 하부층으로 더 자세히 나눌 수 있지만, 이 중 가장 중요한 2개의 층은 가장 아래쪽에 있는 종자층과 가장 바깥에 있는 각질층이다 그림 5-1 .

종자층 Stratum Germinativum

종자층(stratum germinativum)은 기저층(stratum basale)이라고도 부를 수 있다. 발아시킨다(to germinate)는 것은 '싹을 틔우다(to sprout)' 혹은 '성장시키다(to grow)'라는 의미이다. 기저의(basal) 의미는 '바탕(base)' 혹은 '가장 낮은 부분(lowest part)'이라는 뜻이다. 종자층은 표피의 기저부분에 있으며, **유사분열(mitosis)**이 일어나는 상피의 가장 안쪽의 층이다. 새로운 세포가 계속적으로 생성되며 오래된 세포는 피부의 표면으로 밀려 올려간다. 이러한 세포들은 단백질 **각질(keratin)**을 생성하며, 진피의 모세혈관에서 멀리 떨어지면 죽게 된다. 죽은 세포는 피부의 표면에서 벗겨져 나가며 아래층에서 올라오는 세포들로 대치된다. 종자층의 각질세포 사이에 흩어져 있는 세포를 촉각세포(Merkel cells)라고 하는데, 이것은 각질세포와 전혀 다른 세포로, 피부에서 촉각(sense of touch)을 담당하는 수용체이다 그림 5-2 .

표피의 살아 있는 각질세포는 **디펜신(defensins)**이라고 하는 항균 펩티드(antimicrobial peptide)를 합성할 수 있다. 염증과정으로 피부에 손상이 있게 되면,

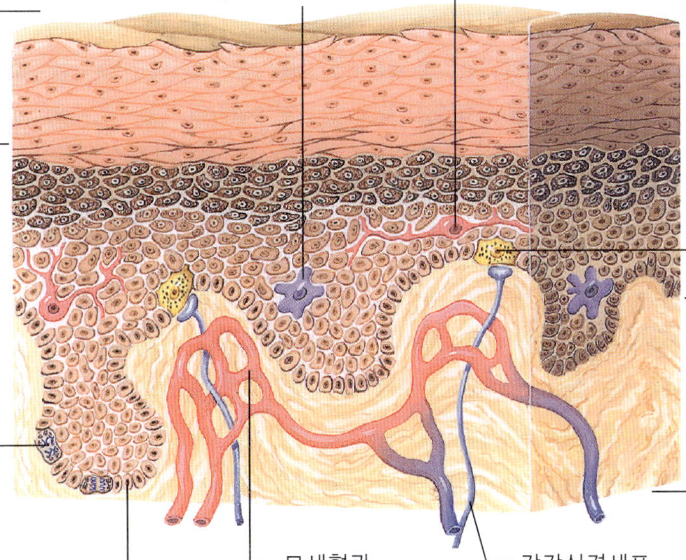

그림 5-2 **다른 여러 종류의 세포가 있는 표피와 상부 진피에 있는 혈관분포**

질문: 표피의 어떤 세포가 스스로 운동성을 가지고 있으며, 이들 세포가 이동시키는 물질은 무엇인가?

디펜신과 그 외 화학물질들이 생성된다. 디펜신은 피부를 뚫고 신체내로 침입한 박테리아와 같은 병원체의 세포막을 파괴시킨다.

표피의 살아 있는 각질세포는 비타민도 생성하는데, 이 세포는 콜레스테롤 형태를 함유하고 있으며, 이것이 자외선에 노출되면 비타민D로 변한다(그런 다음 비타민D는 간과 신장에서 가장 활성화된 형태인 1, 25-D, 혹은 칼시트리올(calcitriol)의 형태로 변하며, 이것은 일종의 호르몬으로 간주된다). 이러한 이유 때문에 비타민D는 종종 '햇빛 비타민(sunshine vitamin)'으로 불린다. 사람들은 충분한 햇볕을 쬐는 대신, 강화우유와 같은 비타민D가 함유되어 있는 영양물의 섭취에 더 많이 의존하고 있다. 그러나 비타민D를 얻기 위해서는 음식으로 섭취하는 것보다 햇빛을 쬐는 것이 가장 좋은 방법일 것이며, 햇빛을 하루 15분씩 일주일에 2~3번만 쬐는 것만으로도 충분하다. 비타민D는 소장으로 넘어온 음식에서 칼슘과 인을 흡수하는 데 중요하다. 이것이 비타민D의 기능이라고 오랫동안 알려져 왔다.

최근 연구에 따르면 비타민D는 신체 과정에도 중요한 기여를 하는 것으로 나타났다. 특히 노인에서 근육강도를 유지하는 데 관여하고, 혈중 포도당 수치 조절을 위한 인슐린의 기능에 관여한다. 또한 비타민D는 특정 암 및 특정 박테리아 또는 바이러스에 의한 감염에 대항해 우리 몸을 보호하는 기능을 제공한다. 예를 들어, 비타민D 결핍인 사람들은 결핵과 인플루엔자에 더 잘 감염된다. 비타민D는 백혈구를 자극해 카텔리시딘(cathelicidin)을 생성하게 되는데, 이는 자연 항균제로써 병원체의 외피를 뚫는 역할을 한다. 이에 대한 자세한 내용은 이후에 다룰 것이다.

각질층 Stratum Corneum

각질층(stratum corneum)은 표피의 가장 바깥에 있으며, 여러 층의 죽은 세포로 구성된다. 여기에 있는 세포는 모두 단백질 **각질**(keratin)을 가지고 있다. 각질 자체는 어느 정도 방수성이 있으며, 신체의 수분이 증발하는 것을 막아줄 뿐만 아니라 물이 체내로 들어가는 것을 막아주기 때문에 중요하다. 각질층의 방수 역할이 없다면, 풀장에서 수영을 하거나 샤워하는 것은 불가능할 것이다.

각질층은 병원체나 화학물질에 대한 방어 역할도 한다. 피부 표면에는 박테리아나 다른 미생물들이 군집화하나, 각질층의 각질세포의 치밀결합에 의해 대부분은 손상되지 않은 피부로는 침투할 수 없다(미생물 중 일부는 상당히 유익한 것들도 있다). 피부 표면으로부터 죽은 세포들이 떨어져 나가면서 피부에 붙어 있는 많은 미생물이 제거되고, 피지성분인 지방산은 미생물들의 성장을 억제하는 데 도움을 준다. 대부분의 화학물질도 부식성이 없다면 건강한 피부를 통과하여 살아 있는 조직 안으로 들어가지 못한다. 불행하게도 한 가지 예외가 있는데, 독이 있는 담쟁이 넝쿨의 수액이다. 이것은 피부 속으로 흡수되어 민감한 사람에게는 알레르기 반응을 일으킨다. 알레르기 특징을 보이는 염증반응은 물집과 심한 가려움을 일으킨다. 각질층의 중요성은 각질층이 파괴되었을 때 잘 나타난다 BOX 5-1.

표피에서 일어나는 작은 변화들은 여러분들에게 익숙할 것이다. 예를 들어, 새 신발을 신었을 때 발의 피부가 마찰되기 쉽다. 이로 인해 표피층이 분리되거나 진피에서 표피가 분리되고, 조직액이 모여 **물집**(blister)을 만든다. 만일 피부가 압력을 받으면 종자층의 유사분열 속도가 증가되어 표피를 더 두껍게 만든다. 이것을 **굳은살**(callus)이라고 부른다. 굳은살은 손바닥과 발바닥에 더 일반적이지만 신체의 어느 부분에서도 생길 수 있다.

또한 표피와 진피 접합부의 융기된 표면은 지문(prints)을 형성한다. 이러한 소용돌이, 고리, 선 등 다양한 문양의 기능은 정확히 알려져 있지 않다. 일부 생물학자들은 지문이 물체를 움켜쥐는 데 도움을 준다고 하며, 또 일부는 손가락 지문이 물체의 질감을 느끼는데 더욱 민감한 촉각을 제공한다고 한다. 모든 사람은 각자의 고유한 지문을 지니며 이는 변화하지 않는다. 다만 노화에 따라 표피 융기는 덜 분명해지고, 새로운 선이나 주름이 손가락 끝 표면에 형성되기도 한다.

랑게르한스세포 Langerhans Cells

표피 내에는 **랑게르한스세포**(Langerhans cells)가 있는데, 이 세포는 움직일 때 뻗치는 모양 때문에 수지상세포(가지세포, dendritic cells)라고도 한다

BOX 5-1 **화상 Burns**

화상은 불꽃, 뜨거운 물이나 증기, 햇빛, 전기 또는 부식성 화학물질에 의해서 일어난다. 화상의 분류는 심각한 정도와 손상 범위에 기초하여 1도, 2도, 3도, 4도로 분류된다 BOX 그림 5-A.

1도 화상 – 표피의 표면이 손상을 입었으며, 통증이 있으나 수포는 없다. 밝은 피부에서는 손상된 부위에 국소 혈관이완으로 붉게 보인다. 혈관이완은 손상된 부위로 더 많은 혈액을 보내주는 염증반응이다.

2도 화상 – 표피의 더 깊은 층이 손상을 받은 것이다. 손상된 세포의 또 다른 염증반응은 히스타민을 분비하여 모세혈관의 투과도를 증가시킨다. 대부분의 혈장이 모세혈관을 빠져나와 조직액이 되며, 화상부위에 몰려 물집을 형성한다. 화상을 입은 부위의 통증이 매우 심하다.

3도 화상 – 표피층 전체가 타서 없어진 경우이며, 진피나 피하조직에까지 화상을 입는 경우도 있다. 만약 진피의 수용체가 파괴되었다면 흔히 처음에는 통증이 없다. 광범위한 3도 화상은 각질층이 소실되어 잠재적으로 생명을 위협하는 상태를 초래한다. 자연적 장벽인 각질층의 소실로 인해 살아 있는 조직은 외부 환경에 직접 노출되므로 감염이나 탈수에 취약해진다.

4도 화상 – 화상의 범위가 근육, 조직, 뼈에까지 이른다.

박테리아 감염은 화상 환자에게 심각한 문제이다. 혈액 내로 병원체가 들어가 몸 전체로 빠르게 퍼짐으로써 패혈증(septicemia)을 야기할 수 있다. 탈수증도 교정되지 않는다면 치명적일 수 있다. 모세혈관에서 조직공간으로 더 많은 혈장이 이동하고 화상을 입은 피부 표면에서 수분이 소실된다. 혈장의 손실로 혈액량과 혈압은 감소한다. 이로 인해 심장은 충분한 혈액을 박출하지 못해 심장부전에 이른다. 이를 순환쇼크(circulatory shock)라고 한다. 이러한 심각한 결과를 막기 위해 3도 화상과 4도 화상은 피부이식이 필요하다.

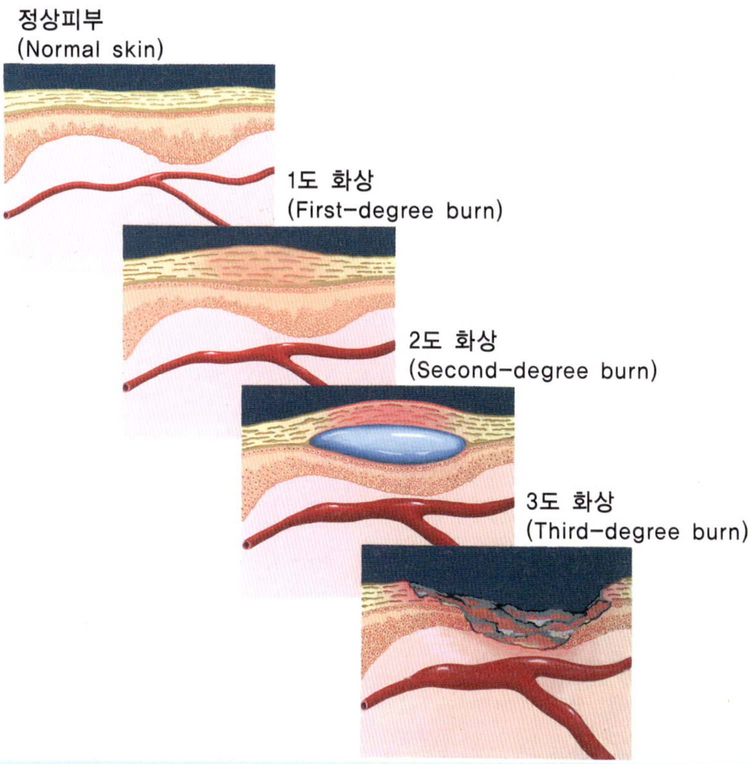

BOX 그림 5-A 정상 피부 단편과 1도, 2도, 3도 화상 단면

(그림 5-2, 그림 14-6, BOX 14-5 참조). 랑게르한스세포는 적색골수에서 기원하고 어느 정도 운동성을 가지고 있으며, 피부를 통해 들어온 박테리아와 같은 이물질들을 탐식할 수 있다. 랑게르한스세포는 이렇게 섭취된 병원체와 함께 림프절로 이동하여 백혈구의 일종인 림프구에 병원체를 내어준다. 이로 인해 항체 생성과 같은 면역반응이 일어난다(항체는 침입한 이물질을 파괴시킬 수 있도록 이물질에 꼬리표를 붙이는 단백질이다). 피부는 외부 환경과 가까이 접해 있기 때문에 아직까지 정확한 기전은 밝혀지지 않았지만 몸을 보호하는 반응에 있어 중요한 요소가 된다. 면역에 대해서는 제14장에 설명되어 있다.

멜라닌세포 Melanocytes

표피의 아래쪽에서 발견할 수 있는 다른 종류의 세포는 **멜라닌**(melanin)세포이다 그림 5-2. **멜라닌세포**(melanocytes)는 멜라닌색소를 생성한다. 같은 신체 크기를 가진 사람은 비록 그 활성수준은 다르지만 거의 같은 수의 멜라닌세포를 가지고 있다. 어두운 피부에서는 멜라닌세포가 계속해서 많은 양의 멜라닌을 생성한다. 밝은 피부에서는 멜라닌 생성량이 적다. 멜라닌세포의 활동은 유전적으로 조절된다. 피부색깔은 우리의 유전적 특징 중 하나이다.

모든 사람에서 자외선의 노출 정도에 따라 멜라닌 생성이 영향 받는다. 멜라닌이 많이 생성되면 멜라닌세포에 의해 멜라닌은 피부 표면으로 밀려서 올라온다. 이는 피부를 더 어둡게 하여 종자층과 랑게르한스세포가 자외선에 노출되지 않도록 막아준다. 피부가 밝은 사람은 자외선에 대한 자연적 보호가 부족하여 태양에 대한 노출로 어두워진 피부가 일시적인 보호막이 된다. 어두운 피부를 가진 사람은 자외선의 유해한 영향으로부터 보호받으나 비타민D 생성은 적다 BOX 5-2.

멜라닌은 또한 몸의 털 색깔을 나타내지만, 보호기능은 머리카락에 국한되어 있다. 눈의 구조물 중에서도 두 부분이 멜라닌으로부터 색깔을 얻는데, 안구의 홍채와 내측 맥락막층이다(이는 제9장에서 자세히 다룰 것이다). 표피와 표피를 이루고 있는 세포의 기능은 표 5-1 에 요약되어 있다.

진피 Dermis

진피(dermis)는 불규칙한 형태의 섬유성결합조직으로 구성되어 있으며, 불규칙하다는 것은 섬유들이 일정한 방향으로 나란히 배열되어 있지 않다는 의미이다. 섬유모세포는 **콜라겐**(collagen)과 **엘라스틴**(elastin)을 생성한다. 아교섬유는 가해지는 힘에 대항하여 오래 견디며 탄력섬유는 당기면 늘어났다가 다시 원래대로 복원될 수 있다. 내구성과 탄력성은 진피의 2가지 주요 특성이다. 나이가 들면서 탄력섬유가 파괴되면 피부는 탄력성을 잃는다. 따라서 나이가 들어감에 따라 주름을 관찰할 수 있다.

진피층과 표피층이 불규칙하게 교차하는 부위를 **유두층**(papillary layer)이라 한다 그림 5-1. 진피뿐 아니라 표피의 종자층까지 영양공급을 하기 위해 많은 모세혈관이 분포하고 있다. 하지만 표피층 내 모세혈관은 존재하지 않아 표피의 아래층의 살아 있는 세포는 진피에 분포되어 있는 혈관으로부터 산소와 영양분을 공급받는다.

진피 내에는 피부 부속 구조인 모낭(털주머니), 조낭(손발톱주머니), 감각수용체, 여러 종류의 선(샘) 등이 위치하고 있다. 이러한 구조 중 일부는 표피를 관통하여

표 5-1 표피

부분	기능
각질층 (각질)	• 수분의 소실이나 유입을 막는다. • 손상이 없으면 병원체와 대부분의 화학물질의 침입을 막는다.
종자층 (기저층)	• 계속적인 유사분열이 새로운 세포를 생성하여 낡은 표면 세포를 대치 시킨다. • 항균 펩티드인 디펜신을 생성한다. • 자외선에 노출된 피부에서는 콜레스테롤이 비타민D로 전환된다.
랑게르한스세포	• 이물질을 탐식하고 림프구에 의한 면역반응을 자극한다.
촉각세포	• 촉각에 대한 수용체이다.
멜라닌세포	• 자외선에 노출되면 멜라닌을 생성한다.
멜라닌	• 살아 있는 피부층의 자외선 노출을 막아준다.

BOX 5-2 피부암 예방, 상식과 자외선 차단 Preventing skin cancer, common sense and sunscreens

누구나 피부암에 걸릴 수 있으며, 가장 중요한 요인은 햇빛이다. 밝은 피부를 가진 사람은 자외선의 영향에 더 민감하며 이는 표피의 살아 있는 세포에 돌연변이를 촉발시킨다.

편평세포암종(squamous cell carcinoma)과 기저세포암종(basal cell carcinoma)이 가장 일반적인 피부암의 형태이다 BOX 그림 5-B (A) . 이러한 암종이 있는 피부는 정상적인 외형에 변화가 온 것을 관찰할 수 있으며, 진단을 확인하기 위해 조직생검(조직 검체물을 현미경으로 검사)이 실시된다. 이러한 병소는 보통 전이 속도가 빠르지 않으므로 간단한 시술로 완전히 제거될 수 있다.

악성흑색종(malignant melanoma)은 좀 더 심각한 피부암의 형태이며 멜라닌세포에서 기원한다 BOX 그림 5-B (B) . 색소반 또는 점(모반)에 미미한 작은 변화라도 나타나면 즉시 내원해야 한다. 흑색종은 피부에서 성장하지 않고 폐, 간, 신체의 중요한 기관으로 빠르게 전이가 일어나기 때문에 심각하다. 연구자들은 현재 흑색종을 가지고 있는 사람들에게 개별화된 백신을 시험하고 있다. 흑색종은 재발되면 치명적이기 때문에 재발 방지를 위한 충분하고 강력한 면역체계 자극을 그 목적으로 한다.

피부암 대부분이 쉽게 치료가 된다 하여도 예방하는 것이 가장 좋은 전략이다. 우리는 햇빛을 완전히 피할 수도 없고, 피하기를 원하지도 않지만(햇빛은 충분한 비타민D를 얻는데 가장 좋은 방법이기 때문이다), 햇빛이 피부에 가장 손상을 많이 주는 시간 동안은 피할 수는 있다. 여름철에는 오전 10시에서 오후 2시 사이가 자외선이 가장 강하므로 이때 밖으로 나가야 한다면 피부과 의사들은 자외선 차단제를 꼭 바를 것을 권장한다.

자외선 차단제는 자외선을 차단하고 표피 손상을 예방하는 화학물질이 포함되어 있다. 자외선 차단제는 UVA(발암성 광선)와 UVB(화상 광선)에 대항해 피부를 보호한다. SPF(sun protection factor) 15에서 50 사이의 자외선 차단제를 자주 사용하는 것은 좋은 보호수단으로 간주된다.

노출된 피부에 자외선 차단제를 바르면 피부암을 예방할 뿐 아니라 일광 화상과 이로 인한 통증도 예방할 수 있다. 어린이의 경우는 햇빛으로 인한 심한 화상을 입지 않도록 예방하는 것이 중요한데, 그 이유는 이러한 화상이 수년 후에 피부암으로 진전될 수 있기 때문이다.

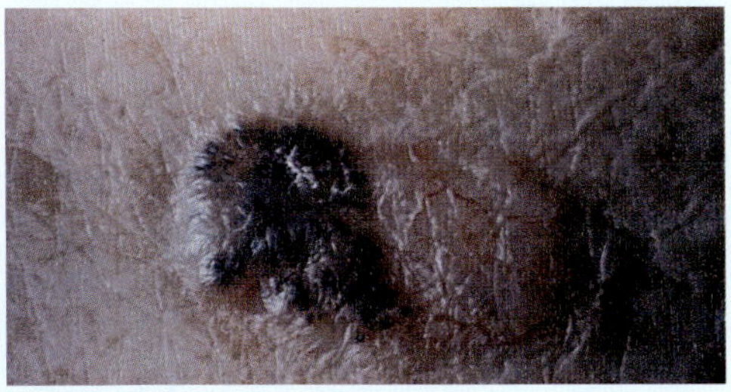
A

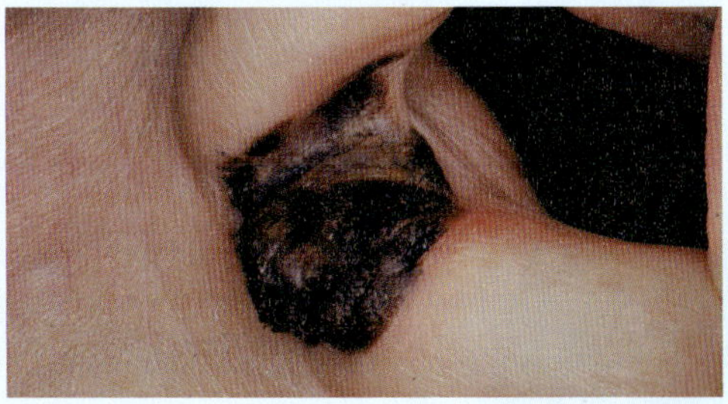
B

BOX 그림 5-B (A) 얼굴에 생긴 전형적인 기저세포암 (B) 손가락 사이에 생긴 흑색종

(출처: Goldsmith, LA, Lazarus, GS, and Tharp, MD: Adult and Pediatric Dermatology: A Color Guide to Diagnosis and Treatment. FA Davis, 1997, pp 137 and 144, with permission.)

피부 표면으로 뻗어나가 있으나 중요한 기능을 하는 활성 부위는 진피 내에 있다.

모낭(털주머니) Hair Follicles

모낭(털주머니, hair follicles)은 표피 조직으로 이루어져 있으며, 털의 성장 과정은 표피의 성장과 매우 유사하다. 털주머니의 바닥(기저)부위에 진피유두(dermal papilla)라 불리는 혈관성결합 조직이 존재한다. 진피유두 바로 위에는 **모근(털뿌리, hair root)**이 존재하며 **기질(바탕질, matrix)**이라고 하는 세포가 포함되어 있다. 이곳에서 유사분열이 일어난다 그림 5-3 . 유사분열로 생성된 새로운 세포는 각질을 생성하고, 멜라닌으로부터 색소를 얻고 나서 죽은 후 위로 피부의 표면으로 밀려올라가 **모간(털줄기, hair shaft)**을 이룬다. 우리가 매일 빗질하는 머리카락은 죽어 각질화된 세포들이다. 머리카락은 매달 약 8~10mm(0.3~0.4inch) 자란다. 오래된 머리카락을 빠지도록 밀어내는 새 머리카락이 자라기 전 모낭은 휴지기에 들어가게 된다. 우리는 매일 머리카락을 잃는데 그 수는 하루에 약 50~100개 정도이다.

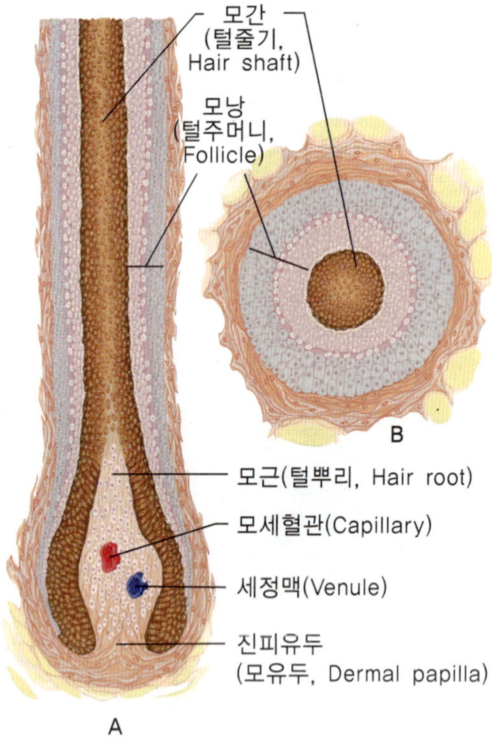

그림 5-3 **모낭의 구조** (A) 종단면 (B) 횡단면

질문: 모간은 무엇으로 만들어지는가?

다른 포유동물과 비교해서 사람들은 털을 많이 가지고 있지 않다. 인간이 가지고 있는 털은 실제적으로 그 기능이 매우 적다. 눈썹과 속눈썹은 땀과 먼지가 눈으로 들어가는 것을 보호하고 콧구멍 내 털은 먼지가 코 안으로 들어가는 것을 막아준다. 두피의 털은 머리를 추위로부터 보호한다. 그러나 몸의 털은 이와 같은 특별한 기능이 없으며 단지 진화과정에서 남아 있는 것이다. 모낭에 부착된 작은 평활근(민무늬근)을 **입모근(털세움근, pilomotor or arrector pili muscle)**이라 부른다. 추위나 두려움과 같은 정서로 자극될 때 이 근육들이 모낭이 일어서도록 잡아당긴다. 털을 가진 동물의 경우는 털이 서면 공기층이 더 두텁게 형성되어 보다 효과적인 열 보존이 가능하다. 사람들은 두꺼운 털이 없기 때문에 이러한 상황일 때 소름 돋는 것을 느낀다.

조낭(손발톱주머니) Nail Follicles

모낭에서 털을 만드는 것처럼 손가락과 발가락 끝에 존재하는 **조낭(손발톱주머니, nail follicles)**에서 손

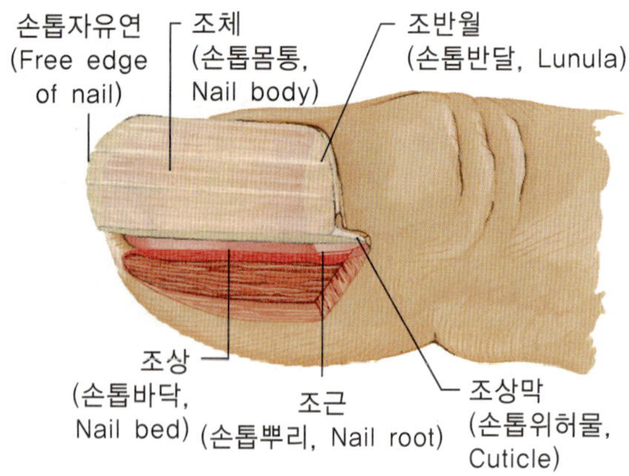

그림 5-4 **종단면에서 본 손톱의 구조**

질문: 손톱바닥은 피부의 어느 부분인가?

톱과 발톱이 생성된다. **조근(손발톱뿌리, nail root)**에서 유사분열이 일어나고 그림 5-4, 새로운 세포는 각질(털에서 생성되는 것보다 더 강한 형태의 단백질이다)을 생성한 후 죽는다. 비록 손발톱 그 자체는 각질화된 죽은 세포로 구성되어 있지만, 손발톱의 바닥(bed)은 살아 있는 표피와 진피이다. 그러므로 손톱을 너무 짧게 자르면 통증을 느끼게 된다. 손발톱은 손가락과 발가락을 기계적 손상으로부터 보호하며 손가락으로 작은 물건을 집어올릴 수 있도록 한다. 손톱은 또한 무엇을 긁는 데도 유용하다. 이러한 기능은 물건을 집는 것보다 더 중요하다. 소양증이 있다는 것은 절지동물 기생충(arthropod parasite): 모기(mosquito), 진드기(tick), 벼룩(flea), 또는 이(louse)가 있을 수 있다는 의미인데, 이러한 기생충들은(진드기를 제외하고 모두 곤충이다) 피를 빨아먹고 모두 세균, 바이러스 또는 원충에 의해 발생하는 질병의 잠재적인 매개체가 된다. 손톱으로 재빠르고 세게 긁으면 절지동물이 죽거나 떨어지게 되어 질병의 전파를 예방할 수 있을 것이다. 손톱은 매달 약 3mm(0.12inch) 정도의 속도로 자라며, 여름에는 좀 더 빠른 속도로 자란다.

감각수용체 Receptors

대부분의 피부감각 **수용체(receptors)**는 진피에 존재한다(촉각세포는 종자층에 있다). 피부 감각 수용체는 접촉, 압력, 열, 추위, 통증을 감지한다. 모든 감각에는 특정 변화를 감지할 수 있도록 구조화된 특정 수용체가 있다. 통증, 열, 추위의 경우 이를 감지하는 수용체는 **자유신경말단(free nerve ending)**이며, 촉각과 압각을 감지하는 수용체는 **피막신경말단(encapsulated nerve ending)**이다. 피막은 감각 신경종말(sensory nerve ending) 주위가 세포구조로 되어 있다는 의미이다 그림 5-1. 이러한 수용체와 감각의 목적은 외부 환경과 그것이 피부에 미치는 효과에 대한 정보를 중추신경계통으로 제공하는 것이다. 이러한 정보는 짧게 자른 손톱이 아플 때 흐르는 물에 씻거나, 곤충에 물린 부위를 긁고, 춥다고 느껴질 때 스웨터를 입는 등과 같은 반응을 하게 한다.

피부의 민감성은 얼마나 많은 수용체가 분포하는가에 따라 다르다. 즉, 수용체의 공간밀도에 의해 결정된다. 도시에 조밀하게 들어서 있는 집과 한적한 시골에 있는 집을 생각해 보자. 만약에 운석이 도시에 떨어진다면 집에 떨어질 가능성이 높고 시골이라면 집 사이에 떨어질 가능성이 높다. 손가락 끝은 촉각에 매우 예민한데, 그 이유는 손가락 끝에는 단위면적당 분포하는 수용체의 수가 많기 때문이다. 이에 반해 위팔의 피부에는 단위면적당 수용기의 분포가 적어서 민감성이 덜하다.

감각수용체에 변화가 감지되면, 감각수용체는 신경흥분을 생성하여 뇌로 전달하고, 뇌는 이를 특정 감각으로 해석하게 되므로 감각은 실제로 뇌의 기능이다(제8장, 제9장 참조).

선(샘) Glands

선(샘, gland)은 상피조직으로 구성되어 있다. 피부로 개구하고 있는 외분비선은 분비 부위가 실제로는 진피에 위치하고 있다. 그림 5-1 에서 그 구조를 일부 볼 수 있다.

피지샘 Sebaceous Glands

피지샘의 관은 피부 표면으로 직접 열려 있거나 모낭으로 열려 있다. 이 샘은 흔히 우리가 기름이라고 하는 지질 성분의 **피지(sebum)**를 분비한다. 앞서 언급한 바와 같이, 피지는 피부표면에서 세균의 성장을 억제하고 피부와 털이 건조해지는 것을 막아준다. 이것의 중요성은 분명하지 않지만 피부가 건조하면 쉽게 갈라지는 경향이 있다. 뿐만 아니라 피부에는 아무리 작은 손상이 있어도 잠재적인 세균의 침입경로가 될 수 있다. 피지 생성의 감소는 노화의 또다른 결과로 노인의 피부는 흔히 건조하고 약해진다.

청소년들은 과다한 피지분비로 피지샘의 관이 막히는 상태인 염증 상태인 **여드름(acne)**을 경험하기도 한다. 지나치게 많은 피지는 모낭 안에 세균을 가두게 되고 이것이 감염을 일으킨다. 피지샘은 코와 입 주위에 특히 더 많이 분포하고 있기 때문에 젊은 사람들에게 코와 입 주변에 여드름이 잘 생긴다 BOX 5-3.

BOX 5-3 흔한 피부질환 Common skin disorders

농가진(impetigo) – 포도알구균이나 사슬알구균에 의한 세균감염으로 특징적인 농포(농을 함유하고 있는 병소)를 가진다 BOX그림 5-C. 쉽게 다른 사람에게 전염된다.

습진(eczema) – 증상적 측면에서 아토피성 피부염이라고 부르는 것이 더 적절할지 모른다. 습진은 피부의 구조와 화학적 성질을 변화시키는 유전적인 영향으로 나타나는 반응이다. 항균 화학물질인 키텔리시딘(cathelicidin)이 부족한 경우가 흔히 있다. 표피세포 사이의 치밀결합부위의 단백질이 약하며 피부의 투과성을 높인다. 피부로부터 수분이 증발되거나 피부 속으로 세균 등이 침투한다. 그 결과 가려운 발진(가려움증, pruritus), 수포가 생기거나 삼출이 일어난다. 습진은 생선, 달걀, 유제품과 같은 음식과 먼지, 꽃가루 또는 동물 비듬과 같은 흡입된 알레르기항원과 관련이 있다. 어른보다는 어린이에게 더 흔하게 나타난다(나이가 들면서 알레르기 반응이 감소하는 경우가 흔하다). 예방은 어린이에게 알레르기 반응을 일으키는 물질을 찾아내고 이를 제거하거나 그 물질에 노출되는 것을 제한함으로써 가능하다.

사마귀(warts) – 표피세포를 비정상적으로 분열시키는 바이러스 감염으로 발생한다. 바이러스는 표피세포를 자라게 하여 흔히 피부표면 위로 돌출되며 그 표면은 거칠거나 움푹 들어간 모양을 하고 있다. 사마귀는 아마도 손에 가장 흔하게 발생하지만 피부의 어느 곳에나 생길 수 있다. 발바닥의 사마귀는 서있거나 걸을 때 지속적으로 압박을 받기 때문에 상당한 통증을 일으킨다.

열수포(fever blisters; cold sore) – 단순헤르페스 바이러스에 의해 생기며, 어렸을 때 이 바이러스에 노출된 사람에게 주로 발생한다. 활동성 병소는 보통 입술 가장자리로(피부 어디에서나 생길 수 있다) 통증이 있고 진물이 난다. 면역계통에 의해 파괴되지 않으면 바이러스는 얼굴 신경에 잠복해 있다가 수주 혹은 수개월 후 스트레스나 다른 질환에 의해서 또 다른 부위에 재발할 수 있다.

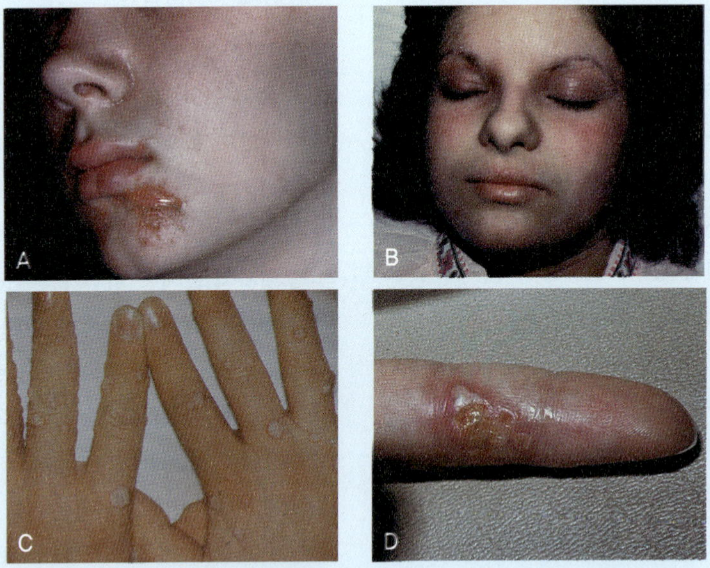

BOX그림 5-C (A) 농가진 (B) 아토피성 피부염의 습진
(C) 손등의 사마귀 (D) 손가락에 국소적으로 생긴 심각한 열성 수포

(출처: Goldsmith, LA, Lazarus, GS, and Tharp, MD. Adult and Pediatric Dermatology: A Color Guide to Diagnosis and Treatment. Philadelphia: FA Davis, 1997, pp 80, 241, 306, and 317, with permission.)

귀지샘 Ceruminous Glands

외이도의 진피에 있는 변형된 땀샘이다. 귀지샘에서 분비되는 물질을 귀지 또는 이구라고 부른다(외이도에서 분비되는 피지를 함유하고 있다). 귀지는 고막의 바깥면을 유연하게 해주고 건조해지는 것을 방지한다. 그러나 이도에 귀지가 지나치게 축적되면 고막을 막게 되고 이것은 고막이 적절하게 진동하는 것을 방해하여 청력을 감소시킨다.

땀샘 Sweat Glands

땀샘에는 아포크린샘(apocrine)과 에크린샘(eccrine gland)의 2가지 형태가 있다. 땀은 대부분 수분으로 이루어져 있으며, 염화나트륨을 포함하고 있어 짠맛이 난다. 또한 땀에는 아주 적은 양의 수많은 화학물질이 존재하며, 이들의 많은 부분은 휘발성으로 중간 정도의 체온에서 쉽게 증발한다. 각 개인들은 조금씩 다른 화학물질의 조합을 생성해 내므로 각 사람마다 고유한 냄새를 지니게 된다. 이로 인해 개와 같은 동물들은 사람들(일란성 쌍둥이라 할지라도)을 쉽게 구분해 낸다.

아포크린샘 Apocrine Glands

겨드랑이와 생식기 부위에 가장 많이 분포하며 스트레스와 감정적 상황에서 가장 활성화된다. 비록 분비물에서 냄새가 나지만 다른 사람에게는 거의 인지되지 않는다. 만약 아포크린 분비물이 피부에 축적되면 세균은 땀 속에 포함되어 있는 화학물질을 대사하고 사람들이 불쾌감을 느끼는 분명한 냄새가 나는 노폐물을 생성한다.

에크린샘 Eccrine Glands

신체의 어느 부위에서나 발견되지만 특히 이마, 윗입술, 손바닥, 발바닥에 많이 분포되어 있다. 분비 부위는 진피에 단순하게 말려 있는 관이며, 이 관은 피부 표면으로 뻗어 있어 **모공(pore)**으로 열린다.

에크린샘에 의해 생성된 땀은 정상 체온 유지에 중요하다. 따뜻한 환경에 노출되거나 운동하는 동안 피부 표면으로 더 많은 땀이 분비되고 과도한 신체열에 의해 증발된다. 물은 높은 기화열(heat of vaporization)을 가지고 있으며, 이것은 곧 상대적으로 소량의 물을 증발시킴으로써 많은 열을 대기 중으로 배출시킬 수 있음을 의미한다. 비록 이것은 열소실의 매우 효과적인 기전이 되지만 잠재적으로 심각한 단점이 되기도 한다. 특히 덥고 습한 날 운동 후에 땀으로 너무 많은 수분이 소실되면 **탈수(dehydration)**가 발생할 수 있다. 따라서 운동하는 동안이나 더운 날 땀 분비가 증가하면 반드시 수분 섭취가 증가해야 한다.

운동을 하는 사람은 수분 이외에 염분도 보충해야 한다. 염화나트륨도 땀을 통해서 소실되고, 소량의 **요소**(urea, 아미노산 대사결과 생기는 질소함유 대사산물)도 땀을 통해 배출된다. 그러나 피부의 이와 같은 배출기능은 극히 일부분에 불과하며, 혈액으로부터 대사산물을 제거하고 신체의 적절한 염분-수분 비율을 유지하는 일차적인 기능은 신장에서 이루어진다.

혈관 Blood Vessels

진피의 모세혈관 외에 중요한 혈관은 세동맥(arteriole)이다. 세동맥은 작은 동맥으로, 혈관 벽에 평활근을 가지고 있어서 수축(폐쇄)과 이완(개방)을 할 수 있다. 혈액이 에너지의 형태인 열을 운반하기 때문에 세동맥은 체온의 유지에 중요하다.

따뜻한 환경에서는 세동맥이 확장되어(**혈관이완, vasodilation**) 진피로 혈액의 흐름을 증가시키고, 이에 따라 과도한 열을 체표면 가까이로 이동시켜 대기 중으로 방사되도록 한다. 그러나 추운 날씨에서는 체온은 가능한 보존되어야 하므로 세동맥이 수축한다. **혈관수축(vasoconstriction)**은 진피로 가는 혈액의 흐름을 감소시켜 열이 심부내에 머무르도록 한다. 이러한 적응기전은 항상성 유지에 필수적이다. 외부 온도 변화에 대한 세동맥의 직경 조절은 신경계통의 지배를 받는다. 이러한 세동맥의 직경 변화 양상은 밝은 피부를 가진 사람들에게서 종종 볼 수 있다. 더운 날씨에 노출되면 피부 중에서도 특히 얼굴에 홍조가 나타나는 것을 관찰할 수 있다. 추운 날씨에서는 진피로 가는 혈액의 흐름이 감소되어 사지의 피부가 창백하게 보일 것이다. 어두운 피부색을 가진 사람에서는 표피의 멜라닌 색소에 의해서 가려져 있기 때문에 이러한 변화가 쉽게 나타나지 않는다.

진피의 혈관수축은 스트레스 상황에서도 일어난다. 우리의 조상들에게 있어 스트레스는 흔히 일어나 싸우거나 안전을 위해 도망가는 것과 같은 신체적인 반응을 요구하였다. 이것을 '싸움–도주 반응(fight-or-flight response)'이라고 한다. 우리의 신경계통은 신체활동이 스트레스 상황을 대처하는 데 필요한 반응을 할 수 있도록 프로그램이 되어 있다. 진피의 혈관수축은 근육, 심장, 뇌 등의 중요한 기관으로 가는 혈액을 재분배시킨다. 스트레스 상황에서 피부는 중요한 기관이 아니며 최소한의 혈류로 일시적으로 기능할 수 있다. 여러분은 아마 '식은땀이 났다(broke out in a cold sweat)'라는 표현을 들어보았을 것이다. 스트레스 상황에서 이러한 경험을 해 보았을 것이다. 스트레스를 받는 상황에서는 진피의 혈관이 수축하여 피부를 상대적으로 차게 만들기 때문에 이때 배출되는 땀이 차갑게 느껴진다.

진피의 혈류는 피부가 장기간 압력을 받으면 중단될 수 있다. 예를 들면, 스스로 돌아누울 수 없는 입원 환자들에게 **욕창궤양**(decubitus ulcer)이 발생하는 경우가 여기에 해당되며 **압력궤양**(pressure sore)이라고도 한다. 종골(발꿈치뼈)나 천추(엉치뼈)와 같이 뼈가 돌출한 부위와 침대와 같은 외부개체 사이에서 피부가 압박을 받아 혈류 공급이 차단되거나 감소되면 피부는 죽게 되며 죽은 조직은 잠재적 세균 감염 부위가 된다.

진피구조의 기능은 표 5-2 에 요약되어 있다.

피하조직 Subcutaneous Tissue

피하조직(subcutaneous tissue)은 결합조직 막의 하나인 **얕은근막**(superficial fascia)이라고도 불린다. 소성결합조직과 지방조직으로 만들어진 얕은 근막은 진피와 그 아래에 있는 근육을 연결한다. 그 이외의 기능은 제4장에서 설명하였다.

소성결합조직(성근 결합조직, loose connective tissue)은 아교섬유, 탄력섬유, 모세혈관을 빠져나와 피부와 근육 사이 조직액을 떠돌고 있는 많은 수의 백혈구들을 포함하고 있다. 혈관으로부터 조직으로 이동해온 백혈구는 피부를 통해서 신체내로 침입해오는 병원체를 파괴한다. **비만세포**(mast cell) 또한 소성결합조직에 있는데 적색골수에서 생성되고 신체의 모든 결합조직에서 발견된다. 비만세포는 히스타민(histamine), 류코트리엔(leukotrienes), 손상에 대한 인체의 반응인 염증과정을 일으키는 기타 화학물질을 생성한다(제10장, 제14장 참조).

표 5-2 진피

부분	기능
유두층	• 종자층에 영양을 공급하는 모세혈관을 가지고 있다.
털(주머니)	• 속눈썹과 코털은 눈과 코 안을 먼지로부터 보호한다. • 머리털은 머리를 추위로부터 보호한다.
손발톱(주머니)	• 손가락 끝과 발가락 끝을 기계적 손상으로부터 보호한다.
수용체	• 접촉, 압력, 열, 추위, 가려움, 통증 등과 같이 피부로 느껴지는 변화를 감지한다.
피지샘	• 피부와 털이 건조해지는 것을 방지하는 피지를 생성하고 세균의 성장을 억제한다.
귀지샘	• 귀지를 생성하여 고막이 건조해지는 것을 막아준다.
외분비 땀샘	• 몸을 식히기 위해 과다한 체열이 증발되도록 땀을 분비한다.
세동맥	• 더위에 대한 반응으로 열 소실을 증가시키기 위하여 이완한다. • 추위에 대한 반응으로 열 보존을 위하여 수축한다. • 스트레스 상황에서 혈액을 중요한 기관으로 재분배시킨다.

지방세포는 지방을 저장하도록 전문화되어 있으며, 피하지방층은 여분의 영양물질이 잠재적인 에너지 원료로 저장되어 있는 형태이다. 이 층은 또한 앉아 있을 때와 같이 뼈가 돌출된 부위에서는 완충 역할을 하며, 어느 정도 추위로부터 열 보존이 가능하다. 인간은 지방층이 두껍지 않기 때문에 절연 기능이 크지 않다. 제4장에서 언급한 바와 같이, 지방조직은 식사를 시작하고 중단하는 과정과 신체내 인슐린의 이용 과정에 관여할 뿐만 아니라 백혈구를 활성화시키는 화학물질인 사이토카인(cytokines)을 생성하여 염증과정에 기여한다.

표피가 신체를 덮는 연속적인 막이라 한다면, 피하조직은 신체의 내면을 덮고 있는 연속적인 층이다. 만약 표피가 병원체 침입에 대항하는 1차 방어선이라면 피하조직은 2차 방어선이라 할 수 있다. 그러나 표피와 피하조직은 해부학적으로 유의한 차이가 있다. 표피의 세포들은 매우 치밀하고 단단하게 구성되어 있지만 피하조직의 세포들과 단백질 섬유들은 서로 느슨하게 연결되어 있으며, 조직액은 표피보다 많다. 만약 표피를 차간 거리가 좁은 러시아워일 때의 4차선 도로라고 가정한다면, 얕은근막은 새벽 3시의 도로 상황과 같아 차들은 복잡하지 않고 더 빨리 달릴 수 있다. 이러한 구조적인 특성은 백혈구가 이동하는 데는 확실히 유리하지만, 신체 내로 침입해온 세균이 피하조직을 통해 더 빨리 퍼져나갈 수 있어 단점이 되기도 한다.

예를 들어, A군 사슬알균(group A streptococcus)은 **괴사근막염(necrotizing fasciitis)**의 원인이 된다. 괴사성(necrotizing)이란 '죽게 만드는(to cause death)'을 의미하며, 근막염(fasciitis)은 얕은근막과 근육 주위의 깊은근막을 포함하는 근막의 염증을 뜻한다. 괴사근막염은 **급성(acute)**감염으로 갑작스런 발병과 매우 심각한 특징을 모두 가진다. 감염조직을 외과적으로 제거하거나, 심지어는 세균이 전파되는 것을 중단시키기 위하여 감염된 사지를 절단해야 하는 경우도 있다. 소성결합조직의 '느슨함(looseness)'은 흔히 해부학적인 이점으로 작용하지만, 괴사근막염의 경우 오히려 이러한 구조로 인해 조직 손상이 가중되므로 신체의 방어능력이 크게 위협을 받게 된다.

피하조직의 기능은 표 5-3 에 요약되어 있다. 피부를 통해 약물을 투여하는 방법은 BOX 5-4 에 설명되어 있다.

노화와 피부계통

Aging and the Integumentary System

피부계통의 노화 특징은 흔히 눈으로 잘 관찰할 수 있다. 표피의 유사분열이 느려지고 진피의 섬유모세포가 죽고 대치되지 않으면서 표피와 진피의 두 피부층은

표 5-3 피하조직

부분	기능	
소성(성근) 결합조직	· 피부와 근육을 연결한다. · 피부를 통해 신체 내로 침입해오는 병원체를 파괴하기 위해 많은 백혈구를 가지고 있다. · 염증에 관여하는 히스타민, 류코트리엔, 기타 화학물질들을 유리하는 비만세포를 포함하고 있다.	
지방조직	· 지방의 형태로 에너지를 저장하고 있다. · 뼈 돌출부위는 완충 역할을 한다. · 추위를 차단하는 어느 정도의 열 보존이 가능하다.	· 식욕에 관여한다. · 인슐린의 이용에 관여한다. · 백혈구를 활성화하는 사이토카인을 생성한다.

점점 얇아지고 쉽게 손상을 받게 되며 작은 상처도 회복이 느려지게 된다. 진피에 있는 아교섬유와 탄력섬유가 퇴화되면서 피부에는 주름이 지게 된다.

피지샘과 땀샘은 작용이 감소되어 피부는 건조해지고 더운 날씨에 체온 조절이 더욱 어려워진다. 모낭은 비활성화되고 두피와 몸의 털은 가늘어진다. 머리카락이 빠져 현저히 줄어들거나 없는 상태를 탈모라 하고 흔히 유전적 영향을 받는다. 멜라닌세포는 죽은 후 대치되지 않

BOX 5-4 약물투여 Administering medication

여러분은 피부 패치(skin patch)에 대한 광고를 한번쯤은 보았을 것이다. 이러한 방법으로 약을 투여하는 것을 피부경유투여(transdermal administration)라고 한다. 약물의 피부 흡수에서 가장 어려운 부분이 표피의 각질층을 통해 흡수되는 과정이기 때문에 피부경유투여라는 용어는 어느 정도 오해의 소지가 있다. 각질층을 통한 물질의 흡수는 천천히 이루어지기 때문에, 소량의 용량을 지속적으로 오랜 기간 동안 투여하고자 할 때 피부 패치는 유용한 약물투여 방법이 된다.

피부 패치는 표피가 얇은 곳에 붙여야 하며, 위팔과 가슴 부위가 여기에 해당된다. 멀미약 패치를 붙이기에 적당한 곳으로는 귀 뒤쪽의 피부가 권장된다. 그 외에 패치 형태로 나와 있는 약물로는 피임약, 과민성 방광약물, 고혈압약, 전신 및 국소 진통제 등이 있다.

노인과 노인을 돌보는 사람들은 나이가 들어감에 따라 피부가 얇아지고 투과성이 높아져 패치 형태의 약물 흡수가 빨라지므로 약물과다를 초래할 수 있다는 것을 알아야 한다.

약물을 피부를 통해 주사할 수도 있다. 일부 주사약은 피하조직으로 투여한다 BOX 그림 5-D. 피하지방조직은 적당한 혈액 공급이 가능하므로 약물의 흡수율이 적정하며 예측 가능하다. 인슐린은 피하조직으로 주사한다. 그 외 주사방법으로 근육내 주사가 있는데, 근육에는 혈관이 많이 분포되어 있기 때문에 근육주사로 투여한 약물은 혈액내로 신속하게 흡수된다. 대부분의 주사용 백신은 신속하게 흡수되어 항체생성을 자극하도록 하기 위하여 근육내로 투여한다.

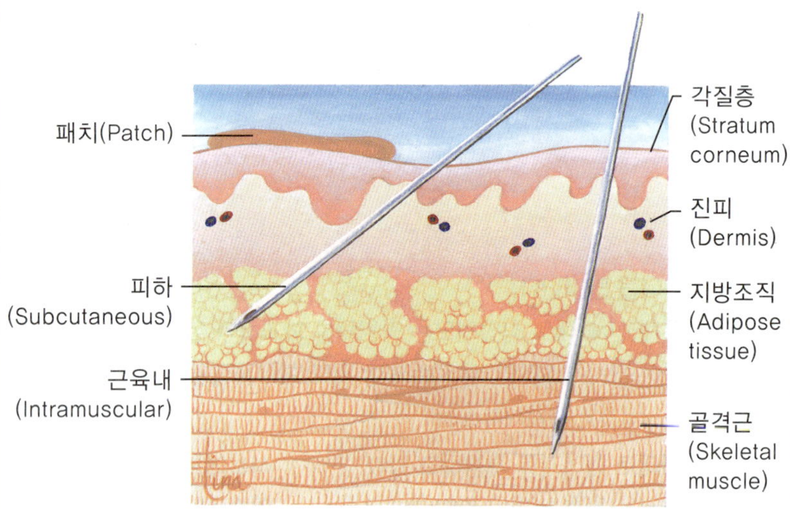

BOX 그림 5-D 약물투여를 위한 피부, 피하조직, 근육부위

아 남아 있는 털은 하얗게 변한다. 남아 있는 멜라닌세포는 충분한 양의 멜라닌 보호막을 만들어내지 못하여 햇빛으로 인한 화상에 더욱 취약하게 된다. 비타민D 생산능력도 50~70% 정도 감소하게 되므로 노인들은 식이를 통한 필수영양소 섭취에 의존하게 된다.

피하조직의 지방이 줄어들어 노인들은 추위에 더욱 민감해진다. 노인(과 노인을 돌보는 사람)은 극단적인 기온이 위험하므로 무더운 날씨와 강추위가 있을 때는 특별한 예방조치가 필요하다는 사실을 깨닫는 것이 중요하다.

요약 Summary

피부계통은 신체의 가장 밖에 있는 기관계통이다. 여러분들은 피부계통 기능의 많은 부분이 위치와 관련이 있다는 것을 알게 되었을 것이다. 피부는 병원체와 화학물질로부터 신체를 보호하고 수분의 손실이나 유입을 막아주며 햇빛의 해로운 효과를 차단하고 비타민D를 생성한다. 피부의 감각수용체는 외부 환경에 대한 정보를 제공하며 피부는 환경변화에 반응하여 체온조절을 하는데 도움을 준다. 피하조직은 병원체의 침입에 대항하는 2차 방어선이며, 지방 저장 및 지방조직의 다른 대사 기능이 이루어지는 부위이다.

학습개요

피부계통은 피부와 그 부속기관 및 피하조직으로 구성된다. 피부의 중요한 두 층은 표피와 진피이다.

표피 – 중층편평상피세포로 구성되며 모세혈관이 없다. 표피세포를 각질형성세포라고 부르며, 그 사이 치밀결합은 1차 방어선이 된다 그림 5-1, 그림 5-2, 표 5-1.

1. **종자층** – 유사분열 일어나는 가장 아래쪽 층, 새로운 세포들이 각질을 형성하고 이것이 피부 표면으로 밀려 올라가면서 죽는다. 디펜신은 항균 펩티드로 피부가 손상을 받게 되면 생성된다. 비타민D는 피부가 햇빛을 통한 자외선에 노출되면 콜레스테롤으로부터 생성된다. 이는 신장에서 활성화되고 과잉되면 간에 저장된다.
2. **각질층** – 죽은 세포의 가장 바깥층, 각질은 수분의 손실과 유입을 방지하고 병원체와 화학물질의 침입을 막아준다.
3. **랑게르한스세포** – 이물질을 탐식하여 림프절로 보내어 림프구에 의한 면역반응을 자극한다.
4. **멜라닌세포** – 표피의 아래쪽 부분에서 멜라닌을 생성한다. 자외선은 멜라닌 생성을 자극한다. 멜라닌은 피부를 어둡게 함으로써 종자층이 자외선에 노출되는 것을 보호한다.

진피 – 불규칙한 섬유성 결합조직으로 구성되어 있다. 콜라겐은 장력을, 엘라스틴은 탄력성을 제공한다. 유두층에 있는 모세혈관이 종자층에 영양을 공급한다(그림 5-1, 표 5-2).

1. **모낭(털주머니)** – 모근(털뿌리)에서 유사분열이 일어난다. 새로운 세포는 각질을 형성하고 죽으면서 모간(털줄기)을 형성한다. 두피의 털은 추위로부터 머리를 보호한다. 속눈썹은 눈에 먼지가 들어가는 것을 막아준다. 콧구멍의 털은 코 안으로 먼지가 들어가는 것을 막아준다(그림 5-1, 그림 5-3).
2. **조낭(손발톱주머니)** – 손가락과 발가락 끝에 위치한다. 손톱과 발톱의 뿌리에서 유사분열이 일어난다. 손톱 그 자체는 죽어서 각질화 되어 있는 세포이다. 손발톱은 손가락과 발가락 끝을 보호하며, 손가락으로 작은 물체를 집고 효율적으로 긁는 것을 가능하게 해준다(그림 5-4).
3. **수용체** – 피부에 일어나는 접촉, 압력, 열, 추위, 가려움, 통증 등과 같은 변화를 감지한다. 외부 환경에 대한 정보를 뇌에 제공하여 적절한 반응이 일어나게 한다. 피부의 민감성은 분포하는 수용체의 수에 따라 다르다.
4. **피지샘** – 모낭이 피부표면에 피지를 분비한다. 피지의 지방산은 세균의 성장을 억제하고 피부와 털이 건조해지는 것을 막아 준다.
5. **귀지샘** – 외이도에 귀지를 분비한다. 고막의 건조를 막아준다.
6. **아포크린 땀샘** – 겨드랑이와 생식기 부위에 분포하는 냄새가 있는 변형된 샘이다. 스트레스와 감정적 상황에 의해 자극된다.
7. **외분비선** – 얼굴, 손바닥, 발바닥에 가장 많이 분포한다. 높은 외부 온도와 운동에 의해서 활성화된다. 피부 표면의 땀은 증발됨으로써 과도한 신체열을 대기 중으로 배출한다. 잠재적으로 탈수의 위험도 있다. 소량의 염화나트륨과 요소를 배출하기도 하지만 그 기능은 극히 일부분이다.
8. **세동맥** – 평활근이 수축과 이완을 일으킨다. 추울 때 나타나는 혈관수축은 진피로 가는 혈액의 흐름을 감소시켜 심부 체온을 보존한다. 더울 때는 혈관이 이완되어 진피로 가는 혈류를 증가시킴으로써 피부표면으로 열을 이동시켜 소실되도록 한다. 스트레스가 있는 동안 혈관수축이 일어나는 것은 피부로 오는 혈액을 차단하여 근육과 같이 중요한 기관으로 혈액을 더 많이 보내줌으로써 신체가 적절하게 반응할 수 있도록 하기 위함이다.

피하조직 – 얇은 근막이라 불린다. 피부와 근육을 연결한다(그림 5-1, 표 4-3).

1. **소성결합조직** – 성근 결합조직으로도 불리며, 기질은 조직액과 피부를 뚫고 들어오는 병원균을 파괴하는 백혈구를 포함하고 있다. 비만세포는 염증을 일으키는 화학물질을 생성한다.
2. **지방조직** – 잠재적 에너지원으로 지방을 저장한다. 뼈 돌출부위에서 완충역할을 한다. 추위로부터의 단열재로 기능한다. 기타 기능으로는 식욕 조절과 인슐린의 이용에 관여하며 백혈구의 활동을 촉진한다.

복습 문제

1. 피부계통의 구성요소를 설명하시오.

2. 피부의 2개 주요 층, 각각의 위치 및 조직 구성요소를 서술하시오.

3. 표피
   a. 유사분열은 어디에서 일어나는가?
   b. 새로운 세포가 생성하는 단백질은 무엇인가?
   c. 표피에 존재하는 세포들의 역할은 무엇인가?
   d. 랑게르한스세포의 기능은 무엇인가?

4. 각질층의 기능을 설명하시오.

5. 멜라닌을 생성하는 세포는 무엇인가? 무엇이 멜라닌 생성을 자극하는가? 멜라닌의 기능을 설명하시오.

6. 몸에서 털이 중요한 기능을 하는 곳은 어디인가? 이에 대한 기능을 설명하시오.

7. 손발톱의 기능을 설명하시오.

8. 피부감각을 감지하는 곳은 어디인가? 감각의 중요성을 설명하시오.

9. 피지와 귀지의 기능을 설명하시오.

10. 땀이 어떻게 정상 체온을 유지하는 데 도움을 주는지 설명하시오.

11. 진피 내 세동맥이 어떻게 추운 날씨나 더운 날씨의 외부환경 온도에 반응하는지, 그리고 어떻게 스트레스 상황에 반응하는지 설명하시오.

12. 피부에서 생성되는 비타민은 무엇인가? 무엇이 이 비타민의 생성을 자극하는가?

13. 결합조직 막의 하나인 얕은 근막이라고도 불리는 피부계통은 어디인가? 이 조직의 기능을 설명하시오.

심화학습

1. 표피 자체에는 모세혈관이 없다. 각질층은 죽은 세포로 구성되며 혈액공급이 전혀 필요하지 않다. 표피가 욕창궤양의 영향을 받는 이유를 설명하시오. 병원이나 요양시설의 환자 외에 압력궤양에 취약한 또 다른 집단을 서술하시오.

2. 백선은 비늘모양의 붉은 반점이 특징인 피부상태로 원형 또는 타원형이다. 그것은 기생충에 의한 것이 아니라 특정 곰팡이균에 의해 발생한다. 곰팡이균은 무엇을 영양분으로 하여 생존하는가?

3. 겨울에는 모자를 쓰는 것이 좋다. 추운 날씨에서 진피 내 세동맥은 어떻게 반응하는가? 이것은 열 보존에 어떤 영향을 주는가? 설명하시오.

4. 햇빛에 대한 피부의 반응은 질문그림 5-A 에 묘사되어 있다. 표시된 부분을 서술하시오.

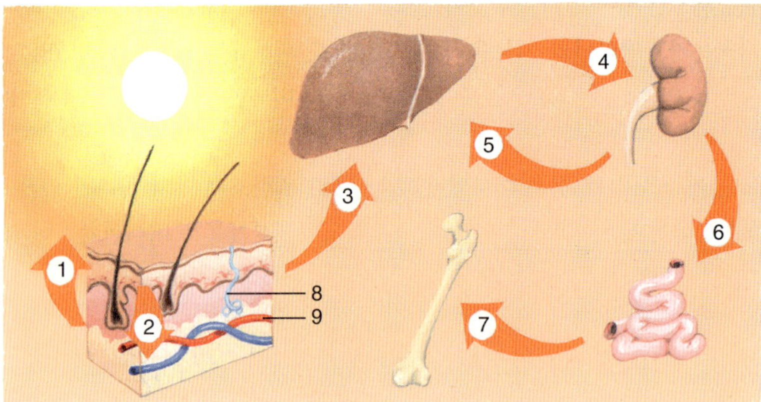

질문그림 5-A 햇빛에 대한 피부의 반응

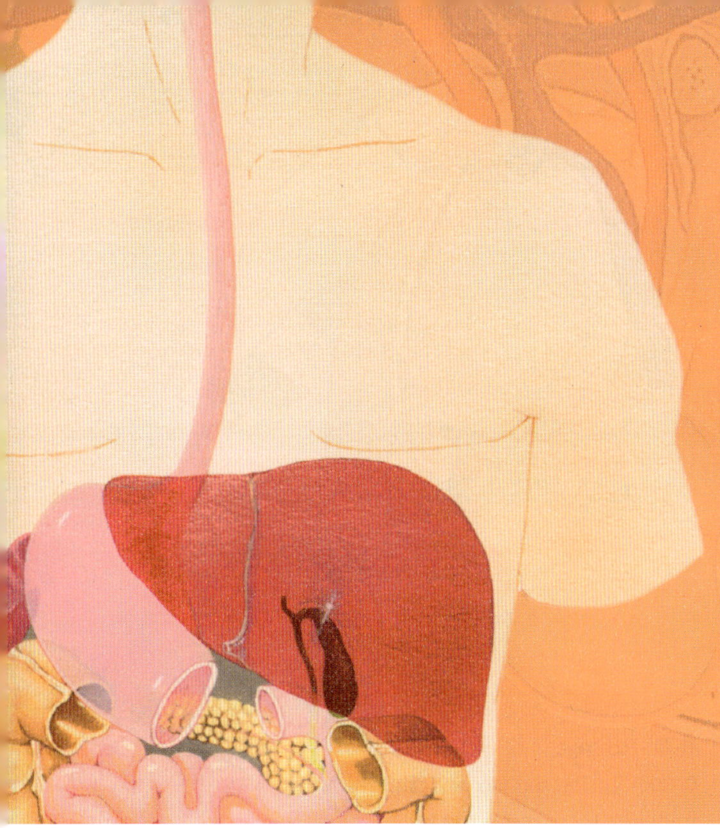

CHAPTER 06

THE SKELETAL SYSTEM

골격계통

06 골격계통

THE SKELETAL SYSTEM

목차

학습목표

- 골격의 기능을 서술할 수 있다.
- 뼈의 분류를 설명하고 각 분류 유형별 예를 제시할 수 있다.
- 배아기 골격 모형(model)이 뼈로 대치되는 과정을 서술할 수 있다.
- 뼈 성장에 필요한 영양소를 열거하고, 각 영양소의 기능을 설명할 수 있다.
- 뼈 성장과 유지에 관여하는 호르몬을 열거하고, 각 호르몬의 기능을 설명할 수 있다.
- 뼈를 위한 운동이 의미하는 것을 설명하고, 그 중요성을 설명할 수 있다.
- 연체 골격을 이루고 있는 모든 뼈의 명칭을 말할 수 있다(도식화된 그림, 뼈 모형, 자신의 몸에서 각 뼈의 위치를 가리킬 수 있다).
- 머리뼈, 척주, 흉곽, 견갑, 골반골의 기능을 서술할 수 있다.
- 관절의 분류방법을 설명할 수 있다. 각 분류 형태의 예를 제시하고, 그 관절이 움직일 수 있는지를 서술할 수 있다.
- 활액성 관절이 위치해 있는 곳을 서술하고, 각 관절의 기능을 설명할 수 있다.

THE SKELETAL SYSTEM

용어

부속기의(appendicular)	골단(뼈끝, epiphysis)	파골세포(뼈파괴세포, osteoclast)
관절(articulation)	천문(숫구멍, fontanel)	부비동(코곁굴, paranasal sinus)
축방향의(axial)	하버스계(haversian system)	골막(뼈막, periosteum)
활액낭(윤활주머니, bursa)	인대(ligament)	봉합(suture)
골간(뼈몸통, diaphysis)	골화(뼈형성, 뼈발생, ossification)	결합(symphysis)
골단판(뼈끝판, epiphyseal disc)	골모세포(뼈모세포, osteoblast)	활액(synovial fluid)

임상관련용어

자가면역질환(autoimmune disease)	척주후만증(척추후만증, kyphosis)	류마티스관절염(rheumatoid arthritis)
활액낭염(윤활낭염, bursitis)	척주전만증(척추전만증, lordosis)	구루병(rickets)
골절(fracture)	골관절염(뼈관절염, osteoarthritis)	척주측만증(척추측만증, scoliosis)
추간원판 탈출(디스크 탈출, herniated disc)	골수염(뼈속질염, osteomyelitis)	
	골다공증(뼈엉성증, osteoporosis)	

BOX 6-1 골절과 회복과정 Fractures and their repair

BOX 6-2 골다공증 Osteoporosis

BOX 6-3 추간원판 탈출 Herniated disc

BOX 6-4 척추의 비정상적 만곡 Abnormalities of the curves of the spine

BOX 6-5 관절염 Arthritis

사람들이 골격을 가지고 있지 않다고 상상해 보라. 무엇이 연상이 되는가? 아마도 우리는 물 밖으로 나와 있는 해파리처럼 마루 위의 무더기와 같을 것이다. 이러한 상상은 몸을 지지하는 골격의 기능을 가장 잘 반영해준다. 골격이 몸을 구성하는 틀이기는 하지만, 골격은 집을 지지하는 나무로 된 들보(beam)와는 전혀 다르다. 뼈는 몸의 내적 환경을 유지하는 데 적극적으로 관여하는 살아 있는 기관이다.

골격계통(skeletal system)은 **골(뼈)**와 골격의 관절을 구성하는 여러 구조로 이루어져 있다. 조직의 형태는 뼈조직, 연골, 뼈와 뼈를 연결하는 인대를 형성하는 섬유성 결합조직 등이 있다.

골격의 기능 Functions of the Skeleton

1. 몸을 지지하는 틀을 제공한다. 뼈에 부착된 근육은 골격을 움직인다.
2. 기계적 손상으로부터 내부 기관들을 보호한다. 흉곽(갈비뼈 우리)는 심장과 폐를 보호한다.
3. 일차적 조혈조직인 적골수를 포함하고 보호한다.
4. 여분의 칼슘을 저장하는 저장소이다. 정상 혈중 칼슘 수준을 유지하기 위하여 뼈로부터 칼슘이 유리되며, 이것은 혈액응고와 근육 및 신경의 적절한 기능에 필수적이다.

골(뼈)조직의 형태 Types of Bone Tissue

골(뼈, bone)은 제4장에서 하나의 조직으로 설명하였다. 뼈의 세포는 **골세포(뼈세포, osteocytes)**라 불리며, **골기질(뼈바탕질, bone matrix)**은 **칼슘염**(calcium salts)과 콜라겐으로 구성된다. 칼슘염은 탄산칼슘($CaCO_3$)과 인산칼슘($Ca_3(PO_4)_2$)이며, 이것은 뼈의 지지기능과 보호기능에 필요한 장력을 제공한다. 골기질은 살아 있는 조직은 아니지만, 뼈로부터 유리된 칼슘이 혈액으로 들어가고 뼈에서 소실된 칼슘은 음식으로부터 섭취된 칼슘으로 보충되는 등 지속적인 과정들이 일어나는 곳이다. 정상적인 환경에서 뼈에서 칼슘이 유리되면 그 양만큼 다시 칼슘이 보충되어 저장된다. 골기질에서 칼슘이 유리되고, 유리된 양만큼 다시 칼슘이 뼈에 저장되는 기능은 골세포에 의해 조절된다.

하나의 기관으로서 뼈는 2가지 종류의 골조직이 있다 그림 6-1. **치밀골**(compact bone)은 단단하게 보이지만 매우 정교한 구조로 되어 있다. 치밀골은 **뼈단위**(osteons) 혹은 **하버스계**(haversian system)로 구성된다. 하버스계는 **하버스관**(haversian canal)을 중심으로 골세포가 있는 골기질이 동심원을 이루고 있는 미세 현미경적 원통형의 구조이다. 골세포들은 연결을 위해 다리들을 뻗고 있는 거미처럼 보일 것이고, 이 다리들이 기질에 있는 **뼈세관(뼈모세관, canaliculi)**을 통해 연결되어 세포형질의 연장이 된다. 하버스관 안에는 혈관들이 있고, 골세포들의 안쪽은 이런 혈관들과 연결되어 산소와 영양분을 공급받고 이러한 유용한 구조는 골세포들의 외층을 지나가게 되어 있다.

두 번째 골조직의 형태는 육안으로 보았을 때 구멍이나 공동이 있는 스펀지처럼 보이는 **해면골(갯솜뼈, spongy bone)**이다. 골세포, 기질, 혈관은 있으나 하버스계로 정렬되어 있지는 않다. 해면뼈에 있는 공동은 종종 **적골수**(red bone marrow)를 포함하고 있으며, 이것은 적혈구, 혈소판, 그리고 5가지 종류의 백혈구를 생성한다.

뼈의 분류 Classification of Bones

1. **장골(긴뼈)** – 팔, 다리, 손, 발의 뼈(손목과 발목의 뼈는 아니다). 장골의 몸통(shaft)을 **골간(뼈몸통, diaphysis)**이라 하고, 끝부분을 **골단(뼈끝, epiphyses)**이라고 한다 그림 6-1. 골간은 치밀골과 속이 비어 있는 구조로 되어 있어, 몸통 내에 관을 형성한다. 이 **골수관**(marrow canal, **혹은 수질강**)은 **황골수**(yellow bone marrow)를 포함하며 이것은 대부분 지방조직이다. 골단은 치밀골이

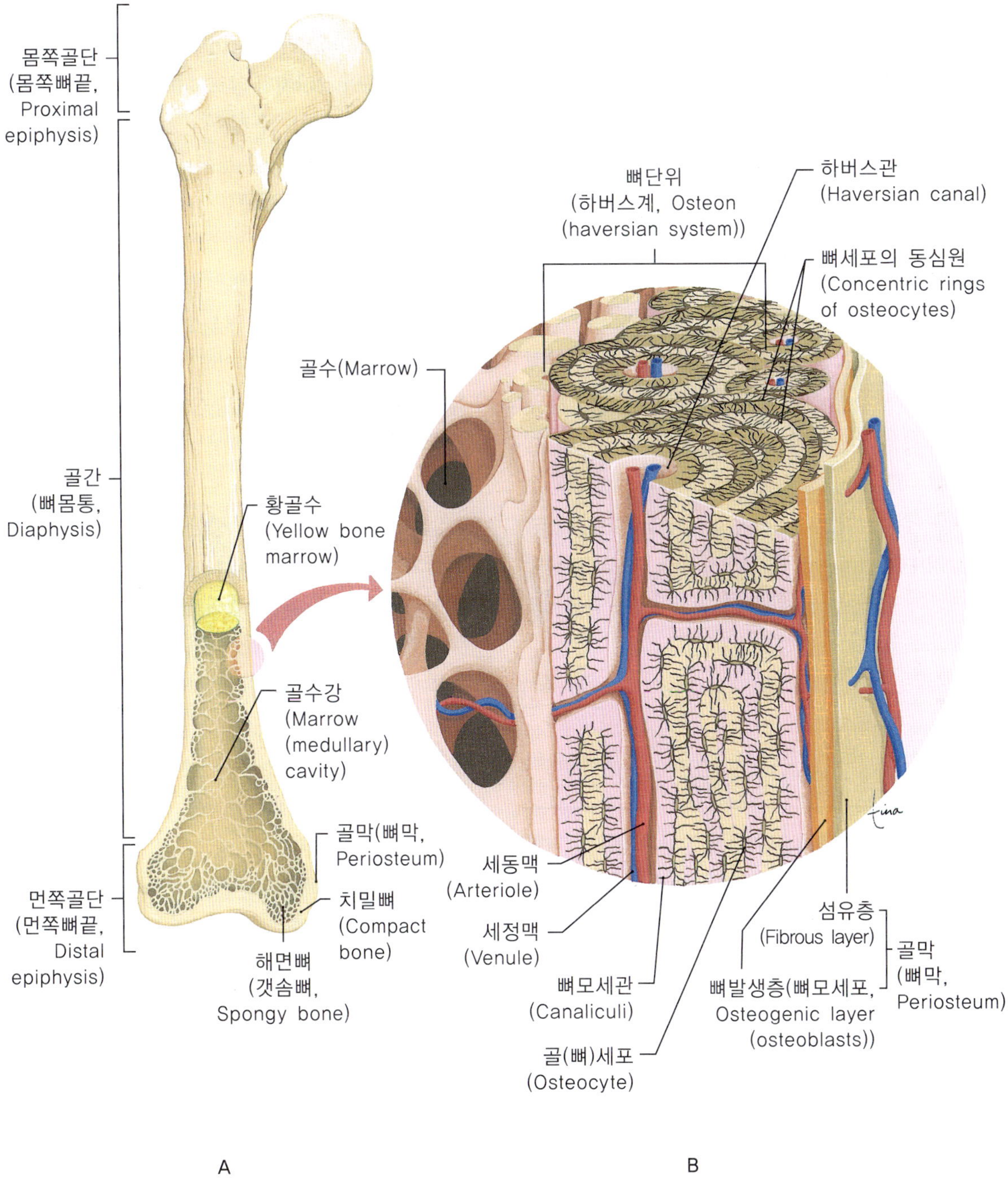

그림 6-1 골(뼈)조직 (A) 대퇴골(넙다리뼈)의 원위부 끝의 종단면 (B) 치밀골의 하버스계(뼈 단위)

질문: 골조직에 있는 혈관의 역할은 무엇인가?

얇게 덮여 있는 해면뼈로 되어 있다. 어린이의 골단에는 적골수가 있지만 성인이 되면서 대부분 황골수로 대치된다.

2. **단골(짧은뼈)** – 손목과 발목의 뼈
3. **편평골(납작뼈)** – 늑골(갈비뼈), 견갑골(어깨뼈), 관골(볼기뼈), 두개골(머리뼈)
4. **불규칙뼈** – 척추, 안면골

단골, 편평골, 불규칙뼈는 치밀골이 겉을 얇게 덮고 있는 해면골로 구성된다. 적골수는 해면뼈 내에서 발견된다.

뼈의 관절 표면은 **관절연골**(articular cartilage)로 덮여 있어서 부드러운 표면을 제공한다. 뼈의 나머지 부분을 덮고 있는 것은 **골막(뼈막, periosteum)**이며, 이것은 섬유성 결합조직으로 된 막으로 골막의 콜라겐 섬유는 뼈에 부착된 건 및 인대의 섬유와 합쳐진다. 골막은 건과 **인대**(ligament)를 고정시키며 뼛속으로 들어가는 혈관과 뼈가 손상되었을 때 활성화되는 골모세포를 포함하고 있다.

배아기 뼈의 성장 Embryonic Growth of Bone

배아기 발달 동안 골격은 처음에 연골과 섬유성 결합조직으로 만들어지며, 이것이 점차 뼈로 대치된다. 골기질은 **골모세포(뼈모세포, osteoblast**; blast는 '성장하는' 혹은 '생성되는'의 뜻을 의미하고, osteo는 뼈를 의미한다)로 불리는 세포에 의해서 생성된다. 배아기 골격 모형에서 골모세포는 이미 존재하고 있는 섬유모세포(fibroblast)로부터 분화된다. **골화(뼈발생, ossification)**이라 부르는 골기질의 생성은 각 뼈의 **골화중심(뼈발생중심, center of ossification)**에서 시작된다.

두개골(머리뼈)와 안면골(얼굴뼈)이 먼저 섬유성 결합조직으로 만들어진다. 태아발달 3개월째에 섬유모세포(방추모양의 결합조직세포)가 좀 더 특수화되고 분화되어 골모세포가 되고, 이것이 골기질을 만든다. 각 뼈발생 중심에서 뼈 모형의 교원질에 칼슘염이 침착되면서 뼈는 방사형으로 성장해 나간다. 이러한 과정은 출생 시까지도 끝나지 않아, 아기의 머리뼈의 뼈 사이에는 섬유성 결합조직이 남아 있다. 이것을 **천문(숫구멍, fontanels)**이라 부르며 그림 6-2, 얇은 머리뼈가 출생하는 동안 부서지지 않도록 할 뿐만 아니라 출생 후 뇌가 성장할 수 있도록 해준다. 여러분은 천문을 'soft spots'으로 언급되는 것을 들어보았을 텐데 실제로 그러하다. 아기의 머리뼈는 매우 약해서 외상으로부터 보호되어야 한다. 2세까지 모든 천문은 뼈로 대치되며 머리뼈는 보다 효과적으로 뇌를 보호할 수 있게 된다.

배아기 골격의 나머지 부분도 처음에는 연골로 만들어지고 뼈발생은 임신 3개월에 장골에서부터 시작된다. 골모세포는 장골의 골간의 중심과 짧은뼈, 납작뼈, 불규칙뼈의 중심에서 골기질을 형성한다. 골기질이 점차 연골을 대치한다 그림 6-3.

장골의 골단에서는 골화 중심이 발달된다. 출생 시에는 골화가 아직 완성되지 않은 상태이며 성장기의 전 기간 동안 계속해서 골화가 일어난다. 장골에서 뼈의 성장은 골간과 골단 연결부위인 **골단판**(epiphyseal disc)에서 일어난다. 골단판은 여전히 연골로 되어 있으며, 골단 쪽에서 연골이 더 많이 생성됨에 따라 뼈의 길이도 성장한다 그림 6-3. 골간 쪽에서는 골모세포가 골기질을 생성하여 연골을 대체한다. 일부 골모세포는 골세포가 되며, 연골이 생성되는 한, 골모세포들의 일부는 연골을 대체하게 된다. 16세와 25세 사이(에스트로겐이나 테스토스테론의 영향으로)에 골단판의 모든 연골은 뼈로 대치된다. 이것을 골단판이 닫혔다고 부르며(혹은 판이 닫혔다고도 한다), 뼈의 길이 성장이 멈춘다.

뼈에는 그림 6-3에서 보는 것처럼 특수화된 세포인 파골세포(뼈파괴세포; 파괴세포는 '부수는' 세포)가 있는데 몇 개의 핵을 가진 큰 세포로 '주름치마'처럼 보인다. 파골세포는 골기질의 미세한 부분들을 용해시키고 섭취하는 산과 효소를 분비하여 뼈의 미네랄과 아미노산을 흡수해 버리는데 이 과정을 재흡수라고 한다. 파골세포는 배아기의 장골에서 매우 활발하여 골수관을 형성하는 골간의 중심부에 있는 기질을 재흡수한다. 혈관들이 배아기 장골의 골수관으로 들어가 자라면서 적골수가 만들어진다. 출생 후 적골수는 황골수로 대치되고 짧고 편평하고 불규칙한 뼈들의 해면뼈 안에 남아 있게 된다.

한 기관으로써 골조직과 뼈는 절대 '끝남'이라는 것이 없다. 일생 골기질은 재형성(remodeling) 과정을 수행한다. 혈중 칼슘수치를 증가시키기 위해 뼈에 있는 칼슘이 파골세포에 의해 제거된다. 혈중 칼슘 수치를 내리기 위해 칼슘염이 골모세포(osteoblasts)에 의해 만들어지고 축적된다. 이러한 세포들은 신체의 과다 체중 부

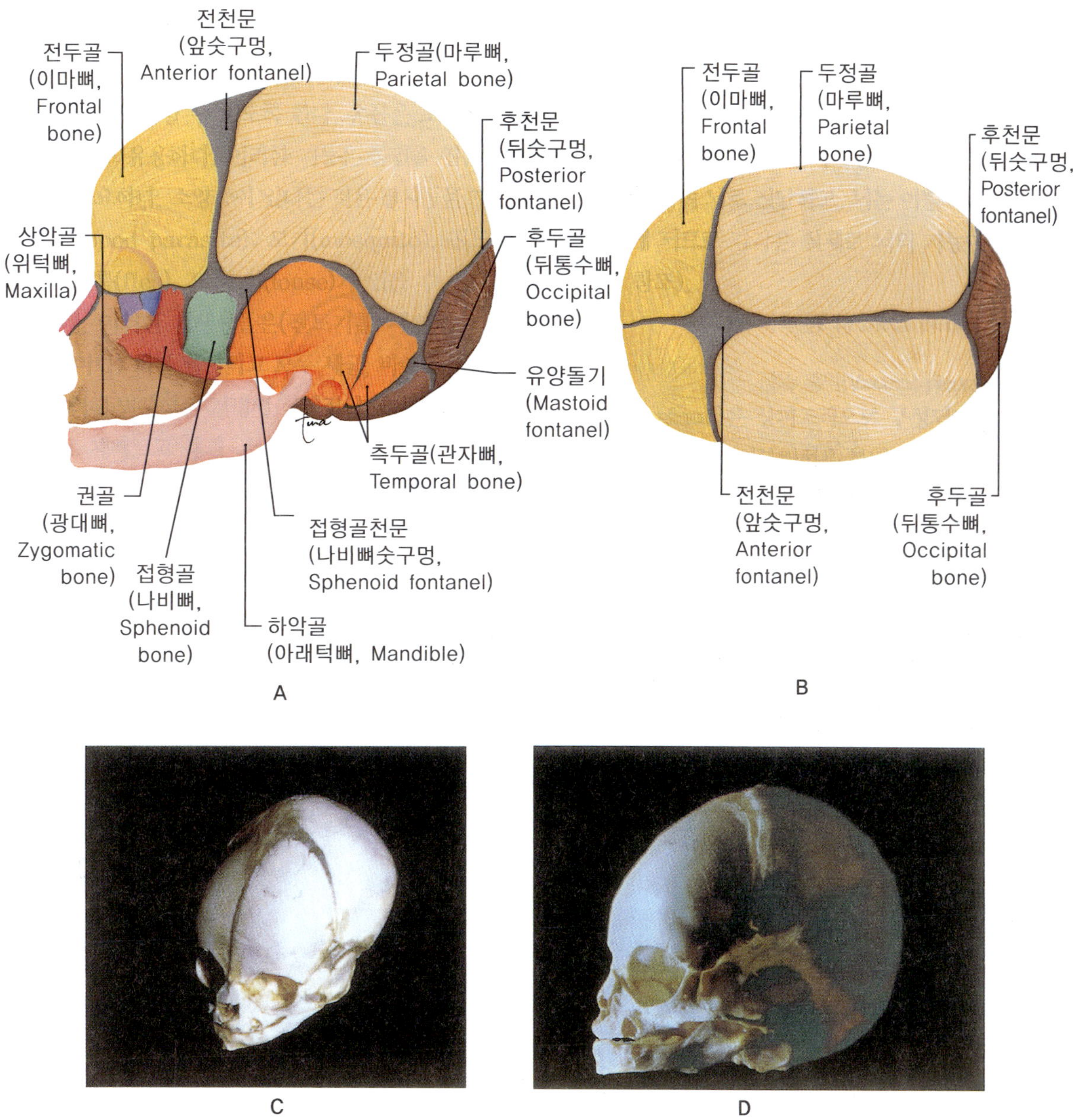

그림 6-2 **천문이 있는 영아의 머리뼈** (A) 좌측 측면 (B) 윗면 (C) 태아 머리뼈의 앞쪽 윗면 (D) 태아 머리뼈의 좌측 측면. 파트A를 참고로 머리뼈의 명칭을 붙여보라. 천문(숫구멍)은 투명한 결합조직이다(C, D: photo by Dan Kaufman).

질문: 영아의 전두골이 성인의 전두골과 다른 점은 무엇인가?

골격계통

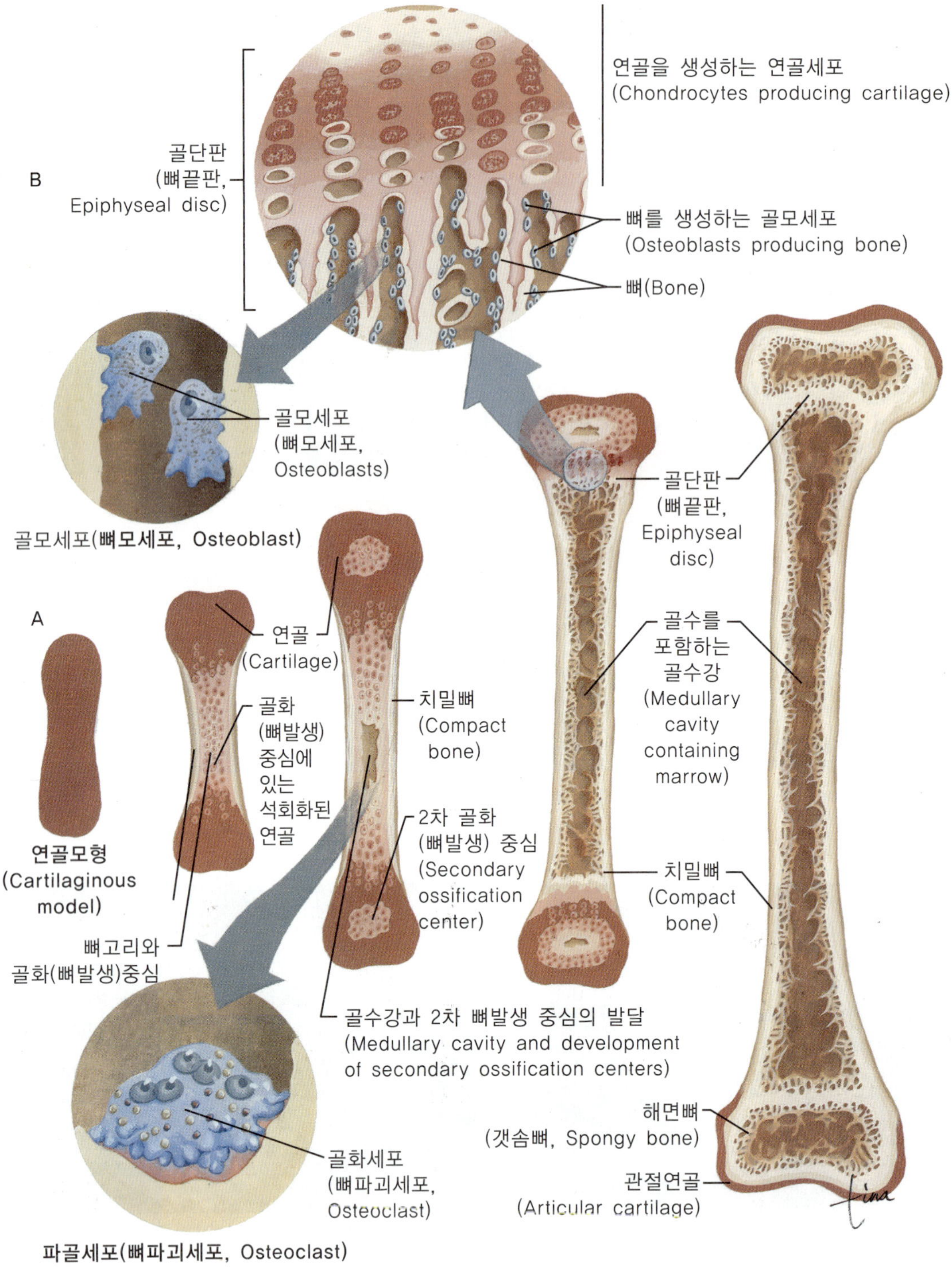

그림 6-3 **장골(긴뼈)의 뼈발생 과정** (A) 배아기 연골 모형에서 성인의 뼈로 골화되는 과정
(B) 연골 생성과 이것이 뼈로 대치되는 과정을 보여주는 연골 모형의 현미경적 소견

질문: 골단판이 폐쇄되었다는 것은 무슨 의미인가?

하와 같은 환경적 요인에도 반응한다. 뼈손상 후 파골세포와 골모세포의 기능에 대한 내용은 BOX 6-1 을 참조하라.

뼈의 성장과 유지에 영향을 미치는 요소

Factors That Affect Bone Growth and Maintenance

1. **유전** – 각 개인은 양쪽 부모로부터 받은 유전자에 의해 키, 즉 최대로 자랄 수 있는 키에 대한 유전적 잠재력을 가지고 있다. 많은 유전자가 관련되며 유전자 간의 상호작용은 잘 알려져 있지 않다. 일부 유전자는 연골과 뼈의 생성에 관여하는 효소들과 관련이 있을 것이며, 이로 인해 키가 자라게 된다.
2. **영양** – 영양은 뼈가 만들어지는 데 필요한 재료이다. 칼슘, 인, 단백질은 골기질의 성분이 된다. 비타민D는 소장에서 칼슘과 인이 효율적으로 흡수되는 데 필요로 된다. 아동에게 비타민D 결핍은 구루병을 초래하는 데 뼈가 약해지고 체중부하를 받는 뼈들은 구부러진다. 비타민 A와 C는 뼈가 되는 것은 아니지만, 골기질 형성 과정(뼈발생)에 필요하다. 이러한 영양소가 없으면 뼈는 적절하게 자라지 못한다. 영양부족이 있는 아이들은 매우 천천히 자라며 유전적으로 타고난 최대키만큼 자라지 못할 수도 있다.
3. **호르몬** – 내분비선은 특정 세포에 특이한 영향을 주는 호르몬을 생성한다. 일부 호르몬은 뼈의 성장과 유지에 중요한 역할을 한다. 여기에는 성장 호르몬, 갑상선 호르몬, 부갑상선 호르몬, 그리고 인슐린 등이 포함되며 이러한 호르몬들은 세포분열, 단백질 합성, 칼슘대사와 에너지대사를 조절하는 데 관여한다. 에스트로겐이나 테스토스테론과 같은 성 호르몬은 뼈 성장을 중지시키는 데 관여한다. 호르몬과 그 기능에 대하여 표 6-1 에 정리하였다.
4. 각 조직들의 화학적 소통에 대해 제4장에서 설명된 바를 떠올려 보자. 지방조직은 골기질을 형성하는 골모세포를 자극하는 렙틴을 생성하여, 신체 에너지 저장 조직이 신체의 체중 부하 조직과 소통하도록 한다. 골조직은 이에 대한 반응으로 소통하는데, 골모세포들은 **오스테오칼신**(osteocalcin)이라 불리는 단백질을 생성하여, 지방조직에 의한 지방 저장을 감소시키고 췌장에 의한 인슐린 생성을 증가시킨다. 이러한 반응들은 정상 체중을 유지하는 데 도움을 준다. 또한 소장은 골조직과 소통한다. 소장의 세포는 세로토닌(내장 세로토닌)을 생성한다. 세로토닌은 중추신경계의 신경전달물질로써 감정(뇌 세로토닌)에 영향을 줌을 이미 알고 있을 것이다. 내장 세로토닌은 뇌 세로토닌보다 더 많이 존재하지만 뇌에는 영향을 주지 않는다. 내장 세로토닌은 골기질을 형성하는 골모세포를 억제하는 역할을 한다. 왜일까? 이에 대해서는 아직 밝혀진 바가 없다. 이러한 화학물질들이 어떻게 소통하는지 정확히 밝혀내기 위해 더 많은 연구들이 이루어져야 하겠으며, 이를 통해 미래에 임상적으로 유용하게 쓰일 수 있도록 해야 할 것이다. 아무튼 현재까지의 지식에 근거하여 골조직은 장기에 의해 영향을 받으며 소장의 영양분 흡수에 관여한다고 할 수 있겠다.
5. **운동 또는 부하** – 뼈에 있어서 운동은 뼈의 특수화된 기능 중의 하나인 체중부하를 의미한다. 뼈에 가해지는 부하(정상적 부하)가 없으면 뼈는 보충되는 것보다 더 빠른 속도로 칼슘을 소실하게 된다. 과격한 운동이 필요한 것이 아니다. 매일의 일상 활동 중에 포함되는 걷기와 같은 단순한 운동이면 된다. 자신의 체중보다 더 많은 부하가 요구되는 힘든 운동은 뼈를 재형성시키는 데 기질이 더 축적되면(충분한 칼슘과 인이 식사에서 공급되고) 점점 두껍고 강하게 된다. 침상안정 중인 환자처럼 운동을 하지 않으면, 최소한의 운동조차 받지 않는 뼈들도 예를 들어 침상안정 중인 환자 재형성이 일어난다. 그러나 뼈는 기질이 없어지게 되고 더 얇아지고 더 약해진다. 뼈의 이러한 특성을 BOX 6-2 에서 자세히 설명하였다.

골격계통

BOX 6-1 골절과 회복과정 Fractures and their repair

골절은 뼈가 부러진 것을 의미한다. 손상 정도에 따라 여러 종류의 골절 형태가 있다 BOX 그림 6-A.

폐쇄(단순)골절 – 부러진 부분이 정상 해부학적 구조를 유지하고 있으며, 주위 조직의 손상이 최소인 상태이다(피부를 뚫고 나오지 않은 상태이다).

개방(복합)골절 – 뼈의 부러진 말단이 움직여서 피부를 뚫고 나온 상태이다. 주위의 혈관, 신경, 근육의 광범위한 손상이 있다. 피부를 뚫고 나온 곳으로 박테리아가 침범하여 뼈의 감염상태와 골수염을 일으킬 수 있다.

부전골절 – 뼈가 세로로 갈라진 골절이다. 어린이의 뼈는 성인의 뼈보다 콜라겐을 더 많이 포함하고 있어 완전히 부러지기보다는 갈라지는 경향이 있다.

분쇄골절 – 2개 이상의 골절선이 만나 여러 개의 골절편이 생긴다.

충돌골절 – 부러진 뼈의 끝이 다른 뼈를 밀고 들어간 상태로 많은 골조직들이 만들어진다.

자발성(병리적)골절 – 뚜렷한 상해 없이 골이 부서진다. 골다공증과 같은 뼈관련 질환을 동반한다.

회복과정

단순골절에서조차도 정상기능을 되찾기 위해서는 반드시 회복되어야 하는 중요한 뼈손상이 동반된다. 죽거나 손상된 뼛조각들이 먼저 제거되어야 한다. 이것은 파골세포에 의해서 수행된다. 파골세포는 골기질의 칼슘염을 분해하여 재흡수한다. 금방 붕괴된 빌딩을 상상해 보라. 재건축을 하기 위해서는 부서진 돌들을 먼저 제거해야 한다. 그 다음에 새 뼈가 형성되어야 한다. 골막의 안쪽 층에는 뼈가 손상되었을 때 활성화되는 골모세포가 포함되어 있다. 골모세포는 부서진 뼈의 끝을 서로 접합하기 위해 골기질을 생성한다.

대부분의 뼈가 풍부한 혈액 공급을 받고 있기 때문에 회복과정이 비교적 빠르며, 단순골절은 6주 내에 회복된다. 그러나 뼈의 일부 부분은 혈액공급이 좋지 않아 골절 후 회복이 더 오래 걸린다. 여기에 해당되는 뼈가 대퇴골의 경부('고관절 골절'부위)와 경골 아래 3분의 1 부분이다.

회복에 영향을 미치는 요인들은 각 개인의 연령, 일반적 건강상태, 영양상태 등이 있다. 노인과 영양상태가 불량한 사람은 골절의 치유가 천천히 일어난다. 충분한 칼슘, 인, 비타민D, 단백질 식이도 중요하다. 만일 이들 영양소 중 어떠한 것이라도 부족하게 되면 골절 회복이 천천히 일어날 것이다.

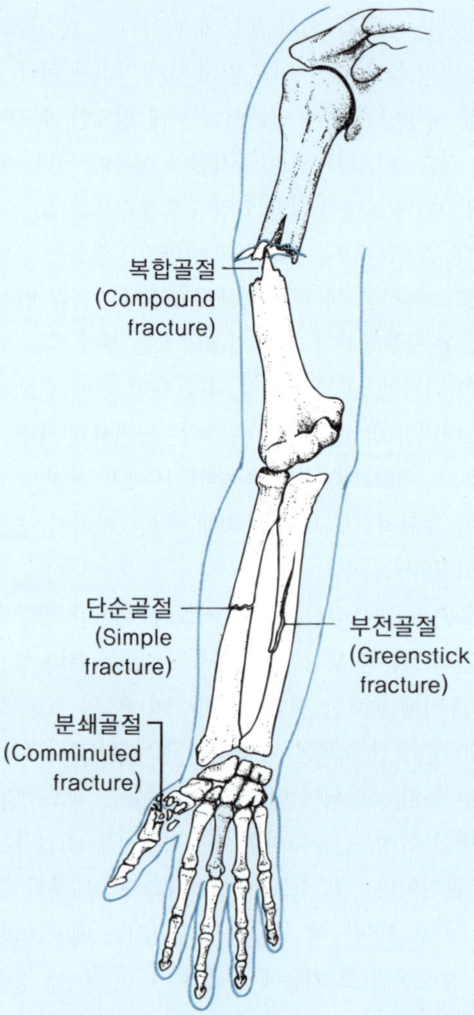

BOX 그림 6-A **골절의 유형** 우측 팔에서 일어날 수 있는 다양한 골절

표 6-1 뼈 성장과 유지에 필요한 호르몬

성장 호르몬 (뇌하수체 전엽)	• 연골세포와 골모세포의 유사분열 속도를 증가시킨다. • 단백질 합성속도를 증가시킨다(교원질, 연골기질, 연골과 골화를 위한 효소).
갑상선 호르몬 (갑상선)	• 단백질 합성속도를 증가시킨다. • 모든 음식으로부터 에너지 생성을 증가시킨다.
인슐린(췌장)	• 포도당으로부터 에너지 생성을 증가시킨다.
부갑상선 호르몬 (부갑상선)	• 뼈로부터 칼슘을 재흡수하여 혈액의 칼슘농도를 유지한다(혈중 칼슘 농도 증가). • 소장과 신장에서 칼슘의 재흡수를 증가시켜 혈액으로 보낸다.
칼시토닌(갑상선)	• 뼈에서 칼슘의 재흡수를 감소시킨다(혈중 칼슘농도 감소).
에스트로겐(난소) 또는 테스토스테론(정소)	• 긴뼈의 골단 폐쇄를 촉진시킨다(성장을 멈춤). • 강한 골기질을 유지하기 위하여 뼈에 칼슘의 정체를 돕는다.

골격 The Skeleton

인간의 골격은 신체의 축을 형성하는 **축골격(몸통골격, axial skeleton)**과 부속기와 팔다리를 지지하는 **부속골격(사지골격, appendicular skeleton)**의 두 부분으로 구성된다. 축골격은 두개골(머리뼈, skull), 척주(vertebral column), 흉곽(rib cage)으로 구성된다. 부속골격은 팔, 다리, 어깨, 골반골로 구성된다. 많은 뼈는 섬유성 결합조직으로 된 강한 끈(cords or sheets)인 인대에 의해 관절로 연결되어 있다. 인대의 중요성은 관절이 삐었을 때 잘 나타난다. 삐었다는 것(염좌)은 관절을 형성하고 있는 인대가 늘어나거나 심한 경우 찢어진 경우를 말하는데, 이때 뼈가 부러지지 않더라도 관절은 약해지고 불안정해진다. 우리는 종종 인대에 대해 중요하게 생각하지 않지만, 인대는 뼈를 적절한 위치에 고정시켜 똑바로 서있거나 체중을 부하하는 데 필요하다.

인체내 뼈는 총 206개이며, 그림 6-4 에 전체 골격을 나타내었다.

두개골(머리뼈) Skull

두개골(머리뼈, skull)는 8개의 **뇌두개골(cranial bone)**과 14개의 안면골로 구성된다. 또한 두부에는 중이강에 3개의 작은 골이 있으며, 설골이 혀의 기저부를 지지한다. 뇌두개골은 뇌, 눈, 귀를 감싸서 보호하는 뇌의 상자(뇌막으로 싸여 있는)를 형성한다. 이들 뼈의 이름은 제1장에서 머리영역을 서술하기 위해서 사용된 용어로 여러분에게 익숙할 것이다. 머리뼈에는 전두골(이마뼈), 두정골(마루뼈, 2개), 측두골(관자뼈, 2개), 후두골(뒤통수뼈) 등이 있으며, 접형골(나비뼈)와 사골(벌집뼈)이 뇌상자의 바닥을 이루며 안구가 들어앉는 자리인 안와(소켓)도 포함된다. **전두골(이마뼈, frontal bone)**는 이마와 두개골의 정수리 앞부분을 형성한다. 두정**(마루, parietal)**은 '벽(wall)'을 의미하며 2개의 큰 **두정골(마루뼈, parietal bone)**이 두개골의 정수리 뒷부분과 측면 벽을 형성한다. 두개골의 측면에 있는 각각의 **측두골(관자뼈, temporal bone)**은 외이도(이관), 중이강, 내이 미로(inner ear labyrinth)를 포함한다. **후두골(뒤통수뼈, occipital bone)**은 뇌상자의 아래쪽, 뒷부분을 형성한다. **대후두공(큰구멍, foramen magnum)**은 척수가 통과하는 큰 구멍으로 양측에 2개의 관절융기(condyles, 둥근 모양으로 튀어나온)가 돌출되어 있어, 첫 번째 경추인 환추(atlas)와 관절로 이어져 있다. **접형골(나비뼈, sphenoid bone)**는 박쥐와 같은 모양을 하고 있으며, 큰 날개(greater wings)는 전두골과 측두골 사이의 양쪽 두개골에서 눈으로 관찰할 수 있다. 접형골 체부의 윗면에는 안장(sella turcica)이라고 부르는 오목한 흠이 있는데, 이곳에 뇌하수체샘이 위치한다. **사골(벌집뼈, ethmoid bone)**은 계관(rooster's comb, 수탉의 볏)이라고 부르는 수직의 돌출부를 가지고 있어 여기에 뇌경질막이 부착된다. 사골의 나머지 부분은 비강의 천정 부분과 상부 벽, 그리고 비중격의 윗부분을 형성한다.

뇌두개골 사이의 모든 관절은 **봉합(suture)**이라 불리는 부동관절이다. **움직임이 없는데 관절(joint or**

BOX 6-2 골다공증 Osteoporosis

뼈는 활성화되어 있는 조직이다. 정상 혈액내 칼슘 수준을 유지하기 위하여 칼슘은 지속적으로 뼈에서 혈액으로 빠져나온다. 그러나 일반적으로 칼슘은 소실되는 양만큼 곧 대체되므로 골기질은 탄탄하게 유지된다.

골다공증(osteoporosis)은 대체되는 과정 없이 뼈에서 지나친 칼슘이 소실되는 것이 특징이다 (BOX 그림 6-B). 연구에 의하면 성장기에 뼈를 형성하는 어떤 유전인자가 중요한 요인으로 제시되었다. 뼈의 형성이 덜 되었다는 것은 뼈가 더 얇다는 것을 의미한다. 관련된 환경적 요인으로는 흡연, 칼슘이 불충분한 식사, 활동부족, 성 호르몬의 부족 등이 있다. 골다공증은 노인 여성에게 가장 흔하다. 그 이유는 에스트로겐 분비가 폐경이 되면서 급격히 감소하기 때문이다(노인 남성에서는 테스토스테론이 상당량 분비된다). 침상안정이나 최소한의 운동마저도 불가능한 경우에는 칼슘의 소실이 더 급격히 일어난다.

뼈가 칼슘을 잃어 얇아지고 약해지면 골절이 일어나기 쉽다. 노인 여성 중에서 고관절 골절(넙다리의 경부)이 퇴행성 뼈질환의 결과로 너무나 빈번하게 일어난다. 그러나 이런 심각한 손상이 피할 수 없는 것은 아니며, 일부 노인의 척추를 구부리게 할 만큼 그렇게 얇은 척추는 없다. 폐경 후에 여성들은 자신의 골기질의 강도를 확인하기 위하여 골밀도 검사를 받아보기를 원할 것이다. 뼈소실 속도를 감소시켜주는 몇 가지 약제들이 개발되어 시판되고 있다. 고칼슘과 고비타민D 식이는 적당한 운동처럼 남녀 모두에게 필수적이다. 젊은 여성과 10대들은 탄탄한 뼈바탕질을 형성하기 위하여 적절한 칼슘섭취를 해야 하는데, 이렇게 하면 나이가 들어 생길 수 있는 골다공증의 심각한 영향을 지연시킬 수 있을 것이다.

정상뼈(Normal Bone) 골다공증이 있는 뼈(Osteoporosis)

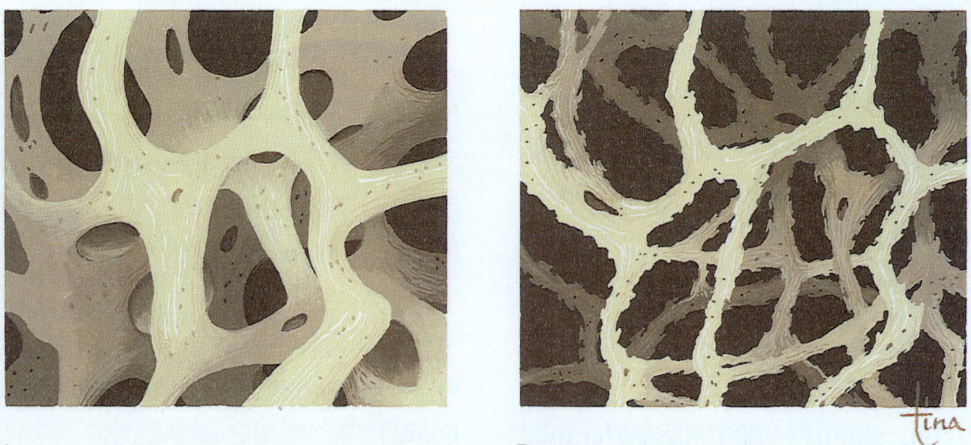

A B

BOX 그림 6-B (A) 척추의 정상 해면뼈 (B) 골다공증으로 인해 얇아진 해면뼈

articulation)이라 부르니 이상할 것이다. 그러나 관절이라는 용어는 2개의 뼈가 연결되는 어디에나 사용될 수 있다(관절의 분류는 이 장 뒤에서 다룰 것이다). 봉합에서 인접하고 있는 뼈들은 가장자리가 서로 톱니모양처럼 맞물려 있어 서로 잘 고정되어 있다. 이처럼 서로 맞물려 있는 돌출부는 두개골이 타격이나 압박을 받더라도 뼈가 미끄러지거나 움직이지 않도록 해준다. 그림 6-5 에서 전두골과 두정골 사이에는 관상봉합(coronal suture)이, 두정골과 측두골 사이에는 인상봉합(squamosal suture)을 볼 수 있다. 그림에서는 볼 수 없지만 시상봉합(sagittal suture)은 두개골의 정수리 가운데 부분을 따라 2개의 두정골이 관절을 이루고 있는 형태이다. 그림 6-5 와 그림 6-8 에서 두개골에 있는 큰 봉합뿐만 아니라 모든 뼈를 볼 수 있다. 해부학적으로 중요한 부분에 대해서는 표 6-2 에 서술하였다.

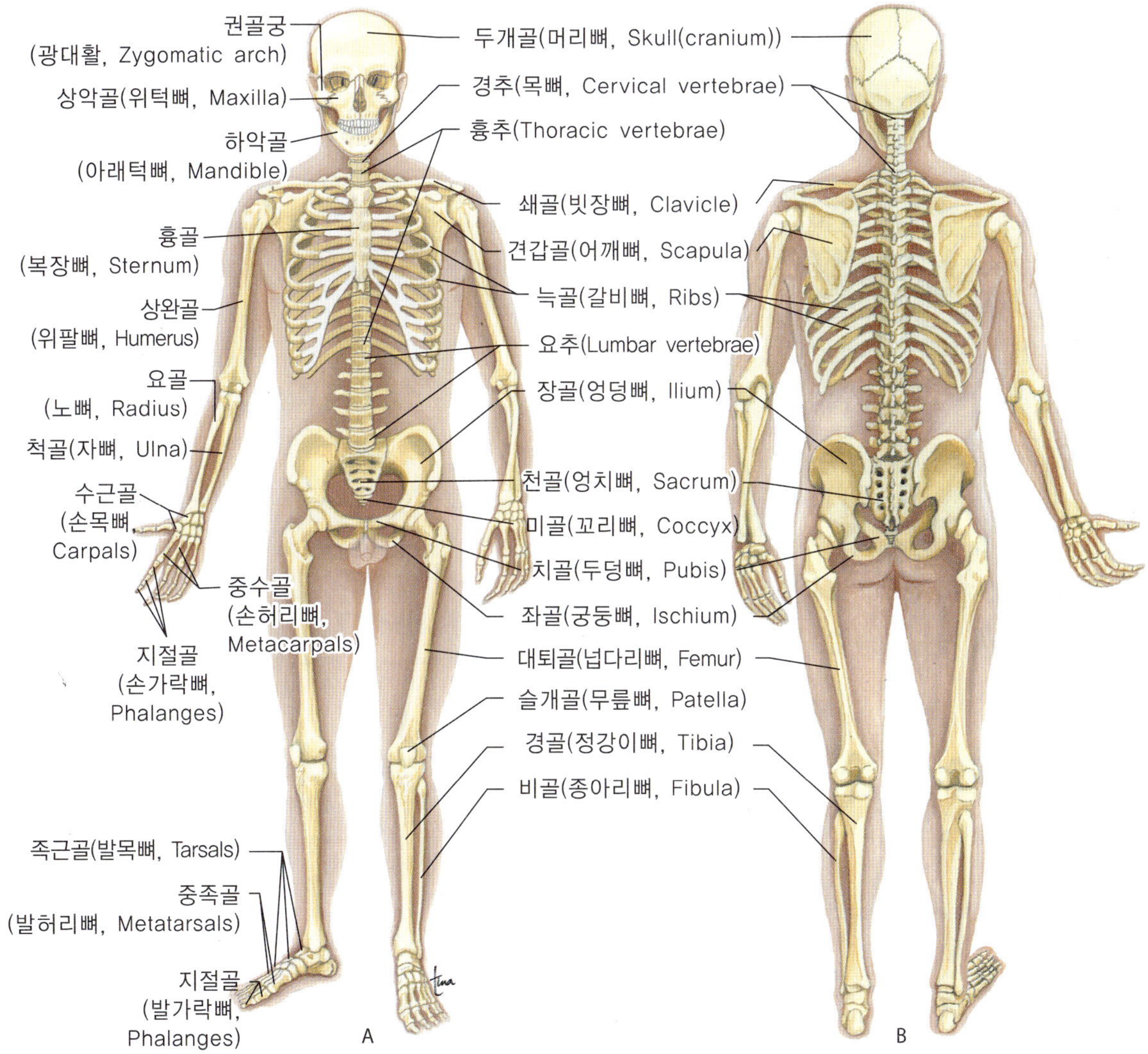

그림 6-4 뼈 (A) 전면 (B) 후면

질문: 그림에서 불규칙뼈는 어떠한 것들이 있는가?

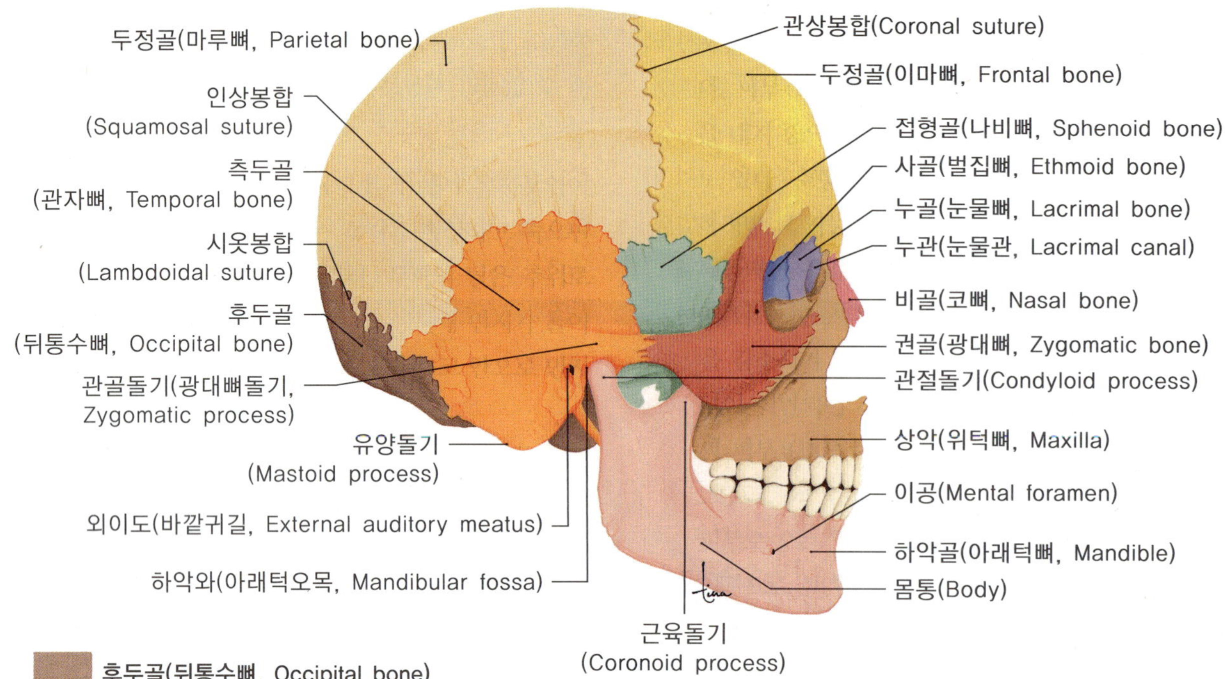

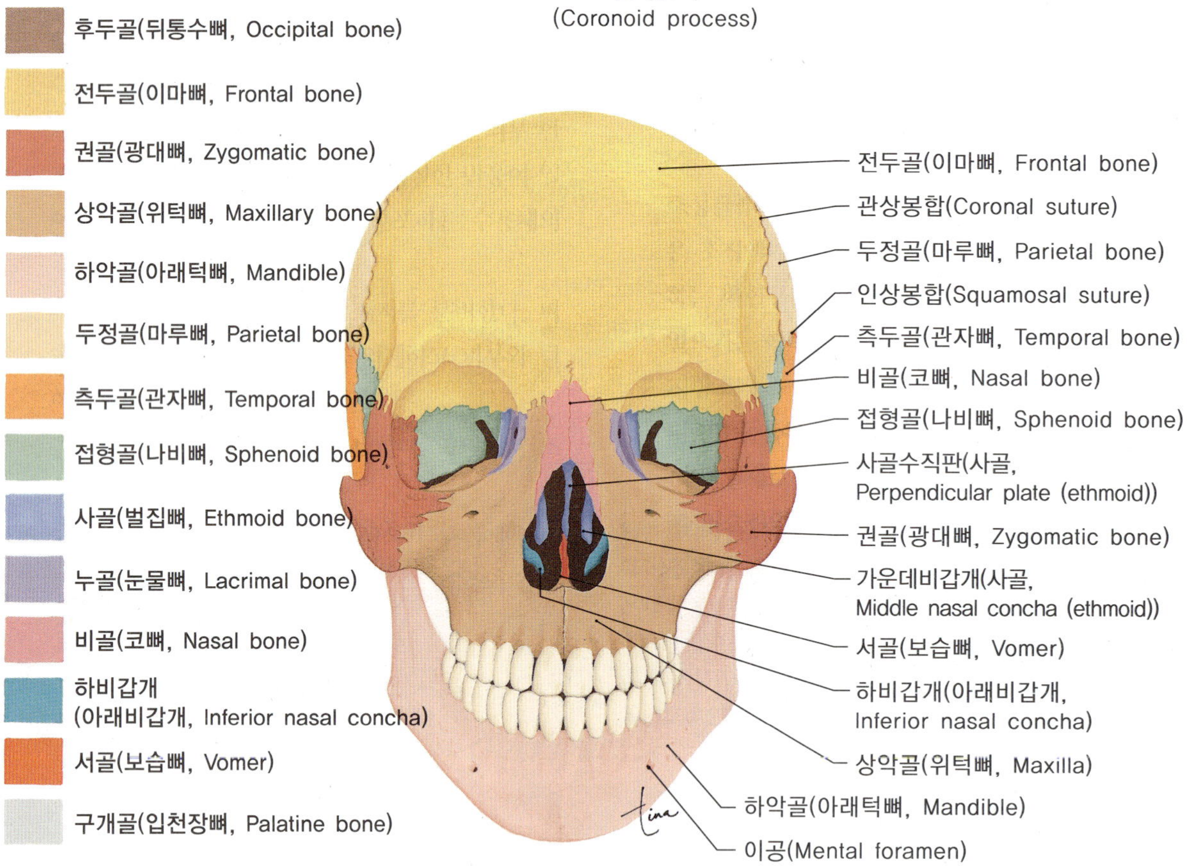

그림 6-5 두개골 우측측면

그림 6-6 두개골 전면

질문: 안와 뒷쪽에 구멍이 있는 목적은 무엇일까?

14개의 **안면골(facial bones)** 중에서 **하악골(아래턱뼈, mandible)**만이 움직이며 측두골과 **융기관절(condyloid joint)**을 이룬다. 안면골 사이에 다른 관절은 모두 봉합관절이다. **상악골(위턱뼈, maxillae)**는 위턱뼈이며 경구개(입천장)의 앞부분을 이룬다. 치아뿌리의 소켓들은 상악골과 하악골에서 볼 수 있다. 2개의 **비골(코뼈, nasal bone)**는 전두골과 관절을 이루는 부위에서 콧등뼈 부분을 형성한다(코의 나머지 부분은 연골에 의해 지지되고 있다). 양쪽 안와의 안쪽벽에 **누골(눈물뼈, lacrimal bone)**이 있는데, 누관(눈물관, lacrimal sac)을 포함하고 있다. 2개의 **권골(광대뼈, zygomatic bone)**은 뺨을 형성하며, 상악골, 전두골, 측두골과 관절을 이룬다. 2개의 **구개골(입천장뼈, palatine bone)**는 경구개(단단입천장)의 뒷부분이 된다. 쟁기(plow) 모양의 **서골(보습뼈, vomer)**는 비중격의 아래 부분을 형성하며 사골(벌집뼈, ethmoid bone)와 관절을 이루고 있다. 사골의 양측면은 **갑개(conchae)**이며, 이것은 두루마리처럼 말려 있으면서 비강의 양쪽으로부터 아래쪽을 향해 휘어지는 6개의 뼈이다. 비갑개는 코점막의 표면적을 넓게 해주는 기능을 한다. 안면골에 대하여 표 6-2 에 정리하였다.

부비동(paranasal sinuses)은 상악골, 전두골, 접형골, 사골에 위치해 있는 공기주머니이다 그림 6-9 . 부비동(paranasal)이란 이름에서 알 수 있듯이 부비동은 비강으로 열려 있으며 비강점막과 **섬모상피세포(ciliated epithelium)**로 연결되어 있다. 감기와 같은 상기도 감염이나 건초열과 같은 알레르기가 있을 때, 부비동이 생성한 점액을 비강으로 내보내지 못하고 꽉 막히게 되면, 우리는 부비동을 느낄 수 있다. 이러한 부비동의 기능은 공기가 뼈보다 가볍기 때문에 두개골을 가볍게 해주고 또한 더 많은 공기가 소리를 진동시킴으로써 음조를 깊게 하여 목소리가 공명이 되도록 해준다.

유양돌기굴(mastoid sinuses)은 양쪽 측두골의 유양돌기에 있는 공기 강으로 중이로 개구하고 있다. 항생제가 개발되기 전까지는 중이감염은 흔히 유양돌기염을 일으키곤 하였다.

중이강내에 3개의 **이소골(auditory bones)**, 즉 추골(망치뼈, malleus), 침골(모루뼈, incus), 등골(등자뼈, stapes)가 있다. 소리를 듣는 과정에서(제9장에서 논의될 것임) 이들 뼈는 고막에서 내이의 수용기로 진동을 전달한다(제9장 그림 9-9).

척주 Vertebral Column

척주(spinal column or back-bone)는 척추라고 부르는 여러 개의 낱개 뼈들로 구성된다. 척추의 명칭은 척주의 길이를 따라 배열되어 있는 각 척추의 위치를 가리킨다. 척주는 경추 7개, 흉추 12개, 요추 5개, 5개의 천추가 하나로 융합되어 천추 1개, 4~5개의 미추가 하나로 융합되어 미추 1개 등으로 이루어져 있다 그림 6-10 .

7개의 경추(목뼈, cervical vertebrae)는 목 부위에 위치한다. 제1경추는 **환추(atlas)**라고 불리며 후두골과 관절하여 머리뼈를 지지하며, 제2경추인 **축추(axis)**의 치상돌기(odontoid process)와 **차축관절(pivot joint)**을 이룬다. 차축관절은 머리가 좌, 우로 움직일 수 있도록 한다. 나머지 5개의 경추는 이름이 없다.

흉추(thoracic vertebrae)는 몸체의 뒷면에서 갈비뼈와 관절로 이어져 있다. **요추(허리뼈, lumbar vertebrae)**는 척주 중에서 가장 크고 강한 뼈이며 등에서 작게나마 관찰할 수 있다. **천추(엉치뼈, sacrum)**는 2개의 관골과 관절하여 **천장골관절(엉치엉덩뼈관절, sacroiliac joints)**을 형성한다. **미추(꼬리뼈, coccyx)**는 척추 꼬리이며, 일부 회음부 근육(골반저)이 붙는다.

모든 척추골은 몸통과 머리를 지지하는 유연성 있는 척주를 형성하기 위해 일정한 배열로 서로서로 관절을 이루며 인대에 의해 연결되어 있다. 또한 척추골은 척수를 포함하고 있는 연속적인 관(뇌막으로 싸여 있는)인 척주관(vertebral cannal)을 형성하여 척수를 기계적 손상으로부터 보호한다. 극돌기와 횡돌기는 돌출되어 있는 부분으로 여기에 척주를 구부리는 근육이 부착된다. 일부 척추에 있는 오목(facet)은 작고 납작한 표면으로 갈비뼈가 흉추의 오목과 관절하는 것과 같이, 오목은 다른 뼈들과 관절을 이루는 부분이다.

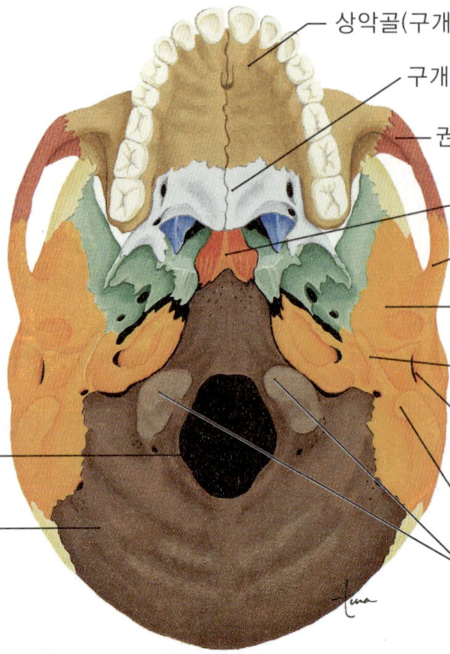

A

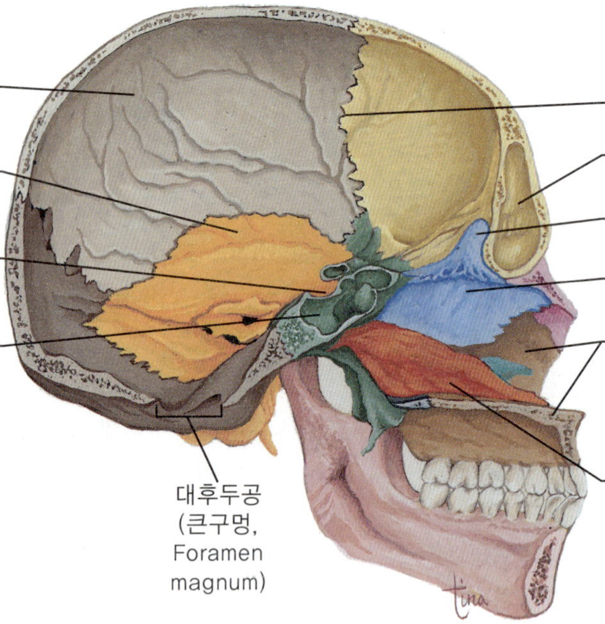

B

그림 6-7 **두개골** (A) 하악골을 제거한 상태에서의 아랫면 (B) 좌측 측면에서 내부를 보여주는 정중시상면

질문: 대후두공의 목적은 무엇인가?

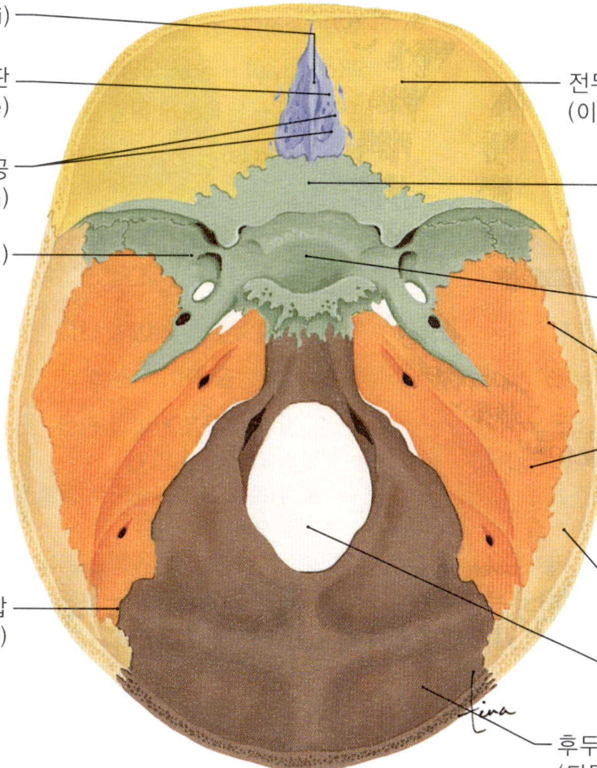

A

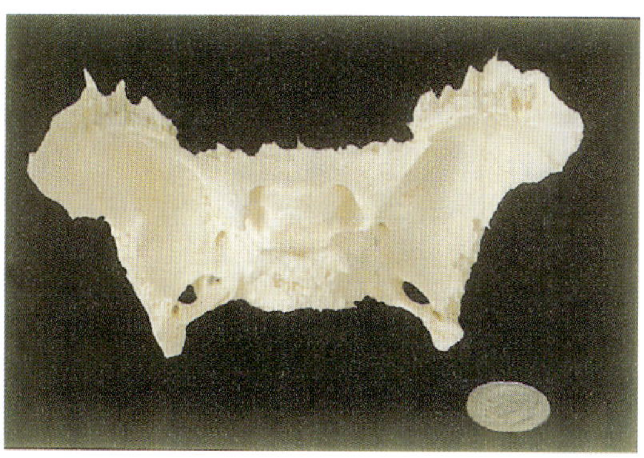

B

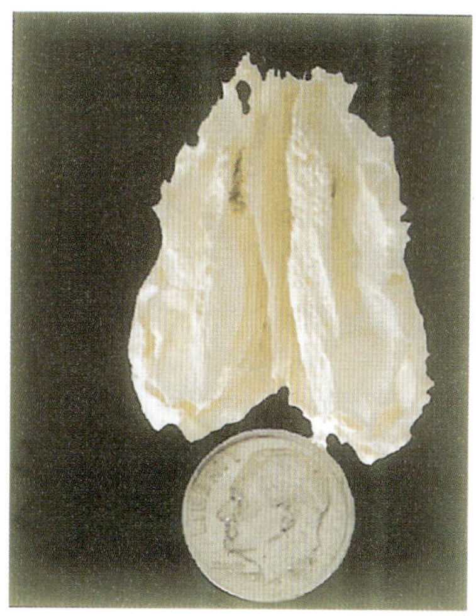

C

그림 6-8 (A) 두개골의 정수리 부분을 제거한 상태에서의 머리뼈 윗면 (B) 접형골 윗면 (C) 사골 윗면
B와 C의 사진은 Dan Kaufman에 의해 제공됨

질문: 사골의 후신경공은 어떤 역할을 하는가?

표 6-2 머리의 뼈 – 주요 부분

뼈의 부분을 나타내는 용어	
공(foramen) – 구멍 혹은 개구	오목(facet) – 납작하게 돌출된 부분
와(fossa) – 함몰된 부분	과(condyle) – 둥근 모양의 돌출된 부분
능(crest) – 융선 혹은 가장자리	판(plate) – 납작하게 돌출된 부분
도(meatus) – 터널형 공간	결절(tubercle) – 둥글게 돌출된 부분
돌기(process) – 돌출된 부분	

뼈	부분	설명
전두골(이마뼈)	이마굴 관상봉합	• 비강으로 열려 있는 공기 강 • 전두골과 두정골 사이의 관절
두정골(마루뼈)(2)	시상봉합	• 2개의 두정골 사이의 관절
측두골(관자뼈)(2)	인상봉합 외이도(바깥귀길) 유양돌기 유양돌기굴 하악오목 추와 관절광대뼈돌기	• 측두골과 수정골 사이의 관절 • 터널과 같은 외이의 관 • 이도 뒤쪽으로 타원형으로 돌출되어 있는 부분 • 중이로 열려 있는 공기 강 • 이도의 앞부분에 난원형으로 함몰된 부분으로 하악골과 관절 • 광대뼈와 관절을 이루는 앞으로 돌출되어 있는 부분
후두골(뒤통수뼈)	큰구멍 융기 시옷봉합	• 척수가 통과하는 큰 구멍 • 큰구멍 양쪽으로 난원형으로 돌출되어 있는 부분, 환추와 관절 • 후두골과 두정골 사이의 관절
접형골(나비뼈)	큰 날개 안장 나비굴	• 전두골과 측두골 사이에 편평한 측면 부분 • 뇌하수체선을 감싸고 있는 중앙이 함몰된 부분 • 비강으로 열려져 있는 공기 강
사골(벌집뼈)	벌집굴 볏돌기 사판과 후신경공 수직판 갑개(4개는 사골부분; 아래쪽 2개는 분리된 뼈)	• 비강으로 열려져 있는 공기 강 • 뇌막에 부착하기 위해 위쪽으로 돌출된 부분 • 볏돌기 기저부의 양쪽 면. 후신경공을 통해 후각신경이 지나감 • 비중격의 상부 • 비강내로 돌출된 선반모양의 구조물로 비점막의 표면적을 넓게 해줌
하악골(아래턱뼈)	체부 아래턱융기 소켓	• 아래쪽 치아를 가지고 있는 U자형 부분 • 측두골과 관절을 이루는 난원형의 돌출된 부분 • 아래쪽 치아의 뿌리를 고정시키고 있는 원추형의 함몰 부위
상악골(위턱뼈)(2)	위턱굴 구개돌기 소켓	• 비강내로 열려 있는 공기 강 • 경구개의 앞쪽을 형성하는 돌출된 부분 • 위쪽 치아의 뿌리를 고정시키고 있는 원추형의 함몰 부위
비골(코뼈)(2)	–	• 비강의 다리를 형성
누골(눈물뼈)(2)	눈물관	• 코눈물관으로 개구하여 비강으로 눈물이 배출되도록 함
권골(광대뼈)(2)	–	• 뺨을 형성. 전두골, 측두골, 상악골과 관절
구개(입천장)(2)	–	• 경구개(단단입천장)의 뒷부분을 형성
서골(보습뼈)	–	• 비중격의 아랫부분

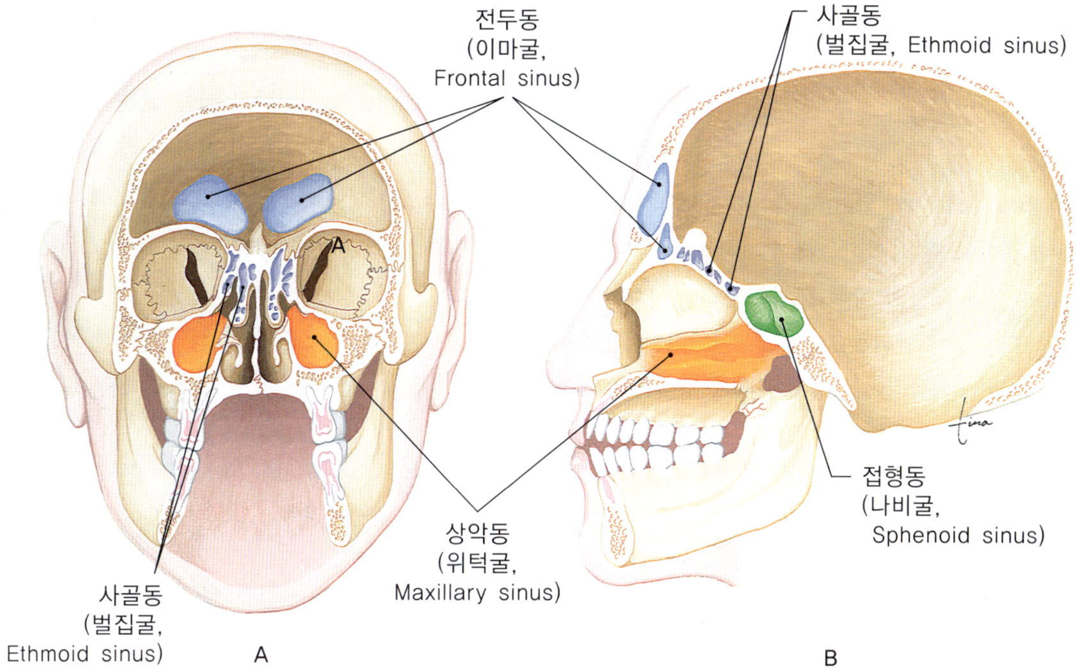

그림 6-9 **부비동** (A) 두개골의 전면 (B) 두개골의 좌측면

질문: 부비동 중 가끔 두통을 일으키는 곳은 어디인가?

척추의 지지 부분은 추체(body)이다. 인접하고 있는 척추의 추체는 섬유성 연골인 추간원판(disc)에 의해서 분리된다. 이러한 추간원판은 완충역할을 하며 충격을 흡수하고 척추 사이에 약간의 움직임을 가능하게 한다(섬유연골결합관절, symphysis joint). 그러나 척추에는 이러한 관절이 많기 때문에 전체로서의 척주는 매우 유연하다 BOX 6-3 .

해부학적 위치에서 정상 척주는 4개의 만곡(curves)을 가지며 위치에 따라 이름이 붙여졌다. 그림 6-10 을 참조하면, 경추만곡이 앞쪽으로, 흉추만곡이 뒤쪽으로, 요추만곡이 앞쪽으로 그리고 천추만곡이 뒤쪽으로 돌출되어 있다. 이러한 만곡들은 머리뼈가 신체의 중심에 위치하도록 하여, 사람이 똑바로 서서 걷는 것을 쉽게 해준다 BOX 6-4 .

흉곽 Rib Cage

흉곽은 12쌍의 갈비뼈, 흉골(복장뼈, sternum), 또는 가슴뼈로 구성된다. 흡골의 세 부분은 위쪽의 흉골병(복장뼈자루, manubrium), 가운데 부분인 흉골체(복장뼈몸통, body), 그리고 아래쪽의 칼돌기(검상돌기, xiphoid process)로 이루어진다 그림 6-11 .

늑골(갈비뼈, ribs)은 모두 흉추와 뒤쪽에서 관절을 이룬다. 첫 7쌍은 진늑골(참갈비뼈, true ribs)라 부르며, 늑연골에 의해서 흉골병과 흉골체와 직접적으로 관절을 이루고 있다. 나머지 3쌍은 가늑골(거짓갈비뼈, false ribs)로서 7번째의 연골에 붙는다. 나머지 2쌍은 전혀 흉골에 붙지 않기 때문에 부유늑골(뜬갈비뼈, floating ribs)라고 부른다 그림 6-11 .

흉곽의 기능은 심장과 폐를 둘러싸서 보호하는 것이다. 그리고 간과 비장과 같은 상복부강에 있는 기관들도 보호한다. 흉곽의 또 다른 중요한 기능은 유연성과 관련이 있다. 늑골은 외늑간 근육에 의해서 바깥, 위쪽으로 들어 올려진다. 이로 인해 흉강이 넓어져 폐가 확장되고 흡기가 일어난다.

어깨와 팔 The Shoulder and Arm

상지연결대(팔이음뼈, shoulder girdle)는 축골격에 팔을 부착하며 좌우 팔이음뼈는 각각 견갑골(어깨뼈, scapula)와 쇄골(빗장뼈)로 구성된다. 어깨뼈는 크고 납작한 뼈로 상완(위팔, upper arm)과 전완(아래팔, forearm)을 움직이는 일부 근육이 부착되는 몇 개의 돌출된 부분(견갑극, spine of scapula/오훼돌기, coracoid process)을 가지고 있다. 관절와(관절오목, glenoid fossa)라고 하는 얕은 함몰이 위팔뼈와 구상관절(절구관절, ball and socket joint)을 이룬다 그림 6-12. 그림 6-4 의 뒤쪽 골격을 보면 어깨뼈는 척추와 관절 형태로 연결되어 있지 않고 늑골 위에 늘어져 있다. 각 견갑골은 수많은 근육에 대해 늑골에 붙어 있고, 그 근육들은 척추와 상완골(위팔뼈)에 고정되어 있다.

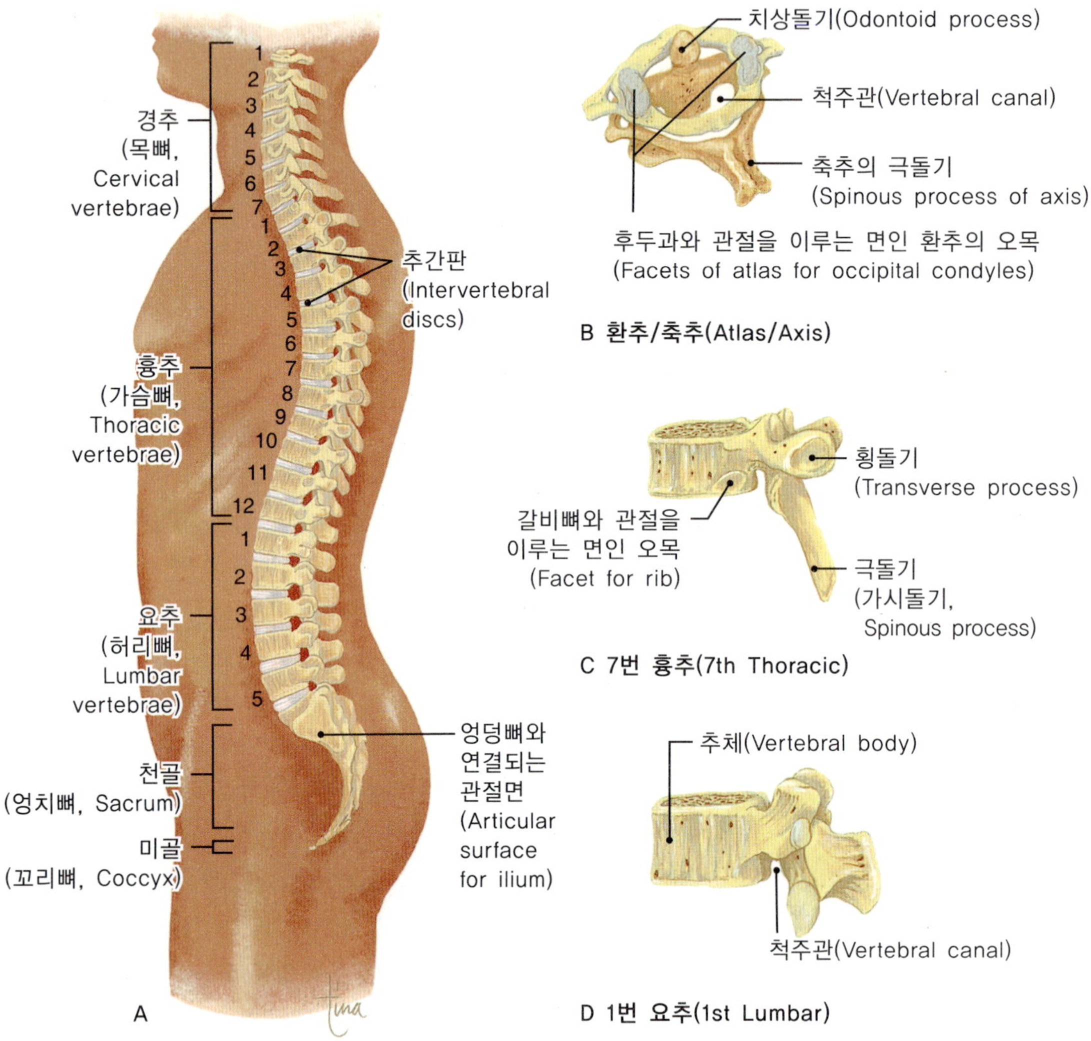

그림 6-10 **척주** (A) 좌측 측면 (B) 환추와 축추의 윗면 (C) 7번 흉추의 좌측면 (D) 1번 요추의 좌측면

질문: 흉추와 요추의 크기를 비교해 보고 크기가 다른 이유를 설명해 보라.

BOX 6-3 추간원판 탈출 Herniated disc

척추는 충격을 흡수하기 위해 완충작용을 하는 섬유성 연골로 된 추간원판으로 분리되어 있다. 추간원판은 거친 바깥면과 수핵(nucleus pulposus)이라 불리는 부드러운 중심부로 이루어져 있다. 추간원판에 지나친 압력이 가해지면, 바깥층이 터져 수핵이 밖으로 나오게 한다. 부적절한 자세로 무거운 물건을 들 때, 즉 다리보다는 허리를 사용하여 갑자기 위로 들어올 때, 척추에 갑작스런 강한 압력이 가해지면서 수핵이 터질 수 있다. 추간원판 탈출은 대부분 요추부에서 잘 일어난다.

추간원판 탈출은 종종 '미끄러진 원판(slipped disc)'이라 불리기도 하지만 충격을 받은 원판은 보통 원래의 위치에서 벗어나 움직이지는 않는다. 추간원판 탈출 혹은 추간원판 파열 등과 같은 용어가 실제로 일어난 현상을 더 정확하게 서술하고 있다. 수핵이 바깥으로, 흔히 뒤쪽으로 탈출되어 척수신경을 압박하게 된다 BOX 그림 6-C . 이러한 이유 때문에 추간원판 탈출로 인해 압박을 받는 신경의 지배를 받는 근육에 통증과 기능상실이 나타난다. 손상이 심하지 않으면 추간원판에 압력을 주는 활동들을 피하고 휴식을 취하게 되면, 추간원판 탈출은 자연적으로 치유된다. 그러나 추간원판의 수핵이 위치를 이탈한 경우와 신경기능이 손상된 경우에는 탈출된 수핵을 제거하는 수술이 필요할 수도 있다.

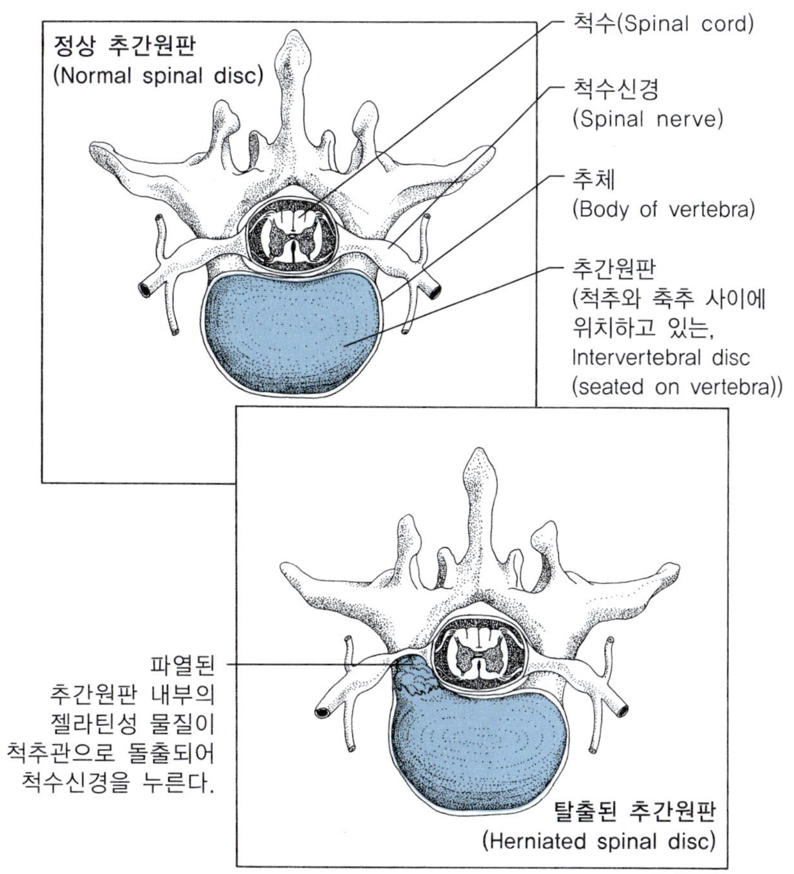

BOX 그림 6-C **추간원판 탈출** 압력을 받게 되면, 파열된 추간원판은 척수신경을 누른다.

BOX 6-4 척추의 비정상적 만곡 Abnormalities of the curves of the curves of the spine

측만증 – 비정상적 측면 만곡으로, 선천적으로 나타나거나, 한쪽 다리가 다른 쪽 다리보다 긴 경우, 그리고 성장하는 유년기 시절 동안 만성적으로 부적절한 자세를 취한 결과로서 오는 경우도 있다. 흔히 흉추가 손상을 받게 되며, 이럴 경우 흉곽이 한쪽으로 변위된다. 심한 경우에는 복부 기관들이 눌려서 흡기 동안 흉곽의 팽창에 장애를 줄 수도 있다.

후만증* – 흉추의 과도한 만곡, 종종 곱사등(hunchback)으로 불린다.

전만증* – 요추의 과도한 만곡, 종종 움푹한 등(swayback)으로 불린다.

이러한 비정상적 만곡은 흔히 골다공증이나 척추 결핵과 같은 퇴행성 뼈질환의 결과로 발생한다. 만약 골다공증이 흉추의 추체를 붕괴시키면 정상 흉추 만곡이 증가될 것이다. 대부분의 경우 척주의 추체가 서서히 주저앉기 때문에(갑자기 붕괴되는 것이 아니라) 척수신경 손상은 거의 일어나지 않는다. 그러나 척추의 손상은 쉽게 교정되지 않으므로 치료보다는 예방적인 측면에 관심을 가져야 한다.

*비록 정상 해부학에서 사용하는 서술이지만, 후만증과 전만증이라는 용어는 일반적으로 비정상적인 상태를 서술할 때 사용된다.

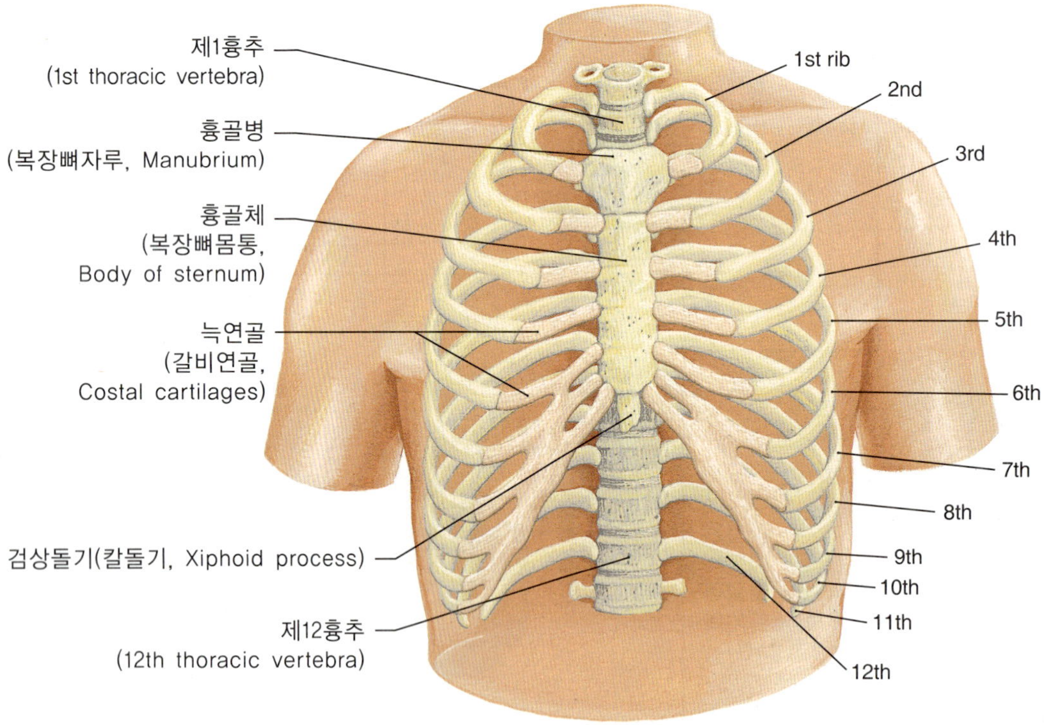

그림 6-11 **흉곽 전면**

질문: 늑골과 관절을 이루는 뼈에는 어떤 것들이 있는가?

쇄골(빗장뼈, clavicle)은 가쪽으로는 견갑골과 안쪽으로는 흉골병 관절을 이룬다. 목의 끝에 2개의 쇄골 사이의 공간을 느낄 수 있는데, 이곳을 빗장뼈간절흔 또는 흉골상절흔이라고 한다. 각 쇄골의 옆끝이 견갑골과 관절 형태로 이어져 있고, 이러한 위치에서 쇄골은 견갑골의 버팀대로서 작용하며 어깨가 너무 앞쪽으로 나오는 것을 막아준다. 어깨관절이 넓은 범위를 움직여도 이러한 쇄골이 이루고 있는 관절의 움직임이 효과적이면 어깨는 비교적 안정적이다.

상완골(위팔뼈, humerus)는 위팔에 있는 장골이다. 그림 6-12 에서 삼각근조면(세모근거친면, deltoid tubercle 혹은 tuberosity)을 볼 수 있는데, 여기에 어깨관절을 덮고 있는 삼각근이 부착한다. 상완골의 근위부는 견갑골과 구상관절을 이루고 원위부는 전완(아래팔)의 척골과 경첩관절(hinge joint)을 이룬다. 이 경첩관절은 팔꿈치를 이루고 있으며, 옆으로는 움직이지 않고 앞뒤로의 움직임만 허용한다.

전완의 뼈로는 새끼손가락 쪽에 있는 척골(자뼈, ulna)와 엄지손가락 쪽에 있는 요골(노뼈, radius)가 있다. 척골의 반월형절흔(semilunar notch)은 팔꿈치의 경첩관절의 일부로 상완골(위팔뼈)의 활차와 관절을 이루고 있다. 요골과 척골은 근위부에서 차축관절을 이룸으로써 손바닥을 위아래로 뒤집어 봄으로써 직접 관찰할 수도 있는데, 손바닥을 위로 할 때는 요골과 척골은 서로 평행하게 위치하지만 위팔을 움직이지 않고 손바닥을 아래로 향하게 하면, 요골이 움직이면서 척골을 교차하게 된다. 이러한 구조로 인해 전체 팔을 움직이지 않고도 손은 매우 다양한 기능을 수행할 수 있게 된다.

수근골(손목뼈, carpals)는 손목에 있는 8개의 작은 뼈들로 이루어져 있다. 뼈끼리는 활주관절(gliding joints)을 이루고 있어 활주운동이 가능하다. 수근골은 또한 몸 쪽으로는 척골 및 요골의 원위부와 관절을 이루고, 먼쪽으로는 손바닥에 있는 5개의 뼈인 중수골(손허리뼈, metacarpals)의 근위부 끝부분과 관절을 이룬다. 수근골과 중수골에 의해 이루어진 모든 관절은 손목부위에서 손이 매우 유연하도록 해주며(스스로 한번 확인해 보아라. 굴곡에서 신전까지 거의 180°가 되어야 한다), 특히 엄지손가락은 수근중수골 관절(손목손허리뼈 관절, carpometacarpal joint) 때문에 다른 손가락보다 더 유연하게 움직일 수 있다. 수근중수골 관절은 안장관절(saddle joint)로, 엄지손가락이 손바닥을 가로지를 수 있도록 하여 주먹 쥐는 것을 가능하게 해준다.

지절골(손가락뼈, phalanges)은 손가락뼈이다. 엄지에 2개가 있으며, 다른 손가락에 3개씩 있다. 지절골 사이는 경첩관절로서 한 면으로 움직일 수 있다. 어깨와 팔의 뼈에 관한 중요한 내용들은 표 6-3 에 기술하였다.

엉덩이와 다리 The Hip and Leg

하지연결대(다리이음뼈, pelvic girdle)는 한 쌍의 관골(볼기뼈, hip bone)로 구성된다. 이것은 천골(엉치뼈)에서 축골격과 관절을 이룬다. 각 관골은 그림 6-13 의 남성과 여성의 골반구조에서 보는 바와 같이 장골(엉덩뼈, ilium), 좌골(궁둥뼈, ischium), 치골(두덩뼈, pubis)의 3가지 주요 부분으로 되어 있다. 엉덩뼈는 천장관절(sacroiliac joint)을 형성하는 관골의 윗부분을 이루고 있다. 장골은 관골의 아래쪽에 위치하며 앉았을 때 뒤쪽 부분에 속하며, 치골은 아래쪽과 대부분의 앞쪽 부분을 포함한다. 좌우 2개의 치골은 섬유성 연골판으로 된 치골결합(pubic symphysis)에서 서로 관절을 이루고 있다. 그림 6-13 에서 남성과 여성골반의 치골각도(pubic angle)를 비교해 보라. 여성골반의 완만한 치골은 각도는 출산에 적합한 구조로 출산 시 골반출구를 더 크게 해주는 기능을 한다.

관골구(볼기뼈절구, acetabulum)는 대퇴골과 구상관절을 형성하는 관골 내 소켓(ball-and-socket joint)이다. 견갑골의 관절오목과 비교해 보았을 때 관골구는 소켓이 더 깊은 것을 알 수 있다. 고관절(엉덩관절, hip joint)은 체중을 부하하는 관절이기 때문에 체중부하에 관여하지 않는 어깨관절보다 기능적으로 훨씬 더 중요하다. 관골구가 깊기 때문에 고관절은 쉽게 탈구되지 않으며, 이로 인해 관절에 큰 부하가 가해지는 달리기, 높이뛰기(착지)와 같은 활동을 할 수 있다.

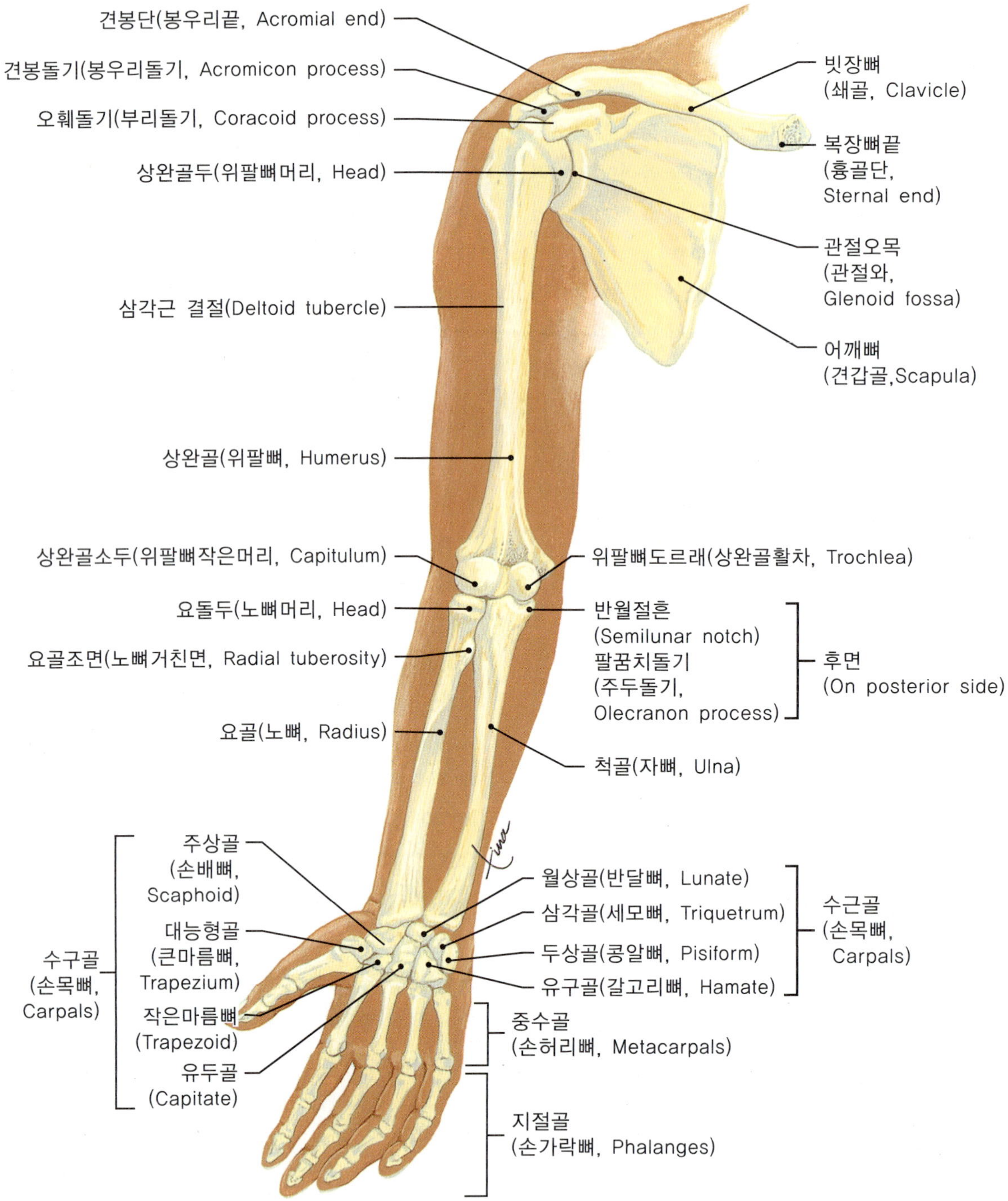

그림 6-12 **팔과 상지연결대의 뼈** 우측 팔의 전면

질문: 팔에는 어떤 관절들이 있는지 어깨에서부터 차례대로 기술해 보라.

표 6-3 어깨와 팔의 뼈 – 주요 부분

뼈	부분	설명
견갑골(어깨뼈)	• 관절오목 • 어깨가시 • 봉우리돌기	• 상완골과 관절을 이루는 함몰된 부분 • 근육이 붙는 길고 뒤로 돌출된 돌기 • 쇄골과 관절을 이룬다.
쇄골(빗장뼈)	• 봉우리끝 • 흉골단	• 견갑골과 관절을 이룬다. • 흉골의 흉골병과 관절을 이룬다.
상완골(위팔뼈)	• 상완골두 • 삼간근거친면 • 팔꿈치오목 • 상완골소두 • 상완골 활차	• 견갑골과 관절을 이루는 둥근 돌기 • 삼각근을 부착시키기 위한 둥근 돌기 • 척골의 주두돌기(팔꿈치돌기)를 위한 후면에 있는 타원형의 함몰부분 • 요골위쪽에 있는 둥근 돌기 • 척골과 관절을 이루는 오목한
요골(노뼈)	• 노뼈머리 요골두	• 척골과 관절을 이룬다.
척골(자뼈)	• 팔꿈치머리돌기 • 반월절흔	• 상완골의 주두와(팔꿈치오목)에 들어간다. • 상완골의 활차와 관절을 이루는 "반월"의 움푹 팬 부분
수근골(손목뼈)(8)	• 손배뼈, 반달뼈, 세모뼈, 콩알뼈 • 큰마름뼈, 작은마름뼈, 유두골, 갈고리뼈	• 근위부 위치 • 원위부 위치

대퇴골(넙다리뼈, femur)은 넙다리의 장골이다. 앞서 설명한 바와 같이, 대퇴골은 엉덩관절과 운동성이 매우 큰 구상관절을 이루고 있다. 대퇴골 몸쪽부(근위부)의 끝부분에는 근육이 부착하는 큰 돌출부인 큰돌기(대전자, greater trochanter)와 작은돌기(소전자, lesser trochanter)가 있다. 원위부의 끝에서 대퇴골은 경골과 경첩관절을 이루어 무릎을 형성한다. 그림 6-14 에서 보는 바와 같이 대퇴골은 실제로 관절을 형성하는 둥글게 튀어나온 부위인 관절융기(과, condyles)를 가지고 있다. 무릎을 덮고 있는 슬개골(무릎뼈, patella)는 무릎관절의 앞부분이며 넙다리의 큰 근육군인 대퇴사두박근(넙다리네갈래근)의 건(힘줄, tendons)에 의해 덮여 있다.

경골(정강이뼈, tibia)는 하지의 체중부하를 담당하는 뼈이다. 자신의 다리 앞쪽에 있는 경골조면(정강뼈 거친면, tibial tuberosity)과 능선(능, crest)을 느낄 수 있을 것이다. 우리가 '안쪽 발목뼈'라고 하는 내과(안쪽복사, medial malleolus)는 경골의 원위부 끝에 있다. 그림 6-14 에서 보는 바와 같이 비골(종아리뼈, fibula)는 무릎관절을 형성하는 부분이 아니며 체중을 부하하는 뼈도 아니다. 비골의 외과(가쪽복사, lateral malleolus)는 '바깥쪽 발목뼈'이며 발 바로 위에서 발견할 수 있다. 비록 체중 부하에 관여하는 뼈는 아니지만, 비골은 다리 근육이 부착되는 부위이기 때문에 중요하며 발목이 안정되도록 돕는다. 하나의 뼈에 2개의 뼈가 연결되어 있을 때가 1개의 뼈가 연결되어 있을 때보다 훨씬 안정된 배열이며, 발목에서 경골과 비골은 팔에서 척골과 요골이 관절을 이루는 것처럼 차축관절을 이루지 않는다. 이것 역시 다리와 발의 안정성을 도와주며 몸 전체를 지지하는 데 기여한다.

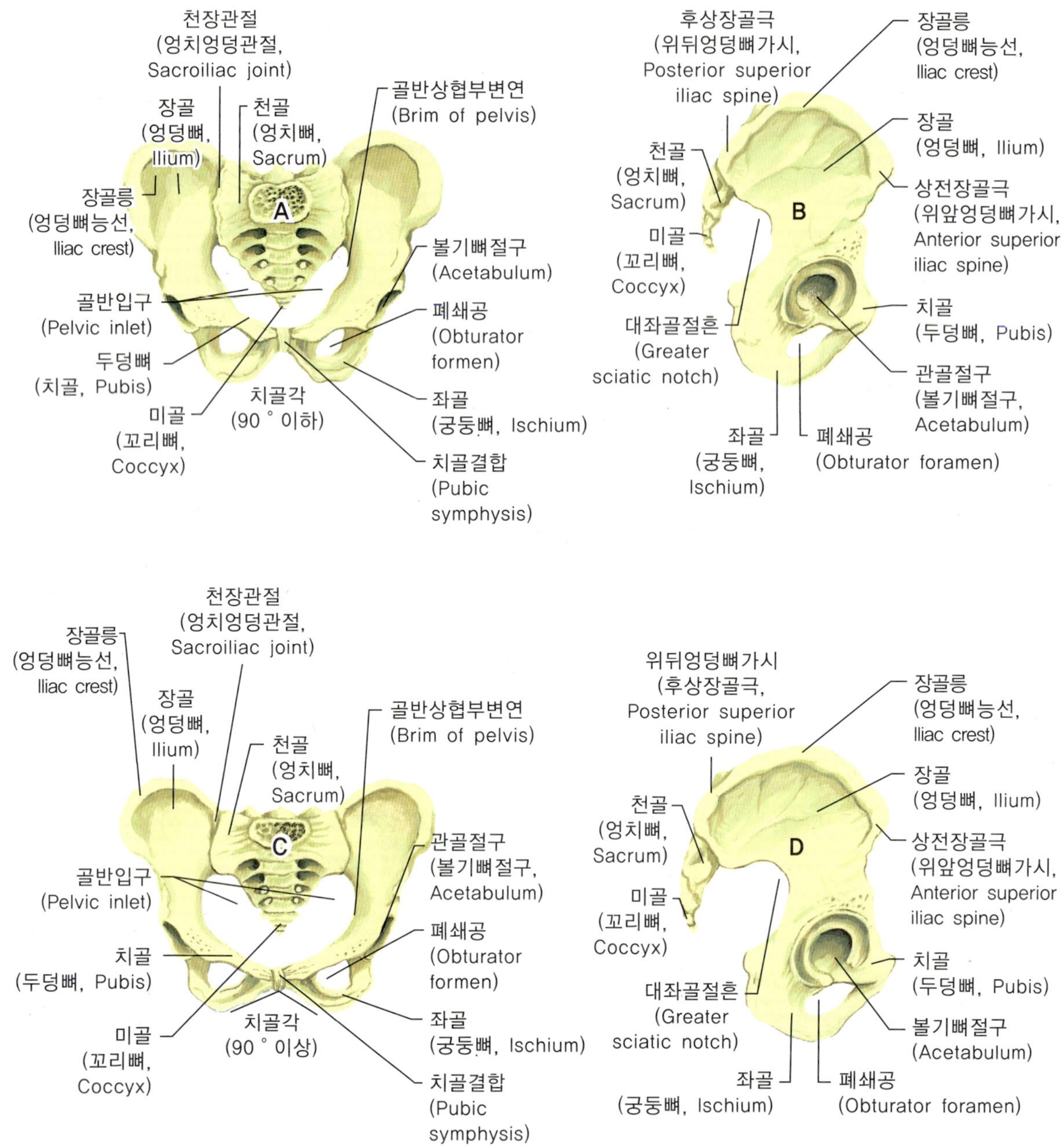

그림 6-13 **관골과 천추** (A) 남성골반의 전면 (B) 남성골반의 우측 측면 (C) 여성골반의 전면 (D) 여성골반의 우측 측면

질문: 남성과 여성의 골반입구를 비교해 보고, 그러한 차이를 나타내는 이유를 설명하라.

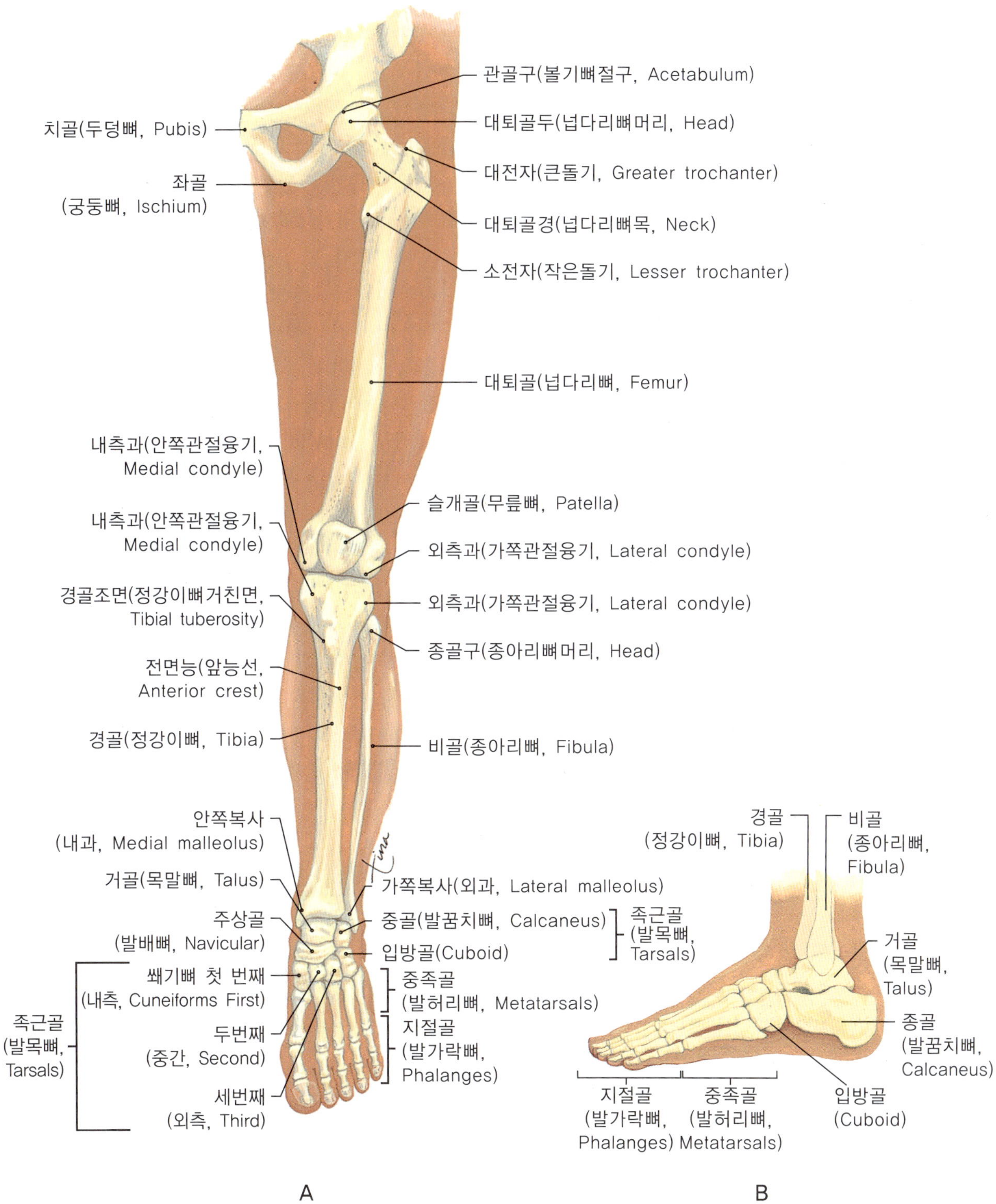

그림 6-14 (A) 다리와 관골부위의 뼈, 좌측 다리의 전면 (B) 좌측 발의 측면

질문: 팔에 있는 관절 중, 다리에는 상응되는 부위가 없는 관절은 무엇인가?

족근골(발목뼈, tarsal bones)는 발목에 있는 7개의 뼈이다. 족근골은 손목의 수근골(손목뼈)보다 크고 강하며, 족근골 사이 활주관절은 그다지 큰 운동범위를 갖고 있지 못하다. 족근골 중 가장 큰 뼈가 종골(발꿈치뼈, calcaneus)이며, 거골은 종골과 경골 사이에서 체중을 전달한다. 중족골(발허리뼈, metatarsal bones)는 5개의 장골이며, 지절골(phalanges)은 발가락뼈이다. 엄지발가락은 2개의 지절골로 되어 있고, 나머지 발가락은 모두 3개의 지절골을 가지고 있다. 발가락의 지절골들은 서로 경첩관절을 이룬다. 발에는 안장관절이 없기 때문에 엄지발가락은 엄지손가락처럼 움직일 수 없다. 발은 종족궁(세로활, longitudinal arch)과 횡족궁(가로활, transverse arch) 2개의 주요 궁(활, arch)을 가지고 있는데, 이것은 인대에 의해 지지되고 있다. 이러한 활은 완전한 직립보행을 위한 적응으로, 활은 걸음을 걸을 때 용수철처럼 튀어 오르는 탄력을 제공한다. 엉덩이와 다리뼈의 중요한 부분에 관해서는 표 6-4 에 기술하였다.

관절 Joints-Articulations

관절은 2개의 뼈가 만나는 곳, 혹은 2개의 뼈가 이어지는 부분이다.

관절의 분류 The Classification of Joints

관절의 분류는 움직일 수 있는 정도에 따라서 나뉜다. 부동성관절(synarthrosis)은 머리뼈 사이에 봉합과 같이 움직일 수 없는 관절을 말한다. 반관절(amphiarthrosis)은 인접한 척추사이의 섬유연골결합관절(symphysis joint)에서처럼 약간의 움직임이 가능하며, 가동관절(diarthrosis)은 자유롭게 움직일 수 있는 관절이다. 이러한 구분이 관절을 가장 크게 분류하는 기준이며, 여기에는 구상관절, 경첩관절, 차축관절, 그 외 관절 등이 포함된다. 관절의 각 유형에 대한 예는 표 6-5 에 정리하였으며 각 관절유형은 그림 6-15 에 나타내었다.

활막성 관절 Synovial Joints

모든 가동관절, 혹은 자유롭게 움직일 수 있는 관절은 활막성 관절로, 그 구조가 유사하다. 전형적인 활막성 관절이 그림 6-16 에 예시되어 있다. 각 뼈의 관절 표면에는 **관절연골(articular cartilage)**이 있어 부드러운 표면을 제공한다. **관절낭(joint capsule)**은 섬유성 결합조직으로 되어 있으며 강한 막(sheath)으로 관절을 둘러싸고 있다. 관절낭은 관절을 안정성 있게 유지해 준다. 예를 들어, 관골에서 관절낭은 대퇴경부에서 관골구까지 뻗쳐 있어 꽉 조여진 소매처럼 단단하게 고정시켜준다. 어깨의 관절낭은 훨씬 느슨하게 고정되어 어깨관절의 운동범위를 크게 해준다. 관절낭을 덮고 있는 막을 **활액막(synovial membrane)**이라고 하며, 활액(synovial fluid)을 관절강으로 분비한다. 활액은 끈끈하고 미끄러운 액체로 뼈가 움직일 때 마찰을 방지한다.

대부분의 활액관절은 관절을 가로지르는 건과 관절사이에 작은 활액주머니인 **활액낭(bursae)**을 가지고 있다. 활액낭은 뼈가 움직일 때 건이 쉽게 미끄러질 수 있도록 도와준다. 만일 관절을 지나치게 사용하게 되면 활액낭에 염증이 생기고 고통스럽게 된다. 이것을 **활액낭염(bursitis)**이라고 한다. 관절의 다른 질환(관절염)에 대하여 BOX 6-5 에 설명하였다.

노화와 골격계통 Aging and the Skeletal System

나이가 들면서 골조직은 칼슘이 대체되는 것보다 소실되는 양이 더 많아지게 된다. 골기질은 더 얇아지고 더 잘 부서져 약한 충격에도 쉽게 골절이 일어난다.

관절 연골의 미란(erosion) 또한 흔하게 나타나는 노화의 결과이다. 영향을 받는 관절은 무릎과 같이 체중부하를 받는 관절과 활동이 많은 작은 손가락의 작은 관절들이다.

비록 관절이 정상적으로 닳고 마모가 되는 것은 예방할 수 없지만, 노인들은 운동과 고칼슘 및 고비타민D 식이로 골기질을 유지할 수는 있다.

표 6-4 엉덩이와 다리 뼈- 주요 부분

뼈	부분	설명
골반골 (2개의 관골(볼기뼈))	• 장골 • 장골능선 • 위뒤장골가시 • 좌골 • 치골 • 치골결합 • 관골구	• 나팔꽃 모양으로 벌어진 윗부분 • 장골의 위 가장자리 • 장골능선의 뒤쪽 연장부위 • 아래, 뒤쪽 부분 • 앞쪽, 중앙 부분 • 2개의 치골 사이의 관절 • 대퇴골이 관절을 이루는 깊게 함몰된 부분
대퇴골(대퇴골)	• 대퇴골두 • 대퇴골경 • 큰돌기 • 작은돌기 • 융기	• 관골과 관절을 이루는 둥근 돌기 • 대퇴골두 원위부의 좁아진 부분 • 근육이 붙는 큰 측면 돌기 • 근육이 붙는 안쪽 돌기 • 경골과 관절을 이루는 둥근 돌기
정강이뼈(경골)	• 융기 • 경골조면 • 앞능선 • 안쪽복사	• 대퇴골과 관절을 이룬다. • 슬개골 인대가 붙는 둥근 돌기 • 수직의 융기 • 원위부 돌기. 안쪽 "족근골"
종아리뼈(비골)	• 비골두 • 가쪽복사	• 경골과 관절을 이룬다. • 원위부 돌기. 가쪽 "족근골"
발목뼈(족근골)(7)	• 종골 • 거골 • 입방골, 손배뼈 • 쐐기뼈: 1, 2, 3번째	• 종골 • 종골 및 비골과 관절을 이룬다. – –

표 6-5 관절의 종류

분류	종류와 설명	예
부동관절 (움직이지 않음)	• 봉합 – 뼈표면 사이의 섬유성결합조직	• 두개골 사이 • 안면골 사이
반관절 (약간 움직임)	• 섬유연골결합 – 뼈 사이의 섬유성연골판	• 척추뼈 사이 • 치골 사이
가동관절 (자유롭게 움직임)	• 구상관절 – 모든 방향으로 움직임	• 견갑골과 상완골 • 골반골과 대퇴골
	• 경첩관절 – 한 방향으로 움직임	• 상완골과 척골 • 대퇴골과 경골 • 손가락 사이
	• 과상(융기)관절 – 한 방향으로 움직이며, 어느 정도 측면 운동도 가능함	• 측두골과 하악골
	• 차축관절 – 회전	• 환추와 축추 • 요골과 척골
	• 활주관절 – 측면으로 움직임	• 수근골 사이 • 천추와 장골
	• 안장관절 – 여러 방향으로 움직임	• 엄지의 중수골

골격계통

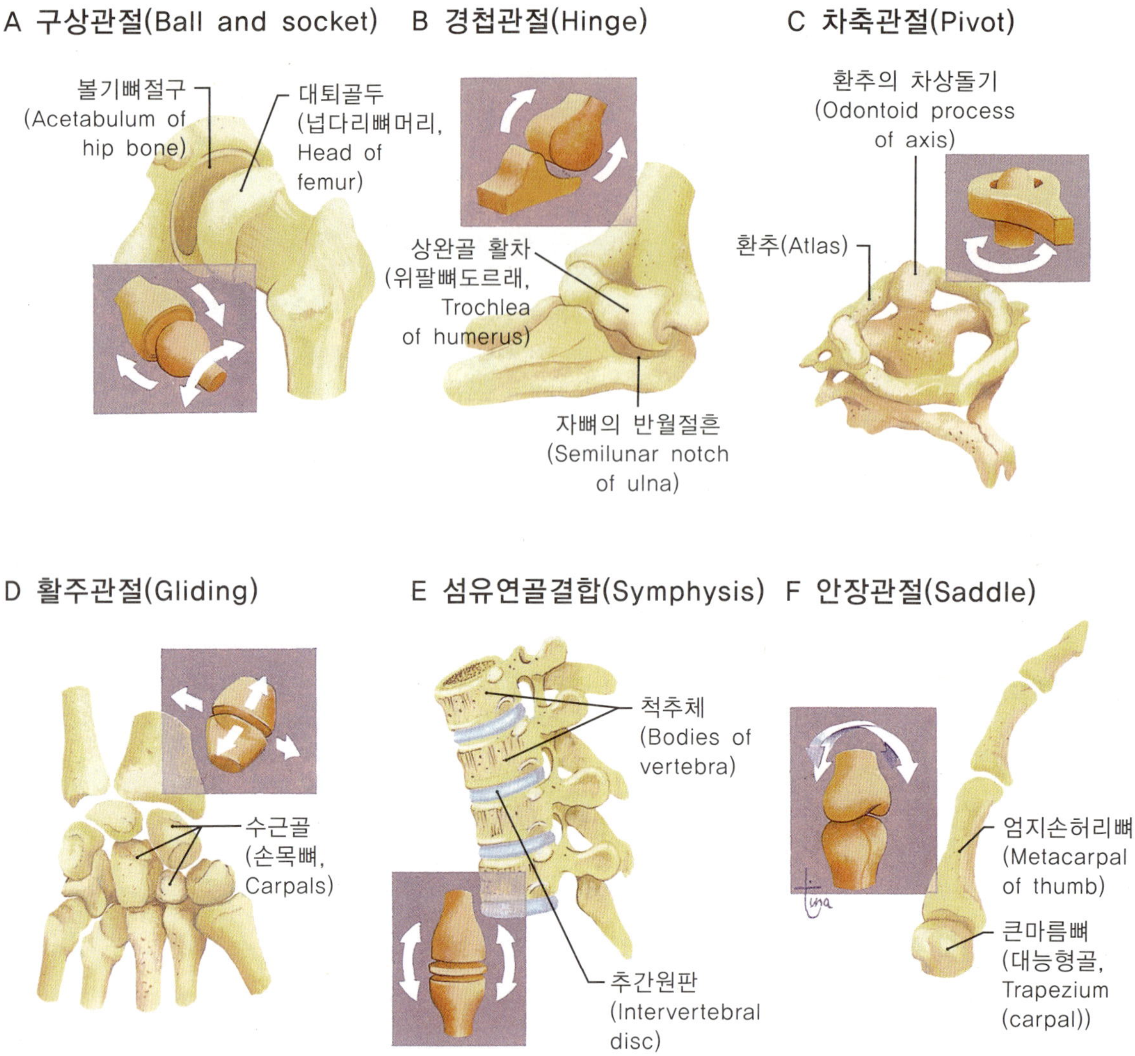

그림 6-15 **관절의 종류와 대표적 예시. 단순화된 그림은 관절 표면의 위치를 보여준다.**
(A) 구상관절 (B) 경첩관절 (C) 차축관절 (D) 활주관절 (E) 섬유연골결합 (F) 안장관절

질문: 위의 관절 중 가장 가동성이 높은 관절과 가장 적은 관절은 각각 어느 것인가?

요약 Summary

뼈와 관절에 대한 지식은 다음 장에서 골격을 움직이는 근육의 작용을 배울 때 유용할 것이다. 그러나 뼈에는 다른 기능도 있다는 것을 기억하는 것이 중요하다. 여분의 칼슘 저장소로서 뼈는 정상 혈중 칼슘의 수준을 유지하는 데 기여한다. 편평뼈와 불규칙뼈에서 발견되는 적골수는 적혈구, 백혈구, 혈소판을 생성한다. 일부의 뼈는 뇌, 심장, 폐와 같은 중요한 기관들을 보호한다. 따라서 뼈 자체가 신체의 중요한 기관이다.

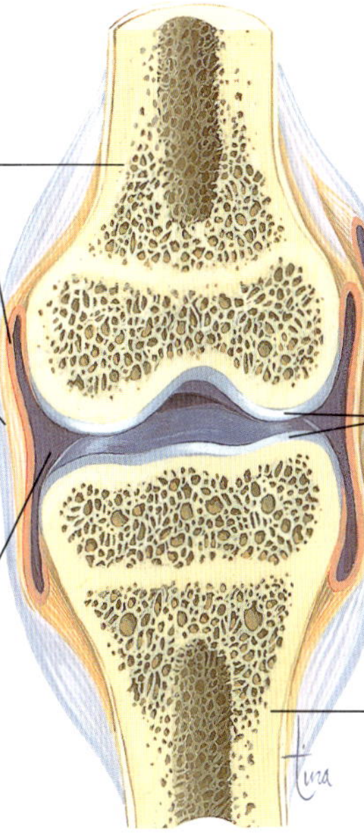

그림 6-16 활막성 관절의 구조

질문: 이것이 두 개의 장골 사이 관절임을 어떻게 알 수 있는가? 예를 들어 보라.

BOX 6-5 관절염 Arthritis

관절염이란 용어는 '관절의 염증'을 의미한다. 여러 종류의 관절염 중 골관절염과 류마티스관절염에 대해서만 생각해 보자.

골관절염(osteoarthritis)은 나이가 들면서 자연적으로 생긴다. 관절이 오랫동안 체중부하를 받으면, 관절연골이 점차적으로 닳아 없어지게 된다. 부드러운 관절 표면이 거칠어지고 손상 받은 관절은 뻣뻣해지고 통증을 유발한다. 추측되는 바와 같이, 주로 체중부하를 받는 관절이 가장 빈번하게 이러한 형태의 관절염에 걸리기 쉽다. 우리도 오래 살게 되면 대부분은 무릎, 골반, 발목에 골관절염이 생길 것이다.

류마티스관절염(rheumatoid arthritis)은 주로 중년 초기에 시작되지만 간혹 청년기에도 생기며, 다리를 저는 불구를 초래할 수 있는 질환이다. 류마티스관절염은 자가면역질환(autoimmune disease)으로 면역계통이 잘못되어 자신의 신체 일부를 공격하여 파괴시킨다. 면역계통의 비정상반응을 일으키는 요인에 대해서는 정확히 알려져 있지 않지만 특정 박테리아나 바이러스 감염이 가능성으로 제시되고 있다.

류마티스관절염은 흔히 손가락과 같은 사지관절에서 흔히 시작된다. 자가면역 활동이 활액막에 영향을 미쳐서 관절에 통증이 생기고 뻣뻣해진다. 때때로 질환은 활액막 전체를 파괴하고 관절을 석회화시키는 것으로 진행된다. 그 결과, 관절은 융합되어 전혀 움직일 수 없게 된다. 자가면역 손상은 심장이나 혈관에서도 일어날 수 있는데, 류마티스관절염은 심장발작이나 뇌졸중을 유발할 경향이 더 높다(류마티스성관절염은 전신질환이지 국소질환이 아니다).

류마티스관절염의 치료는 염증과정이 관절에 손상을 주기 때문에 가능한 한 염증을 감소시키는 데 초점이 맞춰진다. 연구되고 있는 치료법으로 항체생성과 같이 면역반응의 특정 과정을 선택적으로 차단시키는 방법 등이 진행 중에 있으나 현재까지는 자가면역질환을 치료하는 방법은 없다.

학습개요

골격은 뼈와 연골로 구성되며, 다음과 같은 기능을 가지고 있다.

1. 지지를 위한 틀이며 인대에 의해 연결되고 근육에 의해 움직여진다.
2. 기계적 손상으로부터 내부기관을 보호한다.
3. 적골수를 포함하고 보호한다.
4. 여분의 칼슘을 저장하므로 혈중 칼슘 수준의 조절에 중요하다.

골조직 그림 6-1

1. 골세포는 인산칼슘, 탄산칼슘, 콜라겐으로 구성된 골기질에서 발견된다.
2. 치밀골 – 하버스계가 존재한다.
3. 해면골 – 하버스계가 없다. 적골수가 존재한다.
4. 관절연골 – 관절의 표면에 있는 부드러운 조직이다.
5. 골막 – 섬유성결합조직막으로 여기에 건과 인대가 붙으며 뼈로 들어가는 혈관을 가지고 있다.

뼈의 분류

1. **장골(긴뼈)** – 팔과 다리. 체부는 황골수(지방)를 포함하는 골수강을 가지는 골간(치밀골)이며, 끝부분은 골단(뼈끝; 해면골)에 있다 그림 6-1 .
2. **단골(짧은뼈)** – 손목, 발목(해면골가 치밀골로 덮여 있다).
3. **편평골(납작뼈)** – 늑골, 골반골, 두개골(해면골이 치밀골로 덮여 있다)
4. **불규칙뼈** – 척추, 안면골(해면골이 치밀골로 덮여 있다)

배아기 뼈의 성장

1. 배아기 골격은 처음에는 뼈가 아닌 다른 조직으로 만들어진 후 나중에 이것이 뼈로 대치된다. 골화은 임신 3개월에 시작된다. 골모세포가 섬유모세포에서 분화되어 기질을 생성한다.
2. 두개골과 안면골은 처음에는 섬유성 결합조직으로 만들어진다. 골모세포는 각 뼈의 골화중심에서 골기질을 생성하여 바깥으로 자라나간다. 천문(숫구멍)은 출생 시에 남아 있어 출생 시 신생아의 두개골가 압축될 수 있도록 한다. 천문은 2세까지 모두 뼈로 대치된다 그림 6-2 .
3. 그 외 모든 뼈들은 먼저 연골로 만들어진다. 장골에서 첫 번째 골화중심은 골간에서 시작되며, 다른 중심이 골단에서 발달한다. 출생 후 장뼈는 골단판에서 자란다. 연골이 골단면에서 생성되어 골간 쪽의 연골이 뼈로 대치된다. 파골세포가 골간 중심부에서 골기질을 재흡수함으로써 골수강을 형성한다 그림 6-3 .

뼈성장과 유지에 영향을 미치는 요인

1. **유전** – 많은 유전자의 키에 대한 유전적 잠재력과 관련된다.
2. **영양** – 칼슘, 인, 단백질이 골기질의 성분이 된다. 비타민D는 소장에서 칼슘을 흡수하는 데 필요하다. 비타민A와 C는 골기질 생성(석회화)에 필요하다.
3. **호르몬** – 내분비샘에 의해 생성된다. 세포분열, 단백질 합성, 칼슘 대사, 에너지 생성과 관련이 된다 표 6-1 .
4. **기타 조직** – 지방조직으로부터의 렙틴(leptin)은 뼈성장을 자극한다. 소장으로부터의 세로토닌은 뼈성장을 억제한다.
5. **운동이나 부하** – 뼈에는 부하를 주어야 하며, 그렇지 않으면 칼슘이 소실되어 뼈가 부서지기 쉽다.

골격 – 206개의 뼈 그림 6-4, 뼈는 인대에 의해 연결된다.

1. **축골격(몸통골격)** – 두개골, 척주, 흉곽
   a. 두개골 그림 6-5, 그림 6-6, 그림 6-7, 그림 6-8, 표 6-2
      - 8개의 뇌두개골이 뇌주머니를 형성하고 있으며, 이것은 눈과 귀도 보호한다. 14개의 얼굴뼈가 얼굴을 형성하고 있다. 뼈와 뼈 사이는 움직이지 않으며, 이것을 봉합이라고 부른다.
      - 부비동은 상악골, 전두골, 접형골, 사골에 있는 강이다. 이것은 두개골을 가볍게 해주며, 목소리 공명을 담당한다 그림 6-9.
      - 중이의 3개의 이소골은 소리 전달 과정에서 진동을 전달한다.
   b. 척주 그림 6-10
      - 각각의 뼈는 척추라고 부르며, 7개의 경추, 12개의 흉추, 5개의 요추, 5개의 천추(1개로 융합), 4~5개의 꼬리뼈(1개로 융합)로 이루어져 있다. 몸체와 머리를 지지하며, 척주관 속의 척수를 감싸서 보호한다. 섬유성연골로 된 추간원판이 인접한 척추뼈 사이의 충격을 완화시켜주며, 척추 사이에 약간의 움직임을 가능하게 한다. 4개의 자연적인 척주 만곡이 직립보행을 위해 머리가 신체의 중심에 위치하도록 해준다(관절에 대한 표 6-5 참조).
   c. 흉곽 그림 6-11
      - 흉골과 12쌍의 늑골이 있어 기계적 손상으로부터 흉강과 상복부의 기관들을 보호하고 팽창하여 흡기에 관여한다. 흉골은 흉골병, 흉골체, 검상돌기의 3부분으로 구성된다. 모든 늑골는 흉추와 관절형태로 연결된다. 참늑골(위에서부터 7쌍의 늑골)은 흉골과 늑연골로 관절을 이루고 있으며, 가늑골(진늑골 다음에 있는 3쌍의 늑골)는 7번 늑골와 나머지 2쌍은 흉골과 관절을 이루지 않고 떠 있는 늑골이다.

2. **부속골격(사지골격)** – 팔과 다리, 어깨와 골반연결대
   a. 어깨와 팔 그림 6-12, 표 6-3
      - 견갑골 – 어깨 근육이 붙는다. 관절와는 상완골과 관절을 이룬다.
      - 쇄골 – 견갑골과 지지대
      - 상완골 – 상완. 견갑골 및 척골과 관절(팔꿈치)을 이룬다.
      - 요골과 척골 – 전완. 서로 관절을 이루며 수근골 관절을 이룬다.
      - 수근골–8개–손목. 중수골–5개–손. 지절골–14개–손가락 표 6-5
   b. 엉덩이와 다리 그림 6-13, 그림 6-14, 표 6-4
      - 골반골 – 2개의 관골. 장골, 좌골, 치골. 관골구가 대퇴골과 관절을 이룬다.
      - 대퇴골 – 넙다리. 골반골 및 경골과 관절(무릎)을 이룬다.
      - 슬개골 – 무릎 덮개. 대퇴사두근의 건에 의해 덮여 있다.
      - 경골과 비골 – 하지 다리. 경골이 체중부하를 담당. 비골은 체중부하를 담당하지 않으나 근육이 부착되며 발목을 안정화시킨다.
      - 족근골–7개–발목. 종골이 발꿈치뼈이다.
      - 중족골–5개–발. 지절골–14개–발가락 표 6-5

골격계통

관절

1. **움직임의 정도에 따른 분류**
   a. 부동관절(synarthrosis)
   b. 반관절(amphiarthrosis) – 약간 움직임
   c. 가동관절(diarthrosis) – 자유롭게 움직일 수 있음(표 6-5의 예, 그림 6-15)

2. **활막성 관절** – 모든 가동관절은 비슷한 구조를 가지고 있다 그림 6-16.
   a. 관절연골 – 관절 표면의 부드러운 부분
   b. 관절낭 – 관절을 싸고 있는 강한 섬유성 결합조직으로 된 막
   c. 활액막 – 관절낭을 형성하고 있으며, 마찰을 막아주는 활액을 생성
   d. 활액낭 – 관절을 가로지르는 건이 쉽게 미끄러질 수 있도록 도와주는 활액낭

복습 문제

1. 치밀골과 해면골(갯솜뼈)의 차이를 설명하고, 각 뼈를 어디에서 발견할 수 있는지 기술하시오.

2. 적골수의 위치를 쓰고 적골수에서 생성되는 혈구세포를 기술하시오.

3. 배아기 두개골이 처음 만들어지는 조직의 이름을 기술하시오. 두개골에서 어떻게 골화가 일어나는지를 설명하시오.

4. 천문이 무엇인지 진술하고, 그 기능을 설명하시오.

5. 배아기 대퇴골이 처음 만들어지는 조직의 이름을 기술하시오. 이 뼈에서 어떻게 골화가 일어나는지를 설명하시오. 장골의 성장을 촉진하기 위해 골단판에서 어떠한 일들이 일어나는 지를 설명하시오.

6. 키에 관한 "유전적 잠재력"을 설명하고, 어린이가 유전적 잠재력을 달성하기 위해 반드시 필요한 영양소가 무엇인지 기술하시오.

7. 골기질 및 혈중 칼슘 수준 유지와 관련하여 칼시토닌과 부갑상선 호르몬의 기능을 설명하시오.

8. 에스트로겐이나 테스토스테론이 뼈성장에 어떠한 영향을 미치는 지에 대해 설명하시오.

9. 다음의 호르몬들이 뼈성장을 촉진하는 방법에 대하여 설명하시오: 인슐린, 갑상선 호르몬, 성장 호르몬

10. 두개골을 구성하는 뼈의 이름을 기술하시오.

11. 부비동을 포함하고 있는 뼈의 이름을 기술하고, 부비동의 기능을 설명하시오.

12. 흉곽을 구성하는 뼈의 이름을 기술하고, 흉곽의 2가지 기능을 설명하시오.

13. 척주의 기능을 서술하시오. 척주를 구성하고 있는 척추의 수를 말하시오.

14. 어깨 관절과 엉덩관절의 유사점과 차이점에 대하여 설명하시오.

15. 다음 각 관절의 예(2개의 뼈이름)를 드시오.
   a. 경첩(hinge)
   b. 섬유연골결합(symphysis)
   c. 차축(pivot)
   d. 안장(saddle)
   e. 봉합(suture)
   f. 구상(ball and socket)

16. 다음의 기능을 수행하는 활막성 관절 부분의 이름을 기술하시오.
   a. 마찰을 막기 위하여 관절강 내에 있는 액체
   b. 강한 막으로 관절을 싸고 있다.
   c. 뼈표면에 부드러운 면을 제공한다.
   d. 관절낭을 이루고 있으며 활액을 분비한다.

17. 전체 골격의 그림이 있는 그림 6-4 를 참고로 자신의 몸에서 각 뼈를 찾아보시오.

심화학습

1. 요추에 심각한 손상을 받으면, 다리와 엉덩이의 수의근이 마비될 것이다. 골격의 마비효과에 대해 기술하시오.

2. 그림을 보지 않고 안구와 안와를 형성하는 모든 뼈의 이름을 기술하시오. 그림 6-5 와 그림 6-6 에서 확인하시오.

3. 영아돌연사증후군(SIDS)을 예방하기 위한 노력으로 부모는 아이를 엎드린 자세가 아닌 바닥에 등을 대고 누워 재울 것을 권장한다. 1994년이래로 SIDS로 인한 사망수는 현저하게 감소하였다. 당신은 이러한 수많은 영아들의 두개골이 어떻게 될 것이라고 생각하는지 설명하시오.

4. 5개월 된 영아가 이틀 동안 설사를 한 후 병원에 왔다. 간호사는 아기의 앞 천문(숫구멍)을 확인하고 그것이 움푹들어가 있음을 발견하였다. 천문이 움푹들어간 이유는 무엇인가?

5. 그림 6-5 의 성인 두개골의 측면을 보고 뇌의 부분 비율로 안면부의 크기를 확인하시오. 그림 6-2 에서 영아두개골에서 영아의 안면부가 뇌의 크기에 상대적으로 얼마나 작은지를 성인과 비교하시오. 이에 대한 명확한 이유가 있다. 무엇이라고 생각하는가?

6. 질문그림 6-A 를 보고 절단된 부분의 뼈의 이름과 유형을 설명하시오. 큰 화살표가 가리키는 것은 무엇이고, 작은 화살표가 가리키는 것은 무엇인가? 이 부위를 주의 깊게 살펴본 다음 관찰한 것을 기술하고, 가능한 결과를 설명하시오.

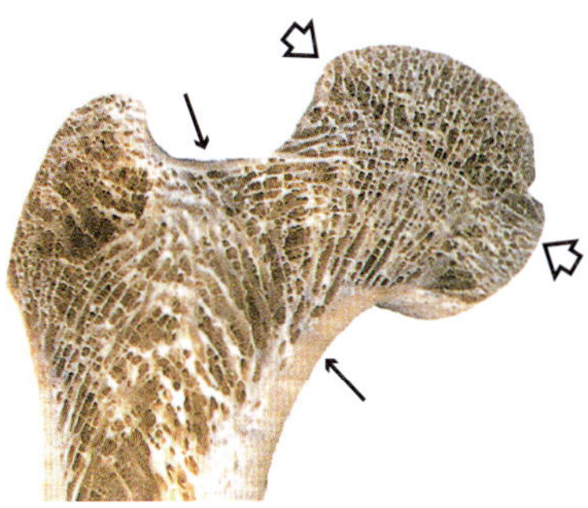

질문그림 6-A (사진 출처: Dan Kaufman)

CHAPTER 07

THE MUSCULAR SYSTEM

근육계통

07 근육계통

THE MUSCULAR SYSTEM

목차

학습목표

- 운동에 직접 관련되는 신체 기관의 이름을 명명하고, 각 기관이 어떻게 운동에 관여하는지를 설명할 수 있다.
- 근세포, 건, 뼈의 관점에서 근육의 구조를 서술할 수 있다.
- 길항근과 협동근의 차이를 서술하고, 이러한 근배열의 필요성을 설명할 수 있다.
- 골격근과 관련된 뇌의 기능을 설명할 수 있다.
- 근긴장도의 정의와 중요성을 설명할 수 있다.
- 등장성운동과 등척성운동의 차이를 설명할 수 있다.
- 근감각의 정의와 중요성을 설명할 수 있다.
- 근수축을 위한 에너지원을 명명하고, 세포호흡의 단순 방정식을 설명할 수 있다.
- 헤모글로빈, 미오글로빈, 산소 부채(debt), 젖산의 중요성을 설명할 수 있다.
- 신경근접합을 서술하고 각 부분의 기능을 진술할 수 있다.
- 근절(sarcomere)의 구조를 서술할 수 있다.
- 이온과 전하(charges)의 측면에서 분극, 탈분극, 재분극의 용어를 설명할 수 있다.
- 근수축의 활주 필라멘트 이론(Sliding Filament Theory)을 설명할 수 있다.
- 운동에 대한 신체반응을 서술하고, 항상성을 유지하는 방법을 설명할 수 있다.
- 신체의 주요 근육과 기능을 설명할 수 있다.

THE MUSCULAR SYSTEM

용어

액틴(actin)
길항근(antagonistic muscles)
크레아틴인산(creatine phosphate)
탈분극(depolarization)
근막(fascia)
정지부(닿는곳, insertion)
등척성(isometric)
등장성(isotonic)
젖산(lactic acid)
근피로(muscle faigue)
근감각(muscle Sense)
근긴장도(muscle Tone)
미오글로빈(마이오글로빈, myoglobin)
미오신(미오신, myosin)
신경근이음부(신경근접합, neuromuscular junction)
기시부(이는곳, origin)
산소부채(oxygen debt)
분극(polarization)
주동근(prime mover)
근육속막(sarcolemma)
근절(근육원섬유마디, sarcomeres)
협동근(synergistic muscles)
건(tendon)

임상관련용어

단백동화 스테로이드(합성대사스테로이드, anabolic steroid)
위축(atrophy)
보툴리누스중독(botulism)
비대(hypertrophy)
근육주사(intramuscular injection)
근이영양증(muscular dystrophy)
근육통(myalgia)
근무력증(myasthenia gravis)
근병증(myopathy)
마비(paralysis)
관절가동범위운동(range-of-motion exercises)
반성 형질(sex-linked trait)
파상풍(tetanus)

BOX 7-1 단백동화 스테로이드 Anabolic steroids
BOX 7-2 파상풍과 보툴리누스중독 Tetanus and botulism
BOX 7-3 근이영양증 Muscular dystrophy
BOX 7-4 중증근무력증 Myasthenia gravis
BOX 7-5 근육주사 부위 Common injection sites

여러분은 춤추는 것을 좋아하는가? 우리들 대부분은 춤추는 것을 좋아하거나 보는 것을 즐긴다. 춤에 포함된 우아함과 균형(조화)은 여러 신체 기관의 상호작용으로 이루어지지만, 가장 먼저 생각되는 신체기관이 아마도 근육계통일 것이다.

인체에는 600개 이상의 근육이 있다. 이러한 근육의 대부분은 건에 의해 뼈에 부착되며 일부의 근육은 피부 표면 밑에 부착되어 있다. **근육계통(muscular system)**의 일차적 기능은 골격을 움직이는 것이다. 움직임을 위한 근수축은 또한 열을 발생시켜, 체온을 일정하게 유지시킨다. 그 외 움직이는 데 직접 관여하는 신체의 다른 기관으로는 신경계통, 호흡계통, 순환계통 등이 있다. 신경계통은 근세포를 수축하기 위한 전기화학적 흥분을 전달한다. 호흡계통은 공기와 혈액 사이에 산소와 이산화탄소를 교환한다. 순환계통은 근육에 산소를 공급하고 이산화탄소를 제거한다.

본 장은 신체의 상호작용 중에서 **골격근(skeletal muscle)**에 초점을 둔 내용으로 구성되어 있다. 여러분은 제4장에서 평활근(민무늬근)과 심근 2가지 근육조직을 배웠을 것이다. 이들 근육조직에 관한 내용은 관련 기관을 설명하는 장에서 다루게 될 것이다. 이 장을 학습하기 전에 제4장으로 돌아가 골격근의 구조와 특성을 복습하는 것이 도움이 될 것이다. 본 장에서는 근육의 육안 해부와 생리를 먼저 설명한 후, 근세포의 현미경적 구조와 근수축의 생화학적 특성에 대하여 다룰 것이다.

근육의 구조 Muscle Structure

모든 근육은 수축할 수 있도록 특수한 구조로 되어 있다. 이들 세포들이 수축하면 길이가 짧아지고 근육이 붙어 있는 뼈가 당겨지면서 움직임이 생성된다. 각 골격근은 수천 개의 근세포로 구성되어 있으며, **근세포(myocytes)**는 **근섬유(muscle fiber)**라고도 부른다 그림 7-3. 근육에 요구되는 운동에 따라서 수축에 관여하는 근섬유의 숫자가 변화한다. 예를 들어, 연필을 집을 때는 각 손가락 근육에 있는 근섬유의 일부만이 수축할 것이다. 만일 책을 집어 드는 것과 같이 더 많은 운동이 필요할 때는 더 많은 근섬유가 수축할 것이다.

근육은 **건(힘줄, tendon)**에 의해서 뼈에 단단하게 붙어 있다. 대부분의 건은 밧줄 모양으로 되어 있지만, 일부는 납작한 모양을 하고 있는데 이러한 건을 **널힘줄(aponeurosis)**이라고 한다(그림 7-9 두피 널힘줄 부분 참조. 그림을 보기 전에 먼저 epicranial의 의미를 확인할 것). 건은 섬유성 결합조직으로 되어 있으며, 매우 강한 조직으로 근육을 덮는 **근막(fascia)**과 뼈를 싸고 있는 섬유성 결합조직막인 **골막(뼈막, periosteum)**과 합쳐진다. 근육은 적어도 각기 다른 뼈에 붙는 2개의 건을 가지고 있다. 덜 움직이거나 움직이지 않고 붙어 있는 근육에 부분을 기시부(이는곳, orgin)이라 하고, 더 쉽게 움직이는 부분을 정지부(닿는곳, insertion)이라고 부른다. 근육은 2개의 뼈를 잇는 관절을 가로질러 뼈에 붙어 있으며, 근육이 수축할 때 정지부를 잡아당겨서 특정 방향으로 뼈를 움직이게 한다.

근육배열 Muscle Arrangements

근육은 다양한 움직임이 가능하도록 배열되어 있다. 배열의 일반적 행태는 서로 반대로 작용하는 길항근(antagonist)과 서로 협동하는 협동근(synergists)이 있다.

길항근 Antagonistic Muscles

길항작용이란 서로 반대방향을 의미하므로, **길항근(antagonistic muscles)**은 서로 반대 기능을 하는 근육을 말한다. 이에 대한 예가 그림 7-1에 잘 나타나 있다. 이두근은 위팔(상완)의 앞쪽에 있는 근육이다. 이두근의 기시부는 견갑골(어깨뼈; 실제로 건이 2개이기 때문에 이두근이라 한다)이며, 정지부는 요골(노뼈)이다. 이두근이 수축하면 전박이 **굴곡(굽힘, flexes)**된다. 즉, 팔꿈치가 구부러진다 표 7-4. 근육이 수축하면 길이가 짧아지고 잡아당겨진다는 것을 기억하라. 근육은 이완하는 힘이 없기 때문에 밀어낼 수가 없다. 그러므로 이두근은 팔꿈치를 구부릴 수 있으나 그것을 원래대로 펼 수 있는 힘은 없으므로 다른 근육을 필요로 한다. 삼두근은 위팔의 뒤쪽에 있는 근육으로 기시부가 견갑

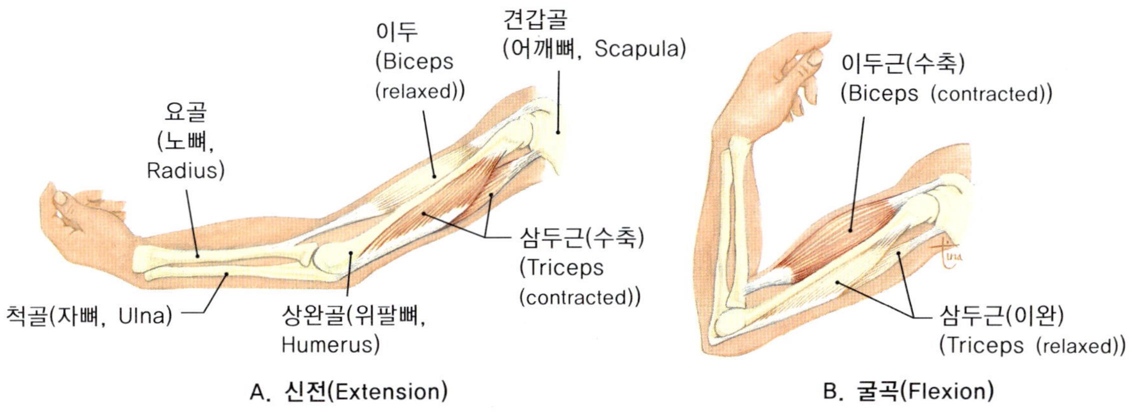

그림 7-1 **길항근** (A) 아래팔의 신전 (B) 아래팔의 굴곡

질문: 이두근이 수축할 때 길이는 어떻게 되며 어떤 힘이 수축을 일으키는가?

골과 상완골(위팔뼈)에 있으며, 정지부가 자뼈(척골)에 있다(접두사 tri는 삼두근의 기시부가 3개라는 의미이다). 삼두근이 수축하면, 전박이 잡아당겨져 신전(폄, extend)이 일어나 팔꿈치가 똑바로 펴진다.

다양한 움직임을 할 수 있는 관절은 여러 개의 길항근을 가지고 있다. 예를 들어, 어깨에서 상박부를 움직일 수 있는 여러 방법을 생각해 볼 수 있다. 팔을 외전(벌림)시키는(옆으로 들어올리는) 것은 삼각근(deltoid)의 기능이고, 팔의 내전(모음)은 대흉근(큰가슴근, pectoralis major)과 광배근(넓은등근, latissimus)에 의해서 이루어진다. 팔의 굴곡(가슴을 가로지르는) 역시 대흉근의 기능이며 팔의 신전은(등뒤로) 광배근의 기능이다. 이러한 근육에 대한 자세한 설명과 표, 그림 등은 뒤에서 다시 언급할 것이다. 길항근 없이는 다양한 움직임이 불가능하다.

외상 환자를 위한 **관절가동범위운동(range-of-motion, ROM exercise)**을 잘 알고 있을 것이다. 이러한 운동은 가능한 한 많은 근육의 기능과 관절의 움직임을 보전하기 위하여 관절 길항근을 신전(폄)시키고, 굴곡(굽힘)시키는 것을 포함한다.

협동근 Synergistic Muscles

협동근(synergistic muscles)은 같은 기능을 가진 근육이나 특정 기능을 수행하기 위하여 함께 일을 하는 근육을 일컫는 용어이다. 이두근이 전박을 움직인다는 것을 기억하면 된다. 그리고 상완골에 기시부를 두고, 요골에 정지부를 가진 상완요골근(위팔노근)도 전박을 굽힘시킨다. 그리고 전박에 있는 제3의 굽힘근으로 상완근이 있다. 같은 기능을 수행하는데 왜 3개의 근육이 필요한지 의문이 생길 것이다. 그 이유는 손의 많은 움직임 때문이다. 손바닥을 위로 하면, 이두근이 대부분의 굽힘을 담당하므로 이두근을 **주동근(prime mover)**이라고 부른다. 엄지손가락을 위로 하면 상박노근이 주동근이 되며, 손바닥을 아래로 하면 상완근이 주동근이 된다. 만일 턱을 손으로 받치려고 한다면 손바닥으로 하는 것이 더 쉬울 것이다. 이것은 이두근이 상완근보다 더 크며, 강한 근육이기 때문이다.

보다 정교한 움직임을 만들어 내기 위하여 관절을 안정화시키고 고정시키는 데 도움을 주는 근육들도 협동근이라고 할 수 있다. 여러분이 한 잔의 물을 마실 때 전박을 굴곡시키는 이두근이 주동근이 된다. 동시에 어깨의 근육이 관절을 안정화시켜서 물이 어깨너머나 턱 아래로 흐르지 않고 입으로 들어가게 해 주는데, 이때 어깨 근육의 움직임을 효과적으로 안정시키는 데 관여하는 근육을 협동근으로 간주한다.

뇌의 역할 The Role of the Brain

가장 간단한 움직임에도 많은 근육의 상호작용이 요구되며, 골격근의 수축은 뇌의 조절을 받는다. 움직임을 위한 신경흥분은 대뇌의 전두엽에서 나온다. **대뇌**(cerebrum)는 뇌의 가장 큰 부분이며, **이마엽**(**전두엽**, frontal lobes)은 전두골(이마뼈)의 아래에 위치하고 있다. 전두엽의 **운동영역**(motor area)은 전기화학적 흥분을 생성하며, 이것이 운동신경을 따라 근섬유로 전도되어 근수축을 일으키게 된다.

운동이 효과적으로 이루어지기 위해서는 일부 근육은 수축하고 또 다른 일부 근육은 이완을 해야 한다. 예를 들어, 보행 시에 넙다리와 하지의 전면과 후면에 있는 길항근들은 교대로 수축과 이완을 하게 되고, 이를 통해 걸음걸이가 부드럽고 효과적으로 이루어진다. 우리는 이것을 조정(coordination)이라고 부르며, 이것은 의식적으로 할 필요가 없다. 조정은 의식적인 생각의 수준 아래에서 이루어지며, 대뇌의 후두엽(뒤통수엽) 아래에 위치하는 **소뇌**(cerebellum)에 의해 조절된다.

근 긴장도 Muscle Tone

수면 중 일부 단계를 제외하고는 대부분의 근육은 약간 수축해 있는 상태이며, 이것을 **근 긴장도**(muscle tone)라고 부른다. 예를 들어, 똑바로 앉았을 때 목 근육의 긴장도는 머리를 위로 받쳐주고 있으며, 등 근육의 긴장도는 등을 바르게 세우고 있도록 해 준다. 이와 같이 근 긴장도의 기능은 인간에게 있어 직립자세를 유지할 수 있도록 하는 데 중요하다. 근육이 약간 수축된 상태로 남아 있기 위해서는 일부 근섬유들이 늘 수축해야 한다. 그러나 근섬유들이 교대로 수축을 하기 때문에 전체 근육이 피로해지지는 않는다. 이것은 피아노 연주자가 피아노 건반 위에서 손가락을 계속적으로 물결을 치듯이 움직이는 것과 비슷하다. 선율이 계속 흘러나오지만, 그 선율은 매 순간 변하기 때문이다. 근섬유가 교대로 수축하는 현상인 근긴장도 역시 소뇌에서 조절된다.

근섬유가 수축하기 위해서는 ATP (adenosine triphosphate)라는 에너지를 필요로 한다. 세포호흡 과정에서 ATP를 생성할 때, 근섬유는 열도 발생시킨다. 정상 근긴장도에 의해서 생성되는 열은 휴식 시 총 체열 생성량의 약 25%를 차지한다. 물론 운동하는 동안에는 열 생성이 현저하게 증가한다.

운동 Exercise

좋은 근긴장도는 조정능력을 증가시킨다. 근육이 약간 수축한 상태로 있게 되면, 더 큰 움직임이 필요할 때 근육들이 재빠르게 반응할 수 있다. 긴장도가 좋지 않은 근육은 부드럽고 축 늘어져 있다. 그러나 운동을 하게 되면 근긴장도가 향상될 수 있다.

운동에는 **등장성 운동**(isotonic exercise)과 등척성 운동(isometric exercise)이 있다. 등장성 운동은 근육이 수축하여 움직임을 일으키는 운동을 말한다. 달리기, 수영, 무거운 물건 들어올리기 등이 그 예이다. 등장성 운동은 근긴장도와 근력을 향상시키며, 반복적으로 저항에 대항하는 운동을 하게 되면(무거운 물건 들어올리기와 같은) 근육의 크기도 커진다. 또한 이러한 형태의 운동은 심장과 호흡근의 요구를 증가시키기 때문에 심혈관계통과 호흡계통의 효율을 증가시켜준다. 만일 30분 이상 등장성 운동을 하게 되면 골격근뿐만 아니라 심근과 호흡근을 강화시켜주기 때문에 이러한 운동을 유산소 운동이라 한다.

등장성 수축은 **동심성**(concentric)과 **편심성**(eccentric) 수축의 2종류가 있다. 동심성 수축은 근육이 힘을 낼 때 그 길이가 짧아지는 것을 말한다. 편심성 수축은 이와 반대로 근육의 길이가 길어지는 것을 의미한다. 책을 똑바로 들어 올린다고 가정하면(실제로 그렇게 해보자), 삼두근이 수축하고 길이가 짧아지면서 팔꿈치를 펴서 책을 들어 올리게 되는데, 이것을 동심성 수축이라 한다. 이제 책을 천천히 내리면, 삼두근은 여전히 수축하고 있지만 아까와는 반대로 길이가 길어지면서 중력에 반대되는 힘을 내게 되고 이것을 편심성 수축이라 한다.

등척성 운동(isometric exercise)은 움직임 없이 근육이 수축하는 것을 말한다. 손바닥을 서로 맞대고 한쪽에서 다른 쪽으로 밀면, 팔이 수축하는 것을 느낄 것이다. 양손을 똑같이 밀면, 움직임이 없을 것이다. 이것이 등척성 운동이다. 이러한 운동은 유산소운동은 아니지만, 근력과 근긴장도를 향상시킨다. 몸이 움직일 때, 뇌는 움직임에 관여하는 관절로부터 움직임에 대한 감각 정보를 받아들여 심박동수와 호흡을 증가시키는 반사반응을 일으킨다. 그러나 움직임이 없으면, 뇌는 이에 대한 감각 정보를 얻을 수 없어 등척성 운동은 동일한 강도의 등장성 운동을 할 때만큼 심박수와 호흡이 증가하지는 않는다.

우리가 하는 많은 활동은 등장성 운동과 등척성 운동이 동시에 이루어진다. 문을 잡아당겨 여는 동작은 팔근육의 등장성 수축을 요구한다. 그러나 누군가 그 문을 잡고 있다면, 등척성 운동이 된다. 연필을 집어 드는 것은 등장성 운동이고, 연필을 손에 잡고 있는 것은 등척성 운동이다. 언덕을 걸어서 올라갈 때는 동심성 등장성 수축이 이루어지고, 꽤 힘이 들 것이다. 언덕을 내려오는 것은 더 쉬워 보이지만, 그렇다고 힘들지 않는 것은 아니다. 편심성 등장성 수축으로 매 걸음마다 정확하게 목적에 부합되면서도 중력에 저항하여 내려올 수 있도록 조절된다. 이러한 조절이 이루어지지 않는다면, 언덕을 내려올 때 그 속도가 빨라져 금방 구르게 될 것이다. 이와 같은 다양한 종류의 수축은 간단한 활동에서도 필요로 된다(근력을 증가시킨다는 관점에서 BOX 7-1 참조).

운동은 골격근에 대한 또 다른 정보를 알려주고 있다. 횡문근(가로무늬근)은 내분비 조직이기도 하며 운동은 **이리신(irisin)** 호르몬 분비를 자극한다는 것이다. 즉, 운동을 하면 근육에서 미오카인(myokine, 근육-신호기의 의미를 가짐)이 분비된다는 것이다. 이 호르몬은 지방조직에 영향을 주어, 백색지방세포를 갈색 지방세포로 전환한다. 제4장에서 설명한대로 백색 지방세포는 지방으로 저장되지만 갈색지방세포는 열생산 조직으로 지방을 CO_2와 H_2O로 대사하고 에너지는 열로 방출한다. 이것이 규칙적이고 지속적인 운동이 체중감소에 기여하는 이유이다.

근감각 Muscle Sense

여러분이 계단을 오를 때 다음 계단을 오르기 위하여 발아래를 보아야만 하는가? 대부분은 그렇지 않다(걸려서 넘어지는 경우를 제외하고는). 이러한 자유로움은 근감각 때문이다. **근감각(muscle sense/고유수용, proprioception)**은 우리가 의식적으로 근육을 쳐다보지 않고도 우리의 근육이 어디에 있으며 무엇을 하고 있는지를 알아차릴 수 있는 뇌의 능력이다.

BOX 7-1 단백동화 스테로이드 Anabolic steroids

단백동화 스테로이드는 남성 호르몬인 테스토스테론(testosterone)의 작용과 구조가 매우 유사한 합성 약물이다. 테스토스테론의 정상분비는 사춘기 초기에 시작되어 근육의 크기를 증가시키며, 이러한 이유에서 남성은 보통 여성보다 더 큰 근육을 갖게 된다.

일부 운동선수들은 남성과 여성, 아마추어와 프로를 막론하고 근육의 부피와 근력을 증가시키기 위해 단백동화 스테로이드를 복용한다. 단백동화 스테로이드의 사용이 근육의 부피를 증가시킨다는 사실은 의심의 여지가 없지만 위험성도 따르며 일부 약물은 매우 심각한 부작용을 초래한다. 개인이 임의로 복용하는 이러한 물질의 부작용으로는 간 및 신장 손상, 생식 주기의 혼란, 불안정이나 공격성과 같은 정신적 변화 등이 알려져 있다.

여성 운동가들은 얼굴과 몸에 털이 자라며 자신의 호르몬 주기에 남성 호르몬이 영향을 미쳐 불임이 될 수도 있다.

검사방법이 발전됨에 따라 약을 제약회사들은 잘 감지되지 않는 화학물질들을 만들려고 노력하는 데, 현재의 검사방법으로 테스토스테론의 합성품은 천연 테스토스테론과 거의 차이가 없지만 이러한 합성품은 간에서 쉽게 대사되지 않아 이의 사용은 간 신생물이나 간 손상을 초래할 수 있다.

근육내에는 **신전수용체**(stretch receptors/고유수용체, proprioceptors 또는 근방추체, muscle spindle)라 불리는 수용체가 있다. 모든 감각수용체의 일반적 기능은 변화를 감지하는 것이다. 신전수용체의 기능은 근육이 신전될 때 근육 길이의 변화를 감지하는 것이다. 이들 수용체에 의해 생성된 감각흥분은 근육이 위치하는 곳이 하나의 마음속의 '상(picture)'으로 전달되어 뇌에 의해 해석된다.

우리가 인식하려고만 하면 근감각을 인식할 수 있으나 보통 우리는 그것을 당연한 것으로 받아들인다. 실제로 이것이 바로 우리가 설명하고자 하는 내용이다. 만일 우리가 손이나 발의 의도된 활동을 잘 수행하는지를 확인하기 위하여 모든 움직임을 감시해야만 한다면, 우리의 삶이 어떠할지를 상상해 보자. 걷는 것, 먹는 것과 같은 단순한 활동에도 우리는 지속적인 관심을 기울여야 할 것이다.

때때로 우리는 근감각을 인지하고 있어야 하는 경우가 있다. 타이핑을 하거나 기타를 치는 것과 같은 기술을 배우는 것은 손가락의 정확한 움직임이 요구되며, 초심자는 자신의 손가락이 적절하게 움직이고 있는지를 확인하기 위하여 손가락을 감시한다. 그러나 연습을 하면서 그러한 움직임은 단순히 '느껴질'뿐이다. 즉, 뇌에 그러한 활동들에 대한 명확한 정신적 상이 형성되었음을 의미한다. 근감각은 무의식 영역으로 넘어가고, 숙련된 타이피스트나 기타 연주자는 모든 움직임을 감시할 필요가 없다.

모든 감각은 뇌 활동의 기능이며 근감각 역시 예외는 아니다. 근감각의 흥분은 대뇌의 두정엽(마루엽, parietal lobes, 의식적 근감각)과 소뇌(무의식적 근감각)에서 통합되어 조정능력을 향상시키는 데 활용된다.

근수축을 위한 에너지원

Energy Sources for Muscle Contraction

수축과정 자체를 설명하기 전에 근섬유가 수축에 필요한 에너지를 얻는 방법을 살펴보자. 근수축의 직접적인 에너지는 ATP이다. 그러나 ATP는 근섬유에 많은 양이 저장되어 있지 않으며 근수축 시 수초 안에 고갈된다.

이차적 에너지원은 **크레아틴인산**(creatine phosphate)과 글리코겐이다. ATP처럼 크레아틴인산은 에너지 전환 분자(energy-transferring molecule)이다. 효소에 의해서 크레아틴과 인산, 에너지로 분해되었을 때 여기서 나온 에너지는 더 많은 ATP를 합성하기 위하여 사용된다. 분해에 의해서 형성된 대부분의 크레아틴은 크레아틴인산으로 재합성되는 데 사용되며, 일부는 신장에서 배설되는 질소함유 노폐물인 **크레아티닌**(creatinine)으로 전환된다.

근섬유에 있는 가장 풍부한 에너지원은 글리코겐이다. **글리코겐**(glycogen)은 지속적인 수축(수초 이상)을 위해 에너지 제공이 필요할 때 포도당 분자로 분해된다. 그러면 **포도당**(glucose)은 세포호흡의 과정에서 분해되어 ATP를 생성하게 되므로 근섬유는 수축을 계속한다.

세포호흡에 대한 간단한 반응은 제2장에서 설명하였다.

$$\text{포도당} + O_2 \rightarrow CO_2 + H_2O + ATP + \text{열}$$

이 반응에서 생성된 물질을 먼저 살펴보자. ATP는 근섬유가 수축할 때 사용될 것이다. 생성된 열은 체온을 유지하는 데 사용될 것이며, 만일 과격한 운동을 한다면 열 생성이 증가하여 체온이 올라갈 것이다. 물은 세포내액이 될 것이며, 이산화탄소는 호흡을 통해 배출될 것이다.

포도당에서 에너지가 방출되는 데 필요한 산소를 먼저 살펴보자. 산소가 존재할 때, 세포호흡은 **유산소**(aerobic) 과정이다. 근육은 두 곳으로부터 산소를 공급받는다. 혈액은 폐에서 조직으로 지속적으로 산소를 공급해주며, 이때 산소는 적혈구에 있는 **헤모글로빈**(hemoglobin)에 의해 운반된다. 근섬유 자체 내에도 미오글로빈이라 불리는 또 다른 단백질이 있어 근세포내에 약간의 산소를 저장하고 있다. 헤모글로빈과 미오글로빈 속에 들어 있는 철분이 산소와 결합한다(철분은 헤모글로빈과 **미오글로빈**(myoglobin)이 붉은색을 띠게 하므로, 근조직은 붉거나 짙은 색깔을 보인다).

과격한 운동을 하는 동안 미오글로빈에 저장된 산소가 빨리 소모되고, 정상 순환으로는 유산소 세포호흡이 완전하게 이루어질 수 있도록 산소를 운반하지 못한다. 아무리 호흡수를 증가시킨다고 해도 결국 근섬유에서는 산소 고갈이 일어난다. 이러한 상태를 **산소부채(oxyen debt)**라 하며, 이 경우에 포도당은 완전히 이산화탄소와 물로 분해되지 못한다. 만일 산소가 존재하지 않거나 충분하지 않다면 세포호흡 과정은 **무산소(anaerobic)**가 되며 포도당은 **젖산(lactic acid)**이라는 중간 대사물로 전환되고 젖산은 세포내액의 pH를 낮추고, 이것은 **근피로(muscle faigue)**를 유발한다.

피로상태에서 근섬유는 효과적으로 수축할 수 없으며, 수축 시 통증을 일으킬 수 있다. 산소부채 상태라는 것은 우리의 신체가 산소에 대한 빚을 지고 있다는 의미이다. 근육에 있는 젖산은 혈액으로 들어가서 간으로 운반되어 단당류(3개의 탄소로 구성, 포도당 분자의 절반)인 피루브산(pyruvic acid)으로 전환되어 나중에 에너지로 사용된다. 이러한 전환과정에 ATP가 요구되며 산소는 간에서 필요한 ATP를 생성하기 위해 필요하다. 이것이 격렬한 운동 후에 심박수와 호흡률이 한동안 높은 상태로 유지되다가 서서히 정상으로 회복되는 이유가 된다. 이러한 상태를 설명하는 또 다른 용어로 **회복기 산소섭취(recovery oxygen uptake)**라는 것이 있는데, 용어가 약간 길지만 이것도 맞는 말이다. 산소섭취는 더 빨리 더 깊게 호흡하는 것을 의미한다. 이러한 산소섭취의 목적은 무엇인가? 그것은 격렬한 운동으로부터 회복하기 위함이다.

근섬유-현미경적 구조

Muscle Fiber-Microscopic Structure

우리는 하나의 근육 안에 수천 개의 원통형 세포가 있음을 기억하면서 근섬유를 자세히 살펴보아야 한다. 각 근섬유는 자신의 운동신경말단을 가지고 있다. 신경근 접합(neuromuscular junction)은 운동신경이 근섬유와 만나는 곳이다 그림 7-2 , 표 7-1 . 축삭말단(axon terminal)은 운동신경세포가 확장되어 있는 끝부분이며 여기에는 신경전달물질인 아세틸콜린 소포를 포함하고 있다. 근섬유의 세포막은 근섬유막(sarcolemma)이라 부르며, 여기에는 아세틸콜린 수용체와 콜린에스테라제(cholinesterase)라고 불리는 아세틸콜린 비활성인자를 포함하고 있다. 시냅스(혹은 시냅스 틈새)는 축삭말단과 근섬유막 사이에 있는 작은 공간이다.

근섬유 내에는 개별 수축 단위인 수천 개의 근절(sarcomeres)이 있으며, 근원섬유(myofibrils)라 불리는 원통형 구조의 길이를 따라서 일렬로 배열되어 있다. 근절의 구조는 그림 7-3 에 있다. Z선이 근절과 근절의 경계를 나타낸다. 미오신(myosin) 단백질의 필라멘트는 근절의 중앙에 있으며, 액틴(actin) 단백질의 필라멘트는 끝부분에 있고 Z선에 부착되어 있다. 미오신 필라멘트는 티틴(titin)이라는 단백질에 의해 Z선에 고정되어 있다.

미오신과 액틴은 근섬유의 수축 단백질이다. 이들의 상호작용으로 근수축이 일어난다. 이와 반대로 근수축을 억제하는 단백질도 있는데, 트로포닌(troponin)과

표 7-1 신경근 접합

부분	설명
축삭말단	운동신경원의 끝부분; 아세틸콜린 소포를 포함하고 있어 신경충격이 도달하면 열린다.
근섬유막	근섬유의 세포막; 아세틸콜린에 대한 수용체를 가짐
시냅스 틈새	축삭말단과 근섬유막 사이의 공간
아세틸콜린 수용체	Na^{+}이온의 통로인 근섬유막의 단백질; 아세틸콜린에 의해 열린다.
아세틸콜린	축삭말단에서 분비되는 신경전달물질; 시냅스 틈새를 통해 확산되어 아세틸콜린 수용체와 결합한다. Na^{+}이온이 유입되면 근섬유막을 탈분극 시킨다.
골린에스테라제	아세틸콜린을 비활성화 시키는 효소; 탈분극과 수축이 지속되는 것을 예방

트로포미오신(tropomyosin)이 여기에 해당된다. 이 두 단백질은 액틴 필라멘트의 한 부분으로 근섬유가 이완되어 있을 때 액틴이 미오신 필라멘트 사이로 미끄러져 들어가는 것을 방해한다.

근절주위에는 근세포의 내형질구조인 근형질세망(sarcoplasmic reticulum)이 있다. 근형질세망은 근수축과정에 필수적인 칼슘이온의 저장소이다.

근섬유의 이러한 모든 부분들은 수축과정에 관여한다. 수축은 신경흥분이 축삭말단에 도착하여 아세틸콜린의 방출을 자극하면서 이루어진다. 아세틸콜린은 근섬유막에서 전기적 변화(이온의 이동)를 생성한다. 이러한 전기적 변화는 근수축의 활주 필라멘트 이론(sliding filament mechanism)이라고 불리는 근섬유내의 일련의 과정들을 촉진한다. 먼저 근섬유막에서 일어나는 변화를 논의하고자 한다.

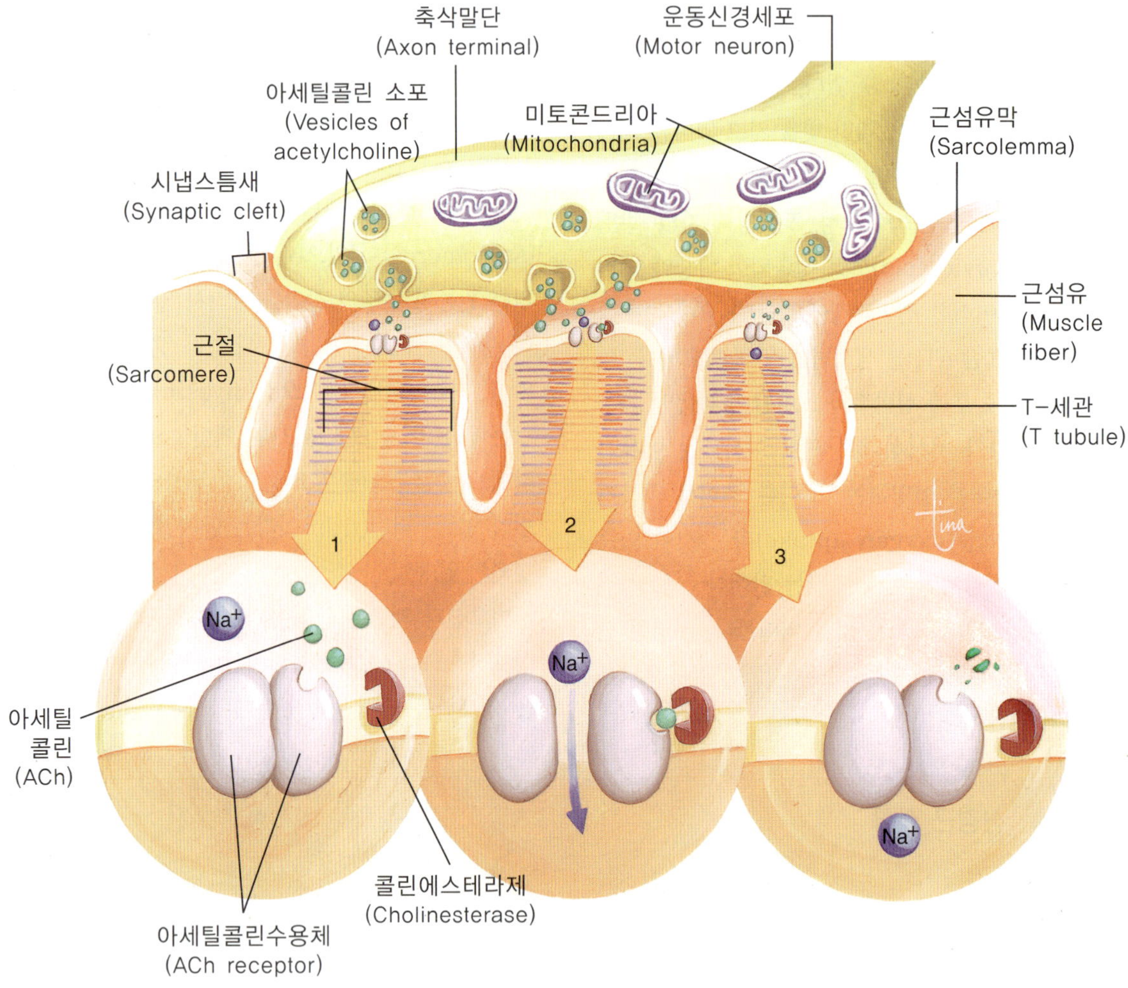

그림 7-2 **신경근 접합부의 구조** 근섬유막 가까이에 있는 축삭말단을 보여주고 있음
그림에서 반응과정: ① 아세콜린이 근섬유막에 있는 Ach수용체에 결합 ② 근섬유막에 있는 이온통로가 열려 Na^+이온이 근세포내로 유입됨 ③ 콜린에스테라제가 아세틸콜린을 비활성화시킴

질문: 어떤 작용에 의해 근섬유막에 있는 나트륨 통로가 열리는가?

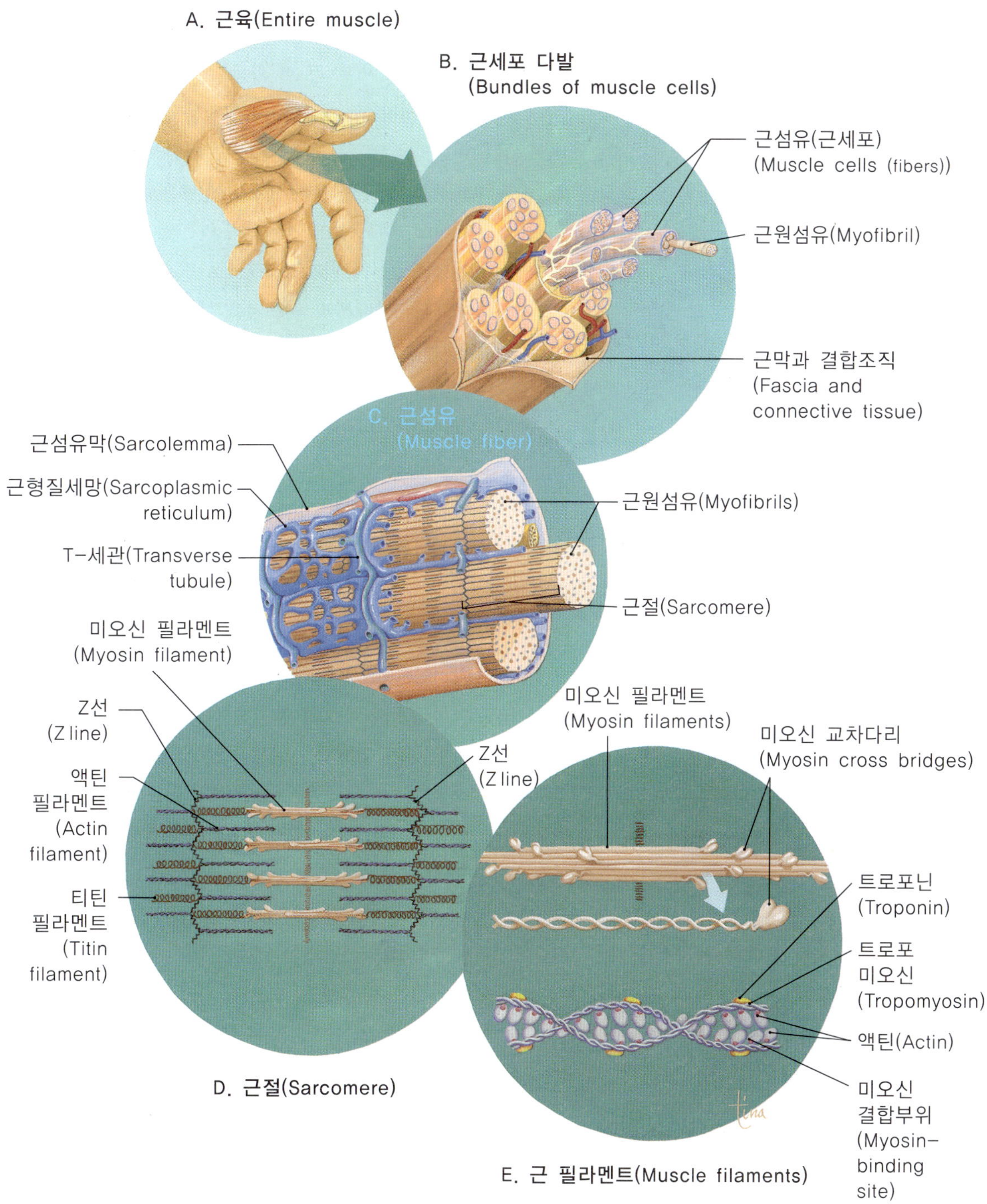

그림 7-3 **골격근의 구조** (A) 근육 (B) 근육내 근세포 다발 (C) 단일 근섬유의 현미경적 구조 (D) 근절 (E) 근 필라멘트의 구조

질문: 근섬유의 수축단위는 무엇인가?

근섬유막-분극
Sarcolemma-Polarization

근섬유가 이완되어 있을 때 근섬유막은 세포 안과 밖의 전기적 하전량의 차이로 분극이 되어 있다(안정막 전압을 가진다). 분극(polarization)되어 있는 동안에는 근섬유막의 바깥쪽이 안쪽보다 상대적으로 더 많은 양전하를 가지기 때문에 세포내는 음전하를 갖는다. 나트륨 이온은 세포밖에 더 많으며, 칼륨 이온과 음이온들은 세포내에 더 많이 분포한다 그림 7-4 .

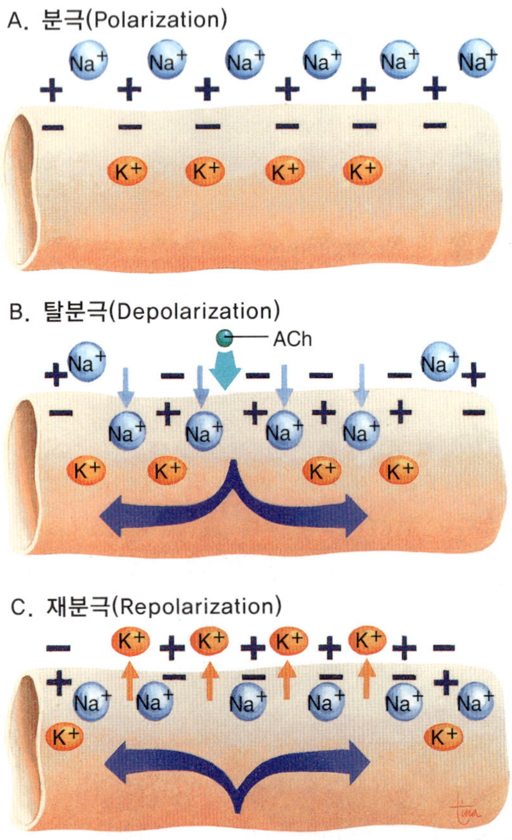

그림 7-4 근섬유막에서의 전하와 이온농도
(A) 근육이 이완되어 있을 때의 분극상태
(B) 아세틸콜린에 대한 반응으로 나타나는 탈분극 파형 (C) 재분극의 파형

질문: 탈분극 동안 어떤 이온이 세포내로 유입되는가? 재분극 동안에는 어떤 이온이 세포 밖으로 나가는가?

세포 밖의 나트륨 이온은 세포 안으로 확산되는 경향이 있으며, 나트륨펌프(sodium pump)가 세포내로 확산되어 들어온 나트륨을 세포 밖으로 다시 내보낸다. 칼륨 이온은 세포밖으로 확산되는 경향이 있으며, 칼륨펌프(potasium pump)가 그것들을 다시 안으로 들여보낸다. 두 펌프는 능동적 수송 기전으로 이때 ATP를 필요로 한다. 근섬유는 세포밖에 높은 농도의 나트륨을 유지하고, 세포 안에 높은 농도의 칼륨을 유지하기 위해서 에너지를 사용한다. 그러므로 펌프는 신경흥분이 변화를 자극할 때까지 세포막을 분극시켜 이완상태를 유지한다.

근섬유막-탈분극
Sarcolemma-Depolarization

신경흥분이 축삭말단에 도달하면 아세틸콜린이 방출되며, 이것이 시냅스로 확산되어 근섬유막의 아세틸콜린 수용체와 결합한다. 그런 다음 아세틸콜린은 근섬유막의 나트륨 이온에 대한 투과도를 높여서 나트륨 이온이 세포내로 유입되도록 한다. 이렇게 되면 근섬유막의 안쪽이 바깥쪽보다 양전하를 많이 갖게 된다. 이와 같이 전하가 역전되는 현상을 탈분극(depolarization)이라 한다. 전기적 흥분(활동전위라고 불리는)이 생성되면 근섬유의 전체 세포막을 따라 흥분이 전도된다. 근섬유막이 안으로 접혀 들어가 T-세관(transverse tubules, 그림 7-2)을 형성하는데, 이것은 근세포 내부로 활동전위를 전달하는 역할을 한다. 탈분극은 근수축을 일으키는 세포내 변화를 촉진한다. 탈분극은 세포내에서 수축이 시작되게 하고 그 이후 활동전위가 완성되는 재분극(repolarization)이 일어난다. 재분극 시 칼륨 이온이 세포밖으로 이동하게 되고, 근섬유막의 바깥쪽은 다시 양전하로 회복된다. 근섬유막에서 일어나는 전기적 변화에 대해 표 7-2 과 그림 7-4 에 설명하였다.

수축-활주 필라멘트 이론

Contraction-The Sliding Filament Mechanism

앞에서 설명한 근섬유의 모든 부분과 전기적 변화는 수축과정에 관여하며, 이것은 활주 필라멘트 이론(기전)이라 불리는 일련의 정확한 과정으로 일어난다(그림 7-5, 표 7-3).

요약하면, 신경흥분은 근섬유의 탈분극을 일으키며, 이러한 전기적 변화는 미오신 필라멘트가 액틴 필라멘트를 근절의 중심 쪽으로 잡아당기도록 하여 근절의 길이가 짧아지게 된다. 근절이 모두 짧아지면 근섬유는 수축한다. 이 과정을 다음에 자세히 서술하였다.

1. 신경흥분이 축삭말단에 도착한다. 아세틸콜린이 방출되고 시냅스로 확산된다.
2. 아세틸콜린이 근섬유막의 나트륨 이온에 대한 투과도를 높여 나트륨 이온이 세포 안으로 유입된다.
3. 근섬유막의 안쪽이 양전하를 띠고 바깥쪽이 음전하를 띠게 되면서 탈분극된다. T-세관은 역전된 전하를 근세포 안쪽으로 전달한다.
4. 탈분극은 근형질세망에서 칼슘이온의 방출을 자극한다. 칼슘이온은 트로포닌-트로포미오신 복합체와 결합하여 액틴 필라멘트로부터 떨어지게 한다.
5. 미오신은 에너지를 방출하기 위하여 ATP를 분해한다. 미오신 교차다리가 액틴 필리멘트에 부착되어 근절의 중심 쪽으로 잡아당기면 근절의 길이는 짧아진다 그림 7-5.
6. 근섬유의 근절이 모두 짧아지면 근섬유가 수축한다.
7. 근섬유막은 재분극된다. 칼륨 이온이 세포 밖으로 유출되어, 분극되어 있을 때처럼 세포 밖은 양전하를, 세포안은 음전하를 띠게 된다. 세포막의 펌프들이 나트륨 이온과 칼륨 이온을 원래대로 이동시킨다.
8. 근섬유막에 있는 콜린에스테라제는 아세틸콜린을 비활성화시킨다.

표 7-2 근섬유막- 전기적 변화

단계	설명
안정막 전압	
분극	• 근섬유막 바깥이 (+), 안쪽이 (–) 전하를 띠고 있다. • 나트륨 이온은 세포밖에 더 많으며, 세포안으로 확산되어 들어온다. 나트륨 펌프가 세포내로 유입된 나트륨 이온을 세포밖으로 퍼낸다. • 칼륨 이온은 세포내에 더 많으며, 세포밖으로 확산되어 나간 칼륨 이온은 칼륨펌프가 세포내로 다시 퍼 담아준다.
활동전위	
탈분극	• 아세틸콜린이 근섬유막에 나트륨 이온의 투과도를 높여서 세포내로 유입되게 한다. • 근섬유막을 사이에 두고 세포내외의 전하가 역전되어 세포밖이 (–)전하를, 세포 안쪽이 (+)전하를 띠게 된다. • 역전된 전하가 근섬유막을 따라서 퍼져나간다. • 근섬유막에 있는 콜린에스테라제가 아세틸콜린을 비활성화한다.
재분극	• 근섬유막이 칼륨 이온에 대한 투과도가 높아지게 되어 칼륨 이온이 세포밖으로 나간다. • 근섬유막 사이의 전하가 원래대로 회복되어 세포밖이 (+)전하를, 세포 안쪽이 (–)전하를 띠게 된다. • 나트륨과 칼륨펌프가 나트륨 이온은 세포밖으로, 칼륨 이온은 세포내로 보내 이온의 분포를 원래대로 복구시킨다. • 근섬유는 이제 축삭말단에 도착한 또 다른 신경흥분에 의해 방출된 아세틸콜린에 반응할 수 있다.

근육계통

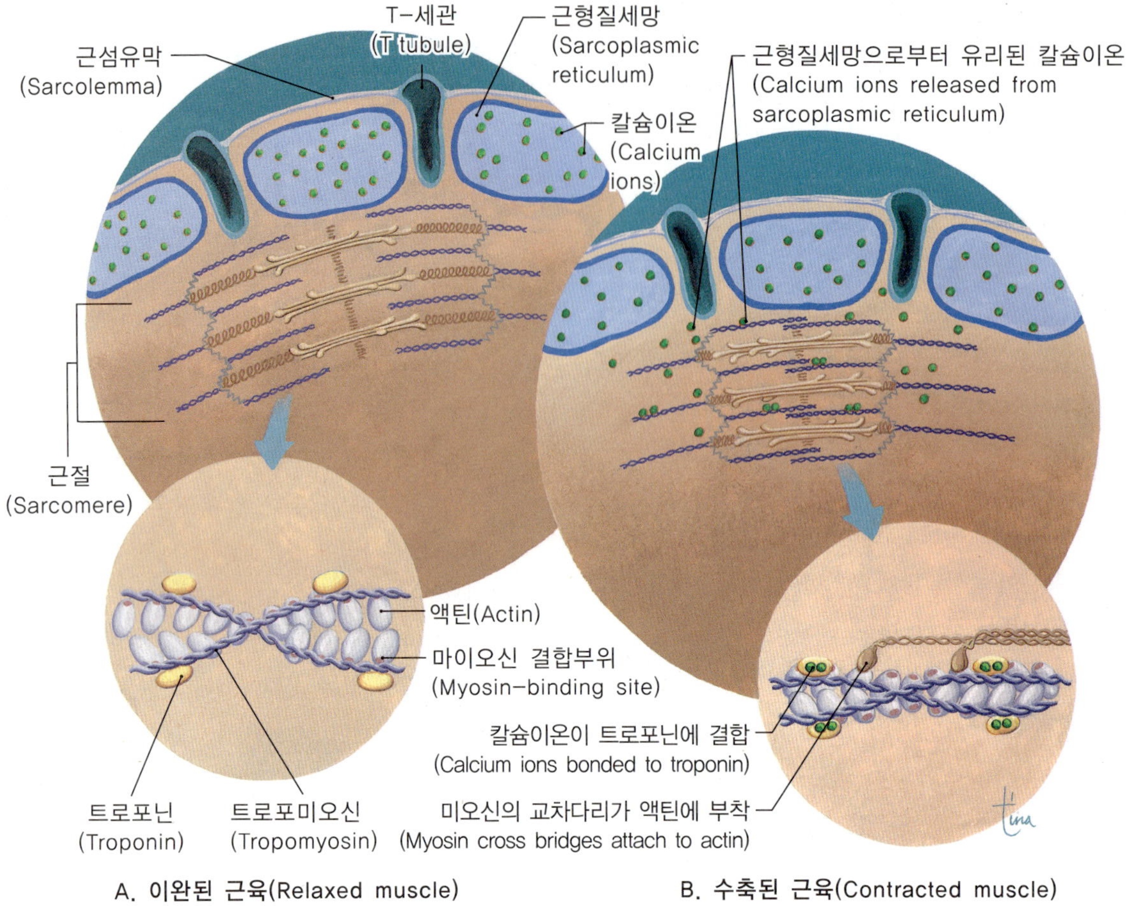

그림 7-5 **활주 필라멘트 이론** (A) 이완된 근섬유의 근절 (B) 수축된 근섬유의 근절 본문 내용 참조

질문: 근수축 동안 어떤 필라멘트가 잡아당기는 역할을 하는가?

표 7-3 **활주 필라멘트 이론**

부분	설명
근절	근섬유의 수축단위; 중심부위는 굵고 측면은 가는 필라멘트로 이루어짐; Z선에서 Z선까지 연장
미오신	근절 중심부의 굵은 필라멘트에 있는 수축 단백질; ATP로부터 에너지를 방출하여 액틴 필라멘트를 근절의 중심부로 잡아당김
액틴	근절의 가는 필라멘트에 있는 수축 단백질; 두 세트가 미오신 필라멘트에 의해 근절의 중심부로 끌려온다.
트로포닌과 트로포미오신	근절에 있는 근수축을 억제하는 단백질; 근섬유막이 탈분극 될 때까지 미오신이 액틴을 끌어오는 것을 방해
T-세관	근섬유 안쪽의 근섬유막 주름; 활동전위를 가장 깊숙한 근절까지 전달
근형질세망	근섬유의 내형질세망; 근섬유막이 분극될 때 Ca^{2+} 이온을 저장
칼슘이온(Ca^{+2})	근형질세망에 저장된다; 근섬유막이 탈분극될 때 방출; 트로포닌과 결합

9. 계속적인 전기적 흥분은 수축상태를 지속시킨다(더 많은 아세틸콜린이 방출된다).
10. 더는 전기적 흥분이 일어나지 않으면 근섬유는 이완하여 원래의 길이로 돌아간다.

위의 1~8번 설명은 한 번의 신경흥분에 대한 반응으로 단일 근섬유의 **수축(연축, twitch)**을 서술한 것이다. 이 모든 과정은 1초 이내에 일어나기 때문에 근섬유가 수축하자마자 즉시 이완된다면 유용한 움직임이 가능하지 않을 것이다. 그러나 정상적으로는 신경흥분이 계속적인 흐름으로 도달하며 이것은 **강축(tetanus)**이라 불리는 지속적인 근수축을 유발한다. 여기에서 말하는 강축은 정상적인 상태로 질병상태인 파상풍(tetanus)과 혼동하지 말아야 한다 BOX 7-2 . 강축일 때 근섬유는 수축된 상태로 남아 있어서 효과적인 움직임을 할 수 있게 된다. 전박을 굴곡시키는 이두근과 같은 근육에서 효과적인 움직임은 수천 개의 근섬유가 지속적으로 수축되어 있는 강축 상태에 있을 때를 의미한다.

근수축 과정이 복잡한 것처럼 근수축도 다양한 기전으로 손상을 받을 수 있다. 가장 뚜렷한 근수축의 손상은 근섬유로 전달되는 신경흥분이 소실된 경우일 것이며, 이것은 척수손상이 심한 경우나 대뇌 전두엽에 **뇌졸중(stroke)**이 발생하였을 때 나타날 수 있다. 신경흥분이 없으면, 골격근은 **마비(paralyzed)**가 되며 수축할 수 없다. 마비된 근육은 결국 **위축(atrophy)**, 즉 근육의 부피가 작아지게 된다. 근육의 기능에 영향을 미치는 다른 질병들은 BOX 7-3 , BOX 7-4 에서 설명하였다.

운동에 대한 반응-항상성 유지

Responses To Exercise-Maintaining Homeostasis

우리는 여기서 항상성을 유지하기 위한 신체능력의 예로서 간단하게 운동생리에 대해서 설명하고자 한다. 중정도 혹은 격렬한 운동은 생리적 스트레스 상황이며, 신체는 정상적인 내적 환경의 유지, 즉 항상성을 위해서 대응해야만 한다.

BOX 7-2 파상풍과 보툴리누스중독 Tetanus and botulism

어떤 박테리아는 독소를 생성하여 질병을 일으킨다. 신경독소(neurotoxin)는 신경계통의 정상기능을 파괴하는 화학물질이다. 골격근 수축은 신경흥분에 의존하기 때문에 골격계통에 심각한 결과를 초래할 수 있다.

파상풍(tetanus)은 근육이 이완할 수 없는 상태를 말한다. 파상풍 박테리아(파상풍균, *Clostridium tetani*)에 의해 생성되는 독소는 근섬유에 지나치게 많은 신경흥분이 전해지도록 신경계통에 영향을 미쳐 근육에 경련이 일어나도록 한다. 개구불능(lockjaw)은 파상풍을 일컫는 일반적인 이름으로 파상풍의 초기증상 중 하나로 나타나는데, 이것은 교근의 경련 때문에 입을 벌릴 수가 없는 상태이다. 치료는 독소를 중화하는 항독소(독소에 대한 항체)를 투여하는 것이다.

파상풍을 치료하지 않으면, 호흡기 근육의 경련으로 죽음에 이르게 된다.

보툴리누스중독(botulism)은 보통 식중독의 한 유형이지만, 설사나 구토와 같은 전형적인 식중독의 증상을 보이지 않는다. 보툴리누스균(clostridium botulinum)에 의해서 생성되는 신경독소는 신경근접합부에서 아세틸콜린의 방출을 방해한다. 아세틸콜린이 방출되지 않으면, 근섬유가 수축할 수 없으며, 근육은 마비가 된다. 보툴리누스중독증의 초기 증상은 흐릿한 시야나 복시, 언어곤란, 혹은 연하곤란 등이 나타난다. 허약감과 마비가 다른 근육군으로 퍼지면 궁극적으로 모든 수의근에 영향을 미친다. 신속하게 항독소(이 독소에 대한 특수항체) 치료를 하지 않으면, 호흡근의 마비 때문에 치명적인 결과를 초래한다.

BOX 7-3 근이영양증 Muscular dystrophy

근이영양증은 근조직이 지방조직이나 섬유성 결합조직으로 대치되는 유전성 질환군의 하나이다. 지방조직이나 섬유성 결합조직은 수축할 수 없으며, 그 결과 근육의 기능은 점진적으로 소실된다. 가장 흔한 형태가 뒤시엔느형 근이영양증(Duchenne's muscle dystrophy)으로 근육 기능의 소실은 골격근뿐만 아니라 심근까지 영향을 미친다. 증상은 2세에서 5세 사이에 나타나기 시작하여 보통 20세 이전에 심부전으로 사망하게 되며 현재는 치료방법이 없다.

뒤시엔느형 근이영양증(Duchenne's muscular dystrophy)은 반성 형질로(혹은 X-반성), 이 질환에 대한 유전인자가 X성염색체에 위치하고 있으며, 이것은 열성의 유전인자이다. 여성의 성염색체는 XX이다. 만약 1개의 X염색체에 근이영양증 유전자를 가지고 있고, 나머지 다른 X염색체에는 정상 근육 기능을 위한 우세한 유전자를 가지고 있다면, 그 여성에게는 근이영양증이 나타나지 않지만, 그 자손에게는 근이영양증 유전자를 물려줄 수 있는 보인자(carrier)가 될 것이다. 남성의 성염색체는 XY이며, Y는 근이영양증 유전자를 가지고 있지 않기 때문에, X염색체에 근이영양증 유전자가 발현되는 것을 막을 수 있는 유전자가 없다. 만일 X염색체가 근이영양증 유전자를 가지고 있다면 그 남성은 질환을 갖게 된다. 이것이 남성에게 뒤시엔느형 근이영양증이 더 흔하게 발병하는 이유이며, 하나의 유전자만을 가졌더라도 질환이 나타날 것이다.

X염색체에 위치해 있는 근이영양증 유전자가 부호화하고 있는 단백질은 디스트로핀(dystrophin)으로 불린다. 디스트로핀은 근섬유막의 안정성과 이온의 적절한 이동에 필요한 단백질이다. 현재 연구되고 있는 근이영양증 치료법으로 근이영양증이 발생한 근육내로 정상근세포나 줄기세포를 주사하는 방법과 근이영양증 근육세포내로 정상 디스트로핀 유전자를 (바이러스를 이용하여) 어 주는 방법 등이 있다.

BOX 7-4 중증근무력증 Myasthenia gravis

중증근무력증은 최소한의 움직임에도 심한 근피로를 특징으로 나타내는 자가면역질환이다. 남성보다 여성에게 더 잘 침범되며 증상은 보통 중년기에 시작된다. 안면근육과 연하근육에 허약감이 처음 나타나며 점차 다른 근육으로 진행된다. 치료하지 않으면 호흡근육이 침범되어 호흡부전으로 사망한다.

중증근무력증에서, 자가항체가 근섬유막에 있는 아세틸콜린 수용체(acetylcholine receptors)를 파괴한다. 이들 수용체는 아세틸콜린이 결합하는 부위로 아세틸콜린이 수용체에 결합하면 근섬유내로 나트륨 이온이 유입되도록 자극한다. 따라서 이들 수용체가 없으면 축삭말단에서 분비되는 아세틸콜린이 근섬유를 탈분극을 시킬 수가 없다.

중증근무력증의 치료는 항콜린에스테라제(antcho-linesterase) 약물을 사용한다. 콜린에스테라제가 근섬유막에 존재하면서 아세틸콜린을 비활성화 시켜 지속적인, 원치 않는 흥분을 억제한다는 사실을 기억하라. 만일 이러한 콜린에스테라제의 작용이 차단되면 아세틸콜린은 근섬유막 위에 더 오랫동안 남아 있으면서 결합하지 않고 남아 있는 다른 수용체와 결합하게 되고, 이것은 탈분극과 수축을 더 효과적으로 일으키게 된다.

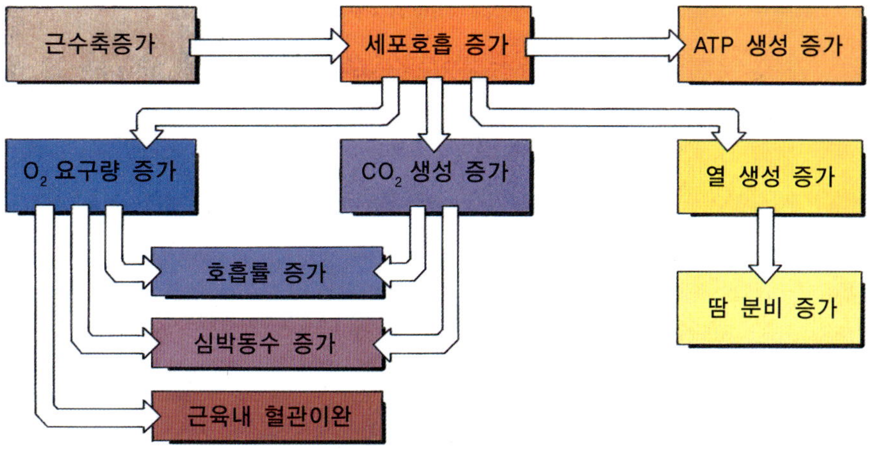

그림 7-6 운동 중 신체 반응

질문: 도식화된 반응과 관련된 기관계통의 명칭을 모두 기술하라.

운동에 대한 신체반응의 일부를 그림 7-6 에 나타내었다. 이러한 신체반응이 어떻게 세포호흡과 관련 되는지를 살펴보라. 보이는 바와 같이, 호흡기계통과 순환기계통은 운동에 필수적인 역할을 한다. 피부 또한 지나친 체열을 발산시켜 주기 때문에 중요하다. 그림에는 나타나 있지 않지만 앞서 설명하였듯이 신경계통도 직접 관련된다. 뇌는 근수축을 위한 신경흥분을 생성하며, 심박수와 호흡률, 혈관의 직경을 조절한다. 층계를 뛰어오르거나 급하게 버스를 탈 때, 혹은 단순히 춤을 출 때라도 여러분은 신체에서 실제적으로 일어나고 있는 모든 현상을 그 순간에 반영하게 될 것이다.

노화와 근육계통 Aging and the Muscular System

나이가 들어가면서 근세포는 죽고 대신 섬유성 결합조직이나 지방으로 대치된다. 그러나 규칙적인 운동은 근 위축을 지연시킨다. 비록 근수축 속도가 느려지고 최대 근력이 감소해도 운동은 개인의 일상생활에 요구되는 수준의 근육 기능을 유지할 수 있도록 해준다. 가벼운 물건을 들어 올리는 운동이 노인들에게 권장된다. 이러한 운동 역시 심혈관계통, 호흡계통, 골격계통에 도움이 된다.

근섬유의 소실은 고유수용감각의 소실도 초래하게 되는데, 그 이유는 근섬유의 소실로 뇌로 가는 신체의 위치와 자세에 대한 정보가 감소하기 때문이다. 근감각의 소실로 노인들은 자세가 불안정해지고 균형감각이 떨어져 낙상이 잘 일어난다. 단순히 이러한 사실을 지각하고 있는 것만으로도 노인의 낙상을 예방하는 데 도움이 될 것이다. 다른 예방적 방법은 당연히 운동이며, 운동은 감각을 향상시킨다. 근육이 운동을 더해감에 따라, 뇌는 이에 대한 기록을 더욱 유지하려 한다. 뇌가 이러한 '일(work)'을 함으로써, 근육의 정신적 이미지는 지속적 일(full-time job)을 하는 존재로 인식된다.

신체의 주요 근육 Major Muscles of the Body

근육이 수행하는 활동들을 표 7-4 에 기술하였으며, 그중 일부는 그림 7-7 에 나타내었다. 대부분 길항적 기능과 함께 쌍으로 되어 있다.

표 7-4 근육의 활동

활동	정의	활동	정의
굴곡(굽힘)	관절의 각도를 감소시킨다.	**배측굴곡(등쪽)**	발을 위로 올린다.
신전(폄)	관절의 각도를 증가시킨다.	**족저굴곡(발바닥)**	발을 아래로 내린다(발가락 쪽으로 내린다).
내전(모음)	중심부 가까이로 움직인다.	**내번(안쪽)**	발바닥을 발목에서 가운데로 향하도록 움직인다.
외전(벌림)	중심부에서 멀어진다.	**외번(가쪽)**	발바닥을 발목에서 바깥쪽으로 나란히 되도록 움직인다.
(엎침)	손바닥을 아래로 뒤집는다.	**회전(돌림)**	종축 주위로 뼈를 움직인다.
(뒤침)	손바닥을 위로 뒤집는다.		

대부분은 길항기능을 하는 근육의 쌍으로 구분되어 있다.

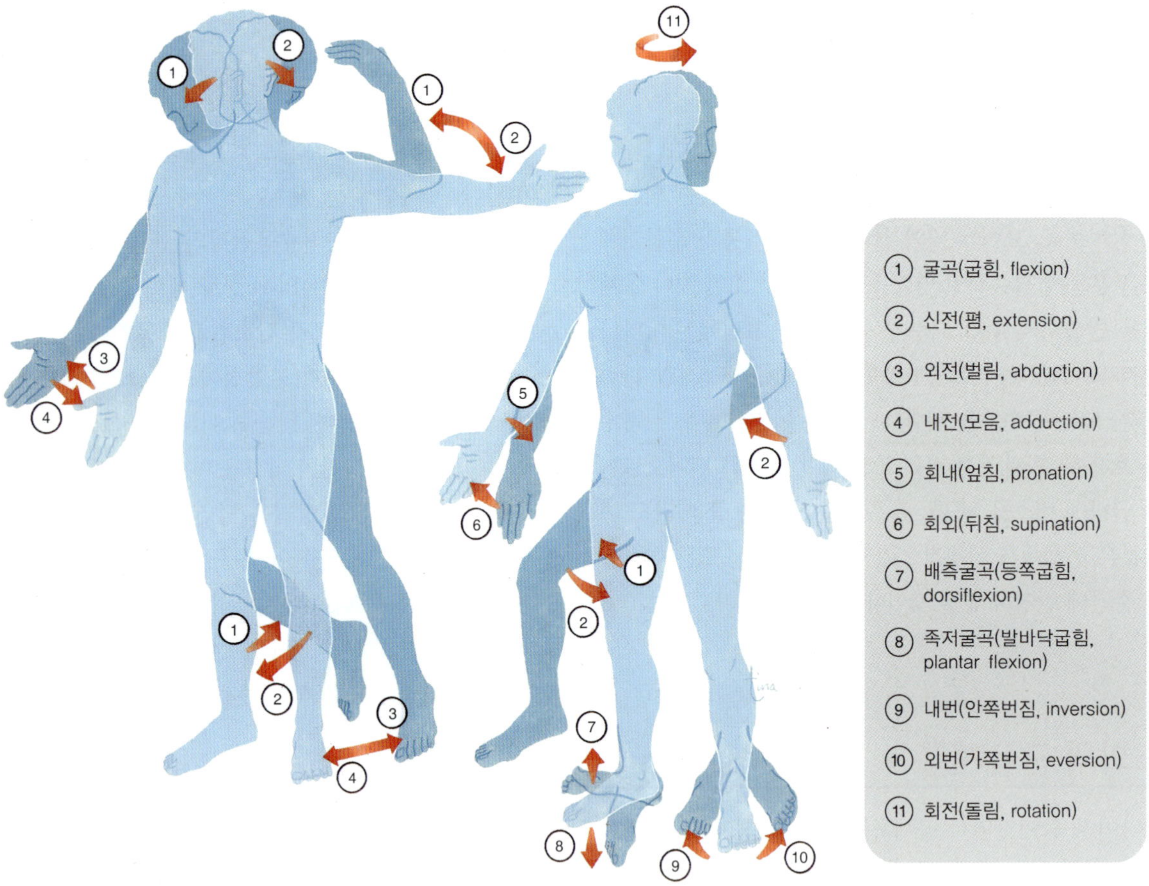

그림 7-7 근육의 활동

질문: 팔을 가슴 앞쪽으로 교차하는 것은 무슨 활동인가?

신체 각 부위의 근육을 간략히 요약한 다음, 주요 근육을 그림 7-8에 나타내었다. 신체 영역에 따라 표 7-5에서 표 7-9까지 열거하였으며, 관련된 그림이 그림 7-9에서 그림 7-13까지 제시되어 있다.

이러한 근육에 대한 그림과 표를 공부할 때 기시부와 정지부가 있는 뼈에 의해 형성되는 관절의 유형을 기억하자. 근육은 뼈를 당겨 움직임을 유발하는데, 이때 관절이 관련됨을 기억한다면 근육의 위치와 작용을 쉽게 공부할 수 있다. 근육의 명칭 역시 도움이 될 수 있는데, 명칭에 사용되는 많은 용어는 이미 앞에서 배운 것이다. 몇 가지 예를 들면, 'abdominus'는 복부근육을 의미하고, 'femoris'는 대퇴근육을, 'brachii'는 상박의 근육을, 그리고 'oculi'는 눈 근육을 의미하는 용어이다. 근육의 명칭에 대한 또 다른 용어로는 'longus', 혹은 'maximus'가 있는데, 이것은 근육의 크기를 의미하며, 'flexor'라는 용어는 기능을 의미하는 용어이다.

근육주사 부위 근육이 BOX 7-5 에 도식화되어 있다.

머리와 목의 근육

Muscles of the Head and Neck

머리와 목에서 관찰되는 3개의 일반 근육군으로는 머리나 목을 움직이는 근육, 얼굴표정 근육, 저작에 사용되는 근육 등이 있다. 흉쇄유돌근(복장빗장꼭지돌기근, sternocleido-mastoids, 굴곡[굽힘])과 두판상근(splenius capitis muscles, 신전[폄])과 같이 머리를 돌리거나 구부리는 근육은 전면에서는 두개골과 쇄골, 흉골, 후면에서는 척추에 고정되어 있다. 미소를 짓거나, 얼굴을 찌푸리거나, 미심쩍을 때 눈썹을 들어올리는 근육은 머리나 얼굴피부 표면 아래에 있는 뼈에 고정되어 있다. 교근(깨물근, masseter)은 저작할 때, 상악을 들어올리기 때문에 중요하고, 이를 꽉 깨물었을 때 상악골의 후부끝부분을 느낄 수 있을 것이다.

표 7-5 머리와 목의 근육

근육	기능	기시부	정지부
전두근(Frontalis)	• 눈썹을 들어 올리고 이마의 피부 주름 짓기	• 두개 건막	• 안와위쪽 가장자리 피부
단륜근	• 눈감기	• 안와의 내측	• 눈 주위
구륜근	• 입술 오므리기	• 입 주위	• 입의 양쪽 피부
교근(Masseter)	• 턱 다물기	• 상악과 권골	• 하학
협근	• 입 양쪽을 당기기	• 상악과 하악골	• 구륜근
목빗근	• 머리를 반대쪽으로 돌리기 (머리와 목의 굽힘)	• 흉골과 쇄골	• 측두골(유양돌기)
두반극근	• 머리를 같은 쪽으로 돌리기 (머리와 목의 폄)	• 7번 경추와 첫 6개 흉추	• 후두골
두판상근	• 머리를 같은 쪽으로 돌리기 (머리의 폄)	• 7번째 경추와 첫 4개 흉추	• 후두골

표 7-6 몸통 근육

근육	기능	기시부	정지부
승모근	• 어깨를 올리고 내리고 모음시킴	• 후두골과 모든 흉추	• 어깨가시와 쇄골
외늑간근	• 늑골을 위로 밖으로 잡아당김 (흡기)	• 늑골 상연	• 늑골 하연
내극간근	• 늑골을 아래로 안으로 잡아당김 (강제적 호기)	• 늑골 하연	• 늑골 상연
횡격막 (Diaphragm)	• 흡기 시 흉강을 넓히기 위해 편평해짐(아래로 내려감)	• 마지막 6개 늑연골과 요추	• 중심 건
복직근 (Rectus abdominis)	• 척주 굽힘, 복부 압박	• 치골	• 5~7번째 늑연골과 검상돌기
외복사근	• 척주를 회전, 굽힘, 복부 압박	• 아래 8개 늑골	• 장골능선, 백선
척추기립근군	• 척주폄	• 엉덩뼈, 요추, 일부 흉추	• 늑골, 경추, 흉추

몸통 근육 Muscles of the Trunk

몸통 근육은 몇 가지 일반적인 기능만으로는 서술할 수 없다. 복직근(배곧은근, rectus abdominis, 굴곡[굽힘])과 척추기립근군(sacrospinalis group, 신전[폄])과 같은 일부 근육들은 몸통의 벽을 형성하며 몸을 구부리는 기능을 한다. 승모근(등세모근, trapezius, 사다리꼴 모양을 형성)은 어깨를 들어 올리거나 뒤로 끌어당기며, 머리를 신전시키는 데 관여한다. 몸통에서 관찰되는 다른 근육들은 어깨에서 팔을 움직이는 데 도움을 준다. 대흉근(큰가슴근, pectoralis major)은 가슴에 위치하는 큰 근육으로 팔을 가슴 앞쪽으로 가로질러 끌어당기는(굴곡과 내전) 기능을 한다. 몸통의 후면에는 광배근(넓은등근, latissmus dorsi)이 있어 팔을 아래쪽과 등 뒤로 당겨준다(신전과 내전). 이러한 근육들은 몸통의 뼈, 흉골, 혹은 척추에 기시부를 두고 있는데, 뼈에 강하고 안정되게 부착되어 있다. 또 다른 근육으로 골반저부를 형성하고 있는 근육들이 있는데, 이러한 근육들은 골반장기를 지지하고 배뇨와 배변을 도와주는 역할을 한다. 또한 호흡과 관련되는 근육들이 있는데, 여기에는 늑골 사이에 있는 늑간근(갈비뼈사이근, intercostal muscle)과 횡격막이 포함된다. 횡격막은 흉강과 복강을 구분해 주는 근육이다 그림 15-6.

어깨와 팔의 근육
Muscles of the Shoulder and Arm

삼각근(triangular deltoid muscle)은 어깨를 모자처럼 감싸고 있으면서, 상완골을 옆으로(외전), 앞으로(굴곡), 혹은 뒤로(신전) 당겨준다. 이두근(두갈래근, biceps brachii)과 삼두근(세갈래근, triceps brachii)은 앞에서도 설명했듯이, 상완의 부피(bulk)를 형성하고 있다. 상완에 있는 다른 일부 근육들은 팔꿈치를 굽히는 데(굴곡) 도움을 준다. 전박의 부피를 형성하고 있는 근육은 손과 손가락을 굴곡(굽힘, flexors)시키고 신전(폄, extensors)시키는 근육들이다.

표 7-7 어깨와 팔의 근육

근육	기능	기시부	정지부
어깨삼각근(Deltoid)	• 상완의 벌림	• 견갑골과 쇄골	• 상완골
대흉근 (Pectoralis major)	• 상완의 굽힘과 모음	• 쇄골, 흉골 2~6번째 늑연골	• 상완골
광배근 (Latissimus dorsi)	• 상완의 폄과 모음	• 마지막 6개 흉추, 모든 요추, 천추, 장골능선	• 상완골
대원근	• 상완의 폄과 모음	• 견갑골	• 상완골
상완삼두근 (Triceps brachii)	• 전완의 폄	• 상완골, 견갑골	• 척골
상완이두근 (Biceps brachii)	• 전완의 굽힘	• 견갑골	• 요골
상완 (Brachialis)	• 전완의 굽힘	• 상완골	• 척골
상완요근 (Brachioradialis)	• 전완의 굽힘	• 상완골	• 요골

여러분들이 직접 이러한 근육들을 확인할 수 있는데, 왼손으로 오른쪽 전완의 가운데 부분을 잡은 다음, 오른손의 손목을 움직이거나 주먹을 폈다 쥐었다 하게 되면 손과 손가락 근육들이 움직이는 것을 보고 느낄 수 있을 것이다.

엉덩이와 다리의 근육
Muscles of the Hip and Leg

엉덩이 근육은 대퇴부를 움직이며, 골반골 및 고관절(엉덩관절)을 가로질러 대퇴골에 부착되어 있다. 여기에는 대둔근(큰볼기근, gluteus maximus, 신전), 중둔근(중간볼기근, gluteus medius 외전), 장요근(엉덩허리근, iliopsoas, 굴곡) 등이 포함된다. 대퇴부를 형성하는 근육들로는 전면에 있는 대퇴사두근(넙다리네갈래근, quadriceps group)과 후변에 있는 슬굴곡근(무릎굽힘근, hamstring group)이 있다. 대부분의 사람에게서는 대퇴사두근이 무릎굽힘근보다 강하다. 따라서 운동선수들이 '대퇴사두근 견인성 상해(pulled quadriceps)' 보다 '슬굴곡근 견인성 상해(pulled hamstring)'에 노출되는 경우가 더 흔하다. 대내전근군(큰모음근군)들이 가운데에 있으며, 중둔근(가운데볼기근)의 기능과 반대이다. 슬개관절의 움직임은 대퇴근(넙다리근)과 하지 근육에 의존하고 있으며, 발의 움직임은 비복근(장딴지근, gastro-cnemius, 등쪽굽힘 혹은 굴곡, dorsiflexion or flexion)과 전경골근(앞정강굽힘근, tibialis anterior, 족저굴곡(발바닥굽힘) 혹은 신전(폄), plantarflexion or extension)과 같은 하지(다리) 근육에 의해 이루어진다.

표 7-8 엉덩이와 다리의 근육

근육	기능	기시부	정지부
장요근	• 대퇴굴곡	• 장골, 요추	• 대퇴골
치골근	• 대퇴굴곡과 내전	• 치골	• 대퇴골
대둔근 (Gluteus maximus)	• 대퇴신전	• 장골능선, 천골, 미골	• 대퇴골
중둔근 (Gluteus medius)	• 대퇴외전	• 장골	• 대퇴골
대퇴사두군 (Quadriceps femoris group) 대퇴직근 (Rectus femoris) 외측광근 (Vastus lateralis) 내측광근 (Vastus medialis) 중간넓은근	• 대퇴굴곡과 하지신전	• 장골와 대퇴	• 경골
슬굴곡근 (Hamstring group) 대퇴이두근 반막양근 반힘줄근	• 대퇴신전과 하지굴곡	• 좌골	• 경골와 비골
내전근군 대내전근 장내전근 박근	• 대퇴내전	• 좌골와 치골	• 대퇴골
봉공근	• 대퇴와 하지굴곡	• 장골	• 경골
비복근 (Gastrocnemius)	• 발의 족저굴곡	• 대퇴골	• 종골(아킬레스건)
가자미근 (Soleus)	• 발의 족저굴곡	• 경골과 비골	• 종골(아킬레스건)
장비골근	• 발의 족저굴곡과 외번	• 경골와 비골	• 제1중족골과 쐐기뼈
전경골근	• 발의 배측굴곡	• 경골	• 중족골

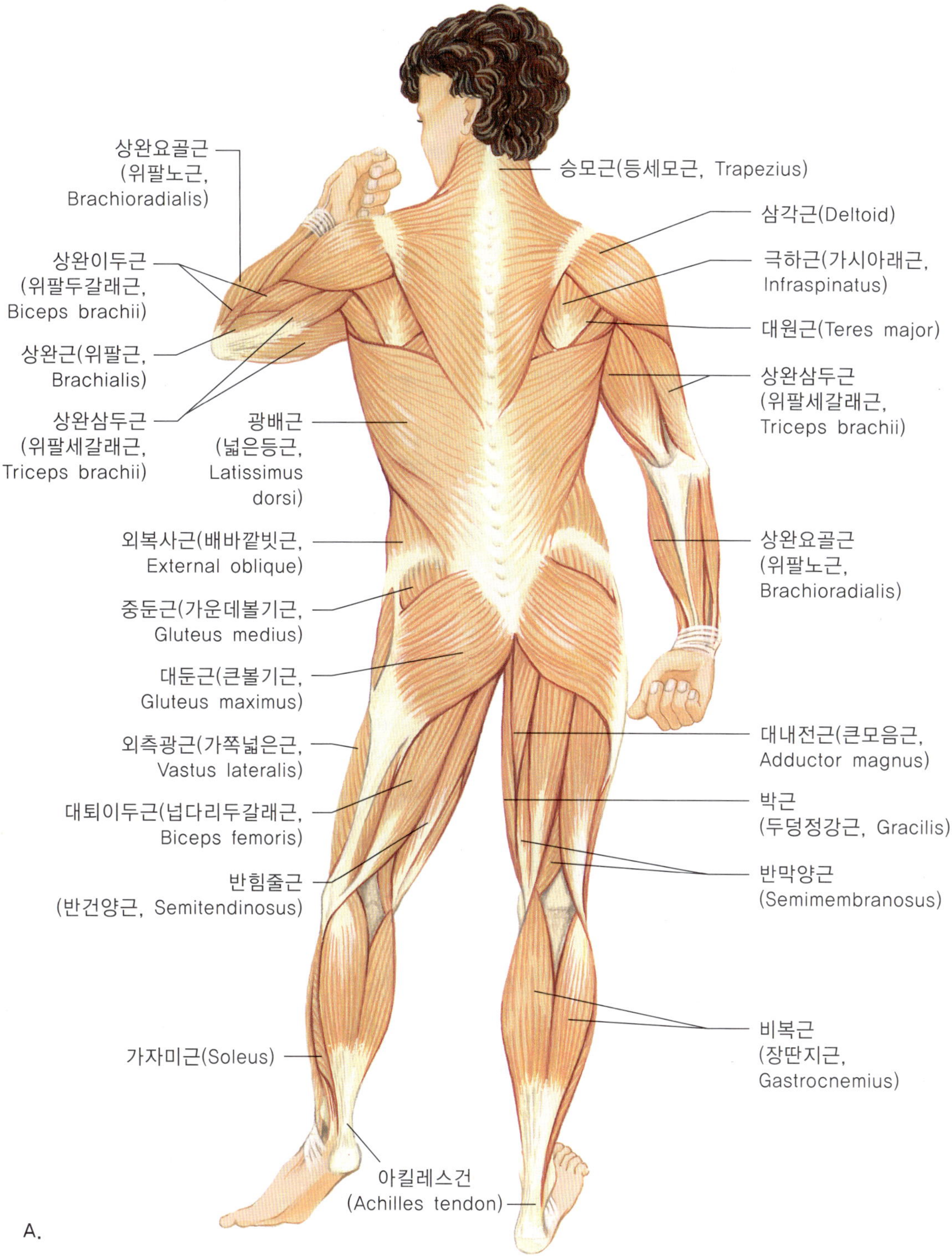

그림 7-8 신체의 주요 근육 (A) 후면

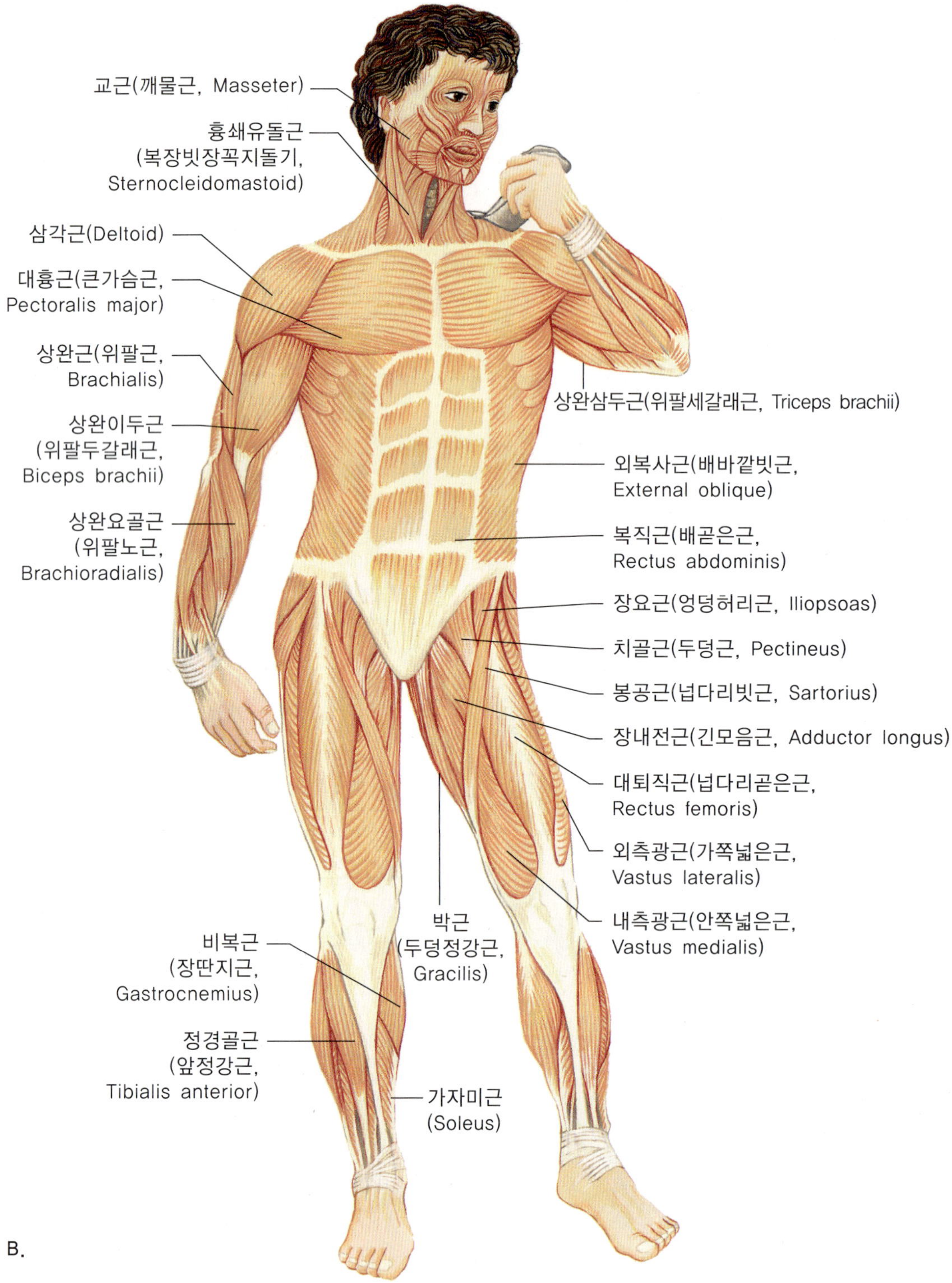

그림 7-8 신체의 주요 근육 (B) 전면

질문: 근육의 이름을 근육의 형태, 크기, 위치, 인접하고 있는 뼈 기능 등과 관련지어 살펴보라.

표 7-9 골반저의 근육

근육	기능	기시부	정지부
항문거근	• 특히 배변, 배뇨, 기침, 강제호기 중 골반장기를 지지. 항문, 요도, 질 수축	• 치골과 좌골	• 미추, 항문관 요도
미골근	• 특히 배변, 배뇨, 기침, 강제호기 중 골반장기를 지지	• 좌골	• 미추와 천추
좌골해면체근	• 여성의 음핵과 남성의 음경 발기	• 좌골과 치골	• 음핵 혹은 음경
구해면체근	• 배뇨보조, 여성의 발기, 남성에서 발기와 사정	• 회음의 중심건	• 근막, 치골궁, 음핵 혹은 음경
회음횡근 (표면 및 심부)	• 여성에서 배뇨보조. 남성에서 배뇨 및 사정	• 좌골	• 회음의 중심건
외항문괄약근	• 항문 오무림	• 항미인대	• 회음의 중심건

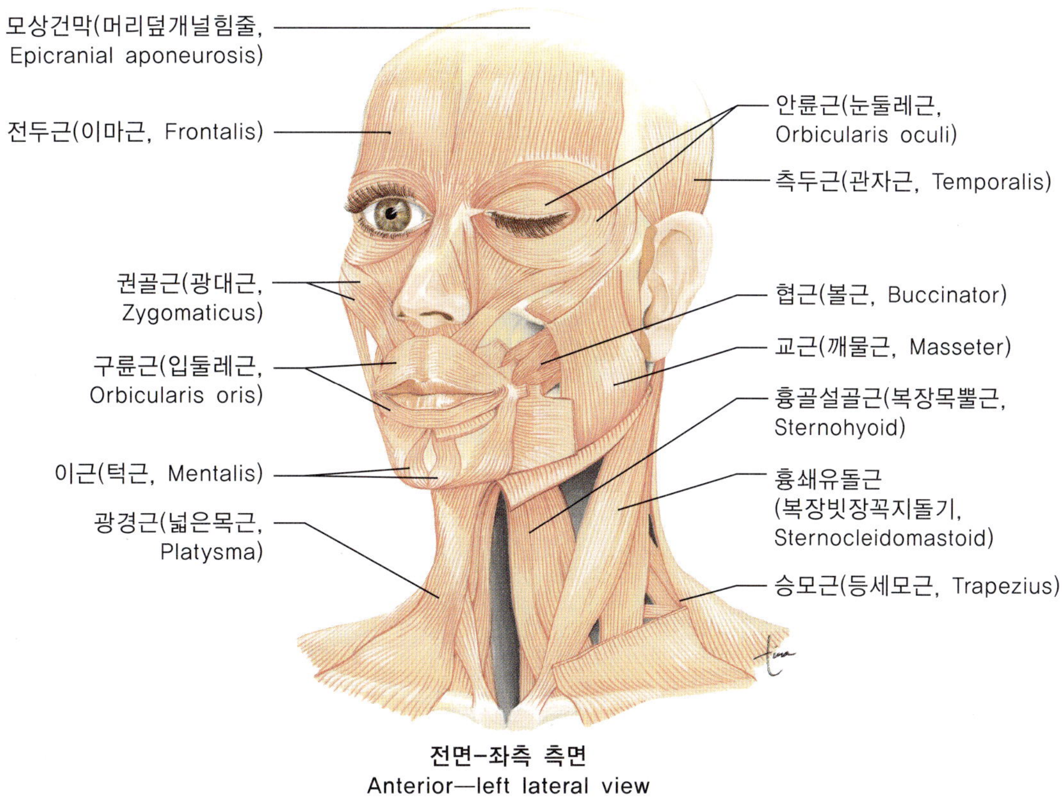

그림 7-9 전 · 좌측 측면에서 본 머리와 목의 근육

질문: 2개의 윤근(orbicularis muscles)이 어떤 면에서 유사한가?

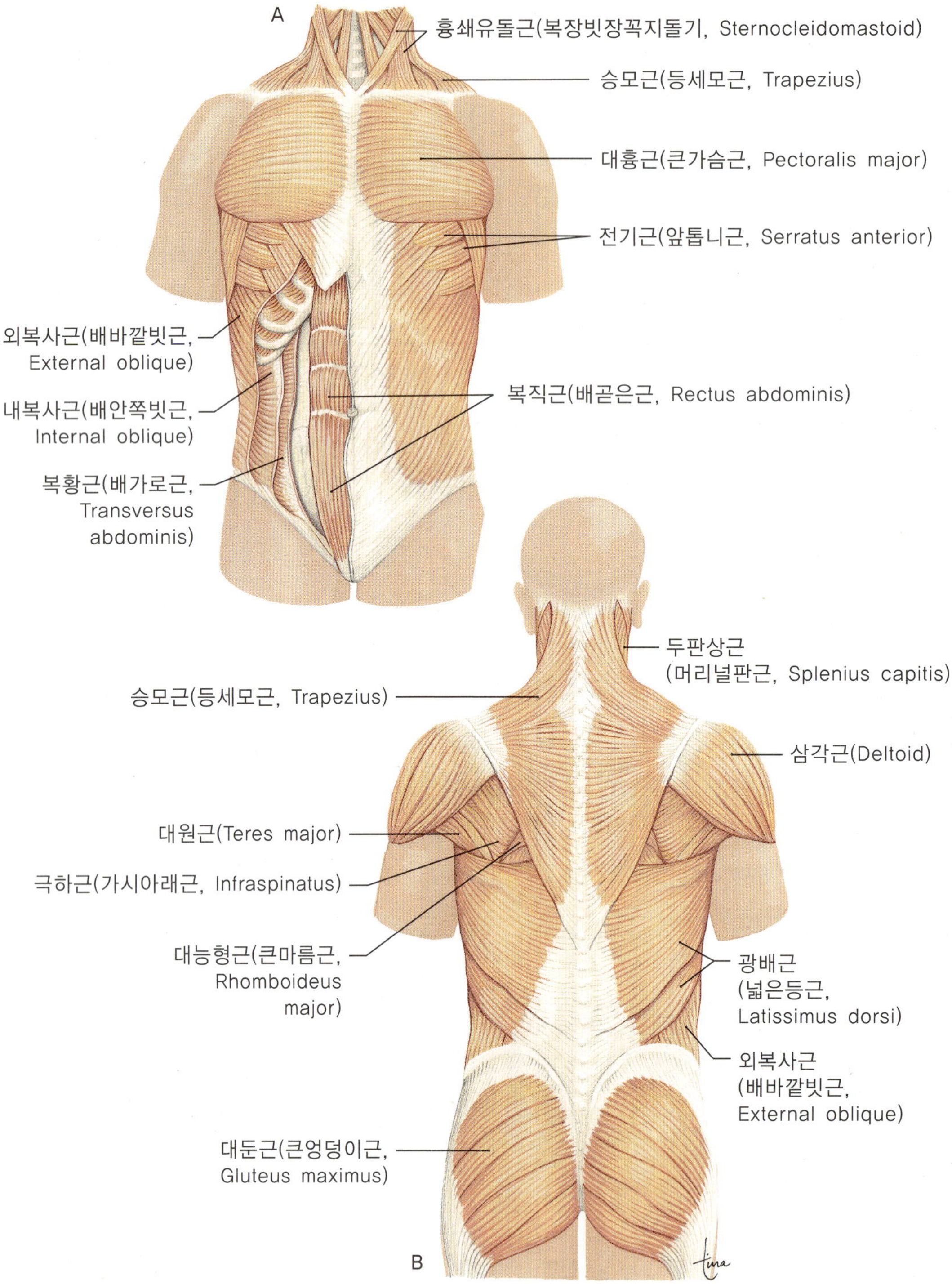

그림 7-10 **몸통 근육** (A) 전면 (B) 후면

질문: 몸통 근육 중 팔을 움직이는 근육은? 그러한 근육이 왜 몸통에 위치하는가?

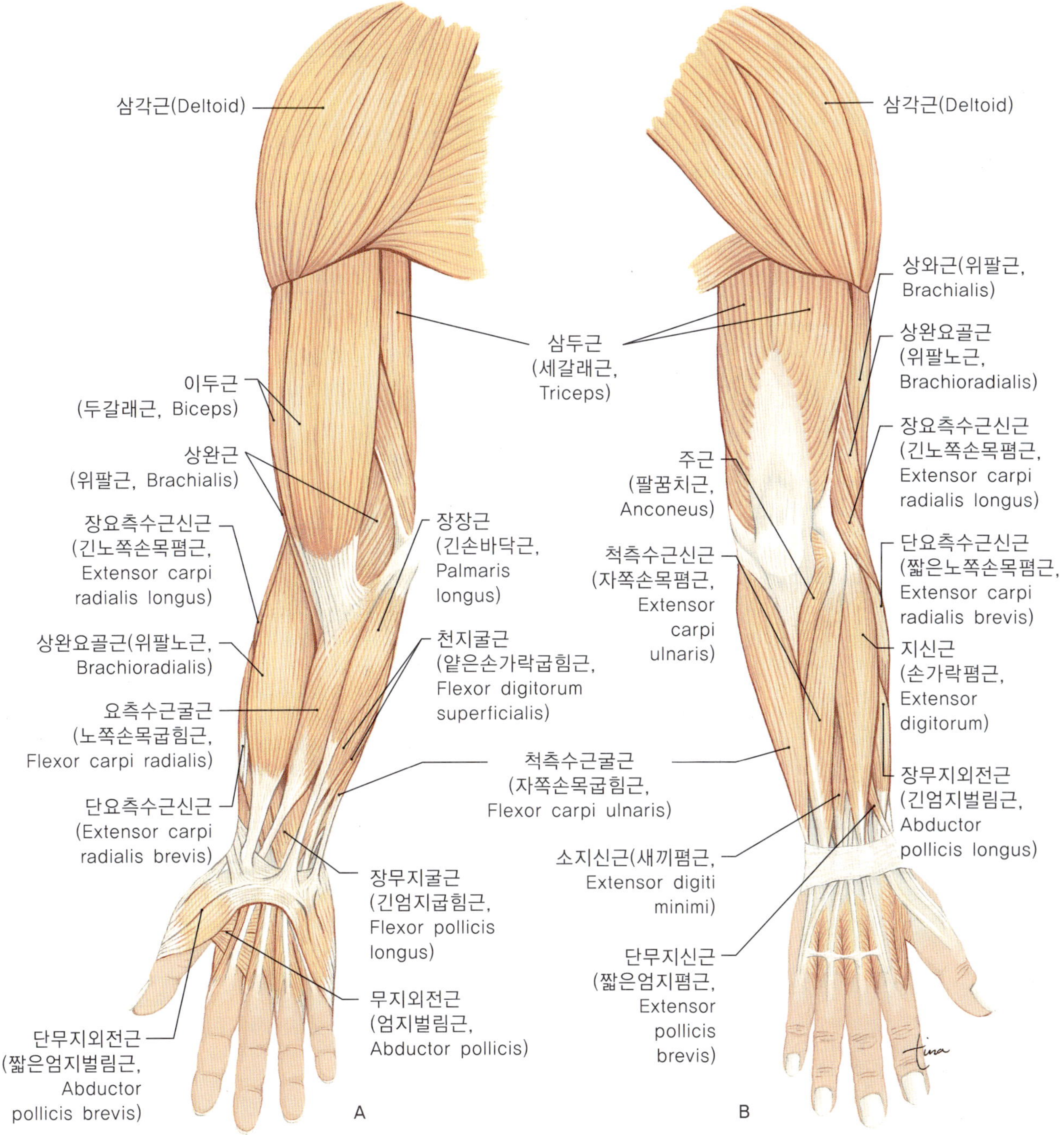

그림 7-11 **팔의 근육** (A) 전면 (B) 후면

질문: 손가락을 구부리는 근육은 어디에 위치하는가? 어떻게 알 수 있는가?

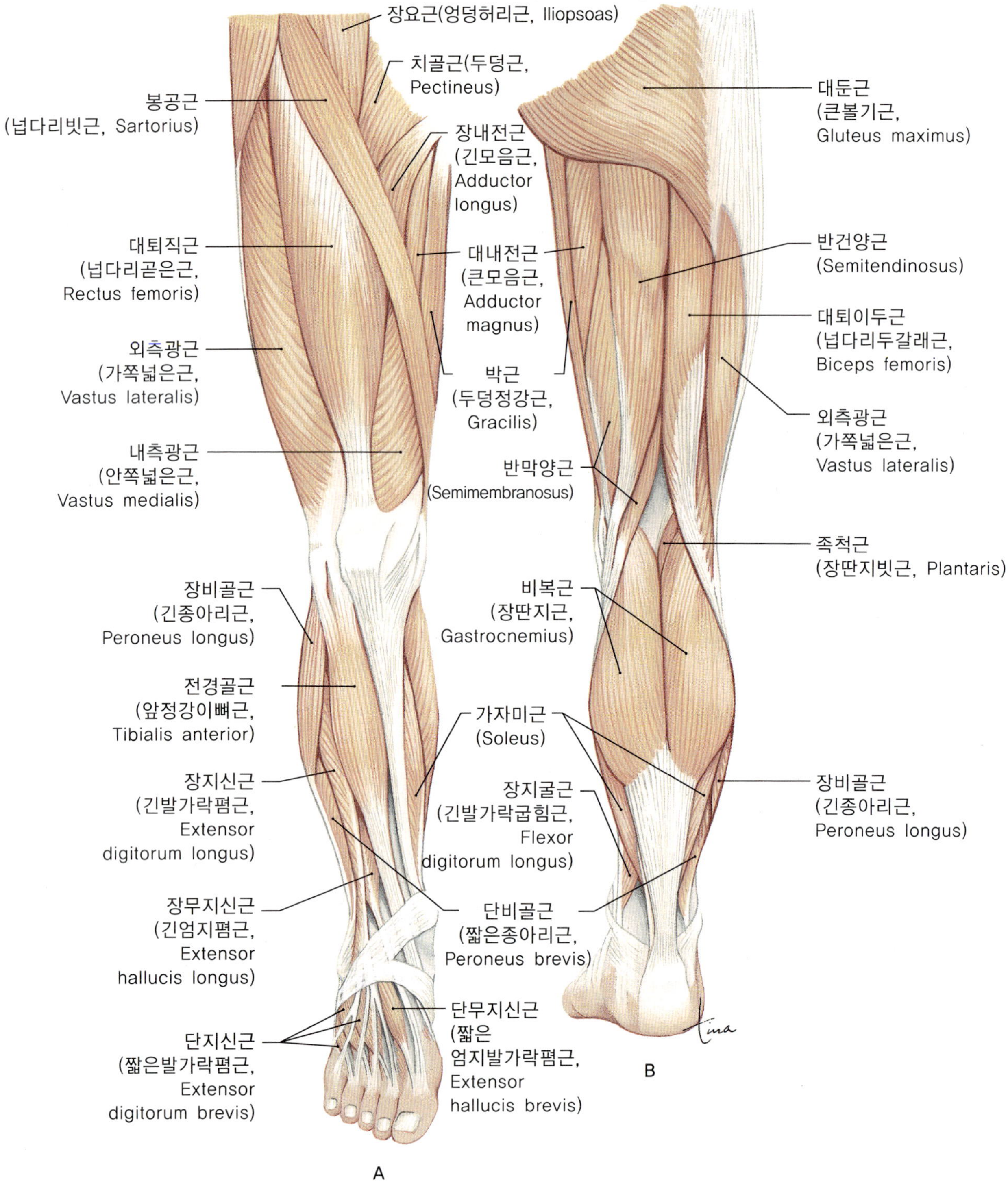

그림 7-12 **다리의 근육** (A) 전면 (B) 후면

질문: 장딴지근은 크기에서 앞정강근과 어떻게 비교되는가? 그러한 차이가 있는 이유는 무엇인가?

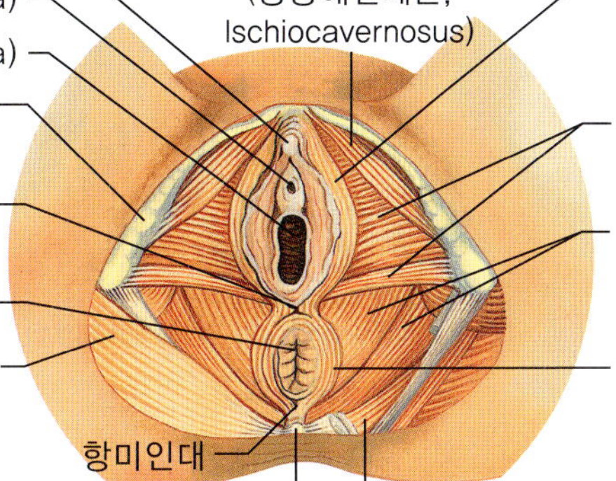

그림 7-13 **여성 골반저의 근육**

질문: 여성의 경우, 골반저의 근육에 의해 직접 지지를 받는 장기는 무엇인가?

BOX 7-5 근육주사 부위 Common injection sites

근육주사는 근육으로 가는 혈액공급이 풍부하기 때문에 빠른 흡수가 필요할 때 사용된다. 자주 사용되는 부위는 엉덩이(중둔근), 외측넓다리부(외측광근), 어깨(삼각근) 근육이다. 이러한 부위들은 아래 그림에서 볼 수 있듯이, 주사하였을 때 신경을 피할 수 있다.

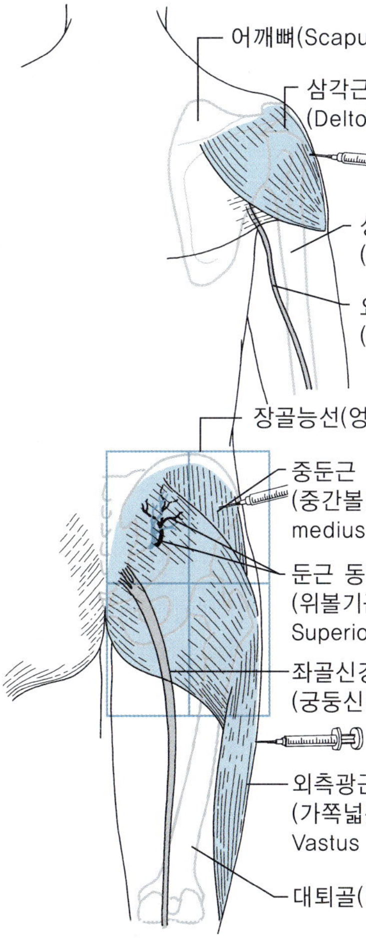

BOX 그림 7-A **근육주사부위** 신체의 오른쪽 후면

학습개요

움직임에 관여하는 신체기관

1. **근육** – 뼈를 움직인다.
2. **골격** – 근육에 의해 관절에서 뼈가 움직인다.
3. **신경** – 수축을 일으키기 위해 흥분을 근육으로 전달한다.
4. **호흡** – 공기와 혈액 사이에 산소와 이산화탄소를 교환한다.
5. **순환** – 근육에 산소를 운반하고 이산화탄소를 제거한다.

근구조

1. 근섬유는 수축하고 길이가 짧아지는 특수한 구조로 되어 있고, 움직임을 유발한다.
2. 골격근은 수천 개의 근섬유로 되어 있다. 근육에 있는 근섬유는 움직임의 종류에 따라 수축에 관여하는 근섬유 수가 다양하다.
3. 건은 뼈에 근육을 부착시킨다. 기시부는 뼈에 더 고정되어 있는 부분이고, 정지부는 더 쉽게 움직이는 부분을 말한다. 건은 근육을 싸고 있는 근막과 뼈의 외막과 합쳐진다. 건은 모두 섬유성 결합조직으로 되어 있다.

근육배열

1. 길항근은 서로 반대의 기능을 한다. 근육은 수축할 때 잡아당겨지지만, 이완할 때는 힘을 낼 수가 없어서 밀어낼 수 없다. 따라서 한 근육이 한 방향으로 뼈를 잡아당길 때 다른 근육은 다른 방향으로 뼈를 잡아당기는 것이 필요하다(표 7-4, 그림 7-1).
2. 협동근은 같은 기능을 가진 근육을 말하며, 뼈가 움직여지는 위치에 따라서 주동근이 결정된다. 협동근 역시 보다 정확한 움직임이 만들어지도록 관절을 안정화시킨다.
3. 대뇌의 전두엽은 골격근 수축에 필요한 신경흥분을 생성하며, 소뇌는 근육의 조정능력을 조절한다.

근 긴장도 – 근육이 약간 수축해 있는 상태

1. 근피로를 막기 위하여 근섬유는 교대로 수축하며, 이것은 소뇌에서 조절한다.
2. 적절한 근긴장도는 자세유지를 도와주고, 안정 시 체열의 25%를 생성하며, 근육의 조정능력을 향상하게 한다.
3. 등장성 운동은 움직임이 있는 근수축을 말하며, 이것은 근긴장도와 근력을 증가시키며, 심혈관과 호흡의 효율성을 향상시킨다(유산소 운동).
   a. 동심성 수축 – 근육이 짧아지는 동안 힘을 내는 수축
   b. 편심성 수축 – 근육이 길어지는 동안 힘을 내는 수축
4. 등척성 운동은 움직임이 없는 근수축을 의미하며, 이것 역시 근긴장도와 근력을 증가시키나 유산소 운동은 아니다.

근감각 – 고유수용: 직접 보지 않고서도 근육의 위치를 알 수 있는 감각

1. 근육의 위치를 의식하지 않고서도 매일의 활동을 수행하도록 한다.
2. 근육에 있는 신전수용체(고유수용체)는 근육이 늘어나는 것에 대해 반응하며 근육의 위치에 대한 마음속의 '상'으로 뇌에서 해석될 수 있도록 신경흥분을 생성한다. 근육의 조정능력을 증가시키기 위해 두정엽은 의식적 근감각을 수용하고, 소뇌는 무의식적 근감각을 받아들인다.

근수축을 위한 에너지원

1. ATP는 직접적인 에너지원이다. 근육에 저장된 ATP는 단지 수초 동안만 사용할 수 있다.
2. 크레아틴인산은 이차적인 에너지원으로, 크레아틴, 인산, 에너지로 분해된다. 더 많은 ATP를 합성하기 위하여 에너지가 사용된다. 일부의 크레아틴은 크레아티닌으로 전환되어 신장을 통해 배설되며, 대부분의 크레아틴은 크레아틴인산의 재합성에 사용된다.
3. 글리코겐은 가장 풍부한 에너지원으로 포도당으로 분해된다. 포도당은 세포호흡 과정에서 분해된다.

   포도당 + $O_2 \rightarrow CO_2 + H_2O$ + ATP + **열**

   ATP는 근수축에 사용되고, 열은 체온을 유지하는 데 기여하며, 물은 세포내액의 부분이 되고, 이산화탄소는 최종적으로 호흡을 통해 배출된다.
4. 산소는 세포호흡을 완전히 끝내는 데 필수적이다. 적혈구내의 헤모글로빈은 근육으로 산소를 운반하고, 미오글로빈은 근육에 산소를 저장한다. 이러한 단백질은 모두 철분을 포함하고 있어 산소와 결합이 가능하다.
5. 산소부채(산소섭취 회복): 근섬유는 과격한 운동을 하는 동안 산소를 모두 소모하고, 포도당은 젖산으로 전환되고 세포내 pH를 낮추며 피로를 유발한다. 운동 후에도 간으로 더 많은 산소를 공급하기 위해 호흡률이 높게 유지된다. 간으로 운반된 산소는 젖산을 단당류인 피루브산으로 전환시킨다(ATP 필요).

근섬유 – 현미경적 구조

1. 신경근접합은 축삭말단과 근섬유막 사이의 공간을 말하며, 이 공간을 시냅스라 한다. 축삭말단에는 아세틸콜린(신경전달물질)이 풍부하게 존재하며, 근섬유막에는 콜린에스테라제(비활성 물질)가 포함되어 있다 그림 7-2 , 표 7-1 .
2. 근절은 근섬유의 수축 단위이다. 미오신과 액틴 필라멘트는 근절을 구성하는 수축 단백질이다. 트로포닌과 트로포미오신은 근섬유가 이완했을 때 액틴이 미오신 필라멘트 사이로 미끄러져 들어가는 것을 방해한다 그림 7-3 , 그림 7-5 .
3. 근형질세망이 근절주위를 둘러싸고 있으며 칼슘이온을 저장하는 장소이다.
4. 분극(안정막 전압): 근섬유가 이완되어 있을 때 근섬유막 바깥은 (+)전하를, 안쪽은 (−)전하를 띤다. 나트륨 이온은 세포 밖에 더 풍부하고, 칼륨 이온은 세포 안에 더 많이 분포한다. 나트륨과 칼륨 펌프는 근섬유막의 안과 밖에 이와 같은 이온들의 상대적 농도가 유지되도록 해준다 표 7-2 , 그림 7-4 .
5. 탈분극: 신경흥분에 의해서 시작된다. 축삭말단에서 방출된 아세틸콜린은 근섬유막에 나트륨 이온의 투과도를 높여서 세포 밖의 나트륨 이온이 세포내로 유입되도록 하여 세포 안쪽이 (+), 바깥이 (−)전하를 띠도록 역전시킨다. 탈분극이 근섬유막을 따라 전체에 전도되면 근수축 과정이 유발된다. 근섬유막이 근세포내로 접혀 들어간 부분인 T세관은 탈분극 신호를 근세포의 안쪽까지 전달하여 효과적으로 근수축이 이루어질 수 있도록 한다. 재분극은 칼륨 이온을 내보내어 세포바깥이 (+) 전하를 띠도록 역전시키는 것이다. 활동전위(혹은 전기적 흥분)는 재분극 후 따르는 탈분극이다.

수축 – 활주 필라멘트 이론 그림 7-5, 표 7-3

1. 탈분극은 미오신 필라멘트가 액틴 필라멘트를 근절의 중심으로 잡아당겨 근육의 길이가 짧아지게 한다.
2. 근섬유에 있는 근섬유막이 모두 신경흥분에 반응하여 수축할 때 전체 근세포가 수축한다.
3. 강축은 근육이 지속적으로 수축되어 있는 상태로 계속되는 신경흥분에 의해 유발된다. 우리들의 모든 움직임은 강축현상과 연관된다.
4. 마비: 신경흥분을 받지 못하는 근육은 수축을 할 수 없으며, 위축이 일어날 것이다. 마비는 신경손상, 척수손상 또는 뇌손상 등의 결과로 초래될 수 있다.

운동에 대한 반응 – 항상성 유지

해당부분과 그림 7-6 참조

신체의 주요 근육

표 7-4 ~ 표 7-9, 그림 7-7 ~ 그림 7-13 참조

복습 문제

1. 움직이는 데 직접 관여하는 신체 기관의 이름을 기술하고 각 기관이 어떻게 관여하는지를 설명하시오.

2. 건의 기능을 기술하시오. 근육과 그 건이 부착되는 뼈 부분의 이름을 쓰시오.

3. 다음 설명에 적합한 용어를 기술하시오.
   a. 같은 기능을 가지고 있는 근육
   b. 반대 기능을 가지고 있는 근육
   c. 움직이는 데 있어 대부분의 일을 담당하는 근육

4. 길항근육의 배열이 필요한 이유를 설명하시오. 2가지 예를 들어 설명하시오.

5. 적절한 근긴장도가 중요한 이유를 설명하시오.

6. 근감각이 중요한 이유를 설명하시오. 관련된 수용체의 이름을 기술하고 그 수용체가 무엇을 감지하는지를 설명하시오.

7. 근수축과 관련하여 소뇌와 대뇌 전두엽의 기능을 설명하시오.

8. 근수축에 필요한 직접적인 에너지원의 이름을 기술하시오. 2가지 이차적 에너지원의 이름을 기술하시오. 이들 중 어떤 것이 더 풍부하게 존재하는가?

9. 세포호흡에 대한 간단한 방정식을 기술하고 이러한 반응의 결과 생성되는 물질이 어떻게 되는지를 설명하시오.

10. 근섬유의 산소 공급원 2가지를 기술하고 두 단백질이 공통적으로 가지고 있는 것을 서술하시오.

11. 산소부채가 의미하는 것을 설명하시오. 산소부채를 교정하는 데 요구되는 것은 무엇이며, 어디서 그것을 얻는가?

12. 신경근접합 부분을 이루는 명칭을 기술하시오.
    a. 근섬유의 막
    b. 운동신경의 말단
    c. 신경과 근육세포 사이 공간

    아세틸콜린과 콜린에스테라제가 포함되어 있는 위치를 기술하시오.

13. 근절에 있는 수축 단백질의 이름을 기술하고 근절에서 각각의 위치를 서술하시오. 근형질세망은 어디에 있으며, 그 안에 무엇을 포함하고 있는가?

14. 이온과 전하와 관련된 용어에서 다음을 설명하시오.
    a. 분극
    b. 탈분극
    c. 재분극

15. 활주 필라멘트 이론과 관련하여 다음의 기능을 설명하시오.
    a. 아세틸콜린
    b. 칼슘이온
    c. 미오신과 액틴
    d. 트로포닌과 트로포미오신
    e. 콜린에스테라제

16. 운동에 대한 신체의 생리적 반응 3가지를 서술하고, 각각의 반응이 어떻게 항상성 유지에 관여하는지를 설명하시오.

17. 자신의 신체에서 주요 근육을 확인하고, 각 근육의 기능을 서술하시오.

심화학습

1. 농기계 사고로 R씨의 왼쪽 팔이 팔꿈치 바로 아래에서 절단되었다. R씨 부인은 지혈을 하고, 구급차를 부른 후, 병원으로 후송하기 위하여 절단된 팔을 얼음이 채워진 용기에 담았다. R씨는 왼손의 손가락을 다시 움직일 수 있겠는가? 절단된 팔의 어떤 구조들이 다시 봉합이 되어야 하며, 어떤 과정이 일어나야 하는가?

2. 근수축은 자세유지에도 중요하다. 근육들은 직립자세를 유지시킬 정도의 강도로 서로 대항하여 수축하고 있다. 해부학적 자세를 그려보고, 다음의 근육들 중 각 근육이 완전히 이완된다면 어떤 일이 일어날지를 설명하시오.
   - 반가시근(semispinalis capitis)
   - 교근(masseter)
   - 복직근(rectus abdominis)
   - 척추기립근(sacrospinalis)
   - 대퇴사두근(quadriceps femoris)
   - 대둔근(gluteus maximus)

3. 스키를 타는 사람들을 위한 운동으로 벽에 기대어 앉는 동작, 즉, 마치 의자없이 의자에 앉는 것과 같은 운동이 권장된다. 대퇴부는 바닥과 평행이 되게 하고 무릎은 90° 각도를 유지해야 한다. 한번 해 보아라. 이것은 어떤 종류의 운동인가? 어떤 근육이 가장 많은 일을 하는가(어떤 근육이 다치기 쉽겠는가)? 이러한 운동을 3분 동안 하는 것과 조깅을 3분 하는 것 중 어느 것이 더 쉬울 거라 생각하는가?

4. 구슬로 곡예(juggle)를 부릴 수 있는가? “아니오” 라고 하지 말라–해 보려고 한 적은 있는가? 오래된 테니스 공을 찾아서 2개의 공을 한 손에 쥐거나 혹은 3개의 공을 두 손에 쥐고 곡예를 해 보라. 이 때 근감각이 어떻게 관여하는지를 설명하시오.
   근육감각이 없다면 어떠할지 상상해 보자. 몇몇 사람들은 신체의 특정부위에서 근육감각이 없다. 어떤 사람들일까?

5. 질문그림 7-A 는 우측 대퇴의 횡단면으로써, 앉아서 오른손을 자신의 우측 대퇴 중앙에 올려놓았을 때 이곳이 바로 그림에 제시된 부분이다(대퇴의 전면이 그림에서의 윗부분). 본 그림에는 봉공근(Sartorius)의 명칭이 기술되어 있다. 그 외 A, B, C라 지칭된 근육들의 이름을 기술하시오.

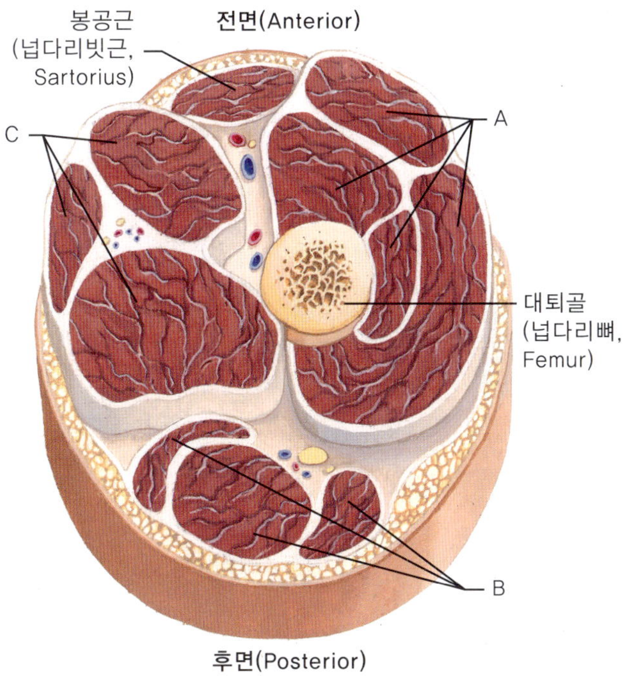

질문그림 7-A 우측 대퇴의 횡단면

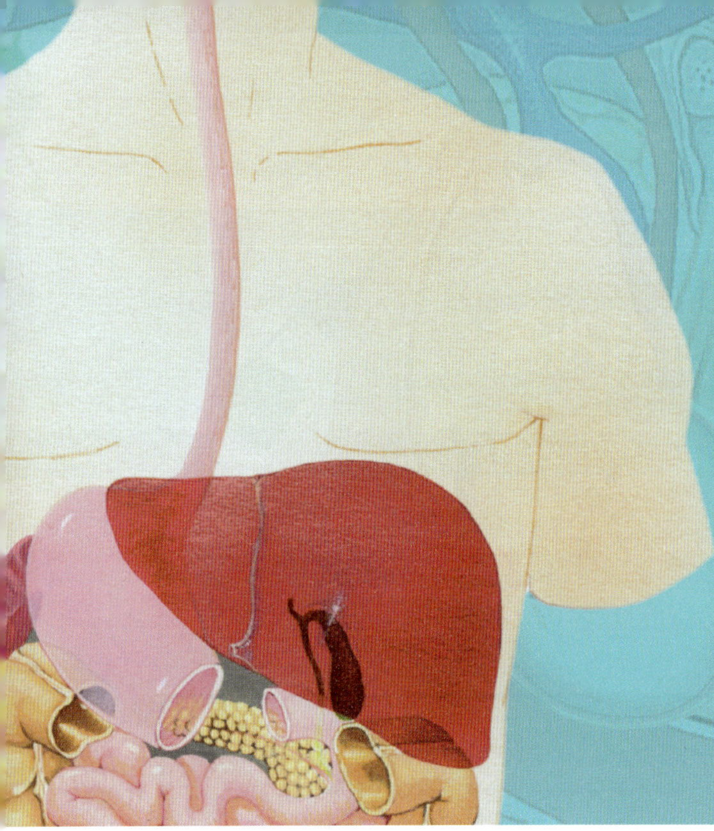

CHAPTER 08

THE NERVOUS SYSTEM

신경계통

08 신경계통

THE NERVOUS SYSTEM

목차

학습목표

- 신경계를 분류하고 각 부분의 명칭을 열거하고, 신경계의 일반적 기능을 설명할 수 있다.
- 신경원의 명칭을 열거하고, 각 부분의 기능을 설명할 수 있다.
- 말초신경계 내의 슈반세포의 중요성과 중추신경계 내의 신경교질세포의 중요성을 설명할 수 있다.
- 전기적 신경자극과 시냅스에서 자극전도 과정을 설명할 수 있다.
- 신경원, 신경, 신경로의 형태를 기술할 수 있다.
- 척수신경의 명칭, 수, 도착지(destination)를 설명할 수 있다.
- 신전(폄) 반사와 굴곡(굽힘) 반사의 중요성을 설명할 수 있다.
- 뇌의 각 부분의 기능을 설명할 수 있다. 그림에서 각 부분의 위치를 찾아낼 수 있다.
- 뇌(척수)막의 명칭과 위치를 설명할 수 있다.
- 뇌척수액의 위치와 기능을 설명할 수 있다.
- 뇌신경의 명칭과 기능을 설명할 수 있다.
- 자율신경계의 교감신경계가 어떻게 신체가 스트레스 상황에 적응하도록 돕는지 설명할 수 있다.
- 자율신경계의 부교감신경계가 어떻게 편한 상태에서 정상적인 신체 기능을 증진시키는지 설명할 수 있다.

THE NERVOUS SYSTEM

용어

구심성(afferent)
자율신경계(autonomic nervous system)
마미총(말총, cauda equina)
대뇌피질(대뇌겉질, cerebral cortex)
뇌척수액(cerebrospinal fluid)
맥락막총(맥락얼기, choroid plexus)
뇌량(뇌들보, corpus callosum)
뇌신경(cranial nerves)
원심성(efferent)
회백질(회색질, gray matter)
신경교질세포(신경교, neuroglia)
신경초(neurolemma)
부교감(parasympathetic)
반사(reflex)
체성(몸, somatic)
척수신경(spinal nerves)
교감(sympathetic)
뇌실(ventricles of brain)
내장성(visceral)
백질(백색질, white matter)

임상관련용어

알츠하이머병(알츠하이머질환, Alzheimer's disease)
실어증(언어상실증, aphasia)
뇌혈관장벽(blood – brain barrier)
뇌혈관사고(뇌혈관질환, cerebrovascular accident (CVA))
요추천자(허리천자, lumbar puncture)
뇌막염(meningitis)
다발경화증(다발성 경화증, multiple sclerosis (MS))
신경통(neuralgia)
신경염(neuritis)
신경병(신경증, neuropathy)
파킨슨병(Parkinson's disease)
관해(remission)
척수 쇼크(spinal shock)

BOX 8-1 다발성 경화증 Multiple sclerosis, MS
BOX 8-2 대상포진 Shingles
BOX 8-3 척수손상 Spinal cord injuries
BOX 8-4 뇌졸중 Cerebrovascular accidents
BOX 8-5 실어증 Aphasia
BOX 8-6 알츠하이머 질환 Alzheimer's disease
BOX 8-7 파킨슨 질환 Parkinson's disease
BOX 8-8 요추천자 Lumbar puncture

대부분의 사람은 어렸을 때 뜨거운 난로나 해로운 물건에 손을 대지 말라는 이야기를 들었던 기억이 있을 것이다. 아이들은 호기심이 많으므로 흔히 그러한 경고를 무시하는 경우가 많다. 그 결과는? 뜨거운 난로에 손을 대었을 때 자기도 모르는 사이에 바로 난로에서 손을 떼게 되고, 통증에 대한 강렬한 기억을 가지게 된다. 이러한 친숙한 경험은 **신경계통(nervous system)**의 기능으로 설명될 수 있다.

1. 감각을 느끼고 변화를 탐지하는 것
2. 변화에 대해 적절한 반응을 보이는 것
3. 즉각적인 사용을 위해 정보를 조직화하고 저장하는 것

신경계통은 내분비계통과 마찬가지로 조절기의 하나이다(내분비계통은 또 다른 조절기이며, 제10장에서 다루게 된다). 신경계통의 전기 화학적 자극은 외부환경과 내부 환경에 대한 정보를 획득하게 하며, 항상성을 유지하는 데 필요한 일들을 가능하게 한다. 이러한 활동의 어떤 부분은 의식 하에서 이루어지지만, 대부분의 경우 모르는 사이에 이루어진다.

신경계의 분류 Nervous System Divisions

신경계는 두 가지로 분류된다. **중추신경계(central nervous system, CNS)**는 뇌와 척수로 구성된다. **말초신경계(peripheral nervous system, PNS)**는 뇌신경과 척수신경으로 구성된다. 말초신경계는 피부와 골격근을 연결하는 신경이 포함된다. 또한 자율신경계(autonomic nervous system, ANS)와 내장원심성 신경 및 소화관 벽에 있는 장신경계(16장에서 다룰 예정인)가 포함된다.

말초신경계는 중추신경계와 정보를 주고받는데, 뇌는 이 정보를 통합하고, 반응을 보이며, 우리를 하나의 개체로 기능하게 해준다.

신경조직 Nerve Tissue

신경조직에 대해서는 제4장에서 간단하게 다루었으므로, 이미 알고 있는 내용들은 복습하고 일부 내용들을 추가하고자 한다.

신경세포(nerve cell)는 **신경원(neuron)** 혹은 **신경섬유(nerve fiber)**라고 불린다. 이들의 구체적인 기능이 무엇이든 간에, 모든 신경원은 같은 물리적 구성(physical parts)을 갖는다. 세포체(cell body)는 핵을 포함하고 있으며(그림 8-1), 신경원의 생명을 지속시키는 데 필수적이다. 앞으로 살펴보겠지만, 신경원 세포체는 중추신경계통에서 발견되거나 신체의 체간 내에서 중추신경계통의 가까운 곳에서 발견된다. 이들 위치에서, 세포체는 뼈에 의해 보호된다. 팔이나 다리에는 세포체가 없으며, 따라서 보다 상해를 입기가 쉽다.

수상돌기(가지돌기, dendrite)는 자극을 세포체로 전달해주는 돌기(process(extension))이다. 신경원의 **축삭(axon)**은 자극을 세포체 밖으로 전도시킨다. 전기적 신경자극을 운반하는 것은 수상돌기, 세포체, 축삭의 세포막이다.

말초신경계통에서 축삭과 수상돌기는 **슈반세포(Schwann cells)**라고 불리는 특별한 세포로 싸여 있다 그림 8-1 . 태아의 발달 기간 동안, 슈반세포는 신경원의 돌기를 둘러싸기 위해 성장하며, 여러 층의 슈반세포막으로 돌기를 에워싼다. 이들 층이 바로 **수초(myelin sheath)**이다. 미엘린(myelin)은 인지질(phospholipid)로 신경원을 서로 전기적으로 절연시킨다. 수초가 없으면, 절연되지 않는 전선처럼 신경원은 자극의 지름길이 된다 BOX 8-1 .

인접한 슈반세포들 사이 혹은 수초의 조각들 사이의 공간을 랑비에결절(node of Ranvier(neurofibril nodes))이라고 부른다. 이들 결절은 신경원 세포막의 부분으로 전기적 자극이 전달될 때 탈분극시킨다('신경자극').

슈반세포의 핵과 세포질(cytoplasm)은 **신경초(neurolemma)**라고 부르는 수초의 바깥쪽에 위치하게 된다. 이 부분은 신경이 손상을 입었을 때 매우 중요하다. 만약 말초신경에 손상을 입어 현미경 수술로 정확하

게 다시 연결시켰다면 축삭과 수상돌기는 신경초에 의해 형성된 터널을 통해 재생될 수 있다. 또한 슈반세포는 재생을 자극하는 화학적 성장인자를 생성한다고 알려져 있다. 비록 이 같은 재생에는 몇 달이 소요되지만, 신경들은 결국 올바르게 연결되어, 환자는 손상을 입었던 사지의 감각과 운동능력을 되찾을 수 있다.

중추신경계통에서 수초는 **신경교질세포(neuroglia(glial cells)**의 하나인 희돌기교질세포(oligoden-

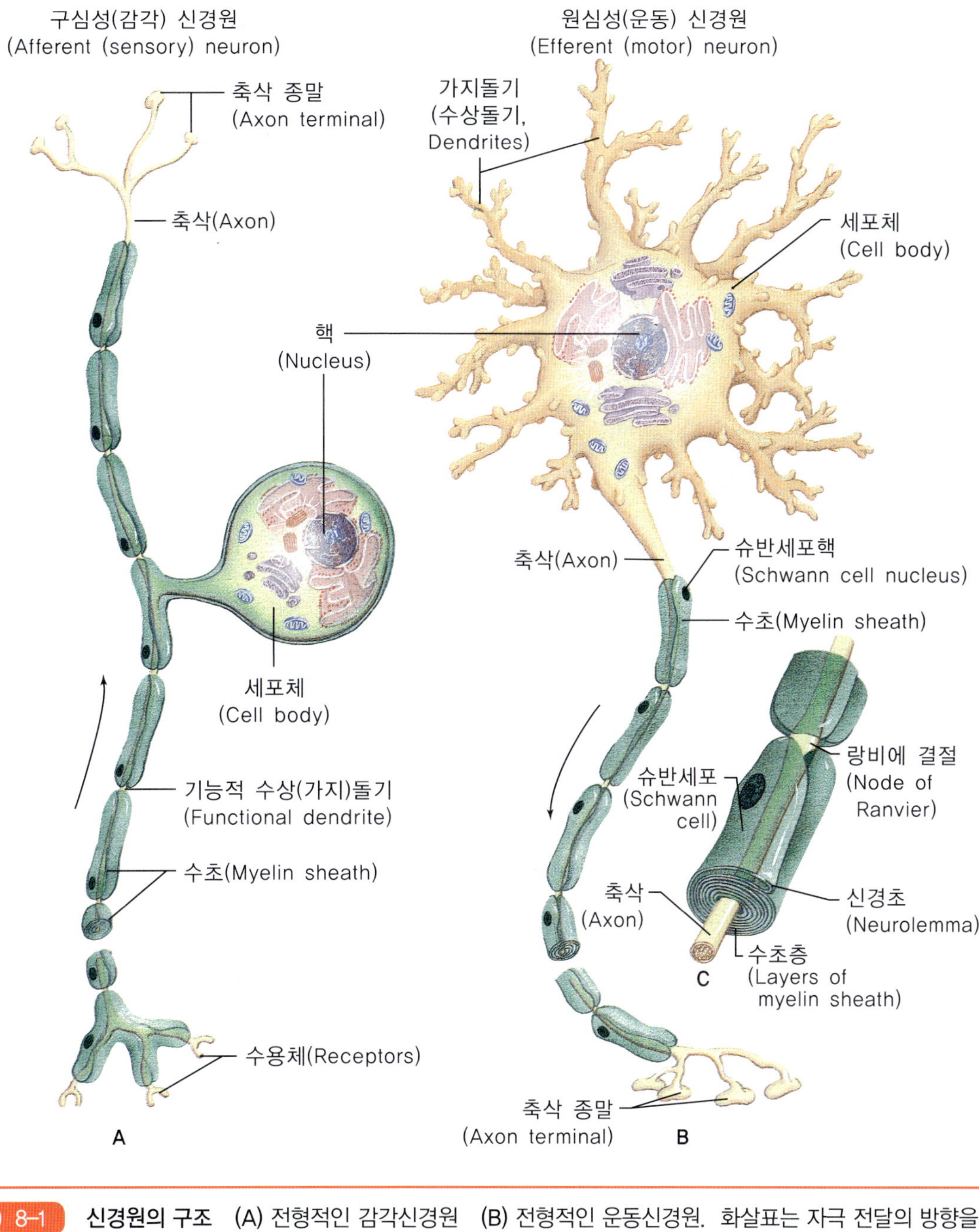

그림 8-1 **신경원의 구조** (A) 전형적인 감각신경원 (B) 전형적인 운동신경원. 화살표는 자극 전달의 방향을 나타낸다. (C) 슈반세포에 의해 형성된 수초와 신경초의 세부구조

질문: 운동신경원의 축삭종말은 어떤 종류의 효과기(effector)에서 발견되는가?

신경계통

drocyte)에 의해 형성된다. 이 특수한 세포는 뇌와 척수에서만 발견된다. 슈반세포가 존재하지 않기 때문에 신경초도 없으며 신경원의 재생도 안 된다. 척수손상 시 기능의 영구적인 손상이 오는 이유가 바로 여기에 있다. 신경교질세포의 또 다른 종류가 **미소교질세포(microglia)**이다. 미소교질세포는 지속적으로 움직이며, 세포의 조직파편(cellular debris), 손상된 세포와 병원균을 먹어 치운다.

성상교질세포[astrocyte(star cell)]는 태아에서 뇌를 형성하는 이동 신경원(migrating neuron)의 틀을 형성한다. 그 후 성상교질세포는 확대되어 신경원과 뇌 모세혈관 주위를 둘러싼다 표그림 8-A. 최근 연구에서 성상교질세포가 뇌에서 국소적 혈액 흐름을 조절하는 것을 돕는 역할을 한다고 밝혀졌다. 성상교질세포는 신경원이 보다 활성화될 때 신경전달물질이 방출되는 것을 감지하고 혈류의 흐름을 증가시키는 것으로 보인다. 또한 성상교질세포는 **뇌혈관장벽(blood-brain barrier, 또는 혈액뇌장벽)**에 기여하는데, 이는 잠재적으로 혈액 속에 있는 유해한 노폐물들이 뇌조직으로 확산되는 것을 막아준다. 이들 노폐물들은 혈액과 조직액에서는 정상이지만 근육조직이나 결합조직에 존재하는 것보다 더 낮은 수준의 노폐물조차도 뇌조직은 매우 민감한 반응을 보인다. 또한 뇌의 모세혈관은 다른 모세혈관보다 침투성이 낮아 이들 장벽에 기여한다. 알코올과 니코틴과 같은 해로운 화학물질들, 광견병 바이러스는 뇌혈관장벽을 통과한다. 뇌혈관장벽(또는 혈액뇌장벽)의 단점은 유익한 약물이 이를 통과하지 못한다는 것이다. 림프구(lymphocyte)에 의해 생성된 항체만이 어렵게 통과할 수 있다. 이는 뇌의 감염이나 질병 치료 시 중요하게 고려되어야 할 부분이다 표 8-1.

신경흥분 The Nerve Impulse

전기적 신경흥분은 제7장에서 다뤄졌듯이 근육 섬유에서 생성되는 전기적 자극과 같다. 간단히 말해 자극을 전달하지 않는 신경세포는 **분극(polarization)**상태에 있게 되며, Na^+ 이온은 세포 밖에, K^+ 이온과 음이온은 세포내에 더 많이 분포하게 된다. 신경세포막 바깥은 양극을, 세포막 안쪽은 음극을 띠게 된다. 신경전달물질

BOX 8-1 다발성 경화증 Multiple sclerosis, MS

다발성 경화증은 탈 수초성 질환으로 중추신경계통 내에 있는 신경원의 수초(myellin sheath)의 파괴를 초래한다. 수초 없이는 이러한 신경원의 자극들은 완전히 전달될 수 없으며(short-circiuted), 적절한 목적지로 도달할 수 없다. 또한 신경원 축삭은 손상을 입게 되고, 점차적으로 죽게 된다.

다발성 경화증은 유전적 또는 환경적 요인으로 인해 발생되는 **자가면역질환(autoimmune)**이다. 정확하게 어떻게 유전자가 자가면역질환의 감수성을 증가시키는지 알려져 있지 않다. 다발성 경화증의 환경적 위험요소는 엡스테인바 바이러스 감염과 비타민 D 결핍증이 포함된다. 다발성 경화증에서 자가항체는 희돌기교질세포(oligodendrocyte: 중추신경계통에서 수초를 생산하는 신경교질세포)를 파괴하여 경화나 손상을 일으켜 전기적 절연기능과 축삭 보호기능을 못하게 한다. 수초의 파괴는 중추신경계통의 많은 부분에서 일어날 수 있기 때문에 증상은 다양하다. 그러나 대부분의 경우, 근 약화나 감각의 부분적 소실, 마비, 복시, 배변이나 배뇨 같은 척수반사의 소실이 일어난다.

첫 번째 증상은 대개 20세에서 40세 사이에 일어나며 급속히 혹은 천천히 진행된다. 일부 환자들은 **관해기(remissions: 증상이 소실되는 시기)**를 가지지만 병의 관해와 진행은 예측할 수 없다. 아직도 다발성 경화증의 치료법은 없지만, 면역반응의 억제나 인터페론 같이 몇몇 환자에게서 관해기를 연장시키는 것처럼 보이는 치료법이 있다. 또한 신경원의 재수초화(remyelination) 자극의 가능성에 대한 연구가 진행 중이다.

과 같은 자극은 Na^+이온에 대한 막투과성을 증가시켜 Na^+이 세포 밖에서 안으로 들어오게 한다. 이는 **탈분극**(**depolarization**)을 일으키며, 세포막의 극을 반대로 바꾸어 세포 밖은 음극, 세포 안은 양극을 띠게 한다.

탈분극 직후 신경세포막은 K^+이온의 막투과성이 증가되어 K^+이 세포밖으로 나가게 된다. 세포밖이 양극, 세포 안이 음극으로 되돌아오는 현상을 **재분극**(**repolarization**)이라고 한다(활동전위는 재분극에 이어 일어나는 탈분극을 말한다). 나트륨칼륨펌프(sodium & potassium pump)는 Na^+이온을 세포 밖으로, K^+이온을 세포내로 보내고 신경세포는 다른 자극에 대한 반응과 자극전달을 위한 준비를 하게 된다. 자극에 대한 반응에서 활동전위는 매우 빠르게 이루어지며, 천분의 일초 단위로 측정된다. 신경세포 각각은 매 초마다

표 8-1 신경교질세포

이름	기능
희돌기교질세포	• 중추신경계통의 신경원을 전기적으로 절연시키기 위한 수초를 생성한다.
미소교질세포	• 움직일 수 있으며, 병원균과 손상된 조직을 먹어치운다.
성상교질세포	• 태아뇌가 발달하기 위한 틀을 제공한다. 이미 생성된 신경원을 지지한다. 뇌의 활성화에 따라 국소혈액흐름을 조절한다. K^+수치의 유지를 돕는다. 혈액뇌 장벽에 기여한다.
상의세포	• 뇌실과 척수 중심관의 경계를 형성한다. 세포의 대부분이 섬모(cilia)를 가지고 있다. 뇌척수액의 순환에 관여한다.

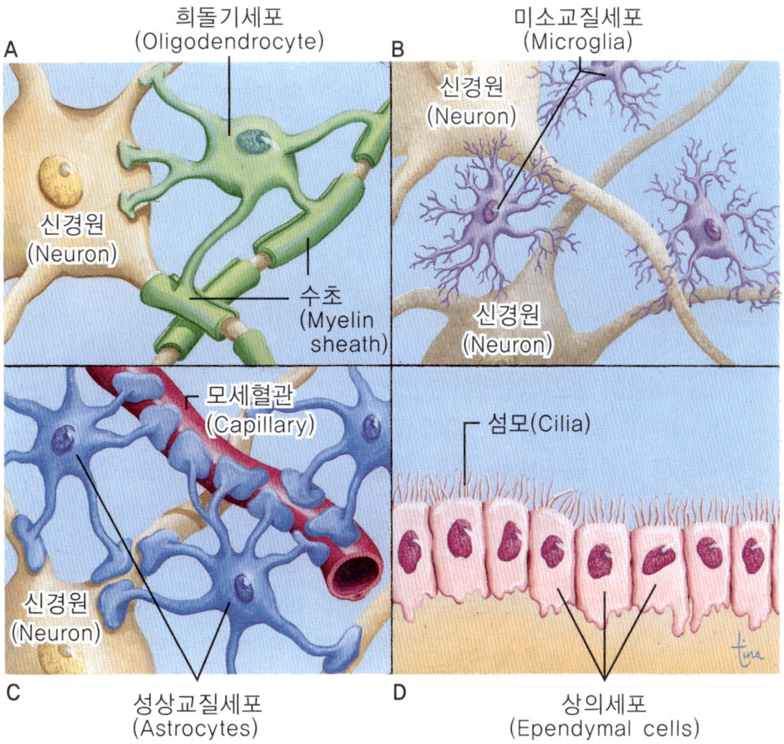

표그림 8-A 신경교질세포 (A) 희돌기세포 (B) 미소교질세포 (C) 싱상교질세포 (D) 상의세포

질문: 중추신경계의 세포들 중에서 말초신경계의 슈반세포에 상응되는 것은 무엇인가? 그 이유는?

수백 개의 활동전위(자극)를 전달할 수 있다. 신경흥분 전달에 대해서는 표 8-2 에 요약되어 있다.

전기적 자극의 전달은 매우 빠르다. 절연된 수초의 출현은 자극전달 속도를 증가시키는데, 이는 랑비에결절이 탈분극하기 때문이다. 이를 **도약전도(saltatory conduction)**라고 한다. 많은 신경원이 일초에 수 미터의 속도로 자극을 전달할 수 있다. 약 2m 키의 사람이 발가락을 돌부리에 채였다고 가정해 보자. 감각자극은 발가락으로부터 뇌까지 1초도 걸리지 않는 사이에 움직인다(몇 개의 시냅스를 거치며 시냅스에서의 확산은 다소 느리지만, 시냅스 자체가 매우 작아 자극전달 속도에 영향을 미치지 못할 정도다). 이를 통해 신경계통이 얼마나 빨리 우리 몸의 구석구석과 소통하는지 또 이것이 왜 중요한 조절 시스템인지 알 수 있다.

감각뉴런이 뇌에게 메시지를 보내거나, 뇌가 근육에게 메시지를 보내는 것처럼 신경흥분이 "메시지"라고 불릴 수 있다는 것을 읽거나 들었겠지만, 신경계가 어떻게 작용하는지 이해하기 위한 가장 좋은 비유가 아닐 수도 있다. 메시지는 이메일, 편지 또는 전화처럼 분명하거나 비슷하게 무언가를 말한다. 그러나 신경흥분은 전기적 활동전위와 마찬가지로 모두 동일하다. 신경흥분 작용은 흥분 자체보다는 종착지가 중요하다. 예를 들어 사람이 걸을 때 왼발의 신경흥분은 대뇌의 우측 두정엽 영역에 도달하고 왼발이 바닥에 닿는 것을 느끼게 된다. 그 흥분이 좌측 두정엽에서 오른발로 전달된다면(이러한 유형의 실험은 쥐로 행해졌다), 왼발 대신 오른발이 바닥에 닿는 것을 느낄 것이다. 종착지가 가장 중요하다; 수신자만큼 중요하다. 집 안 전선에 의해 흐르는 전기는 각기 다른 가전제품(냉장고에서 헤어 드라이기, 전구에 이르기까지)의 목적에 맞게 작동할 수 있게 하는 것처럼, 신경흥분도 신체상의 기능을 할 수 있게 한다.

땀샘에 도착한 흥분은 땀샘에서 땀을 분비하게 하는데 그것은 선세포가 하는 일이고, 후두엽의 시각영역에 도착한 흥분은 어떤 것을 보게 하는데 이것은 뉴런이 하는 일이다. 골격근에 도착한 흥분은 근세포가 근육을 수축하게 한다. 그러므로 신경흥분 자체가 메시지는 아니다. 신경흥분은 해당되는 세포나 조직, 기관을 활성화(또는 억제)하는 스위치나 간단한 신호로 간주될 수 있다.

이러한 개념에 의해 뇌는 오케스트라의 지휘자로 비유할 수 있다. 그리고 뮤지션 개개인이 산을 오르는데 필요한 골격근(팔, 다리, 몸)이라고 하자. 각 뮤지션이

표 8-2 신경흥분

상태	설명
분극화 (신경원은 전기적 자극을 운반하지 않음)	• 뉴런막의 밖: (+)극, 안: (−)극 • Na^+ 이온이 세포밖에 많이 분포한다. • K^+ 이온과 음이온이 세포안에 많이 분포한다. 나트륨 칼륨 펌프(Sodium & Potassium pump)가 이온 농도를 유지한다.
탈분극 (자극에 의해 생성)	• 뉴런막에 대한 Na^+ 이온의 침투성이 높아져 세포내로 이동된다. • 뉴런막의 밖: (−)극, 안: (+)극
자극으로부터의 흥분전달	• 세포막이 부분적으로 탈분극되면 인접한 막에 대한 Na^+ 이온의 침투성이 높아지면서 결과적으로 탈분극이 일어난다. 막의 다음 부분에 계속적으로 유사한 영향을 미치게 된다. • 탈분극은 뉴런의 막을 따라 축삭의 끝까지 계속적으로 일어난다.
재분극 (탈분극 직후)	• 뉴런막에 대한 K^+ 이온의 침투성이 증가되면서 K^+ 이온이 세포밖으로 나가게 된다. 세포밖에서는 양극, 세포내에서는 음극을 띠게 한다. • 나트륨 칼륨 펌프(Sodium & Potassium pump)에 의해 Na^+ 이온이 세포밖으로 K^+ 이온은 세포안으로 이동한다. • 뉴런은 이제 다른 자극에 반응할 준비가 되었으며, 또 다른 자극을 만들 수 있다.

특정 악기에 대해 연습하는 것처럼 각각의 근육도 특정한 일을 수행한다. 지휘자는 바순이나 트럼펫, 팀파니, 첼로를 연주하지 않지만 뮤지션들이 그들의 파트를 연주할 수 있도록 큐를 준다. 이 큐들은 적절한 순서와 적절한 시간에 맞춰 주어질 것이고, 이는 근육 활동을 위한 조정일 것이다. 신호는 지휘자에 의한 큐와 매우 동일하다. 신호는 효과가 없고, 신호를 받는 수신자에 의해 효과가 나타난다.

전기적 신경흥분은 수신세포(또는 효과기)로 가는 도중 하나 이상의 시냅스와 교차하게 된다. 제4장에서 다뤄진 시냅스에서 신경흥분 전달이 신경전달물질 분비에 의해 전기적에서 화학적으로 변화함을 기억할 수 있다.

시냅스 Synapses

자극을 다른 신경원으로 전달하는 신경원은 실제적으로 서로 접촉하지 않는다. 신경원의 축삭과 다음 신경원의 수상돌기 또는 세포체 사이의 작은 공간이나 간격을 **시냅스(synapse)**라고 부른다. 시냅스전 축삭의 종말단추(synaptic knob(신경말단, terminal end)) 안에 있는 화학적 **신경전달물질(neurotransmitter)**은 전기적 신경자극이 도착하면 시냅스로 방출된다 그림 8-2 . 신경전달물질은 시냅스로 확산되고, 시냅스 후 신경원의 세포막에 있는 특수한 수용체(receptor) 부분과 결합하는데 그곳에서 전기 자극이 생성된다. 다시 말해, 신경원의 축삭에 의해 다음 시냅스로 계속 연결이 된다. 시냅스 후 신경원의 세포체 혹은

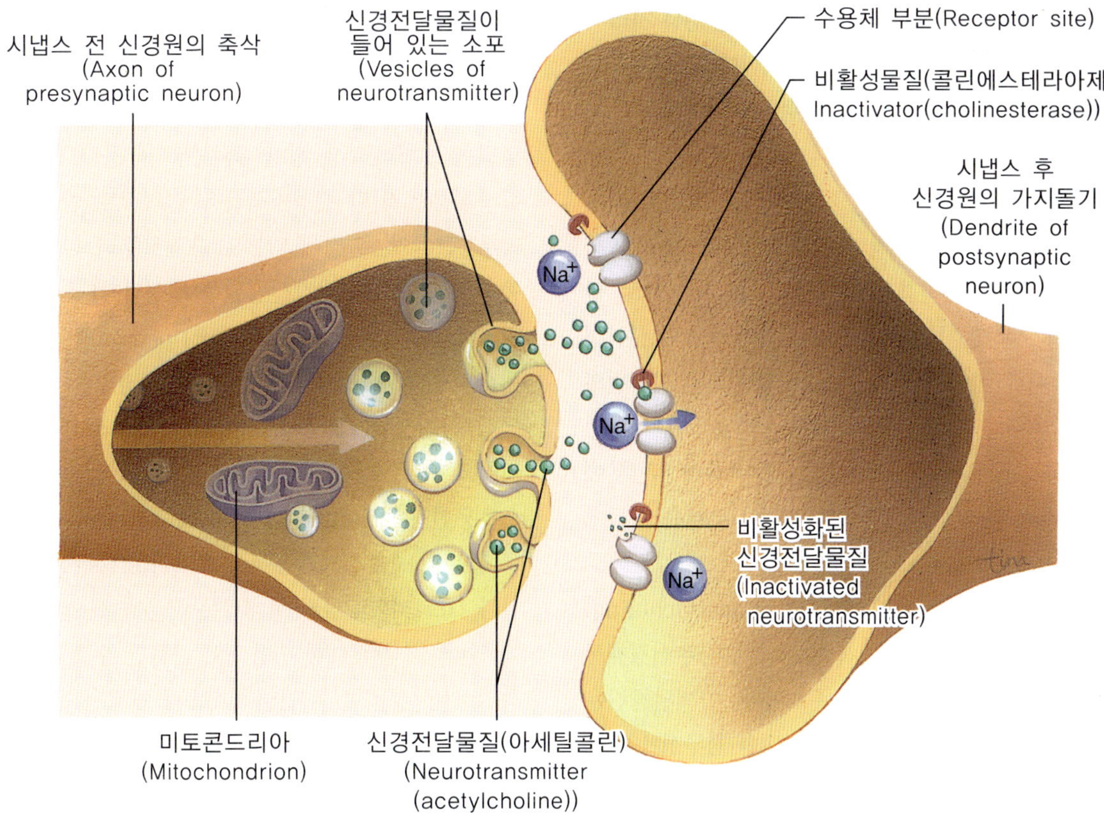

그림 8-2 **시냅스에서의 자극전달** 화살표는 전기적 자극의 방향을 나타낸다.

질문: 이것은 흥분성 시냅스인가? 억제성 시냅스인가? 이유를 설명하라.

수상돌기에 있는 화학적 **비활성물질(inactivator)**은 빠르게 신경전달물질을 비활동성으로 만든다. 이는 첫 번째 신경원으로부터 오는 새로운 자극이 추가적인 신경전달물질의 방출을 일으키지 않는 한 원치 않는 지속적인 자극을 막아준다.

많은 시냅스는 흥분자(excitatory)라고 불린다. 왜냐하면, 신경전달물질은 시냅스 후 신경원이 탈분극하도록(Na^+이온이 세포로 들어갈 때 바깥쪽이 상대적으로 음전기를 띠도록) 하며 전기적 자극을 또 다른 신경원, 근육세포 혹은 샘(선, gland)으로 전달하기 때문이다. 그러나 어떤 시냅스들은 억제자(inhibitory)이다. 다시 말해 신경전달물질이 시냅스 후 신경원이 과분극되도록(K^+이온이 세포내에서 세포외로 나온 때나, Cl^-이온이 세포내로 들어갈 때 바깥쪽이 더 양전기를 띠도록) 만든다. 따라서 전기적 자극을 전달하지 않는 것이다. 이러한 억제 시냅스들은 중요하다. 예를 들어, 심박동수를 늦추고 근골격계통으로 흥분성 자극이 전달되는 것의 균형을 맞추기 위해서이다. 근골격계통에 있어서, 이러한 억제는 과도한 수축을 막아주며 조절에 있어 중요하다.

시냅스의 존재가 가져오는 중요한 결과 중 하나는 시냅스가 살아 있는 사람에서 자극을 한 방향으로 전달하게 한다는 것이다. 신경자극은 시냅스를 거쳐 뒤로 갈 수는 없다. 수상돌기 혹은 세포체에 의해 방출되는 신경전달물질이 없기 때문이다. 신경전달물질은 신경원의 축삭에 의해서만 방출된다. 축삭에는 시냅스 후 막처럼 수용체 부분(receptor site)이 없다. 이 장의 후반부에서 신경원의 종류에 대해 논의할 때 이 부분을 염두에 두어야 한다.

신경전달물질의 한 예로 **아세틸콜린(acetylcholine)**이 있다. 신경근육 접합부에서 발견되며, 중추신경계통과 대부분의 말초신경계통에 존재한다. 아세틸콜린은 보통 시냅스 후 막에서 Na^+이온에 대한 침투성을 좋게 만들며 이는 시냅스 후 신경원의 탈분극을 일으킨다. **콜린에스테라아제(cholinesterase)**는 아세틸콜린을 비활성화시키는 물질이다. 그 밖에도 중추신경계통에는 많은 신경전달물질들이 있는데, 도파민(dopamine), GABA, 노르에피네프린(norepinephrine), 글루타메이트(glutamate)와 세로토닌(serotonin) 등이 포함된다. 이들 신경전달물질 각각은 고유의 화학적 비활성물질(inactivator)을 가지고 있다. 몇몇 신경전달물질은 분비된 신경원으로 재 흡수된다. 이러한 과정을 **재흡수(reuptake)**라고 부르며 전달물질의 효과를 종료시킨다.

시냅스의 복잡성과 다양성 때문에 종종 투약의 표적이 된다. 예를 들어, 감정이나 행동을 변화시키는 약물은 종종 뇌에 있는 특정 신경전달물질에 작용하며, 항고혈압제는 혈관 평활근의 시냅스 전달에 영향을 미친다.

신경원의 형태 Types of Neurons

신경원은 3종류, 감각신경원, 운동신경원, 개재신경원(그림 8-3)으로 분류된다. **감각신경원(sensory neurons or afferent neuron)**은 자극을 수용체로부터 중추신경계통으로 전달하는 역할을 한다. **수용체(receptor)**는 내부 혹은 외부변화를 감지하며 감각신경원을 통해 중추로 정보, 즉 신경자극을 보낸다. 중추신경계통은 이런 신경자극들을 감각으로 받아들인다. 피부, 근골격, 관절에 있는 수용체로부터 나와 자극을 중추로 전달하는 감각신경원을 **체성감각(구심성)신경원(somatic sensory(afferent) neuron)**이라고 하며, 내장의 수용체로부터 나오는 감각신경원은 **내장감각(구심성)신경원(visceral sensory(afferent) neuron)**이라고 한다.

운동신경원(motor neuron or efferent neuron)은 흥분을 중추신경계통에서 **효과기(effector)**로 전달한다. 효과기의 2가지 형태로는 근육과 선(샘, gland)이 있다. 자극에 대한 반응으로 근육은 수축 혹은 이완하며 선은 분비한다. 근골격계통과 연결된 운동신경원은 체성원심성 신경원이라고 부르며, 평활, 심근 및 샘과 연결된 운동신경원은 내장원심성 신경원이라고 부른다.

감각신경원과 운동신경원은 말초신경계통을 구성한다. 내장 운동신경원은 자율신경계통으로 이 장의 후반부에서 다루어질 말초신경계통의 일부분이다.

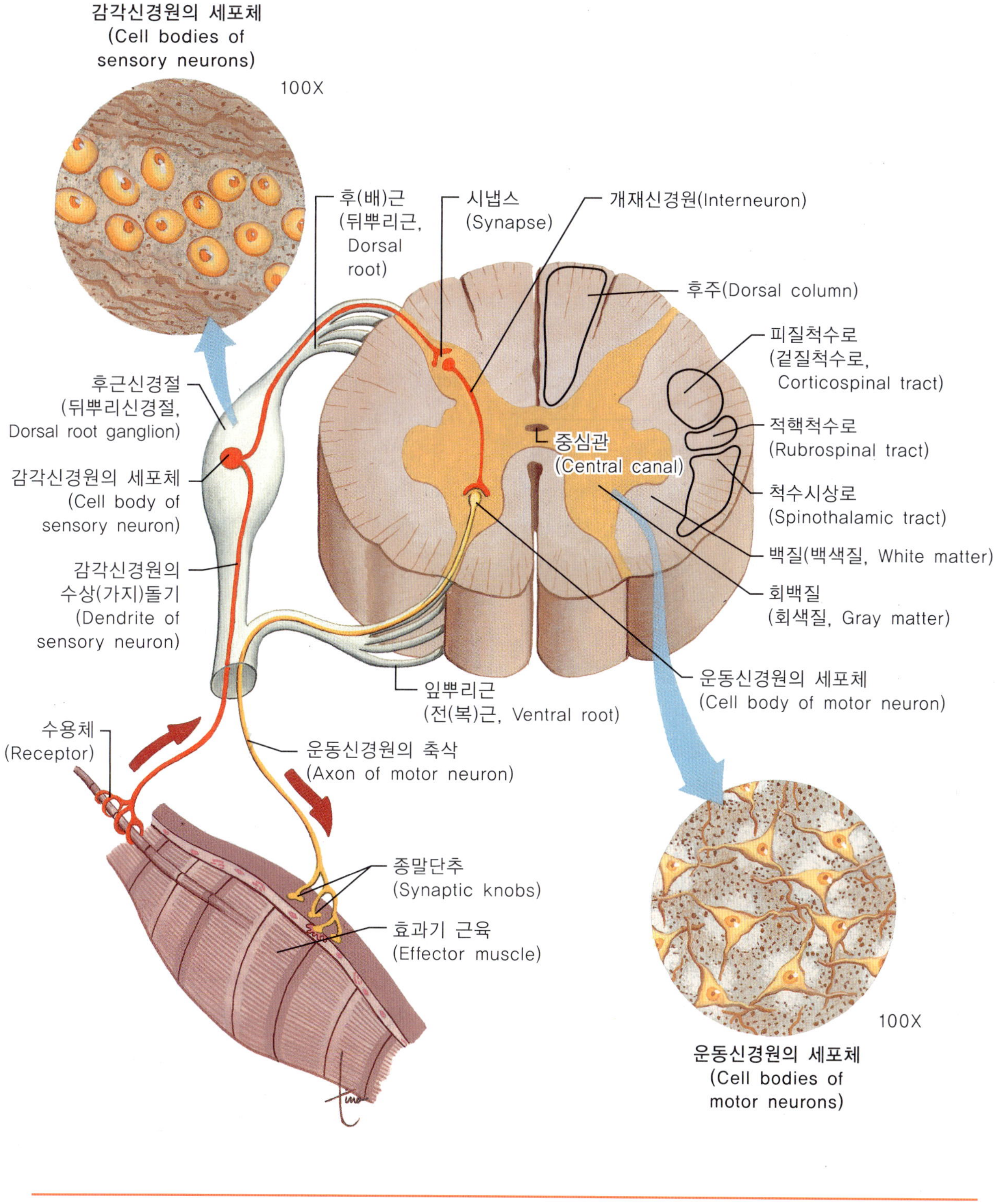

그림 8-3 **척수의 단면과 신경원의 세 가지 형태** 척수 신경근과 그 신경원은 왼쪽에 있다. 백질에 있는 척수신경로는 오른쪽에 있다. 모는 경로와 신경들은 양측성이다. 감각 및 체성운동 신경원의 세포체가 또한 제시되어 있다.

질문: 후주는 상행로이고, 겉질척수로는 하행로이다. 이것이 무엇을 의미하는지 설명하라.

개재신경원(interneuron)은 모두 중추신경계통에서 발견되며, 감각 혹은 운동자극을 전달하는 기능을 통합적으로 수행한다. 뇌의 일부 개재신경원은 생각하고, 학습하고, 기억하는 데 관여한다.

신경원은 한 방향으로 흥분을 전달하는데 이는 신경원의 구조와 위치, 다른 신경원들과의 물리적 배열, 시냅스의 유형 때문이다. 따라서 신경계통은 일방통행의 거대한 망(network)으로 볼 수 있으며, 자극이 서로에게로 향하거나 서로를 없애버리는 위험은 없다.

신경과 신경로 Nerves and Nerve Tracts

신경(nerve)은 혈관과 결체조직을 가진 많은 신경원의 축삭과 수상돌기의 집합체이다. 감각신경(Sensory nerve)은 감각신경원들로 구성되어 있다. 시신경, 후신경이 그 예이다. 운동신경은 **운동신경원**(motor nerve)들로 구성되어 있고, 자율신경은 운동신경이다. **혼합신경**(mixed nerve)은 감각신경원과 운동신경원을 모두 포함하며, 다리의 궁둥신경과 같은 대부분의 말초신경들이 이런 혼합신경에 속한다.

신경로(nerve tract)란 중추신경계통 내의 신경원들의 집합을 말한다. 신경로 내의 모든 신경원들은 감각 혹은 운동 모두와 관련이 있다. 신경로는 보통 **백질**(**백색질, white matter**)로 불리는데, 신경원의 수초 때문에 백색으로 보이기 때문이다.

척수 The Spinal Cord

척수(spinal cord)는 뇌로부터 자극을 전달받기도 하고 자극을 뇌로 전달하기도 하며, 또한 척수 반사를 위한 통합센터이다. 이 언급으로는 그 기능이 매우 간단하고 단순하게 보이겠지만, 척수는 신경계통과 신체 전반에 있어 매우 중요한 역할을 한다.

척수는 척주관(vertebral canal)과 뇌막(meninges)으로 둘러싸여 있으며, 기계적인 손상으로부터 보호받게 된다. 길이를 보면, 척수는 큰구멍(대후두공)으로부터 제 1–2요추 사이의 디스크까지 이어져 있다.

척수의 단면이 그림 8-3 에 나와 있다. 안쪽의 **회백질**(**회색질, gray matter**)은 H자처럼 생겼다. 회백질은 운동신경원의 세포체와 개재신경원으로 구성된다. 바깥쪽의 **백질**은 유수 축삭(myelinated axon)과 개재신경원의 수상돌기로 이루어져 있다. 이들 신경섬유는 각 기능에 근거하여 신경로로 그룹화된다. **오름전도로**(**상행전도로, ascending tract**/후주(dorsal columns)와 척수시상로(spinothalamic tract))는 감각자극을 뇌로 보낸다. **내림전도로**(**하행전도로, descending tract**/겉질척수로(cortocospinal tract)나 적핵척수로(rubrospinal tract))는 운동자극을 뇌에서 내보낸다. **중심관**(central canal)에는 **뇌척수액**(cerebrospinal fluid)이 들어 있으며, 뇌실이라고 불리는 뇌의 강(cavity) 안을 연속적으로 흐르고 있다.

척수신경 Spinal Nerves

척수로부터 나오는 **척수신경**(spinal nerve)은 31쌍이다. 척수신경은 해당 척추로부터 명명된 목신경(경신경) 8쌍, 가슴신경(흉신경) 12쌍, 허리신경(요신경) 5쌍, 엉치신경(천골신경) 5쌍, 아주 작은 꼬리신경(미골신경) 1쌍으로 구성되어 있다. 이는 그림 8-4 에 나와 있으며, 각각의 신경은 알파벳과 숫자로 나타내어진다. 8번째 목신경은 C8, 첫 번째 가슴신경은 T1로 표시된다.

일반적으로 목신경은 머리 뒤쪽, 목, 어깨, 팔, 횡격막(가로막 신경)에 분포된다. 첫 번째 가슴신경 역시 팔에 분포된다. 나머지 가슴신경은 몸통에 분포된다. 허리신경과 엉치신경은 둔부, 골반강, 다리에 분포된다. 허리신경과 엉치신경은 척주관으로부터 나오기 위한 적절한 구멍에 도달하도록 척수의 끝부분에 위치한다. 이를 **마미**(cauda equina)라고 부른다. 글자 그대로 '말의 꼬리'라는 뜻이다. 몇몇 중요한 말초신경의 이름과 위치가 표 8-3 에 나와 있다.

각각의 척수신경은 2개의 근(root)을 가지고 있다. 척수로 들어가거나 척수로부터 나오는 신경원들이다 그림 8-3 . **후근**(**뒤뿌리, dorsal root**)는 감각신경원으

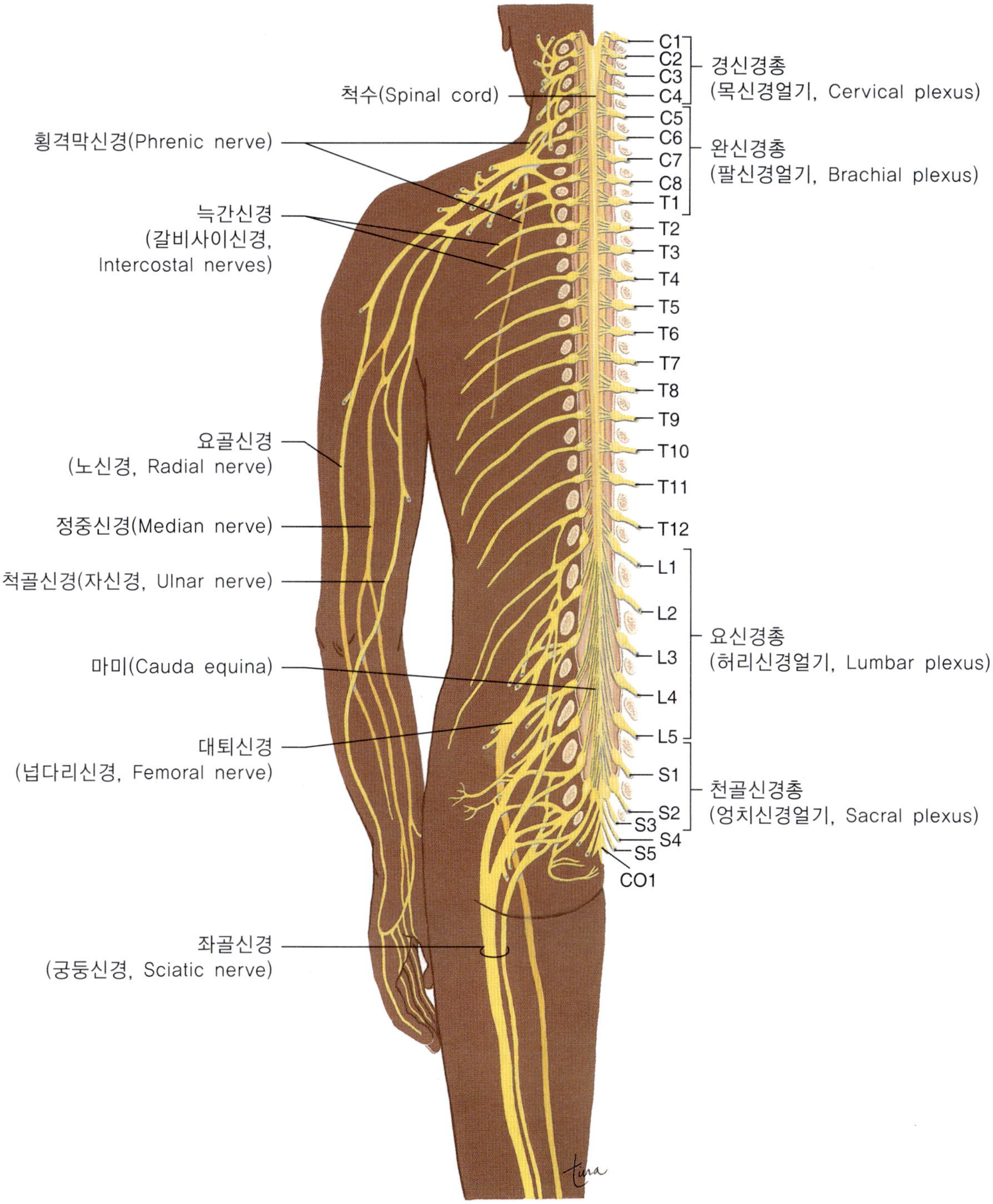

그림 8-4 **척수와 척수신경** 척수신경의 분포는 좌측에 표시되어 있다. 신경총은 오른쪽에 표시되어 있다. 신경총은 척수의 다양한 분절로부터 나오는 신경원의 밍이다. 예를 들어, 팔의 요골신경과 척골신경은 완신경총으로부터 나온다 표 8-3.

질문: 척수는 어디에서 끝나는가? 이것이 임상적으로 중요한 이유는?

로 이루어졌고 척수로 자극을 전달한다. **후근신경절(뒤뿌리신경절, dorsal root ganglion)**은 감각신경원의 세포체를 포함하는 후근의 비대된 부위이다 그림 8-3. **신경절(ganglion)**은 중추신경계통 밖의 세포체 집단을 의미하며 이들 세포체는 척주관 안에 위치하여 손상으로부터 보호될 수 있다 BOX 8-2.

전근(앞뿌리, ventral root)는 운동신경근(motor root)으로써, 운동신경원의 축삭으로 만들어졌으며 자극을 척수로부터 근육과 선(샘)으로 전달한다. 이들 운동신경원의 세포체는 앞에서도 언급한 바와 같이 척수의 회백질에 들어 있다. 2개의 신경근이 만나 형성되는 척수신경은 혼합신경(mixed nerve)이다.

척수반사 Spinal Cord Reflexes

반사(reflex)라는 단어를 들으면 '즉각적으로 일어나는' 행동을 생각하게 되는데, 부분적으로 그 말이 맞다. 반사는 자극에 대한 불수의적 반응이며, 특정 변화에 의해 자극되는 자동반응이다. **척수반사(spinal cord reflex)**는 뇌가 그 반사를 억제하거나 증진시킬 수 있지만, 직접적으로 뇌에 의존하는 반사는 아니다.

반사활 Reflex Arc

반사궁(반사활)은 반사가 나타날 때 신경자극이 움직이는 경로로 5개의 중요한 부분으로 나뉜다.

1. **수용체(receptors)**: 자극을 감지하여 신경자극을 생성
2. **감각신경원(sensory neurons)**: 신경자극을 수용체에서 중추신경계통으로 전달
3. **중추신경계(central nervous system)**: 하나 혹은 그 이상의 시냅스를 포함(개재신경원은 통로의 일부분)
4. **운동신경원(motor nervous)**: 신경자극을 중추신경계통에서 효과기로 전달
5. **효과기(effector)**: 수행

이제 특수 반사의 반사궁에 대해 살펴보자. 우선 우리에게 익숙한 **슬개반사(무릎반사, patellar reflex)**부터 살펴보도록 한다. 슬개골(무릎뼈) 밑의 슬개건(무릎힘줄, patellar tendon)을 가볍게 두드리면 하지가 신전된다. **신전반사(stretch reflex)**로서 근육이 자동으로 수축되는 현상이다 그림 8-5.

대퇴사두근(넙다리네갈래근)에서는 (1) 슬개건을 때리면 신전수용체에서는 신전을 감지하여 신경자극을 생산하고 (2) 이 신경자극을 대퇴신경 내의 감각신경원에서 (3) 척수로 전달한다. 척수 내에서는 감각신경원과 운동신경원 시냅스가 존재한다. (4) 대퇴신경내의 운동신경원(이것은 2개의 신경원 반사(two-neuron reflex)이다)은 신경자극을 (5) 효과기인 대퇴사두근에 전달하여 하지가 신전되게 한다.

슬개반사는 신경계통 이상 여부를 임상적으로 판단하는 데 자주 사용된다. 슬개반사가 없으면 대퇴근, 대퇴신경, 척수의 이상을 의심할 수 있다. 반사궁에 미세한 파괴가 있는지 확인하기 위해 심도 있는 검사가 요구된다. 반사가 정상이면 모든 반사궁이 정상임을 알 수 있다. 따라서 반사 검사는 신경계통 손상과 관련된 임상사정의 첫 단계이다.

우리는 왜 이러한 반사, 즉 신전반사를 가지고 있는지 의문점이 생길 수 있다. 우리의 일상생활에 반사가 왜 중요한가? 사람이 똑바로 서 있다고 상상을 해 보라. 몸이 완전하게 정지할 수 있는가? 그렇지 않다. 왜냐하면 중력이 아래로 우리를 잡아당기기 때문이다. 그러나 만약 몸이 왼쪽으로 기운다면, 다리와 몸통의 오른쪽이 신전될 것이다. 그리고 이들 신전된 근육은 자동적으로 수축하고 몸이 다시 똑바로 서도록 잡아당겨준다. 이것이 신전 반사의 필요성이다. 신전반사는 우리가 그렇게 하려고 생각하지 않아도 우리의 몸을 똑바로 유지시켜준다. 만약 우리가 약간씩 몸을 움직일 때마다 뇌가 결정을 내려야 한다면, 우리는 모든 집중력을 똑바로 서있는데만 쏟아야 할 것이다. 척수반사 때문에 뇌는 직접적으로 관련하지 않아도 된다. 뇌는 반사가 일어나는 것을 감지할 수 있으며, 자극을 뇌로 전달하는 또 다른 신경원 집단과 관련이 있다.

표 8-3 주요 말초신경

신경	척수신경	분포
횡격신경(Phrenic)	C3~C5	횡격막
요골신경(Radial)	C5~C8, T1	팔 뒤쪽의 피부와 근육, 전박, 손; 엄지, 집게, 가운데 손가락
정중신경(Median)	C5~C8, T1	팔 앞쪽의 피부와 근육, 전박, 손
척골신경(Ulnar)	C8, T1	팔 안쪽의 피부와 근육, 전박, 손; 네 번째, 다섯 번째 손가락
늑간신경(Intercostal)	T2~T12	늑간근, 복근, 몸통의 피부
대퇴신경(Femoral)	L2~L4	대퇴 앞부분의 피부와 근육, 다리 안쪽, 발
좌골신경(Sciatic)	L4~S3	대퇴 뒷부분의 피부와 근육, 다리, 발

BOX 8-2 대상포진 Shingles

대상포진은 수두를 일으키는 바이러스에 의해 발생한다(the herpes varicella-zoster virus). Varicella는 우리들 대부분이 어린 시절에 앓았던 수두이다(이제는 백신이 있다). 수두로부터 회복되면 바이러스는 몇몇 척수신경의 후근신경절(뒤뿌리근신경절, dorsal root ganglia)에서 휴지기(inactive) 상태로 생존할 수 있다. 대부분의 사람은 면역계통이 이런 바이러스의 재활성화를 막는다. 그러나 나이가 들어감에 따라 면역계통의 효능이 떨어지면서 바이러스들은 활성화되고 대상포진을 유발한다.

이 바이러스들은 종종 체간에 있는 감각신경원에 존재하지만 바이러스에 의한 손상은 이환된 신경이 지배하는 피부에 나타난다. 대상포진의 융기되고 빨간 병변들은 매우 아프고 신경을 따라 분포한다. 통증은 발진이 다 나은 후에도 계속될 수 있다. 이것이 대상포진 후 신경통(postherpetic neuralgia)이다. 때때로 바이러스들은 뇌신경에 침범할 수 있고, Bell's palsy라 불리는 안면신경마비(제7뇌신경)를 유발하거나 광범위한 안면의 병변을 동반하며 드물게는 실명을 초래하기도 한다. 비록 치료는 아니지만 몇몇 항바이러스 약물들이 질병의 이환기간을 줄여준다. 성인들을 위한 백신이 있다. 백신은 대상포진을 완전히 예방할 수는 없지만, 대상포진 후 신경통을 줄여줄 것으로 예상된다.

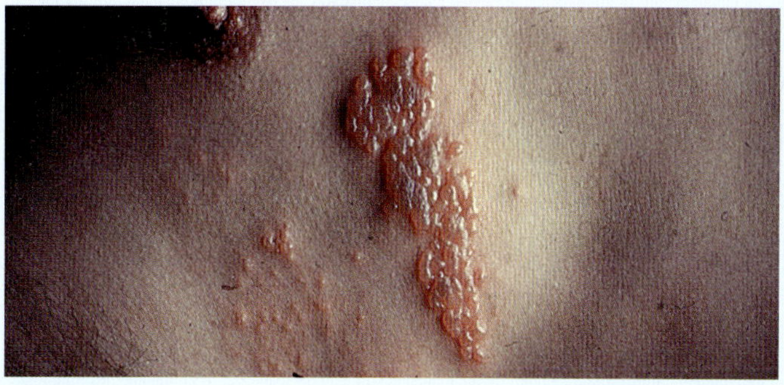

박스그림 8-A **몸통 피부의 대상포진 병변** (출처: LA, Lazarus, GS, and Tharp, MD: Adult and Pediatric Dermatology: A Color Guide to Diagnosis and Treatment. FA Davis, Philadelphia, 1997, p 307, with permission.)

신경계통

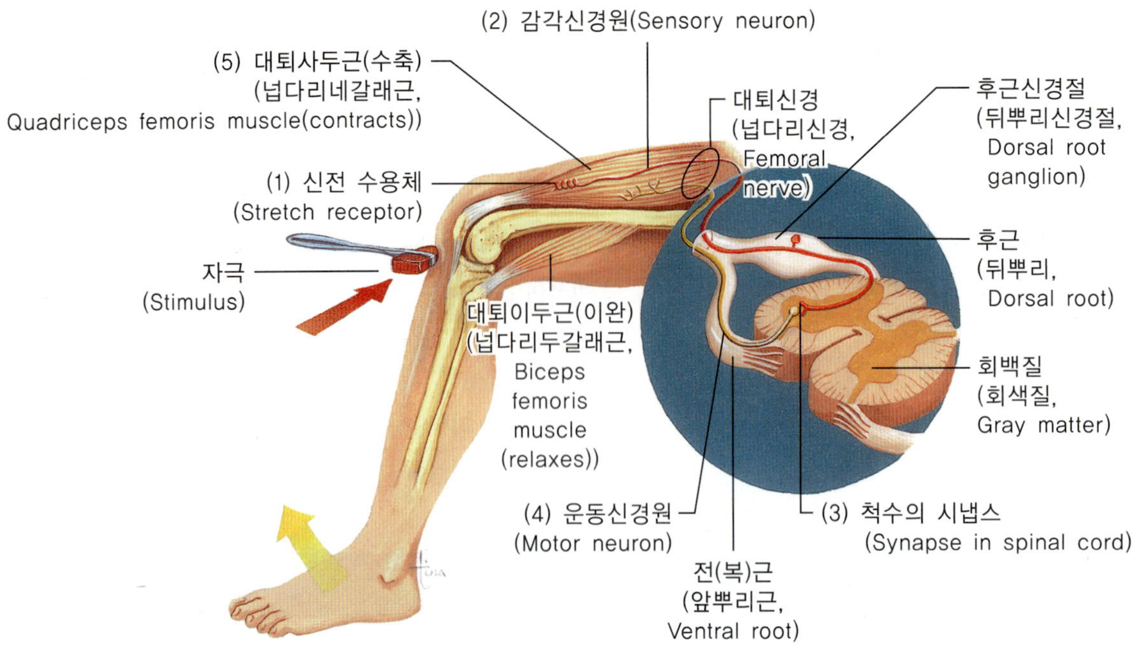

그림 8-5 **슬개반사** 반사궁이 그림에 나타나 있다. 본문 내용 참조

질문: 왜 이 반사를 신전반사라고 부르는가?

굴곡반사(굽힘반사, flexor reflex 또는 **회피반사, withdrawal reflex)**는 또 다른 형태의 척수반사이다. 자극이 통증을 가져오며 잠재적으로 위험한 것이라면 이에 대한 반응은 그 자극으로부터 멀어지게 하는 것이다. 만약 부주의하게 뜨거운 난로를 만졌다면, 반사적으로 손을 치울 것이다. 굴곡반사는 3개의 신경원반사(3-neuron reflex)이다. 왜냐하면 감각신경원, 개재신경원, 운동신경원이 시냅스를 이루기 때문이다. 그러나 이 반사에서도 뇌가 신체를 보호하기 위해 판단을 내리지는 않는다. 즉, 굴곡반사는 자동적으로 발생한다 BOX 8-3. 뇌는 반사가 일어났다는 것을 알 수 있고, 심지어 그 경험으로부터 학습을 할 수도 있다. 그러나 이 때는 반사궁이 아닌 다른 신경원들을 필요로 한다.

뇌 The Brain

뇌(brain)는 통합체(integrated whole)로써의 기능을 하며 많은 부분으로 구성되어 있다. 주요부분은 숨뇌(연수, medulla), 다리뇌(교, pons), 중뇌(midbrain/이들 부분을 하나로 **뇌줄기(뇌간, brainstem)**라고 부른다), 소뇌(cerebellum), 시상하부(hypothalamus), 시상(thalamus), 대뇌(cerebrum)이다. 이들 각 부분은 그림 8-6 에 나와 있다. 각 부분에 대해 개별적으로 설명할 것이지만, 이 모든 부분이 서로 유기적으로 연결되어 있고 함께 기능한다는 사실을 염두에 두어야 한다.

뇌실 Ventricles

뇌실(ventricles)은 뇌 안의 4개의 강(cavity)으로서 2개의 측뇌실과 제3뇌실, 제4뇌실로 구성된다 그림 8-7. 각 뇌실은 섬모가 달린 상의세포로 그 경계가

BOX 8-3 척수손상 Spinal cord injuries

척수손상의 대부분은 자동차 사고나 낙상, 총상으로 인해 온다. 가장 심각한 손상은 척수가 횡절단된 경우이다. 예를 들면, 제8흉부절(thoracic segment) 수준에서 척수가 잘리면 그 이하로 마비가 오고 감각이 손실되며 척수 쇼크나 일시적 척수반사의 손실이 올 수도 있다. 이런 경우, 몸통 아래쪽과 다리의 척수반사가 나타나지 않을 수 있다. 다리의 반사와 굴곡반사, 배뇨, 배변반사는 적어도 일시적으로 소실이 된다. 이런 반사들은 뇌에 직접적으로 의존하지는 않지만, 척수신경원은 뇌로부터 오는 신경자극에 의존하여 신경자극을 일으키는 능력을 강화시키게 된다.

손상 후 척수신경원은 신경자극을 일으키는 능력을 회복하기 때문에 슬개반사와 같은 반사들은 종종 되돌아오게 된다. 배뇨, 배변반사도 회복되기는 하지만 배뇨, 배변에 대한 지각은 하지 못하게 된다.

또한 더 이상은 뇌로부터 오는 신경자극을 억제하여 척수의 하위 분절에 도달하게 할 수 없기 때문에 이런 반사들을 의식적으로 조절할 수 없게 된다.

가벼운 손상으로는 척수가 눌린 경우인데, 이때 치료의 목적은 남아 있는 기능을 보존하는 데 있다. 신경 성장인자(nerve growth factors)의 생성을 자극하고, 염증을 최소화하는 것이 치료의 한 목적이다.

아마도 가장 도전적인 연구는 절단된 척수가 다시 생성되도록 자극하려는 시도일 것이다. 쥐를 이용한 실험에서 말초신경에 이식된 슈반세포와 유전적으로 조작된 세포에 의해 생성된 신경 성장 인자를 이용하여 부분적인 성공을 확인할 수 있었다. 줄기세포(stem cell)의 사용 역시 들쥐에서 성공적이었다. 연구자들은 이러한 시술이 사람들을 대상으로 검증되기까지는 많은 시간이 소요될 것이라고 한다.

형성되어 있으며(박스그림 8-A 참조), **뇌척수액(cerebrospinal fluid, CSF)**으로 채워져 있다. 그리고 **맥락막총(맥락얼기, choroid plexus)**이라 불리는 모세혈관 구조를 포함하고 있으며, 혈장으로부터 뇌척수액을 형성한다. 뇌척수액은 중추신경계통의 조직액이며 그 순환과 기능에 대해서는 수막(meninge)부분에서 다룰 것이다.

연수 Medulla

연수(medulla)는 척수와 다리 사이를 잇고 있으며 소뇌의 앞부분에 위치한다. 기능은 일반적으로 활력징후와 같이 생명과 관련된 것이다. 연수는 심박동수를 조절하는 심장중추와 혈관의 직경을 조절하는 혈관운동중추, 호흡을 조절하는 호흡 중추를 포함한다. 후두골(뒤통수뼈)에 강한 타격으로 인한 손상이 가해졌을 때, 이것이 왜 매우 위험해질 수 있는지 이해할 수 있을 것이다. 우리는 연수 없이는 살 수가 없기 때문이다. 연수는 또한 기침, 재채기, 삼키기, 구토를 담당하는 반사중추이기도 하다.

다리뇌 Pons

다리뇌(교, pons)는 연수의 상위부분으로 앞으로 부풀어 있다. 다리뇌에는 연수에서 기능하는 2개의 호흡중추가 있어 정상 호흡 리듬을 생성한다(모든 호흡 중추의 기능은 제15장에서 다루기로 한다). 다리뇌에 있는 다른 많은 신경원(교는 '다리'라는 의미의 라틴어이다)은 뇌의 다른 부분들과 연수를 연결해준다.

중뇌 Midbrain

중뇌(midbrain)는 다리에서부터 시상하부까지 연결하고 **대뇌수로(cerebral aqueduct)**를 에워싸고 제3뇌실과 제4뇌실을 연결하는 터널역할을 한다. 또한 시청각반사를 포함하여 몇 가지 반사기능을 담당하고 있다. 만약 말벌이 날아드는 것을 봤다면, 자동적으로 고개를 숙이거나 머리를 돌리게 될 것이다. 이것이 시각 반사(visual reflex)이다. 말벌이 멀리 사라질 때까지 두 눈으로 말벌을 계속 따라가는 것을 추적이라 한다. 이러한 것을 가능하게 하는 눈 움직임의 조절도 반사이다. 홈런볼을

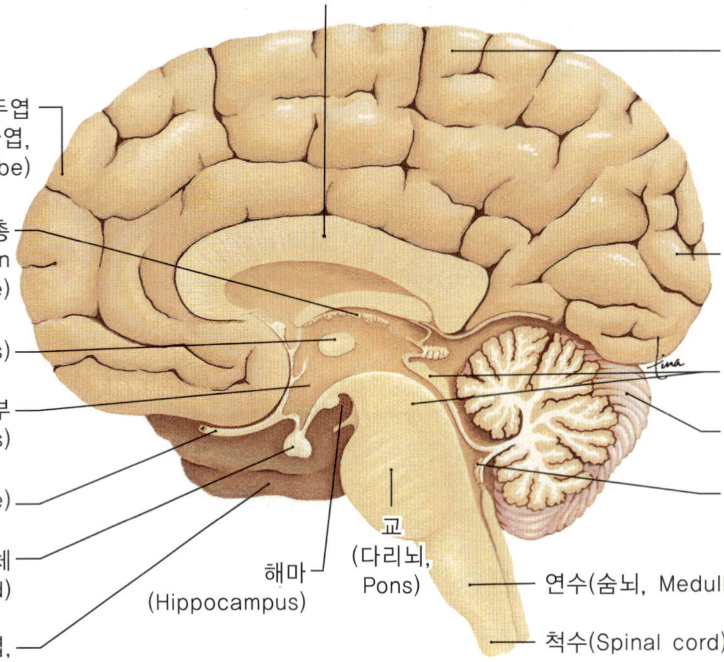

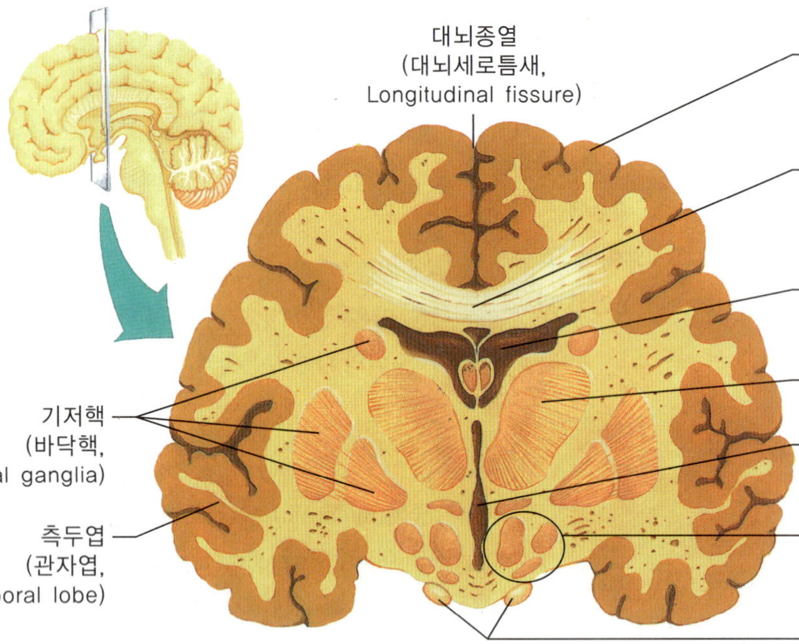

그림 8-6 (A) 뇌의 정중시상면을 왼쪽에서 본 모습. 이 정중면은 대뇌의 엽뿐만 아니라 내부구조를 보여준다. (B) 뇌의 앞부분을 전방에서 본 모습

질문: A와 B에서 뇌량을 찾고 그 모양을 묘사하라. 그 기능은 무엇인가?

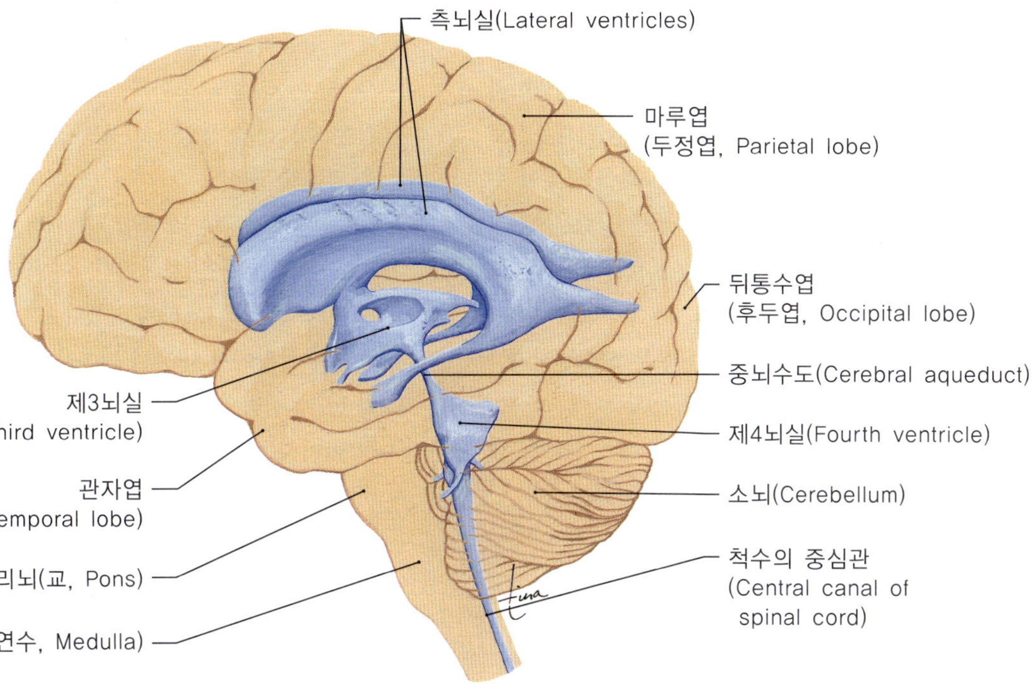

그림 8-7 **뇌의 안쪽을 투시했을 때 뇌의 뇌실** 왼쪽에서 본 모습

질문: 각각의 측뇌실의 크기를 묘사하라.

계속 따라가는 것도 또 다른 예이다. 글을 읽을 때 이 단어에서 다음 단어로 옮겨가는 안구의 움직임이 잘 조절되어야 하는데 이를 스캐닝이라 하고 중뇌가 관여하는 또 다른 반사이다. 소리가 나는 쪽으로 고개를 돌리는 것은 청각반사, 즉 놀람반사, 번개와 같은 갑작스런 큰 소리에 몸을 움츠리는 것도(auditory reflex)한 예이다. 중뇌는 또한 머리를 똑바로 유지하고 중심 혹은 평형을 유지하게 하는 직립반사(righting reflex)와도 관련이 있다. 고양이가 나무에서 떨어지면서 바닥에 발이 닿으면 고양이의 중뇌는 머리를 곧게 세우고 뇌의 다른 부분도 몸통과 다리를 세워 착지한다. 사람의 중뇌는 그렇게 효율적이지는 못하다.

소뇌 Cerebellum

소뇌(cerebellum)는 4번째 뇌실에 의해 연수와 다리로부터 분리되어 있으며, 대뇌 후두엽(뒤통수엽)의 아래쪽에 위치한다. 이미 알고 있겠지만, 소뇌의 많은 기능은 움직임과 관련이 있다. 운동조절, 근육의 긴장도 유지, 움직임의 궤도(trajectory) 및 종료점(end-point)의 유지, 자세와 평형의 유지에 관여한다. 이들 모두가 불수의적이라는 것을 기억해야 한다. 소뇌의 기능은 의식적 사고 수준의 하위에 존재한다. 의식적인 뇌가 과도한 부담 없이 일하도록 하는 것은 중요하다. 예를 들어, 연필을 집기로 했다면, 대뇌로부터 팔을 움직이고 싶은 자극이 전해질 것이고, 그리고 나면 소뇌는 이들 자극을 조절하여 팔과 손가락의 움직임을 조정하게 되고, 연필을 지나서 손을 뻗지 않도록 한다.

소뇌는 또한 특정 감각 기능에 관여하는 것으로 보인다. 예를 들어, 눈을 감고 있을 때 누군가가 한 손에 테니스공을 들고, 다른 손에 야구공을 들고 둘을 구별하라고 한다면, 여러분은 할 수 있겠는가? 물론 만져봄으로써 질감과 무게, 혹은 중량을 통해서 그것을 구별할 수 있다. 만약 플라스틱 용기에 담긴 카레를 골랐을 때 그 컵이 꽉 차 있는지, 반만 차 있는지, 아니면 비어 있는지 말할 수 있을까? 역시 말할 수 있다. 이것이 생각해보고 알 수 있는 것인가? 아니다. 소뇌는 부분적으로 이러한 능력을 책임진다.

평형감각을 조절하기 위해 소뇌(그리고 중뇌)는 내이(inner ear)에 있는 수용체를 통해 제공되는 중력 및 움직임에 대한 정보를 이용한다. 이들 수용체에 대해서는 제9장에서 다루기로 한다.

시상하부 Hypothalamus

뇌하수체의 상부, 시상의 하부에 위치한 **시상하부(hypothalamus)**는 다양한 기능을 가진 뇌의 작은 부분이다.

1. **항이뇨 호르몬**(antidiuretic hormone, ADH)과 옥시토신(oxytocin)의 생성, 즉 이 호르몬들은 뇌하수체 후엽에 저장된다. 항이뇨 호르몬은 신장이 혈액으로부터 수분을 재흡수하게 하여 혈류량을 유지하도록 돕는다. 옥시토신은 자궁을 수축시켜 진통과 분만이 일어나게 한다.
2. 뇌하수체 전엽에 의해 호르몬 분비를 자극하는 유리 호르몬(유리인자: 호르몬 방출인자라고도 함)의 생성. 이들 호르몬에 대해서는 제10장에서 다루므로, 여기서는 하나의 예만 제시한다. 시상하부는 뇌하수체 전엽을 자극하여 성장 호르몬(growth hormone, GH)을 분비하는 **성장 호르몬 유리 호르몬**(growth hormone releasing hormone, GHRH)을 생성한다.
3. 더울 때는 땀을 내며, 추울 때는 떨림과 같은 반응을 통해 체온을 조절한다(제17장 참조).
4. 음식 섭취량의 조절, 시상하부는 혈관내 영양 수준의 변화와 지방세포에 의해 분비되는 화학물질에 반응한다. 또한 위장관계에 의해 분비되는 호르몬에도 반응하는 것으로 알려져 있다. 예를 들어, 식사 중 어느 정도 소화가 되면 소장은 시상하부로 가는 호르몬을 생성하고 포만감을 가져와 먹는 것을 멈추게 된다.
5. 자율신경계통 기능의 통합, 즉 심장, 혈관, 장과 같은 기관의 활동을 조절한다. 이 장의 뒷부분에서 보다 자세하게 다루도록 하겠다.
6. 감정적 상황에서 내장의 반응을 자극한다. 즉, 화가 날 때 심박수는 보통 증가한다. 당황할 때, 얼굴이 붉어지는 것은 얼굴 피부의 혈관확장으로 인한 것이다. 이런 반응들은 시상하부가 감정적 상태의 변화를 감지할 때, 자율신경계통에 의해 초래되는 반응이다. 감정에 관한 신경학적 근원은 잘 이해가 안 되는 부분이며 내장의 반응은 우리 스스로가 조절할 수 없는 부분이다.
7. 호르몬의 분비, 수면주기, 기분변화, 정신적 각성 등의 신체리듬, 즉 하루 주기 리듬(circadian rhythm)과 같은 생리적 리듬을 조절한다. 만약 24시간 동안 깨어 있어야 한다면, 시상하부의 생물학적 시계가 재생성될 때까지 얼마나 지남력이 나빠질지 상상해 볼 수 있을 것이다.

시상 Thalamus

시상(thalamus)은 시상하부 위쪽, 대뇌 안쪽에 위치한다. 제3뇌실은 좁은 강(cavity)으로 시상과 시상하부를 통과한다. 시상의 기능 중 대부분은 감각과 관련되어 있다. 뇌로 가는 감각 자극(후각 제외)은 신경원 경로를 따라 처음 시상으로 들어가게 되는데, 감각을 지각하는 대뇌로 전달되기 전에 자극을 분류하게 된다. 예를 들어, 뜨거운 커피 잔을 들고 있을 때, 열, 촉감, 결(texture), 컵의 모양(근육이 지각)에 대한 자극이 생성된다. 그러나 우리는 이것들을 개개의 감각으로 느끼지 않는다. 시상은 피부의 수용체와 소뇌로부터 받은 자극을 통합하고 일종의 전기화학적 묶음으로 종합하게 되며, 대뇌는 전체를 느끼고 그 감각을 빠르게 해석할 수 있게 된다.

통증과 같이 불쾌한 감각들은 시상에 의해 느껴진다

고 알려져 있다. 그러나 시상은 감각을 국소화(localization)할 수가 없다. 다시 말해 그 통증 감각이 어디에 있는지 모른다는 것이다. 위치측정 및 정확한 지각을 위해서는 대뇌의 감각 영역이 필요하다.

시상은 또한 중요하지 않은 감각을 억제하는 기능을 한다. 재미있는 책을 읽고 있을 때 누가 들어와도 모르는 것이 이런 억제기능 때문이다. 시상은 이렇게 일시적으로 사소한 감각을 차단하여 대뇌가 중요한 일에 집중할 수 있게 도와준다.

시상의 일부는 또한 각성(alertness)과 지각(awareness, 깨어 있고 우리를 아는 것)에 관여하며 일부는 기억에 관여한다. 이러한 기능들 때문에 시상은 대뇌와 밀접하게 연관되어 있다.

대뇌 Cerebrum

뇌의 가장 큰 부분은 **대뇌(cerebrum)**이다. **대뇌종열(대뇌세로틈새, longitudinal fissure)**에 의해 분리되는 2개의 반구로 구성된다. 이 깊은 홈의 기저에는 **뇌량(뇌들보, corpus callosum)**가 있다. 2억 개의 신경원의 집단으로 좌반구와 우반구를 연결한다. 각각의 반구 안에는 측뇌실(lateral ventricle)이 있다.

대뇌의 표면은 대뇌피질(대뇌겉질, cerebral cortex)이라고 불리는 회백질(gray matter)이다. 회백질은 신경원의 세포체로 구성되는데 대뇌의 많은 기능을 수행한다. 회백질의 안쪽은 백질(white matter)로 유수축삭(myelinated)과 수상돌기로 이루어지며 대뇌의 엽을 서로 연결하고 뇌의 다른 부분들과도 연결시킨다.

사람의 뇌에서 대뇌피질은 광범위하게 주름져 있다. 그 주름은 **이랑(convolution)** 또는 **회(gyri)**라고 부르며 그들 사이의 홈은 **틈새(열, fissure)** 또는 **고랑(구, sulci/**그림 8-6 에서 뇌의 앞부분 중 겉질의 주름에 대해 살펴볼 수 있다)이라고 부른다. 이러한 주름 때문에 수백만 개 이상의 신경원이 대뇌피질에 존재할 수 있다. 개나 고양이와 같은 동물의 대뇌피질에는 이 같은 광범위한 주름이 없다. 이러한 차이가 우리로 하여금 개나 고양이와는 다르게 읽고, 말하고, 분류하여 일하고, 시와 노래를 쓰고, 그 밖의 많은 '인간이 할 수 있는 일'들을 할 수 있도록 한다.

대뇌피질은 엽으로 나뉘며, 그 엽은 바깥쪽에 위치하며, 두개골(머리뼈)와 같은 이름을 가진다. 따라서 각 반구는 전두엽(이마엽), 두정엽(마루엽), 측두엽(관자엽), 후두엽(뒤통수엽)으로 불린다 그림 8-8 . 이들 엽은 지도화된다. 특정 부분은 특정 기능과 관련이 있는 것으로 알려져 있다. 대뇌의 기능을 이들 지도화된 부분(mapped area)에 따라 살펴보면 다음과 같다.

전두엽 Frontal Lobes

전두엽(frontal lobes) 내에는 신경자극을 생성해서 자발적으로 움직이게 하는 **운동영역(motor area)**이 있다. 가장 넓은 부분은 손과 얼굴의 움직임을 담당하며, 그 부분들은 아주 섬세하고 정확한 움직임을 가능하게 하는 많은 근육으로 이루어져 있다. 운동영역은 큰 영역을 가지고 이들 근육들이 정확하게 움직일 수 있도록 돕는다. 왼쪽 운동영역은 신체 오른쪽 부위의 운동을 조정하고 오른쪽 운동영역은 신체 왼쪽 부위의 운동을 조정한다. 즉, 오른쪽 전두엽의 손상을 입은 뇌혈관 장애자나 뇌졸중환자는 왼쪽 부위 근육의 마비현상을 나타내게 된다 BOX 8-4 .

운동영역의 전방에는 **운동앞영역(전운동영역, premotor area)**이 있는데 일련의 움직임을 요구하는 학습된 운동 능력과 관련이 있다. 신발 끈을 묶는 것은 우리에게 거의 자동적인 움직임처럼 보이나 실제로는 우리가 이것을 학습했다는 사실을 잊고 있는 것이다. 그것은 반사가 아니다. 그러나 운동앞 겉질이 일련의 과정을 아주 잘 학습해 놓았기 때문에 우리는 의식적으로 생각할 필요 없이 그 과정을 되풀이 할 수 있는 것이다.

전전두엽(prefrontal) 또는 **안와전두피질(orbitofrontal cortex)**은 전두엽의 일부로 눈 바로 뒤에 위치한다. 이 부분은 상황에 맞는 적절한 감정적 반응을 유지하고, 행동의 기준이 있다는 것을 인식하며(게임의 법칙 혹은 예의바른 행동), 그것을 따르고, 미래를 예상하고 기대하는 것과 같은 일들에 관여한다. 다음 예는 이 모든 것을 이해하는 데 도움이 될 것이다. 전전두엽 영역에 손상을 입은 사람은 수업시간 중 자신의 펜에 잉크가 떨어지게 되면 분노하고, 다른 사람에게 펜을 던질 수도 있고, 내일이면 펜이 다시 필요할 것이라든지,

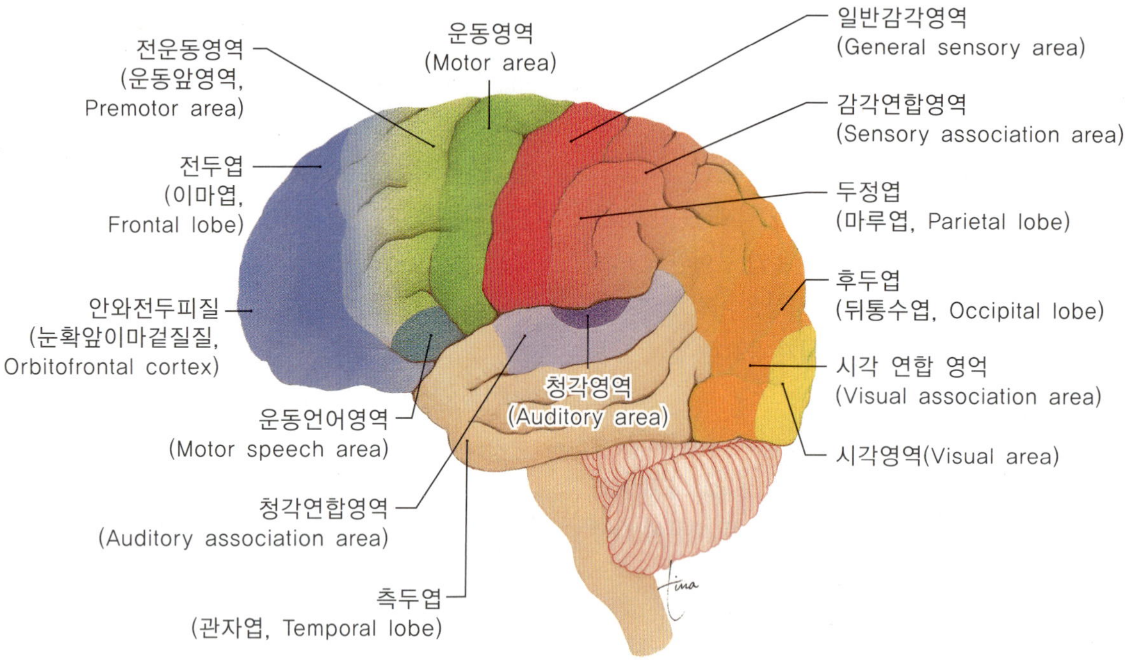

그림 8-8 **왼쪽 대뇌 반구의 기능적 영역**

질문: 일반 감각영역에서 느껴지는 것은 무슨 감각인가?

BOX 8-4 뇌졸중 Cerebrovascular accidents

뇌졸중(stroke)은 뇌혈관이 손상을 입어 뇌에 산소가 결핍된 상태를 의미한다. 가능한 혈관손상으로는 혈전증(thrombosis)과 뇌출혈(hemorrhage)을 들 수 있다.

혈전(thrombus)은 혈액이 응고된 덩어리를 말하며 대부분이 동맥경화증으로 인해 생기거나 뇌동맥에 비정상적으로 지질이 침착하여 생긴다. 거친 표면은 응고덩어리의 형성을 더욱 자극하여 뇌혈류를 차단하게 된다. 증상은 뇌의 손상부위에 따라 다르게 나타나고 점진적으로 진행되는데, 뇌졸중의 약 80%가 이와 같은 형태이다.

뇌출혈은 뇌동맥의 동맥경화증(arteriosclerosis)이나 **동맥류(aneurysm)**로 인해 뇌 조직 밖으로 혈액이 새어 나가서 그 압력에 의해 신경원들이 파괴되고 산소결핍이 초래된다. 이와 같은 현상은 보통 급속히 일어나게 된다.

왼쪽 이마엽에 뇌졸중이 오면 신체 오른쪽 부위의 마비를 일으키고 언어영역이 손상을 받아 말하는데 장애를 가져온다. 손상부위가 넓거나 숨뇌나 다리뇌와 같은 생명중추가 손상을 받는 경우 치명적이다.

뇌졸중 중 혈전 형태의 경우에는 혈전용해제가 혈류를 재형성하는 데 도움이 된다. 그러나 효과를 보기 위해서는 증상 발현 후 3시간 내에 약물이 투여되어야 한다(BOX 11-7 참조). 뇌졸중으로부터의 회복은 물론 다른 요인들도 작용하지만 손상 부위와 손상 범위가 많은 영향을 미친다.

뇌의 과잉(redundancy)이 이들 중 하나이다. 과잉이란 필요량 이상 혹은 반복(repetition)을 의미한다. 대뇌피질은 우리가 실제적으로 일상생활에서 사용하는 것보다 많은 양의 신경원을 가지고 있다. 유연성의 특성(the characteristics of plasticity)이란 이들 신경원을 사용할 수 있다는 것을 의미하는데, 특히 50세 미만의 젊은 사람들에서 그렇다. 환자가 뇌졸중에서 회복되었을 때 종종 볼 수 있는 현상으로 뇌에 새로운 경로가 생기는 것인데 전에는 거의 사용되지 않던 신경원들이 자극을 전달하게 된다. 그러한 회복은 개인차가 있으며, 몇 달이 소요될 수 있다. 그러나 또 다른 중요한 요인은 환자의 상태가 허용하는 한 가능하면 빨리 재활치료를 시작하는 것이다.

새것을 사러 가야 할 것이라든지에 대한 생각을 하지 못한다. 여기에서 볼 수 있듯이, 전전두엽 겉질은 사회적 행동에 있어 매우 중요하다. 또한 이 부분은 다른 사람들이 우리가 항상 하던 방식으로 무엇을 하지 않을 수도 있다는 것을 깨닫게 한다. 그래서 거의 생각하지 않았던 방식이나 행동, 예를 들어 '어머(oops)'라는 말을 함으로써 사과하게 한다. 우리를 인간답게 만드는 것에 크게 기여한다.

대부분의 오른손잡이에게 있어 전두엽의 왼쪽 엽이 Broca's area, 즉 **Broca's 운동성 언어영역(Broca's motor speech area)**이다. 이는 말할 때 입모양을 조절하는 기능을 한다.

두정엽 Parietal Lobes

두정엽(parietal lobes)의 **감각영역(general sensory area)**은 피부의 수용체로부터 신경자극을 받아 피부감각을 느끼고 해석하게 된다. 왼쪽 영역은 신체의 오른쪽 부위와 관련이 있다. 이 영역은 근육의 신전수용체로부터 신경자극을 받아 근육감각을 지각한다. 이들 중 가장 큰 부분은 대부분의 피부수용체와 근육수용체를 가지고 있는 신체 부위인 손과 얼굴에 있는 감각을 담당한다. 혀의 **미뢰**(taste bud)와 구강의 다른 부위로부터 받아들여진 신경자극은 두정엽과 측두엽이 겹쳐지는 미각영역으로 가게 된다.

측두엽 Temporal Lobes

측두엽(temporal lobes)의 **후각영역**(olfactory area)은 냄새를 맡을 때 비강의 수용체로부터 신경자극을 받아들인다. 후각연합영역(olfactory association area)은 시큼해진 우유나 또는 오븐에서 구워지고 있는 빵과 같은 냄새의 의미를 학습하며, 대뇌가 그 정보를 효과적으로 사용하는 것이 가능하도록 한다.

청각영역(auditory area)은 그 이름이 말해주듯이 듣기를 위해 내이의 수용체로부터 자극을 받아들인다. 청각연합영역은 꽤 크다. 그것의 일부는 우리가 듣는 말들의 의미, 즉 회화와 관련이 있다. 다른 부분들은 폭풍우가 몰아칠 때 천둥소리, 구급차의 사이렌 소리 혹은 아기가 우는 소리와 같은 소리의 해석을 담당한다. 적절한 해석이 없다면 우리는 소리를 들을 수는 있으나 그것이 무엇을 의미하는지 알 수가 없고, 적절하게 반응하지 못한다.

왼쪽 대뇌반구에 있는 측두엽과 두정엽은(우리들 대부분의 경우) 말하기 전에 생각하는 것과 관련된 언어영역이다. 우리들은 아마도 '생각 없이 말했던' 시간들에 대해 회상(그리고 후회)할 수 있을 것이다. 말을 하기에 앞서 생각하는 것은 매우 빠르게 일어나는 필수적인 것이다BOX 8-5.

후두엽 Occipital Lobes

눈의 망막으로부터 들어온 신경자극은 시신경을 통해 **후두엽**(occipital lobes)에 있는 **시각영역**(visual areas)으로 간다. 시각연합영역은 보이는 것을 해석하고 생각하여 대뇌가 그 정보를 활용할 수 있도록 한다. 시계를 보고 있다고 상상해 보자. 시계를 보는 것은 시간을 읽을 수 있는 것과는 크게 다르다. 한 때 우리는 시계의 숫자와 시침, 분침을 해석하는 것을 배웠지만, 이제 몇 시인지 알기 위해 의식적으로 결정을 내릴 필요가 없다. 우리는 수업시간에 늦지 않기 위해 약간 서두르는 것처럼 단순하게 그 정보를 이용한다. 후두엽의 다른 부분은 거리를 판단하고, 3차원을 이해하거나, 지도를 읽고 실제에 적용시키는 능력과 같은 공간관계(spatial relationships)와 관련이 있다.

대피겉질은 **신경학적 유연성**(neural plasticity)의 특성을 가지고 있다. 이는 변화하는 요구에 적응하기 위한 능력으로 특정 기능을 위해 다른 신경원들로 보충하는데, 아동기 혹은 뇌졸중의 회복 단계에서 일어난다. 또 다른 예로 맹아로 태어난 사람의 **시각피질(시각겉질, visual cortex)**을 들 수 있다. 시각을 위해 사용되는 후두엽의 신경원들이 종종 다른 기능으로 사용되기도 한다. 소리에 집중하거나 그 거리를 측정하는 데 사용되는 청각 영역의 일부가 되기도 한다. 볼 수 있는 우리들 대부분은 위치 확인을 듣기에 의존하지는 않을 것이다. 우리는 소리가 나는 곳을 단순히 바라본다. 맹인은 이렇게 할 수 없으며 소리에 대한 광범위한 정신적 카탈로그(mental catalogue), 소리의 의미, 소리의

BOX 8-5 실어증 Aphasia

말하고 읽고 쓰는 능력을 포함하여 언어의 사용은 인간을 다른 동물과 구분 짓는 특징이다. 언어는 단어와 같은 상징을 사용하여 물체를 가리키고 생각을 표현할 수 있다. 대뇌의 언어영역이나 판단영역의 손상은 인간의 언어 사용 능력을 손상시키는데, 이를 **실어증**(aphasia)이라 한다.

실어증은 뇌혈관질환의 결과로 나타나거나 자동차 사고로 인한 뇌 손상(brain injury)과 같이 두개골과 뇌의 외상으로 인한 결과로 나타난다. 운동성 언어영역(Broca's area)이 손상을 받으면 말과 글을 이해할 수 있으며, 그가 하고 싶은 말이 무엇인지도 알 수 있으나, 실제적으로 말은 할 수 없게 된다. 운동성 언어영역으로부터의 신경자극과 조정 없이는 언어구사에 사용되는 근육들은 단어를 발음하기 위해 적절하게 움직일 수 없다.

청각적(감각성) 실어증(auditory (sensory) aphasia)은 뇌의 해석을 담당하는 부분의 손상으로 인한 **'단어 귀머거리(word deafness)'**이다. 들을 수는 있으나 그 말이 무슨 뜻인지 이해할 수가 없다. 시각적 실어증(visual aphasia)은 **'실독증(word blindness)'**이다. 보는 것은 완벽하게 할 수 있으나 쓰여 있는 단어의 의미를 알지 못한다(말해진 단어의 의미를 이해할 능력은 보유). wms qsbbcljf jmqu rfc yzgjgrw rm pcyb를 여러분은 어떻게 받아들일 수 있겠는가? 절망적일 것이다. 이 상징들이 글자임을 알지만 당장 '해석'할 수는 없다. 이 말들은 알파벳 두 문자의 자리를 바꿈으로써 성립될 수 있다(A=C, B=D, C=E 등). 그리고 위의 문자들은 'you suddenly lost the ability to read'라고 읽혀질 것이다. 위의 예들이 실독증의 이해에 작은 도움이 될 것이다.

거리, 기타 등등을 가지고 있다. 이때 사용되는 겉질의 일부분은 정상적으로는 시각을 위한 것이다.

어릴수록 뇌는 더욱 유연하다. 어린이의 뇌는 놀라운 적응력을 가진다. 우리가 나이를 먹을수록 이러한 능력은 사라지지만 여전히 남아 있기는 하다.

연합 영역 Association Areas

그림 8-8 에 보이는 것과 같이 대뇌피질에는 운동과 감각에 관여하지 않는 많은 부분이 있는데, 이를 **연합영역**(association area)이라 하며, 인간을 개별화하는 기능을 한다. 즉, 이 영역은 인간에게 개성, 유머감각, 합리적이고 논리적인 능력 등을 제공한다. 배우고 기억하는 것도 이 영역에서 한다.

기억형성에 대해 많은 것을 배웠지만 그 과정은 아직도 완전히 이해되지 못하고 있다. 그러나 간단히 말한다면, 여러분이 지난여름에 한 일들 따위에 대한 기억은 측뇌실(lateral ventricle)의 관자엽 부분인 **해마**(hippocampus, 모양 때문에 '해마'라는 그리스어에서 나옴)와 관련이 있다. 2개의 해마는 대뇌피질의 많은 영역으로부터 정보를 수집하는 것으로 알려져 있다. 예를 들어 우리가 친구를 만날 때, '이 사람이 프레드이다.'라는 그 기억은 부분적이 아닌 전체적으로 나타난다. 해마에 손상을 입은 사람들은 몇 초 이상 기억을 지속할 수가 없기 때문에 새로운 기억을 형성할 수가 없다.

또한 오른쪽 해마는 공간 인지에 관여한다고 알려져 있다. 예를 들어 학교에서 친구가 여러분의 집까지 가는 가장 짧은 길을 물어본다면, 여러분은 아마도 머릿속에서 빠르게 지도를 만들어낼 것이다. 여기에 얼마나 많은 기억(거리, 이정표, 기타 등등)이 관여하는지 알 수 있을 것이다. 그러나 해마는 한 단계 앞서 여러분의 기억들을 삼차원으로 만들고 머릿속에서 훤히 볼 수 있도록 만들어 준다. 여러분은 집에 가는 길을 볼 수 있게 되며 이것이 바로 공간 인지이다.

일반적으로 우리의 개성이나 배웠던 것들이 우리는 뇌의 일정 장소에 저장이 된다고 믿는다. 이것이 장기기억이다. 의식적이든 의식수준하이든 장기기억은 뇌에

BOX 8-6 알츠하이머 질환 Alzheimer's disease

미국에서 **알츠하이머 질환**은 진행성이고 정신적인 퇴화를 보이는 불치병으로 알려져 있다. 약 5백만 명의 환자가 있으며, 매년 10만 명의 목숨을 앗아가고 있다. 보통 65세 이상에서 시작되며 이때 나타나는 첫 번째 증상은 기억력 감소와 인격의 변화이다. 병이 진행되면 기억력, 합리적 사고능력, 인격이 전부 없어지고 좀 더 심한 경우 아주 간단한 자가 간호조차 수행할 수 없게 된다.

알츠하이머 질환을 가진 환자의 뇌의 구조적 변화를 부검해 본 결과 신경섬유가 엉켜 생긴 비정상적인 섬유 단백질이 기억력과 추리력에 있어 중요한 대뇌피질에서 발견되었다. 또한 베타 아밀로이드(beta-amyloid)로 불리는 신경원을 파괴하는 단백질로 구성된 판(plaque)도 발견되었다.

최근에는 가장 흔한 형태로 후기 발병한 알츠하이머 환자에게서 결함이 있는 유전자가 발견되었다.

그러나 아직까지는 다른 유전자가 beta-amyloid의 합성을 증가시키는 것으로 보인다. 몇몇 연구는 이런 종류의 뇌손상에 기여하는 것으로 보이는 요인인 염증과 이들 유전자 사이의 상호작용에 초점을 맞추고 있다.

초기에 나타나는 인지장애는 치매의 다른 종류들과 유사하므로 알츠하이머 질환의 진단은 어렵다. 최근 연구에서 요추천자를 하여 단백질을 분석하는 방법이 유용할 수 있다고 밝혔다. 알츠하이머 질환자들은 질환이 없는 사람들보다 뇌척수액에 많은 타우(tau)와 적은 양의 베타 아밀로이드가 존재하였다.

적절한 시기의 진단은 중요하다. 알츠하이머 질환의 치료는 이 복잡한 질병에 대한 여러 관점에 초점을 맞춘 다양한 약물로 증상의 악화를 지연시키는 것이다.

서 새로운 연결들이 만들어져 때로는 어떤 자극이 수십 년 전의 기억들을 상기시킬 수 있다. 특정 향기나 노래가 계기가 되어 기억이 상기되기도 한다. 그럴 때 과거의 어떤 부분을 회상하고 있는 우리를 발견하게 되며 그것이 어디에서 왔는지 궁금하게 여긴다.

뇌의 신경원들이 파괴되어 인격을 잃게 되면 알츠하이머 질환에서와 같이 극적인 증상을 보이게 된다 BOX 8-6.

대뇌기저핵 Basal Ganglia

대뇌기저핵(basal ganglia)은 대뇌반구의 백질 내에 자리 잡은 회백질의 쌍으로 된 덩어리이다 그림 8-6. 기능은 자발적 운동이 일어날 때 필요한 잠재의식과 관련이 있고 소뇌와 함께 기능한다. 대뇌기저핵은 근육긴장도의 조정을 도우며 걸을 때 팔을 흔든다던지, 말할 때 몸짓을 하는 등의 보조적인 움직임을 조절한다. 대뇌기저핵에 생기는 가장 대표적인 장애가 파킨슨 질환이다 BOX 8-7.

뇌량 Corpus Callosum

앞에서 언급했듯이, **뇌량(뇌들보, corpus callosum)**은 신경섬유의 묶음으로써 왼쪽과 오른쪽의 대뇌반구를 연결하여 서로 다른 쪽 반구의 활동을 알 수 있게 한다. 음악훈련을 받은 사람은 그렇지 않은 사람들보다 두꺼운 뇌량(더 많은 신경원)을 가지게 되고 음악은 분명히 대뇌의 기능을 요구하며 대뇌는 더 많은 신경원과 시냅스들로 만들어 반응한다. 이것은 특히 중요한데, 우리들 중 대부분은 왼쪽 대뇌반구에는 언어영역이 있지만, 오른쪽 대뇌반구에는 없기 때문이다. 따라서 뇌량은 오른쪽 대뇌반구가 무슨 생각을 하는지 왼쪽 대뇌반구가 알도록 하며, 왼쪽 대뇌반구가 무엇을 생각하고, 무슨 이야기를 하는지 알게 한다. 간단한 예를 들면, 이해에 도움이 될 것이다. 여러분이 왼쪽 손을 등 뒤에 놓았을 때, 누군가가 연필 한 자루를 손에 쥐어주고(여러분이 그것을 보지 않은 상태에서), 그것이 무엇인지 묻는다면 여러분은 말할 수 있겠는가? 물론이다. 여러분은 그 연필의 모양과 무게를 느낄 수 있으며 연필심과 연필 끝에

BOX 8-7 파킨슨 질환 Parkinson's disease

파킨슨 질환은 그 원인이 알려지지 않은 대뇌 기저핵의 장애로 특정 가족에게는 유전이 되나 그것만을 원인으로 보기는 어렵다. 이 질환은 보통 60세 이후에 시작된다. 신경전달물질인 도파민(dopamine)을 생성하는 기저핵에 있는 신경원들이 퇴화하거나 죽는다. 도파민의 결핍은 진전(tremor) 혹은 손의 무의식적 떨림과 같은 특별한 근육증상을 일으킨다. 기저핵에 의해 조정되는 보조적인 운동은 점차 감소하는데 병에 걸린 환자는 팔을 흔들지 않고 천천히 걷게 된다. 가면 쓴 얼굴을 하는 것(mask-like face)은 얼굴 근육이 강직되어 나타나는 이 질환의 특징이다. 결국 모든 자발적 운동은 느려지고 어려워지며 균형을 이루는 능력은 크게 감소된다.

도파민 자체는 파킨슨 질환을 치료하는 데 사용될 수 없는데, 뇌혈관 장벽 또는 혈액뇌 장벽을 통과하지 못하기 때문이다. L-dopa라고 부르는 물질이 그 장벽을 통과할 수 있으며 뇌의 신경원들에 의해 도파민으로 전환될 수 있다. 그러나 불행하게도 L-dopa는 수년 안에 그 치료적 효과를 잃기 시작한다.

사용되고 있는 다른 약물들도 치료를 제공할 수는 없다. 일부 연구자들은 줄기세포의 이식이 가장 희망적인 결과를 가져올 수 있다고 주장하고 있다.

달린 지우개를 발견할 수 있을 것이다. 왼쪽 손으로부터 받은 감각 자극은 오른쪽 두정엽에 있는 일반 감각영역에 의해 '연필'이라고 해석된다. 여러분의 오른쪽 대뇌반구는 말을 할 수는 없지만, 그 생각은 뇌량에 의해 언어영역이 있는 왼쪽 대뇌반구로 운반될 것이다. 여러분의 왼쪽 대뇌반구는 여러분이 연필을 들고 있다고 말할 수 있다. 우리의 대뇌반구가 가지는 'division of labor'의 관점은 이 책에서는 다루지 않는다. 그렇지만 더 깊이 알기를 원한다면, 분명 흥미로운 주제가 될 것이다.

뇌(척수)막과 뇌척수액

Meninges and Cerebrospinal Fluid

뇌와 척수를 싸고 있는 결체조직의 막을 **뇌(척수)막**(meninge)이라고 한다. 3가지의 막은 그림 8-9 에 나와 있다. 섬유성 결체조직인 제일 바깥쪽 두꺼운 막을 **경막**(dura mater, 'tough mother'의 라틴어)이라고 부르며, 이 막은 머리뼈와 척수강에 이어져 있다. 가운데 **지주막**(arachnoid membrane, arachnoid는 거미라는 뜻)은 거미줄 같은 결체조직의 선형구조로 이루어졌다. 제일 안쪽 **연막**(pia mater, 'gentle mother'의 라틴어)은 척수와 뇌의 표면을 덮는 얇은 막이다. 지주막과 연막 사이엔 **지주막하강**(subarachnoid space)이라는 공간이 있는데, 중추신경계통의 조직액인 뇌척수액(cerebrospinal fluid, CSF)이 흐르고 있다.

뇌의 뇌실(cavities, 강), 즉 2개의 측뇌실, 제3뇌실, 제4뇌실에 대해 복습해 보자. 각 강은 맥락얼기(맥락막총, choroid plexus), 즉 혈장으로부터 뇌척수액을 만들어 내는 모세혈관망들을 가지고 있다. 뇌척수액은 중추신경계통을 순환한다 그림 8-10 .

측뇌실과 제3뇌실로부터 뇌척수액은 제4뇌실로 흘러 들어가 척수의 중심관(central canal)으로 간 다음 두개와 척수의 지주막하강으로 간다. 뇌척수액이 많이 생성되면 재흡수가 일어난다. 두개 지주막하강으로부터 뇌척수액은 **지주막융모**(arachnoid villi)를 통해 **두개 정맥굴**(cranial venous sinuse)의 혈류 속(2가지 층으로 된 두개 경막의 큰 혈관들)으로 재흡수된다. 뇌척수액은 다시 혈장으로 변하며 재흡수 속도와 생산속도는 일치한다.

뇌척수액은 조직액의 일부로 그 기능은 중추신경계통 신경원에 영양분을 제공하고, 재흡수를 통해 각종 노폐물을 혈액으로 제거시키는 것이다. 뇌척수액의 다른 기능은 중추신경계통의 물리적 완충작용(cushion)이다.

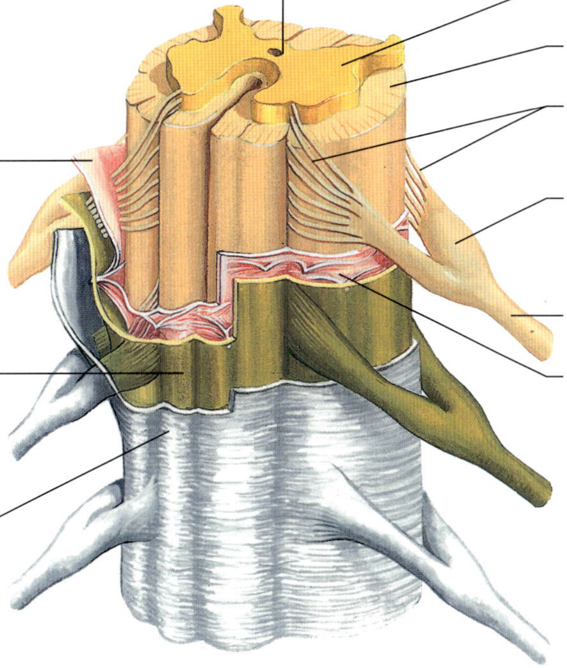

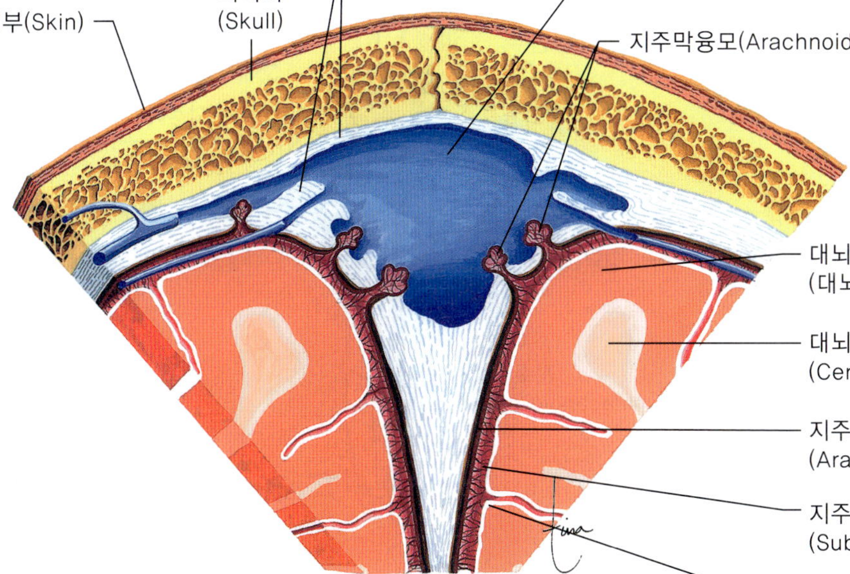

그림 8-9 **뇌막의 구조** (A) 척수의 뇌막 (B) 머리뼈의 위에서 본 전면 이중의 뇌 경막과 두개정맥동 중 하나의 모습을 보여준다.

질문: 척수의 경막과 뇌의 경막의 구조적 차이를 묘사하라

신경계통

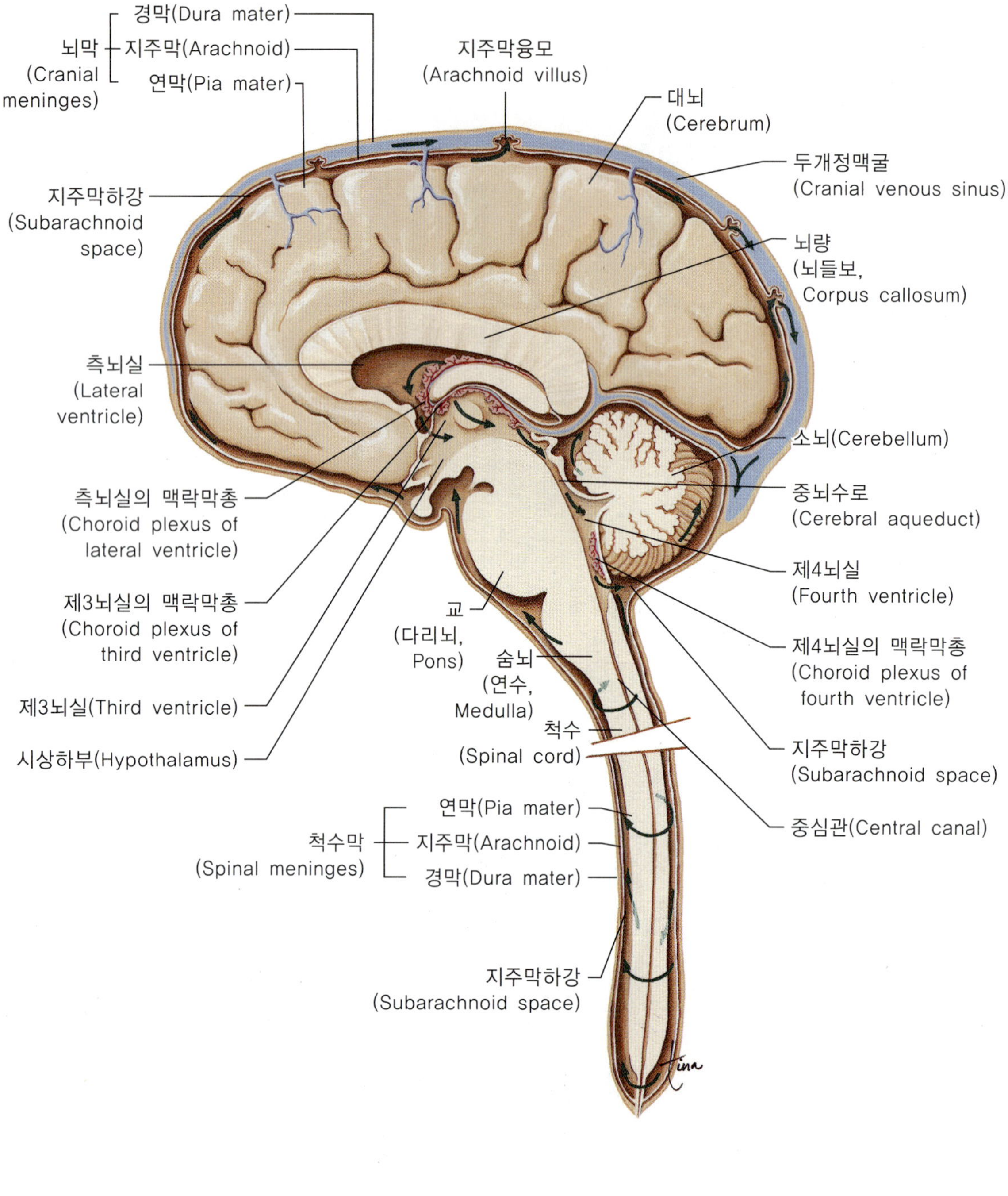

그림 8-10 **뇌척수액의 형성, 순환, 재흡수** 설명은 본문을 참조

질문: 이 경로 중 어디에서 뇌척수액이 재흡수되는가? 무엇이 되는가?

뇌와 척수는 충격을 흡수할 수 있는 물로 채워진 막으로 싸여 있다. 그리하여 우리는 손상의 위험 없이 우리의 머리를 강하게 흔들 수 있는 것이다. 그러나 이런 보호 기전에는 한계가 있다. 아주 날카롭거나 무거운 충격이 두개골(머리뼈)에 가해지면 뇌는 손상을 받게 된다.

뇌척수액 검사는 특정 질병의 진단에 사용된다 BOX 8-8.

뇌신경 Cranial Nerves

12쌍의 뇌신경이 뇌간(뇌줄기, brain stem)와 뇌의 다양한 부위에서 나온다 그림 8-11. 'cranial'이란 단어는 기원(origin)을 의미하며 **뇌신경(cranial nerve)**의 대부분은 두부의 기능을 위한 신경자극을 전달한다. 그러나 일부는 그 목적지가 아주 멀다.

후각, 청각, 시각, 평형감각, 미각 등의 신호는 뇌신경에 의해서 뇌의 각 부분으로 전달된다. 어떤 뇌신경은 얼굴과 눈의 근육, 또는 타액선(침샘, salivary gland)으로 운동신호를 보낸다. 미주신경(vagus

BOX 8-8 요추천자 Lumbar puncture

요추천자(lumbar puncture or spinal tap)는 뇌척수액의 압력과 그 구성물을 확인하기 위해 뇌척수액을 추출하는 진단적 과정이다. 명칭이 말해주듯이 주사기를 이용해 척수액을 추출하는 행위는 허리부위(요추부위)에서 이루어진다. 척수가 일반적으로 1번이나 2번째 요추(lumbar vertebrae) 사이에서 끝나므로 바늘은 4번째와 5번째 요추 사이에 삽입되어야 한다. 뇌척수액을 함유하는 뇌막주머니(meningeal sac)는 요추 끝까지 다다르므로 척수의 손상 없이 뇌척수액을 얻을 수 있다.

뇌척수액은 순환하는 액체이며 정상압은 70~200mm H_2O 사이이다. 비정상적인 압력은 감염, 종양, 기계적 손상 등에 의한 순환 경로 어딘가의 폐쇄를 의미한다. 이 경우 정확한 원인을 알기 위해 다른 진단적 검사가 필요하다.

아마도 요추천자를 하는 가장 흔한 경우는 몇 가지 종류의 박테리아에 의해 유발되는 **뇌막염(meningitis)**이 의심될 때일 것이다. 환자가 뇌막염을 갖고 있다면, 뇌척수액은 정상적인 맑은 색이 아닌 뿌연 빛깔을 띨 것이며 박테리아와 많은 백혈구가 보일 것이다. 모든 조직액에서 백혈구가 관찰되므로 뇌척수액에도 소량의 백혈구는 정상적으로 존재한다.

또 다른 비정상적인 뇌척수액 구성분은 적혈구이다. 적혈구의 존재는 중추신경계의 어떤 특정 부위의 출혈을 의미한다. 원인에는 많은 것이 있으며 좀 더 정밀한 검사가 필요하다.

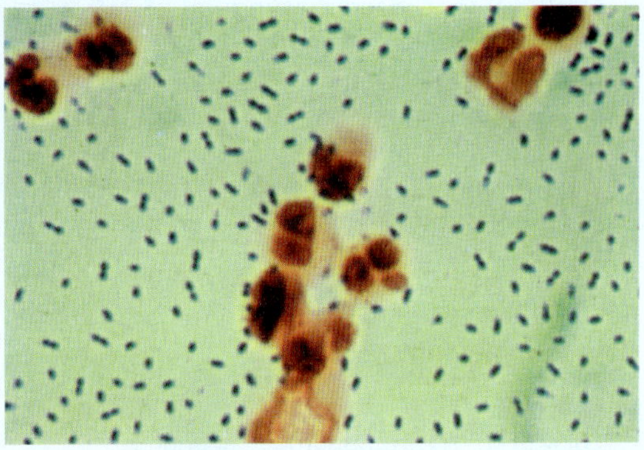

박스그림 8-B **뇌막염 환자의 뇌척수액** 보이는 박테리아는 연쇄구균(streptococci)으로 쌍으로 관찰된다. 큰 세포는 백혈구이다(500×) (출처: RA, and McPherson, RA: Widmann's Clinical Interpretation of Laboratory Tests, ed. 11. FA Davis, Philadelphia, 2000, Plate 52, with permission.)

신경계통

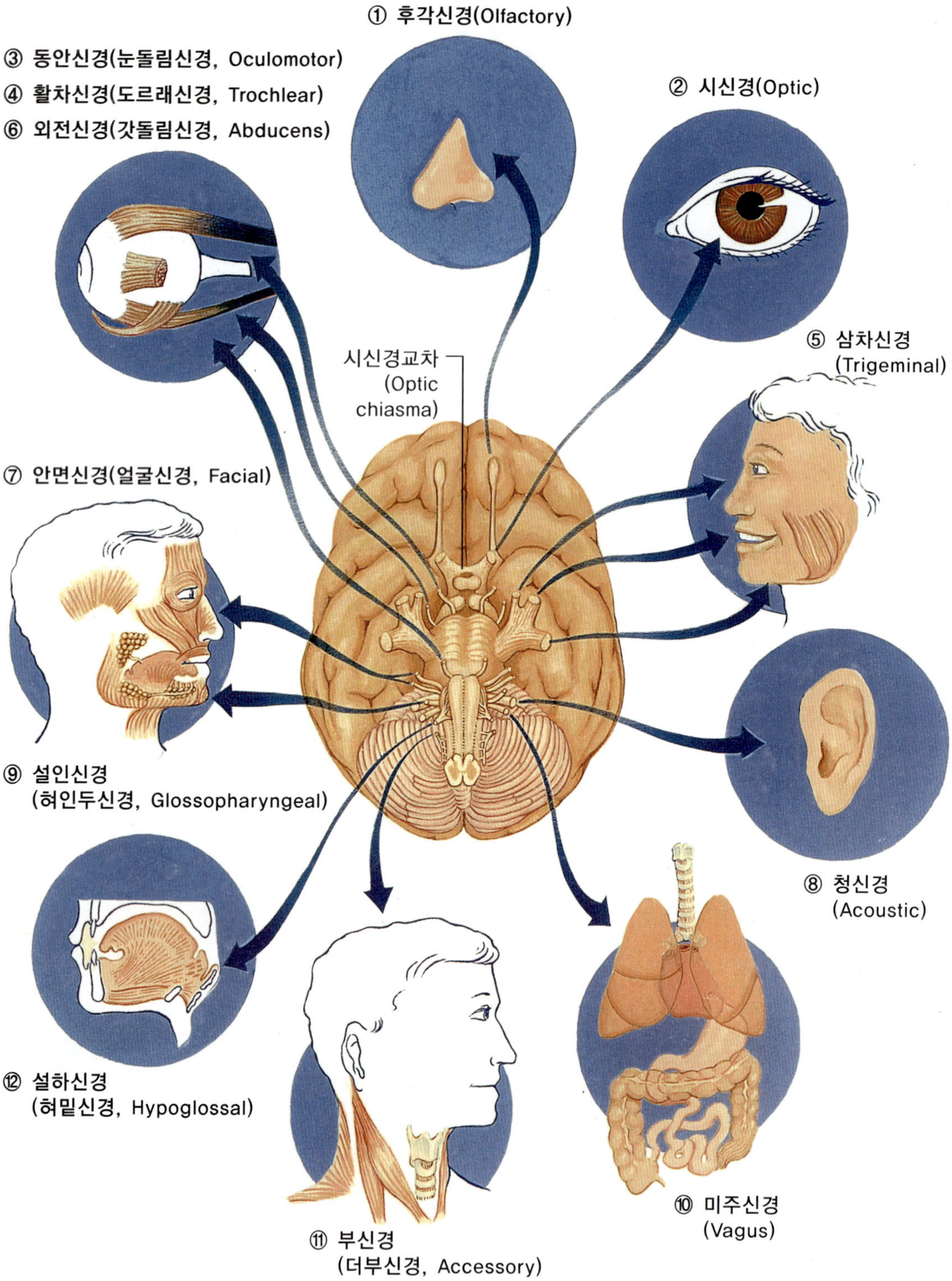

그림 8-11 **뇌신경과 그 분포** 뇌를 아래쪽에서 본 모습이다. 설명은 표 8-4 를 참조하라.

질문: 어떤 뇌신경이 침의 분비를 일으키는가? 어떤 신경이 위장관계의 분비를 일으키는가?

nerve)은 뒤통수, 심장, 위, 장, 기관지벽 등으로 가지를 뻗는다.

뇌신경의 기능은 표 8-4 에 정리되어 있다.

자율신경계통 The Autonomic Nervous System

자율신경계통(ANS)은 실제적으로 말초신경계통의 일부이고, 뇌와 척수신경의 운동신경으로 이루어진다. 그러나 그 기능들이 매우 특이하므로 여기선 독립된 장으로 분리하여 다룬다.

자율신경계통을 구성하는 것은 평활근(민무늬근, smooth muscle), 심근(cardiac muscle), 각종 선(샘, gland) 등으로 가는 내장의 **운동신경원(visceral motor neuron)**이다. 이들은 내장의 **원심성 효과기(visceral effector)**이다. 근육이 수축 또는 이완하거나 샘의 분비물들이 증가 또는 감소한다.

자율신경계통은 2가지, **교감신경(sympathetic)**과 **부교감신경(parasympathetic)**으로 분류할 수 있다. 앞으로 서술되겠지만, 이 두 신경의 기능은 대개 서로 상반된다. 각각의 활동은 내장의 원심성 효과기(visceral effector)가 상황에 적절히 반응할 수 있도록 대뇌의 시상하부(hypothalamus)에 의해 조절된다.

자율경로 Autonomic Pathways

중추신경계통으로부터 내장 원심성 신경으로 향하는 자율신경의 경로는 해부학적으로 골격근육 원심성 효과기로 향하는 체성경로와 다르다. 그림 8-3 으로 되돌아가서 운동신경원을 찾아보아라. 이것은 체성운동신경원이고 그것의 세포체는 척수 안에 있으며 축삭은 골격근 쪽으로 모두 뻗쳐 있다. 그러므로 체성운동경로는 1개의 신경원 경로이다. 그러나 자율경로는 중추신경계통 밖의 절(ganglion)에서 시냅스를 이루는 2개의 운동신경원으로 구성된다. 첫 번째 신경원은 **절전신경원(preganglionic neuron)**으로 중추신경계통에서 절까지이고, 2번째 신경원은 **절후신경원(postganglionic neuron)**으로 절에서 내장의 효과기(visceral effector)까지이다. 절들은 실제적으로 절후신경의 세포체들(cell bodies)이다. 다음 부분을 읽을 때 그림 8-12 를 참조하라.

표 8-4 뇌신경

신경이름	기능
I 후각(olfactory)신경	후각
II 시(optic)신경	시각
III 눈돌림(oculomotor)신경	안구운동, 밝은 빛에서나 혹은 가까운 것을 볼 때 동공축소
IV 도르래(trochlear)신경	안구운동
V 삼차(trigeminal)신경	안면, 두부, 치아의 감각, 저작근 수축
VI 갓돌림(abducens)신경	안구운동
VII 얼굴(facial)신경	미각, 안면근 수축, 침의 분비
VIII 청, 달팽이(acoustic, vestibulocochlear)신경	청각, 평형감각
IX 혀인두(glossopharyngeal, acoustic)신경	미각, 심, 폐, 혈압반사의 구심로, 인두의 수축, 침의 분비
X 미주(vagus)신경	심, 폐, 혈압반사의 구심로, 뒤통수(발성)의 감각 및 운동, 심박수 감소, 위장관 수축(연동운동), 소화효소 분비의 증가
XI 더부(accessory)신경	목, 어깨 근육의 수축, 뒤통수운동(발성)
XII 혀밑(hypoglossal)신경	혀의 운동

교감신경계 Sympathetic Division

교감신경계의 다른 이름은 흉요부(thoracolumbar division)이다. 이것은 교감성 절전신경원이 어디서 시작하는지를 말해준다. 그 세포체는 척수의 흉부분절(thoracis segment)과 요부분절(lumbar segment)에 위치한다. 이 섬유들의 축삭(axon)은 대부분 척수관의 바로 바깥에 위치하는 두 고리(chains)에서 교감신경절(sympathetic ganglia)까지 다다른다 그림 8-12. 절 안에서 절전신경원과 절후신경원은 시냅스를 이룬다. 그리고 절후 축삭은 내장 효과기에 다다른다. 하나의 절전신경원은 종종 많은 효과기로 가는 여러 절후신경원과 시냅스를 이루는데 이런 해부학적 배열은 생리학적으로 중요하다. 교감신경계는 많은 장기에서 광범위한 반응을 일으킨다. 자율신경계의 2가지 분류에 대한 해부가 그림 8-12와 표 8-5에 요약되었다.

교감신경계는 운동이나 스트레스 상황–분노, 공포, 불안–등에서 지배적이다. 우리의 아주 먼 선조(조상)들에게 있어서 스트레스 상황은 종종 강력한 생리적 행동을 필요로 하였다–'도전 또는 도피 반응(fightor flight response)'. 우리의 신경계통은 5만 년 동안 크게 변하지 않았으며, 표 8-6을 보면 교감신경계가 자극받았을 때의 반응에 대해 알 수 있다. 심박수는 증가하고, 골격근의 혈관확장은 많은 산소를 공급해 주며, 세기관지(bronchiole)의 확장은 많은 산소를 얻게 해주며 간은 글리코겐을 에너지원으로 쓰는 포도당으로 변환시킨다. 동시에 소화액 분비는 감소하고 장의 연동운동은 느려진다. 이러한 것은 스트레스 상황에서 중요한 것이 아니기 때문이다. 피부와 내부 장기의 혈관수축은 중요기관(뇌, 간, 심장 등)으로 더 많은 혈액을 보낼 수 있게 해준다. 이러한 모든 반응들이 우리의 선조로 하여금 잠재적 위험들로부터 빠져 나오거나 지탱할 수 있게 해주었다. 비록 우리가 스트레스 중 항상 생명을 위협하는 상황에 봉착하는 것은 아니지만(소득세 계산 등), 우리의 신체는 이런 것들에 대해 준비되어 있다. 그림 8-13에 교감신경계에 의해 영향을 받는 모든 기관이 묘사되어 있고 신경로는 파란색으로 표시되어 있다.

부교감신경계 Parasympathetic Division

부교감신경계의 다른 이름은 두개천부계(craniosacral division)이다. 부교감 신경절전신경원의 세포체는 뇌간(뇌줄기, brain stem)와 척수의 엉치분절(천부분절, sacral segment)에 위치한다. 축삭은 3, 7, 9, 10번 뇌신경(동안, 안면, 설인, 미주신경)과 일부

표 8-5 자율신경계의 구조

특성	교감신경계	부교감신경계
절전신경세포체의 중추신경계 위치	• 흉추와 요추	• 뇌간과 천추
신경절의 위치	• 대부분 척주 옆 두 사슬	• 가까이 혹은 내장의 효과기
절전신경	• 상대적으로 짧음 • 신경절의 시냅스에 아세틸콜린 유리	• 상대적으로 길 • 신경절의 시냅스에 아세틸콜린 유리
절후신경	• 상대적으로 길 • 대부분 내장의 효과기에 노르에피네프린	• 상대적으로 짧음 • 모두 내장의 효과기에 아세틸콜린 유리
신경세포로 (neuron pathway)의 크기	• 광범위한 효과: 하나의 절전신경이 많은 절후신경과 결합해 많은 효과기로 전달	• 국소적 효과: 하나의 절전신경이 적은 절후신경과 결합해 하나의 효과기로 전달

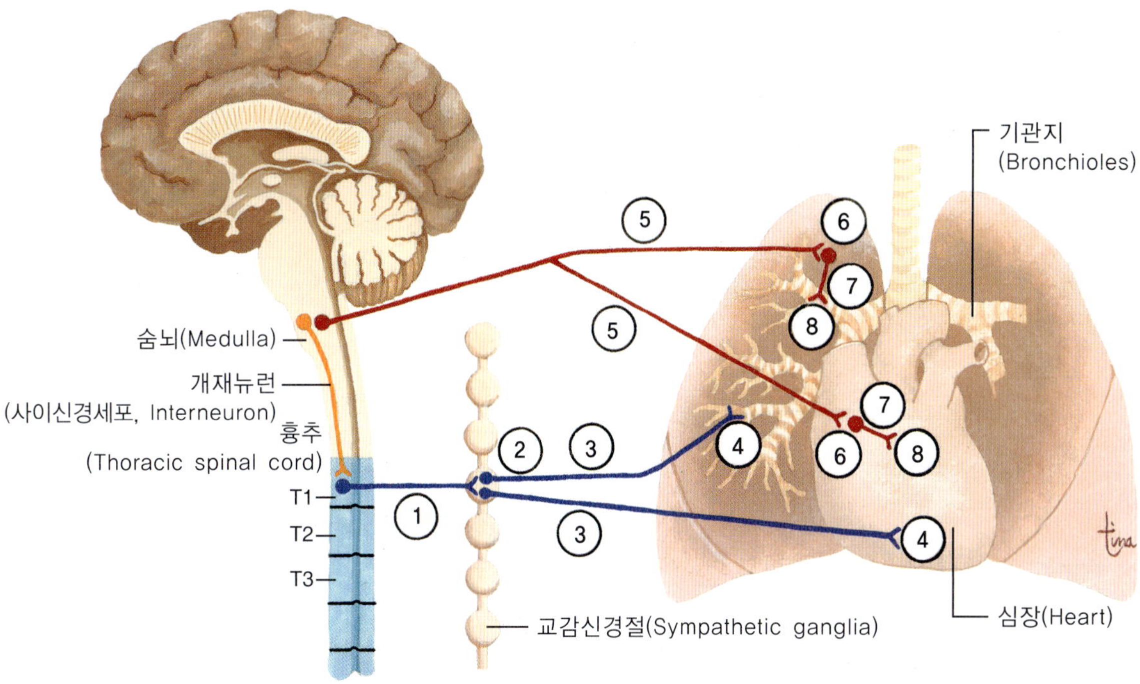

1 교감절전신경(Sympathetic preganglionic neuron)

2 교감시냅스-아세틸콜린(Sympathetic synapse acetylcholine)

3 교감절후신경(Sympathetic postganglionic neuron)

4 주효-노르에피네프린에 시냅스(Synapse to effector-norepinephrine)

5 부교감절전신경(Parasympathetic preganglionic neuron)

6 부교감시냅스-아세틸콜린(Parasympathetic synapse-acetylcholine)

7 부교감절후신경(Parasympathetic postganglionic neuron)

8 주효-아세틸콜린에 시냅스(Synapse to effector-acetylcholine)

그림 8-12 **자율신경계의 신경원** 도식화된 교감신경(파란색)과 부교감신경(빨간색)의 신경원 자세한 설명은 본문과 표 8-5 를 참조

질문: 심장으로 가는 부교감 신경의 신경원은 뇌의 어느 부분에서 나오는가? 이 신경의 이름은?

신경계통

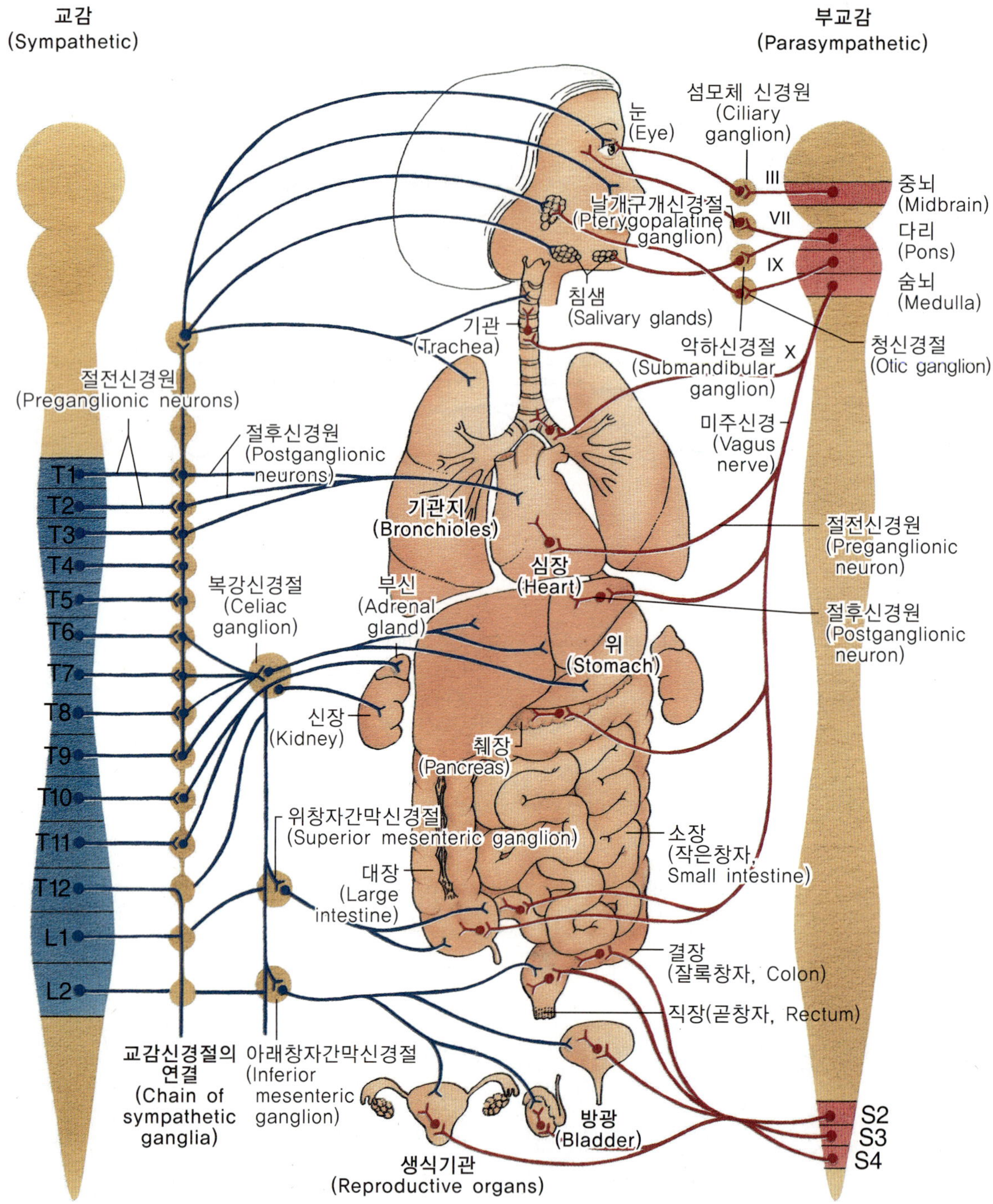

그림 8-13 **자율신경계** 교감신경계는 왼쪽에, 부교감신경계는 오른쪽에 보여진다(두 신경계는 양측성이다).

질문: 자율신경계에서 교감신경계, 부교감신경계가 모두 혹은 한 신경계만이 심장에 분포하는가? 이러한 배열의 목적은 무엇인가?

엉치신경(천부신경)에 있으며, 부교감 신경절까지 다다른다. 이러한 절들은 내장 효과기에 근접하거나 그 안에 위치하며 그림 8-12, 그림 8-13, (신경로는 붉은색으로 표시되어 있다), 효과기의 세포까지 매우 짧은 축삭을 가진 세포체를 함유한다.

부교감신경계에서 하나의 절전 신경원은 하나의 효과기로만 가는 소수의 절후신경원과 시냅스를 이룬다. 이러한 해부학적 배열로 인해 매우 국소적인(한 장기에 국한된) 반응이 일어난다.

부교감신경계는 이완된(스트레스가 없는) 상황에서 정상적 장기기능을 증진시키기 위해 우위가 된다. 소화는 소화액 분비가 증진되고 연동운동이 항진되어 효과적으로 일어난다. 배변과 배뇨가 일어난다. 심박수는 정상 수치로 유지된다. 다른 기능들은 표 8-6 에 나타나 있다.

기관이 교감, 부교감 자극을 동시에 받아들일 때 반응은 상반될 수 있다는 것을 알아야 한다. 이러한 조정은 심박동수를 상황의 요구에 맞도록 변화시키는 것과 같이, 적절한 수준의 활동을 유지토록 한다. 또한 어떤 내부 장기는 오직 부교감 자극만 받아들인다는 것도 알아야 한다. 그러한 경우 교감신경 자극이 감소하여 상반되는 반응이 나타난다. 땀샘(sweat glands)에 의한 분비가 그 예이다.

신경전달물질 Neurotransmitters

신경전달물질은 신경자극이 시냅스를 뛰어 넘을 수 있게 해준다는 것을 상기하라. 자율신경로에는 두 시냅스가 존재한다. 하나는 절전신경원과 절후신경원 사이에서 일어나며, 또 다른 하나는 절후신경원과 내장 효과기 사이에서 일어난다.

표 8-6 자율신경계의 기능

기관	교감반응	부교감 반응
심장(심근)	• 심박수 증가	• 심박수 감소(정상으로)
기관지(평활근)	• 확장	• 수축(정상으로)
홍채(평활근)	• 동공 확대	• 동공 수축(정상으로)
침샘	• 분비 감소	• 분비 증가(정상으로)
위와 장(평활근)	• 연동운동 감소	• 정상 소화를 위해 연동운동 증가
위와 장(샘)	• 분비 감소	• 정상 소화를 위해 분비 증가
항문괄약근	• 배변을 막도록 수축	• 배변이 가능하게 이완
방광(평활근)	• 배뇨를 막도록 이완	• 정상적인 배뇨가 가능하게 수축
요도조임근	• 배뇨를 막도록 수축	• 배뇨가 가능하게끔 이완
간	• 글리코겐을 포도당으로 전환	• 없음
췌장	• 글루카곤 분비	• 인슐린과 소화효소 분비
땀	• 분비증가	• 없음
피부와 장의 혈관(평활근)	• 수축	• 없음
근골격계의 혈관(평활근)	• 이완(아세틸콜린) • 수축(노르에피네프린)	• 없음
부신	• 에피네프린과 노르에피네프린 분비 증가	• 없음

신경계통

그림 8-12 를 보고 각 분지에서 시냅스들을 찾아보아라. **아세틸콜린**(acetylcholine)은 교감신경과 부교감신경의 절전신경원에 의해 방출된다. 이것은 절후신경원에 있는 **콜린에스테라아제**(cholinesterase)에 의해 분해된다. 부교감신경계의 절후신경원 모두는 효과기와의 시냅스 부위에서도 아세틸콜린(acetylcholine)을 분비한다. 대부분의 교감신경계 절후신경원은 효과기와의 시냅스 부위에서 **노르에피네프린**(norepinephrine)은 카테콜로메틸 전이효소(catechol-O-methyl transferase, COMT)나 모노아민 산화효소(monoamine oxidase, MAO)에 의해 불활성화되거나, 재흡수되어 시냅스로부터 제거될 수도 있다. 아세틸콜린을 분비하는 교감신경의 절후신경원은 땀샘과 골격근의 혈관벽 평활근에도 있어 혈관이완을 일으킨다.

노화와 신경계통

Aging and the Nervous System

노화된 뇌는 신경원을 상실한다. 그러나 소실된 신경원은 전체 신경원의 극소수이다. 나이가 들수록 시냅스 연결 형성이 현저히 느려지지만 이것이 노인들의 정신장애의 일반적 원인은 아니다(더 흔한 원인은 우울, 영양장애, 저혈압, 약물 부작용 등이다). 그러나 신속한 문제해결능력의 저하와 같은 약간의 건망증은 일어난다. 그렇지만 대부분의 기억력은 유지된다. 반사나 반응시간처럼 수의 운동(voluntary movement)에서도 속도가 느려진다. 차를 운전하는 것에 대해 생각해보자. 노인들은 인지와 반응시간의 지연으로 인해 운전 시 더 큰 주의가 요구된다.

요약 Summary

신경계통은 우리의 가장 간단한 것에서부터 가장 복잡한 활동에 이르기까지 대부분을 지배한다. 신경계통에 의해서 생성되고 전달되는 신호는 우리 몸 구성체의 화학적 수준을 결정한다. 이런 신호는 조직, 기관들, 기관계의 기능을 조절하며, 이것은 우리를 둘러싼 세상과 우리 내부의 변화를 인지하고 반응할 수 있게 해준다. 그런 변화들의 발견이 감각기관의 기능이며 다음 장의 주제이다.

학습개요

신경계통의 기능

1. 감각을 느끼고 변화를 탐지하는 것
2. 변화에 대해 적절한 반응을 하는 것
3. 정보를 조직하고 저장하는 것

신경계통의 분류

1. **중추신경계통** – 뇌와 척수
2. **말초신경계통** – 뇌신경과 척수신경

신경조직 – 신경원(신경섬유)과 특수세포(슈반세포, 신경교질세포)

1. 신경세포체는 핵을 포함한다. 세포체는 중추신경계통에 있거나 몸통에 있으며 뼈에 의해 보호된다.
2. 축삭은 세포체가 받은 자극을 세포 밖으로 전도시키는 기능을 한다. 수상돌기는 세포 밖에서의 자극을 받아 세포체로 전도시키는 기능을 한다.
3. 슈반세포는 말초신경계통에 있다. 세포막의 층이 절연체의 기능을 하는 수초를 형성한다. 랑비에결절은 서로 면해 있는 슈반세포의 사이를 말한다. 슈반세포의 핵과 세포질은 손상된 축삭과 수상돌기의 재생에 필수적인 신경초를 형성한다.
4. 중추신경계통에 있는 회돌기 교질세포는 수초를 형성한다. 미소교질세포는 병원균과 손상된 세포를 먹어치운다. 성상교질세포는 혈관뇌 장벽에 기여한다 표 8-1.

신경흥분 – 표 8-2

1. **분극화** – 신경원의 밖이 양이온을 띠고 안이 음이온을 띠는 상태; Na^+이온이 많이 나가거나 K^+이온이 많이 들어올 때
2. **탈분극** – Na^+가 신경원의 안으로 이동되어 신경원의 밖이 음이온을 띠고 안이 양이온을 띠는 상태
3. 활동전압은 탈분극 이후 K^+ 통로가 열려 양전하를 띠는 K^+을 밖으로 내보내며 재분극됨
4. 흥분은 흔히 1초에 몇 미터의 빠른 속도로 전달됨
   a. 도약전도 – 유수신경섬유에서 랑비에결절만이 탈분극한다. 자극의 속도를 증가시킨다.
5. 전기적 신경흥분은 정확하다; 여러 대상(근육, 샘 또다른 뉴런)에 따라 다른 효과들을 나타낸다.
6. **시냅스** – 한 뉴런의 축삭과 다음 뉴런의 수상돌기, 세포체, 축삭 사이의 공간. 신경전달물질은 시냅스를 통해 흥분을 전달하고 화학 불활성 물질에 의해 파괴되거나 흡수(재흡수)된다. 시냅스는 인체 한 방향으로 흥분을 전달한다.

신경원의 형태 – 신경섬유

1. **감각신경원** – 수용기로부터 중추신경계통으로 자극을 전달한다. 체성(관절, 피부, 골격근) 혹은 내장성(내장)으로 나뉜다.
2. **운동신경원** – 중추신경계통으로부터 효과기로 자극을 전달한다. 체성(골격근) 혹은 내장성(평활근, 심근, 선[샘])으로 나뉜다. 내장성 운동신경원은 자율신경계를 이룬다.
3. **개재신경원** – 중추신경계통 안에 있다.

신경과 신경로

1. **감각신경** – 오로지 감각신경원으로 이루어짐
2. **운동신경** – 오로지 운동신경원으로 이루어짐
3. **혼합신경** – 감각신경원과 운동신경원으로 이루어짐
4. **신경로** – 중추신경계통 안에 있는 신경. 백질이라 불림

척수

1. **기능** – 뇌로 자극을 전달하고, 뇌의 자극을 바깥으로 전달하는 기능과 척수반사를 통합하는 기능을 함
2. **위치** – 척주관 내에 위치. 상부는 큰구멍에서 시작되어 하부는 제 1, 2 요추부위에서 끝난다.
3. **횡단면** – 중앙부의 H자 모양의 회백질은 운동 신경원과 개재신경원을 포함한다. 외부의 백질은 유수 축삭이며 개재신경원의 수상돌기들이다.
4. 상행로는 감각자극을 뇌로 전달하며, 하행로는 운동자극을 뇌 밖으로 전달한다.
5. 중심관은 뇌척수액을 담고 있으며, 뇌실과 연결되어 있다.

척수신경 – 주요 말초신경은 표 8-3 참조

1. 8쌍의 목신경은 머리, 목, 어깨, 팔과 횡격막. 12쌍의 가슴신경은 몸통. 5쌍의 허리신경과 5쌍의 엉치신경은 엉덩이, 골반강과 다리. 1쌍의 작은 꼬리신경
2. **마미총** – 척수의 하단에서 뻗어 내려오는 허리신경과 엉치신경
3. 각각의 척수신경은 2개의 근, 뒤뿌리근 · 감각근을 가진다. 뒤뿌리신경절은 감각신경원의 세포체를 포함한다. 앞뿌리근 · 운동근은 합쳐져서 나오게 된다.

척수반사 – 직접적으로 뇌에 의존하지 않는다.

1. 반사는 자극에 대한 불수의적 반응이다.
2. **반사궁** – 반사 도중 신경자극의 경로: (1) 수용체, (2) 감각신경원, (3) 하나 혹은 그 이상의 시냅스를 가진 중추신경계통, (4) 운동신경원, (5) 반응하는 효과기
3. **신전반사** – 신전된 근육은 수축된다. 이 반사는 중력에 대항하여 곧게 서도록 도움을 준다. 무릎반사는 다른 반사들과 마찬가지로 신경계통의 이상 여부를 임상적으로 판단하는 데 자주 사용된다 그림 8-5.
4. **굽힘반사** – 통증 자극은 자동적으로 우리의 몸이 그것을 회피하게 만든다. 이들 반사는 보호하는 역할을 한다.

뇌 – 많은 부분이 통합된 전체로써의 기능을 한다. 각 부분들은 그림 8-6과 그림 8-8 참조

1. **뇌실** – 4개의 강(2개의 측뇌실, 제3뇌실, 제4뇌실). 각 뇌실은 뇌척수액을 형성하는 맥락막총을 포함하고 있다 그림 8-6, 그림 8-7.
2. **숨뇌** – 심박동, 호흡, 혈압 등 활력징후를 조절한다. 기침, 재채기, 연하, 구토반사를 조절한다.
3. **다리뇌** – 연수에서 기능하는 호흡중추를 포함한다.
4. **중뇌** – 시각반사, 청각반사, 평형반사를 조절하는 중추를 포함한다.
5. **소뇌** – 수의적 움직임의 조정, 근육긴장도, 움직임을 멈추는 일과 평형유지를 담당한다. 감촉 및 무게와 관련된 감각에도 기여한다.
6. **시상하부**
   a. 신장에서 수분의 재흡수를 증가시키는 항이뇨 호르몬을 생성한다.
   b. 분만 시 자궁의 수축을 촉진시키는 옥시토신을 생성한다.
   c. 뇌하수체 전엽의 분비를 조절하는 유리 호르몬을 생성한다.
   d. 체온을 조절한다.

e. 음식 섭취를 조절한다.

f. 자율신경계의 기능을 통합한다. 정서적 상황에 따른 내장의 반응을 촉진한다.

g. 생리적 리듬에 관여한다.

7. **시상** – 대뇌로 감각자극을 전달하기 전에 자극을 분류한다. 통증을 지각할 수 있으나 국소화하지는 못한다. 중요하지 않은 감각을 억제시켜 집중할 수 있도록 한다. 각성, 지각 및 기억에 기여한다.

8. **대뇌** – 좌우가 대칭인 2개의 반구가 신경섬유로 이루어진 뇌량에 의해 연결되어 있다. 대뇌피질은 많은 주름이 잡혀 있으며, 신경세포체로 구성된 회백질로 되어 있다. 내부의 백질은 대뇌의 엽을 서로 연결하며 뇌의 다른 부분들과도 연결시키는 신경로로 구성된다.

a. 전두엽 – 수의적 움직임을 생성하는 운동영역이 있다. 전운동영역은 학습된 기술을 위한 일련의 움직임을 조절한다. 전전두엽영역은 사회적 행동에 관여하며, 브로카 운동성 언어영역(좌반구)은 언어와 관련된 움직임을 조절한다.

b. 두정엽 – 피부감각을 느끼고 해석하며 근육감각을 지각하는 감각영역이 있다. 측두엽으로 이어진 미각영역이 있다. 좌측 대뇌반구에 말하기 전에 생각하게 하는 언어영역이 있다.

c. 측두엽 – 듣고 해석하는 청각영역, 냄새를 맡는 후각영역, 말하기 전에 생각하게 하는 언어영역이 있다.

d. 후두엽 – 시각영역이 있다. 공간관계를 해석하는 영역이 있다.

e. 연합영역 – 생각의 요약, 유추, 학습, 기억 및 인격 등에 관여하며 모든 엽에 존재한다. 해마는 기억의 형성에 필수적이다. 신경학적 유연성은 변화하는 요구에 적응하기 위한 뇌의 능력이다.

f. 기저핵 – 대뇌반구 내에 있는 회백질의 집단이다. 보조적인 움직임과 근육의 긴장도를 조절한다.

뇌(척수)막과 뇌척수액 그림 8-9, 그림 8-10

1. 결체조직으로 구성된 3개의 층, 바깥쪽–경막, 가운데–지주막, 안쪽–연막으로 구성되어 있으며, 뇌와 척수를 둘러싸고 있다.
2. 지주막하강은 중추신경계통의 조직액인 뇌척수액을 포함하고 있다.
3. 뇌척수액은 뇌실에서 맥락총에 의해 혈장으로부터 지속적으로 생성된다.
4. 뇌척수액은 뇌실로부터 척수의 중심관, 그리고 뇌와 척수의 지주막하강으로 순환하고 있다.
5. 뇌척수액은 뇌의 지주막하강으로부터 지주막융모를 통해 뇌정맥동내의 혈류로 흡수된다. 흡수율과 생성률이 동일하다.
6. 뇌척수액은 중추신경계통의 신경원에 영양소를 공급하고 노폐물을 제거한다. 뇌척수액은 중추신경계통에 완충제 역할을 한다.

뇌신경 – 뇌에서 시작되는 12쌍의 신경 그림 8-11

1. 시각, 청각, 평형감각, 미각, 후각 등 여러 가지 기능에 관여한다.
2. 표 8-4 에 각각의 기능이 제시되어 있다.

신경계통

자율신경계통(그림 8-12 와 그림 8-13, 표 8-5 와 표 8-6 참조)

1. 교감신경계와 부교감신경계로 구성되어 있다. 기능이 시상하부에 의해 통합된다.
2. 내장성 효과기에 운동신경원으로 작용한다(평활근, 심근, 선).
3. 2개의 신경원에 의해 시냅스를 이루고 있다.
   a. 절전 신경원 – 중추신경계통에서부터 신경절까지
   b. 절후 신경원 – 신경절에서부터 효과기까지
   c. 대부분의 교감신경절은 척수의 바깥쪽에 있는 2개의 연결고리 안에 있다. 부교감신경절은 내장성 효과기와 인접해 있거나 내부에 존재한다.
4. **신경전달물질** – 아세틸콜린(acetylcholine)은 모든 절전신경원에 의해 분비되며 부교감신경의 절후신경원에서도 분비된다. 콜린에스테라제(cholinesterase)는 대부분의 교감신경의 절후신경원에 의해 분비되며, 카테콜로메틸 전이효소(COMT) 혹은 모노아민산화효소(MAO)에 의해 분해된다.
5. **교감신경계** – 스트레스 상황에서 우위를 보인다. 반응들은 신체적 요구를 충족시키도록 신체를 준비시킨다.
6. **부교감신경계** – 신체가 정상기능을 할 수 있도록 이완된 상황에서 우위가 된다.

복습 문제

1. 신경계의 분류와 각 부분을 기술하시오.

2. 신경 조직의 다음 부분의 기능을 기술하시오.
   a. 축삭
   b. 수상돌기
   c. 수초
   d. 신경초
   e. 미세아교세포
   f. 성상교세포

3. 차이점을 설명하시오.
   a. 감각뉴런과 운동뉴런
   b. 개재뉴런과 신경로

4. 신경세포막 양쪽에 있는 전하의 관점에서 전기적 신경흥분을 설명하고, 시냅스에서의 신경흥분에 대해 설명하시오.

5. 다음은 척수에 관한 문제이다.
   a. 위치를 설명하시오.
   b. 백질과 회백질이 무엇으로 구성되어 있는지 설명하시오.
   c. 후근, 전근, 후근신경절의 기능을 설명하시오.

6. 척수신경의 명칭을 기술하고 몇 쌍인지 설명하시오. 다음 신경이 공급되는 신체의 부분은 어디인가: 횡격막신경, 요골신경, 좌골신경

7. 반사를 정의하고, 반사궁의 다섯 부분의 명칭을 기술하시오.

8. 신전반사를 정의하고 그들의 실제적 중요성을 설명하시오. 굴근반사를 정의하고 그들의 실제적 중요성을 설명하시오.

9. 다음 기능과 관련된 뇌 부분의 이름을 기술하시오.
   a. 체온 조절
   b. 심박수 조절
   c. 중요하지 않은 감각 억제
   d. 호흡 조절(두개 부분)
   e. 음식 섭취량 조절
   f. 수의적 움직임의 조절
   g. 뇌하수체 전엽의 분비 조절
   h. 기침과 재채기 조절
   i. 근육긴장도 조절
   j. 시각, 청각 반사 조절
   k. 혈압 조절

10. 다음 각 호에 해당하는 대뇌 부분의 명칭은 무엇인가?
   a. 피부감각을 지각
   b. 청각 영역
   c. 시각 영역
   d. 좌우 대뇌반구의 연결
   e. 보조적 움직임의 조절
   f. 후각 영역을 포함하고 있는 부분
   g. 수의적 움직임의 시작
   h. 언어 영역(대부분의 사람에 있어서)

11. 가장 바깥쪽에서부터 시작하여 뇌막의 3겹의 층의 이름은?

12. 뇌척수액(CSF)의 위치를 모두 기술하시오. CSF는 무엇으로 만들어지는가? CSF는 무엇으로 재흡수되는가? CSF의 기능을 설명하시오.

13. 뇌신경의 기능을 설명하시오.
   a. 설인두
   b. 후각
   c. 삼차
   d. 안면
   e. 미주(세 가지 기능)

14. ANS의 교감신경이 스트레스 상황 시에 신체가 적응하도록 어떻게 돕는지 세 가지 구체적인 예를 들어 설명하시오.

15. ANS의 부교감신경이 정상적인 신체기능을 증진시키는 방법을 세 가지 구체적인 예를 들어 설명하시오.

심화학습

1. A씨는 요리를 하다 칼로 손을 심하게 베어 꽤 많은 봉합이 필요했다. 국소마취제가 사용되었다. 국소마취는 어떻게 신경자극을 멈출 수 있는가? (신경자극은 매우 간단하다는 것을 기억하라) 뇌의 어떤 부분이 문제가 되었나?

2. 일부 살충제는 콜린에스테라제의 작용을 방해하여 곤충을 죽인다. 우리도 콜린에스테라제를 가지고 있으며 악영향을 미칠 수 있다. 그러한 살충제의 중독 증상은 무엇인가?

3. 우리는 중추신경계 없이는 살 수 없다. 중추신경계가 보호되는 모든 방법을 설명하시오.

4. 나이든 운전자들은 가끔 "반사신경을 잃어버렸다"라고 말한다. 이것은 사실인가? 설명하시오.

5. 질문그림 8-A 를 보시오. A열 상단에서 가능한 한 빨리 단어를 읽으시오. B열의 경우 상단에서 시작하여 최대한 빨리 색상 이름을 말하시오. 어떤 문제가 있는가? 이제 C열 상단에서 시작하여 단어를 읽지 말고 가능한 빨리 색상 이름을 말하시오. 어떤 차이가 있는가? 이유를 설명하시오.

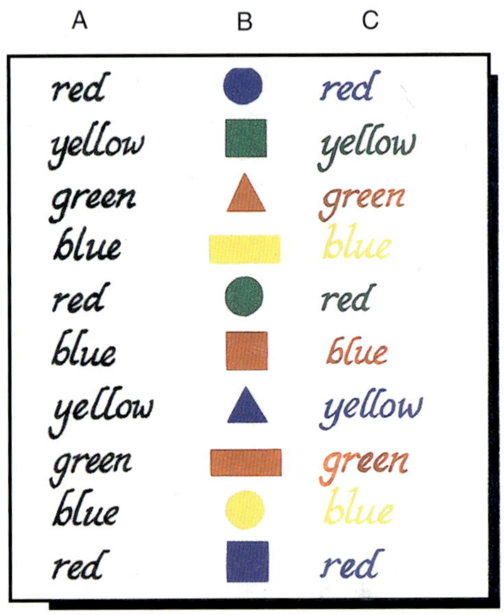

질문그림 8-A

6. 질문그림 8-B 의 신경로를 보시오. 이 장에서 5개의 번호가 매겨진 부분과 비슷한 그림을 찾을 수 있다. 이 경로의 번호가 매겨진 부분을 확인할 수 있는가? 이 경로에 이름을 붙일 수 있는가?

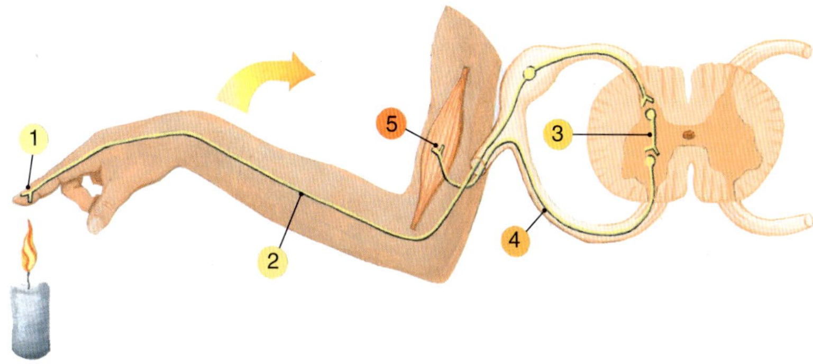

질문그림 8-B

CHAPTER 09

THE SENSES

감각

09 감각

THE SENSES

목차

학습목표

- 감각의 일반적 목적을 설명할 수 있다.
- 감각통로의 각 부분을 명명하고, 각 기능을 서술할 수 있다.
- 감각의 특성을 기술할 수 있다.
- 피부 감각들의 명칭을 기술하고, 그들의 목적을 설명할 수 있다.
- 관련통과 그것의 중요성을 설명할 수 있다.
- 근육 감각의 중요성을 설명할 수 있다.
- 후각과 미각의 통로를 기술하고, 이러한 감각들이 어떻게 서로 관련되는지를 설명할 수 있다.
- 눈의 각 명칭을 기술하고, 그들의 기능을 서술할 수 있다.
- 시야생리를 기술할 수 있다.
- 귀의 각 부분을 명명하고, 기능을 서술할 수 있다.
- 청각의 생리를 기술할 수 있다.
- 평형의 생리를 기술할 수 있다.
- 동맥의 압력수용체와 화학수용체의 중요성을 설명할 수 있다.

THE SENSES

용어

적응(adaptation)
후상(after-image)
안방수(눈방수, aqueous humor)
와우(달팽이, cochlea)
추상체(원뿔, cones)
결막(conjunctiva)
대조(contrast)
각막(cornea)
유스타키오관(eustachian tube)
홍채(iris)
누선(눈물샘, lacrimal glands)
후각수용체(olfactory receptors)
코르티관(organ of Corti)
투사(projection)
관련통(referred pain)
망막(retina)
로돕신(rhodopsin)
간상체(막대, rods)
공막(흰자위막, sclera)
반규관(반고리뼈관, semicircular canals)
고막(tympanic membrane)
초자체(유리체액, vitreous humor)

임상관련용어

노인황반변성(age-related macular degeneration)
약시(amblyopia)
난시(astigmatism)
백내장(cataract)
색맹(color blindness)
결막염(conjunctivitis)
난청(deafness)
망막박리(detached retina)
녹내장(glaucoma)
원시(hyperopia)
멀미(motion sickness)
근시(myopia)
야맹증(night blindness)
중이염(otitis media)
환상통(phantom pain)
노안시(presbyopia)
사시(strabismus)

BOX 9-1 백내장 Cataracts
BOX 9-2 녹내장 Glaucoma
BOX 9-3 굴절이상 Errors of refraction
BOX 9-4 야맹증과 색맹증 Night blindness and color blindness
BOX 9-5 난청 Deafness
BOX 9-6 멀미 Motion sickness

불꽃놀이를 경험한 적이 있는가? 아마 다양한 색깔의 불빛, 폭발이 터지는 소리, 화약 냄새 등을 경험했을 것이다. 이는 우리가 감각을 지니고 있기 때문에 즐길 수 있는 것이다. 우리의 주변 환경이 극적으로 변화하지 않을지라도 감각은 지속적으로 정보를 제공한다. 우리는 친구가 손을 흔드는 것을 보고, 이름을 부르는 소리를 들으며, 촉각을 중시해 악수를 하거나 포옹을 한다. 미각과 후각은 음식의 풍미를 즐기게 해주거나, 섭취하기에 위험한 오염된 음식물로부터 경고해 주는 역할을 한다. 평형감각은 똑바로 서 있도록 해준다. 또한 신체 내부에서 일어나는 일들에 대한 감각을 통해 정보를 얻기도 한다. 예를 들어, 두통은 아스피린을 복용하는 등 이러한 통증에 반응해 뭔가를 즉각적으로 행동할 수 있도록 해준다. 궁극적으로 감각의 목적은, 신체가 변화하는 환경에 대해 적절히 반응하고 항상성을 유지하도록 하는 것이다.

감각통로 Sensory Pathway

감각에 관여하는 자극들은 매우 정확한 통로를 따르며 다음과 같은 부분들을 가지고 있다.

1. **수용체**(receptor) – **자극**(stimuli)을 감지하고 나서 충동(impulse)을 유발한다. 수용체는 반응해야 할 변화의 종류들에 관해서 매우 구체적이다. 망막에 있는 것들은 빛을 감지하며, 비강에 있는 것들은 수증기를 감지하는 것 등이다. 그러나 일단 구체적인 자극이 수용체에 영향을 주면, 그들은 전기적 신경충동을 유발하는 똑같은 방식으로 모두 반응을 하게 된다.
2. **감각신경원**(sensory neuron) – 수용체로부터 중추신경계통에 자극을 전달한다. 이러한 감각 신경원들은 척추신경과 뇌신경에서 발견되며, 한 형태로 자극을 운반한다.
3. **감각로**(sensory tract) – 뇌의 특정부위로 자극을 전달하는 척수나 뇌의 백질
4. **감각영역**(sensory areas) – 대부분 대뇌피질에 있다. 이러한 영역들은 감각을 느끼며 해석한다. 감각을 해석하기 위한 학습은 의식적으로 하지 않아도 영아기부터 시작되어 일생에 지속된다.

감각의 특성 Characteristics of Sensations

감각의 특정 성질은 수용체로부터 받은 정보를 감각영역이 어떻게 이용하는지에 대한 이해를 돕는다.

1. **투사**(projection) – 감각은 수용체가 자극된 영역으로부터 나온다. 여러분이 만일 이 책을 만지게 되면, 만지는 감각이 여러분의 손에 있는 것처럼 여겨질지 모르지만, 이는 여러분 대뇌피질에 의해 느껴질 것이다. 뇌가 감각을 감지한다는 것은 사지 절단 후에 **환상통**(phantom pain)을 느끼는 환자를 보면 알 수 있다. 예를 들어, 손을 잃어버린 사람은 여전히 손을 가지고 있는 것처럼 느낄 것이다. 이런 현상이 왜 일어날까? 손에 있는 수용체들은 이미 존재하지 않지만, 절단된 신경의 끝부분은 계속해서 자극을 생성해낸다. 이들 자극은 두정엽에 도착하게 되고, 뇌는 항상 해왔듯이 투사, 즉 손이 여전히 거기에 있는 것 같은 느낌을 만들어낸다. 대부분의 절단 환자에 있어 그 절단된 신경이 치유됨에 따라 환상통이 감소하지만, 종종 절단된 부위의 환상 속의 '존재'를 경험하게 된다. 이것은 인공사지(artificial limb)의 사용에 대해 학습할 때 유용하다.
2. **강도**(intensity) – 어떤 감각들은 더 뚜렷이 느껴지며 다른 것보다 훨씬 더 강하게 느껴진다. 흐릿한 불빛 같은 약한 자극은 작은 수의 수용체에 영향을 미칠 것이고, 밝은 불빛 같은 강한 자극은 더 많은 수용체를 자극하게 될 것이다. 더 많은 수용체가 자극되면, 더 많은 충동이 뇌의 감각영역에 도달하게 될 것이다. 뇌는 전기적인 자극을 받아서 더 강한 감각을 투사한다.

3. **대조**(contrast) – 현재의 감각에 대한 이전 또는 동시적 감각의 효과는 과장되거나 감소된다. 다시 말해, 이것은 끊임없이 감각을 비교하는 뇌의 기능이다. 아주 더운 날, 수영장에 뛰어 들어가게 되면, 처음에는 수영장의 물이 아주 차갑게 느껴질 것이다. 뇌는 계속 이전의 감각과 새 감각을 비교하게 되며, 두 감각 사이에는 중요한 차이가 있으므로 물을 실제보다 더 차갑게 느낄 것이다.
4. **적응**(adaptation) – 지속적인 자극에 대해 무감각해지게 되는 것을 말한다. 수용체들은 변화를 감지하게 되는데, 자극이 많은 변화를 가져오지 않으면, 수용체들은 보다 적은 자극만 생산하게 된다. 처음엔 차가운 것처럼 느껴지던 수영장 물은 몇 분이 지나면, 따뜻해진 것처럼 느껴진다. 물의 온도가 변한 것이 아니라, 추위에 대한 수용체가 감각의 변화를 느끼지 못해 더 적은 자극을 만들어내기 때문이다. 추위에 대한 감각이 줄어들게 되고, 따뜻함을 더 많이 느끼게 된다. 또 다른 예로, 대부분 사람이 시계를 차고 있는데 그것이 팔에 있다는 것을 거의 의식하지 않는다. 촉각이나 압력을 받는 피부수용체가 지속적인 자극에 대해 매우 빠르게 적응하며, 만일 변화가 없는 한 수용체가 감지할 아무런 것이 없게 된다.
5. **후상**(after-image) – 자극이 멈춘 후에도 감각은 의식 속에 남게 된다. 익숙한 예로, 응시하고 있던 전깃불이 꺼지고 나면 밝은 후상을 보게 된다. 아주 밝은 빛이 망막 내의 수용체를 강하게 자극하게 됨으로써 실제 자극보다 더 오래 지속되는 강한 감각으로 인식되는 많은 자극을 생성한다. 만약 갑자기 큰 소리를 듣고 난 후 '귀가 울린다'라고 느껴진다면 청각 후상을 경험하는 것이다.

피부감각 Cutaneous Senses

피부의 진피에는 촉감, 압력, 열, 냉, 통증 감각을 위한 수용체가 있다. 통증, 열, 냉 수용체는 **자유신경말단**(free nerve ending)들로서 어떠한 강도의 자극에도 반응을 한다. 매우 강한 냉감은 통증으로 느껴지기도 한다. 촉감과 압력을 위한 수용체들은 **피낭성신경말단**(encapsulated nerve ending)으로서 이들은 신경말단의 주위에 세포성 구조가 있다 그림 9-1.

피부감각(cutaneous sensory)들은 외부환경과 피부자체에 대한 정보를 제공한다. 대부분의 환경에 대한 정보는 크게 중요하지 않으며 잠재 의식 속에서 처리된다. 그러나 우리는 그것을 인식할 수도 있다. 예를 들어, 촉감만으로 면으로 된 티셔츠를 데님 청과 구별할 수 있는가? 아마도 직접 보기 전에는 확실히 알 수 없을 것이다. 말하자면 깜깜한 곳에서 세탁물을 구별할 때처럼 말이다. 만약 맨발로 걷고 있다고 할 때, 여러분이 카펫 위나 나무 바닥, 콘크리트 혹은 바닷가 모래 위를 걷고 있는지 말할 수 있을까? 그렇다. 그러나 우리가 보통 발바닥으로부터 그 감각을 알게 되는 걸까? 아마도 아닐 것이다. 당뇨를 가진 사람들 중에는 감각에 이상을 가져오도록 하는 신경의 손상, 즉 당뇨성 **신경증**(diabetic neuropathy)을 가지고 있는 사람들이 있다. 그들은 나무 바닥 위를 걸으면서 솜뭉치 위를 걷는다고 말할 수도 있고, 셔츠의 버튼이 너무 크거나 너무 작다고 느낄 수도 있다. 그들은 감각의 이상 때문에 이러한 이상 감각을 느끼게 된다. 대부분의 사람은 일반 나무 바닥의 감촉을 잘 알아차리지 못한다. 과거의 경험을 통해 우리의 뇌가 기대하는 바가 있기 때문이다. 그러나 바닥에 부서진 조각이 있거나 바닷가 모래가 뜨겁다면, 분명히 그것을 알아차릴 것이다. 이것이 필요시에 우리의 의식으로 가져올 수 있는 정보이다.

덩굴옻나무(poison ivy)에 걸려본 적이 있다면, 두드러기의 가려움에 대해 기억할 수 있을 것이다. 가려움은 다소 복잡한 감각으로 화학적 가려움과 기계적 가려움으로 구분될 수 있다. 화학적 가려움은 덩굴옻나무나 모기의 침과 같이 피부가 히스타민과 같은 자극물질에 노출되었을 때로 염증반응의 일부이고 히스타민이 가려움증을 유발한다.

기계적 가려움증은 거친 천이 피부에 닿거나 벼룩과 같은 작은 물체의 움직임에 의해 유발되는 것으로 이러한 종류의 가려움증은 실제로 경미한 통각이며, 만일 긁지 않게 되면 통증이 될 수 있다.

긁는 것은 왜 기계적 가려움증을 완화시켜주는 것일까? 하나의 가정된 기전은 긁는 것이 가려움증보다 약간 더 통증을 수반하며 그것이 만들어내는 자극은 가려움으로부터 받는 자극을 뇌로부터 딴 곳으로 돌리기 때문이다. 또 하나의 다른 기전은 긁는 것에 의해 유발되는 자극이 가려움증 통로가 있는 척수의 신경원을 억제한다는 것이다(개가 뒷다리를 사용하여 가려운 곳을 긁는 것은 뇌의 영향을 받지 않는 척수반사이다). 그러나 자극을 유발하는 화학물질은 피부 위에 있는 것이 아니라 피부 안에 있기 때문에 긁는 것은 덩굴옻나무, 수두 혹은 모기에게 물려서 생긴 가려움증을 완화시킬 수는 없다. 이런 경우 긁음으로 인해 더 많은 손상을 가져오고, 그 부위의 염증을 더 심하게 만들 수 있다.

임상학자들은 '병리적' 가려움증이라는 3번째 유형을 제시하고 있는데, 간, 신장질환과 특별한 암환자, 후천성면역결핍증 환자들은 그들의 수면이나 정상적 생활을 방해하는 참을 수 없이 지속되는 가려움증을 경험하는

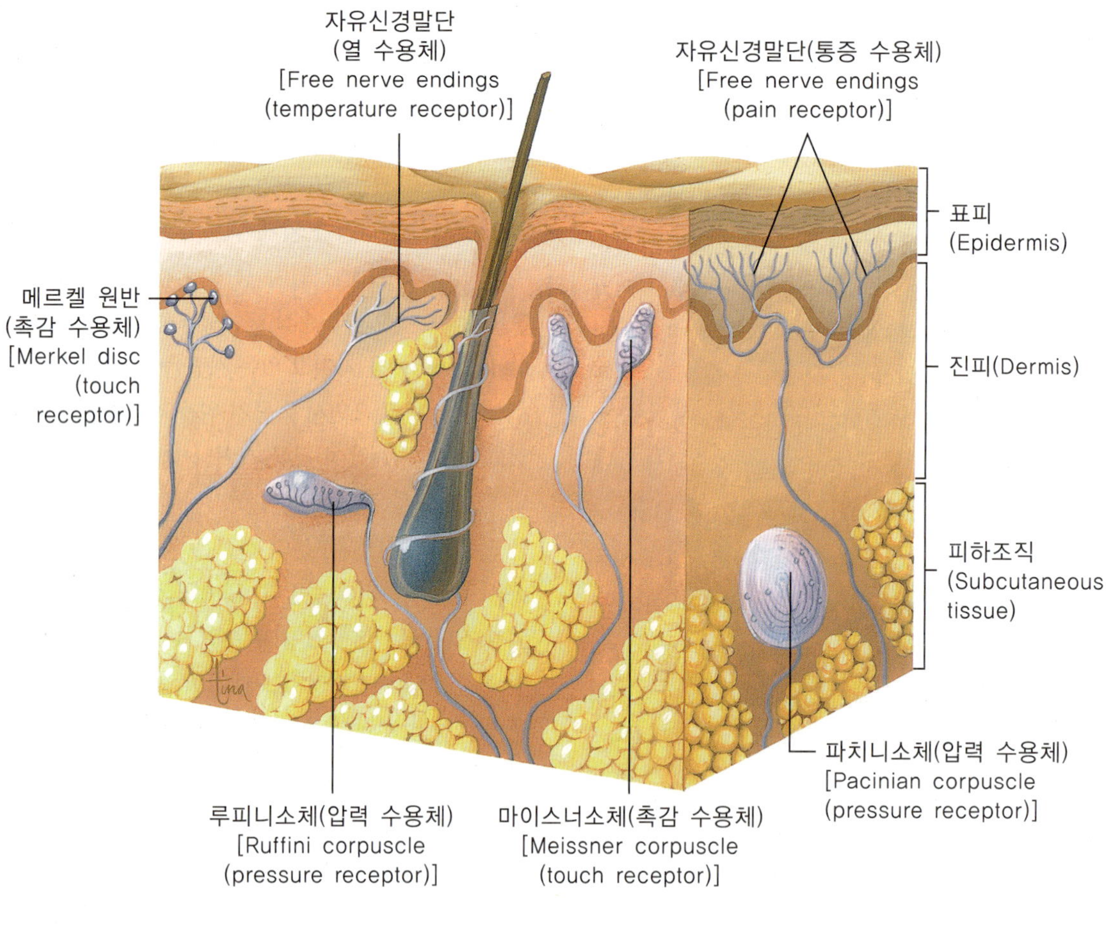

그림 9-1 **피부의 단면에서 본 피부수용체들** 자유신경말단과 피낭성 신경말단을 볼 수 있다.

질문: 어느 층에 가장 많은 피부수용체가 위치하는가?

데, 아직까지 그 원인이 밝혀지지 않았고 이 고통스럽고 괴로운 가려움증을 치료할 만족스런 방법도 찾아내지 못하고 있다.

피부의 감각영역은 두정엽에 있다. 제5장을 다시 생각해보면 피부 부위의 민감도는 수용체의 숫자에 의해 결정된다. 수용체의 숫자는 대뇌피질에 있는 감각영역의 크기와 비례한다. 이러한 감각피질의 가장 큰 부분은 대부분의 수용체를 가지고 있는 손과 얼굴이다.

앞에서 언급한 바와 같이 감각영역은 단순히 수동적인 자극의 수혜자가 아니다. 축축한 감각을 생각해보자. 그것은 분명한 감각이지만 피부에 '축축함'을 위한 수용체는 존재하지 않는다. 그 감각은 어디에서 나오는 걸까? 모든 감각이 나오는 곳, 바로 뇌에서이다. 두정엽은 '축축함'에 대한 온도 및 압력 자극의 동시적인 수용을 연합하도록 학습해왔다. 비닐장갑을 끼고 손가락을 컵에 담긴 물속에 담가봄으로써 이것을 시험해 볼 수 있다. 손가락은 장갑 안에서 완벽하게 건조한 상태이지만, 여러분은 축축함을 느낄 것이다. 축축함은 뇌에 의해 만들어진 학습된 감각이다.

관련통 Referred pain

자유신경말단은 내부조직에서도 찾을 수 있다. 예를 들어, 소장 내의 평활근은 과도 확장이나 수축에 의해 자극되는 자유신경말단을 지니고 있어 내장통(visceral pain)이라 불리는 통증을 느끼게 한다. 때로는 내부 장기로부터 오는 통증은 피부영역에서 느껴지기도 하는데, 이를 **관련통(referred pain)**이라 한다. 심장 발작으로 인한 통증(심근경색증)은 좌측 팔과 어깨에서 느껴질 수도 있으며, 담석으로 인한 통증은 우측 어깨에서 느껴지기도 한다. 그림 9-2 가 관련통 부위에 대한 그림이다.

이러한 관련통은 실제로 뇌로부터 만들어진다. 척수 내에는 피부 자극과 내장 자극이 함께 사용하는 감각로가 있다. 피부자극은 더욱 잦으며 뇌는 정확히 피부로 감각을 투사한다. 그러나 심장과 같은 조직으로부터 오는 자극이 있을 때, 뇌는 여전히 평상시 피부영역으로 감각을 투사하게 된다. 뇌는 과거의 경험을 기반으로 감각을 투사하며, 피부통은 내장통보다 더 흔하다. 관련통에 대한 지식은 진단에 있어서 종종 도움이 되지만 이것으로만 판단해서는 안 된다. 그림 9-2 를 보면 어떤 관련통 부위는 아주 작거나 또 큰 부위도 있으며 어떤 부위는 논리적으로 잘 맞지만 어떤 부위는 논리적으로 맞지 않을 수 있고 서로 겹치는 부위도 있다. 그럼에도 불구하고 관련통은 진단에 유용한 면이 있다.

근육감각 Muscle Sense

근육감각(운동감각)은 제7장에서 논의되었기 때문에 여기서는 조금만 언급할 것이다. 확장 수용체들은 근육이 뻗치는 것을 감지하며 충동을 일으키는데, 이로써 근육이 어떻게 위치하는지 머리에 사진을 만들어낸다. 의식적인 근육감각은 두정엽에 의해 느껴진다. 무의식적인 근육감각은 수의적으로 협동하기 위해 소뇌에 의해 느껴진다. 근육감각은 또한 사물의 모양을 구별하는 능력에도 기여한다.

미각 Sense of Taste

미각수용체는 혀의 유두에 있는 **미뢰(taste bud)**라는 곳에 있다 그림 9-3 . 이 **화학수용체(chemoreceptors)**들은 입안에서 녹는 화학물질들을 감지한다. 화학물질들은 음식이며 이것의 용해제는 침이다(만일 입이 매우 마르면 맛은 매우 희미해지게 된다). 미각수용체는 일반적으로 5가지의 형태가 있다고 알려져 있다(더 있을 수도 있다): 단맛, 신맛, 짠맛, 쓴맛, 감칠맛(savory)이다. 감칠맛(umami 혹은 glutamate라고도 부른다)은 잘 구워진 고기의 맛 같은 것이다. 그러나 음식은 다른 수용체들의 혼합을 자극하는 복잡한 화학물질이고, 후각 또한 음식에 대한 우리의 인지에 기여하므로 다른 맛들을 경험하게 된다.

특정한 맛에 대한 선호는 유전적이다. 미뢰의 수가 평균보다 적은 사람들은 브로콜리의 맛을 좋아하는 반면에, 미뢰 수가 많은 사람은 브로콜리를 더 쓰다고 느낄 수도 있다.

미각에 적응이 일어나는가? 잠시 생각해 보자. 가장 좋아하는 음식을 처음 한입 먹었을 때, 우리는 최고의 맛을 느낀다. 그러나 여전히 두 번째, 세 번째 먹었을 때의 맛도 상당히 좋다고 느낀다. 그렇다. 미각에도 어느 정도 적응이 일어난다.

미뢰로부터 오는 자극은 안면과 설인신경(제7, 9 뇌신경)에 의해 대뇌 두정엽-측두엽 피질(parietal-temporal cortex)에 있는 미각중추로 전달된다. 맛에 대한 감각은 먹는 것을 즐겁게 만들어 주기 때문에 매우 중요하다. 어떤 약들은 미각을 방해하기도 하는데, 이러한 감각은 나이가 들어감에 따라 둔화된다. 이러한 이유로 인해 노인이나 특정 환자에서 영양부족의 요인이 되기도 한다.

후각 Sense of Smell

다른 감각들처럼, **후각**(olfaction)은 우리에게 임상적 정보뿐만 아니라 많은 즐거움을 선사한다. 후각수용체는 상부비강으로 흡입된 증발된 화학물질을 감지하는 **화학수용체**(chemoreceptor)이다 그림 9-3 . 특정 미각수용체가 있듯이 특정 후각수용체(scent receptors)도 있다. 연구에 따르면, 사람들은 수백 개의 서로 다른 후각 수용체를 가지고 있다고 한다. 증발된 분자에 의해 자극되면 **후각수용체**(olfactory receptors)는 사골(ethmoid bone)을 통과하여 후구(olfactory bulbs)로 후신경(제1뇌신경)에 의해 자극을 전달한다. 이러한 자극들을 위한 경로는 측두엽의 후각영역에서 끝이 나게 된다. 증기는 수용체의 다양한 결합들(combination of receptor)을 자극할 수 있으며,

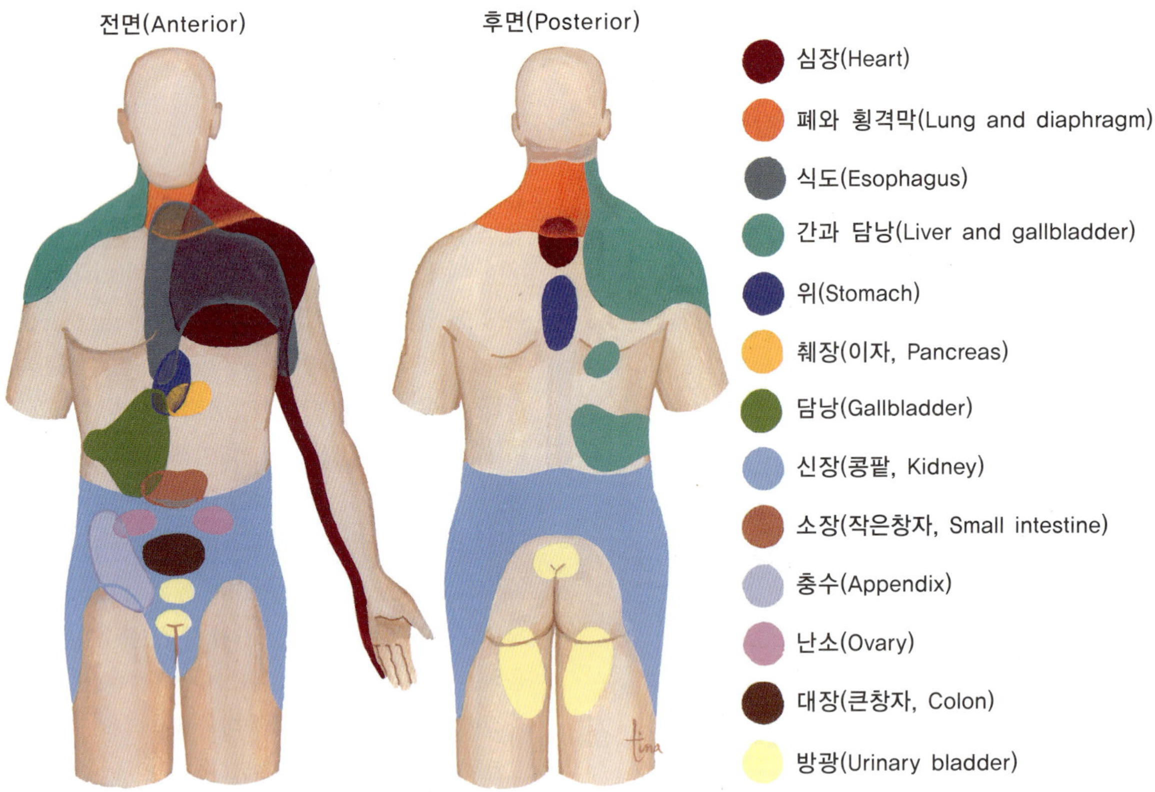

그림 9-2 **관련통** 다양한 장기의 관련통 부위

질문: 어떤 내장 장기로부터의 통증이 사지에 관련통을 일으키는가?

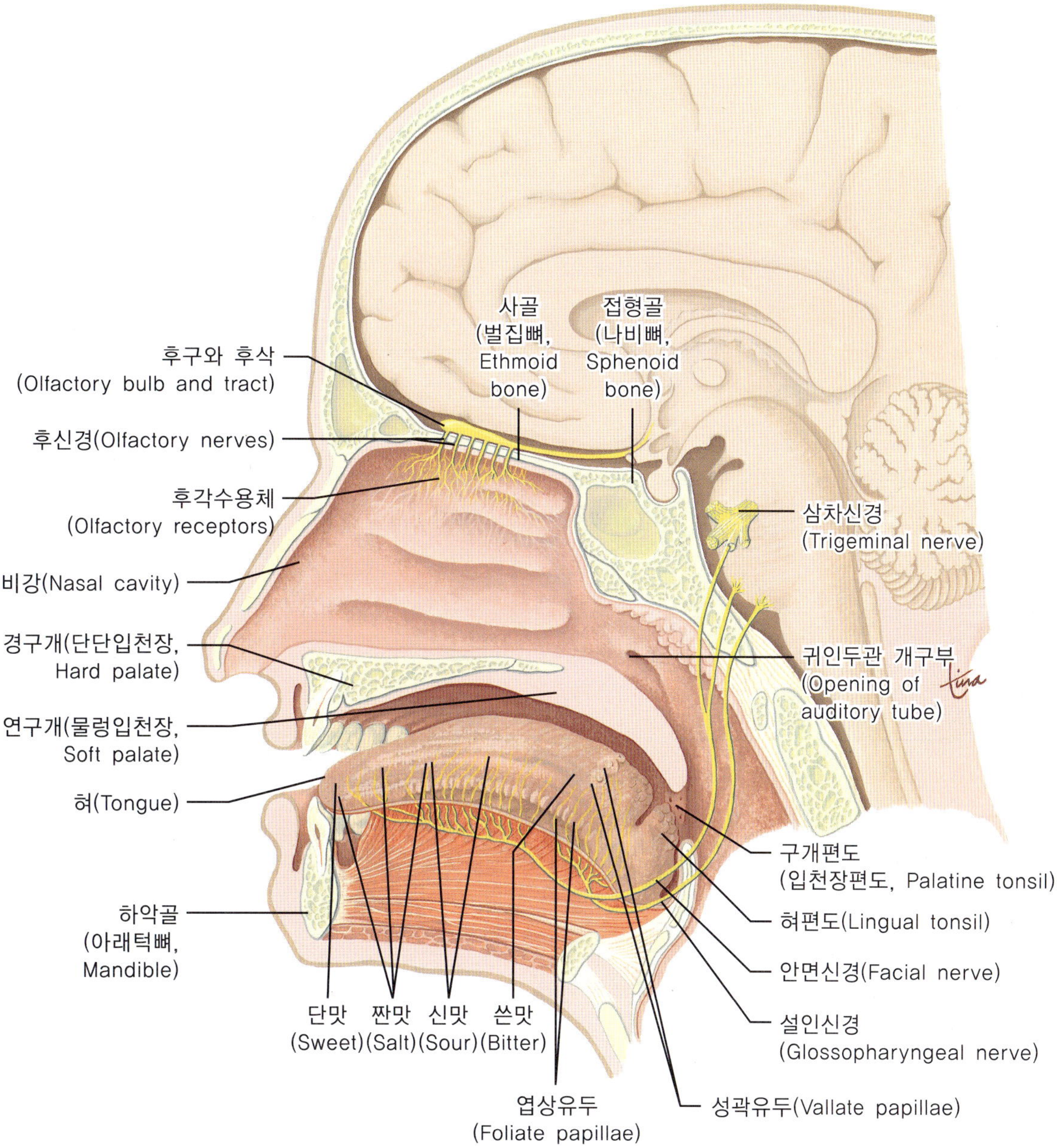

그림 9-3 **후각, 미각과 관련된 구조** 머리의 정중시상면(midsagittal section)에서 본 모습

질문: 자극적인 냄새를 맡았을 때, 왜 종종 같은 맛을 느끼게 되는 것일까?

인간의 뇌는 10,000개의 서로 다른 냄새를 구별할 수 있다고 추정된다.

인간의 후각은 다른 동물과 비교해 볼 때 흥미롭게도 발달이 잘 되지 않았다. 예를 들어, 개들은 인간보다 200배나 후각에 더 예민하다(개들이 후각에 의존하는 세상에 살고 있는 반면에, 대부분의 사람은 보는 것에 의존하는 세상에 살고 있다). 그러나 우리가 맛이라고 기억하는 대부분은 사실 음식의 냄새이다. 만일 감기에 걸려 코가 막혔을 때는 음식이 예전처럼 맛있지 않은 것을 경험하게 된다. 냄새에는 상대적으로 빨리 적응하게 된다. 좋은 향기는 금방 알아차릴 수 있으나 금방 없어지기도 한다. 심지어 불쾌한 냄새에도 오래 노출되면, 그 냄새가 사라지게 된다. 후각의 상실(점진적인 상실은 노화의 과정일 수 있음)은 음식을 먹는 즐거움을 박탈할 뿐만 아니라 해를 끼칠 수 있다. 우리는 보고 듣고 만지는 것뿐만 아니라 냄새를 맡음으로서 가스 누출, 화재 또는 음식물이 상하는 것을 알아차릴 수 있게 된다.

허기와 갈증 Hunger and Thirst

허기와 갈증은 내부 변화에 의해 일어나므로 **내장감각(visceral sensation)**이라고 할 수 있다. 허기는 생각보다 훨씬 더 복잡한 감각이다. 반면 갈증은 다소 간단하다. 이 수용체들은 시상하부에 있는 특수화된 세포라고 여겨지고 있다. 허기를 느끼는 수용체는 혈액내 영양수준의 변화, 위와 소장으로부터 나오는 혈중 호르몬 수치, 지방조직에 의해 분비되는 호르몬의 변화를 감지하며 이 모든 화학적 신호는 시상하부에 의해 수집된다. 갈증을 느끼는 수용체는 체내 수분함량(실제로는 물-소금의 비율)의 변화를 감지한다.

우리는 이러한 감각들을 시상하부에서 자연스럽게 느끼지 못하며, 그것들은 투사된다. 허기는 수축을 하는 위로 투사된다. 갈증은 입과 인두로 투사되며, 침이 덜 생산된다.

만일 이런 것들이 먹는 것으로 충족되지 않으면, 허기의 감각은 점차적으로 사라져 적응이 된다. 그 이유는 혈액내 영양의 수준이 감소된 후에는 에너지를 내기 위해 지방조직에 있는 지방이 이용되기 때문이다. 위장관계에서 소화활동이 거의 없거나 아주 없다면, 호르몬의 분비는 감소하게 된다. 급격한 화학적 신호의 변동이 없으면, 시상하부의 수용체들은 변화를 감지하지 않게 되며, 허기는 점점 둔화되게 된다.

대조적으로, 만일 무언가를 마시지 않으면 갈증의 감각은 점점 더 악화되며 적응은 없다. 체내 수분이 소실되면, 그 양은 점점 감소되며 불안정적으로 된다. 그러므로 수용체는 지속적으로 이러한 변화를 감지하게 되며, 장기간의 갈증은 매우 고통스럽게 된다.

눈 The Eye

눈은 시각수용체와 망막내의 수용체로 빛을 모아주는 굴절계를 포함하고 있다. 먼저, 눈의 부속구조를 논의한 다음 눈과 시야생리를 살펴보기로 한다.

안검과 누기
Eyelids and the Lacrimal Apparatus

안검은 안구의 전면부를 덮고 눈을 감을 수 있게 하는 골격근을 포함하고 있다. 각 안검을 따라 나 있는 눈썹들은 먼지로부터 눈을 보호한다. 안검은 눈의 흰자위를 덮고 있는 **결막(conjunctive)**이라 불리는 얇은 막과 연결되어 있다. **결막염(conjunctivitis)**이라 불리는 이 막의 감염은 알레르기나 특정 박테리아 혹은 바이러스에 의해 일어나게 되며, 눈이 충혈되고 가려우며 눈물이 흐르도록 만든다.

눈물(tear)은 안와(orbit)내에 놓여 있는 안구의 상외측에 위치한 누선(눈물샘, lacrimal glands)에 의해 생성된다 그림 9-4. 눈물의 분비는 지속적으로 일어나지만, 자극이 되는 화학물질(예를 들어, 양파) 혹은 먼지와 같은 물질 및 특정 감정 상황(슬프거나 기쁠 때)에 의해 증가된다. 작은 관들이 눈물을 안구의 전면으로 보내게 되며, 눈을 깜빡거림으로써 눈물을 퍼지게 하고 눈의 표면을 씻는다. 눈물의 주요 성분은 물이며, 다른 체액과 마찬가지로 약 1%의 염화나트륨(sodium chloride)을 포함하고 있다. 안구의 중간지점 정도에는 상측과 하측 누관(눈물관, lacrimal canal)으로 들어가는 개구부가 있다. 이러한 관들은 눈물을 누골 속에 있는 **누낭(눈물주머니, lacrimal sac)**으로 분비하며 이는 **누비관(코눈물뼈관, nasolacrimal duct)**으로 들어와 비강으로 흘러 내보내지게 된다. 이러한 구조 때문에 종종 울면 콧물이 흐르고, 손에서 눈으로 이동한 감기나 독감 바이러스가 비강의 감염을 일으키게 된다.

안구 Eyeball

대부분의 안구는 누골, 상악골, 관골, 전두골, 접형골, 사상골들로 이루어진 안와 속에 있으면서 보호되고 있다. 6개의 **외안근(extrinsic muscle)**들은 그림 9-5 이러한 뼈와 안구의 표면에 붙어 있다. 안구의 상하 좌우를 조절하는 4개의 직근(rectus muscle)이 있는데, 그 이름은 방향을 말해준다. 예를 들어, 내측직근(medial rectus muscle)은 안구를 중앙으로 잡아당겨 코를 볼 때처럼 만든다. 2개의 사근(oblique muscle)은 안구를 회전시킨다. 이러한 근육들은 각각 동안신경, 활차신경, 외전신경(제3, 4, 6뇌신경)의 지배를 받는다. 양 눈에 있는 이러한 근육들의 복잡한 협동은 다행스럽게도 우리가 특별히 신경 쓰지 않아도 이루어진다. 두 눈으로 사물을 볼 때, 한 점에 집중할 수 있는 것은 하나의 영상(이중시야를 예방)을 보도록 하는데 있어 매우 중요하며, 우리가 깊이에 대한 인지를 하고 삼차원 세상을 살아가는 데 있어 매우 중요하다.

안구의 층 Layers of the Eyeball

안구에는 3개의 층, 즉 바깥쪽의 공막, 중간의 맥락막, 내측의 망막 그림 9-6 이 있다. **공막(흰자위막, sclera)**은 가장 두꺼운 층으로써 눈의 흰자위로 보이는 섬유성 결합조직으로 이루어져 있다. 가장 앞부분은 각막으로서 이는 공막과는 달리 투명하며 혈관분포가 없다. 각막에는 모세혈관이 없고, 눈 안의 홍채와 동공을 덮고 있으며, 빛을 굴절시키고 받아들이는 눈의 첫 부분이다.

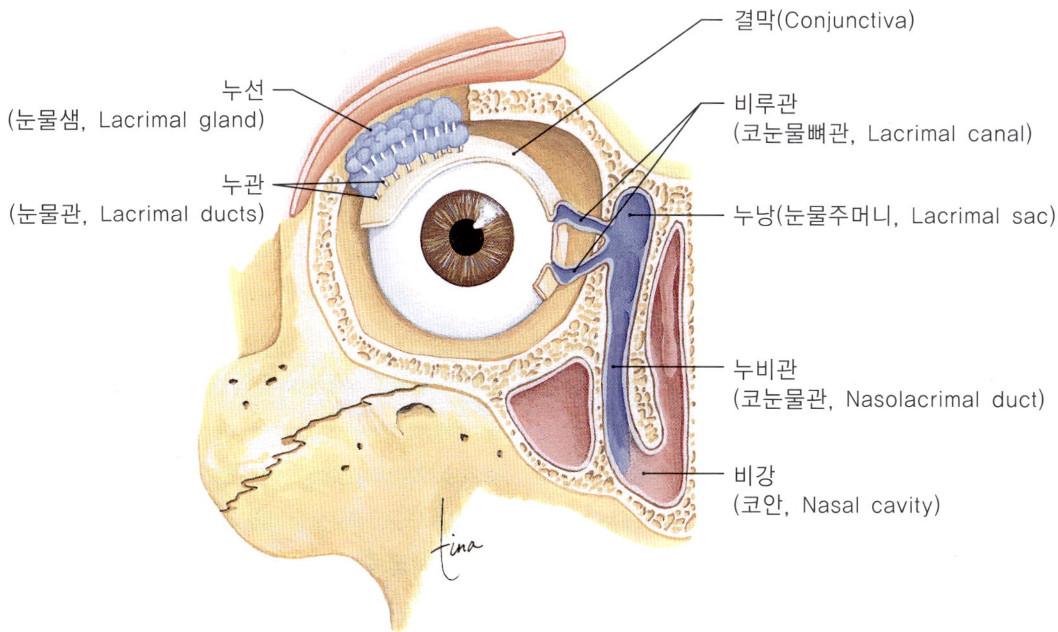

그림 9-4 오른쪽 눈의 전방에서 바라본 눈물기관

질문: 눈물은 보통 어디에서 끝이 나는가?

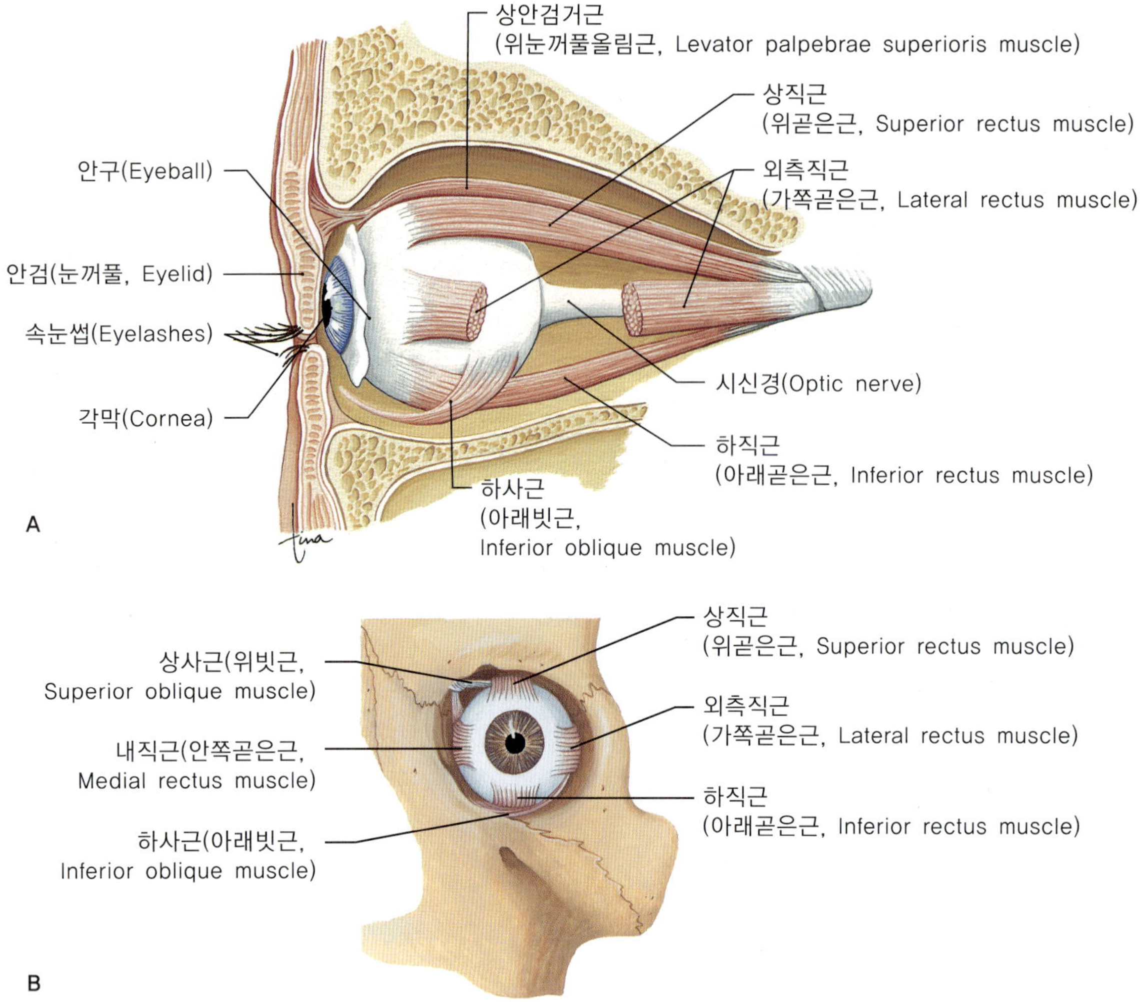

그림 9-5 **눈의 외안근들** (A) 왼쪽 눈의 측면 (B) 왼쪽 눈의 전면

질문: 하직근의 수축은 안구에 어떤 영향을 주는가?

BOX 9-1 백내장 Cataracts

눈의 수정체는 정상적으로 투명하지만 혼탁해질 수 있다. 이렇게 수정체가 혼탁하거나 불투명해지는 것을 백내장(cataract)이라 부른다. 백내장은 노인층에서 흔히 일어난다. 나이가 듦에 따라 수정체의 단백질이 떨어져 나가게 되어 투명성을 잃게 된다. 또한 햇빛과 같은 자외선에 장기간 노출 및 흡연은 백내장을 일으키는 원인이 되기도 한다.

혼탁해진 수정체는 빛을 적절히 굴절시키지 못하므로 시야가 흐려지는 결과를 가져온다. 경미한 백내장은 레이저 수술로 치료될 수 있다. 광범위하게 뿌옇게 된 수정체를 외과적으로 인공 수정체를 이용해 대체할 수 있다. 인공 수정체가 부적절할 경우, 안경이나 콘택트렌즈를 사용하여 특정 거리에서 시력을 확보할 수 있다.

맥락막층(choroid layer)은 혈관과 멜라닌에서 유래된 암청색 색소를 포함하고 있으며 카메라의 안쪽 검은 부분처럼 안구내로 들어온 광선을 흡수함으로써 눈부심을 방지한다. 맥락막의 앞부분은 더욱 세분화된 구조인 모양체와 홍채로 나뉜다. **모양체**(ciliary body)는 수정체의 모서리 부분을 둘러싸고 있는 환근으로서 **모양체소대**(suspensory ligaments)에 의해 수정체에 연결되어 있다. **수정체**(lens)는 투명하고 탄력성 단백질로 이루어져 있으며 각막과 마찬가지로 혈관이 분포되어 있지 않다 BOX 9-1 . 수정체의 모양은 눈으로부터 다양한 거리에 떨어져 있는 물체로부터 나오는 빛에 초점을 맞추게 하는 환근에 의해 변하게 된다.

수정체의 바로 앞부분에는 눈동자의 색깔을 나타내는 부분인 윤상의 홍채가 있다. 홍채의 색깔은 멜라닌의 형태에 따라 다르다. 우리가 '눈의 색깔'이라고 말하는 부분이 홍채의 색깔이며, 피부색과 마찬가지로 유전적인 특성을 지닌다. 두 종류의 평활근 섬유가 가운데 **동공**(pupil)의 크기를 변화시킨다. 윤상섬유(circular fiber)의 수축은 동공을 수축시키게 되는데, 이는 부교감반응(동안신경)이다. 동공의 수축은 강한 빛의 자극으로부터 망막을 보호하거나 책을 읽을 때처럼 보다 정확하게 가까운 거리에 있는 것을 보도록 하는 반사이다.

망막(retina)은 안구의 뒤쪽 2/3에 형성되어 있으며, 시각 수용체인 간상체와 추상체를 포함하고 있다 그림 9-7 . **추상체(원뿔**, cons)는 색깔을 구별하는 반면, **간상체(막대**, rods)는 단지 빛만을 감지한다. 간상체는 망막의 가장자리 부분에 더 풍부하게 분포되어 있다. 간상체에 의존함으로써 우리는 흐리거나 어두울 때에 잘 볼 수 있다. 추상체는 망막의 중심, 특히 수정체 중심 바로 뒤에 있는 **황반**(macula lutea)영역에 아주 많이 있다. 추상체만 밀집되어 있는 **중심와**(fovea)는 황반 안에 있는 함몰부위로써 색을 가장 정확하게 받아들이는 영역이다.

65세 이상의 사람들에게 시력 손상이 오는 중요한 원인은 **노인황반변성**(age-related macular degeneration, AMD)인데, 중심 시각이 상실되는 것으로, 몇몇 사례에서는 유전적 요인을 가지고 있는 것으로 나타난다. AMD의 건성 형태는 작은 지방축적물들이 황반으로서의 순환을 방해함으로써 세포들이 산소부족으로 죽게 된다. AMD의 습성 형태에서는 비정상적인 혈관들이 망막으로 새어 들어가기 시작하면서 황반에 있는 세포들이 그 혈관 밖에 있는 혈액의 손상을 입히는 효과로 인해 죽게 된다. 시야의 중심인 황반은 독서, 운전, 혹은 사람을 알아보거나, 정밀한 작업들을 할 때와 같이 우리가 가장 많이 사용하는 망막의 일부이다. 흡연이나 자외선 노출이 위험요인으로 알려져 있다.

빛이 망막에 닿으면, 간상체와 추상체는 자극을 생성한다. 이들 자극은 **신경절신경**(ganglion neuron)에 의해 운반되는데, 모두 **시신경유두**(optic nerve)를 따라 안구의 벽을 통과한다. 유두에는 간상체나 추상체가 없으므로 망막의 이 부분은 때때로 '맹점'이라 불린다. 그러나 우리는 시야에서 맹점을 의식하지 않게 되는데, 그 이유는 눈을 지속적으로 움직이며, 뇌가 '완전한' 그림을 창출함으로써 빈 지점을 메우기 때문이다.

안구의 강 Cavities of the Eyeball

눈에는 2개의 강(cavities), 즉 후방과 전방이 있다 그림 9-6 . 크기가 큰 **후방**(posterior cavity)은 수정체와 망막의 사이에 있으며, **초자체액(유리체액**, vitreous humor **또는 초자체**, vitreous body)를 포함하고 있다. 이 반고체성 물질이 망막을 제 위치에 있도록 지켜 준다. 만일 안구가 천공되어 초자체액을 소실하게 되면, 망막은 맥락막으로부터 분리되는데, 이는 **망막박리**(detached retina)의 원인이 되기도 한다.

수정체의 전면과 각막의 뒷부분 사이에는 **전방**(anterior cavity)이 있는데 여기에는 안구의 조직액인 **안방수(눈방수**, aqueous humor)로 채워져 있다. 안방수는 모양체의 모세혈관에 의해 형성되어 동공을 거쳐 전방으로 유입되어 홍채와 각막의 연결부위에 있는 **슐렘관**(canal of Schlemm)에 의해 재흡수된다. 안방수는 조직액이기 때문에 영양공급의 기능을 한다. 수정체와 각막은 모세혈관이 없다는 것을 기억해 보자. 이들은 지속적인 안방수의 유입으로 인해 영양분을 공급받는다 BOX 9-2 .

시야생리 Physiology of Vision

우리가 볼 수 있기 위해서는 빛이 망막 위에 맺혀야 하고, 그로 인한 신경자극이 뇌의 대뇌피질의 시각 영역에 전달되어야 한다.

빛의 **굴절(refraction)**이란 빛이 한 물체를 통과하여 좀 더 밀도가 높거나 낮은 물체로 들어가면서 굽어지는 것을 말한다. 눈에 들어온 빛은 다음과 같은 구조의 경로를 통하여 굴절된다. 즉 각막, 안방수, 수정체, 초자체, 굴절계 중 수정체만이 조절이 가능한 부분이다. 먼 곳을 바라볼 때 모양체근은 이완되며 수정체는 길게 늘어지면서 얇아진다. 가까운 곳을 볼 때, 모양체근은 좀 더 작은 원을 만들기 위해 수축하며, 수정체는 탄력적으로 가운데 부분이 불룩해지면서 더욱 강한 굴절력을 갖게 된다 BOX 9-3.

빛이 망막을 자극하면서 간상체와 추상체에서 화학적 반응을 자극하게 된다. 간상체에서는 **로돕신(rhodopsin)**이라는 화학물질이 스코톱신과 레티날(비타민 A 유도체)을 형성하기 위해 분해된다. 이러한 화학반응은 전기적 자극을 일으키게 되면서 로돕신이 느린 반응으로 재합성된다. 밤에 밖에 나갈 때 어둠에 적응하는 데

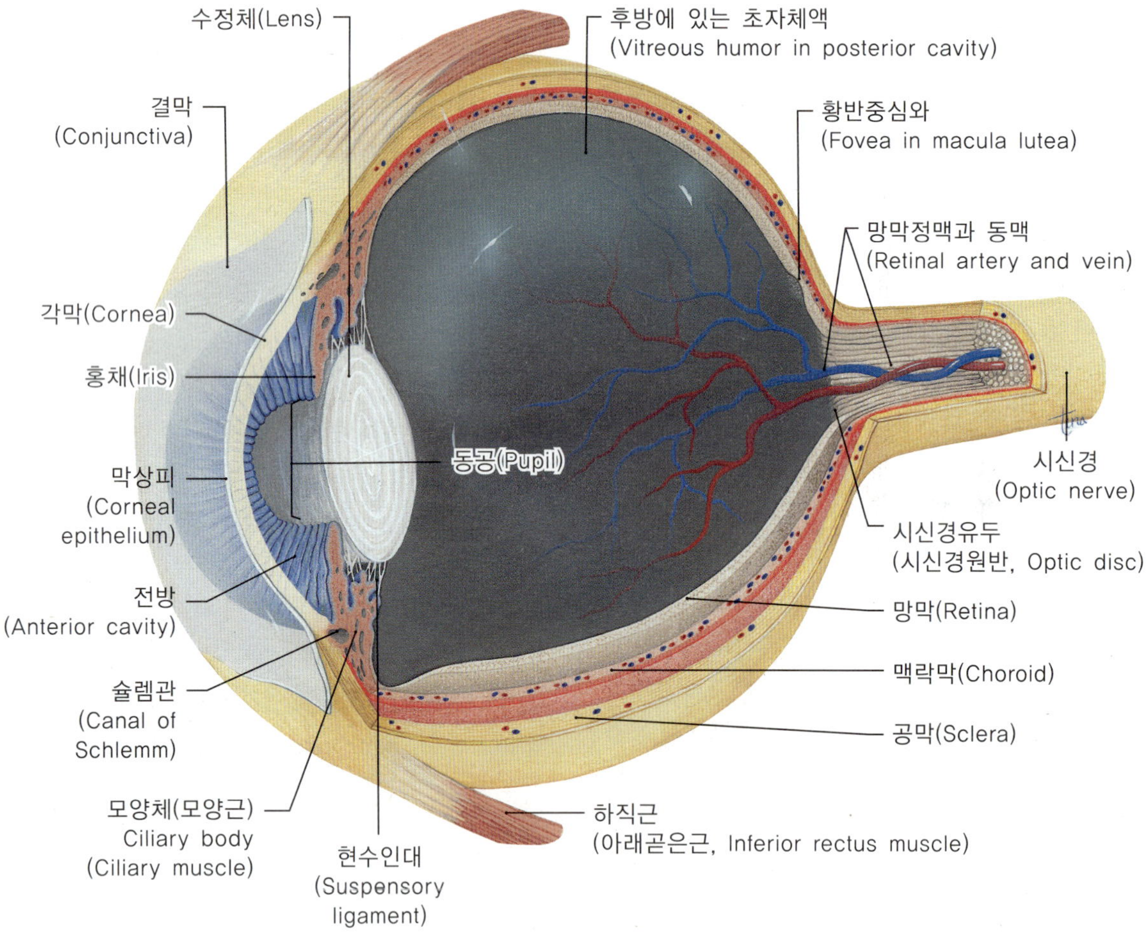

그림 9-6 안구의 내부 해부도

질문: 홍채의 기능은 무엇인가?

는 약간의 시간이 걸린다. 빛이 잘 드는 곳에서 있는 동안 간상체에 있는 대부분의 로돕신이 분해되고 로돕신의 재합성은 느리기 때문이다. 반대의 경우, 예를 들어 밝은 불빛 아래 갑자기 잠에서 깨면 눈이 아프다고 느낄 것이다. 이유는 다음과 같다. 어둠 속에서 간상체는 로돕신의 충분한 양을 재합성하는데 갑작스런 빛은 모든 로돕신을 한 번에 분해한다. 이때 생성되는 자극의 연발은 매우 강하며 뇌는 이러한 강렬한 감각을 통증으로 해석한다. 몇 분이 지나면 밝은 빛은 괜찮게 느껴지는데, 간상체가 로돕신을 천천히 재활용하며 이는 한 번에 분해되지 않기 때문이다.

추상체에서 화박반응은 역시 레티날을 포함하고 있으며, 빛의 다양한 파장을 가져온다. 추상체에는 3가지 종류, 즉 적색흡수, 청색흡수, 녹색흡수가 있다고 알려져

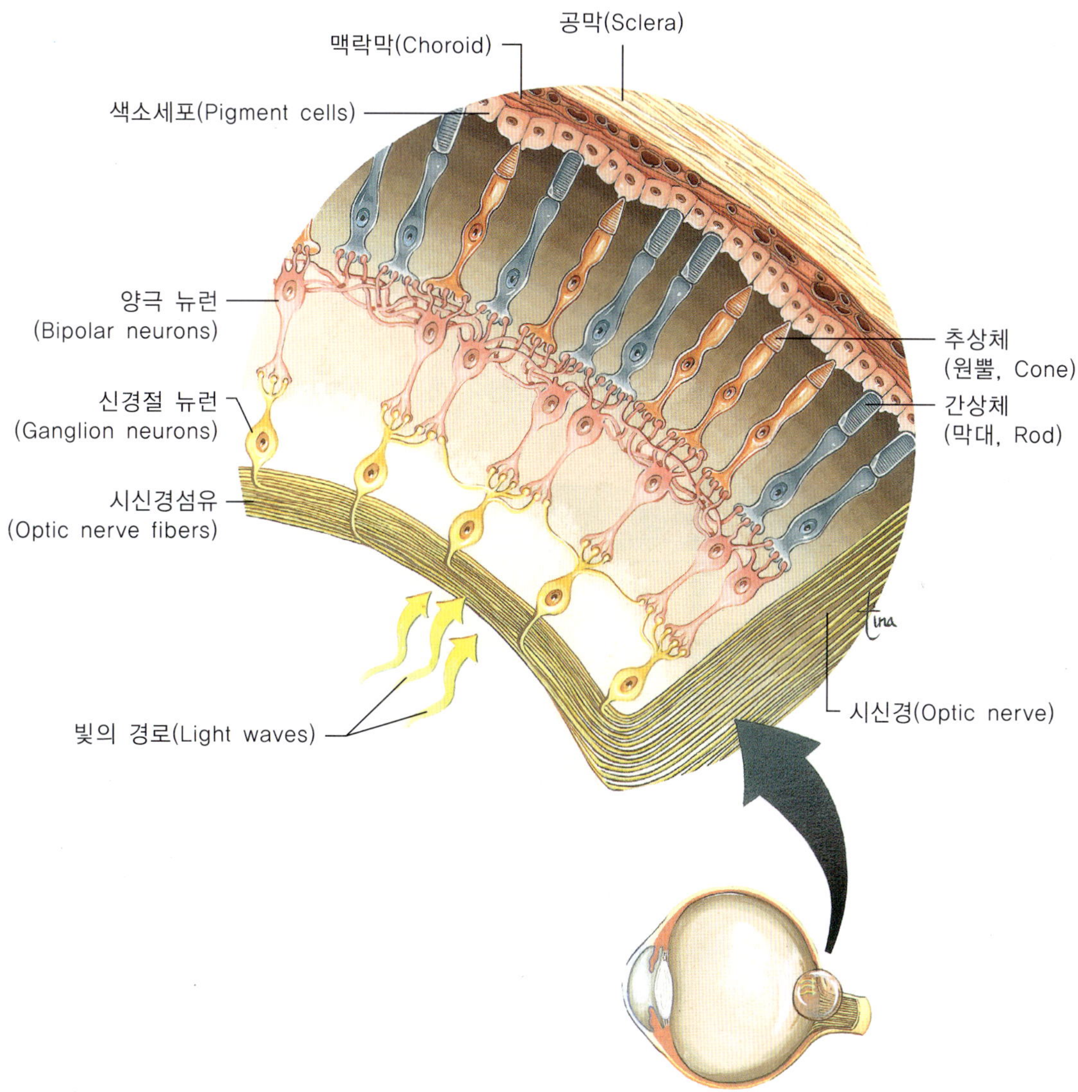

그림 9-7 **유두 안에 있는 망막의 현미경적 구조** 본문 설명 참조

질문: 어떤 종류의 신경원들이 시신경을 형성하는가? 어떤 세포들이 빛수용체인가?

있다. 각각은 가시광선 스펙트럼의 약 1/3 이상의 파장을 흡수하는데, 예를 들어 적추상체는 적색, 오렌지색, 노란색 파장을 흡수한다. 추상체에 있는 화학반응 또한 전기적 자극을 일으킨다 BOX 9-4.

간상체와 추상체로부터 나온 자극은 **신경절 뉴런(ganglion neurons)**으로 전달된다 그림 9-7. 이들은 **시신경유두(시신경원반, optic disc)**에서 수렴되어 안구의 후벽을 통과하는 시신경이 된다. 각 시신경의 중간섬유들은 다른 쪽을 교차해서 지나가고 이는 두 눈에서 자극을 받아들여 각각의 시야를 형성하는데, 즉 양안시를 가능하게 하는 데 중요한 역할을 한다 그림 9-8. 또한 신경절 뉴런은 우리의 생체 시계를 날마다 초기 상태로 바꿔주는 데 기여하는 빛수용체 화학물질(멜라놉신)을 가지고 있는 것으로 여겨진다. 두 눈의 시신경은 뇌하수체 바로 앞 시신경교차에서 만난다.

시신경로(optic tracts)는 **시신경교차(optic chiasma)**로부터 후두엽까지 이어진다. 그림 9-8에서 삽입된 박스 안의 이미지(좌측 아래)를 먼저 보면, 시야의 각도 또는 시각으로부터 시신경로의 위치를 알 수 있다. 그런 다음 상부의 두 망막과 시신경에서부터 보기 시작한다. 이를 따라 시신경 교차점으로 가면 섬유의 교차를 볼 수 있다. 후면으로 신경로를 따라가면 중뇌로의 가지들을 볼 수 있다. 이러한 가지들은 벌이 날아와 두 눈을 응시할 때 또는 독서 시 두 안구를 조정할 때와 같은 시각 반사를 위한 정보를 제공한다. 이는 중뇌에 의해 중재된다. 더욱 후면으로 가면 시상에서 신경 섬유가 집중됨을 볼 수 있다. 시상이 감각 정보의 통합을 위해 중요하다고 설명했던 점을 상기시켜 보자. 우리는 시각을 통해 무엇을 할 수 있는가? 우리는 이를 통해 보는 것뿐만 아니라 환경에 반응할 수 있다. 시상은 시각 정보를 통합하고 분배한다. 우리는 정보를 뇌의 다른 부분들에 보내어 거리 혹은 공간적 관계를 판단하거나 신체 부분을 어디서 어떻게 움직일지 계획하게 된다. 우리가 물 한 잔을 들어 올리는 것은 어떤 과정에 의해 일어나는가? 먼저 잔을 쳐다보고 시상이 정보를 대뇌에 보내고 전두엽이 팔과 손의 적절한 움직임을 위한 자극을 조절하게 된다. 마지막으로 시신경로를 따라 시각영역으로 전달된다. 이곳이 우리가 '본다'라고 하는 것이다.

BOX 9-2 녹내장 Glaucoma

눈의 전방(anterior cavity)에 있는 안방수는 안구압(intraocular pressure)이라는 압력을 형성한다. 이 압력의 증가는 **녹내장(glaucoma)**의 중요한 위험요인이 되는데, 시신경에 손상을 가져오고 시력을 상실하게 만드는 질환들 중 하나로 정의되고 있다. 또 다른 위험 요인으로는 고혈압과 당뇨가 있다. 가장 흔한 형태의 녹내장은 슐렘관으로 안방수의 재흡수가 원활하게 이루어지지 않는 것이다. 전방의 압력상승은 수정체, 초자체, 망막, 시신경으로 전달된다. 망막의 압력이 상승함에 따라 밝은 빛 주위로 환상 띠가 보이게 되고 주위의 시력(peripheral vision)을 잃게 된다.

그러나 대개는 증상이 없다. 녹내장 환자는 시력상실이 많이 진행되기 전까지 한쪽 눈의 시야가 줄어드는 것을 알아채지 못한다. 뇌가 한쪽 눈의 이상이 있는 이미지를 억압하여 다른 쪽 눈의 정상적인 이미지와 쉽게 통합하지 못하기 때문이다. 양쪽 눈에 모두 녹내장이 왔을 때, 환자는 주위 시력의 점차적인 손상을 알아채지 못한다. 독서와 같은 근접거리에서 이루어지는 일들은 시야의 가장자리(edges)를 필요로 하지 않기 때문이다.

녹내장은 동공을 수축시키고 홍채를 편평하게 함으로써 안방수가 슐렘관으로 들어가도록 하는 약물로써 조절하기도 한다. 만일 이러한 약물이 효과적이지 않을 경우에는 슐렘관을 더욱 넓히기 위한 레이저 수술이 요구되기도 한다.

40세 이상은 녹내장 검사를 받아야 하며 녹내장 가족력을 가지고 있거나 당뇨 혹은 고혈압을 가지고 있는 사람은 매년 검사를 받아야 한다. 일찍 진단을 받으면 녹내장은 치유될 수 있으며 시력을 잃는 것을 예방할 수 있다.

BOX 9-3 굴절이상 Errors of refraction

정상시력은 20/20으로 표현하는데 이는 곧 눈이 20피트(6미터) 멀리 떨어져 있는 물체를 정확히 볼 수 있는 것을 말한다. **근시안**(nearsightedness, myopia)이란 가까운 것은 잘 보지만 멀리 있는 것은 잘 보이지 않는 경우를 말한다. 만일 시력이 20/80이라면 이는 곧 정상안이 80피트에서 볼 수 있는 것을 근시안인 경우는 20피트로 가져와야 볼 수 있다는 것을 의미한다. 근시안은 안구가 매우 길거나 수정체가 너무 두꺼워 물체의 이미지를 망막의 전방에 맺게 된다. 이러한 구조적인 특징은 유전적이다. 근시안의 교정은 눈으로 들어오기 전에 빛을 퍼지게 해주는 오목렌즈로 가능하다.

원시안(farsightedness, hyperopia)이란 멀리 있는 물건을 더 잘 보는 것을 의미한다. 만일 시력이 20/10이라면, 이는 정상안이 10피트에서 보는 것을 20피트에서 볼 수 있다는 것을 의미한다. 원시안은 물체의 상을 망막의 후면에 맺게 되는데 이는 안구가 너무 짧거나 수정체가 너무 얇아져 있기 때문이다. 원시안의 교정은 눈으로 들어가기 전에 빛을 모아주는 볼록렌즈를 필요로 한다.

노화가 일어나면서 대부분 더 심한 **원시안**(**노안**, presbyopia)이 된다. 노화는 수정체의 탄력성을 소실시킴으로써 가까운 것을 보기 위한 능력을 상실시키며, 책을 읽을 때 돋보기를 필요로 하게 된다.

난시안(astigmatism)은 또 다른 형태의 굴절이상으로, 각막이나 수정체의 곡면이 불규칙해서 빛이 흩어지고 망막에 상이 희미하게 맺히게 된다. 난시안의 교정은 각 개인의 눈의 곡면에 맞춘 렌즈로 가능하다.

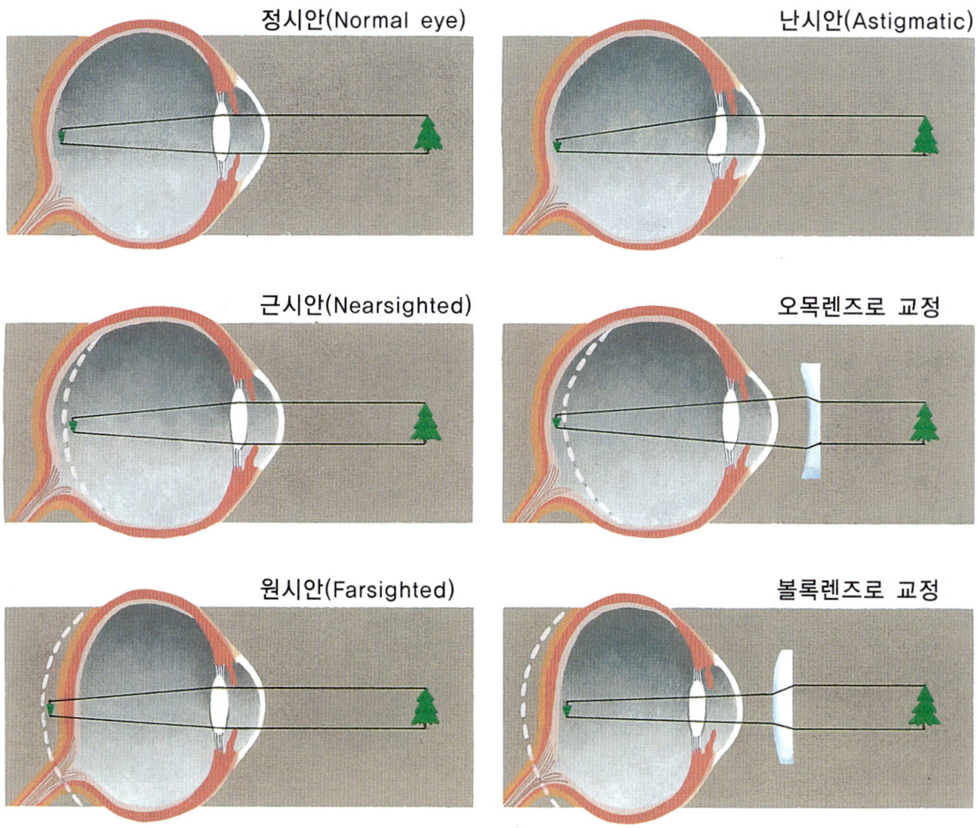

BOX 그림 9-A **정시안과 굴절이상** 근시안과 원시안을 위한 교정렌즈

시각영역은 대뇌피질의 **후두엽**(occipital lobe)에 있다. 그림 9-8 을 보면 왼쪽 시야는 각각의 망막의 왼쪽으로부터 정보를 모아 각 시야의 오른쪽 반을 보게 되며(점선), 오른쪽 시야는 각 망막의 오른쪽으로부터 정보를 받아들여 각 눈 시야의 왼쪽 감을 보게 된다(실선). 비록 각 눈이 약간씩 다른 그림을 전달하더라도(앞을 바라보고 한 번에 한 눈씩 감고 두 그림의 차이를 확인해 보자) 시각영역에서는 깊이와 3차원을 가진 하나의 이미지를 만들기 위해 이들을 통합한다. 이것을 **양안시**(binocular vision)라고 부른다. 시각영역에서는 또한 이미지를 교정하는데 이는 망막에서 이미지가 거꾸로 맺히기 때문이다. 카메라의 필름에 있는 이미지는 거꾸로 되어 있으나, 우리가 사진을 볼 때는 똑바로 보이기 때문에 느끼지 못하는 것과 같다. 뇌는 자동적으로 우리가 세계를 바로 볼 수 있도록 해준다.

가까운 것을 볼 때, 동공은 주위의 빛을 차단하는데 그렇지 않으면 이미지가 흐려지게 되기 때문이다. 눈은 양쪽 망막의 대응부분 위에 맺히는 상을 유지하기 위해 더 먼 곳에서 수렴된다. 동공 수축의 중요성은 종이 한 장에 작은 구멍을 내고 그것을 통해 이 페이지를 들여다 보게 되면 증명된다. 종이가 외측에서 들어오는 빛을 막기 때문에 눈을 훨씬 더 가깝게 대어야 읽을 수 있을 것이다.

손가락을 코끝에 놓고 손가락을 보게 되면 두 눈이 중앙으로 수렴(교차)되는 것을 느낄 것이다. 만일 두 눈이 모아지지 않게 되면, 그 결과 이중시야가 생기며 뇌가 서로 다른 이미지를 하나로 만들지 못함으로써 2가지 형상이 나온다. 그러나 이는 일시적으로 일어나며 결국 뇌는 하나의 이미지로 형상화시키게 된다.

아마도 'lazy eye(정식 이름은 **사시**(strabismus))'

BOX 9-4 야맹증과 색맹증 Night blindness and color blindness

흐린 불빛이나 밤에 잘 볼 수 없는 야맹증(night blindness)은 노화에 따라 일어나기도 하지만 비타민 A 결핍에 의해서도 초래된다. 비타민A는 간상체에서 로돕신의 합성을 위해 필수적 요소이다. 비타민A가 충분치 않으면 흐린 불빛에 반응할 로돕신이 충분하지 않게 된다.

색맹증(color blindness)은 3가지 추상체 중 하나가 부족하거나 기능을 하지 못하는 유전적인 질환이다. 모든 색깔을 하나도 구별할 수 없는 경우를 완전 색맹증이라 하며 이는 매우 드물다. 가장 흔한 색맹증은 적녹 색맹증이며 이는 적색과 녹색을 구별할 수 없는 것을 말한다. 만일 적색 추상체와 녹색 추상체가 없으면 그 사람은 대부분의 색깔은 볼 수 있으나 이러한 추상체들로부터 제공되는 대비색들을 볼 수 없게 된다. 그러므로 적색과 녹색이 비슷하게 보이게 된다. 이는 성과 관련된 속성으로 열성 유전은 X염색체이다. 어떤 여성이 X염색체 1개의 정상 색각 유전자를 가졌다면 자신에게는 색맹을 일으키지 않지만, 자녀에게는 색맹이 나타날 수 있다. X염색체에는 색맹 유전자를 가지고 있고 Y염색체에는 정상 색각 유전자를 가지고 있는 남성의 경우는 색맹증이 나타난다.

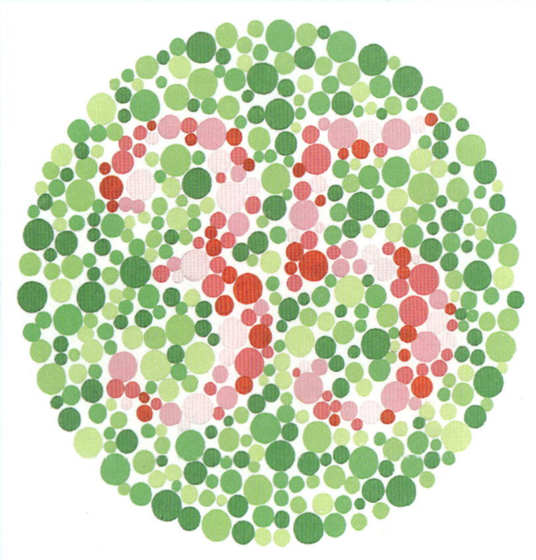

BOX 그림 9-B 색맹증 진단에 쓰이는 그림의 예

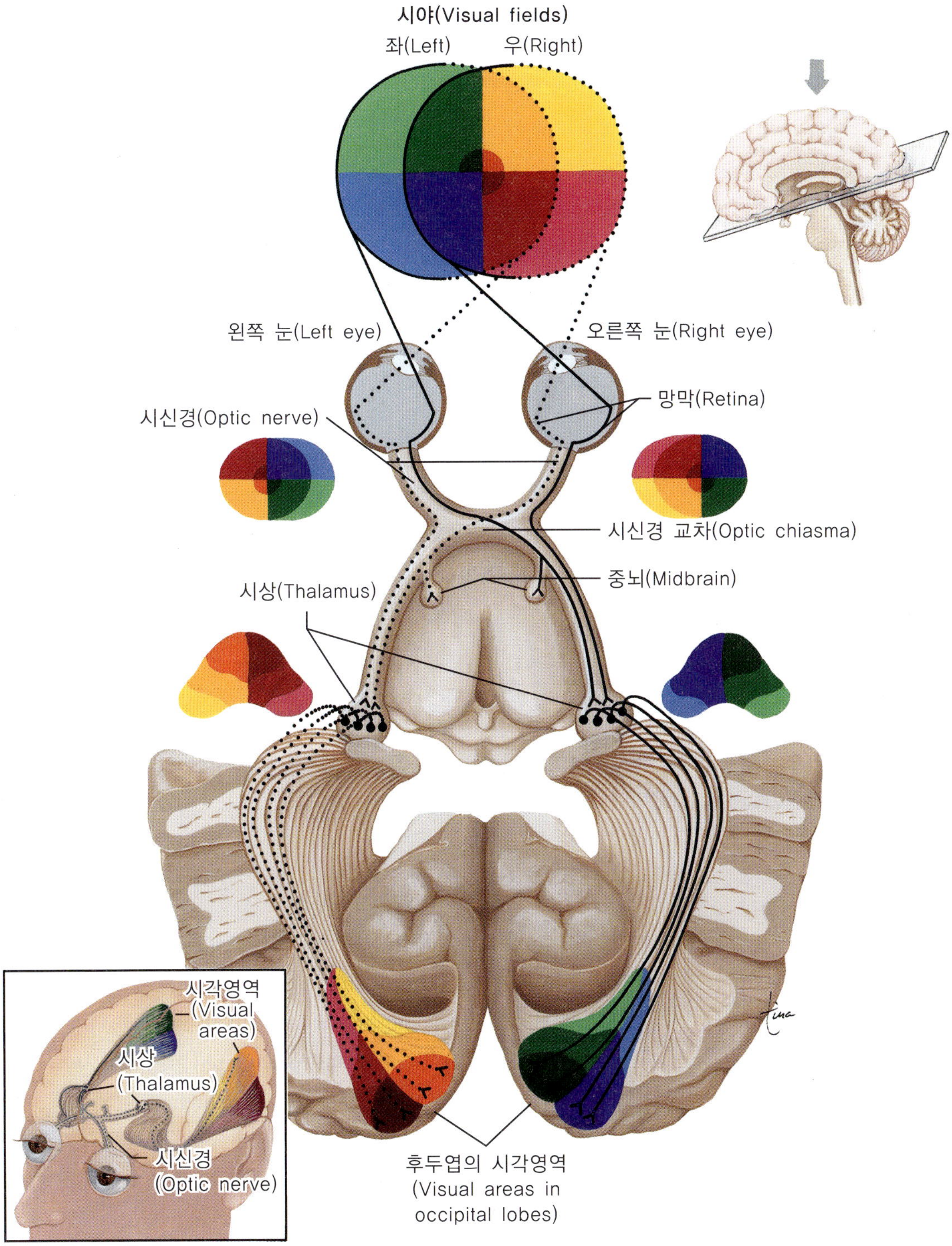

그림 9-8 **시각경로** 상부에서 본 망막으로부터 시각영역까지의 신경자극 경로를 보여주고 있다. 삽입된 박스는 더 익숙하게 볼 수 있는 신경로를 보여주고 있다. 더 자세한 내용은 본문 참조

질문: 오른쪽 시각영역이 상해를 입어 기능을 못한다면, 시야의 어떤 부위가 상실될 수 있는가?

라고 부르는 질환에 대해 들어본 적이 있을 것이다. 이는 사람의 눈(각각의 시야의 축)이 정확하게 같은 점을 향하지 못하는 상태로써 진정한 수렴이 불가능하며, 만약 치료되지 않는다면, 뇌는 단순하게 사시상을 사용하지 않게 될 것이다. 눈은 초점을 맞추는 일을 중단하게 되고, 뇌가 신경자극을 무시하게 되므로 기능적으로 보이지 않게 된다. 이러한 종류의 시력 손상을 **약시**(amblyopia)라고 한다. 사시의 교정에는 눈의 운동(사시를 곧게 펴게 한 다음 완전히 유지되게 한다), 또는 외안근의 불균형을 조정하기 위한 수술 등이 포함된다. 버스에 승객으로 타고 있을 때 눈의 수렴현상의 장점을 확인해 보자. 차가 움직일 때 한쪽 눈을 감아보자. 다가오는 풍경이 편평해지고 그 부피, 면적을 잃은 것처럼 보이는가? 이것이 우리의 뇌가 제공하는 깊이 및 일부 3차원에 대한 인지 손상이다.

귀 The Ear

귀는 외이, 중이, 내이의 3부분으로 나뉜다 그림 9-9. 귀에는 2가지의 감각수용체가 있는데, 이는 **청각**(hearing)과 **평형**감각(equilibrium)이다. 이러한 수용체들은 모두 내이에 있다.

외이 Outer Ear

외이(outer ear)는 이개(귀바퀴, auricle)와 이도(ear canal)로 구성되어 있다. **이개(auricle, pinna)**는 피부로 덮인 연골로 이루어져 있다. 개와 같이 귀가 움직이는 동물들의 경우, 이개는 음파의 통로 역할을 한다. 그렇지만 사람처럼 귀가 움직이지 않는 경우, 이개는 그다지 중요하지 않다. 이개가 없으면 안경 낀 사람들에게는 조금 지장이 있겠지만 청력에는 영향을 주지 않는다. **이도**(car canal)는 귀지선을 포함하고 있는 피부와 이어져 있다. **외이도**(external auditory meatus)라고도 불리는 외이는 측두골까지의 통로이며 전방 하측으로 약간 굽어져 있다.

중이 Middle Ear

중이(middle ear)는 측두골 내부에 있으며 공기로 채워져 있다. **고막**(ear drum, tympanic membrane)은 이도의 끝 쪽으로 뻗어 있으며 음파가 고막을 자극하게 되면 진동을 하게 된다. 이러한 진동들은 다음 3부분의 이소골, 즉 **추골**(malleus), **침골**(incus), **등골**(stapes)로 차례로 전달된다 그림 9-9. 이때 등골은 **난원창**(oval window)에서 액체로 차 있는 내이로 진동을 전달한다.

유스타키오관(이관, eustachian tube, auditory tube)은 중이에서부터 비인두까지 연결되는 부분으로써 중이강으로부터 공기가 드나들도록 한다. 중이에 있는 공기의 압력은 고막이 적절히 진동할 수 있도록 외부기압과 동일하게 유지된다. 비행기를 타는 경우나 혹은 높거나 낮은 곳을 운전하는 경우, 귀가 '먹먹'해지는 것을 경험하게 된다. 이 때 침삼킴이나 하품은 이관을 열리게 하여 '뻥'뚫리게 함으로써 대기압과 동일하게 만든다.

아동의 이관은 좀 더 짧고 거의 수평적이어서 박테리아 같은 물질이 인두로부터 중이까지 퍼지기 쉽다. 이런 이유 때문에 패혈성 인두염이 **중이염**(otitis media)과 같은 합병증으로 이어진다.

내이 Inner Ear

측두골 내부에 있는 **내이**(inner ear)는 **골성미로**(bony labyrinth)라 불리는 강으로써 **막성미로**(membranous labyrinth)라 불리는 막과 접해 있다 그림 9-9. **외림프**(perilymph)는 뼈와 막 사이에서 발견되는 액체이며, **내림프**(endolymph)는 내이의 막성 구조 내에 있는 액체이다. 이 구조들은 청력과 관련된 와우(달팽이, cochlea), 균형감각과 관련된 난형낭(utricle), 구형낭(saccule), 반규관(반고리뼈관, semicircilar canals) 등이다 그림 9-10.

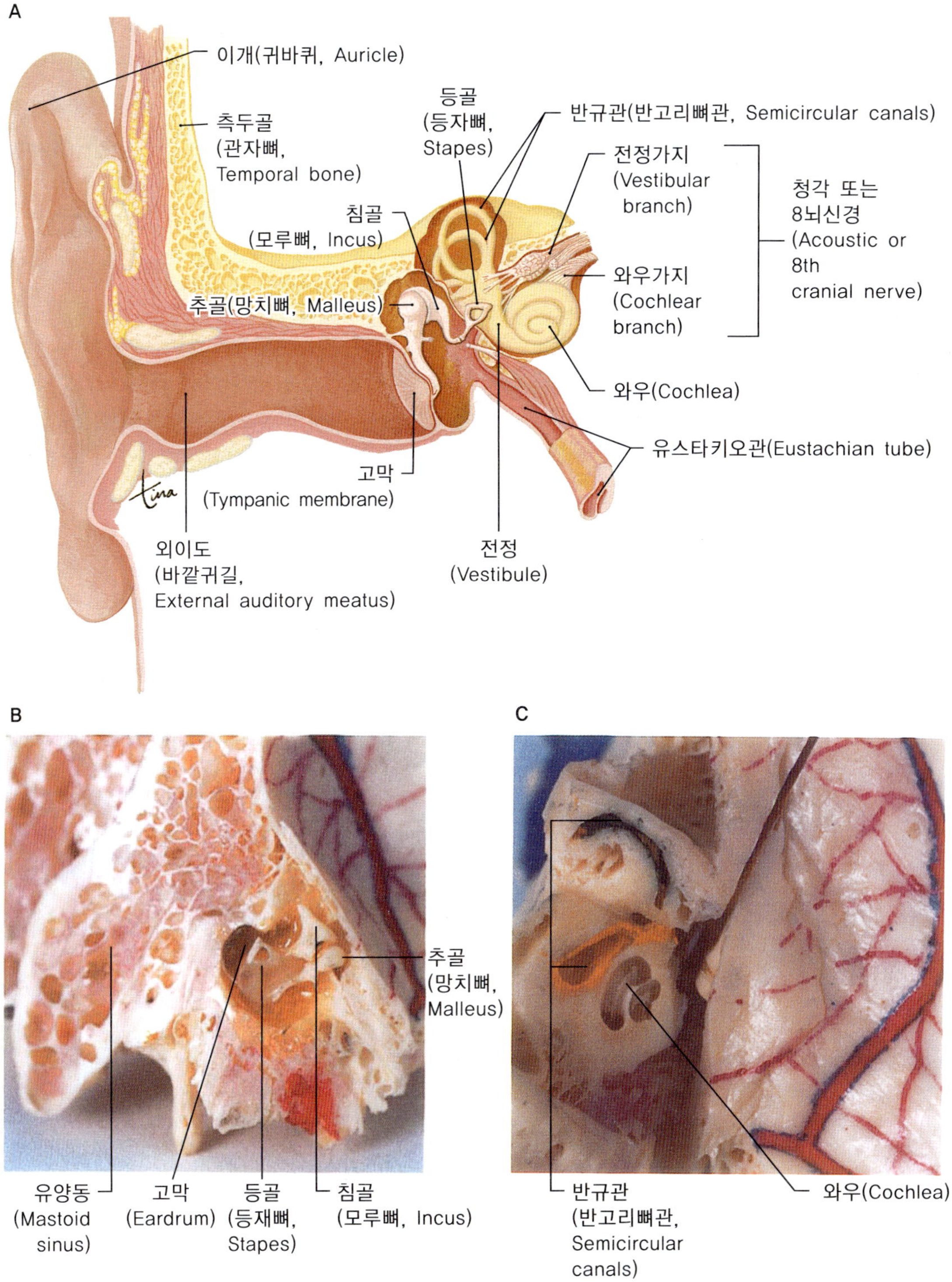

그림 9-9 (A) 오른쪽 측두골의 전두면에서 본 외이, 중이, 내이 (B) 이골과 함께 본 측두골의 단면 (C) 내이의 골성미로를 보여주고 있는 측두골의 단면 (사진출처 : Dan Kaufman)

질문: 음파가 이도로 들어갈 때 처음으로 진동을 하는 구조는 무엇인가? 두 번째 구조는 무엇인가?

와우 Cochlea

와우(cochlea)는 두 바퀴 반 정도 구부러진 구조의 달팽이 껍질 모양을 하고 있다. 와우는 내부적으로 3부분의 액체관으로 세분된다. 중간 정도에 위치한 관인 와우 내의 **코르티기관(organ of Corti)**에는 청각수용체가 있다. 청각수용체는 유모세포(hair cells)라 불리며(실제 '털'은 아니지만 sterocilia라고 불리는 특수화된 미세융모이다), 제8뇌신경의 와우 가지의 끝을 포함하고 있다. 유모세포 상부에는 피개막(tectorial membrane)이 덮여 있다 그림 9-11 .

간단히 말해 청력이란 진동의 전달과 신경자극의 생성 결과이다. 음파가 이관으로 들어오게 되면, 고막, 추골, 침골, 등골, 내이의 난원창, 와우의 외림프와 내림프 등의 경로를 거쳐 진동이 전달된다. 잔물결 혹은 파도와 같은 액체의 진동을 상상해 보자. 기저막이 잔물결을 일으키며 코르티 기관의 유모세포를 민다. 유모세포가 굽어지면서 자극이 발생되면 이것은 제8뇌신경을 통하여 뇌로 전달된다. 제8뇌신경의 몇몇 섬유들이 반대쪽으로 교차하여 지나가고, 대뇌피질의 **측두엽(temporal lobe)**에 있는 청각영역이 양쪽의 자극을 받아들인다. 이곳에서 음이 들리게 되고 해석된다 BOX 9-5 .

청각피질 신경원은 듣는 음의 높이 순으로, 피아노 건반과 같이 낮은 음에서 높은 음 순으로 배열된다. 뇌에 의한 청각의 다른 측면들은 볼륨, 리듬, 템포(특별히 음악에서), 톤의 질인 음색(예를 들어 피콜로와 튜바의 비교 또는 아이의 목소리와 어른의 목소리 비교) 등이다. 청각영역은 또한 어떤 곳에서 음이 들려오는지 판단할 수 있게 한다. 이를 위해 청각영역은 각 내이로부

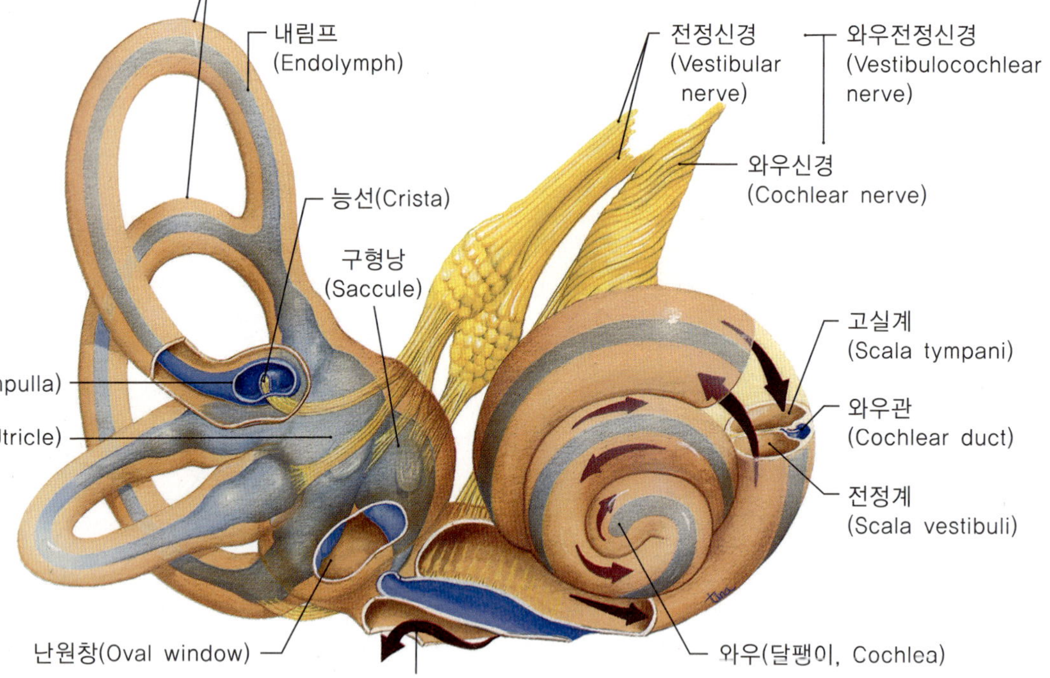

그림 9-10 **내이의 구조** 화살표는 소리를 들을 때 진동의 전달방향을 보여주고 있다.

질문: 정원창의 기능은 무엇인가?

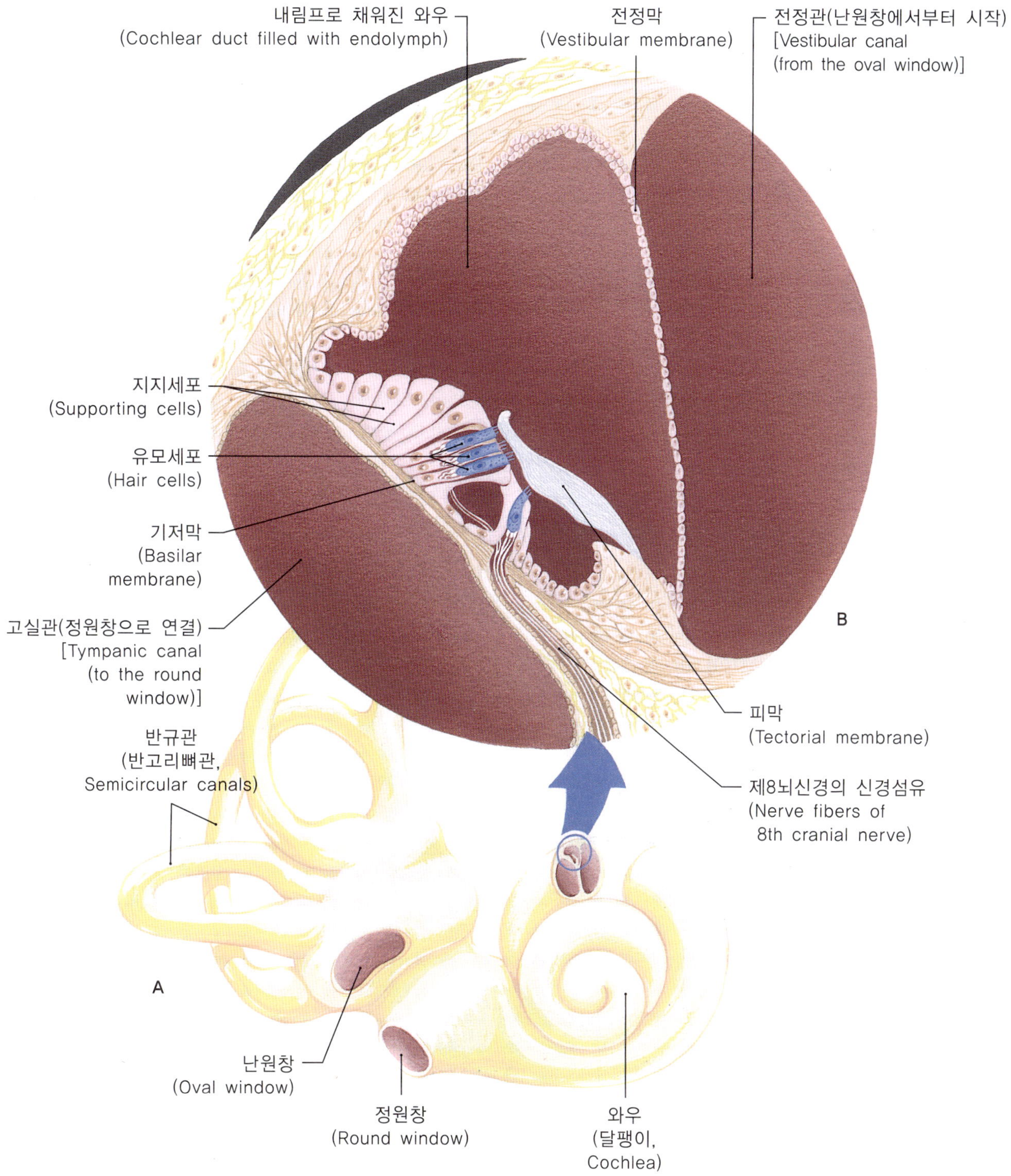

그림 9-11 **코르티 기관** (A) 내이의 구조 (B) 와우 안의 코르티 기관의 확대

질문: 이도와 와우가 포함하고 있는 것은 무엇인가(공기 혹은 액체)? 청력을 위한 수용체들은 무엇인가?

터 오는 자극의 수를 세어 비교한다. 예를 들어 좌측 와우관으로부터의 자극이 우측보다 더 많다면, 소리는 좌측으로 전달되어 좌측으로부터 오는지를 인지할 수 있게 된다. 만약 소리가 머리의 바로 위에서 기인한다면, 각 청각 영역은 거의 같은 수의 자극을 받아 소리가 모든 방향에서 오는 것처럼 여길 것이며, 한쪽으로만 감각을 전달할 수 없게 된다.

청각에는 적응(adaptation)이 일어날 수 있다. 예를 들어, 에어컨의 윙윙거림이나 다른 방에서의 대화소리는 잠시 후 간과될 수 있다. 이러한 순응이 없다면, 잡음이라 불리는 것은 존재하지 않을 것이다. 적응은 시끄러운 소리, 놀라게 하는 소리 또는 귀에 거슬리는 소리

BOX 9-5 난청 Deafness

난청이란 제대로 들을 수 있는 능력이 없는 것을 말하며, 난청의 종류는 청력과정 중 정상적으로 기능하지 않는 부분에 따라 구분된다.

전도 난청(conduction deafness) – 진동을 전달하는 구조들 중의 하나가 손상된 경우, 이러한 형태의 예로는 고막의 좌상, 이소골의 관절염, 중이강에 물이 차게 되는 중이염 등이 있다.

신경 난청(nerve deafness) – 와우 청각 수용체나 제8뇌신경이 손상된 경우, 제8뇌신경은 박테리아 감염증 치료에 흔히 쓰이는 항생제에 의해 손상되기도 한다. 신경 난청은 유행성 이하선염이나 선천성 풍진과 같은 바이러스성 감염 시 유발될 수 있는 드문 합병증이기도 하다. 와우관의 유모세포의 퇴화는 노화와 더불어 자연적으로 일어나게 되며 나이가 들어감에 따라 청력이 감소된다. 예를 들어, 노인들은 소음이 있는 상태에서는 소리를 알아듣기가 매우 힘들다. 큰 소음에 만성적으로 노출되는 것은 유모세포의 퇴화를 가속시키며 이런 형태의 난청을 가져오게 된다. 이어폰으로 음악을 듣는 것 역시 이러한 손상의 위험을 증가시키는 것으로 알려져 있다.

중추 난청(central deafness) – 측두엽의 청각영역이 손상된 경우, 이러한 형태의 난청은 드물기는 하지만 뇌종양, 뇌막염, 측두엽의 뇌혈관질환에 의해 유발될 수 있다.

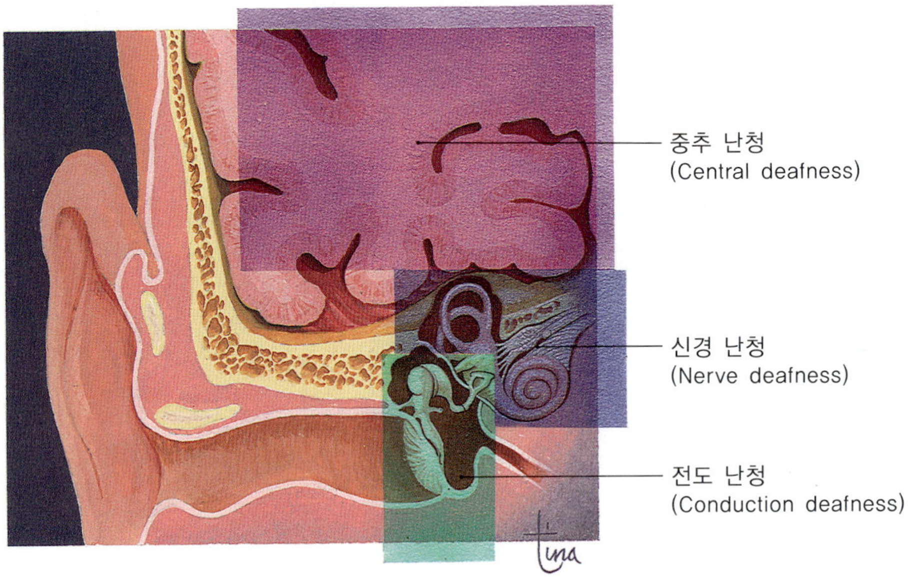

BOX 그림 9-C 난청의 종류

를 지속시키지 않는다. 우리는 이를 인식만 하게 될 뿐이다.

청각 경로의 마지막 구조는 **정원창**(round window)이다 그림 9-10. 막으로 덮인 정원창은 난원창 바로 아래에 있으며, 와우 압력을 완화시키는 데 있어서 매우 중요하다. 난원창에 있는 등골이 액체를 밀게 되면, 정원창은 유모세포가 손상되지 않도록 보호하기 위해 부풀어 오른다.

난형낭과 구형낭 Utricle and Saccule

난형낭(utricle)과 **구형낭**(saccule)은 와우와 반규관 사이에 있는 **전정**(vestibule)이라 불리는 곳에 있는 막성주머니들이다. 난형낭과 구형낭 내에는 탄산칼슘 결정체로 형성된 **평형사**(otoliths)라는 젤리 형태의 막에 유모세포의 끝이 박혀 있다. 머리의 위치가 변함에 따라 평형사는 중력에 의해 끌리게 되고, 그 결과 유모세포는 비틀려 구부러진다 그림 9-12. 이러한 유모세포들에 의해 생기는 자극은 제8신경의 전정가지에 의해 소뇌, 중뇌, 대뇌의 측두엽으로 전달된다.

소뇌와 중뇌는 무의식적인 수준에서 평형을 유지하기 위해서 이러한 정보들을 사용한다. 대뇌는 우리가 머리의 위치에 대해 인식할 수 있도록 인지를 제공한다.

반규관 Semicircular Canals

3개의 **반규관(반고리뼈관**, semicircular canals)은 세 평면으로 이루어진 액체로 채워진 막성 원추이다. 각 반규관의 끝은 부풀어져 있는데, 이 부분을 팽대부(ampulla)라 하며 그림 9-10, 이는 움직임에 의해 영향을 받는 유모세포를 포함하고 있다. 예를 들어, 몸이 앞으로 움직일 때 유모세포는 처음에는 뒤쪽으로 구부러지다가 똑바로 된다 그림 9-12. 유모세포가 구부러지면서 자극이 생성되며 제8신경의 전정가지에 의해 소뇌, 중뇌, 대뇌의 측두엽으로 이 자극이 전달된다. 이러한 자극들은 시작 또는 멈춤, 가속 또는 감속, 또는 방향전환 등과 같은 것으로 해석되며 우리가 움직이는 동안 평형을 유지하기 위해 이러한 정보가 사용된다 BOX 9-6.

요약하면, 난형낭과 구형낭은 휴식 시 우리 몸의 자세에 대한 정보를 제공하며 반규관은 움직일 때의 우리 몸에 대한 정보를 제공한다. 물론 중복되기도 하지만 뇌는 신체의 자세에 대해 하나의 감각을 만들기 위해 모든 정보를 읽고 사용한다.

동맥수용체 Arterial Receptors

대동맥과 경동맥에는 혈액내의 변화들을 감지하는 수용체가 있다. 심장의 좌측 심실로부터 혈액 공급을 받는 **대동맥궁**(aortic arch)은 심장의 위쪽으로 구부러져 있다. **좌우 경동맥**(carotid arteries)은 대동맥궁의 가지들로써 혈액을 목을 지나서 뇌로 가져다준다. 좌우 경동맥 혈관에는 압수용체와 화학수용체가 있다(제12장의 BOX 12-8 참조).

경동맥과 대동맥궁에 있는 **압수용체**(presso-receptor)는 혈압의 변화를 감지한다. 경동맥체와 대동

BOX 9-6 멀미 Motion sickness

멀미란 사람이 기대하지 못했거나 친숙하지 않은, 혹은 조절이 불가능한 반복적인 운동에 노출될 경우 발생하며 식은 땀, 호흡저하, 오심, 구토 등이 일어나는 것을 특징으로 한다. 배 멀미와 자동차 멀미는 멀미의 한 형태이다(어린이가 어른보다 자동차 멀미를 더 심하게 하는지는 아직 밝혀진 바 없다).

어떤 사람은 배나 기차 여행 시 아무런 영향을 받지 않으나 어떤 사람은 위치 수용체의 지속적인 자극으로 인해 처음에는 불편감 같은 것을 느끼다가 오심을 일으키게 된다. 여행 전 미리 멀미약을 복용함으로써 이를 예방할 수 있다.

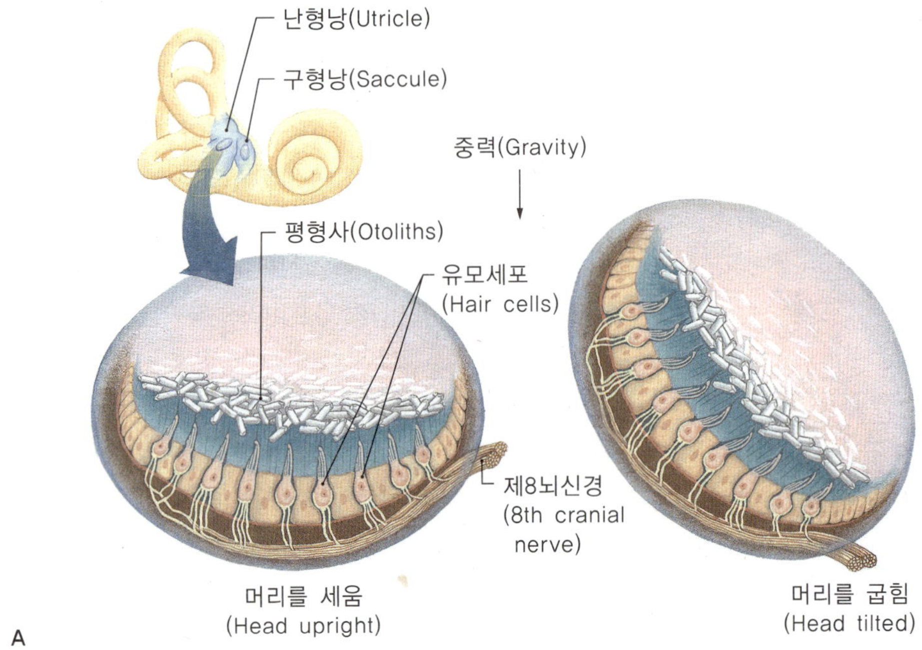

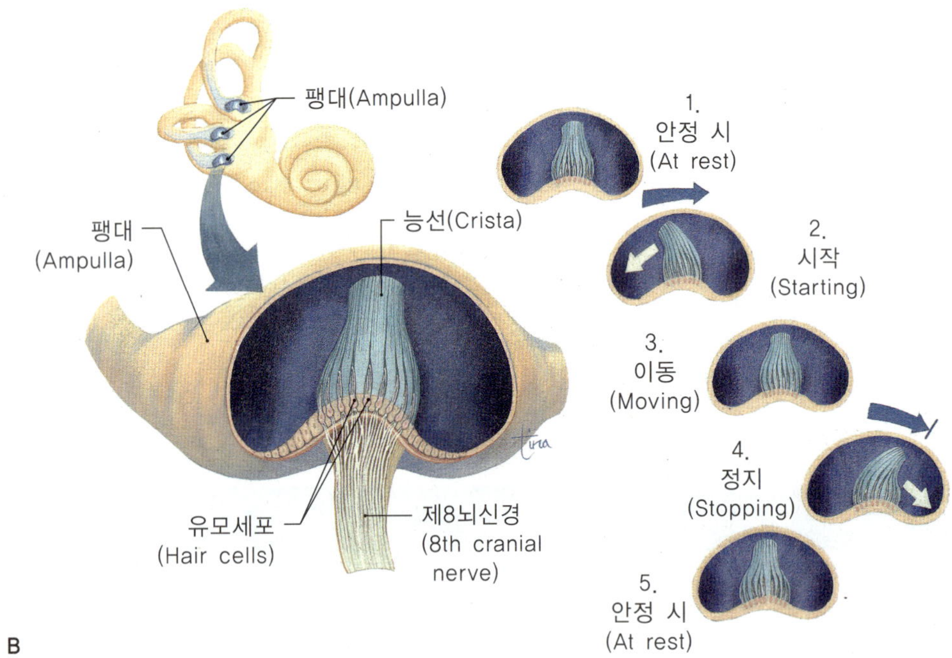

그림 9-12 **평형의 생리** (A) 난형낭과 구형낭 (B) 반규관 설명은 본문을 참조

질문: A 부분에서 무엇이 유모세포를 구부러지게 만드는가? B에서 무엇이 유모세포를 흔들리게 만드는가?

맥체에 있는 **화학수용체(chemoreceptor)**는 혈액내의 산소와 이산화탄소, 산도 등의 변화를 감지한다. 이러한 수용체들에 의해 형성되는 자극들은 우리가 느끼기에는 충분치 않으나 호흡이나 순환에서 필요한 변화를 일으킬 수 있는 정보로써 이용된다. 한 가지 예를 들면 다음과 같다.

만일 혈액내 산소 농도가 떨어지면(저산소증), 경동맥과 대동맥의 화학수용체가 이를 감지한다. 감각자극은 설하신경(제9뇌신경)과 미주신경(제10뇌신경)에 의해 연수(medulla)로 전달된다. 그러면 연수 내에 있는 중추는 더 많은 산소를 얻고 순환시키기 위해 호흡수와 맥박수를 증가시키게 된다. 이는 설하와 미주신경의 기능으로써 제8장에서 논의되었던 호흡과 심장반사이고, 이러한 반사는 혈액내 산소와 이산화탄소 농도와 혈압을 정상적으로 유지하기 위해 매우 중요하다.

노화와 감각 Aging and the Senses

모든 감각은 노화가 일어나면서 감퇴하기 시작한다. 눈의 경우 백내장이 일어나 수정체가 혼탁해지게 된다. 수정체는 탄력성을 잃게 되며 눈은 점점 원시안이 되어간다. 이 상태를 노안이라고 한다. 노인들은 녹내장을 일으킬 위험성이 높아지므로 꼭 검사를 받아야 하며, 치료를 통해서 시력을 잃는 것을 막을 수 있기 때문이다. 황반이 감퇴되면서 중심시야가 손상을 받게 되는데 이는 65세 이상 노인층의 시력손실의 주요인이 되기도 한다. 이로 인해 책을 읽거나 가까운 것을 보는 데 어려움이 생긴다.

귀의 경우 코르티 기관의 유모세포의 지속적인 손상이 60세 이후부터 일어나기 시작한다. 유모세포는 한번 손상되면 재생되지 않는다(기니피그에서는 와우의 유모세포 재성장이 자극되지만 사람에게서는 그렇지 못하다). 노년기의 청력소실은 경증으로부터 중증까지 매우 다양하다. 처음에는 적절하거나 낮은 음은 잘 들리는 반면, 아주 높은 음에 대한 소실이 시작된다. 평형감각이 감소되어 기울기에 반응하는 것이 느려지며, 보다 자주 넘어지게 된다.

미각과 후각 모두 나이가 들어가면서 둔화되는데 이는 노년기의 영양부족의 원인이 되기도 한다.

요약 Summary

변화는 우리 몸의 외부뿐만 아니라 내부에서도 이루어진다. 우리의 몸이 이러한 환경과 내부의 변화에 대해 적절히 반응을 하지 않게 되면, 항상성이 깨지게 됨으로써 손상을 받게 되거나 병에 걸리게 되고 심하면 죽음을 초래하기도 한다. 변화에 대해 적절히 반응하기 위해 뇌는 끊임없이 정보를 입수한다. 뇌에 이러한 정보를 전달하는 것이 감각의 기능인 것이다. 우리는 비록 감각을 당연한 것으로 여기기도 하지만, 감각이 없다면 삶에 큰 지장을 초래할 것이다.

학습개요

감각의 개요 – 항상성을 유지하기 위해 우리 몸이 적절히 반응하도록 외적 또는 내적 환경의 변화를 감지하는 것이다.

감각통로 – 감각을 위한 자극의 통로

1. **수용체** – 보통 매우 구체적인 변화를 감지하고 자극을 생성한다.
2. **감각신경** – 수용체로부터 뇌신경계로 자극을 전달한다.
3. **감각로** – 뇌신경의 백질
4. **감각영역** – 대부분 대뇌피질에 있으며 감각을 느끼고 해석한다.

감각의 특성

1. **투사** – 감각을 실제 느끼는 부위는 뇌임에도 불구하고 수용체가 자극된 영역으로부터 온다고 느낌
2. **강도** – 감각이 느껴지는 정도로서, 강한 자극은 더욱 많은 수용체에 영향을 주게 되고, 더욱 많은 자극이 뇌로 보내지며 이로써 더욱 강한 자극으로 해석됨
3. **대조** – 뇌가 비교하는 현재의 감각에 대한 이전 또는 동시적 감각의 영향
4. **적응** – 지속적인 자극에 대해 무감각해지는 것으로, 자극이 지속적으로 남게 되면 수용체가 감지해야 할 변화가 없게 됨
5. **후상**(after-image) – 자극이 멈춘 후에도 감각이 의식 속에 남아 있는 것

피부감각 – 외적 환경과 피부 자체에 대한 정보 제공

1. 진피에는 통증, 열감, 냉감을 느끼는 자유 신경말단이 있으며, 촉각, 압력을 감지하는 수용체인 피낭성 신경말단들이 들어 있다 그림 9-1 .
2. 감각영역은 두정엽에 있다.
3. 관련통은 피부 감각으로써 느껴지는 내장통이다 그림 9-2 . 중추신경계통에 있는 일반적인 통로는 피부와 내장자극 모두를 운반하며 뇌는 이들 감각을 피부영역으로 투사한다.

근육감각 – 쳐다보지 않고도 근육들이 어디에 있는지를 아는 것

1. 신전수용체는 근육의 늘어남을 감지한다.
2. 의식적인 근육감각을 위한 감각영역은 두정엽에 있다.
3. 소뇌는 수의적인 움직임을 조합하기 위해 무의식적인 근육감각을 사용한다.

미각 그림 9-3

1. 화학수용체는 혀의 미뢰에 있으며 이는 입안의 용액(침)에 녹아 있는 화학물질(음식)을 감지한다.
2. 5가지의 기본 맛은 단맛, 신맛, 짠맛, 쓴맛과 감칠맛으로, 음식은 이러한 수용체들의 혼합을 자극한다.
3. **경로** – 안면신경과 설인신경이 두정엽의 미각영역으로 전달한다.
4. 일정한 적응이 일어난다.

후각 그림 9-3

1. 수백 가지의 서로 다른 화학수용체들이 상부 비강 내에 있어 증발된 화학물을 감지한다(다양한 조합도 가능하다).
2. **경로** – 후각신경은 후구(olfactory bulbs)를 따라 측두엽의 후각영역으로 전달한다.
3. 냄새는 우리가 맛을 느끼는 데 상당한 기여를 한다.
4. 적응이 상대적으로 빨리 일어난다.

허기와 갈증 – 내장(내부)감각

1. 허기를 느끼는 수용체: 시상하부에 있으며 혈액내 위장관계 호르몬 및 영양수준의 변화를 감지한다. 허기는 위로 투사되며 일정기간 후에는 적응이 일어난다.
2. 갈증을 느끼는 수용체: 시상하부에 있으며 삼투수용체는 체내 수분(물과 소금 비율)의 변화를 감지한다. 갈증은 입과 인두로 투사되며 일정 기간이 지나도 적응이 이루어지지 않는다.

눈 그림 9-4 ~ 그림 9-8

1. 안검과 눈썹은 먼지로부터 눈을 보호한다. 결막은 안검과 접해 있으며 눈의 흰자위를 덮는다.
2. 누선은 눈물을 생성하며 이는 안구를 지나 2개의 누관으로 흐르며 누낭과 누비관을 거쳐 비강으로 흐른다. 눈물은 안구의 전면을 씻으며 박테리아의 성장을 저해하는 리소자임을 함유하고 있다.
3. 안구는 뼈로 구성된 안와에 의해 보호된다.
4. 6개의 외부근육이 안구를 움직이는 데 관여하며, 제3, 4, 6 뇌신경의 지배를 받는다.
5. **공막** – 안구의 가장 외층으로써 섬유성 결체조직으로 구성되어 있으며, 앞부분에 처음으로 빛의 굴절이 이루어지는 투명한 각막이 있다.
6. **맥락막층** – 안구의 중간층으로서 암청색의 색소는 빛을 흡수함으로써 안구내 눈부심을 예방한다.
7. **모양체와 모양체소대** – 투명하고 탄력적인 단백질로써 빛을 굴절시키는 수정체의 모양을 변화시킨다.
8. **홍채** – 2개의 평활근 섬유가 동공의 직경을 조절한다. 즉 빛이 망막에 들어오는 정도를 조절한다.
9. **망막** – 안구의 가장 내측으로써 추상체와 간상체를 포함한다.
   a. 간상체 – 빛을 감지하며 망막의 주변 쪽으로 풍부하게 분포한다.
   b. 추상체 – 색깔을 감지하며 망막의 중심부에 풍부하게 분포한다.
   c. 중심와 – 황반의 중심부에 있으며 이곳에는 추상체만을 함유하고 있어 색깔을 가장 잘 구분하는 영역이다.
   d. 유두 – 간상체나 추상체가 전혀 존재하지 않으며 안구를 통해 시신경이 지나는 통로이다.
10. 후방에는 초자체(반고형질)가 들어 있어 망막을 고정한다.
11. 전방에는 안방수가 있어 수정체와 각막에 영양을 공급한다. 모양체의 모세혈관에 의해 생성되어 동공을 지나 유입되고 슐렘관에서 혈액계로 재흡수된다.

시야생리

1. **빛의 굴절로** – 각막, 안방수, 수정체, 초자체
2. **수정체의 조절** – 먼 곳을 응시할 때 모양체 근육은 이완되며 수정체는 얇아지게 된다. 가까운 곳을 볼 때는 모양체 근육은 수축되어 탄력적인 수정체가 두꺼워짐으로써 굴절력이 더 강해진다.
3. 빛은 망막을 자극하면 간상체와 추상체에서 화학적인 반응을 불러일으킨다.
4. 간상체에서는 로돕신이 스코톱신과 레티날로 분해되면서 전기적 자극이 형성된다. 추상체에서는 구체적인 빛의 파장이 흡수된다(적색, 청색, 녹색). 화학반응은 신경자극을 일으킨다.
5. 간상체와 추상체로부터 나온 신경절 뉴런은 시신경을 형성하여 유두 지점에서 안구를 통과한다.
6. **시신경교차** – 2개의 시신경들이 교차하는 것. 양안시(binocular vision)가 가능하게 한다.

7. **시각경로** – 시신경 교차로부터 뇌까지의 신경경로 그림 9-8 . 시각 반사를 위한 중뇌로의 가지들. 통합과 분배를 위해 시상으로 수렴되며 후두엽으로 지속된다.
8. **후두엽 시각영역** – 각 영역은 두 눈으로부터 자극을 받아들이며 각 눈에 들어온 다른 2개의 상을 통해 하나의 동일한 상을 만든다. 각 영역은 거꾸로 맺힌 망막 상을 교정한다.

귀 그림 9-7 ~ 그림 9-10

1. **외이** – 이개는 사람에 있어서 실질적 기능이 없으며 이관은 전방 하측으로 굽어져서 측두골로 이어진다.
2. **중이** – 이관의 끝에 있는 고막은 음파가 자극할 때 진동한다. 이소골에는 추골, 침골, 등골이 있고, 이들은 난원창에서 진동을 내이로 전달한다.
   a. 유스타키오관 – 중이로부터 비인두에 걸쳐 있으며, 고막이 진동하도록 중이의 공기의 드나듦을 허용한다. 중이의 공기 압력은 대기압과 같아야 한다.
3. **내이** – 측두엽에 있는 골성미로는 막성미로와 연결되어 있다. 외림프는 골성미로와 막성미로 사이에 있는 액체이며, 내림프는 막성미로 내에 있는 액체이다. 막성구조에는 와우, 난형낭과 구형낭, 반규관들이 있다.
4. **와우** – 와우는 달팽이 껍질 모양을 하고 있으며, 3개의 관으로 나뉜다. 와우는 청력수용체인 코르티기관의 유모세포를 포함하고 있으며 이 세포에는 제8뇌신경의 와우신경 말단이 함유되어 있다.
5. **청력생리** – 음의 파장은 내이의 고막, 추골, 침골, 등골, 난원창, 와우의 외림프, 내림프, 그리고 코르티기관의 유모세포를 차례로 진동시킨다. 유모세포가 구부러지면, 자극이 생성되어 제8뇌신경에 의해 측두엽의 청각영역으로 운반된다. 난원창은 유모세포가 압력에 의해 손상되는 것을 방지한다.
6. **난형낭과 구형낭** – 전정에 있는 막성주머니 각각은 중력에 의해 영향을 받는 유모세포를 함유하고 있다. 머리의 자세가 변하게 되면, 평형사는 유모세포를 구부리며 이때 자극이 생성되어 전정계를 따라 소뇌, 중뇌, 대뇌로 전달된다.
7. **반규관** – 3개의 평면에 있는 막성 타원형. 각 반규관의 확장된 끝부분은 팽대부라고 하며 여기에는 유모세포가 있어 움직임에 의해 영향을 받는다. 몸이 움직이게 되면, 유모세포는 움직이는 방향의 반대쪽으로 구부러지게 되면서 자극이 생성되며 이는 제8뇌신경의 전정가지를 따라 소뇌, 중뇌, 대뇌로 전달된다. 자극은 몸의 이동, 속도의 변화, 정지, 또는 시작 등으로 해석된다.

동맥수용체– 대동맥에 있으며 혈액내 변화를 감지

1. **대동맥궁** – 심장의 위쪽으로 구부러져 있다. 대동맥동은 압수용체를 가지고 있다. 동맥체에는 화학수용체가 있으며 감각신경은 미주신경(제10뇌신경)이다.
2. 목의 좌우 경동맥. 경동맥동에는 압수용체가 있으며 경동맥체에는 화학수용체가 있다. 감각신경은 설인신경(제9뇌신경)이다.
3. 압수용체는 혈압의 변화를 감지한다. 화학수용체는 혈액내 산도, 산소, 이산화탄소 등의 농도 변화를 감지한다. 이러한 정보는 정상적인 산소, 이산화탄소, 혈압 등을 유지하도록 호흡이나 순환의 변화를 일으키는 연수 내의 주요 중추에 의해 이용된다.

복습문제

1. 수용체의 2가지 주요 기능을 서술하시오. 감각신경원과 감각로의 목적을 설명하시오.

2. 피부감각의 수용체를 명명하고, 피부 감각 정보의 중요성을 설명하시오.

3. 근육감각의 수용체와 근육감각에 관여하는 뇌의 부분을 명명하시오.

4. 미각과 후각을 느끼는 화학수용체들을 서술하시오. 미각과 후각을 담당하는 뇌신경과 그것을 느끼는 대뇌의 엽을 명명하시오.

5. 다음의 각 기능을 담당하는 눈의 부분을 명명하시오.
   a. 수정체 모양을 변화시키는 곳
   b. 간상체와 추상체가 있는 곳
   c. 눈의 흰자위를 형성하는 곳
   d. 시신경이 형성되어 있는 곳
   e. 눈을 먼지로부터 보호하는 곳
   f. 동공의 크기를 조절하는 곳
   g. 눈물을 생성하는 곳
   h. 눈부심을 막기 위해 안구 내의 빛을 흡수하는 곳

6. 시야와 관련하여,
   a. 빛을 굴절시키는 구조와 물질을 순서대로 명명하시오.
   b. 추상체와 간상체가 감지하는 것을 각각 서술하시오. 빛이 이들을 자극하게 되면 어떤 일이 일어나는가?
   c. 시야와 관련된 뇌신경과 시각영역이 있는 대뇌의 엽을 명명하시오.

7. 귀와 관련하여,
   a. 음파의 진동을 전달하는 귀의 부분을 순서대로 명명하시오.
   b. 청각수용체의 위치를 설명하시오.
   c. 중력에 대해 반응하는 수용체의 위치를 설명하시오.
   d. 움직임에 반응하는 수용체의 위치를 설명하시오.
   e. 제8뇌신경의 두 가지 기능을 기술하시오.
   f. 청력에 관여하는 대뇌의 엽을 명명하시오.
   g. 균형과 평형을 유지하는 데 관여하는 뇌의 두 부분을 설명하시오.

8. 다음 각각을 설명하시오.
   a. 동맥 화학수용체의 위치와 그것들이 감지하는 것
   b. 동맥 압력수용체의 위치와 그것들이 감지하는 것
   c. 호흡과 심장반사에 관여하는 뇌신경과 이러한 필수적인 기능을 조절하는 부분을 기술하시오.

9. 다음 각각을 설명하시오: 적응, 후상, 투사, 대조

심화학습

1. 왜 내이의 미로들은 공기 대신 액체로 채워져 있는가? 이유 중 한 가지는 청력과 직접적으로 관련이 있고, 다른 하나는 생존과 관련이 있다.

2. 김씨는 여름에 마을에서 쓰레기를 수거하는 일을 하고 있다. 처음에는 쓰레기와 쓰레기 트럭의 냄새가 고약하게 느껴졌으나, 점심을 먹으러 갈 때쯤에는 전혀 신경이 쓰이지 않는다고 생각하게 되었다. 무슨 일이 생긴 건지, 왜 처음에는 냄새에 신경이 쓰였는지에 대해 설명해 보자.

3. 아주 추운 날씨에 밖에 나갔을 때, 우리는 왜 추위 때문에 눈을 감지 않아도 될까? 두 가지 이유를 설명해 보자.

4. 누구나 한 번쯤은 팔꿈치를 지나가는 척골신경을 부딪혀 본 적이 있을 것이다. 그런 상황은 큰 통증을 동반하는데 팔꿈치뿐만 아니라, 전박을 타고 내려와 넷째, 다섯째 손가락까지 아픈 것을 느낄 수 있을 것이다. 이를 관련통이라고 한다. 왜 이런 현상이 생기는지 설명해 보자.

5. 백색증(albinism)은 멜라닌이 생성되지 않는 유전적 특성이다. 이것은 어떤 종류의 동물에서나 생길 수 있다. 백색증에 걸린 사람은 하얀 피부와 머리카락을 갖고 있다. 눈에는 어떤 결과를 가져올지 설명해 보자.

6. 맹인은 눈이 보이는 사람에 비해 청각이 좋다는 이야기를 듣곤 한다. 이 말이 사실일까? 맹인들이 특별히 의존하는 2가지 감각의 이름을 대고, 그 이유를 설명해 보자.

7. 질문그림 9-A 를 살펴보자. A 부분에서 어떤 직사각형이 더 넓어 보이는가? 직접 측정해 보고 위의 답과 비교해 보자. B 부분의 정육면체를 수초간 응시해 보자. 어떤 현상이 생기는가? 왜 이런 현상이 생긴다고 생각하는가? C 부분은 몇 개의 선과 몇 개의 드러나지 않은 토막을 보여준다. 이를 통해 무엇을 볼 수 있는가? 설명해 보자.

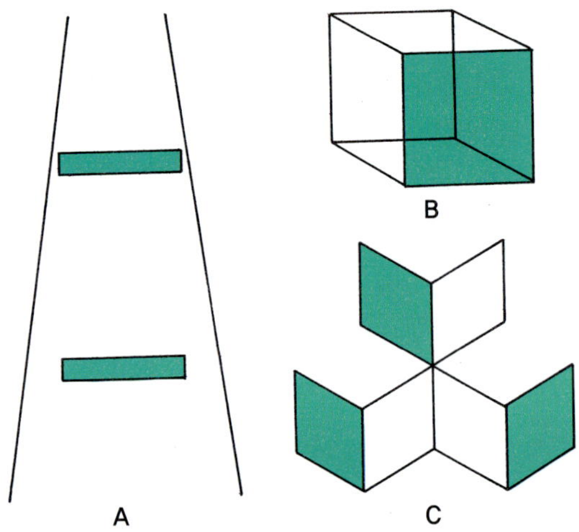

질문그림 9-A

8. 질문그림 9-B 를 살펴보자. A 부분은 정상적인 시야를 보여준다. B, C와 D 부분은 이 장에서 특정눈의 질환이 있을 때의 시야를 보여준다. 각각의 질환의 이름을 말해 보고, 그 이유를 설명해 보자.

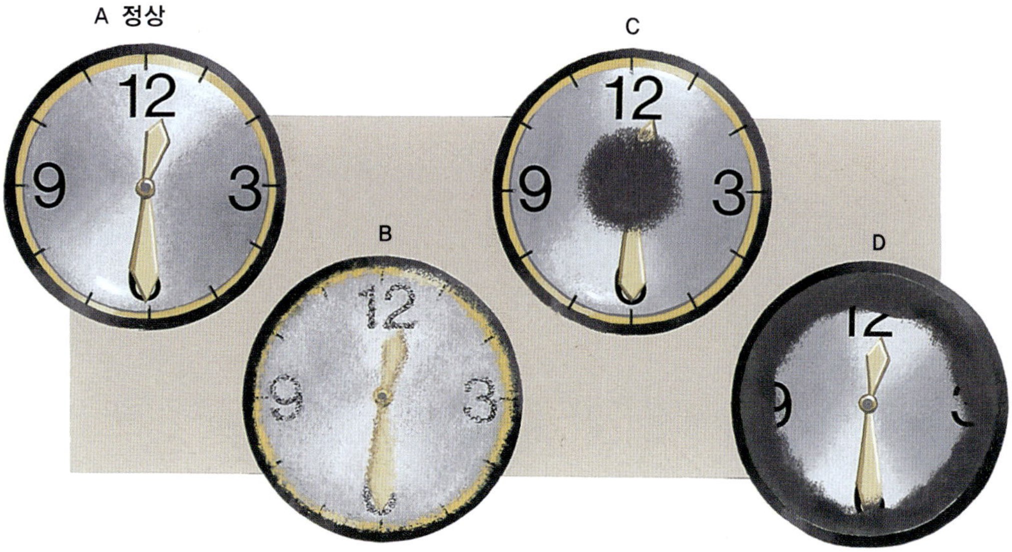

질문그림 9-B

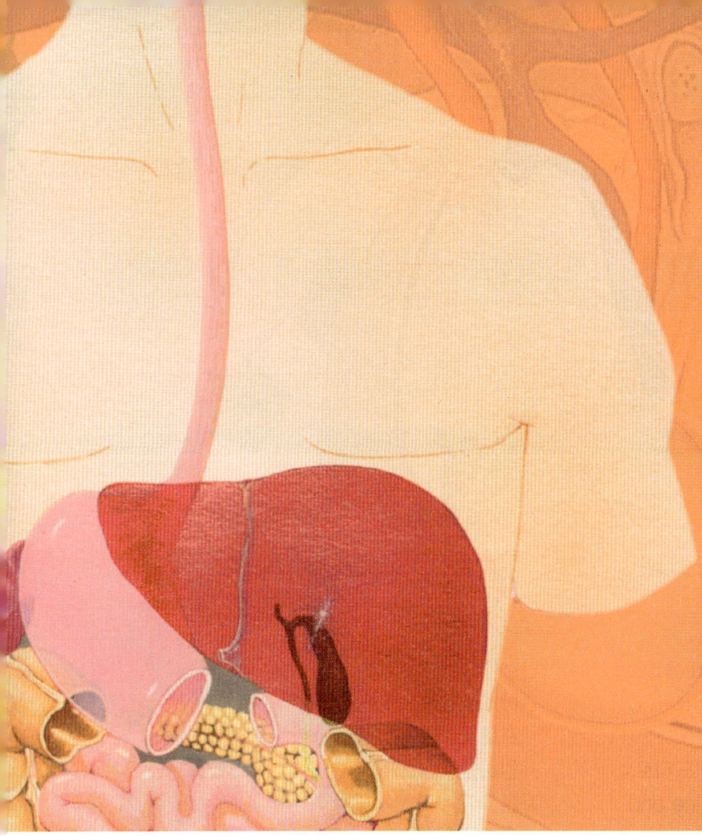

CHAPTER 10

THE ENDOCRINE SYSTEM

내분비계통

10 내분비계통

THE ENDOCRINE SYSTEM

목차

학습목표

- 내분비선과 각 내분비선에서 분비하는 호르몬을 열거할 수 있다.
- 음성 되먹임 기전을 설명할 수 있다.
- 시상하부가 뇌하수체 전엽과 뇌하수체 후엽 호르몬의 분비 조절에 관여하는 기전을 설명할 수 있다.
- 옥시토신과 항이뇨 호르몬의 기능을 열거하고, 각 호르몬 분비의 자극에 대해 설명할 수 있다.
- 티록신과 T_3의 기능을 열거하고, 각 호르몬 분비의 자극에 대해 설명할 수 있다.
- 부갑상선 호르몬과 칼시토닌이 길항적으로 작용하는 기전을 설명할 수 있다.
- 인슐린과 글루카곤이 길항적으로 작용하는 기전을 설명할 수 있다.
- 에피네프린과 노르에피네프린의 기능을 열거하고 자율신경계의 교감신경과의 관련성에 대해 설명할 수 있다.
- 알도스테론과 코티솔의 기능을 열거하고, 각 호르몬 분비의 자극에 대해 설명할 수 있다.
- 에스트로겐, 프로게스테론, 테스토르테론 및 인히빈의 기능을 열거하고, 각 호르몬 분비의 자극에 대해 설명할 수 있다.
- 프로스타글란딘의 원료가 무엇인지 설명하고, 그 기능을 열거할 수 있다.
- 단백질 호르몬의 작용기전을 설명할 수 있다.
- 스테로이드 호르몬의 작용기전을 설명할 수 있다.

THE ENDOCRINE SYSTEM

용어

알파세포(alpha cells)	고칼슘혈증(hypercalcemia)	레닌-안지오텐신 기전 (renin-angiotensin mechanism)
베타세포(beta cells)	고혈당(hyperglycemia)	교감신경유사작용 (sympathomimetic)
카테콜라민(catecholamines)	저칼슘혈증(hypocalcemia)	표적장기(표적기관, target organ)
황체(corpus luteum)	저혈당(hypoglycemia)	
당신생(gluconeogenesis)	뇌하수체(hypophysis)	
글리코겐합성(glycogenesis)	랑게르한스섬(islets of Langerhans)	
글리코겐분해(glycogenolysis)	프로스타글란딘(prostaglandins)	

임상관련용어

말단비대증(acromegaly)	당뇨병(diabetes mellitus)	케톤산증(ketoacidosis)
애디슨병(Addison's disease)	거인병(giantism)	점액수종(myxedema)
크레틴병(cretinism)	갑상선종(goiter)	뇌하수체 난쟁이증(pituitary dwarfism)
쿠싱증후군(Cushing's syndrome)	그레이브스병(Graves' disease)	

BOX 10-1 **성장 호르몬의 분비이상과 관련된 질환** Disorders of growth hormone

BOX 10-2 **티록신과 관련된 질환** Disorders of thyroxine

BOX 10-3 **당뇨병** Diabetes mellitus

BOX 10-4 **부신피질의 질환** Disorders of the adrenal cortex

우리는 이미 신경계통에서 신경자극(nerve impulse)과 뇌와 척수에 의한 정보의 통합에 의해 어떻게 신체기능을 조절하는지에 대해 살펴보았다. 또 다른 신체의 조절 시스템으로는 **내분비계통**(endocrine system)이 있는데, **호르몬**(hormone)이라는 화학물질을 분비하는 내분비선으로 구성되어 있다. 이들 샘과 그들이 분비하는 호르몬의 이름들이 그림 10-1 에 설명되어 있다.

내분비선(내분비샘, endocrine gland)은 분비물을 특정한 부위로 운반시켜주는 일을 하며 관(duct)이 없는 것이 특징이다. 그 대신에 호르몬은 직접 모세혈관 속으로 분비되어 혈액을 통해 전신으로 순환된다. 각각의 호르몬은 **표적기관**(target organ) 혹은 **표적조직**(target tissue)이라 불리는 특정 장기에 작용하여 특이적 작용을 나타낸다. 인슐린이나 티록신과 같은 호르몬들은 인체의 많은 장기를 표적으로 하는 데에 반하여, 칼시토닌이나 일부 뇌하수체 호르몬들은 그 표적장기가 하나 혹은 몇 개의 장기에 불과하다.

일반적으로 내분비계통에서 분비되는 호르몬들은 성장을 조절하고, 음식물을 이용한 에너지 생산을 돕고, 스트레스에 저항하게 하고, 체액의 pH를 조절하고, 체액의 균형을 유지하며, 생식을 조절한다. 이 장에서는 호르몬의 특이적인 기능과 각 호르몬이 항상성에 기여하는 방법에 대해 살펴볼 것이다.

호르몬의 화학적 성분

Chemistry of Hormones

호르몬을 그 화학적 성분에 따라 분류하게 되면 아민, 단백질 및 스테로이드로 분류할 수 있다.

1. **아민**(amine) – 아민 종류의 호르몬은 매우 단순한 호르몬으로서 아미노산인 티로신(tyrosine)이 구조적으로 변화된 것이다. 아민에 속하는 호르몬으로는 갑상선에서 합성되는 티록신과 부신수질에서 합성되는 에피네프린과 노르에피네프린을 들 수 있다.
2. **단백질**(protein) – 단백질로 된 호르몬들은 50~200개의 아미노산의 연쇄(chain)로 구성된 호르몬이다. 그 예로는 췌장에서 합성되는 인슐린, 뇌하수체 전엽에서 분비되는 성장 호르몬, 갑상선에서 합성되는 칼시토닌이 있다. 아미노산의 연쇄가 짧은 경우는 **펩티드**(peptide)라고 불리는데, 시상하부에서 합성되는 항이뇨 호르몬과 옥시토신은 펩티드 호르몬의 예이다.
3. **스테로이드**(steroid) – 스테로이드 호르몬은 콜레스테롤을 원료로 해서 합성된다. 스테로이드 호르몬의 예는 부신피질에서 합성되는 코티솔과 알도스테론, 난소에서 합성되는 에스트로겐과 프로게스테론 및 고환에서 합성되는 테스토스테론이 있다.

호르몬 분비의 조절

Regulation of Hormone Secretion

호르몬은 분비자극이 있을 때 내분비선에서 분비되어 표적기관에 가서 그 작용을 나타낸다. 내분비선의 세포들은 혈액성분의 변화나 다른 호르몬 농도의 변화에 반응하는 성질이 있다. 이러한 자극을 받아 내분비선의 세포들은 호르몬 분비를 증가 혹은 감소시킨다. 호르몬이 효과를 나타내게 되면, 이는 분비자극효과를 상쇄시켜 주게 되며, 그로 인해 다음 자극이 올 때까지 호르몬의 합성은 감소된다. 제1장의 내용을 기억해 보면, 이것은 음성 되먹임 기전(negative feed-back mechanism)으로 티록신의 기전이 그림 1-3 에 묘사되어 있다. 인슐린을 예로 들면 다음과 같다.

인슐린은 혈당치가 상승하게 되는 경우, 즉 고혈당일 때 췌장에서 합성되어 분비된다. 고혈당은 인슐린 분비의 자극이 된다. 일단 인슐린이 혈액 속으로 분비되면, 인슐린은 세포가 포도당을 혈액으로부터 제거하여 에너지로 사용될 수 있도록 하며, 간으로 하여금 포도당을 글리코겐으로 저장하도록 한다. 이와 같은 인슐린의 활동의 결과로 혈당은 감소하게 되며, 인슐린의 분비자극을 상쇄시켜 인슐린 분비는 혈당치가 다시 상승할 때까지 감소된다.

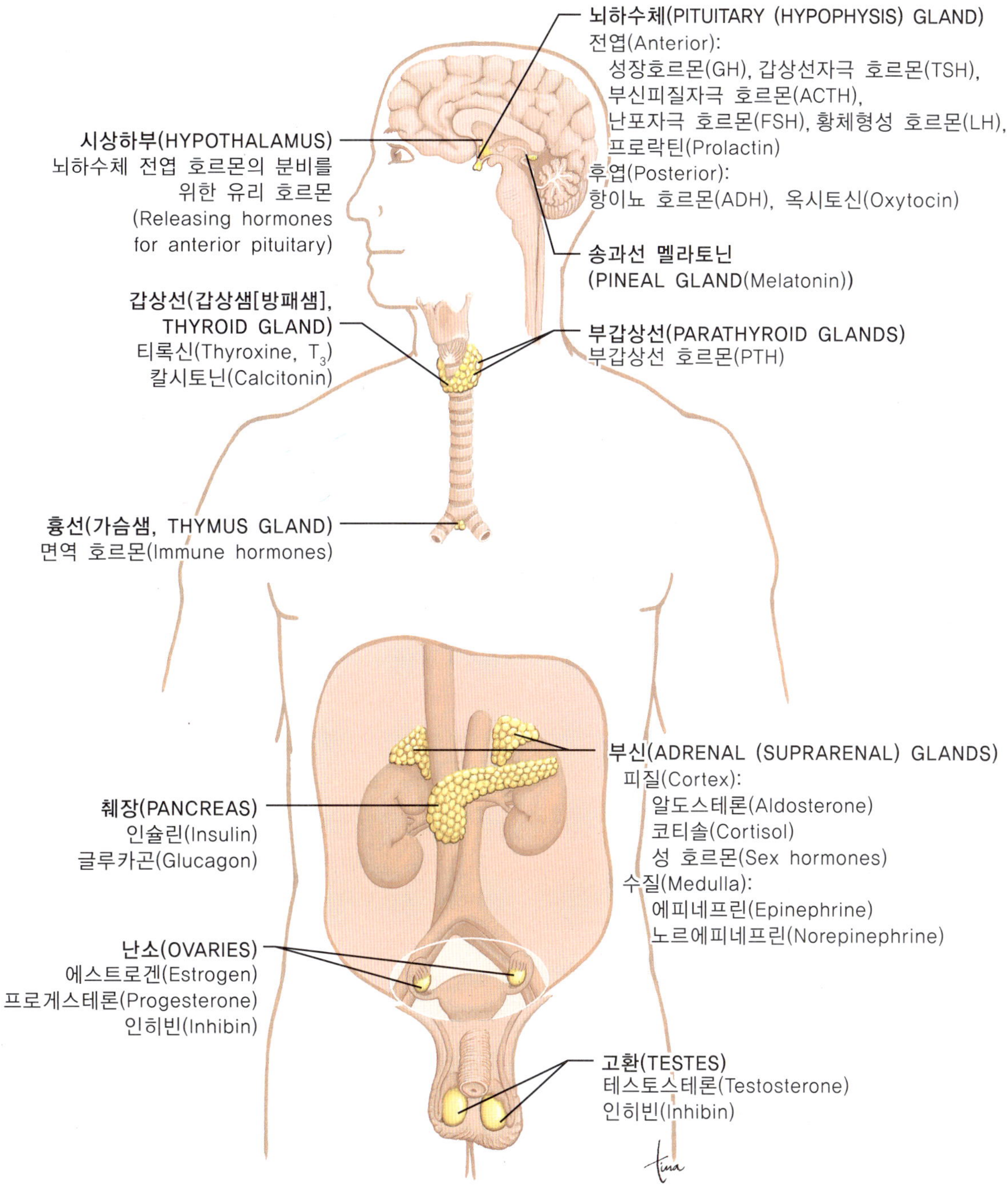

그림 10-1 **내분비계통** 많은 내분비선의 위치. 남성, 여성의 생식샘(고환과 난소)이 모두 나타나 있다.

질문: 갑상선의 위치는 그 기능과 관련하여 왜 별로 중요하지 않은가?

어떤 호르몬이든지 **음성 되먹임 기전(negative feedback mechanism)**이란 표적기관에서 호르몬의 작용이 나타나게 될 때, 그 작용이 역으로 호르몬의 분비를 감소시키는 자극이 되는 것을 의미한다. 음성이라고 불리는 이유는 호르몬의 작용이 자극을 상쇄시켜 호르몬의 분비를 감소시키게 되기 때문이다. 다른 많은 호르몬들의 분비도 이와 유사한 양상으로 조절되고 있다.

뇌하수체 전엽 호르몬들은 시상하부에서 합성 분비되는 **유리 호르몬(releasing hormones)**(인자)에 반응하여 분비된다. 예로, 성장 호르몬은 시상하부의 성장 호르몬 유리 호르몬(growth hormone releasing hormone, GHRH)에 대한 자극이 있을 때 분비된다. 성장 호르몬이 표적기관에서 그 작용을 나타내게 되면, GHRH의 분비는 감소되고, 이는 다시 성장 호르몬의 분비감소를 초래하게 된다. 이는 또 다른 종류의 음성 되먹임 기전이다.

이 장에서는 각각의 호르몬을 다룰 때 이들의 분비를 촉진시키는 자극에 대해서도 언급할 것이다. 또한 인체 균형을 유지하기 위해 길항작용(antagonism)을 보이는 호르몬들에 대해서도 다룰 것이다.

뇌하수체 The Pituitary Gland

뇌하수체(pituitary gland 혹은 hypophysis)는 시상하부에 인접해 있는 짧은 돌기인 누두(infundibulum)에 의해 매달려 있으며, 접형골의 터키안장(sella turcica) 안에 위치하고 있다. 뇌하수체의 크기는 매우 작지만 뇌하수체는 인체의 많은 기능을 조절하고 있다. 뇌하수체는 뇌하수체 후엽과 뇌하수체 전엽으로 분류된다. 뇌하수체 후엽은 **신경하수체(neurohypophysis)**로도 불리는데, 발생학적으로 시상하부의 신경조직의 연속이다. 뇌하수체 전엽은 **선하수체(adenohypophysis)**로도 불리며 선조직(glandular tissue)으로 구성되어 있다. 뇌하수체의 모든 호르몬들과 그 표적 기관이 그림 10-2 에 나타나 있다. 다음에 나오는 부분들을 읽기 전에 이 요약된 그림을 살펴보는 것이 많은 도움이 될 것이다.

뇌하수체 후엽 Posterior Pituitary Gland

뇌하수체 후엽(posterior pituitary gland)에서 분비되는 2개의 호르몬인 항이뇨 호르몬과 옥시토신은 실제 시상하부에서 합성되며 필요시까지 뇌하수체 후엽에 저장된다. 시상하부로부터 신경자극에 의해 분비된다 그림 10-3 .

항이뇨 호르몬 Antidiuretic Hormone

항이뇨 호르몬(ADH 혹은 vasopressin)은 신세뇨관에서 수분의 재흡수를 촉진시켜 소변 생성량을 감소시킨다. 수분이 혈액으로 재흡수되면서 소변량은 줄어들고 혈액량은 증가하게 되는데, 이는 정상적인 혈압유지에 기여한다. 항이뇨 호르몬은 또한 땀이 나는 것을 감소시키는데, 이때 보존되는 수분의 양은 신장에 의해 보존되는 양에 비해서는 매우 적다.

항이뇨 호르몬의 분비 자극은 인체의 수분함량의 감소이다. 예를 들어, 발한이나 설사로 인해 다량의 수분이 체외로 손실되는 경우, 시상하부의 **삼투수용체(osmoreceptor)**가 체액의 삼투질 농도의 증가를 감지하게 된다. 시상하부는 이 자극을 뇌하수체 후엽으로 전달하게 되고, 이는 항이뇨 호르몬의 분비를 증가시키고 소변으로 배출되는 수분의 손실을 감소시키게 된다.

모든 종류의 탈수가 항이뇨 호르몬 분비를 자극하게 되며, 수분을 체내에 축적시킨다. 심한 출혈의 경우에는 항이뇨 호르몬이 다량으로 분비되어 특히 소동맥의 혈관수축을 유발하게 되며, 이는 혈압을 상승시키거나 적어도 혈압을 유지하는 데 중요한 역할을 하게 된다.

알코올의 섭취는 항이뇨 호르몬의 분비를 감소시켜 소변량을 증가시키게 된다. 알코올 섭취를 많이 한 상태에서 수분이 보충되지 않는다면, 다음날 갈증을 느끼고 어지러움을 경험하게 될 것이다. 갈증은 체액의 손실에 기인하며 어지러움은 혈압감소에 기인한다.

옥시토신 Oxytocin

옥시토신(oxytocin)은 임신말기에 자궁의 수축을 촉진하며 유선에서 유즙의 분비를 촉진한다.

분만이 시작되면 자궁경부가 신전되는데, 이러한 정

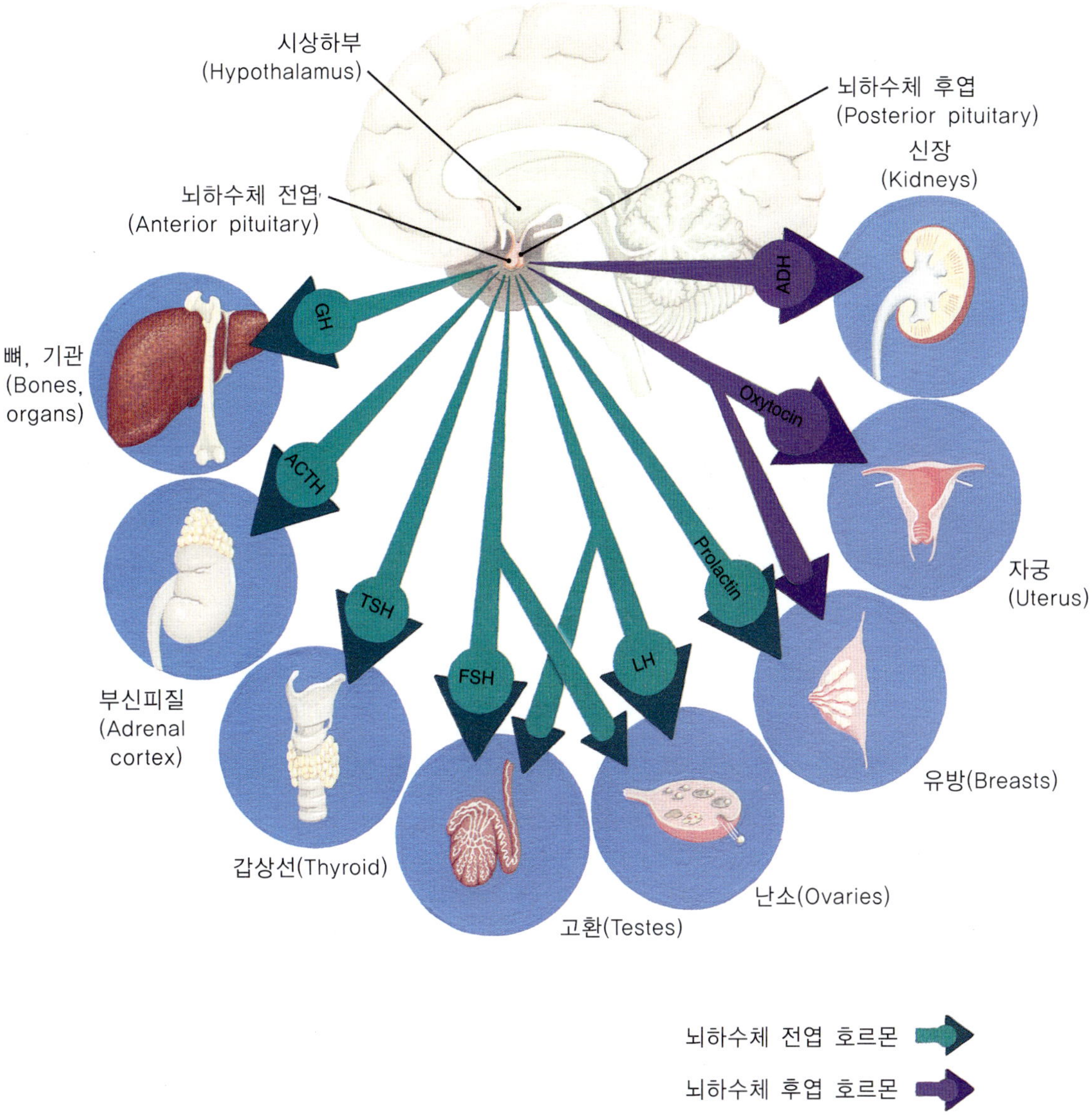

그림 10-2 **뇌하수체의 호르몬과 그 표적 기관**

질문: 어떤 뇌하수체 호르몬들이 그 표적 기관으로써 다른 내분비선들을 가지고 있는가?

보는 감각신경을 통해 시상하부로 전달되고, 이는 다시 뇌하수체 후엽을 자극하여 옥시토신을 분비하게 한다. 분비된 옥시토신은 자궁근층의 평활근을 강력히 수축시켜 분만을 유도하며 아기가 태어난 이후에는 태반의 박리를 유도한다. 옥시토신의 분비는 인체의 양성 되먹임 기전의 하나로, 되먹임 고리(feedback cycle)의 외적 제어 또는 중지 단계로써 태아와 태반의 출산을 일으킨다. 출산 시 자궁경부가 확장되면 더는 옥시토신의 분비를 위한 자극은 일어나지 않는다. 만약 이러한 기전의 유형을 시각적으로 볼 수 있다면, 우리는 호르몬의 분비가 증가되고 이후 좀 더 증가되고 다시 좀 더 증가되는 계단과 같은 형태를 볼 수 있을 것이다. 마지막으로 외적 제어가 일어나면 태아의 출생으로 옥시토신의 분비는 중지된다. 최근에 태반 자체도 임신 후반부에 뇌하수체 후엽에서 분비되는 양보다 훨씬 다량의 옥시토신을 분비하는 것으로 밝혀졌다. 현재 태반에서 분비되는 옥

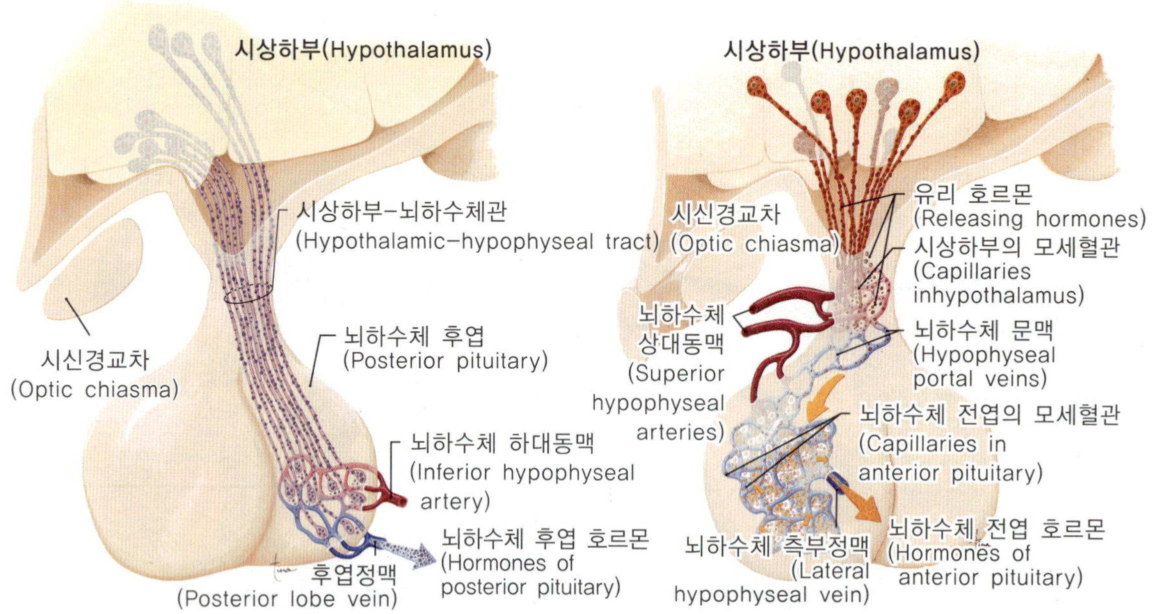

그림 10-3 **시상하부와 뇌하수체의 구조적 관계** (A) 뇌하수체는 시상하부에서 생성되는 호르몬을 저장한다. (B) 시상하부의 유리 호르몬이 뇌하수체 전엽으로 직접 순환하며 그 분비에 영향을 미친다.

질문: 그림 A에서 뇌하수체 후엽의 호르몬의 이름을 나열해 보자. 그림 B에서 무엇이 뇌하수체 전엽 호르몬의 분비를 자극하는가?

시토신의 정확한 기전을 밝히는 연구가 진행되고 있다.

아기에게 모유를 수유하게 되면 아기가 젖을 빨게 될 때 유두로부터 시상하부로 감각정보가 전달된다. 이는 시상하부로부터 다시 뇌하수체 후엽으로 정보를 전달하게 하여 옥시토신의 분비를 증가시킨다. 분비된 옥시토신은 유선내 유관의 평활근을 수축시켜 유즙분비를 촉진하게 된다. 이러한 유즙분비를 유즙분비반사(milk let-down reflex)라고 부른다. 뇌하수체 후엽 호르몬은 표 10-1 에 요약되어 있다.

항이뇨 호르몬과 옥시토신 모두는 비슷한 구조의 펩티드 호르몬이며, 그 각각은 9개의 아미노산을 가지고 있다. 둘 모두 양육이나 신뢰와 같은 행위의 관점에 영

표 10-1 **뇌하수체 후엽 호르몬**

호르몬	기능	분비 조절
항이뇨 호르몬 (ADH)	• 신세뇨관에 의한 수분 재흡수를 증가시킨다(수분은 혈액으로 되돌아간다). • 발한을 감소시킨다. • 혈관수축을 일으킨다.	• 체내의 수분량 감소(알코올은 항이뇨 호르몬의 분비를 억제한다).
옥시토신 (oxytocin)	• 자궁근층(myometrium)의 수축을 촉진하여 분만을 촉진시킨다. • 유즙분비선으로부터 모유의 분비를 촉진시킨다.	• 자궁경부의 신전과 유두의 자극은 시상하부로부터 신경자극을 유발시킨다. • 임신후반기에 태반에서 분비(분비자극은 밝혀져 있지 않음)

향을 주는 것으로 알려져 있다. 특정 뇌세포는 옥시토신과 항이뇨 호르몬(바소프레신)의 수용체를 가지고 있으며 이들은 가족의 생활을 유지하는 유대감을 만드는 데 관여하는 것으로 보인다. 신뢰는 가족의 생활뿐만 아니라 우정, 학교생활, 운동, 게임, 물건을 사고파는 일과 같은 많은 사회적 만남의 일부이다. 이들 2개의 작은 호르몬은 신체적뿐만 아니라 정신적으로 우리에게 영향을 주는 것으로 보인다.

뇌하수체 전엽 Anterior Pituitary Gland

뇌하수체 전엽(anterior pituitary gland)에서 분비되는 호르몬들은 인체의 여러 기능을 조절하고 있다. 이 호르몬들의 분비는 시상하부에서 합성되는 유리 호르몬에 의해 조절된다. **유리 호르몬**(releasing hormone)은 시상하부에서 모세혈관 속으로 분비되고, **뇌하수체 문맥**(hypophyseal portal vein)을 통해 뇌하수체 전엽의 모세혈관망 속으로 이동된다. 여기에서 유리 호르몬은 흡수된 후 뇌하수체 전엽 호르몬의 분비를 자극하게 된다. 이러한 순환의 경로가 그림 10-3 에 나타나 있다. 이는 유리 호르몬이 체순환을 경유함 없이 빠르게 뇌하수체 전엽 호르몬의 분비를 자극하는 것을 가능하게 한다.

성장 호르몬 Growth Hormone

성장 호르몬(growth hormone, GH)은 somatotropin이라고도 부르며, 성장을 촉진시키는 호르몬이다 그림 10-4 . 성장 호르몬은 세포들을 자극하여 성장 호르몬의 기능을 일으키는 매개 분자인 인슐린 성장인자

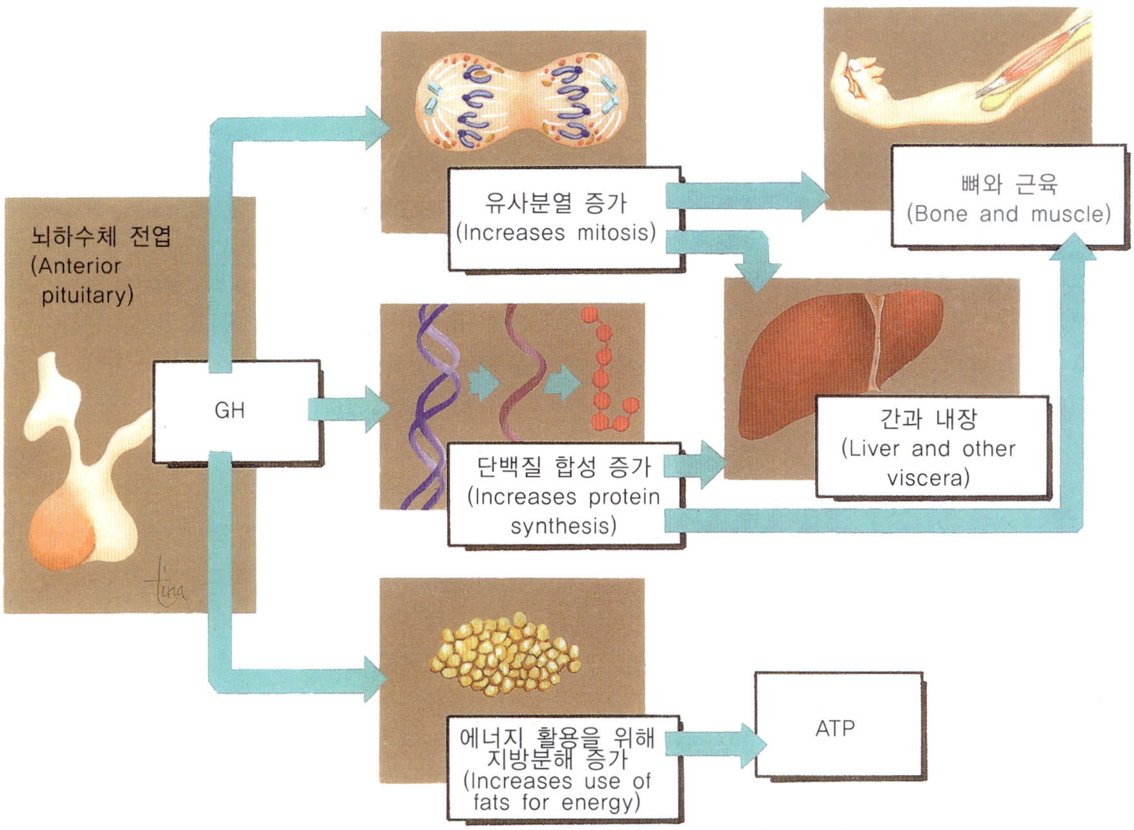

그림 10-4 성장 호르몬의 기능

질문: 성장 호르몬의 어떠한 기능이 직접적으로 뼈와 근육이 성장하도록 돕는가?

(insulin-like growth factor, IGF)를 생성하게 만든다. 성장 호르몬은 아미노산의 세포내 이동을 촉진시키고 단백질 합성속도를 증가시킨다. 아미노산은 체내에 저장될 수 없으므로, 단백질 합성에 사용되어야 한다. 과다한 아미노산은 에너지 저장을 위해 탄수화물이나 지방으로 변환된다. 성장 호르몬은 아미노산이 탄수화물로 전환되기 전에 단백질 합성을 위해 사용될 수 있도록 돕는다. 성장 호르몬은 또한 유사분열을 할 수 있는 조직에서 세포분열을 촉진시킨다. 이러한 기능은 성장기에 있는 아동에게 성장, 특히 골조직과 근육조직의 성장을 촉진한다.

성장 호르몬은 성장이 완료된 성인에서도 분비된다. 그 이유는 성장이 완료된 이후에도 아미노산을 이용하여 단백질을 합성하는 것이 필요하기 때문이다. 성인의 경우 키가 자라지는 않지만, 어떤 조직들은 손상복구 혹은 대체를 위해 새로운 단백질을 필요로 한다. 성장 호르몬은 또한 지방조직에서 지방의 유리를 촉진하여 지방을 에너지로 이용하게 한다. 이러한 성장 호르몬의 작용은 음식을 장기간 섭취하지 않는 경우에 인간의 생존을 위해 매우 중요하다.

성장 호르몬의 분비는 시상하부에서 유리되는 두 가지 유리 호르몬에 의해 조절된다. 그 중 하나는 성장 호르몬 유리 호르몬(growth hormone releasing hormone, GHRH)으로 성장 호르몬의 분비를 증가시키며, 운동 중이나 저혈당 시에 생산된다. 또한 아미노산의 혈중농도가 높을 때도 성장 호르몬 유리 호르몬이 유리되어 성장 호르몬의 분비를 촉진시켜 아미노산이 단백질로 합성되도록 돕게 된다. 또 다른 하나는 **성장 호르몬 억제 호르몬**(growth hormone inhibiting hormone, GHIH; somatostatin)이다. 성장 호르몬 억제 호르몬은 성장 호르몬의 분비를 억제시키며 고혈당의 상태에서 그 분비가 촉진된다. 성장 호르몬 분비 이상과 관련된 질환은 BOX 10-1 에 설명되어 있다.

BOX 10-1 성장 호르몬의 분비이상과 관련된 질환 Disorders of growth hormone

성장기에 성장 호르몬이 과다하게 분비되거나 과소하게 분비되는 경우에는 아동의 성장에 큰 영향을 미치게 된다. 성장 호르몬의 과소 분비는 **뇌하수체 난쟁이증**(pituitary dwarfism)을 초래하게 된다. 이러한 경우에 키는 90~120cm에 불과하지만, 신체분포는 정상적인 분포를 보인다. 현대에 와서는 성장 호르몬이 유전공학을 통해 합성 가능하므로 이러한 질환이 있는 경우 성장 호르몬대치요법을 이용할 수 있다. 그러나 유전적으로 키가 작은 아동에게 성장 호르몬을 투여하여도 성장을 촉진시키기는 어렵다. 성장 호르몬이 노화를 억제할 것이라는 보고는 그릇된 것으로 밝혀진 바 있다.

성장 호르몬의 과다 분비는 **거인증**(giantism)을 초래한다. 거인증에서는 장골이 지나치게 성장하여 240cm의 큰 키를 가지게도 한다. 농구선수들에게서 볼 수 있는 키가 큰 선수의 경우 모두 이러한 거인증을 갖고 있는 것은 아니다. 키가 큰 농구선수들은 유전적으로 키가 큰 것이거나 성장기 동안에 영양공급을 적절하게 잘 해 주었기 때문일 수 있다.

성장이 완료된 후에 뇌하수체 종양에 의해 성장 호르몬이 과다하게 분비되면, **말단비대증**(acromegaly)을 초래한다. 성장이 완료된 후에는 장골의 성장판이 닫히게 되므로 더는 장골의 성장이 불가능하게 된다. 그러나 장골이 아닌 다른 종류의 뼈에서는 성장이 가능하므로 턱이나 다른 얼굴의 뼈 및 손과 발의 뼈들이 비정상적으로 성장하게 된다. 또한 피부가 두꺼워지고 혀가 커지게 된다. 비정상적으로 성장하는 골조직과 관절주위의 연골조직은 신경을 압박하게 되며 관절을 손상시켜 관절염을 초래할 수 있다. 말단비대증의 치료는 외과적으로 종양을 절제하거나 방사선요법을 통해 종양을 파괴하는 것이다.

갑상선 자극 호르몬 Thyroid-Stimulating Hormone

갑상선 자극 호르몬(thyroid-stimulating hormone)은 thyrotropin이라고도 부르며, 그 표적기관은 갑상선이다. 갑상선 자극 호르몬은 갑상선의 정상적인 성장을 자극하며, 티록신(thyroxine, T_4)과 트리요드티로닌(triiodothyronine, T_3)의 분비를 자극한다. 이들 갑상선 호르몬의 기능은 이 장의 뒷부분에서 다루도록 하겠다.

갑상선 자극 호르몬의 분비는 시상하부에서 분비되는 갑상선 자극 호르몬 유리 호르몬(thyrotropin releasing hormone, TRH)에 의해 유발된다. 대사율(에너지 생성)이 감소되는 경우 갑상선 자극 호르몬 유리 호르몬이 합성 분비된다.

부신피질 자극 호르몬 Adrenocorticotropic Hormone

부신피질 자극 호르몬(adrenocorticotropic hormone)은 부신피질에서 코티솔 및 기타 호르몬의 분비를 촉진한다. 부신피질 자극 호르몬의 분비는 시상하부에서 분비되는 부신피질 자극 호르몬 유리 호르몬(corticotropin releasing hormone, CRH)에 의해 촉진된다. 부신피질 자극 호르몬 유리 호르몬은 상해, 질환, 운동 혹은 저혈당증과 같은 생리적인 스트레스성 자극에 의해 합성 분비된다.

프로락틴 Prolactin

프로락틴(prolactin)은 수유와 상관성이 있다. 이는 유선에서 유즙생성을 시작시키고 유지하는 역할을 한다. 프로락틴의 분비는 시상하부에서 분비되는 프로락틴 유리 호르몬(prolactin releasing hormone)과 프로락틴 유리 억제 호르몬(prolactin inhibiting hormone)의 복잡한 조절에 영향을 받는다. 유선을 먼저 발달시키는 호르몬은 임신 중에 태반에서 대량 합성 분비되는 에스트로겐과 프로게스테론이다. 분만 후에 프로락틴의 분비가 증가되어 유즙이 분비된다. 만약 모유수유를 계속하는 경우에는 프로락틴의 혈중농도는 지속적으로 높게 유지될 것이다.

난포 자극 호르몬 Follicle-Stimulating Hormone

난포 자극 호르몬(Follicle-Stimulating Hormone, FSH)은 **성선 자극 호르몬(gonadotropic hormone)**의 하나로서 난소나 고환과 같은 성선에 영향을 미친다. 난포 자극 호르몬은 여성에서 난포에 미치는 영향을 근거로 명명되었다. 난소 내에는 난자를 함유하고 있는 난포(ovarian follicle)가 있으며 난포 자극 호르몬은 이 난포의 성장을 자극하는 일을 한다. 즉, 약 28일을 주기로 하고 있는 월경주기 내에서 난포 발달을 시작시키는 일을 담당하고 있다. 난포 자극 호르몬은 또한 난포세포에서 에스트로겐의 분비를 자극한다. 남성에서 난포 자극 호르몬은 고환에서 정자생성을 시작시키는 일을 한다.

난포 자극 호르몬의 분비는 시상하부에서 분비되는 **성선 자극 호르몬 유리 호르몬(gonadotropin releasing hormone, GnRH)**에 의해 조절된다. 난포 자극 호르몬의 분비는 난소나 고환에서 분비되는 인히빈(inhibin)에 의해 감소된다.

황체형성 호르몬 Luteinizing Hormone

황체형성 호르몬(luteinizing hormone, LH)은 또 다른 종류의 성선 호르몬이다. 여성에서 황체형성 호르몬은 성숙한 난포로부터 난자를 유리시키는 배란(ovulation)을 담당하고 있다. 배란이 되고 나면 황체형성 호르몬은 난포를 황체(corpus luteum)로 변화시키며 이 황체는 황체형성 호르몬의 영향 하에서 프로게스테론을 분비한다. 남성에서는 황체형성 호르몬은 고환의 간질세포(interstitial cell)를 자극하여 테스토스테론을 분비하게 한다(황체형성 호르몬은 일명 간질세포 자극 호르몬(interstitial cell stimulating hormone, ICSH)이라고 불린다).

황체형성 호르몬의 분비는 또한 시상하부의 성선 자극 호르몬 유리 호르몬에 의해 조절된다. 난포 자극 호르몬과 황체형성 호르몬에 대해서는 제20장에서 성 호르몬을 다룰 때 다시 언급할 것이다. 뇌하수체 전엽 호르몬은 표 10-2에 요약되어 있다.

표 10-2 뇌하수체 전엽 호르몬

호르몬	기능	분비 조절
성장 호르몬(GH)	• 유사분열의 속도를 증가시킨다. • 세포내로 아미노산의 이동을 증가시킨다. • 단백질 합성률을 증가시킨다. • 지방의 분해를 촉진시켜 에너지로 전환되게 한다.	• 시상하부의 성장 호르몬 유리 호르몬(GHRH)이 성장 호르몬의 분비를 자극한다. • 시상하부의 성장 호르몬 억제 호르몬(GHIH, somatostatin)이 성장 호르몬의 분비를 억제한다.
갑상선 자극 호르몬(TSH)	• 갑상선에서 티록신과 T_3의 합성을 촉진한다.	• 시상하부의 갑상선 자극 호르몬 유리 호르몬(TRH)
부신피질 자극 호르몬(ACTH)	• 부신피질에서 코티솔의 분비를 촉진한다.	• 시상하부의 부신피질 자극 호르몬 유리 호르몬(CRH)
프로락틴(prolactin)	• 유선에서 유즙의 생성을 촉진한다.	• 시상하부의 프로락틴 유리 호르몬(PRH)이 프로락틴의 분비를 촉진한다. • 시상하부의 프로락틴 억제 호르몬(PIH)이 프로락틴의 분비를 억제한다.
난포 자극 호르몬(FSH)	여성 • 난포에서 난자의 성숙을 시작시킨다. • 난포세포에서 에스트로겐의 분비를 촉진한다. 남성 • 고환에서 정자를 생산시킨다.	• 시상하부의 성선 자극 호르몬 유리 호르몬(GnRH)이 난포 자극 호르몬의 유리를 촉진한다. • 인히빈(난소와 고환)은 난포 자극 호르몬의 유리를 감소시킨다.
황체형성 호르몬(LH) 혹은 간질세포 자극 호르몬(ICSH)	여성 • 배란을 유발시킨다. • 배란 후 난포를 황체로 변화시킨다. • 황체에서 프로게스테론을 분비하게 한다. 남성 • 고환의 간질세포에서 테스토스테론의 분비를 촉진시킨다.	• 시상하부의 성선 자극 호르몬 유리 호르몬이 자극 인자이다.

갑상선 Thyroid Gland

갑상선(샘)(thyroid gland)은 후두 밑 기관(trachea) 상부의 전방에서 측방에 걸쳐 위치한다. 갑상선은 2개의 엽으로 구성되어 있고 두 엽은 협부(isthmus)에 의해 연결되어 있다(제4장 그림 4-3 A부분 참조). 갑상선의 구조적 단위는 갑상선 난포이며 이는 **티록신**(T_4)과 **트리요오드티로닌**(T_3)를 합성한다. 요오드(iodine)는 갑상선 호르몬의 합성에 필수적이며, 티록신은 4개의 요오드를 함유하고 있는 반면 T_3는 3개의 요오드를 가지고 있다.

갑상선에 의해 합성되는 다른 종류의 호르몬은 **칼시토닌(calcitonin)**으로서 부여포 세포(parafollicular cell)에서 합성된다. 칼시토닌의 기능은 티록신이나 T_3의 기능과는 매우 상이하며 이에 대하여 제6장에서 다룬 바 있다.

티록신(T_4)과 트리요오드티로닌(T_3)
Thyroxine and Triiodothyronine

티록신(T_4)과 트리요오드티로닌(T_3)는 같은 기능을 가지고 있다. 즉, 에너지 생산과 단백질 합성을 조절하고 있는데, 이는 인체성장과 인체의 정상기능유지에 직접 관련된다(제1장 그림 1-3 참조). 티록신은 모든 형태의 음식물(탄수화물, 지방 및 과잉의 아미노산)의 세포호흡을 촉진시킴으로써 에너지 생산과 열 생산을 증가시킨다. 티록신은 또한 세포내에서 단백질 합성률을 증가시킨다. 정상적인 티록신의 합성은 생리적인 성장, 정상적인 정신적 발달 및 생식샘의 성숙에 필수적이다. 이들 호르몬은 대사율에 있어 가장 중요한 매일의 조절자(day to day regulator)이다. 그 활동은 뇌, 근육, 심장과 사실상 모든 다른 기관들의 기능에 반영된다. 티록신이 생명에 필수적인 호르몬은 아니지만, 티록신의 부족은 신체적, 정신적 성장과 능력에 큰 영향을 미친다 BOX 10-2.

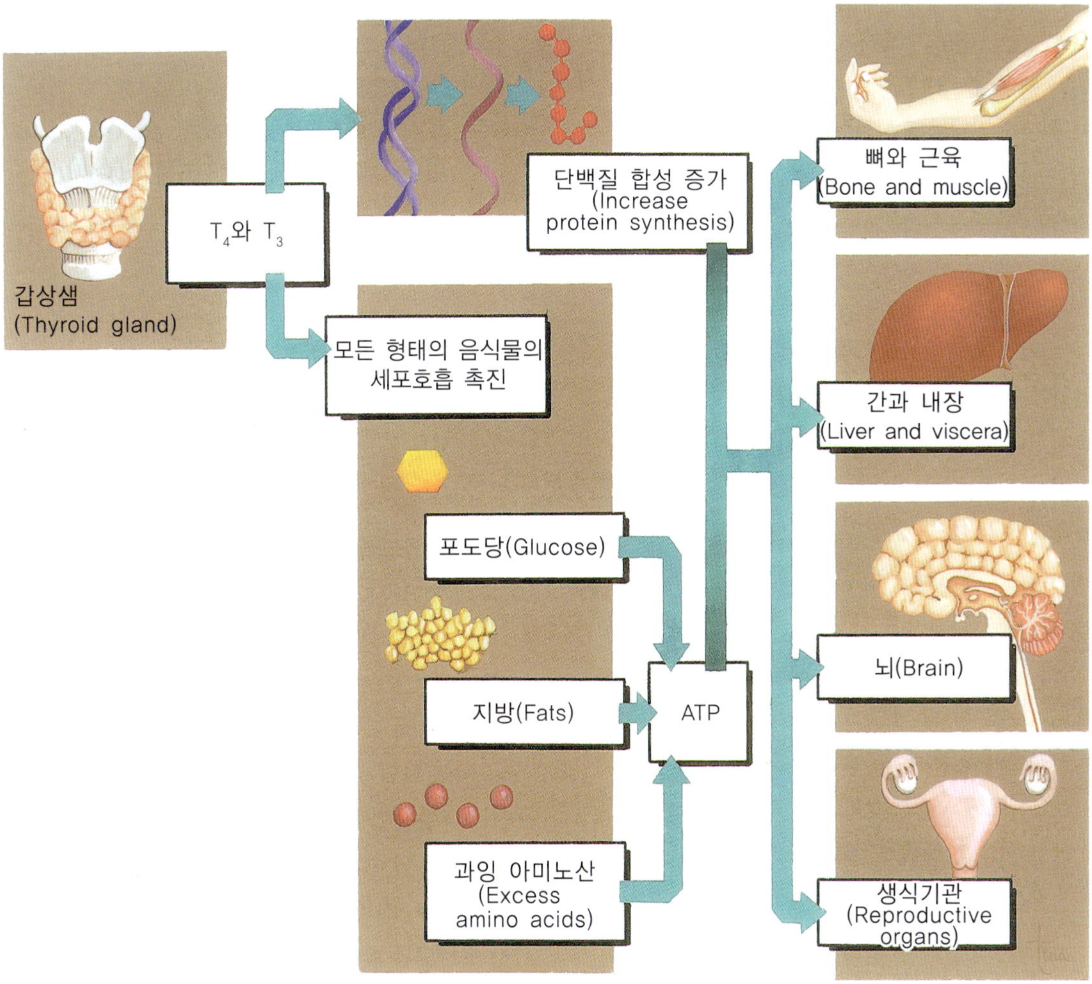

그림 10-5 티록신(T_4)과 T_3의 기능

질문: 티록신의 어떤 기능들이 뼈와 근육이 자라고 그 기능을 유지하도록 돕는가?

BOX 10-2 티록신과 관련된 질환 Disorders of thyroxine

요오드는 티록신과 T_3의 필수적인 성분이므로 만약 요오드의 섭취가 부족한 경우에는 갑상선종(goiter)을 유발한다. 요오드의 섭취가 부족한 경우에는 갑상선 세포들이 더 많은 티록신을 합성할 목적으로 비대해지게 되므로 갑상선이 목의 앞부분에서 두드러지게 보인다. 요오드가 함유된 소금을 상용하게 되면 갑상선종의 발생률을 감소시킬 수 있다.

신생아에서의 티록신 분비 감소는 성장에 지대한 영향을 미친다. 티록신의 부족은 신체적 성장과 정신적 발달을 모두 저해하게 된다. 이러한 상황을 크레틴병(cretinism)이라 하는데 심각한 신체적, 정신적 지체를 특징으로 한다. 티록신의 결핍이 생후 직후에 파악되는 경우에는 티록신 대체요법을 통해 정상적인 신체 정신적 발달을 촉진시킬 수 있다.

성인에서 티록신의 분비 감소는 점액수종(myxedema)이라 불린다. 티록신이 부족한 경우 대사율(에너지 생산)이 감소되므로, 무기력, 근육허약, 심박동수 감소, 추운 느낌, 체중증가 및 얼굴의 특징적인 부종을 유발하게 된다. 이때 갑상선 호르몬을 투여하게 되면 대사율을 정상으로 회복시킬 수 있다.

그레이브스병(Grave's disease)은 티록신의 과다 분비를 특징으로 하는 자가 면역질환이다. 자가 항체가 갑상선 세포에 위치한 갑상선 자극 호르몬 수용체와 결합을 하게 되어 과다한 티록신의 생산을 촉진하게 된다. 증상은 대사율이 지나치게 상승된 것과 관련되며 지나친 식욕과 함께 체중감소, 발한 증가, 빠른 심박동, 더운 느낌 및 피로가 유발된다. 이외에 갑상선종과 안구돌출증(exophthalmos)이 초래될 수 있다. 치료는 갑상선에서 티록신의 합성을 감소시키는 것이며, 이를 위해 약물이나 방사성 요오드를 사용한다.

티록신(T_4)과 트리요오드티로닌(T_3)의 분비는 뇌하수체 전엽에서 합성되는 **갑상선 자극 호르몬(TSH)**에 의해 촉진된다(제1장 그림 1-3 참조). 대사율(에너지 생산)이 감소되는 경우 이러한 변화는 시상하부에서 감지되어 곧 갑상선 자극 호르몬 유리 호르몬(thyrotropin releasing hormone)의 유리를 촉진하게 되고, 이는 다시 뇌하수체 전엽에서 갑상선 자극 호르몬의 합성을 촉진시켜 갑상선 호르몬인 티록신(T_4)과 트리요오드티로닌(T_3)를 유리시켜 에너지 생산을 증가시킴으로써 대사율을 항진하게 한다. 갑상선 호르몬이 분비되어 대사율이 항진되면 이는 다시 음성 되먹임 기전에 의해 대사율이 다시 감소될 때까지 시상하부의 갑상선 자극 호르몬 유리 호르몬의 유리를 감소시키게 된다.

칼시토닌 Calcitonin

칼시토닌은 칼슘과 인이 뼈로부터 혈액내로 재흡수되는 것을 감소시킴으로써 혈액내 칼슘과 인의 농도를 감소시켜준다. 이와 같은 칼시토닌의 기능은 혈액내 칼슘과 인의 농도를 정상적으로 유지해주고 안정되고 강한 골조직이 유지되도록 한다. 칼시토닌은 특히 뼈가 성장하는 시기인 성장기에 중요한 역할을 하는 것으로 알려져 있다. 연어로부터 얻게 되는 칼시토닌의 형태는 골다공증 치료에 도움이 된다.

칼시토닌의 분비자극은 혈액내 칼슘농도가 증가되어 있는 **고칼슘혈증(hypercalcemia)**이다. 혈중 칼슘농도가 증가되면 칼시토닌이 분비되어 혈액에 더 많은 칼슘이 필요할 때까지 골조직으로부터 칼슘과 인이 유리되지 못하도록 한다 그림 10-6. 갑상선에서 분비되는 호르몬은 표 10-3에 제시되어 있다.

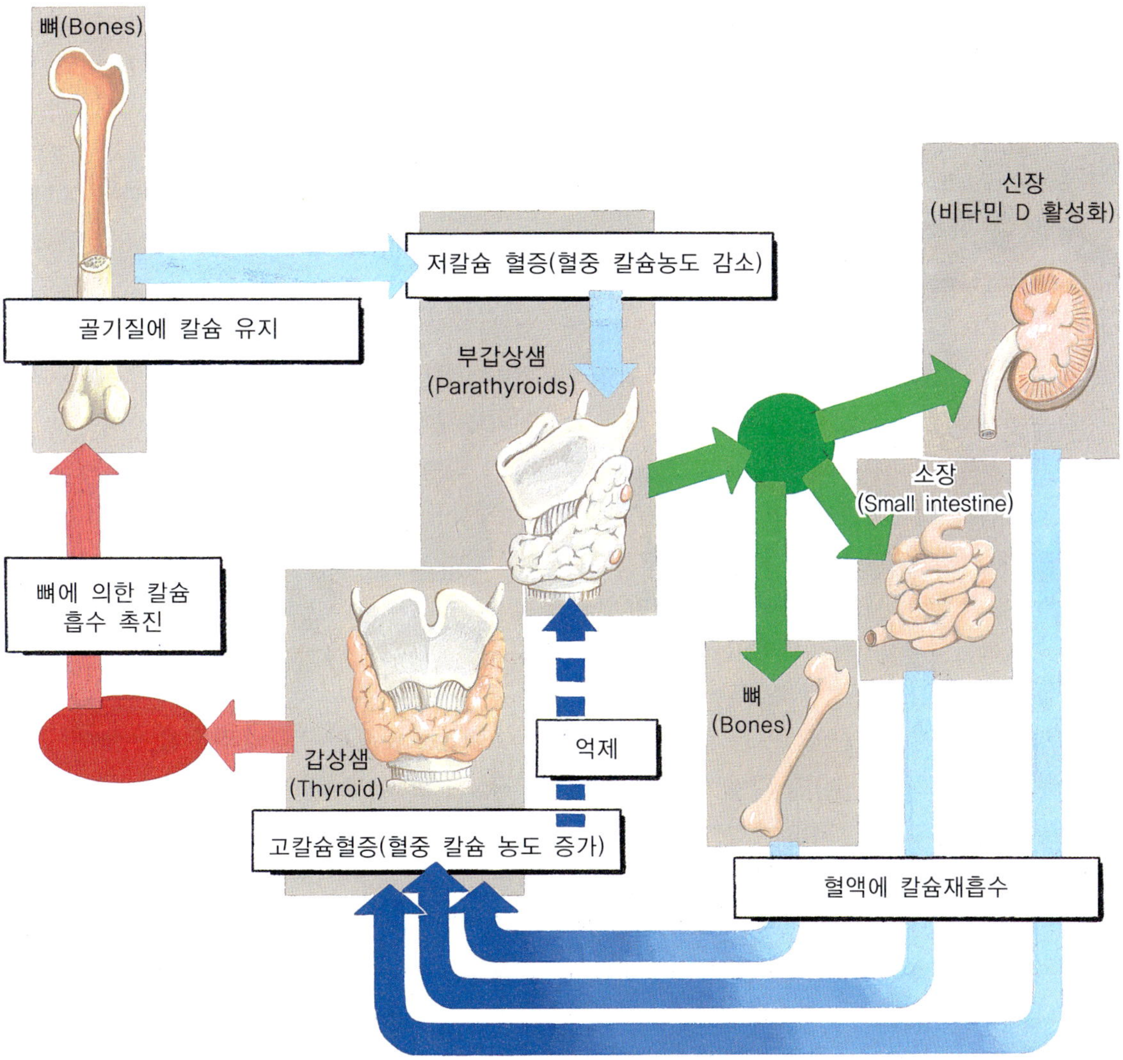

그림 10-6 **칼시토닌과 부갑상선 호르몬 및 혈중 칼슘농도의 조절과 관련된 기능**

질문: 어떠한 호르몬이 뼈에 칼슘이 유지되도록 돕는가? 어떤 비타민이 부갑상선이 활성화되도록 돕는가? 이러한 과정은 어디에서 이루어지는가?

표 10-3 갑상샘에서 분비되는 호르몬

호르몬	기능	분비 조절
티록신(T_4)과 T_3(triiodothyronine)	• 모든 음식물로부터 에너지 생산을 증가시킨다. • 단백질 합성률을 증가시킨다.	• 갑상선 자극 호르몬(TSH, 뇌하수체 전엽)
칼시토닌(calcitonin)	• 칼슘과 인이 골조직으로부터 혈액내로 재흡수되는 것을 감소시킨다.	• 고칼슘혈증(hypercalcemia)

부갑상선 Parathyroid Glands

부갑상선은 4개가 있는데, 갑상샘의 양 옆에 위치하고 있다 그림 10-7. 부갑상선에서 분비되는 호르몬은 부갑상선 호르몬(parathyroid hormone)이라 불린다.

부갑상선 호르몬 Parathyroid Hormone, PTH

부갑상선 호르몬은 칼시토닌과 길항작용이 있으며, 칼슘과 인의 혈중농도를 정상으로 조절하는 데 있어 중요한 기능을 한다. 부갑상선 호르몬의 표적기관은 골조직, 소장 및 신장이다.

부갑상선 호르몬은 칼슘과 인이 골조직으로부터 혈액 속으로 재흡수되도록 촉진하여 혈중 칼슘과 인의 농도를 증가시켜주는 작용이 있다. 음식물 속에 함유되어 있는 칼슘과 인이 소장에서 흡수되기 위해서는 비타민D를 필요로 하는데, 이 과정도 부갑상선 호르몬에 의해 촉진되며 이를 통해 혈중 칼슘과 인의 농도를 증가시킨다. 신장에서 부갑상선 호르몬은 비타민D의 활성화를 촉진시키며, 칼슘의 재흡수와 인의 배설을 촉진시킨다. 이때 인은 골조직에서 재흡수되는 양보다 많이 배설된다. 따라서 전반적인 부갑상선 호르몬의 효과는 혈중 칼슘농도를 높이고 혈중 인농도는 감소시키는 것이다. 부갑상선 호르몬의 기능은 표 10-4에 요약되어 있다.

부갑상선 호르몬의 분비는 혈중 칼슘농도가 낮은 **저칼슘혈증**(hypocalcemia)에 의해 촉진되고, 고칼슘혈증에 의해 억제된다. 부갑상선 호르몬과 칼시토닌의 길항작용은 그림 10-6에 제시되어 있다. 이 두 호르몬은 함께 작용하여 혈중 칼슘농도를 정상범주로 조절하고 있다. 혈액내 칼슘은 혈액응고 및 신경과 근육세포의 정상 기능에 필수적인 역할을 한다.

여기서 우리가 예상할 수 있듯이 부갑상선의 종양과 같은 질환으로 인한 부갑상선 호르몬의 과잉 분비는 뼈로부터 칼슘을 제거하여 뼈를 약하게 만들 수 있다. 그러나 예를 들어 주사로 인해 발생되는 간헐적이고 단시간적인 과도한 부갑상선 호르몬은 골조직을 재흡수하기보다는 더 많은 양의 골조직 형성을 자극한다. 이것은 우리의 예상과 달라 매우 이상하지만, 우리가 아직도 우리의 신체에 대해 알아갈 것이 많음을 보여준다. 부갑상선 호르몬은 골다공증 예방을 돕기 위해 사용되고 있으나, 가격이 매우 비싸다.

췌장 Pancreas

췌장(pancreas)은 복강의 좌상 4분원에 위치하며 십이지장의 만곡부에서 비장 쪽으로 뻗어 있다. 췌장은 외분비선이면서 동시에 내분비선이지만, 여기에서는 내분비 기능만 설명하기로 한다. 췌장의 호르몬합성 세포는 **랑게르한스섬**(islets of Langerhans)이라 불린다 그림 16-7. 이 랑게르한스섬의 **알파세포**(alpha cell)에서는 글루카곤(glucagon)을 분비하고, **베타세포**(beta cell)에서는 인슐린(insulin)을 분비한다.

글루카곤 Glucagon

글루카곤은 간에 작용하여 **글리코겐 분해과정**(glycogenolysis)을 통해 글리코겐을 포도당으로 전환시키

표 10-4 부갑상선에서 분비되는 호르몬

호르몬	기능	분비 조절
부갑상선 호르몬 (parathyroid hormone, PTH)	• 뼈에서 혈액내로 칼슘과 인의 재흡수를 촉진시킨다. • 소장에서 칼슘과 인의 흡수를 촉진한다. • 신장에서 칼슘의 재흡수를 촉진시키고 인의 배설을 촉진시킨다. 비타민D를 활성화한다.	• 저칼슘혈증은 부갑상선 호르몬의 분비를 자극한다. 고칼슘혈증은 부갑상선 호르몬의 분비를 억제한다.

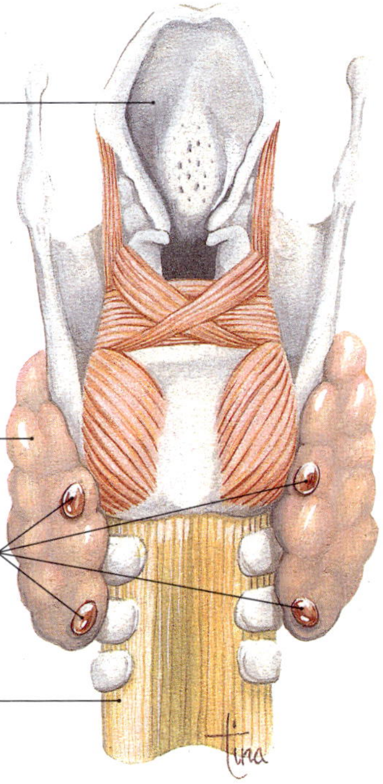

그림 10-7 **후면에서 본 갑상선의 옆에 위치한 부갑상선**

질문: 부갑상선의 표적기관 중 어떤 것이 저장소로 불리는가? 무엇이 저장되는가?

며 지방과 과잉의 아미노산이 에너지로 전환되도록 한다. 아미노산의 에너지화는 먼저 과다한 아미노산이 단순한 탄수화물의 형태로 전환되는 **당신생**(gluconeogenesis)의 과정을 통해 이루어진다. 전반적으로 볼 때 글루카곤의 작용은 혈당치를 높이고 인체내 이용가능한 모든 영양소를 에너지로 전환시키는 작용을 한다.

글루카곤의 분비는 혈액내 당의 농도가 감소된 상태인 **저혈당**(hypoglycemia)에 의해 자극된다. 이러한 저혈당 상태는 정상적으로 식사와 식사 사이에 발생하거나 혹은 운동과 같은 생리적 스트레스 상태일 때 나타나게 된다 그림 10-8 .

인슐린 Insulin

인슐린은 세포막의 포도당에 대한 투과도를 증가시켜 포도당이 혈액에서 세포 속으로 이동하는 속도를 촉진하는 작용을 한다. 그러나 예외적으로 뇌, 간, 신장의 세포들은 세포막의 포도당 이동을 위해 인슐린을 필요로 하지 않는다. 포도당이 세포내로 이동되면 **포도당**은 세포내 호흡과정을 통해 에너지를 생산한다. 간과 골격근은 포도당을 글리코겐으로 전환하는 **글리코겐 합성**(glycogenesis) 기능이 있어 나중에 필요시 사용하기 위해 여분의 포도당을 저장할 수 있다. 인슐린은 또한 세포가 지방산과 아미노산을 취해 이를 다시 지방과 단백질로 재합성하도록 돕는다(에너지 생산은 아님). 인슐린이 없다면 혈중 지질농도는 상승될 것이며, 세포는 과다한 양의 지방산을 축적할 것이다. 혈당조절의 측면에서 보면 인슐린은 포도당의 에너지화를 촉진시키기 때문에 혈당치를 감소시키는 호르몬이다. 인슐린과 글루카곤의 길항작용은 그림 10-8 에 나타나 있다.

인슐린은 생명유지에 필수적인 호르몬이다. 인슐린이 없으면 인간은 오랫동안 생존할 수 없다. 인슐린의 결핍이나 인슐린의 기능장애는 **당뇨병**(diabetes mellitus)을 초래하게 되는데 이는 BOX 10-3 에 설명되어 있다.

인슐린의 분비는 혈중 당의 농도가 증가되는 **고혈당**(hyperglycemia)에 의해 자극된다. 고혈당의 상태는 식후, 특히 탄수화물의 섭취를 많이 한 경우에 발생한다. 포도당이 소장에서 혈액 속으로 흡수되면 인슐린이 분비되어 포도당을 세포내로 이동시켜 포도당을 즉각적인 에너지로 사용하게 한다. 동시에 여분의 포도당은 간과 근육에 글리코겐으로 저장된다.

제16장의 그림 16-7 을 보면 델타 세포(delta cell)라고 부르는 세포들을 볼 수 있다. 이들은 시상하부에서 분비되는 성장 호르몬은 억제 호르몬과 동일한 소마토스타틴(somatostatin)을 생산한다. 췌장의 소마토스타틴은 인슐린과 글루카곤의 분비를 억제하기 위해 국소적으로 활동하며, 소장에서 마지막 소화 생성물의 흡수를 느리게 하는 것으로 보인다. 췌장에서 분비되는 호르몬은 표 10-5 에 요약되어 있다.

내분비계통

BOX 10-3 당뇨병 Diabetes mellitus

당뇨병에는 제1형 당뇨병과 제2형 당뇨병이 있다. 제1형 당뇨병은 인슐린 의존형 당뇨병이라고도 불리며 보통 아동기에 시작된다. 제2형 당뇨병은 인슐린 비의존형 당뇨병이라고도 불리며 대개 성인기에 시작된다.

제1형 당뇨병은 랑게르한스섬의 세포의 파괴가 특징적이며 인슐린이 분비되지 않는다 BOX 그림 10-A. 세포의 파괴는 자가면역반응(autoimmune response)으로서 바이러스에 의해 시작되는 것으로 알려져 있다. 당뇨병의 발생은 보통 급격하게 일어난다. 이러한 형태의 당뇨병은 대부분 아동기에 발생하며 유전적인 성향이 있다(제11장 BOX 11-5 참조). 제1형 당뇨병에서는 인슐린의 주사를 통해 당뇨병을 관리하는 것이 필수적이다. 면역억제제의 사용으로 세포를 보존하거나(조기진단의 경우), 줄기세포(stem cell)의 이식으로 손실된 세포를 복원하는 등의 연구가 진행 중이다.

제2형 당뇨병에서는 인슐린은 합성되지만, 세포막의 인슐린 수용체 결함으로 인해 인슐린이 그 작용을 나타낼 수 없게 된다 BOX 그림 10-A. 제2형 당뇨병의 발생은 보통 점진적이며 위험인자로서는 당뇨병의 가족력과 비만을 들 수 있다. 약물로서는 인슐린을 사용하지 않고, 인슐린이 남아 있는 세포막 수용체와 작용하도록 촉진하는 약물을 사용한다. 당뇨병의 가족력이 있는 경우, 저지방 식이와 규칙적인 운동으로 당뇨병의 발병 위험을 감소시킬 수 있다. 당뇨병은 진행성이므로 운동을 평생 해야 하지만 이는 충분히 할 만한 가치가 있다.

인슐린이 부족하든 인슐린의 작용에 장애가 생기든 결국 당뇨병은 혈당치를 높게 만들며, 그 결과 소변에 당이 배설된다. 당이 배설됨에 따라 수분도 동시에 배설되기 때문에 다뇨(polyuria), 다갈(polydipsia)의 증상이 나타난다.

고혈당이 장기간 지속되면 혈관에 손상을 초래한다. 모세혈관 벽이 비후되고 그 결과 가스와 영양소의 교환에 장애를 받게 된다. 가장 큰 손상은 피부(특히 발의 피부), 망막 및 신장에서 나타난다. 당뇨병이 제대로 관리되지 못하는 경우에는 괴저(gangrene), 실명 및 심한 신장손상을 초래할 수 있다. 중성지방 대사의 결함은 포도당 대사의 결함과 연결되므로 죽상경화증(atherosclerosis)은 흔히 발생하는 문제이다. 신경병증(신경의 손상)은 피부 감각의 손상 및 단추를 잠그는 등의 섬세한 움직임에 문제를 가져온다. 최근에는 혈당치를 정확히 검사하고 이에 따라 인슐린을 투여함으로써 이와 같은 조직손상을 상당히 예방할 수 있게 되었다. 최근에 개발된 인슐린 펌프들은 생리적인 자극에 따라 분비되는 인슐린의 분비양상을 그대로 모방할 수 있는 형태로까지 발전하고 있다.

제1형 당뇨병의 가장 심각한 문제는 **케톤산증(ketoacidosis)**이다. 포도당이 에너지원으로 이용되지 못하는 경우 인체는 지방과 단백질에 대한 의존도가 증가되는데 이러한 경우 포도당이 효율적으로 이용되지 못하기 때문에 결국 이들이 간에서 케톤체(ketone)로 전환된다. 케톤체는 유기산(아세톤, 아세토아세틱산)이므로 세포내에서 세포호흡을 통해 에너지로 전환될 수 있으나 세포내에서의 이용 속도가 느리기 때문에 결국 여분의 케톤체는 혈액 속에 축적된다. 케톤체는 산성이므로 혈액의 pH를 낮추게 되고 신장은 과량의 케톤체를 배설하게 되지만 이 과정에서 수분배설도 촉진되기 때문에 결국 탈수와 함께 산증(acidosis)을 초래하게 된다. 이 경우 인슐린을 투여하여 포도당이 에너지원으로 이용되게 하고 수액요법을 통해 혈액량을 보충시켜주지 않으면 케톤산증으로 인해 혼수상태에 이르러 사망할 수도 있다.

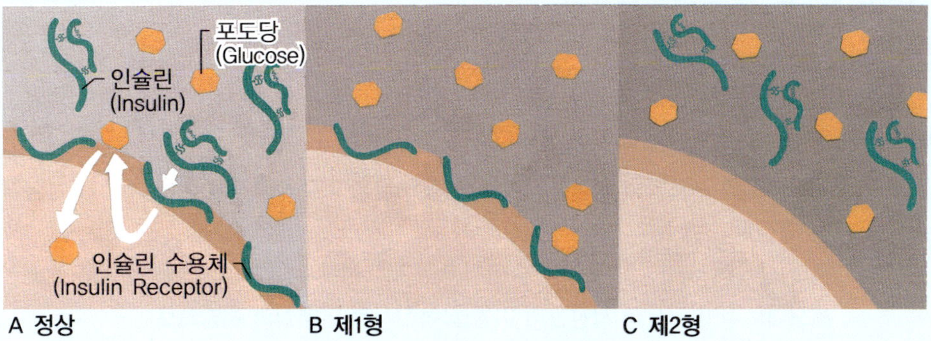

BOX 그림 10-A (A) 정상적인 상태의 세포막: 인슐린 수용체와 인슐린이 포도당 섭취를 조절한다.
(B) 제1형 당뇨병에서 세포막: 인슐린이 보이지 않고, 포도당이 세포 밖에 머물고 있다.
(C) 제2형 당뇨병에서 세포막: 인슐린 수용체가 보이지 않으며 포도당은 세포 밖에 머문다.

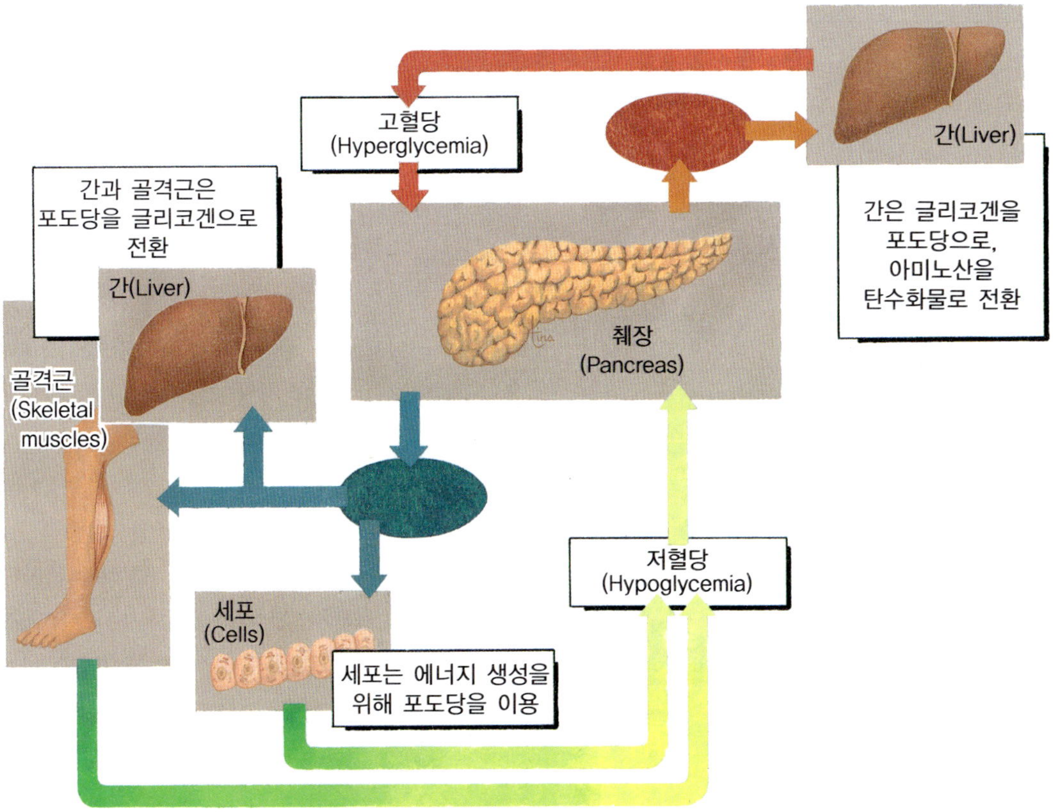

그림 10-8 인슐린과 글루카곤 및 혈중 포도당 농도의 조절과 관련된 기능

질문: 어떤 호르몬이 세포가 에너지 생성을 위해 포도당을 이용하도록 하는가? 무엇이 이 호르몬의 분비를 촉진하는가?

표 10-5 췌장에서 분비되는 호르몬

호르몬	기능	분비 조절
글루카곤 (alpha cells)	• 간에서 글리코겐을 포도당으로 전환시킨다. • 과잉의 아미노산과 지방의 에너지화를 촉진한다.	• 저혈당
인슐린 (beta cells)	• 세포내로의 포도당의 이동을 촉진시켜 포도당의 에너지로서의 이용을 촉진한다. • 간과 근육에서 과잉의 포도당을 글리코겐으로 전환시킨다. • 세포내로 아미노산과 지방산의 이동을 촉진시켜 단백질과 지방으로 합성되게 한다.	• 고혈당
소마토스타틴 (delta cells)	• 인슐린과 글루카곤의 분비를 감소시킨다. • 영양분의 흡수를 느리게 한다.	• 인슐린과 글루카곤 수치의 증가

부신 Adrenal Gland

2개의 **부신**(adrenal gland)은 각각 신장의 상부에 위치하며 이와 같은 위치의 특성 때문에 **신상선(신상샘, suprarenal gland)**이란 별칭이 있다. 각각의 부신은 안쪽의 수질(medulla)과 바깥쪽의 피질(cortex)로 구성되며, 피질과 수질 각각에서 분비되는 호르몬은 매우 다른 기능을 한다.

부신수질 Adrenal Medulla

부신수질(adrenal medulla)의 세포들은 에피네프린(epinephrine)과 노르에피네프린(norepinephrine)을 분비하며 이는 함께 카테콜라민이라 불린다. 이 **카테콜라민**(catecholamine)은 **교감신경 유사물질**(sympathomimetic)이다. 이 두 호르몬은 시상하부의 교감신경 흥분도가 증가되는 경우 분비되며, 자율신경계통 중 교감신경의 작용과 동일한 작용을 가지나, 그 작용을 오랫동안 지속시키는 효과를 나타낸다.

에피네프린과 노르에피네프린 Epinephrine and Norepinephrine

에피네프린(아드레날린)과 노르에피네프린(노르아드레날린)은 모두 스트레스 상황에서 분비되어 인체가 도전 또는 도피 반응(fight-or-flight reaction)을 할 수 있도록 준비시켜 준다. **노르에피네프린**(norepinephrine)은 소량이 분비되며 가장 중요한 기능은 전신의 피부, 내장 및 골격근의 혈관을 수축시켜 혈압을 상승시키는 것이다.

에피네프린(epinephrine)은 다량 분비 시 심박동수를 증가시키고 심근 수축력을 높이며 피부와 내장의 혈관수축을 유발하고 골격근에서는 혈관확장을 일으킨다. 에피네프린은 또한 세기관지를 확장시키고 연동운동을 감소시키며 간에서 글리코겐을 포도당으로 전환하도록 자극하며 지방을 에너지원으로 이용하도록 하며 세포내 호흡을 촉진한다. 이러한 모든 기능은 본질적으로 교감신경의 기능과 같다. 스트레스에 반응하는 것이 생존에 매우 중요하기 때문에 인체는 자율신경계통과 내분비계통을 통해 이중으로 스트레스에 대처하게 준비하고 있는 것이다. 그러나 호르몬이 에너지 생산율을 훨씬 증가시킬 수 있고 심박출량을 상당히 증가시킬 수 있기 때문에 에피네프린이 실제적으로 교감신경 자극효과보다 훨씬 중요하다. 부신수질에서 분비되는 호르몬은 표 10-6에 요약되어 있으며 그 기능은 그림 10-9에 있다.

부신피질 Adrenal Cortex

부신피질(adrenal cortex)은 염류코르티코이드(mineralocorticoid), 당류코르티코이드(glucocorticoid) 및 성 호르몬 3가지 다른 종류의 스테로이드 호

표 10-6 부신수질에서 분비되는 호르몬

호르몬	기능		분비 조절
노르에피네프린	• 피부, 내장 및 골격근에서 혈관수축 유발		
에피네프린	• 심박동수의 증가, 심근수축력의 증가 • 세기관지의 확장 • 간에서 글리코겐을 포도당으로 전환	• 연동운동의 저하 • 골격근에서 혈관확장 • 피부와 내장에서 혈관수축 • 지방을 에너지로 사용 • 세포호흡의 증가	• 스트레스 상황에서 시상하부로부터 교감신경의 흥분 시 자극된다.

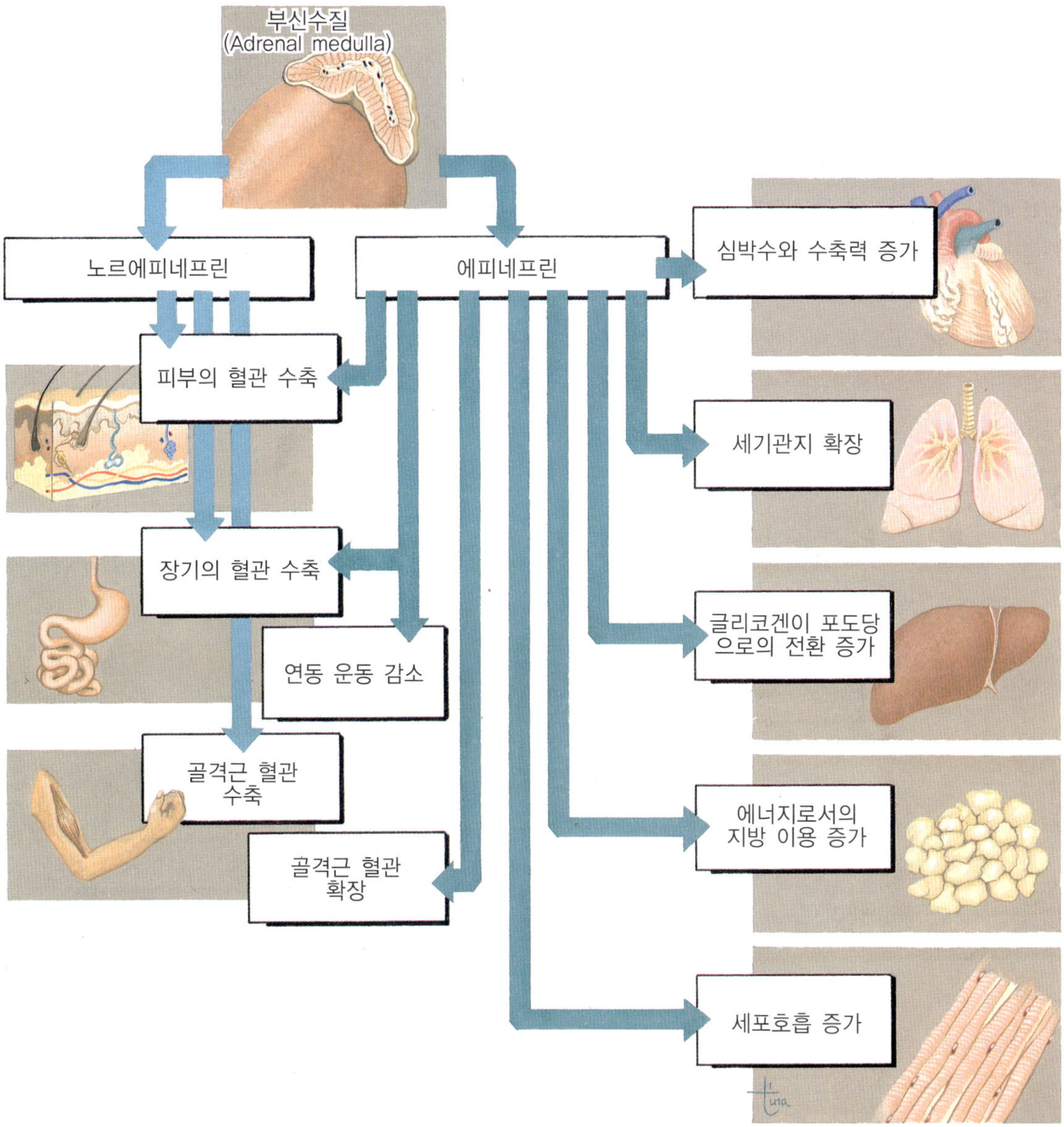

그림 10-9 에피네프린과 노르에피네프린의 기능

질문: 에피네프린과 노르에피네프린은 근골격계에서 같은 효과를 나타내는가? 이에 대해 설명해 보자.

르몬을 분비한다. 여성의 에스트로겐과 남성의 안드로겐(테스토스테론과 유사)에 해당되는 성 호르몬은 매우 소량이 분비되며, 그 중요성은 확실하지 않다. 아마도 이는 사춘기 초기에 빠른 신체 성장에 관여하는 것으로 보인다. 또한 여성에서는 폐경 후 에스트로겐 공급에 관여하며 남성에서는 일생 남성 호르몬을 공급하는 것으로 보인다.

다른 부신피질 호르몬들은 매우 잘 알려져 있으며 생명유지에 필수적인 호르몬들이다.

알도스테론 Aldosterone

알도스테론(aldosterone)은 가장 많이 분비되는 염류코르티코이드이며, 모든 **염류코르티코이드**(mineralocorticoid)를 대신하여 알도스테론이라 부른다. 알도스테론의 표적기관은 신장이지만 다른 중요한 이차적인 기능도 갖고 있다. 알도스테론은 신세뇨관에서 Na^+의 재흡수를 촉진하고 K^+의 배설을 촉진하는 작용을 한다. Na^+ 이온은 혈액 속으로 재흡수되고, K^+ 이온은 소변으로 배설된다 그림 10-10.

Na^+ 이온이 재흡수됨에 따라 H^+ 이온이 교환되어 분비되는데, 이는 과잉의 H^+ 이온의 축적을 방지하여 체액의 산증을 예방하는 방법이다. 또한 Na^+ 이온이 재흡수됨에 따라 Cl^-나 HCO_3^-와 같은 음이온이 양이온인 Na^+을 따라 혈액으로 이동하게 되고, 이는 다시 삼투현상에 의해 수분의 재흡수를 촉진하게 된다. 이와 같은 알도스테론의 간접적인 효과인 신장에 의한 수분의 재흡수는 정상 혈액량 유지와 혈압유지에 매우 중요한 역할을 한다. 요약하면 알도스테론은 혈액내 Na^+과 K^+의 혈중농도를 조절하고 혈액의 정상 pH를 유지해주며, 아울러 혈액량과 혈압유지에 관여한다.

알도스테론의 분비는 많은 요인에 의해 영향을 받는다. 혈압을 감소시키는 Na^+ 수치의 감소, 혈액량의 감소나 탈수 및 혈중 K^+ 수치의 증가가 주된 자극요인들이다. 혈압이 감소하거나 혈액량이 감소되면 신장의 **레닌-안지오텐신 기전**(renin-angiotensin mechanism)을 활성화시킨다. 이 내용은 제13장과 제18장에서 자세히 다루어질 것이다. 여기에서 언급하고 싶은 내용은 레닌-안지오텐신계는 결국 **안지오텐신 Ⅱ**(an-

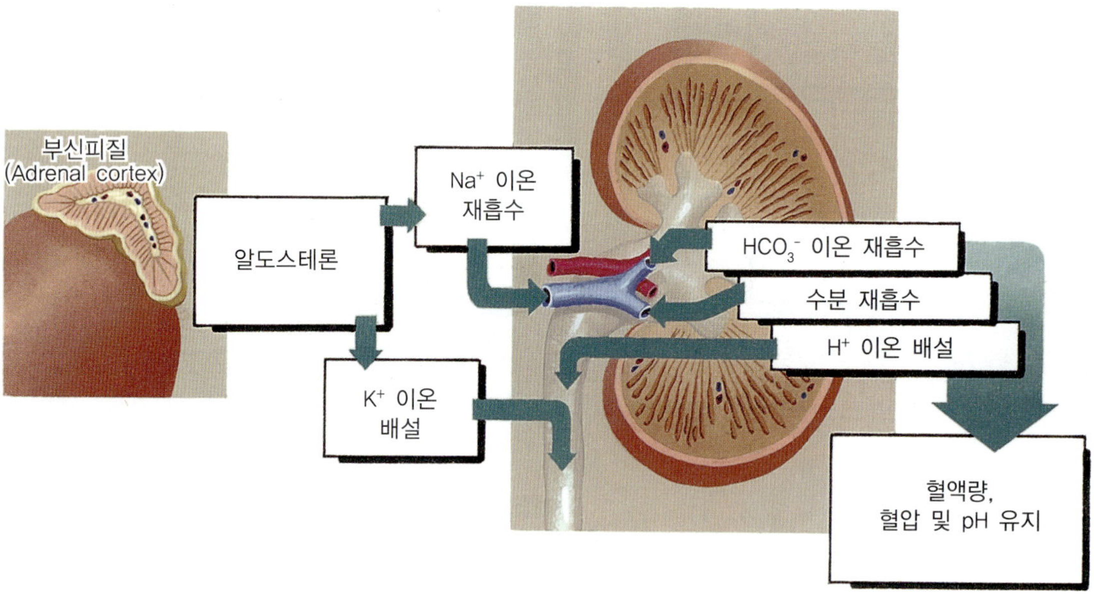

그림 10-10 **알도스테론의 기능** 직접적, 간접적 기능이 나타나 있다.

질문: 알도스테론은 어떤 이온에 직접적으로 영향을 미치는가? 그 영향은 무엇인가?

giotensin II)를 생성하게 하고, 이는 혈관을 수축시키고, 부신피질에서 알도스테론의 분비를 촉진하게 된다. 그렇게 되면 알도스테론은 신장에서 Na^+과 수분의 재흡수를 촉진시켜 혈액량과 혈압이 정상으로 회복되도록 돕는다.

코티솔 Cortisol

당류코르티코이드의 대부분의 작용이 **코티솔(cortisol)**에 의해 매개되므로 이제부터 **당류코르티코이드(glucocorticoid)** 대신 코티솔이라 명하겠다 그림 10-11. 코티솔은 지방과 과잉의 아미노산을 에너지원으로 사용되도록 돕고 포도당의 이용을 감소시킨다. 이와 같은 작용을 포도당 보전 작용(glucose-sparing effect)이라고 부른다. 이와 같은 현상은 뇌조직이 포도당을 충분히 사용할 수 있도록 돕게 된다. 코티솔은 질환, 신체적 상해, 출혈, 공포나 분노, 운동 및 배고픔과 같은 다양한 생리적 스트레스 상황에서 분비된다. 대부분의 인체 세포들이 지방산과 아미노산을 세포호흡에 사용하고 있으나, 뇌세포는 이와 같은 능력이 없으므로 반드시 포도당이 공급되어야 한다. 코티솔은 다른 세포들이 대안

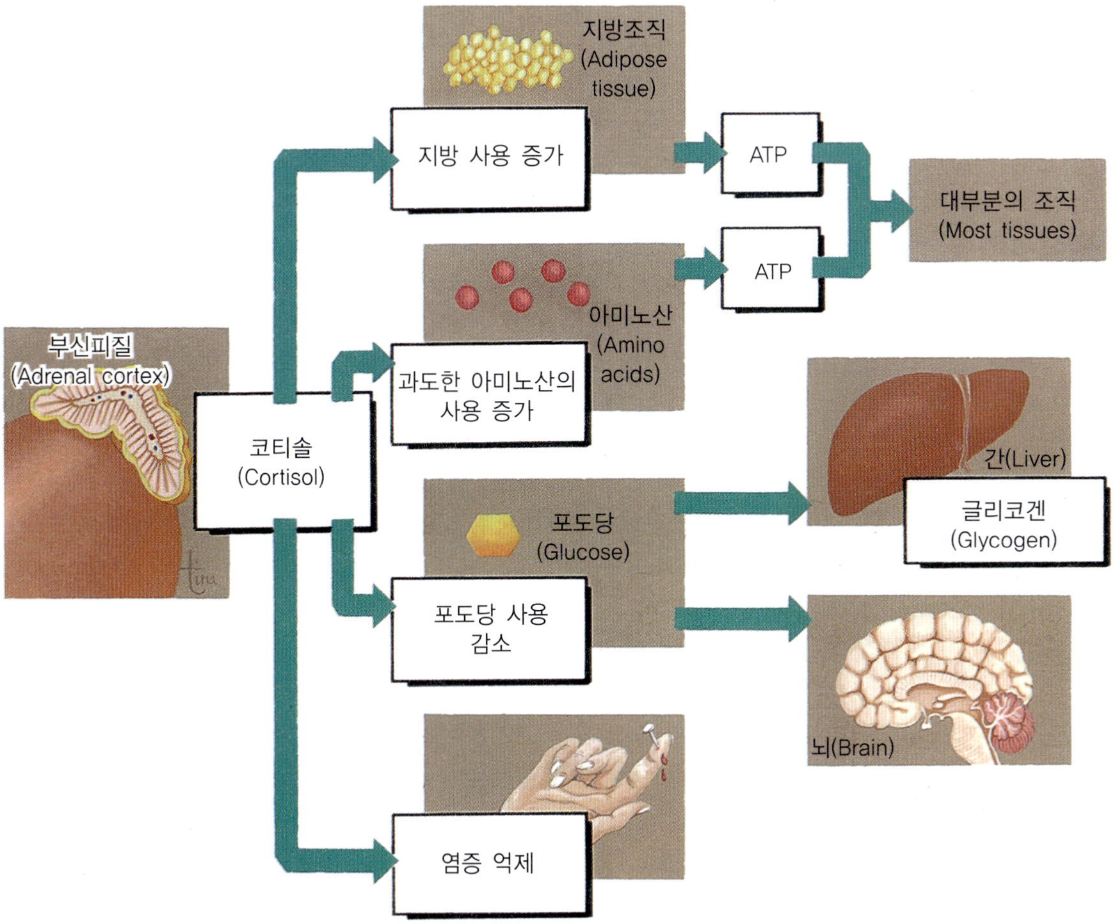

그림 10-11 코티솔의 기능

질문: 대부분의 조직에 의해 에너지로 사용되는 영양소의 종류는 무엇인가? 어떤 종류의 영양소가 인체 내에 저장될 수 있는가?

의 에너지 자원을 사용할 수 있도록 함으로써 포도당이 뇌로 공급되도록 돕게 된다.

코티솔은 또한 **항염증효과**(anti-inflammatory effect)를 가지고 있다. 염증기 동안 손상된 조직에서 유리된 **히스타민**(histamine)은 모세혈관의 투과도를 높이고, 손상된 세포의 용해소체(lysosome)로 하여금 효소를 유리하게 하여 손상된 조직을 파괴할 뿐만 아니라 근처에 위치한 건강한 조직의 파괴까지 초래하게 한다. 코티솔은 이와 같은 히스타민의 효과를 차단하고 용해소체막을 안정화함으로써 과다한 조직 파괴를 예방하는 작용이 있다. 염증작용 자체는 조직복구(tissue repair)가 일어나는 경우에는 필수적인 첫 단계라고 할 수 있으나 반복되는 경우에는 조직손상, 염증, 더 심한 조직손상 더 심한 염증을 계속해서 반복하는 악순환을 초래할 수 있다. 정상적인 코티솔의 분비는 염증과정을 제한시켜 조직복구에는 유용하면서도 더는 과잉의 조직 파괴가 일어나지 않도록 중재하는 효과가 있다. 그러나 너무나 많은 양의 코티솔이 분비되는 경우에는 면역반응을 감소시켜 감염에 취약하게 하고, 손상된 조직의 치유속도를 느리게 하는 문제점이 있다 BOX 10-4.

코티솔 분비의 직접적인 자극은 뇌하수체 전엽에서 분비되는 **부신피질 자극 호르몬**(ACTH)이다. 그러나 부신피질 자극 호르몬은 시상하부의 부신피질 자극 호르몬 유리 호르몬에 의해 조절된다. 부신피질자극 호르몬 유리 호르몬은 위에 설명한 생리적인 스트레스 상황에서 그 생산이 자극된다. 스트레스 상황에서 중요한 호르몬은 에피네프린이지만, 이에 못지않게 중요한 다른 호르몬이 코티솔이다. 부신피질에서 분비되는 호르몬은 표 10-7에 요약되어 있다.

BOX 10-4 부신피질의 질환 Disorders of the adrenal cortex

애디슨씨병(Addison's disease)은 부신피질 호르몬의 과소분비에 의해 발생한다. 대부분의 경우에는 특발성으로 그 원인을 알 수 없으며, 부신피질의 위축으로 코티솔과 알도스테론의 분비가 모두 감소된다.

코티솔의 결핍은 저혈당, 당신생감소, 간의 글리코겐 고갈을 주 특징으로 한다. 그 결과 근허약이 발생하고 생리적인 스트레스 상황에 대처할 저항력이 감소된다. 알도스테론 결핍은 체액 내 K^+의 축적과 소변 내 Na^+ 배출 및 수분배설의 증가를 유발한다. 그 결과 심한 탈수, 혈액량 감소, 혈압감소를 초래한다. 치료를 하지 않으면 순환기 쇼크가 초래되어 결국 사망하게 된다. 치료로는 하이드로코티손(hydrocortisone)을 투여하게 된다. 고용량을 투여하게 되면 알도스테론 결핍증도 치료할 수 있다.

쿠싱증후군(Cushing's syndrome)은 부신 피질에서 특히 코티솔이 과다하게 분비되어 초래된다. 그 원인은 뇌하수체 종양이 있어 부신피질 자극 호르몬을 과다하게 분비하거나 혹은 부신피질 자체에 종양이 있어 부신피질 호르몬을 과다하게 분비하는 것이다.

과다한 코티솔은 인체 체간에 지방의 침전을 초래하고 사지를 상대적으로 가늘게 만든다. 피부는 얇고 약해지며 상해를 입은 후에 조직 치유속도가 느려진다. 또한 골조직에서도 골다공증이 발생하여 뼈가 약해진다. 또한 특징적인 것은 얼굴이 둥글어지는 것이다. 치료는 과다분비의 원인이 되는 종양을 제거하는 것이다.

쿠싱증후군은 또한 의학적인 목적으로 코르티코스테로이드(corticosteroid)를 투여 받는 사람들에게서도 나타날 수 있다. 장기이식의 수혜자나 류마티스성 관절염(rheumatoid arthritis)이나 심한 천식(asthma)이 있는 경우에는 코르티코스테로이드를 투여 받는 경우가 많기 때문에 위의 증상을 나타낼 수 있다. 그러한 경우 이러한 약물의 부작용을 치료효과와 대비시켜 평가해 본 후 약물의 투여 여부를 결정해야 할 것이다.

표 10-7 부신피질에서 분비하는 호르몬

호르몬	기능	분비조절
알도스테론	· 신장에서 Na^+의 재흡수를 촉진한다. · 신장에서 K^+의 배설을 촉진한다.	· 혈액내 낮은 Na^+ 수치 · 혈액량 감소나 혈압감소 · 혈액내 높은 K^+ 수치
코티솔	· 지방과 과잉의 아미노산을 에너지로 전환 · 포도당이 에너지원으로 사용되는 것을 감소시킴(예외, 뇌조직) · 간에서 포도당의 글리코겐으로의 전환을 촉진 · 항염증 효과: 용해소체(lysosome)를 안정화하고, 히스타민(histamine)의 효과를 차단한다.	· 생리적 스트레스 상황에서 뇌하수체 전엽에서 분비되는 부신피질 자극 호르몬

난소 Ovaries

난소는 골반강(pelvic cavity)내에서 각각 자궁(uterus)의 양측에 위치한다. 난소가 분비하는 호르몬은 스테로이드성 호르몬으로서 에스트로겐과 프로게스테론 및 인히빈이 있다. 이 호르몬들의 기능은 제20, 21장에서 다루어지므로 여기에서는 간단히 살펴보겠다.

에스트로겐 Estrogen

에스트로겐은 난소의 난포세포(FSH)에서 분비되며 에스트로겐의 분비는 뇌하수체 전엽의 **난포 자극 호르몬(follicle stimulating hormone, FSH)**에 의해 조절된다. 에스트로겐은 난포 내 난자의 성숙을 촉진하며 수정란에 대비하여 자궁내막(endometrium)내 혈관의 증식을 자극한다.

또한 에스트로겐은 여성의 **2차 성징(secondary sex characteristic)**이 발현되도록 한다. 2차 성징에는 유선의 유관 성장, 자궁의 성장, 둔부와 대퇴부위에 피하지방의 축적을 들 수 있다. 에스트로겐은 장골의 성장판 폐쇄를 유발하게 되므로 키의 성장을 멈추게 한다. 에스트로겐은 또한 콜레스테롤과 중성지방(triglyceride)의 혈중농도를 낮추는 효과가 있다. 폐경 이전의 여성에서는 에스트로겐이 분비됨으로써 죽상경화증이나 관상동맥질환(coronary artery disease)의 발현을 감소시킬 수 있는 장점이 있다.

최근의 연구에 의하면 에스트로겐은 단순한 여성 호르몬만이 아님이 밝혀지고 있다. 에스트로겐은 뇌, 심장 및 혈관을 포함한 여러 장기에서 효과를 나타내는 것으로 알려지고 있다. 뇌에서 고환이나 부신피질에서 분비된 테스토스테론은 다시 에스트로겐으로 전환될 수 있는데, 이는 특히 노인층에서 기억력에 중요한 역할을 하는 것으로 알려져 있다. 아직 확실하지는 않으나, 에스트로겐은 남성과 여성에서 생식 이외의 다른 기능도 갖고 있는 것으로 추정된다.

프로게스테론 Progesterone

성숙된 난포가 난자를 유리하고 나면 난포는 **황체(corpus luteum)**로 변화되어 에스트로겐과 함께 **프로게스테론(progesterone)**을 합성, 분비한다. 이와 같은 현상은 뇌하수체 전엽 호르몬인 **황체형성 호르몬(luteinizing hormone, LH)**에 의해 자극된다.

프로게스테론은 자궁내막의 혈관증식을 더욱 자극하고, 글리코겐의 저장을 촉진시켜 후에 태반이 될 수 있도록 준비시킨다. 프로게스테론은 또한 유선의 분비세포들을 발달시킨다.

프로게스테론과 에스트로겐은 모두 임신 중에는 태반에서 분비되며 이는 제21장에 설명되어 있다.

인히빈 Inhibin

황체는 **인히빈**(inhibin)을 분비하는데, 이는 뇌하수체 전엽에서 난포 자극 호르몬의 분비억제와 시상하부에서의 난포 자극 호르몬 유리 호르몬의 분비를 억제시키는 작용을 한다.

고환 Testes

고환(testes)은 양 대퇴 사이에 위치한 피부낭인 음낭(scrotum)내에 위치한다. 고환은 테스토스테론과 인히빈을 분비한다.

테스토스테론 Testosterone

테스토스테론은 고환의 간질세포에서 분비되는 스테로이드 호르몬이다. 테스토스테론은 뇌하수체 전엽에서 분비되는 황체형성 호르몬에 의해 그 분비가 조절된다.

테스토스테론은 고환의 세정관(seminiferous tubule)내에서 정자의 성숙을 촉진시킨다. 이와 같은 작용은 사춘기 때 시작하여 평생 계속된다. 사춘기 때 테스토스테론은 남성의 2차 성징 발현을 촉진한다. **2차 성징**에는 생식기관의 성장, 얼굴과 몸의 털 증가, 후두의 성장으로 인해 목소리가 저음으로 변화하는 것 및 골격근의 성장을 들 수 있다. 테스토스테론은 또한 장골의 성장판 폐쇄를 초래한다.

인히빈 Inhibin

인히빈은 고환의 지지세포(sustentacular cell)에 의해 분비된다. 테스토스테론의 분비 증가가 인히빈의 분비자극을 일으킨다. 인히빈의 기능은 뇌하수체 전엽에서 난포 자극 호르몬의 분비를 감소시키는 것이다. 인히빈, 테스토스테론 및 뇌하수체 전엽 호르몬 간의 상호작용이 정자형성(spermatogenesis)을 일정하게 유지해 준다.

기타 호르몬 Other Hormones

멜라토닌(melatonin)은 뇌의 제3뇌실 후방에 위치하는 **송과선(솔방울샘**, pineal gland)에서 합성되는 호르몬이다. 멜라토닌은 야간에 그 분비가 정점에 달하고 눈으로 빛이 들어가 망막을 통해 시상하부로 그 정보가 들어가면 그 분비가 감소된다. 최근의 보고에 의하면 망막 또한 멜라토닌을 합성하는데, 이는 눈과 송과선이 시상하부의 생물학적 시계와 함께 일을 하고 있음을 의미하는 것이다. 다른 포유류에서는 멜라토닌은 계절에 따른 생식주기를 조절하는 일을 한다. 사람의 경우, 멜라토닌은 수면을 시작시키고, 그 기간을 증가시키는 세포손상을 예방하여 노화를 방지한다고 주장하나, 아직 그 증거가 명확하지 않다.

일부 다른 장기에서는 하나 또는 몇 개의 표적기관에서만 그 작용을 나타내는 호르몬을 분비한다. 예를 들어, 위와 십이지장은 소화를 조절하는 호르몬을 분비한다. 지방조직(adipose tissue)은 식욕을 억제하는 호르몬인 렙틴(leptin)을 분비한다. 흉선(thymus)은 면역계통의 정상기능유지에 필요한 호르몬을 분비한다. 이러한 호르몬들은 다음 장에서 논하게 될 것이다.

프로스타글란딘 Prostaglandin

프로스타글란딘(prostaglandin, PG)은 거의 모든 세포에서 세포막의 인지질을 이용하여 합성된다. 프로스타글란딘은 다른 호르몬과는 달리 혈액을 통해 표적기관으로 이행하지 않고, 단지 생산되는 장소에서만 국소적으로 그 기능을 나타낸다.

프로스타글란딘에는 여러 형태가 있어서 A부터 I까지 명칭이 지정되어 있다. 프로스타글란딘의 기능은 매우 많으나 여기에서는 몇 가지만 다루도록 하겠다. 프로스타글란딘은 염증반응, 통증기전, 혈액응고, 혈관수축과 확장, 자궁수축, 생식, 소화기관에서의 분비 및 영양소의 대사에 관여한다. 최근의 연구들은 프로스타글란딘의 정상적인 기능연구에 초점을 맞추고 있는데, 그 이유는 프로스타글란딘을 약제로 개발하여 사용하고자 하기 때문이다.

예를 들어, 두통과 같은 경한 통증이 있는 경우 많은 사람은 아스피린을 복용한다. 아스피린은 통증기전에 관여되어 있는 프로스타글란딘의 합성을 억제함으로써 진통효과를 낸다. 그러나 류마티스성 관절염이 있는 사람들은 통증과 염증을 완화시키기 위해 고용량의 아스피린을 복용해야 한다. 이러한 사람들은 아스피린의 부작용으로 혈액응고가 방해를 받기 때문에 쉽게 멍이 들게 된다. 이는 아스피린이 혈액응고에 필요한 프로스타글란딘의 합성을 차단하기 때문이다.

호르몬의 작용기전

Mechanisms of Hormone Action

호르몬이 표적기관에서 그 작용을 나타내는 기전은 매우 복잡한 과정이나 여기에서는 간단하게 설명하도록 하겠다.

모든 호르몬은 혈액으로 분비되어 온 몸을 순환한다. 어떤 호르몬이 특별한 기관이나 조직에 영향을 미치는지를 무엇이 결정하는가? 즉 세포를 표적으로 만드는 것이 무엇인가? 표적은 호르몬을 받아들이는 수용체의 출현에 따라 결정된 호르몬은 먼저 표적세포막이나 내부의 **수용체**(receptor)에 결합해야 한다. 수용체는 단백질인데, 이는 특수한 수용체로서 특정한 호르몬에 대해서만 반응하고 다른 호르몬에 대해서는 반응하지 않게 된다. 이러한 수용체는 세포막의 일부이거나 세포질 혹은 핵의 일부일 수 있다. 호르몬은 특이적으로 그 구조가 상보적으로 맞는 수용체가 있는 세포에서만 그 작용을 나타내게 된다. 예를 들어, 간세포는 세포막에 인슐린, 글루카곤, 성장호르몬 및 에피네프린에 대한 수용체가 있다. 골세포는 성장 호르몬, 부갑상선 호르몬 및 칼시토닌에 대한 수용체만 가지고 있다. 난소와 고환의 세포들은 부갑상선 호르몬이나 칼시토닌에 대한 수용체는 가지고 있지 않지만, 난포 자극 호르몬이나 황체형성 호르몬에 대한 수용체는 가지고 있다. 일단 호르몬이 수용체와 결합이 되면, 그 다음의 과정을 거쳐 호르몬의 특이적인 작용이 나타나게 된다 그림 10-12.

두 메신저 기전 - 단백질 호르몬

The Two-Messenger-Mechanism-Protein Hormones

호르몬의 작용을 설명하는 두 메신저 기전은 특정작용을 매개하는 메신저를 필요로 한다는 것이다. **단백질 호르몬**(protein hormone)은 보통 세포막의 수용체와 결합하는데, 이때 호르몬은 1차 메신저라고 불린다. 호르몬과 수용체의 결합은 세포막 내면에 위치한 아데닐사이클라제(adenyl cyclase)란 효소를 활성화하게 되고, 이는 ATP로부터 고리형아데노신1인산(cyclic adenosine monophosphate(**cyclic AMP** 또는 **cAMP**))이라고 불리는 물질을 합성하게 한다. 이 과정에서 생성된 cAMP를 2차 메신저라고 부른다.

Cyclic AMP는 세포내의 특정 효소를 활성화시켜 호르몬에 대한 특이적인 반응을 주도하게 만든다. 이러한 반응에는 세포막의 특정물질에 대한 투과성 증가, 단백질 합성의 증가, 다른 효소의 활성화 및 세포생성물의 분비 등이 있다.

요약하면, 세포의 호르몬에 대한 반응은 세포내 효소 반응에 의해 결정된다. 이러한 반응은 2차 메신저인 cAMP를 합성하게 하는 호르몬인 1차 메신저로부터 시작된다. Cyclic AMP는 세포내 효소를 활성화시켜 호르몬에 대한 반응이 나타나도록 유도한다 그림 10-12.

스테로이드 호르몬의 작용

Action of Steroid Hormones

스테로이드 호르몬(steroid hormones)은 세포막의 지질층에 용해도가 높으므로 표적기관의 세포막내로 쉽게 확산된다. 일단 세포내로 유입된 후 스테로이드 호르몬은 세포질내 단백질 수용체와 결합하게 되며, 이 스테로이드-단백질 복합체는 세포의 핵내로 유입된다. 세포의 핵 속에서 스테로이드-단백질 복합체는 특정한 유전인자(gene)를 활성화하게 되고, 이는 **단백질 합성**(protein synthesis) 과정을 시작하게 된다. 이렇게 해서 합성된 효소들은 호르몬의 특이적인 작용을 나타내게 한다 그림 10-12.

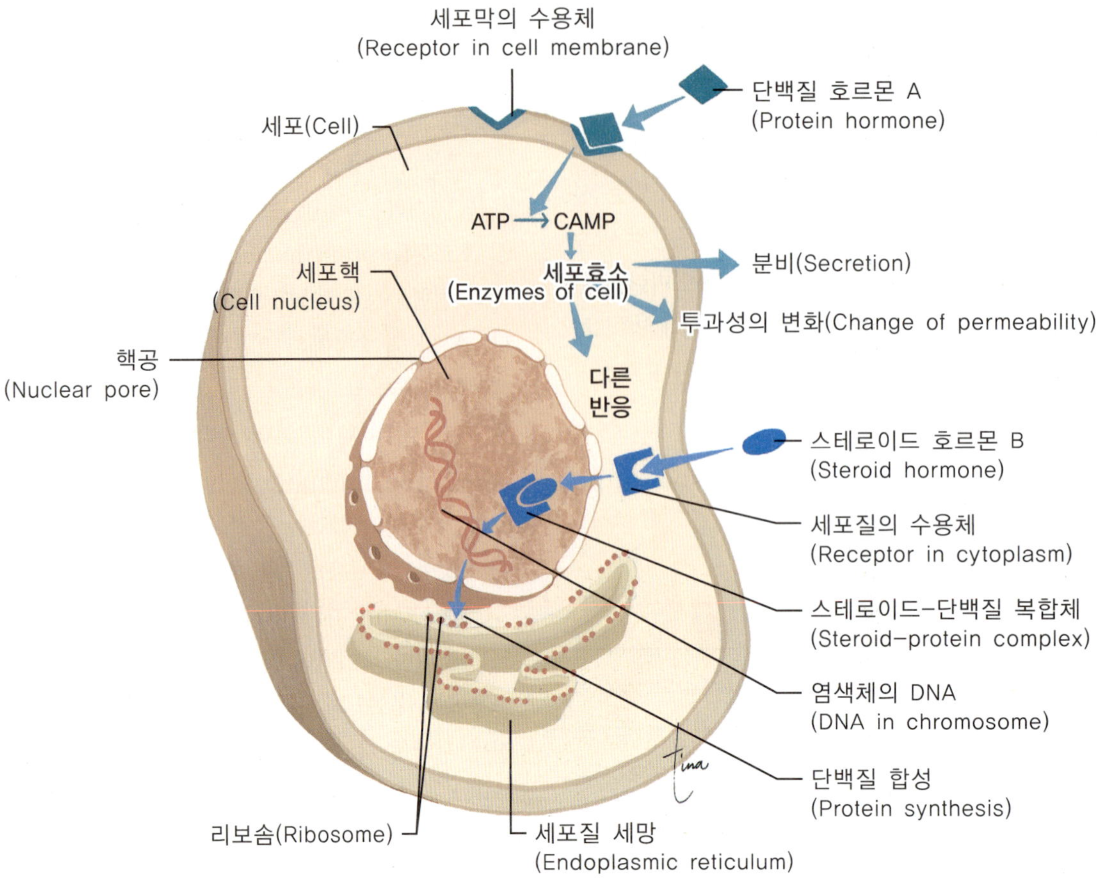

그림 10-12 **호르몬의 작용 기전** (A) 단백질 호르몬 작용의 두 메신저 기전 (B) 스테로이드 호르몬의 작용
설명은 본문 참조

질문: 특정 호르몬을 위한 표적 세포가 되기 위해 세포는 무엇을 가지고 있어야 하는가?

노화와 내분비계통

Aging and the Endocrine System

노화가 진행되면서 대부분의 내분비선의 분비가 감소되지만, 정상적인 노화에서는 보통 심각한 호르몬 결핍에 이르지는 않는다. 부신피질 호르몬의 감소가 있지만, 여전히 수분, 전해질 및 영양소의 항상성을 유지하기에는 충분한 농도이다. 성장 호르몬의 분비자극이 상쇄되어 그 호르몬의 분비가 감소되면 근육 질량이 감소하고 지방 축적이 증가된다. 갑상선에서 티록신의 분비가 감소됨에 따라 노인의 기초대사율(basal metabolic rate)이 감소된다. 그러나 특정한 병리적 문제가 발생하지 않는 한 노인에서도 내분비계통은 그 기능을 원활히 수행할 수 있다.

요약 Summary

내분비선에서 분비하는 호르몬은 거의 모든 인체 기능에 관여된다. 조직의 성장 및 복구, 음식물을 에너지로 전환, 스트레스에 대한 반응, 체액의 pH유지 및 인류의 보존이 모두 호르몬의 기능이다. 일부 내용들은 다른 장에서 더 자세하게 다루어질 것이다. 이러한 조절기능은 모두 항상성 유지 및 조절의 좋은 예가 된다.

학습개요

내분비선은 관이 없는 분비선으로 호르몬을 혈액 속으로 분비한다. 호르몬은 그 표적기관이나 조직에 그 영향을 나타낸다.

호르몬의 화학적 성분

1. **아민** – 티로신의 구조가 변형된 것으로 티록신과 에피네프린이 그 예이다.
2. **단백질** – 아미노산의 연쇄로 구성되며, 펩티드는 아미노산의 연쇄가 매우 짧은 것을 의미한다. 인슐린, 성장 호르몬, 글루카곤은 단백질 호르몬이다. 항이뇨 호르몬과 옥시토신은 펩티드 호르몬이다.
3. **스테로이드** – 스테로이드 호르몬은 콜레스테롤을 원료로 합성된다. 코티솔, 알도스테론, 에스트로겐 및 테스토스테론이 그 예이다.

호르몬 분비의 조절

1. 호르몬은 인체 내에 그 필요가 생길 때 분비된다. 각각의 호르몬은 특정한 분비자극에 의해 분비된다.
2. 대부분의 호르몬 분비는 음성 되먹임 기전에 의해 조절된다. 호르몬이 그 효과를 발휘할 때 분비의 자극은 전환되고, 호르몬의 분비가 감소한다.

뇌하수체 – 누두(infundibulum)에 의해 시상하부와 연결되어 있으며, 접형골 내 터키안장에 위치한다 그림 10-1 , 그림 10-2 .

1. **뇌하수체 후엽** – 시상하부에서 합성된 호르몬을 저장한다 그림 10-2 , 그림 10-3 , 표 10-1 .
   - 항이뇨 호르몬(ADH) – 신장에서 수분의 재흡수를 증가시키고 발한을 감소시키며, 혈관을 수축시킨다. 결과적으로 소변량이 감소되고 혈액량이 증가하며 혈압이 증가한다. 분비자극은 체액량이 감소할 때 시상하부로부터의 신경자극을 통해 이루어진다.
   - 옥시토신 – 옥시토신은 분만 중에 자궁근육을 수축시키고 유선에서 유즙의 분비를 촉진시킨다. 분비자극은 자궁경관이 신전되거나 영아가 유두를 빨 때 시상하부로부터의 신경자극을 통해 이루어진다.
2. **뇌하수체 전엽** – 시상하부에서 생성되는 유리 호르몬에 의해 그 분비가 조절된다 그림 10-3 , 표 10-2 .
   - 성장 호르몬(GH) – 세포내로 아미노산의 이동을 증가시켜 단백질 합성을 촉진한다. 즉, 유사분열의 속도를 증가시키고, 지방을 에너지원으로 사용하는 것을 촉진한다 그림 10-4 . 분비자극은 시상하부에서 분비되는 성장 호르몬 유리 호르몬(GHRH)을 통해 이루어진다.
   - 갑상선 자극 호르몬(TSH) – 갑상선에서 티록신과 T_3의 분비를 촉진한다. 분비자극은 시상하부에서 분비되는 갑상선자극 호르몬 유리 호르몬(TRH)을 통해 이루어진다.
   - 부신피질 자극 호르몬(ACTH) – 부신피질에서 코티솔의 분비를 촉진한다. 분비 자극은 시상하부에서 분비되는 부신피질 자극 호르몬 유리 호르몬(CRH)을 통해 이루어진다.
   - 프로락틴 – 유선에서 유즙의 생성을 시작하게 하고 유지시킨다. 분비자극은 시상하부에서 분비되는 프로락틴 유리 호르몬(PRH)을 통해 이루어진다.
   - 난포 자극 호르몬(FSH) – 여성: 난포(ovarian follicle)에서 난자의 성숙을 시작하게 하고 난포에서 에스트로겐의 분비를 촉진한다. 남성: 고환에서 정자형성을 시작하게 한다. 분비 자극은 시상하부에서 분비되는 성선 자극 호르몬 유리 호르몬(GnRH)을 통해 이루어진다.

- 황체형성 호르몬(LH) – 여성: 배란을 촉진하고 성숙한 난포를 황체로 전환시키며 프로게스테론의 분비를 촉진한다. 남성: 고환에서 테스토스테론의 분비를 촉진한다. 분비자극은 시상하부에서 분비되는 성선 자극 호르몬 유리 호르몬(GnRH)이다.

갑상선 – 후두 하방의 기관 전면과 측면에 부착되어 있다 그림 10-1, 표 10-3.

- 티록신(T_4)과 트리요오드티로닌(T_3)– 그림 10-5 갑상선의 난포에서 합성된다. 모든 영양소의 에너지화를 촉진하며, 단백질 합성을 촉진한다. 정상적인 신체적, 정신적, 성적 발달을 위해 필요하다. 분비자극은 뇌하수체 전엽에서 분비되는 갑상선 자극 호르몬이다.
- 칼시토닌 – 부여포세포에서 합성된다. 골조직에서 칼슘의 재흡수를 감소시켜 혈액내 칼슘 수치를 낮춘다. 분비자극은 고칼슘혈증이다.

부갑상선 – 4개로서 갑상선 후방에 각각 2개씩 위치한다 그림 10-6, 그림 10-7, 표 10-4.

- 부갑상선 호르몬(PTH) – 골조직에서 혈액내로 칼슘과 인의 재흡수를 촉진한다. 소장에서 칼슘과 인의 흡수를 촉진한다. 신장에서 칼슘의 흡수를 촉진하고 인의 배설을 촉진하며, 비타민D를 활성화한다. 그 결과 혈액내의 칼슘농도를 높이고 인의 농도는 낮춘다. 분비자극은 저칼슘혈증에 의하며 고칼슘혈증에 의해 억제된다.

췌장 – 십이지장의 만곡에서 비장 쪽으로 뻗어 위치한다. 랑게르한스섬은 α세포와 β세포로 구성된다 그림 10-1, 그림 10-8, 표 10-5.

- 글루카곤 – α세포에서 분비되어 간에서 글리코겐을 포도당으로 분해시킨다. 지방과 아미노산을 에너지원으로 이용되게 한다. 그 결과 혈당치를 높인다. 분비자극은 저혈당(hypoglycemia)이다.
- 인슐린 – β세포에서 분비되어 세포내에서 포도당을 이용하여 에너지를 합성하게 한다. 간과 근육에서 포도당을 글리코겐으로 전환하게 한다. 지방산과 아미노산을 세포 속으로 이동시켜 지방과 단백질로 합성되게 한다. 그 결과 혈당치를 낮춘다. 분비자극은 고혈당이다.
- 소마토스타틴 – 인슐린과 글루카곤의 분비를 억제한다.

부신 – 2개로서 신장의 위쪽에 각각 위치한다. 내측의 수질과 외측의 피질로 구성되어 있다 그림 10-1.

1. **부신수질** – 스트레스 상황에서 카테콜라민을 분비한다 표 10-6, 그림 10-9.
   - 노르에피네프린– 혈관을 수축을 시켜 혈압을 상승시킨다.
   - 에피네프린 – 심박동수와 심근수축력을 증가시키고 피부와 내장에서 혈관을 수축시키며 골격근에서는 혈관을 확장시킨다. 세기관지를 이완시키며 연동운동을 저하시킨다. 간에서 글리코겐을 포도당으로 전환하게 하며 지방을 에너지원으로 이용하게 한다. 또한 세포내 호흡을 활성화시킨다. 분비자극은 시상하부로부터의 교감신경 활성화이다.
2. **부신피질** – 염류코르티코이드, 당류코르티코이드 및 그 기능이 아직 불확실한 소량의 성 호르몬을 합성한다 표 10-7.
   - 알도스테론 – 그림 10-10 신장에서 Na^+의 재흡수를 촉진시키고 K^+의 배설을 촉진한다. 그 결과 Na^+ 이온과 교환되어 H^+ 이온이 배설되며 Cl^-와 HCO^{3-} 및 수분은 Na^+을 따라 혈액 속으로 이동한다. 또한 정상적인 혈액의 pH, 혈액량 및 혈압을 유지시킨다. 분비자극은 감소된 혈액내 Na^+ 수치와 증가된 K^+ 수치이다. 감소된 혈액량이나 혈압은 신장의 레닌-안지오텐신 기전을 활성화시킨다.

- 코티솔 – 그림 10-11 지방과 아미노산이 에너지원으로 이용되도록 한다. 포도당의 사용을 전반적으로 아껴서 뇌조직이 쉽게 포도당을 이용할 수 있게 한다. 항염증작용이 있다. 히스타민의 작용을 차단하고 용해소체를 안정화시킴으로써 과다한 조직손상을 예방한다. 분비자극은 생리적 스트레스 동안 시상하부에서 분비되는 부신피질 자극 호르몬이다.

난소 – 2개로서 골반강내에서 자궁의 양측에 각각 위치한다 그림 10-1 .

- 에스트로겐 – 난포세포에서 분비된다. 난자의 성숙을 촉진한다. 자궁내막에서 혈관의 성장을 자극한다. 2차 성징의 발현을 촉진한다. 유선의 도관을 발달시킨다. 자궁의 성장, 지방축적, 장골의 골단판 폐쇄를 유발시킨다. 혈관내 콜레스테롤과 중성지방치를 낮춘다. 분비자극은 뇌하수체 전엽의 난포 자극 호르몬이다.
- 프로게스테론 – 황체에서 합성된다. 글리코겐의 저장을 촉진하고 자궁내막내 혈관의 성장을 촉진한다. 유선의 분비세포 성장을 촉진한다. 분비자극은 뇌하수체 전엽의 황체형성 호르몬이다.
- 인히빈 – 난포 자극 호르몬의 분비를 억제한다.

고환 – 양 대퇴 사이의 음낭(scrotum)내에 존재한다 그림 10-1 .

- 테스토스테론 – 간질세포에서 합성된다. 고환에서 정자의 성숙을 촉진한다. 이차성징의 발현을 자극한다. 생식기관의 성장을 촉진한다. 체모를 발현시키고 후두와 골격근을 발달시킨다. 장골의 골단판을 폐쇄시킨다. 분비 자극은 뇌하수체 전엽에서 분비되는 황체형성 호르몬이다.
- 인히빈 – 지지세포에서 합성된다. 난포 자극 호르몬의 분비를 억제하여 정자 형성률을 일정하게 유지시킨다. 분비자극은 테스토스테론의 분비 증가이다.

기타 호르몬

- 멜라토닌 – 어두울 때 송과선에서 분비되어 수면을 초래한다.
- 프로스타글란딘 – 세포막에 있는 인지질을 이용하여 세포에서 합성된 후 그 장기에서 국소적으로 역할을 한다. 염증, 통증, 생식, 영양 대사, 혈관변화 및 혈액응고에 관여한다.

호르몬의 작용기전 그림 10-12

1. 호르몬은 수용체를 가지고 있는 세포에서 그 효과를 나타낸다. 수용체는 단백질로서 세포막의 일부이거나 표적세포의 세포질 혹은 핵에 위치한다.
   - 두 메신저 기전 – 단백질 호르몬(1차 메신저)은 세포막의 수용체와 결합하여 cyclic AMP(2차 메신저)의 형성을 자극하게 되고, 이는 다시 세포내 효소를 활성화시켜 그 호르몬의 작용을 세포내에서 유발하게 한다.
   - 스테로이드 호르몬은 쉽게 세포막을 통해 확산되어 세포질내 수용체와 결합한다. 스테로이드-단백질 복합체는 핵내로 들어가 특정 유전인자를 활성화시켜 단백질합성을 시작하게 한다.

복습 문제

1. 다음을 이용하여 음성 되먹임 기전을 설명하시오 (TSH, TRH, 대사율의 감소, 티록신, T_3).

2. 뇌하수체 후엽에 저장되어 있는 두 가지 호르몬의 이름을 열거하시오. 이 두 호르몬을 합성하는 장소는 어디인가? 각 호르몬의 작용은 무엇인가?

3. 난소와 고환에 영향을 미치는 뇌하수체 전엽 호르몬을 열거하고 그 기능을 서술하시오.

4. PTH와 칼시토닌이 골조직과 혈액 내 칼슘농도 측면에서 어떤 길항작용을 하는지 설명하시오. PTH의 기타 기능도 설명하시오.

5. 간 및 혈당치와 관련하여 인슐린과 글루카곤의 길항작용에 대해 설명하시오.

6. 코티솔이 어떻게 영양소를 에너지로 이용하는지 설명하시오. 코티솔의 항염증작용에 대해 설명하시오.

7. 알도스테론이 신장에 미치는 효과를 설명하시오. 이 효과를 혈액의 조성 측면에서 설명하시오.

8. 에피네프린과 노르에피네프린은 언제 분비되는가? 이 호르몬들의 작용은 무엇인가?

9. 난소에서 난자의 발달에 필요한 호르몬을 열거하시오. 고환에서 정자의 발달에 필요한 호르몬을 열거하시오.

10. 프로스타글란딘의 구성성분을 설명하시오. 프로스타글란딘의 기능 3 가지를 설명하시오.

11. 수정란을 준비하기 위해 자궁내막의 성장을 촉진시키는 호르몬은 무엇인가? 그리고 이 호르몬들이 생성되는 부위는 어디인가?

12. 티록신과 T_3의 기능 및 정상적인 성장과 연관해서 성장 호르몬의 기능을 설명하시오.

13. 다음 호르몬들의 분비를 직접 자극하는 자극원을 설명하시오.
    a. 티록신
    b. 인슐린
    c. 코티솔
    d. 부갑상선 호르몬
    e. 알도스테론
    f. 칼시토닌
    g. 성장 호르몬
    h. 글루카곤
    i. 프로게스테론
    j. 항이뇨 호르몬

심화학습

1. 12세 여아가 축구경기 도중 다른 선수와 부딪혀 넘어지면서 손을 다쳐 요골에 골절이 생겼다. 몇 주간 석고붕대를 해야 하지만 곧 괜찮아질 것이다. 손상 후 즉시 분비되는 호르몬들은 무엇인가? 그들의 기능은 무엇인가? 골절의 치유를 돕는 호르몬들은 무엇이며 어떻게 작용을 하는가?

2. 15세 남아가 자기 나이에 비해 큰 키를 가졌지만 스스로 더 많은 근육을 원하며 단백질만 먹기로 결정하고 다음과 같이 말했다. "근육은 단백질이고 단백질이 단백질을 만들어요. 그러니까 더 많은 단백질을 먹어야 더 많은 근육을 만들죠." 이 말에 대해 어떤 면은 옳고 어떤 면이 그른지 설명하시오. 또한 단백질 대사에 관여하는 호르몬의 이름을 열거하고, 각각이 단백질 대사에 어떤 영향을 미치는지 설명하시오.

3. 탄수화물 대사에 관여하는 호르몬의 이름을 열거하고 각각의 특정한 기능에 대해 설명하시오.

4. 많은 패스트푸드가 50% 이상의 지방을 포함한다. 지방 대사에 관여하는 호르몬의 이름을 열거하고 그 각각의 특정한 기능에 대해 설명하시오.

5. 간의 많은 기능들은 호르몬에 의해 자극된다. 간에 영향을 미치는 호르몬의 이름을 모두 열거하고, 그 각각의 기능에 대해 설명하시오.

6. 질문그림 10-A 는 신체의 호르몬 되먹임 기전을 나타내고 있다. 각 그래프 선은 시간에 따른 호르몬의 분비를 나타낸다. 한 호르몬은 양성 되먹임 기전에 의해, 다른 하나는 음성 되먹임 기전에 의해 조절된다. 이를 구분해 보고, 그렇게 구분한 이유를 설명하시오.

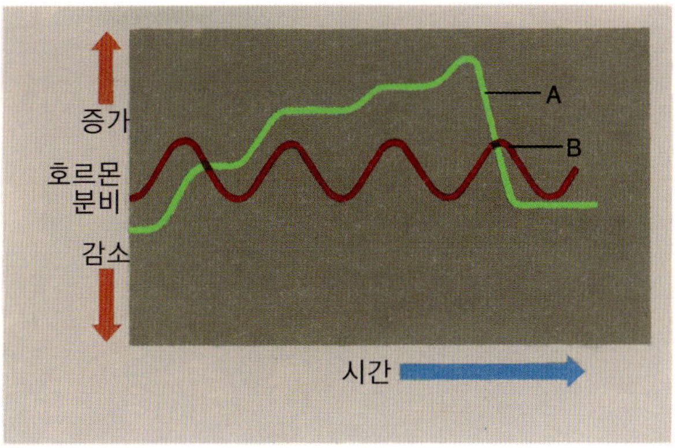

질문그림 10-A 신체의 호르몬 되먹임 기전

7. 부신의 두 부분은 스트레스 상황에 대한 대처능력에 기여한다. 질문그림 10-B 의 표시된 부분을 보면, 오렌지색 화살표는 표적기관으로 가는 호르몬을 나타낸다. 1번은 시상하부와 뇌하수체 전엽에서 분비되는 코티코트로핀 방출 호르몬이다. 5번은 자율신경경로이다. 호르몬과 각 표적기관의 반응을 기술해 보자.

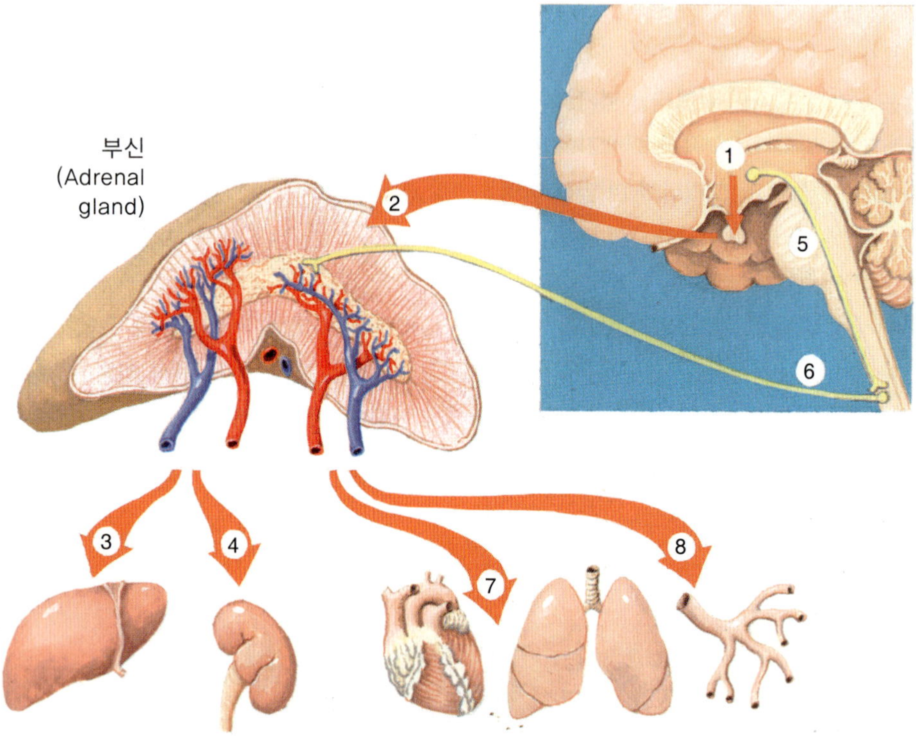

질문그림 10-B 스트레스 상황 동안 분비되는 호르몬

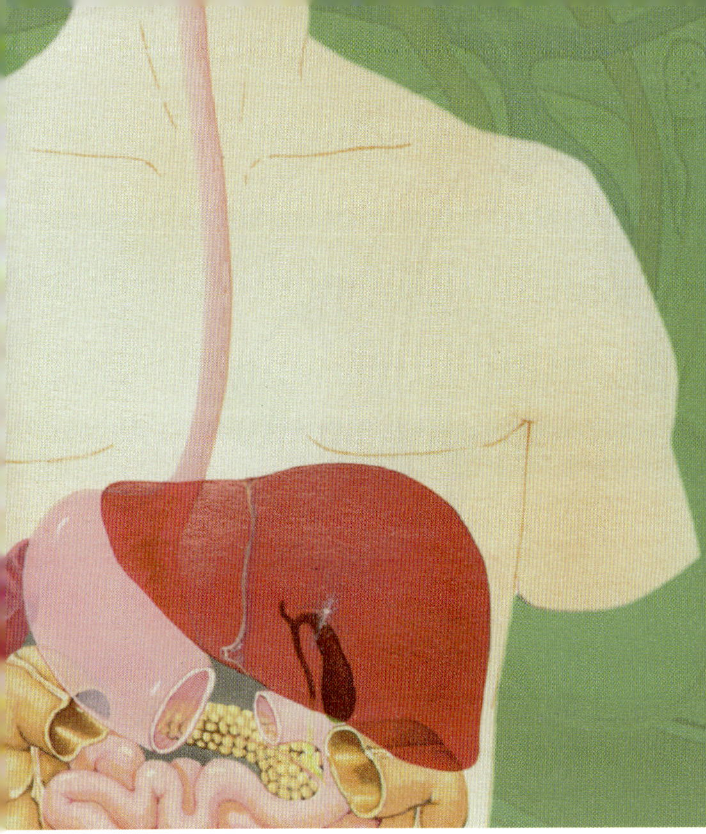

CHAPTER 11

BLOOD

혈액

11 혈액

BLOOD

목차

학습목표

- 혈장의 기능과 구성을 설명할 수 있다.
- 조혈조직의 명칭과 각각 생산되는 혈구 세포의 종류를 기술할 수 있다.
- 적혈구의 기능을 기술할 수 있다.
- 적혈구 생성에 필수적인 영양소와 영양소 각각의 기능을 기술할 수 있다.
- 저산소증이 적혈구의 생성 비율을 어떻게 변화시키는지 설명할 수 있다.
- 수명이 끝난 적혈구와 헤모글로빈은 어떻게 되는지 설명할 수 있다.
- ABO혈액형과 Rh혈액형을 설명할 수 있다.
- 5가지 백혈구의 명칭과 각각의 기능을 기술할 수 있다.
- 혈소판에 관하여 설명하고 지혈에 어떻게 관여하는지 설명할 수 있다.
- 화학적 혈액응고 작용의 3단계를 기술할 수 있다.
- 혈관계 내 비정상적 혈액응고가 어떻게 예방되는지 설명할 수 있다.
- 전혈검사의 정상치를 기술할 수 있다.

BLOOD

용어

ABO혈액형(ABO group)
알부민(albumin)
빌리루빈(bilirubin)
화학적 응고(chemical clotting)
색전증(embolism)
적혈구(erythrocyte)
혈색소(헤모글로빈, hemoglobin)
지혈(hemostasis)
헤파린(heparin)
면역(immunity)
백혈구(leukocyte)
대식세포(macrophage)
적혈모구(normoblast)
망상적혈구(reticulocyte)
Rh 인자(Rh factor)
혈소판(thrombocyte)
혈전(thrombus)

임상관련용어

빈혈(anemia)
감별계수(differential count)
태아적아구증(erythroblastosis fetalis)
적혈구용적률(헤마토크릿, hematocrit)
혈우병(hemophilia)
황달(jaundice)
백혈병(leukemia)
백혈구증가증(leukocytosis)
RhoGAM
조직형검사(tissue typing)
혈액형과 교차시험(typing and cross-matching)

인류의 생명을 연장하기 위한 의학적 조치 중 가장 친숙한 방법의 하나는 수혈일 것이다. 그러나 이미 알고 있듯이 한 개인의 혈액은 다른 개인에게 언제나 적합한 것은 아니다. 1900년대 초 Karl Landsteiner는 ABO식 혈액형을 발견하였으며, 1940년 Rh인자를 발견하는 데 또한 공헌하였다. 1940년대 초 Charles Drew는 혈장의 저장과 처리기술을 개발함으로써 혈액형에 상관없이 혈장을 수혈할 수 있게 되었다. 오늘날 우리가 혈액을 제공하게 되는 경우 우리의 혈액을 전혈 그대로 수혈자에게 줄 수도 있으며, 수혈자에게 필요한 적혈구, 혈장, 제8인자 또는 혈소판 등 혈액 구성요소의 한 부분만을 줄 수도 있다. 이러한 혈액의 한 부분들은 각각의 기능을 가지고 있으며, 이러한 혈액의 모든 기능은 생존에 필수적이다.

혈액의 일반적 기능은 운반, 조절, 보호의 기능이다. 혈액에 의해 운반되는 물질은 혈액에 포함된 영양소와 노폐물, 가스, 호르몬 등이다. 혈액은 수분 전해질의 균형, 산염기 균형, 체온의 조절을 돕는다. 또한 병원체에 대항하는 혈액의 보호기능은 백혈구에 의해 이루어지며, 혈액의 응고기전은 외상 후 혈액의 과도한 손실을 예방하기 위해 이루어진다. 이러한 혈액의 각 기능을 이번 장에서 좀 더 상세히 다루고자 한다.

혈액의 특성 Characteristics of Blood

혈액의 특성은 다음과 같다.

양(amount) 혈액의 양은 1인당 4~6 L정도이며, 신체 크기에 따라 좌우된다. 인체 혈액의 총 부피 중 38~48%는 다양한 혈구세포로 구성되며, 이들은 혈액의 고형성분이라고 한다. 나머지 52~62%를 혈장이라고 하며 혈액의 액체성분이다 그림 11-1 .

색(color) 일반적으로 혈액은 붉은색이라고 여겨진다. 그러나 혈액의 색은 매우 다양하다. 동맥혈은 높은 산소농도를 유지함으로써 밝은 선홍색을 띠고 있으며, 정맥혈은 산소농도가 낮아 좀 더 어두운 암적색을 띠고 있다. 이러한 사실은 출혈을 사정하는 데 있어 매우 중요한데, 피의 색이 밝은 선홍색일 경우 동맥으로부터 출혈을 의심할 수 있으며, 혈액이 어두운 붉은색일 경우 정맥의 출혈을 생각할 수 있다.

산도(pH) 혈액의 정상 산도는 pH 7.35~7.45로 약알칼리성이라 할 수 있다. 정맥혈의 경우 정상적으로 동맥혈보다 낮은 산도를 유지하게 되는데, 이는 더 많은 이산화탄소를 함유하기 때문이다.

점도(viscosity) 혈액의 점도란 혈류의 흐름에 대한 저항성 또는 농도를 의미한다. 혈액은 물 점도의 3~5배 정도로 진하다. 혈액 속의 혈구 또는 혈장 단백질의 양에 따라 점도가 달라지며 이러한 점도는 정상 혈압을 유지하는 데 기여한다.

혈장 Plasma

혈장(plasma)은 혈액의 액체 성분으로 91%가 수분이다. 이러한 수분의 구성으로 혈장은 여러 종류의 물질을 운반할 수 있다. 즉, 소화기관으로부터 포도당, 아미노산, 미네랄과 같은 영양소를 흡수하여 신체의 각 조직에 공급하고, 거꾸로 각 조직으로부터 생산된 요소와 크레아티닌과 같은 노폐물을 신장으로 순환시킴으로써 소변으로 배출시키는 역할을 한다. 내분비선에서 생산된 호르몬도 혈장에 의해 표적기관으로 운반되며 항체 또한 혈장에 의해 운반된다. 세포에서 생산된 이산화탄소의 대부분은 혈장 속에 중탄산이온(HCO_3^-)의 형태로 운반된다. 이산화탄소는 혈액이 폐에 도달하면 폐포로부터 확산되어 외부로 나가게 되는데, 이러한 작용은 호흡운동의 호기 때 이루어진다.

또한 혈장 속에는 **혈장단백질**(plasma protein)이 존재한다. 혈액응고 인자인 **프로트롬빈**(prothrombin)과 **섬유소원**(fibrinogen)은 간에서 합성되고 혈관이 파열되거나 손상을 입었을 때 혈괴를 형성하기 위해 활성화될 때까지 혈액과 함께 순환한다. **알부민**(albumin)은 가장 풍부한 혈장단백질로 역시 간에서 합성된다. 알부민은 혈액의 삼투압을 유지시켜 조직액을 모세혈관 내로 끌어당긴다. 이러한 작용은 정상적인 혈액량

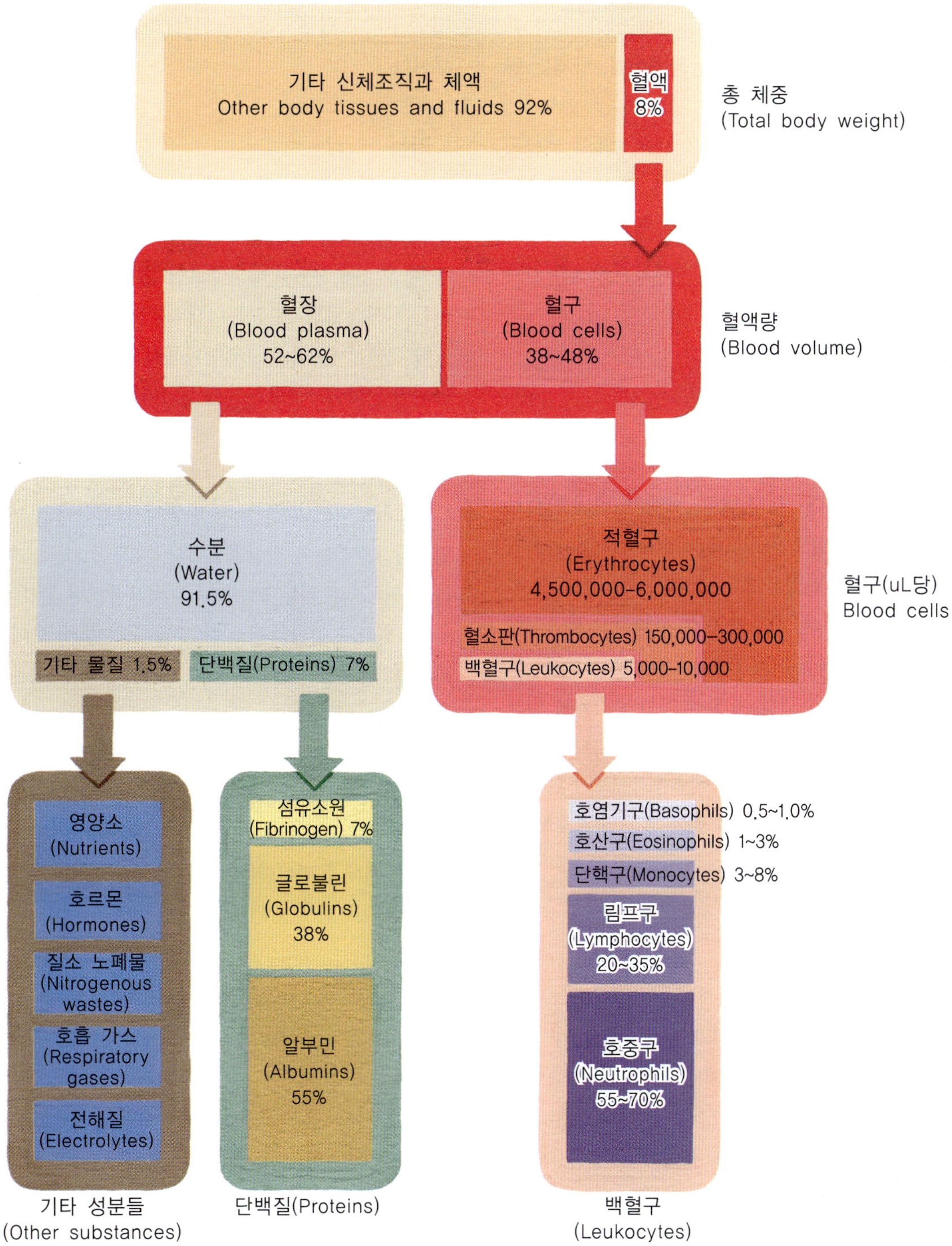

그림 11-1 혈액의 구성성분과 혈액 및 기타 신체 조직 간의 관계

질문: 혈장은 대부분 어떤 성분인가? 어떤 혈구가 양적으로 가장 많은가?

과 혈압을 유지하는 데 매우 중요하다. 나머지 혈장 단백질들은 **글로불린**(globulin)이라 부른다. 알파와 베타 글로불린은 간에서 합성되며 지방을 운반한다. 감마 글로불린은 림프구에 의해 생산되는 항체이다. 항체는 병원체를 파괴하는 면역성을 갖는다.

혈장은 체열을 운반한다. 체열은 세포호흡의 부산물 중 하나이다(세포 안 ATP의 생성물). 간이나 근육과 같은 활동적인 기관들을 통과함으로써 혈액은 따뜻하게 데워진다. 이러한 열은 혈액이 계속 순환함으로써 신체의 다른 부분으로 분배된다.

혈구 Blood Cells

혈구는 3가지 종류, 즉 적혈구, 백혈구, 혈소판으로 나뉜다. 혈구는 **조혈조직**(hemopoietic tissue)에 있는 줄기세포(stem cells)에서 생성되는데, 출생 후 복장뼈(흉골), 엉덩이뼈, 척추와 같은 편평하고 불규칙한 뼈에서 발견되는 **적골수**(red bone marrow)에서 주로 생성된다. 비장, 림프절, 흉선 등에서 발견되는 **림프조직**(lymphatic tissue)에서 백혈구가 성숙하고 분열한다. 흉선에는 T림프구를 생성하는 줄기세포가 함유되어 있으며, 다른 림프조직 안에 들어 있는 줄기세포 역시 림프구를 생성한다.

적혈구 Red Blood Cells

적혈구(erythrocyte)는 가장자리보다 중앙이 오목한 원판 모양이다. 이는 제3장에서 보았듯이 인간의 세포 중 핵이 없는 유일한 세포이다. 핵은 적혈구가 성숙함에 따라 분리되며 적혈구의 정상적 기능에 필요치 않다.

적혈구 개수는 성별에 따라 차이가 있으나, 혈액 $1mm^3$당 450~600만 개 정도이다. 대개 남성이 여성보다 많다. 적혈구를 측정하는 또 다른 방법은 **적혈구 용적률**(**헤마토크릿**, hematocrit)로, 가는 유리관에 혈액을 채취하여 원심분리기에 넣으면 모든 세포는 유리관의 끝으로 가게 된다. 따라서 세포성분과 혈장이 분리되어 그 구성비율을 알 수 있게 된다. 혈구의 가장 많은 양을 적혈구가 차지하므로 정상적 헤마토크릿의 범위는 전체 혈구의 구성비율과 거의 같게 되어 38~48% 정도이다. 적혈구 수와 헤마토크릿은 전혈검사 중의 일부이다.

기능 Function

적혈구는 산소 운반능력을 가진 단백질 **헤모글로빈**(hemoglobin, Hb)을 포함하고 있다. 하나의 적혈구는 약 3억 개 정도의 헤모글로빈 분자를 가지고 있는데, 이들 헤모글로빈 1분자는 4개의 산소분자와 결합할 수 있다 BOX 그림 3-B. 폐의 모세혈관에서 적혈구가 산소와 결합되면 산화헤모글로빈이 형성되며, 이들 헤모글로빈이 신체혈관에서 산소를 잃게 되면 산화헤모글로빈은 줄게 된다.

헤모글로빈의 수준 또한 전혈검사의 하나로 100mL 혈액당 12~18g이 정상범위이다. 헤모글로빈을 형성하는 필수요소는 철분으로 하나의 헤모글로빈 분자에 4개의 철 원자가 결합되어 있다. 적혈구가 붉게 보이는 것과 산소와 직접 결합할 수 있는 것은 바로 철 성분 때문이다.

헤모글로빈은 또한 이산화탄소와 결합할 수 있으며, 조직으로부터 폐로 이산화탄소를 운반할 수 있다. 그렇지만 전체 이산화탄소 이동의 약 10% 가량만이 헤모글로빈에 의해 운반된다(대부분은 혈장 안의 중탄산염 이온의 형태로 운반된다).

생성과 성숙 Production and Maturation

배아와 태아의 발달기 동안 적혈구의 생성은 하나의 장기 또는 조직에서 다른 하나로 전달되는 바톤 터치와 같은 경주에 비유될 수 있다. 배아시기(수정 후 8주간) 적혈구는 난황낭(yolk sac)이라 불리는 외막에 의해 처음 생성된다. 다음으로 태아의 간 및 비장이 재태기간 동안 적혈구 성숙에 기여한다. 적골수는 재태기간 5개월에 활성화되고 출생직후 적혈구 생성의 유일한 장소이기도 하다.

소아와 성인에서 적혈구는 편평하고 불규칙한 뼈의 적골수에서 형성된다. 적골수에는 **줄기세포**(stem cell)

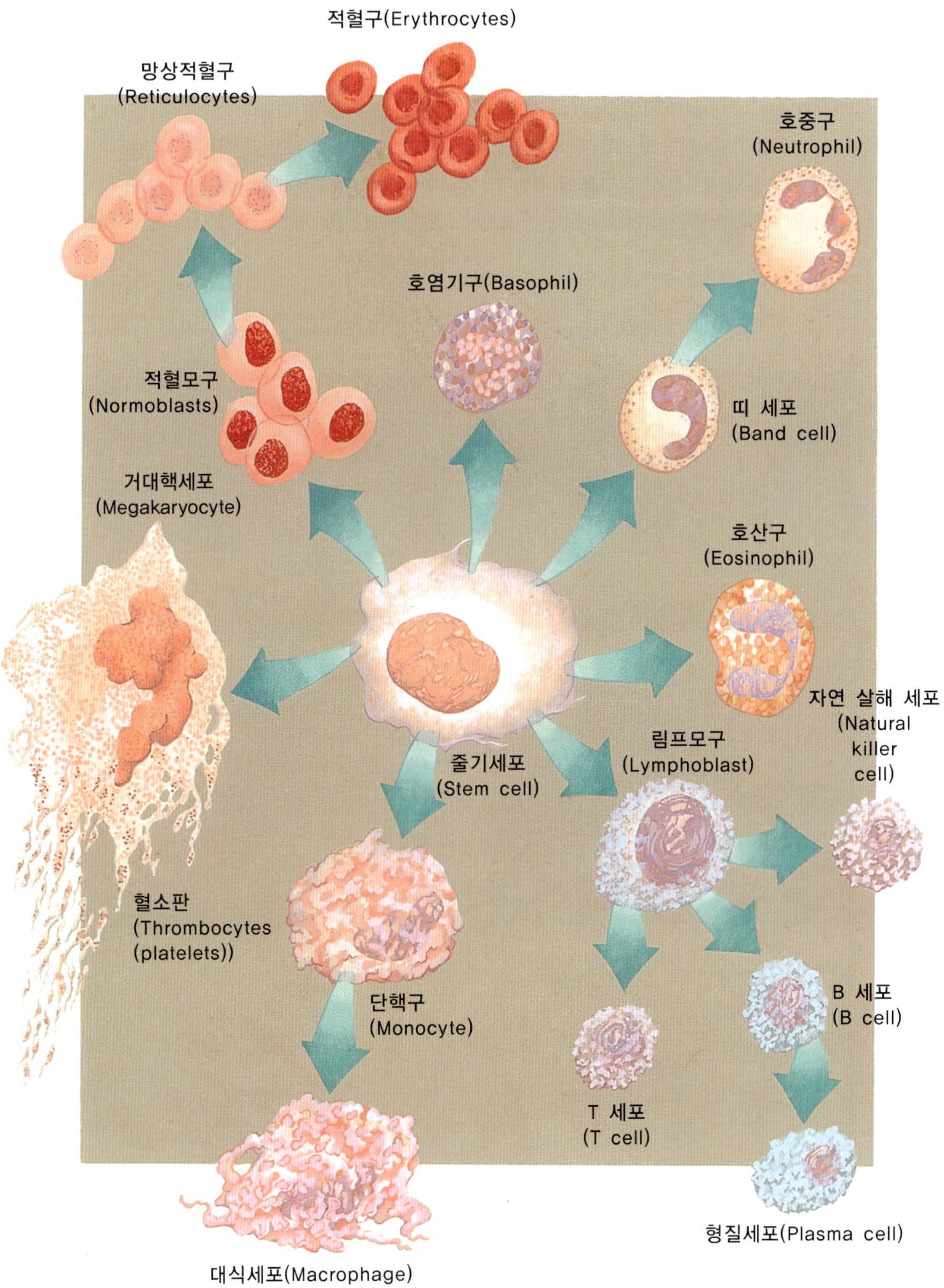

그림 11-2 **혈구의 생성** 줄기세포는 주로 적골수에서 발견되며 모든 종류의 혈구들의 전구세포이다.

질문: 적혈모구와 망상적혈구는 주로 어디에서 발견되는가? 그 이유는 무엇인가?

라 불리는 전구세포가 존재한다. 제3장에서 다루었듯이 줄기세포는 여러 방향으로 발달되고, 분화될 수 있는 특수성이 없는 세포이다. 적골수의 줄기세포는 **혈구모세포**(hemocytoblast; Hemo=**혈액**, cyto=**세포**, blast=**생산자**)라고도 불리며, 지속적으로 유사분열을 진행하여 모든 종류의 혈액세포, 특히 대부분의 적혈구를 생성해 낸다 그림 11-2, 그림 11-3 . 적혈구의 생성 속도는 매우 빠르며, 1초당 수백만 개의 새로운 적혈구가 생성되는 것으로 추정된다. 또한 산소가 적혈구의 생성 속도를 조절하는 인자로 작용한다. 출혈 상태나 고산지대와 같은 환경에 의해 **저산소증**(hypoxia)상태에 이르게 되면, 신장에서 적혈구 생성을 촉진하는 호르몬인 **적혈구형성인자**(erythropoietin)가 분비된다. 이 호르몬은 적골수에서 줄기세포 분열 속도를 증가하도록 자극하여

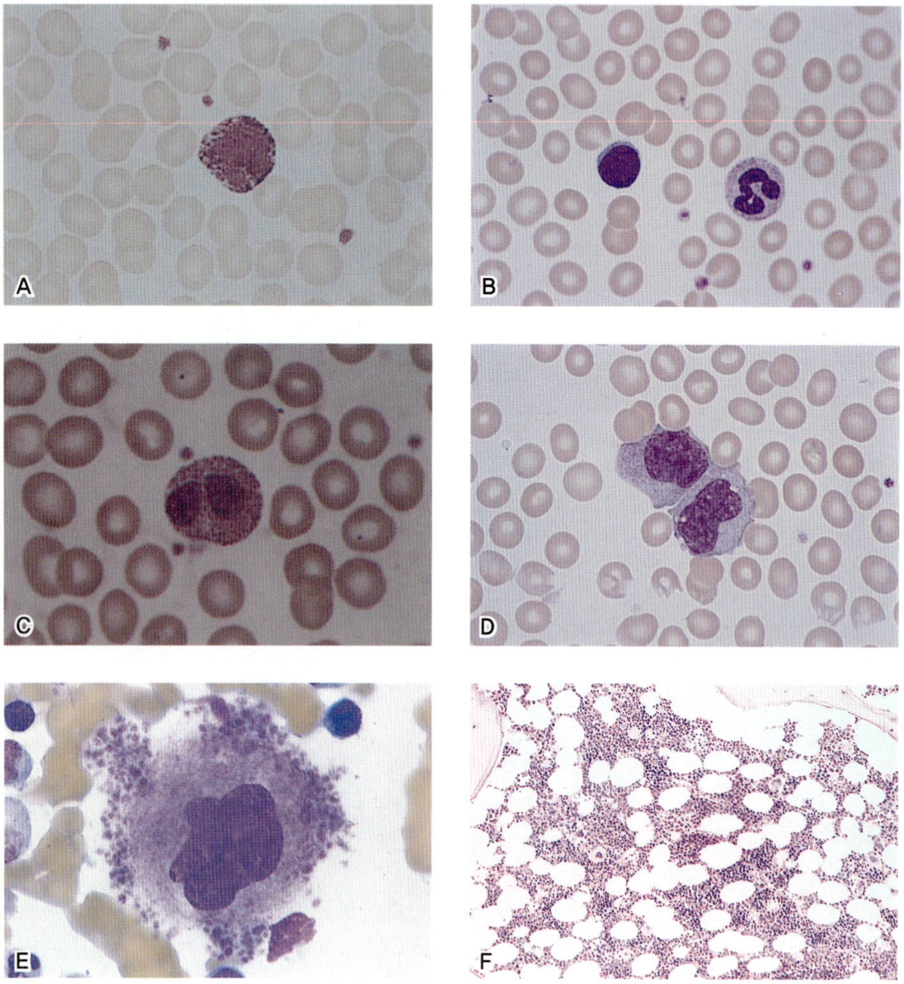

그림 11-3 **혈액세포** (A) 적혈구, 혈소판과 호염기구 (B) 림프구(왼쪽)와 호중구(오른쪽) (C) 호산구 (D) 단핵구 (E) 혈소판과 거대핵세포(600×) (F) 정상 골수(200×)
(출처: From Harmening, DM: Clinical Hematology and Fundamentals of Hemostasis, ed. 3. FA Davis, Philadelphia, 1997, pp 14, 17, 19, 26, 48, with permission.)

질문: 적혈구의 중앙이 창백한 이유는 무엇인가?

적혈구 생성 속도를 증가시키고, 그 결과 더 많은 적혈구가 산소를 운반하게 되고 저산소증 상태는 완화된다.

줄기세포로부터 분화된 적혈구는 많은 발달 단계를 거치는데, 여기서는 마지막 두 단계만 언급하겠다 그림 11-2 . **적혈모구**(normoblast)는 핵을 가진 마지막 단계이며 곧 핵과 분리된다. 다음 단계로 **망상적혈구**(reticulocyte)는 내형질세망을 가지고 있어서 염색을 하면 현미경하에서 보라색으로 관찰된다. 이러한 미성숙 세포들은 보통 적골수에서 흔히 발견되는데 말초혈관 내에서 발견되는 소량의 망상적혈구는 정상적인 것으로 간주한다(전체 적혈구의 1.5%까지).

그러나 많은 수의 망상적혈구와 적혈모구가 순환 혈액 내에 존재하면 신체가 필요한 만큼의 산소를 운반할 수 있는 성숙한 적혈구가 부족하다는 의미이다. 이와 같은 상태는 출혈을 포함하여 신생아의 Rh질환, 말라리아 등의 질환에서 성숙한 적혈구가 파괴되는 경우 일어난다.

적혈구의 성숙은 많은 영양소를 필요로 하는데, 단백질과 철분은 헤모글로빈 분자의 한 부분이 되므로 헤모글로빈 합성에 필수요소이다. 구리(copper)는 헤모글로빈 합성에 관여하는 효소의 일부이다. 엽산과 비타민 B_{12}은 적골수에서 줄기세포 합성 시 필요하다. 이러한 줄기세포는 유사분열을 위해 염색체들을 끊임없이 복제한다. 비타민B_{12}는 **외인성 인자**(extrinsic factor)라고도 하는데, 우리가 섭취하는 음식으로부터 얻을 수 있기 때문이다. **내인성 인자**(intrinsic factor)는 위의 벽세포에서 생산되며, 소장에서 비타민B_{12}의 흡수를 증진시키고, 음식 속의 비타민B_{12}와 결합하여 소화되는 것을 예방하는 물질이다. 비타민B_{12}와 내인성 인자 어느 하나가 부족해도 혈구가 제대로 생산되지 못하는 **악성빈혈**(pernicious anemia)을 초래한다 BOX 11-1 .

수명 Life Span

적혈구의 생존 기간은 약 120일 정도이다. 수명이 다 된 적혈구는 매우 약해지며 세망 내피조직이라 불리는 조직 **대식세포계**(tissue macrophage system)의 대식세포에 의해 제거된다. 이들 대식세포는 간, 비장, 적골수에 존재한다 그림 11-4 . 수명이 다한 적혈구는 대식세포에 의해 탐식되고 소화되며 적혈구에 들어 있던 철분은 혈액 속으로 방출되어 새로운 헤모글로빈을 합성하기 위해 적골수로 다시 보내진다. 조혈을 위해 즉시 필요치 않다면 여분의 철은 간에 저장된다. 즉, 적혈구의 철 성분은 계속해서 순화하여 재활용되고 있다. 헤모글로빈 분자의 단백질 부분, 즉 글로빈(globin) 역시 재활용된다. 글로빈은 아미노산으로 소화가 되는데, 이는 다시 새로운 단백질의 합성을 위해 사용된다.

헤모글로빈 분자의 다른 부분은 헴이라고 하는데, 재활용되지 않는다. 헴은 대식세포에 의해 **빌리루빈**(bilirubin)으로 전환되고, 간은 혈류에서 빌리루빈을 제거하여 담즙(bile)의 형태로 배설한다(빌리루빈은 담즙의 주요 색소이다). 간에서 십이지장으로 분비된 담즙은 소장 및 결장으로 이동하여 대변을 통해 배설되기에 대변색이 갈색을 띠게 된다. 결장에서 일부 담즙은 박테리아에 의해 유로빌리노겐(urobilinogen)으로 전환된다. 유로빌리노겐의 일부는 다시 순환혈류로 재흡수되나, 유로빌린(urobilin)으로 전환되어 소변으로 배설된다. 간염과 같은 간 질환이 있으면 빌리루빈이 적절하게 배설되지 못하고 빌리루빈은 혈액에 남아 있게 된다. 즉 **황달**(jaundice)이 일어나는데 이는 눈의 흰자위가 노랗거나 피부가 노랗게 보이는 것이다 BOX 11-2 .

혈액형 Blood Types

우리의 혈액형은 부모로부터 물려받아 유전을 통해 결정된다. 적혈구 인자의 형태는 여러 가지가 있는데, 가장 중요한 2가지, **ABO형**과 **Rh인자**(혈액형의 유전적 특성은 제21장에서 다루고 있다)를 이 장에서 다루고자 한다.

ABO형(ABO group)은 4개의 혈액형, 즉 A, B, AB, O형으로 분류된다. A와 B는 적혈구 세포막의 항원(단백질-과당류)을 나타낸다. A형 혈액형을 가진 사람은 적혈구에 A항원을 가지고 있으며, B형인 사람은 B항원을, AB형은 A와 B항원 모두를 가지고 있음을 의미하며, O형은 A와 B항원 모두를 가지고 있지 않음을 나타낸다.

BOX 11-1 빈혈 Anemia

빈혈이란 적혈구의 숫자가 부족하거나, 헤모글로빈의 농도가 낮은 경우를 말하는데, 여러 가지 종류가 있다.

철 결핍성빈혈(iron-deficiency anemia)은 음식으로 섭취하는 철분부족이 원인으로 작용하며, 이런 경우 충분한 양의 헤모글로빈을 형성할 수 없게 된다. 이러한 빈혈을 가진 사람은 적혈구 수와 헤마토크릿은 정상이나 헤모글로빈이 정상 이하의 수준이다.

동물성 음식에만 존재하는 비타민B_{12}의 결핍은 **악성빈혈(pernicious anemia)**을 일으키며, 상태에서 적혈구의 모양은 일그러지고 커져 있으며 매우 약해져 있다. 악성빈혈은 위 내벽의 벽 세포가 파괴되거나 감소하면 내인성 인자가 부족해져서 발생할 수 있다.

겸상적혈구빈혈(Sickle cell anemia)은 제3장에서 논의한 바 있다. 헤모글로빈의 유전성 질환으로 적혈구의 모양이 낫 모양으로 쉽게 변해 혈관을 막히게 하고 파열된다.

재생불량성빈혈(aplastic anemia)은 적골수의 기능 저하로 적혈구, 백혈구, 혈소판의 생산이 감소된다. 이는 매우 심각한 장애이며, 방사선에 노출되거나 벤젠과 같은 특정 화학물질, 약물 등으로 발생할 수 있다. 일부 항생제의 경우에도 이러한 치명적 부작용을 일으킬 수 있다.

용혈성빈혈(hemolytic anemia)은 적혈구가 수명을 다하기 전에 파괴되는 경우이다. 겸상적혈구빈혈과 신생아의 Rh 부적합증이 그 예라고 할 수 있다. 또 다른 예로 말라리아를 들 수 있는데, 원충류인 말라리아가 적혈구를 파괴하게 된다. 용혈성빈혈은 종종 황달이 특징적으로 나타나는데 이는 빌리루빈의 생산이 증가되기 때문이다.

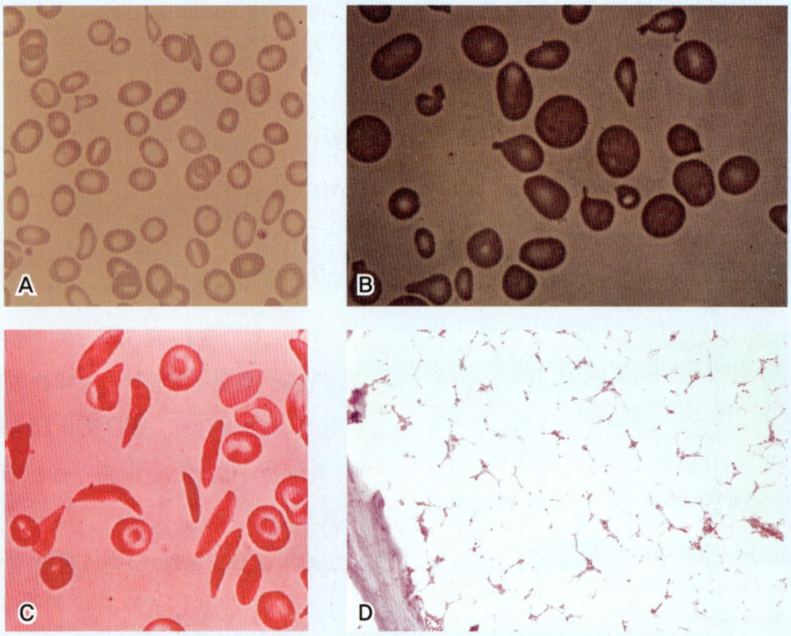

BOX 그림 11-A **빈혈** (A) 철결핍성빈혈: 창백하고 타원형인 적혈구(400X) (B) 악성빈혈: 크고 일그러진 적혈구(400X) (C) 겸상적혈구빈혈(400X) (D) 재생불량성빈혈, 골수(200X)
(출처: A, B, and C from Listen, Look, and Learn, Vol 3; Coagulation, Hematology. The American Society of Clinical Pathologists Press, Chicago, 1973, with permission. D from Harmening, DM: Clinical Hematology and Fundamentals of Hemostasis, ed 3. FA Davis, Philadelphia, 1997, p 49, with permission.)

BOX 11-2 황달 Jaundice

황달은 질환이라기보다 혈액 내 빌리루빈이 과다하게 축적되었다는 표시이다. 그러나 간의 기능 중의 하나가 빌리루빈을 배설시키는 것이므로 황달은 간염이나 간경화와 같은 간 질환을 나타낼 수도 있다. 이렇게 간으로 인하여 황달이 일어나는 경우를 **간성 황달**(hepatic jaundice)이라고 한다.

황달의 또 다른 형태로는 간후성 또는 간전성 황달이 있는데, 문제가 언제 발생하느냐에 따른 명칭이다. 빌리루빈은 노후한 적혈구의 헤모글로빈 중 헴(heme)으로부터 형성되는 노폐물이다. **간전성 황달**(prehepatic jaundice)은 간 이전의 문제로써, 빠른 속도로 용혈현상이 일어나는 것이 특징이다. 이러한 빠른 용혈현상은 겸상적혈구 빈혈, 말라리아, 신생아의 Rh 질환의 특징적 현상이다. 과도한 양의 적혈구가 파괴되는 경우, 빌리루빈이 간에 의해 배설되는 속도보다 빠르게 형성되기 때문에 혈액 내 배설되지 못한 나머지 빌리루빈이 황달을 일으킨다. 이러한 형태의 황달을 **용혈성 황달**(hemolytic jaundice)이라고도 한다.

간후성 황달(posthepatic jaundice)은 문제가 간 이후의 과정에 있다는 의미이다. 간은 빌리루빈을 담즙으로 배설하며 담즙은 담낭에 저장되어 있다가 소장으로 옮겨간다. 담낭에 염증이 생기거나 담석에 의해 담관이 폐쇄된 경우 담즙은 소장으로 가지 못하고 간으로 역류하게 된다. 빌리루빈은 다시 혈액으로 재흡수되고 황달을 일으키게 된다. 이러한 형태의 황달을 **폐쇄성 황달**(obstructive jaundice)이라고도 한다.

사람마다 혈장 속에는 적혈구 막에 나타나지 않은 항원에 대한 자연적 항체가 존재한다. 그러므로 A형의 사람은 항B 항체를 가지고 있으며 B형은 항A 항체를 가지고 있고 AB형은 항A 항체와 항B 항체가 모두 없으며, O형은 항A 항체와 항B 항체 모두를 가지고 있다 표 11-1, 그림 11-5.

이러한 자연적 항체는 수혈에 매우 중요하다. 가능하면 자신과 동일한 형태의 혈액을 수혈 받아야 하지만, 불가능하다면 다른 형태의 혈액을 이용할 수 있다. 예를 들어, 출혈로 인해 수혈이 필요한 A형의 환자가 있다. 이 사람이 B형의 혈액을 수혈 받았다면 어떤 일이 일어나겠는가? A형의 수혈자는 항B 항체를 가지고 있으므로 수혈된 B형 혈액의 적혈구에 있는 B항원과 결합하게 될 것이다. B형의 적혈구는 **응집**(agglutination)된 후 파열되는 **용혈현상**(hemolysis)이 나타나 수혈은 실패하게 된다. 파열된 적혈구의 헤모글로빈은 이를 자유 헤모글로빈이라고 하는데, 이들은 신장의 모세혈관을 막아 신장의 손상인 신부전을 초래한다. 수혈을 하기 전 병원에서의 수혈자와 공혈자 혈액에 대한 혈액형 **검사**(typing)와 **교차시험**(cross-matching)이 왜 중요한지를 말해 주는 부분이다 그림 11-5. 이러한 절차는 공혈자의 혈액이 수혈자에게 용혈현상을 일으키지 않을지 확인하는 데 도움을 준다.

표 11-1 ABO 혈액형

혈액형	적혈구에 나타나는 항원	혈장에 존재하는 항체	백인	흑인	아시아인
			빈도(미국 인구 중 %)*		
A	A	항 B	40	27	31
B	B	항 A	11	20	26
AB	A와 B	항 A, 항 B 모두 없음	4	4	8
O	A, B 모두 없음	항 A와 항 B	45	49	35

* 평균

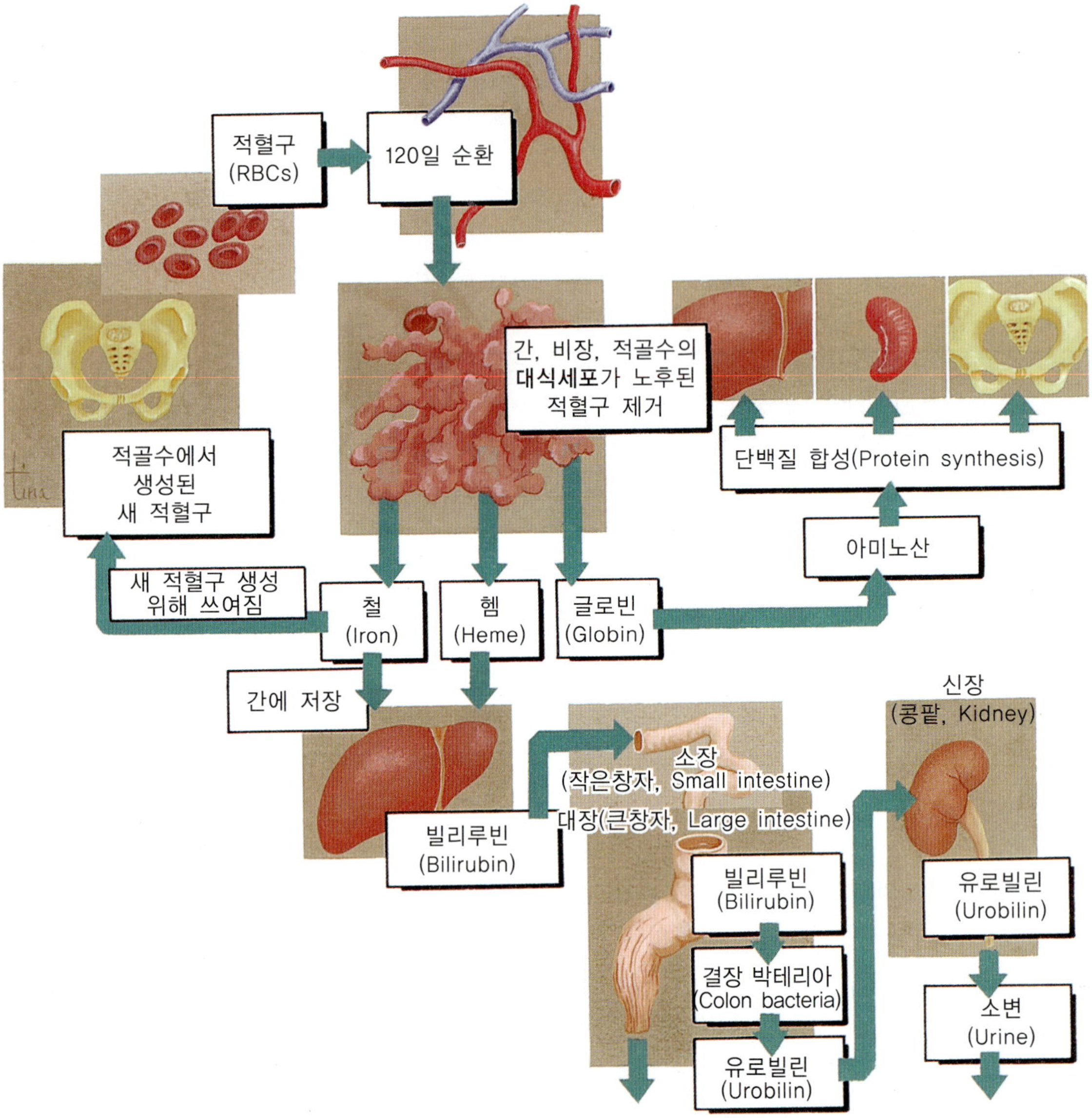

그림 11-4 **적혈구의 수명** 설명은 본문 참조

질문: 노후한 적혈구의 어떤 부분이 재활용되는가? 어떤 부분이 배출되는가? (대식세포를 찾아서 화살표를 따라가 보자)

BOX 11-3 신생아의 Rh질환 Rh disease of the newborn

신생아의 Rh질환은 **태아적아구증(erythroblastosis fetalis)**이라고도 하는데, 태아와 어머니의 Rh부적합의 결과이다. 정상적으로 임신기간 동안은 태반에서 태아와 어머니의 혈액이 섞이지 않는다. 그러나 태아의 출산 후 태반 분만 시 태아의 혈액 일부가 어머니의 순환혈액으로 들어갈 수 있다.

Rh^-인 어머니와 Rh^+인 태아의 경우, 어머니는 Rh^+인 적혈구에 노출된다. 어머니의 면역체계는 첫 번 출산에 대한 반응으로 항Rh 항체를 생산하게 된다. 이후 다시 임신을 하게 되면, 어머니의 항체는 태반을 통과하여 태아에게로 들어가게 된다. 이때 2번째 태아의 혈액형이 Rh^+인 경우 어머니의 항체는 태아의 적혈구를 파괴하는 용혈현상을 일으키며 심한 경우 태아가 사망하기도 한다. 심하지 않은 경우라면, 태아는 적혈구의 손실로 인한 빈혈과 황달 상태로 태어나게 된다. 이런 경우의 영아는 어머니의 항체를 가진 혈액을 제거하고 Rh^+혈액으로 바꾸기 위한 순차적 교환수혈이 필요하다. 일단 어머니의 항체가 제거되면, 영아는 파괴되지 않는 자신의 Rh^+적혈구를 생산하게 된다.

그러나 더욱 좋은 처치는 예방이다. 만일 Rh^- 어머니가 Rh^+ 태아를 분만하게 되면, 분만 후 72시간 내 RhoGAM을 투여 받아야 한다. **RhoGAM**은 어머니의 면역체계가 항체를 생산하고 반응하기 전에 어머니의 순환혈액으로 들어간 태아의 적혈구를 파괴하는 항Rh 항체라고 할 수 있다. RhoGAM 항체는 수개월 내에 스스로 파괴된다. 따라서 다음 임신을 하게 되어도 Rh^+ 적혈구에 노출되지 않았던 첫 임신과 같게 된다.

O형은 "만능 공혈자"라고 불리기도 한다. 보통 O형($^-$) 혈액형은 다른 모든 혈액형에게 수혈해 줄 수 있다. 이는 O형의 적혈구는 A와 B항원을 모두 가지고 있지 않으므로 수혈자가 가진 어떠한 항체와도 반응하지 않기 때문이다. 1단위 수혈의 경우, O형 혈장에 들어 있는 항A, 항B 항체는 수혈자의 혈장에서 희석되며, 수혈자의 적혈구에 위험한 효과를 가져오지 않는다. 여기서 '$^-$'는 Rh인자가 없음을 나타낸다.

Rh인자(Rh factor)는 적혈구에 있는 또 다른 항원(D라고도 불림)이다. Rh항원이 있는 적혈구를 가진 사람은 Rh^+형이라고 한다. Rh항원이 없는 경우 Rh^-라고 한다. Rh^-형은 Rh항원에 대한 자연적 항체가 없으며 이들에게 항원은 이물질로 인식된다. 만일 Rh^-인 사람에게 실수로 Rh^+혈액이 주어졌다면, 마치 세균이나 바이러스가 침입했을 때처럼 항체가 형성된다. 수혈이 처음으로 잘못됐을 경우, Rh^+적혈구에 처음 노출된 항체는 매우 느리게 생산되기 때문에 문제를 일으키지 않을 수도 있다. 그러나 2번째 수혈의 경우, 항Rh 항체가 이미 혈액에 존재하므로 용혈현상과 신장의 손상을 동반하는 수혈부작용이 일어난다 BOX 11-3.

백혈구 White Blood Cells

백혈구(leukocyte)는 5가지로 분류되고, 모두가 핵을 가지며, 크기는 적혈구보다 크다. 핵은 하나 또는 여러 엽으로 나타난다. 현미경 검사를 위한 특수 염색으로 이들 백혈구의 특징적 외관을 구별할 수 있다 그림 11-2, 그림 11-3.

정상적인 백혈구의 수는 1uL의 혈액에 5,000~10,000개가 들어 있다. 정상적인 적혈구 수에 비해 매우 적은 숫자이다. 백혈구의 대부분은 혈관이 아니라 조직액이나 림프조직 안에서 기능을 수행하고 있다.

분류 Classification

5종류의 백혈구는 모두 적골수에서 생성되며(일부 림프구는 림프조직에서 생성된다) 과립과 무과립 백혈구로 분류된다. 과립백혈구는 염색되는 과립의 색에 따라 **호중구(neutrophil)**, **호산구(eosinophil)**, **호염기구(basophil)**로 부르며 보통 2개 혹은 그 이상의 엽이나 분절로 이루어진 핵을 가지고 있다. 호중구는 밝은 청색 과립, 호산구는 홍색 과립, 호염기구는 어두운

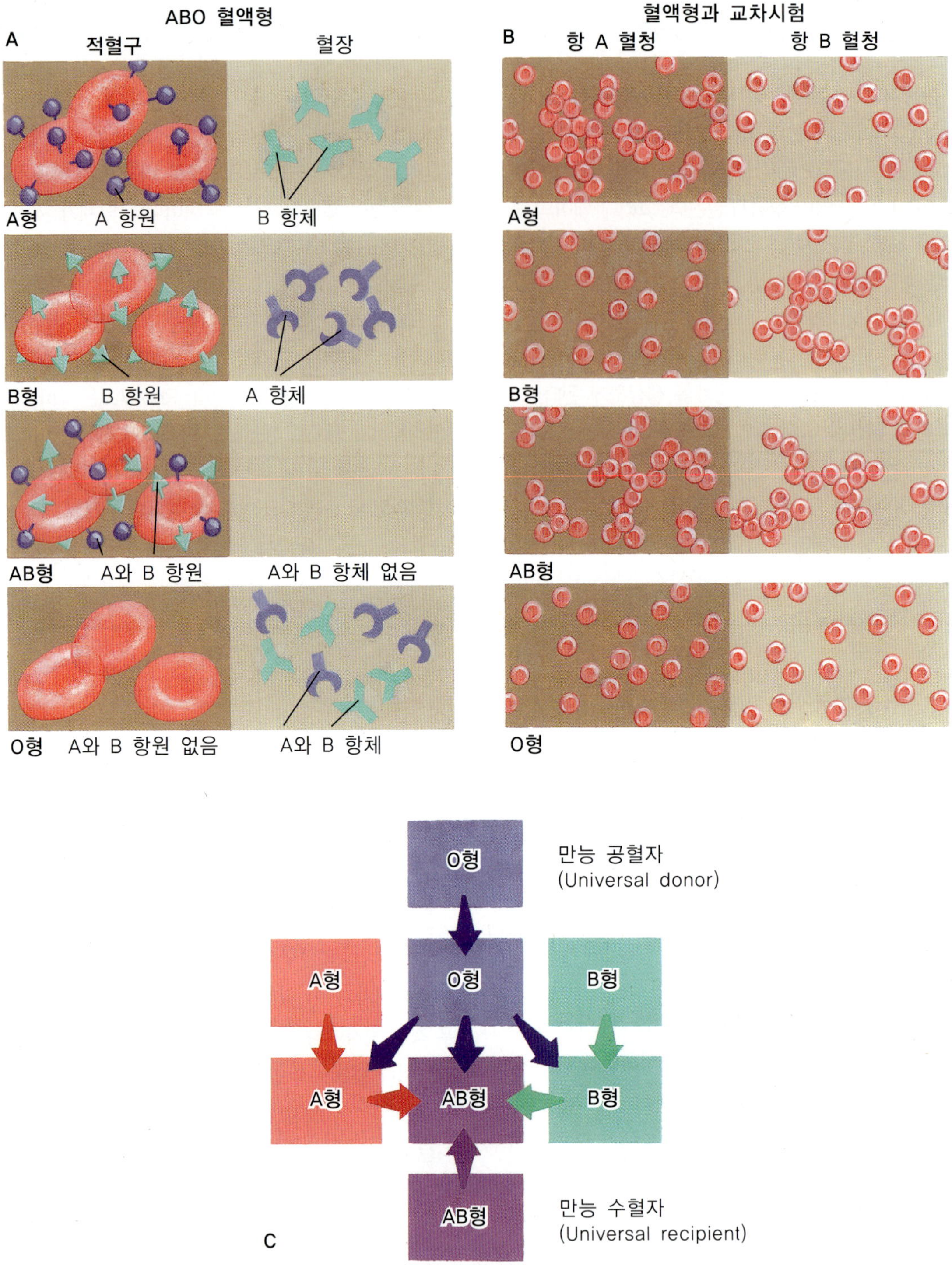

그림 11-5 (A) ABO 혈액형. 적혈구의 항원 및 혈장에 있는 항체의 도식화된 그림 (B) 혈액형 검사와 교차시험. A 혹은 B 면역 혈청은 짝이 맞는 항원과 만나 적혈구의 응집을 일으킨다. (C) 적합한 수혈방법이 그림으로 나타나 있다. 적합한 Rh 인자에 대해 생각해 보자.

질문: C에서 자신의 혈액형을 찾아보자. 어떤 혈액형을 가진 사람에게 수혈해 줄 수 있겠는가?

청색 과립을 가지고 있다. 무과립 백혈구에는 **림프구**(lymphocyte)와 **단핵구**(monocyte)가 있으며, 단일 핵을 가지고 있다. 단핵구는 보통 림프구보다 약간 크다. 백혈구 각각의 구성비율을 의미하는 **백혈구의 감별계수**(differential WBC count)는 표 11-2 에 전혈 검사의 정상치와 함께 제시되어 있다.

기능 Functions

백혈구 모두는 특정질환에 대한 **면역**(immunity)을 담당하고 감염성 질환으로부터 신체를 보호한다. 또한 각각의 백혈구는 지혈에 중요한 역할을 한다.

호중구와 단핵구는 병원체에 대한 **식균작용**(phagocytosis)을 한다. 호중구가 좀 더 흔한 식세포인 반면, 단핵구는 좀 더 효율적인 식세포인데, 이는 죽거나 손상된 조직을 먹어치우고 조직의 재생을 돕는 **대식세포**(macrophage)로 분화되기 때문이다. 감염 기간 동안, 호중구는 매우 급속하게 생성되는데, 이 과정에 **띠세포**(band cell)라고 부르는 미성숙한 형태의 백혈구 그림 11-2 가 말초순환에서 많이 보인다(띠세포는 보통 전체 호중구의 10% 미만이다). 'band'라는 용어는 아직 분절되지 않아 띠 모양을 하고 있는 핵을 일컫는다.

표 11-2 **전혈구 계산 수치**

종류	정상범위*	변화
적혈구	4,500,000~ 6,000,000/uL	감소: 빈혈 증가: 적혈구증가증
헤모글로빈	12~18g/100mL	감소: 철결핍성, 기타 빈혈 증가: 적혈구증가증
헤마토크릿	38~48%	감소: 빈혈 증가: 적혈구증가증, 과도한 흡연
망상적혈구	0~1.5%	감소: 적골수 억제 증가: 성숙한 적혈구 부족
백혈구	5,000~10,000/uL	감소: 백혈구감소증 증가: 백혈구증가증
호중구	55~70%	감소: 방사선, 항암화학요법 증가: 감염, 염증
호산구	1~3%	감소: 코티코스테로이드 과다 증가: 알레르기, 기생충 감염
호염기구	0.5~1%	감소: 암 증가: 알레르기
림프구	20~35%	감소: HIV/AIDS, 심한 화상, 암, 방사선 증가: 바이러스 질환
단핵구	3~8%	감소: HIV/AIDS, 심한 화상, 암, 방사선 증가: 바이러스 질환, 만성염증
혈소판	150,000~300,000/uL	감소: 재생불량성 또는 특발성 빈혈을 동반한 혈소판 감소 증가: 임상적으로 중요하지 않음, 비장 제거 후 일어날 수 있음

* 각 병원마다 기준 수치가 다를 수 있음

호산구는 외부 단백질의 독성을 제거하고, 항체로 분류된 모든 것을 식균할 수 있다. 선모충증과 같은 기생충 감염과 알레르기 반응 시 증가한다. 호염기구는 헤파린과 히스타민 과립을 포함하고 있다. **헤파린**(heparin)은 혈관내 비정상적인 응고반응을 예방하는 항응고제이며 염증반응 시 방출되는 **히스타민**(histamine)은 혈관의 투과성을 높여 손상부위에 조직액, 단백질, 백혈구가 축적될 수 있도록 한다.

림프구의 종류는 크게 **T세포**(T cell)와 **B세포**(B cell)로 분류되며, 그 수가 적지만 **자연살해세포**(natural killer cell, NK cell)가 존재한다. T세포 또는 T림프구는 항원을 인식하고 항원을 직접 파괴한다. B세포 혹은 B림프구는 형질세포가 되어 항원에 대한 항체를 생산한다. 이들 T세포와 B세포는 모두 면역을 위해 병원균에 대한 기억을 제공한다. 자연살해세포는 화학적으로 세포막을 파괴함으로써 외부 세포를 파괴한다. 이들 림프구의 기능은 제14장 면역기전에서 상세히 다루고 있다.

앞서 언급되었듯이 백혈구가 혈관뿐만 아니라 조직액에서도 기능한다. 백혈구는 아메바 운동으로 혈관벽을 빠져나가 조직으로 들어가거나 나올 수 있다. 대식세포는 백혈구가 2가지 장소(혈액, 조직 내)에 모두 존재함을 나타내는 대표적 예시이다. 일부 대식세포는 간, 비장, 적골수의 세망내피계, 림프절 등의 기관에 상주한다. 이들은 혈액과 림프액 내에서 순환하는 병원균뿐만 아니라 노후한 적혈구를 먹어치운다. 나머지 대식세포는 특히 점막의 결합조직과 피부 아래의 조직액을 돌아다닌다. 병원균이 피부상처를 통해서 또는 자연적으로 개방된 곳을 통하여 신체로 들어오는 경우 이들이 심각한 질병을 일으키기 전에 결합조직 속에 있던 대식세포에 의해 보통 파괴된다. 그 예로, 폐의 폐포(alveoli)는 흡입된 공기를 통해 들어오는 병원균을 매우 효율적으로 파괴하는 대식세포를 가지고 있다.

백혈구 수의 증가는 감염이 일어났다는 표시이며, 이를 **백혈구증가증**(leukocytosis)이라고 한다. 결핵과 같은 질환의 초기 단계에서는 백혈구 수가 감소하게 되

BOX 11-4 백혈병 Leukemia

백혈병은 혈액형 조직의 악성상태를 나타내는 용어이다. 백혈병은 급성 또는 만성에 따라, 생성되는 비정상세포의 형태에 따라, 또는 질병의 발생이 성인인지 아동인지에 따라 분류되고 있다.

일반적으로 백혈병은 미성숙된 백혈구를 과잉 생산하는 것이 특징이다. 따라서 이러한 성숙되지 못한 백혈구는 정상적인 기능을 수행할 수 없으므로 환자는 감염에 매우 취약하게 된다. 또한 많은 영양성분이 악성세포 생성에 사용되므로 다른 혈구세포들은 감소하는 결과를 낳는다. 심각한 빈혈은 적혈구의 생성감소로 인하며, 출혈성 경향은 혈소판 감소의 결과이다.

화학요법은 일부 형태의 백혈병을 치료하거나 완화시킬 수 있으나, 어떤 형태의 백혈병은 진단 후 수개월 이내 치명적이 되기도 한다. 어떤 경우, 폐렴이나 심각한 감염이 백혈병의 사인이 되기도 하는데, 이는 비정상적인 백혈구가 신체 내부로 들어온 병원균의 성장을 억제하지 못하기 때문이다.

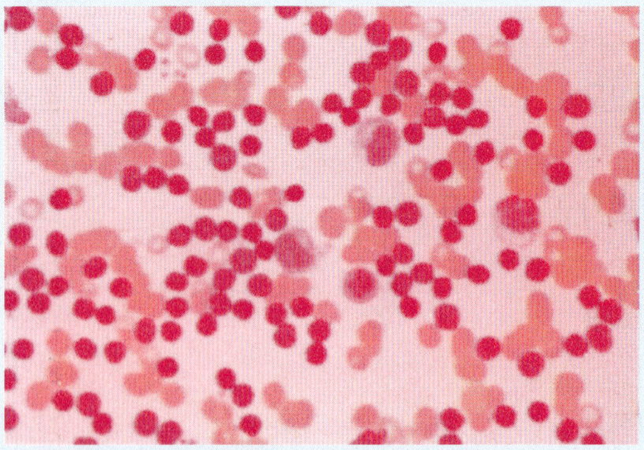

BOX 그림 11-B **백혈병** 다량의 진하게 착색된 백혈구(300X) (출처: Sacher, RA, and McPherson, RA: Widmann's Clinical Interpretation of Laboratory Tests, ed 11. FA Davis, Philadelphia, 2000, with permission.)

는데 이를 **백혈구감소증**(leukopenia)이라고 한다. 특히 벤젠 등의 화학물질이나 방사선에 노출된 경우, 백혈구가 파괴되어 전체 수가 감소하게 된다. 이러한 사람은 감염에 매우 취약하다. 백혈구 형성조직의 악성상태인 **백혈병**(leukemia)은 BOX 11-4 에서 다루고 있다.

적혈구의 ABO형과 대응되는 백혈구 세포의 구분을 **사람 백혈구 항원**(human leukocyte antigens, HLAs)이라고 한다 BOX 11-5 . 이러한 구분은 유전적으로 타고난 세포막 단백질에 의해 결정되는데, 이러한 자기-항원 유전자를 주조직적합성(major histocompatibility, MHC)이라 부르며, 6번 염색체에 존재한다. 이에 대해 BOX 11-5 에서 다루고 있다.

혈소판 Platelets

혈소판은 완전한 세포는 아니며 세포의 조각이나 파편이라 할 수 있다. 적골수 내 줄기세포의 일부는 **거대핵세포**(megakaryocyte)라 불리는 커다란 세포로 분화되는데, 이 세포의 세포질이 작은 조각으로 분리되어 순환 혈액 내로 들어가 그림 11-2 , 그림 11-3 순환하는 것을 **혈소판**(thrombocyte)이라고 한다. 지혈에 이용되지 않을 경우 약 5~9일 정도 생존한다. **혈소판형성 인자**(thrombopoietin)는 간에 의해 생성되는 호르몬으로 혈소판 생성 속도를 증가시킨다.

정상적인 혈소판 개수는 혈액 1uL당 150,000~300,000

BOX 11-5 사람 백혈구 항원 White blood cell types, HLA

사람 백혈구 항원(human leukocyte antigens, HLA)은 백혈구의 대한 항원으로 개개인의 모든 세포에 있는 항원이다. 또한 HLA는 자신의 신체 세포를 구별할 수 있는 자기 항원이다.

적혈구의 혈액형에서는 A와 B의 2가지 항원이 존재하므로 A, B, AB, O의 4가지 형태의 혈액형이 가능하다. HLA 항원 역시 다양한 종류를 지닌다. HLA A, B, C는 class Ⅰ 단백질로 분류되며, 각각은 100개에서 400개 이상의 특수 단백질을 가진다. HLA D는 class Ⅱ로 분류된다. 개인은 제각기 각 범주 내에서 2개의 항원을 가질 수 있으며, 적혈구의 혈액형이 유전되듯이 HLA형도 유전된다. 같은 가족의 경우 일부 같은 HLA형을 가질 수 있으며, 일란성 쌍둥이의 경우 정확하게 같은 HLA형을 갖게 된다.

신체로 병원균이 침입했을 때 HLA는 면역체계가 자기(self)를 구별할 수 있게 한다. 대식세포와 자기 항원의 작용은 세균이나 바이러스 항원과 T림프구의 작용과 비교할 수 있다. 이러한 항원은 "자기"가 아닌 이물질로 인식되며, 이것이 병원균을 파괴하는 첫 번째 단계이다.

장기이식에 HLA가 중요하다. 심장이나 신장을 이식 받은 환자의 가장 심각한 문제는 이식된 기관에 대한 거부반응으로 면역체계가 기관을 파괴하는 것이다. **조직 적합성**(tissue-typing)이란, 기관을 이식하고자 할 때 여러 개의 HLA형을 비교하여 적합한지 여부를 확인하는 것이다. 하나의 HLA형만 서로 맞는다고 하더라도 거부반응이 나타날 기회는 현저하게 줄어든다. 각막을 제외한 모든 이식수술을 받는 사람은 이식 거부반응을 예방하기 위하여 면역 억제제를 투여받는데, 이러한 투약은 환자를 감염에 더욱 취약하게 한다. 따라서 공여자의 기관에 대한 HLA적합성이 일치할수록, 투약되는 면역 억제제의 용량은 줄고 그만큼 심각한 위험은 줄어들게 된다. 일반적인 인구집단에서 완전히 일치하는 HLA적합성을 발견할 확률은 약 2만 명당 1명으로 추정한다.

HLA에는 또 다른 중요한 측면이 있는데, 어떤 특정 HLA형을 가진 사람은 특정 비전염성 질환에 걸리기 쉽다는 것이다. 예를 들어, 인슐린 의존성 당뇨병은 HLA DR3 또는 DR4를 가진 사람에게서 종종 발견되며 척추에 염증이 생기는 강직성 척추염은 HLA B27을 가진 사람에게서 많이 발견된다. 이러한 질환은 유전이라 할 수는 없지만 소인이 있다고 할 수 있다. 이러한 일이 어떻게 일어나는가? 이에 대한 대답은 자가 면역 질환이 어떻게 야기되는지에 대한 것으로 면역학 연구 분야의 초점이 되고 있다.

개이다(최대 500,000개). **혈소판감소증**(thrombocytopenia)은 혈소판의 수가 적음을 의미한다.

기능 Functions

혈소판은 혈액 손실을 예방하는 **지혈작용**(hemostasis)에 필수적이다. 손상 받지 않은 혈관에서는 혈소판이 모세혈관 및 혈관내막(endothelium)을 형성하는 세포 사이의 연결을 유지하는 것을 돕는다. 혈소판이 없다면 세포 사이를 연결하는 당단백질인 **카테린**(cadherin)이 떨어져나와 세포가 서로 분리되고 RBC와 과다 혈장이 새어 나오게 된다. 혈관이 잘리거나 터지는 경우 3가지 기전이 혈액 손실을 최소화하기 위해 작용하고 혈소판이 각 기전에 관여한다. 그림 11-6 은 2개의 기전을 나타내고 있다.

1. **혈관수축**(vascular spasm) – 동맥이나 정맥과 같이 커다란 혈관이 손상을 입으면 손상 자극에 대한 반응으로 혈관의 평활근이 수축한다(myogenic response). 손상된 부위에 있는 혈소판은 혈관수축을 일으키는 세로토닌을 방출하게 된다. 따라서 혈관의

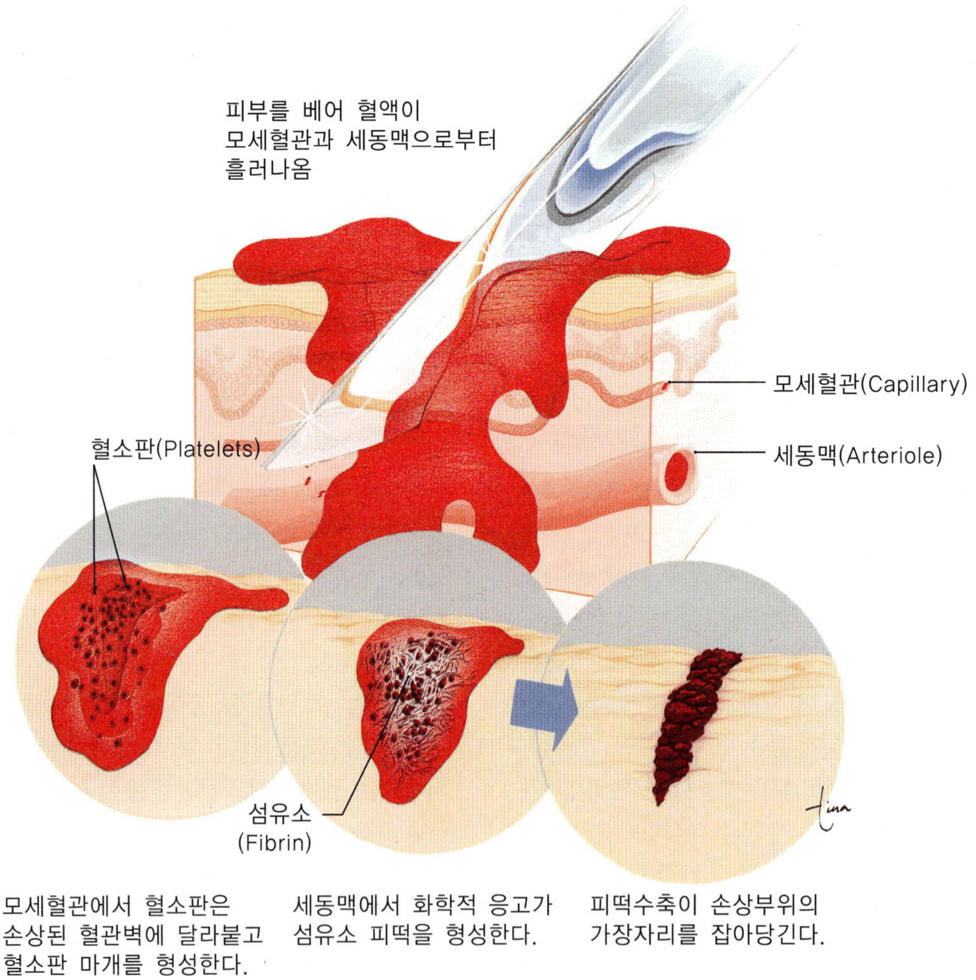

그림 11-6 **지혈** 모세혈관 내의 혈소판 마개 형성과 세동맥 내의 화학적 응고와 혈괴 퇴축

질문: 세동맥의 직경을 살펴보자(모세혈관의 직경과 비교할 것). 혈소판 마개가 출혈을 멈추는데 불충분한 이유는 무엇인가?

직경이 좁아지고 손상된 구멍도 좁아지게 되며, 혈액응고물에 의해 막히게 된다. 혈관이 먼저 수축하지 않는다면, 아무리 재빠르게 형성된 피떡(clot)이라도 혈압의 힘에 의해 씻겨 없어지고 말 것이다.

2. **혈소판 마개(platelet plug)** – 모세혈관이 파열될 때 손상이 경미하면 혈액응고물이 형성되지 않을 수 있다. 파열로 인해 매끄럽지 못한 표면은 혈소판의 모양을 변화시켜 응집시킨다. 이들 활성화된 혈소판은 파열된 가장자리에 서로 달라붙게 되고 혈관의 파손된 부분을 막는 기계적 장벽을 형성한다. 모세혈관의 파열은 매우 흔한 일이며 혈소판 마개는 작지만 모세혈관을 충분히 막을 수 있다. 큰 혈관의 파손에 혈소판 마개가 효과적일까? 그렇지 못하다. 이들 마개는 매우 작고, 형성된다고 하더라도 씻겨 없어질 수 있다. 그렇다면 모세혈관의 수축은 효과적일 수 있을까? 여기에 대한 대답도 그렇지 못하다. 왜냐하면 모세혈관은 평활근이 없어 수축할 수 없기 때문이다.
3. **화학적 응고(chemical clotting)** – 혈관 내부의 거친 표면이나 혈관의 파손은 혈액응고를 자극하고, 또 다른 거친 표면을 형성하게 된다. 손상이 클수록 혈액응고는 더욱 빨라져 15~120초 이내에 이루어진다.

혈액응고 기전은 혈관이 손상을 입었을 때, 유리되는 물질과 정상적으로 순환혈액 내 존재하는 화학물질들이 관여하는 일련의 반응이다.

혈액응고에 관여하는 물질들로는 혈소판, 손상된 조직으로부터 유리되는 화학물질, 칼슘이온, 혈장 단백질인 프로트롬빈, 섬유소원, 제8인자와 간에서 합성되는 다른 물질들이 있다. 비타민K는 간에서 프로트롬빈과 다른 몇 개의 혈액응고 인자(제7, 9, 10인자)를 합성하는 데 필수적이다. 비타민K의 대부분은 결장의 박테리아에 의해 생성되며, 결장이 수분을 흡수할 때 함께 흡수되어 간에 저장된다.

화학적 응고과정은 보통 3단계로 나뉘는데, 표 11-3 과 그림 11-7 에 나타나 있다. 1단계는 혈관이 내부적으로 손상을 입거나 잘렸을 때로 앞서 말한 모든 인자들을 포함한다. 그림 11-7 의 화살표를 따라가 보면, 1단계의 생산물은 프로트롬빈 활성물질(prothrombin activator)이며, 이는 프로트롬빈 분해효소(prothrombinase)라고도 불린다. 첫 번째 이름은 1단계 생산물이 프로트롬빈을 활성화시킴을 의미한다. 2번째 이름의 접미사 'ase'는 효소임을 의미한다. 전형적인 효소의 이름에는 앞부분에 효소의 기질을 나타내며 그 뒤에 'ase'를 붙인다. 따라서 이 생산물은 기질이 프로트롬빈인 효소를 의미한다. 응고의 단계는 연속단계(cascade)로써, 1

표 11-3 화학적 응고

응고단계	필요한 인자	반응
1단계	• 혈소판 인자 • 손상된 조직으로부터 나온 화학물질(tissue thromboplastin) • 제 5, 7, 8, 9, 10, 11, 12 인자 • Ca^{2+}	• 혈소판 인자 + 트롬보플라스틴(thromboplastin) + 기타 혈액응고 인자 + Ca^{2+}의 종합 작용으로 프로트롬빈 활성인자(제10인자의 활성화 형태) 형성
2단계	• 1단계로부터 얻어진 프로트롬빈 활성인자 • 프로트롬빈(prothrombin) • Ca^{2+}	• 프로트롬빈 활성인자가 프로트롬빈을 트롬빈으로 전환
3단계	• 2단계로부터 얻어진 트롬빈(thrombin) • 피브리노겐(fibrinogen) • Ca^{2+} • 제13인자(피브린 안정 인자)	• 트롬빈이 피브리노겐을 섬유소로 전환

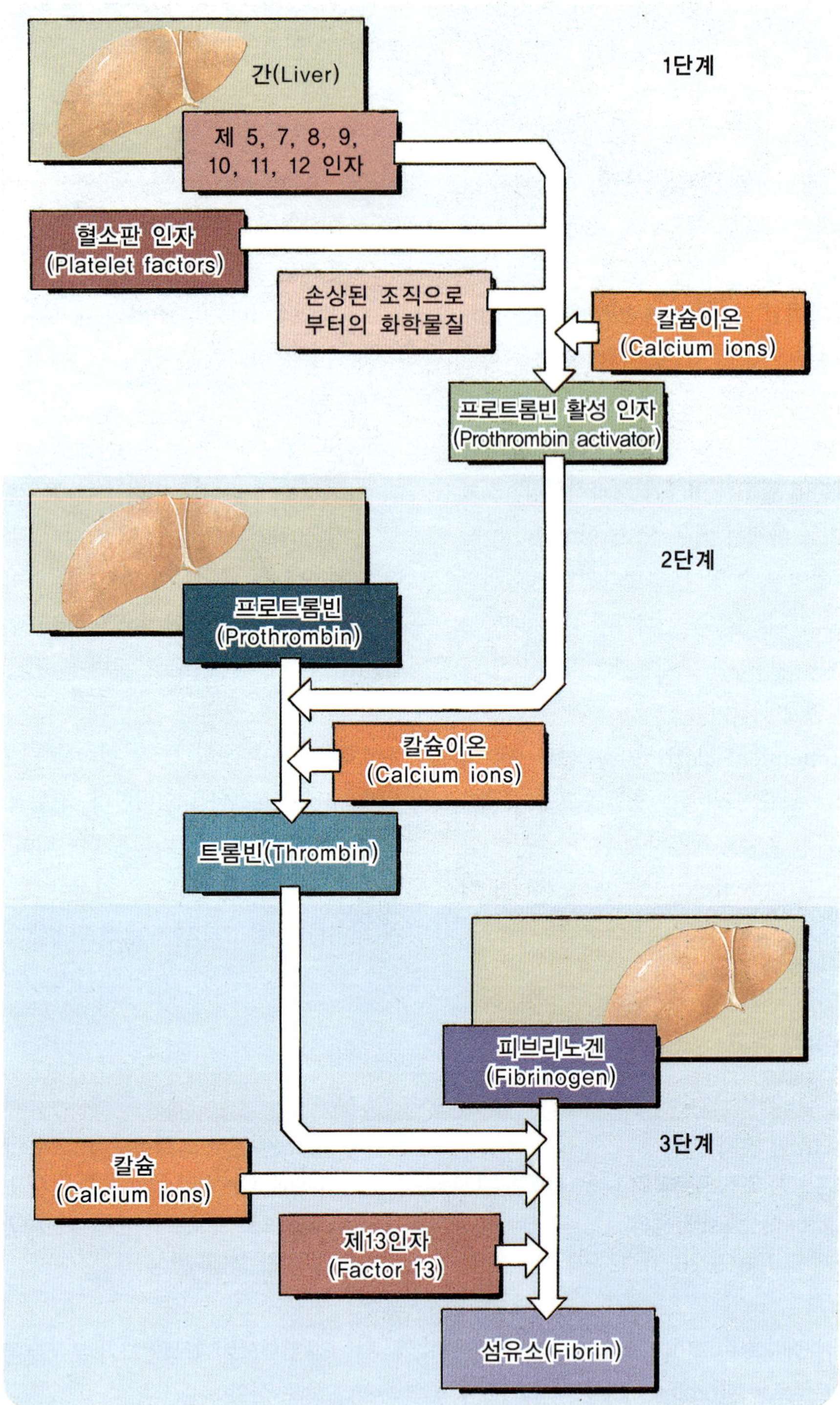

그림 11-7 화학적 혈액 응고의 단계

질문: 이 그림에 기초하여 간이 생명에 필수적인 장기인 이유를 설명해 보자.

단계의 산물인 프로트롬빈 활성물질은 2단계에서 프로트롬빈을 트롬빈으로 전환시키고, 2단계의 생산물인 트롬빈은 3단계 반응을 일으켜 섬유소원(피브리노겐, fibrinogen)을 섬유소(fibrin)로 전환시킨다 BOX 11-6.

혈괴(clot) 자체는 3단계 생산물인 **섬유소(fibrin)**로 구성되어 있다. 섬유소는 실과 같은 단백질로써 많은 섬유소 줄들이 형성하는 그물에 적혈구와 혈소판이 걸리게 되는데, 이러한 그물은 혈관의 파열 부위를 막는 벽을 형성하게 된다.

일단 혈괴가 형성되면 출혈은 멈추게 되며, **혈괴 퇴축**(clot retraction)과 **섬유소 용해작용**(fibrinolysis)이 일어난다. 이러한 혈괴 퇴축은 혈소판, ATP, 제13인자를 필요로 하며 퇴축된 혈괴는 섬유소를 겹치게 함으로써 파손된 혈관 벽의 가장자리를 가깝게 끌어당기게 한다. 이는 복구해야 할 부분이 작아졌음을 의미한다. 혈소판은 분해되면서 혈관손상 복구를 자극하는 혈소판유래성장인자(plateletderived growth factor, PDGF)를 방출한다. 실제로 복구가 시작되면, 혈괴는 용해되는데 이러한 과정을 섬유소 용해작용이라고 한다. 혈괴가 녹는 것은 중요한데, 만약 혈관내에 혈괴가 계속 존재하면, 더 많은 자극을 일으켜 불필요한 혈괴를 형성하고 결국 혈류를 막을 수 있기 때문이다.

비정상적 혈액응고 예방
Prevention of Abnormal Clotting

응고현상은 출혈을 막기 위하여 꼭 이루어져야 하나 과다한 응고현상은 정상적 혈액순환을 방해하고 혈관을 막히게 한다. 보통 혈괴는 혈관 내에서는 형성되지 않는데, 이는 **혈관내피**(endothelium)가 단순 편평상피성 결합으로 매우 매끄러워 혈소판이나 응고인자가 작용할 수 없기 때문이다. 죽상경화성 지방 침전물로 인해 표면이 매끄럽지 못하고 거칠게 되면, 혈괴가 형성된다.

호염기구에서 생성되는 헤파린은 혈액응고 과정을 방해하는 자연적 항응고제이다. 또한 간에서 생성되는 글로불린인 **항트롬빈**(antithrombin)은 과다한 트롬빈과 결합하여 트롬빈을 불활성화한다. 과다한 트롬빈은 응고 단계에 양성 되먹임 기전(positive feedback mechanism)효과를 발휘하여 더 많은 프로트롬빈을 트롬빈으로, 더 많은 혈괴를 형성한다. 항트롬빈은 이것을 방지하여 과다한 트롬빈과 결합하고, 트롬빈이 비

BOX 11-6 혈우병 Hemophilia

혈우병에는 몇 가지 종류가 있는데, 모두 유전성 질환으로 혈액이 적절하게 응고되지 못하는 정도에 따라 다른 특징을 나타낸다. 가장 흔한 형태가 A형 혈우병으로 혈액응고 인자 중 제8인자가 결손된 형태이다. 그런데 이 A형 혈우병의 **유전인자**는 X염색체 상에 위치하고 있으므로 적록 색맹과 근위축성 질환 등과 같이 반성유전의 특성을 갖는다.

제8인자가 없는 경우, 화학적 응고의 첫 단계가 이루어질 수 없으며, 따라서 프로트롬빈 활성 인자도 형성되지 못한다. 따라서 혈우병 환자에게 적절한 처치를 하지 않는다면 작은 상처라도 출혈이 계속되어 광범위한 내출혈로 확대되는데, 특히 견뎌야 하는 관절도 영향을 받는다. 최근 들어 공혈자의 혈액으로부터 제8인자를 얻는 처치가 가능하게 되었다(완치는 어렵다). 제8인자는 혈장으로부터 추출되며 혈우병 환자에게 농축된 형태로 주어져 혈우병 환자도 정상적 삶을 영위할 수 있게 되었다.

의학의 발전에도 불구하고 가장 비극적 사실 중의 하나는 많은 혈우병 환자들이 환자 자신의 잘못 없이 AIDS를 일으키는 HIV에 감염되었다는 것이다. 1985년 이전에는 공혈자의 혈액에서 HIV를 발견하는 검사가 없었으므로 수혈을 통해 혈우병환자에게 바이러스가 전파되었다. 그러나 오늘날 공혈자의 혈액은 HIV검사가 시행되고 있어 혈우병 환자 또는 수혈 받는 모든 환자에게서 AIDS의 전파위험이 매우 감소되었다.

활성화되도록 만든다. 이들 인자는 이 같은 양성 되먹임 기전의 외부적인 멈춤 장치이다. 이들은 보통 섬유소의 형성을 제한하여 꼭 필요한 혈괴가 형성되는 것을 돕는 반면, 혈괴가 혈관을 막는 것을 예방한다.

혈전증(thrombosis)이란 손상되지 않은 혈관 내의 혈액응고 현상을 일컫는다. 여기서 혈전증을 일으키는 피떡 자체를 **혈전**(thrombus)이라고 한다. 예를 들어, 관상동맥 혈전증이란 관상동맥에 비정상적인 응고현상이 일어난다는 것이며, 이는 심근 일부분에 공급되는 혈액(산소)이 감소한다는 의미이다. **색전증**(embolism)이란 막힌 혈관에서 운반되어온 다른 조직이나 혈괴를 일컫는다 BOX 11-7.

요약 Summary

이 장에서 설명한 혈액의 운반, 조절, 보호기능은 신체의 항상성 유지에 기여한다. 그러나 이러한 기능들은 혈액이 적절하게 순환하기 때문에 가능하며, 혈액의 적절한 순환은 순환기계통의 펌프인 심장이 적절하게 기능하느냐에 달렸다. 다음 장에서 순환기계통의 펌프인 심장에 대해 알아볼 것이다.

BOX 11-7 혈괴의 용해와 예방

비정상적인 혈괴는 하지정맥, 뇌혈관, 폐동맥, 관상동맥 등에서 심각한 문제를 일으킬 수 있다. 그러나 조직이 괴사되기 전에 혈괴가 용해된다면, 정상적 혈액순환과 조직의 기능은 다시 회복될 수 있다.

관상동맥에서 혈괴를 용해시키기 위해 처음으로 사용한 약물 중의 하나가 **스트렙토키나제**(streptokinase)라는 물질인데, 이는 실제적으로 연쇄상구균 속에서 생산되는 세균성 독소이다. 스트렙토키나제는 혈괴를 잘 용해시킨다. 그러나 혈괴를 파괴할 때 전신에 영향을 미쳐 심각한 출혈을 동반할 가능성이 있다.

최근에는 보다 안전한 혈전용해제가 사용되고 있다.

관상동맥 혈전증의 경우, 몇 시간 안에 혈전용해제가 투여된다면 혈괴는 용해되고 영구적 심장손상이 예방될 수 있다. 혈괴에 의해 발생되는 뇌졸중 후에 올 수 있는 영구적인 뇌손상의 예방에도 혈전용해제가 사용되고 있다.

심장세동이 있거나 다리 정맥에 혈전 형성의 경향이 있는 사람들은 혈전의 예방이 필요하다. 와파린(warfarin)은 오랫동안 표준 혈전 예방 약물로 사용되어 왔다. 현재 여러 가지 신약이 이용되고 있으며 혈전 또는 응고 인자의 활동을 억제하는 데 사용된다. 이러한 약물들은 응고 지연과 과다 출혈의 부작용이 있다.

학습개요

혈액의 일반적 기능은 운반, 조절, 보호의 기능이다.

혈액의 특성

1. **양** – 4~6L, 38~48%의 혈구세포, 52~62%의 혈장 그림 11-1
2. **색** – 동맥혈은 높은 산소농도를 지니고 선홍색이며, 정맥혈은 산소농도가 낮아 암적색을 띤다.
3. **산도(pH)** – 7.35~7.45, 정맥혈은 동맥혈보다 많은 이산화탄소를 함유하여 낮은 산도를 지닌다.
4. **점도** – 혈류에 대한 저항성 혹은 농도. 혈구와 혈장 단백질의 양에 따라 달라짐. 정상혈압 유지에 이바지함

혈장 – 혈액의 액체성분

1. 91%가 수분
2. 혈장은 HCO_3^-, CO_2, 항체, 호르몬, 노폐물, 영양분을 운반한다.
3. **혈장단백질** – 간에서 합성되는 혈액 응고 인자(프로트롬빈, 섬유소원 등)
   a. 알부민은 간에서 합성되며 삼투압을 유지시킴
   b. 조직액을 모세혈관으로 잡아당겨 정상적인 혈액량과 혈압을 유지시킴
   c. α와 β글로불린도 간에서 합성되며, 혈액 속의 지방이나 다른 물질들을 운반
   d. 감마글로불린은 림프구에 의해 생산되는 항체

혈구

1. 적혈구, 백혈구, 혈소판으로 구성된다 그림 11-2 , 그림 11-3 .
2. 출생 이후 주요 조혈조직은 줄기세포를 포함하는 적골수이다. 림프구는 비장, 림프절, 흉선 등의 림프조직에서 성숙하고 분리된다. 이들 림프조직 역시 림프구를 위한 줄기세포를 포함한다.

적혈구(표 11-2 정상치 참조)

1. 성숙한 세포는 핵이 없으며 중앙이 오목한 원판 모양이다.
2. 적혈구는 헤모글로빈 속의 철분과 결합된 산소를 운반한다. 산화헤모글로빈은 폐모세혈관에서 형성된다. 산소는 전신 모세혈관으로 운반된다.
3. 출생 전 RBC는 배아 난황낭에 의해 생성되고, 이후 간, 비장, 적골수에 의해 생성된다.
4. 출생 후 적혈구는 적골수에서 혈구모세포(줄기세포, 전구세포)로부터 생성된다.
5. 저산소증이 신장을 자극하여 조혈 자극 호르몬(erythropoietin)을 생산하게 하며, 생산된 호르몬은 적골수의 적혈구 생산비율을 증가시킨다.
6. 미성숙 적혈구 – 적혈모구(핵이 있음)와 망상적혈구, 이들은 산소를 운반하는 적혈구가 더 많이 필요하다는 것을 나타낸다.
7. 비타민B_{12}는 외인성 인자로, 적골수의 줄기세포 속에서 DNA합성에 필요하다. 위의 벽세포에서 생산되는 내인성 인자는 비타민B_{12}와 결합함으로써 내인성 인자의 흡수를 증진시키고, 내인성 인자가 소화되는 것을 방지한다.
8. 적혈구는 120일 정도 생존하며, 적골수, 비장, 간에 존재하는 대식세포에게 탐식된다.
   a. 이때 철분은 간에 저장되거나 적골수로 돌아가 다시 사용됨
   b. 헤모글로빈의 헴(heme)은 빌리루빈으로 전환되어 간에서 담즙으로 분비된 후 변을 통해 배설됨
   c. 장의 박테리아는 빌리루빈을 우로빌리노겐으로 전환시킴
   d. 흡수된 모든 우로빌리노겐은 우로빌린으로 전화되어 신장에 의해 소변으로 배출 그림 11-4
   e. 황달은 혈액내 빌리루빈이 축적된 것으로 간 질환이 원인으로 작용한다.

9. ABO식 혈액형은 유전이다.
   a. 혈액형은 적혈구에 있는 항원을 나타남(표 11-1, 그림 11-5)
   b. 혈장에 있는 항체는 적혈구에 나타나지 않는 항원을 위한 것으로 이는 수혈에 매우 중요함
10. Rh혈액형도 유전된다.
   a. Rh^+는 적혈구에 D항원이 존재한다는 의미
   b. 따라서 Rh^-는 적혈구에 D항원이 없다는 의미
   c. Rh^-인 사람은 자연적 상태에서는 항체가 없으나 Rh^+ 혈액에 노출되면 항체를 생산

백혈구(표 11-2 정상치 참조)

1. 크기는 적혈구보다 크며, 성숙했을 때 핵이 있다. 적골수에서 생성되며 몇몇 림프구는 흉선에서 생성된다 그림 11-2, 그림 11-3.
2. 과립 백혈구에는 호중구, 호산구, 호염기구가 있다.
3. 무과립 백혈구에는 림프구와 단핵구가 있다.
4. 호중구와 단핵구는 병원균을 탐식한다. 또한 단핵구는 죽은 조직을 탐식하는 대식세포가 된다.
5. 호산구는 알레르기 반응이나 감염 시 이물질의 독성을 제거한다. 항체로 표시되는 모든 것을 탐식한다.
6. 호염기구는 항응고제인 헤파린과 히스타민을 가지고 있으며 염증 반응 시 작용한다.
7. 림프구에는 T세포와 B세포, 자연살해세포가 있다.
   a. T세포는 이물질을 인식하고 파괴함
   b. B세포는 항원에 대한 항체를 생산하는 혈장세포로 됨
   c. 자연살해세포는 이물질의 막을 파괴함
8. 백혈구는 혈액뿐 아니라, 조직액과 림프 조직에서도 기능을 수행한다.

혈소판(표 11-2 정상치 참조)

1. 혈소판은 적골수에서 형성되며, 거대핵세포의 세포질 조각이다. 간에서 생성되는 호르몬인 트롬보포이에틴(thrombopoietin)은 혈소판 생성을 증가시킨다.
2. 혈소판은 지혈의 모든 기전에 관여한다(혈액 손실의 예방, 그림 11-6).
3. **혈관수축** – 커다란 혈관이 손상을 입었을 경우 근육성 반응에 의해 수축된다. 혈소판은 혈관수축 물질인 세로토닌을 유리한다. 혈관의 파열부분이 작아지며 혈괴에 의해 막힐 수 있다.
4. **혈소판 마개** – 작은 모세혈관이 파열된 경우, 거친 표면이 생기면 이곳에 혈소판이 부착하여 파열부위를 덮는 마개를 형성한다.
5. 화학적 응고에는 혈소판, 손상된 조직으로부터 나오는 화학물질, 프로트롬빈, 피브리노겐, 칼슘이온 그리고 간에서 합성되는 다른 혈액응고 인자들이 관여한다. 장 미생물로부터 생산되는 비타민K는 일부 응고 인자 합성에 필요하다. 표 11-3과 그림 11-7은 화학적 응고의 3단계를 나타내고 있다.
   a. 1단계 – 프로트롬빈 활성물질이 생성된다.
   b. 2단계 – 프로트롬빈 활성물질이 프로트롬빈을 트롬빈으로 전환시킨다.
   c. 3단계 – 트롬빈은 피브리노겐을 피브린(섬유소)으로 전환시킨다. 혈괴는 실과 같은 섬유소가 혈관의 파손부위를 그물과 같이 덮음으로써 형성된다.
6. 혈괴의 퇴축은 섬유소의 실이 서로 겹쳐져서 혈관의 가장자리를 가까이 잡아당기므로 발생한다. 일단 지혈의 목적이 달성되면, 혈괴가 용해되는 섬유소 용해작용이 일어난다.
7. 혈관의 내피는 매우 매끄러운 단순 편평 상피조직으로 되어 있으므로 비정상적인 응고현상인 혈전을 예방할 수 있다. 헤파린은 응고과정을 방해하며, 간에서 합성되는 항트롬빈은 초과되는 트롬빈을 불활성화시킨다.

복습 문제

1. 혈장이 운반하는 4종류 물질의 이름을 기술하시오.

2. 모든 혈구세포의 전구세포 이름을 기술하시오. 주요 조혈조직의 명칭과 위치를 기술하시오.

3. 적혈구, 백혈구, 혈소판, 헤모글로빈과 헤마토크릿의 정상치를 기술하시오.

4. 적혈구의 기능을 기술하시오.

5. 철분, 단백질, 엽산, 비타민B_{12}와 내인성 인자가 적혈구 생산에 필수적인 이유를 설명하시오.

6. 빌리루빈의 형성과 배설에 관하여 설명하시오.

7. O(Rh^+) 혈액형의 사람에서 A(Rh^-) 혈액을 수혈했을 경우, 어떤 일이 일어나는지 설명하시오.

8. 다음의 기능을 가진 백혈구의 명칭을 기술하시오.
   a. 죽은 조직을 탐식하고 대식세포가 된다.
   b. 항체를 생산한다.
   c. 이물질의 독성을 제거한다.
   d. 병원균을 탐식한다.
   e. 항응고제인 헤파린을 가지고 있다.
   f. 이물질 즉, 항원을 인식한다.
   g. 염증반응 시 히스타민을 분비한다.

9. 파열된 모세혈관에 혈소판 마개가 어떤 방법으로 형성되는지 설명하시오.

10. 큰 혈관의 과도한 실혈을 예방하기 위한 혈관 수축 방법을 설명하시오.

11. 화학적 혈액응고에 대한 다음 내용에 답하시오.
    a. 필수 미네랄의 이름을 기술하시오.
    b. 많은 응고인자를 생성하는 기관의 이름을 기술하시오.
    c. 프로트롬빈 합성에 필수적인 비타민의 이름을 기술하시오.
    d. 혈괴 자체는 무엇으로 구성되는지 기술하시오.

12. 혈괴의 응집과 섬유소 용해작용은 무엇을 의미하는지 설명하시오.

13. 혈관계 내에서 예방되는 2가지 비정상적인 혈액응고를 기술하시오.

14. 혈액의 점성이 무엇을 의미하며 어떤 인자가 관여하고 이러한 점성은 왜 중요한지 설명하시오.

15. 혈액의 정상 산도를 기술하시오. 혈액의 산도에 영향을 미치는 기체는?

16. 빈혈, 백혈구 증가증, 혈소판 감소증을 정의하시오.

심화학습

1. AB^+혈액형이 수혈 시 "만능수혈자(universal recipient)"라고 불리는 이유를 설명해 보시오. 그러나 6단위(약 3L)의 혈액을 수혈할 때는 적용되지 않는 이유에 대해서도 설명하시오.

2. 혈액의 조성 및 기능과 직접적인 관련이 있는 간의 기능들을 기술하시오.

3. 적혈구 생성에 필요한 모든 영양분들을 기술하시오.

4. 안씨는 6개월 전 고지대의 산 속 오두막집으로 이사했다. 처음 도착했을 때 그의 헤마토크릿 수치는 44%였다. 이사한 집에서 6개월이 지난 후 그의 헤마토크릿 수치는 어떻게 변화되었을까? 답과 그 이유에 대해 설명하시오.

5. 특정 환자의 혈액검사 결과이다. 이 환자의 검사결과에 대해 설명해보시오.
   전혈검사 :
   RBC – 420만/uL
   Hct – 40%
   Hb – 13g/100mL
   WBC – 8,500/uL
   혈소판 – 30,000/uL

6. 5번에 나온 검사결과를 이용하여 철 결핍성 빈혈 환자에서 가능한 전혈검사 수치를 작성해 보시오. 재생불량성 빈혈 환자에서 가능한 전혈검사 수치도 작성하시오.

7. 최근 인공 혈액에 대한 실험이 이루어지고 있다. 인공 혈액은 어떤 기능을 지녀야 할까? 또한 사람으로부터 얻는 혈액과 비교할 때 인공 혈액의 장점은 무엇일까?

8. 산재성 혈관내 응고증(disseminated intravascular coagulation, DIC)은 특정 종류의 감염 혹은 외상을 동반할 수 있는 심각한 상태이다. 우선 그 이름이 의미하는 것을 한 번에 한 단어씩 설명해 보시오. DIC에서 혈괴가 자주 생성되고 혈액에는 응고 인자가 결핍되어 있다. DIC에 노출된 환자에게 향후 가능한 결과는 무엇일까?

9. 다음 그림은 태아의 재태기간(9개월) 동안 적혈구 생성에 영향을 미치는 간, 비장, 난황낭, 적골수의 기여도를 나타내고 있다. 각 색깔별 그래프에 적절한 해당 기관 및 조직을 기술하시오.

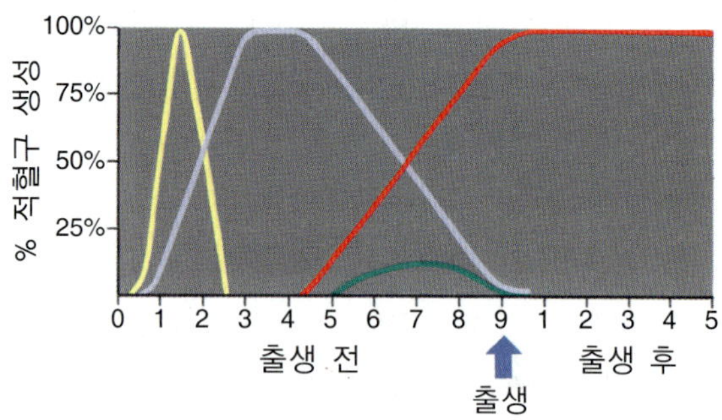

질문그림 11-A 출생 전 적혈구의 생성

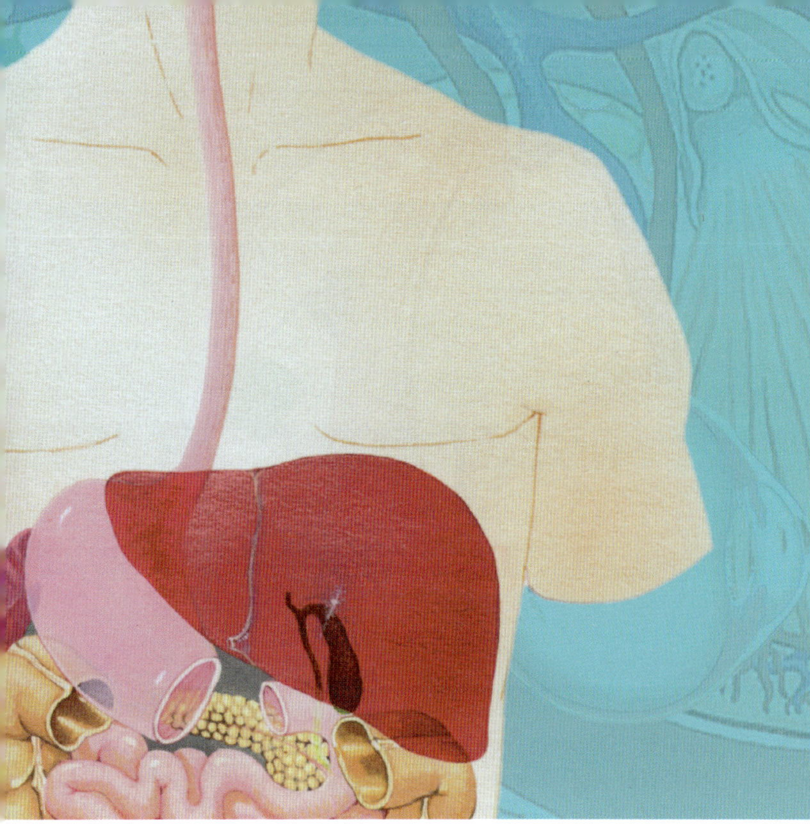

CHAPTER 12

THE HEART

심장

12 심장

THE HEART

목차

학습목표

- 심근 조직의 중요한 특징을 설명할 수 있다.
- 심장, 심낭막, 심내막의 위치를 설명할 수 있다.
- 심장의 방들과 각 방으로 들어오고 나가는 혈관의 이름을 명명할 수 있다.
- 관상순환을 설명하고 그 목적을 설명할 수 있다.
- 심장 주기를 설명할 수 있다.
- 심음이 어떻게 생성되는지 설명할 수 있다.
- 심장 전도 경로의 부위별 이름을 명명하고 동방결절이 각 박동을 시작하는 이유를 설명할 수 있다.
- 1회 박출량과 심박출 그리고 심장의 스탈링 법칙을 설명할 수 있다.
- 신경계가 심박동수와 수축력을 조절하는 방법을 설명할 수 있다.

THE HEART

용어

대동맥(aorta)
심방(atrium)
심장주기(cardiac cycle)
심박출량(cardiac output)
관상동맥(coronary arteries)
이완기(diastole)
심내막(endocardium)
심외막(epicardium)
종격동(mediastinum)
승모판(mitral valve)
심근(myocardium)
동방결절(sinoatrial (SA) node)
일회박출량(stroke volume)
수축기(systole)
삼첨판(tricuspid valve)
정맥귀환(venous return)
심실(ventricle)

임상관련용어

부정맥(arrhythmia)
이소 부위(ectopic focus)
박출분율(ejection fraction)
심전도(electrocardiogram (ECG))
세동(fibrillation)
심장 잡음(heart murmur)
허혈성(ischemic)
심근경색증(myocardial infarction)
맥박(pulse)
협착증(stenosis)

BOX 12-1 **관상동맥질환** Coronary artery disease
BOX 12-2 **심장 잡음** Heart murmur
BOX 12-3 **심전도** Electrocardiogram, ECG
BOX 12-4 **부정맥** Arrhythmias

태아가 4주 정도 되면 신경전달체계가 이루어지기도 전에 심장이 뛰기 시작한다. 사람이 여든 살까지 산다고 할 때, 심장은 하루에 평균 10만 번씩 매일 평생 동안 쉬지 않고 뛴다. 1분에 70번씩 테니스공을 손으로 짜듯이 쥐었다 펴기를 반복한다고 상상해 보라. 몇 분이 지나지 않아 손의 근육은 피로해질 것이다. 거기다 1분에 120번까지 횟수를 늘린다고 상상해 보라. 대부분의 사람은 그리 오래 버티지 못할 것이나, 우리가 운동할 때 심장은 바로 이런 일을 하는 것이다. 건강한 심장은 몸이 더 많은 산소를 필요로 할 때, 그 요구를 충족하기 위해 심장의 맥박수와 수축하는 힘을 늘릴 수 있고, 그런 다음 휴식 시의 맥박수로 돌아와 매우 특별한 일이 방금 있었는데도 마치 아무런 일도 없었던 듯이 평상시처럼 뛴다. 사실 이것이 결코 특별한 일이 아닌 것은, 바로 이것이 심장이 해야 할 일이기 때문이다.

심장의 주기능은 혈액을 펌프질하여 동맥, 모세혈관 및 정맥을 따라 흐르게 하는 것이다. 앞 장에서 배운 것처럼 혈액은 산소와 영양소를 운반하며, 그 외에 다른 중요한 기능들도 갖고 있다. 심장은 혈액을 온전히 순환하게 하는 펌프이다.

심근 조직 Cardiac Muscle Tissue

심근세포(cardiac muscle cell 또는 muscle fibers, myocytes)는 가지를 이루고 있다는 점(branched)외에는 골격근 세포와 구조적으로 유사하다(제7장에 설명). 세포 내부에 미토콘드리아가 많이 존재하며, 수축의 기본단위인 근원섬유분절(sarcomere)에는 미오신(myosin), 액틴(actin), 트로포닌(troponin)이 함유되어 있다. 심근의 수축은 골격근의 수축과 유사하게 나트륨 이온 유입(탈분극, depolarization), 칼륨이온 유출(재분극, repolarization)을 통해 생성된 활동 전위(action potential)를 필요로 한다.

가장 큰 차이는 심근세포는 스스로 활동 전위를 생성할 수 있기에 신경으로부터 흥분 전달을 필요로 하지 않는다는 점이다. 또 다른 차이점은 세포와 세포를 연결해 주는 **개재판(사이원반, intercalated disc)**의 존재로 인해 전기적 흥분이 주변세포로 빠르게 퍼져나간다는 것이다. 그림 12-1 에서 보듯이, 세포막의 끝부분이 심하게 주름이 져서, 마치 장갑에 손가락을 끼운 것처럼 인접한 세포에 끼워져 있다. 이렇게 생긴 주름은 세포 사이에 활동성 전위를 전파시킬 수 있는 표면적을 증가시켜, 하나의 세포가 흥분하여 수축하면 이웃한 세포가 연

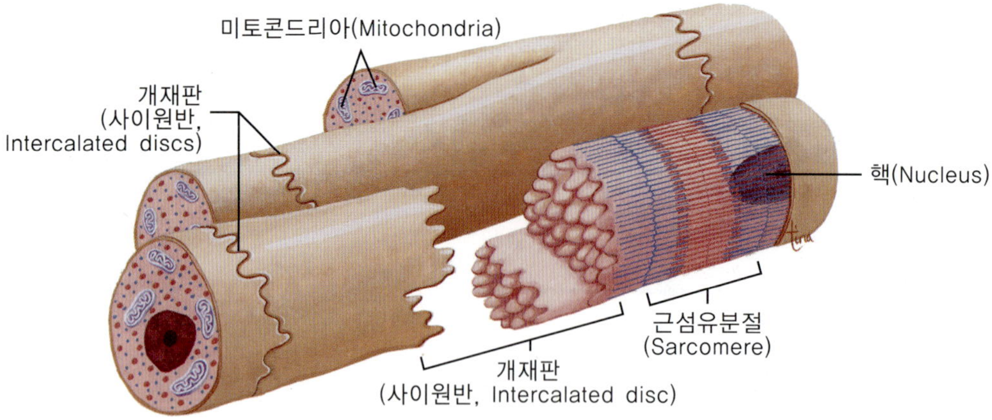

그림 12-1 **인접한 심근세포 말단의 개재판** 돌기들은 세포막이 접힌 부위이다.

질문: 어떤 세포막 변화가 개재판처럼 보이게 하는가? 두 가지의 기능은 같은가?

속적으로 빠르게 흥분하여 수축하게 한다. 개재판이 존재하기에 전기적 흥분이 매우 빠르게 전달되어 두 심방이 한 유닛처럼 수축하고, 이어서 두 심실이 동시에 수축하게 된다.

심근은 내분비 조직처럼 **심방성 나트륨 이뇨 펩티드(atrial natriuretic peptide, ANP)**, 또는 심방성 나트륨 이뇨 호르몬(atrial natriuretic hormone, ANH)이라 불리는 호르몬을 합성한다. 혈액량 또는 혈압이 증가하여 심방의 벽이 늘어나게 되면 ANP가 합성된다. ANP는 신장에서 나트륨 이온의 재흡수를 감소시켜 소변량을 증가시키기에 혈액량 및 혈압을 감소시켜 만성 고혈압으로부터 심장을 보호하는 역할을 한다(ANP는 알도스테론 호르몬의 길항제이다). 또한 ANP는 혈관 평활근으로 혈관 확장을 촉진하여 혈압을 낮추는 데 기여한다.

더불어 ANP의 또 다른 타깃은 지방조직으로, 백색지방의 갈색지방으로의 전환을 촉진한다. 지방세포(adipocyte)는 지방을 저장하지만, 갈색 지방 세포는 지방을 대사시켜 열 생산을 한다. 다시 말하면 갈색지방은 과도한 지방을 저장하거나 동맥을 막지 않고, 지방을 이산화탄소와 물로 분해하기에 심장을 보호하는 역할을 한다. 운동을 하거나 또는 추위에 노출되면 ANP 분비가 촉진된다. 즉, 이는 신장, 혈관 평활근, 지방조직 사이에 ANP라는 화학적 물질을 매개로 정보를 교환하여 심장을 보호하는 기전이다.

위치와 심낭막 Location and Pericardial Membranes

심장은 폐 사이의 흉부공간(흉강)에 위치하고 있다. 이 부분을 **종격동(mediastinum)**이라고 부른다. 원뿔 모양을 가진 심장의 기저부(base)는 맨 위쪽으로 흉골 뒤에 있으며 큰 혈관들이 이곳을 드나든다. 심첨부(apex)는 아래를 향하고 있으며 횡격막 바로 위쪽 중심선에서 왼편에 있다. 심첨에서 가장 강한 맥박을 듣거나 느낄 수 있기 때문에 쉽게 심장이 왼편에 있다고 기억할 수 있다.

심장은 3겹의 **심낭막(pericardial membranes)**으로 둘러 싸여 있다 그림 12-2 . 가장 바깥쪽에 있는 **섬유성 심장막(fibrous pericardium)**은 강한 섬유성 결합조직으로 만들어져 있으며, 아래로는 횡격막 그리고 위로는 심장을 드나드는 큰 혈관들을 느슨하게 감싸고 있다. 장액성 심낭은 벽측과 장측의 2겹으로 되어 있다. 섬유성 심낭의 안쪽을 덮고 있는 것은 **벽측 심장막(parietal pericardium)**이다. 심근의 표면에는 **장측 심장막(visceral pericardium)**이 있는데, **심외막(epicardium)**이라고도 불린다. 벽측과 장측 심낭의 사이에는 **장액(serous fluid)**이 있어 심장이 박동할 때 마찰을 방지한다.

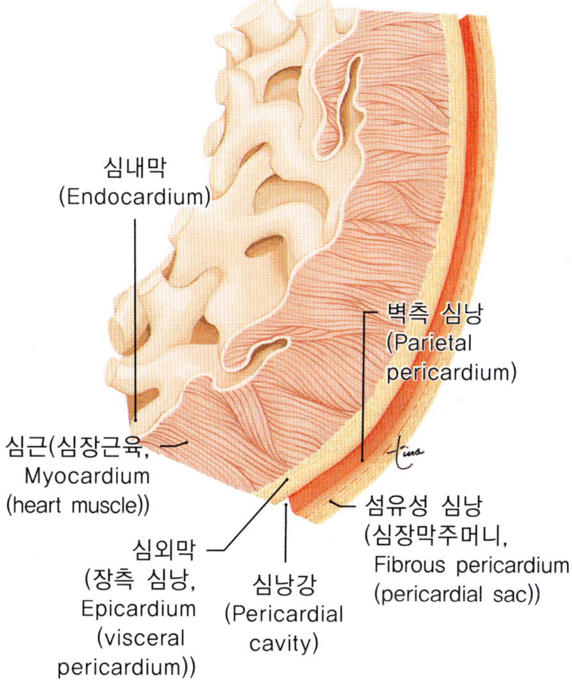

그림 12-2 **심장 벽의 층과 심낭막** 심내막은 심방의 내면을 덮고 있고, 섬유성 심낭은 가장 바깥층이다.

질문: 벽측과 장측 심낭층의 사이에는 무엇이 있으며, 그 기능은 무엇인가?

심방과 심실-혈관과 판막

Chambers-Vessels and Valves

4개의 심방 및 심실의 벽은 **심근**(myocardium)이라고 하는 심장근육으로 만들어져 있다.

단순 편평상피인 **심내막**(endocardium)은 심방 및 심실의 안을 이루고 있으며, 또한 심장의 판막들을 감싸고 있고 연속해서 혈관들의 내피로 이어진다. 심내막의 중요한 물리적 특징은 얇음보다는 매끄러움이다. 매우 매끄러운 이 조직이 혈액의 비정상적인 응고를 막아 주는데, 이는 혈액이 거친 표면과 접촉하면 응고가 시작될 수 있기 때문이다.

심장의 상부에 있는 좌우 **심방**(atria, **단수**; atrium)은 심실에 비해 얇은 벽으로 되어 있으며, **심방중격**(interatrial septum)이라 부르는 심근벽을 공동으로 사이에 두고 나뉘어져 있다. 하부에 있는 좌우 **심실**(ventricle)은 보다 두꺼운 벽으로 되어 있으며, **심실중격**(interventricular septum)에 의해 나뉘어져 있다 그림 12-3. 그림에서 보듯이, 심방은 전신이나 폐로부터 혈액을 받아들이고, 심실은 폐나 전신으로 혈액을 박출한다.

우심방 Right Atrium

2개의 **대정맥**(caval vein)은 전신으로부터 우심방으로 혈액을 받아들인다 그림 12-3. **상대정맥**(superior vena cava)은 신체 상부로부터, 그리고 **하대정맥**(inferior vena cava)은 신체 하부로부터 혈액을 운반한다. 혈액은 우심방에서 우측 **방실판**(atrioventricular(AV) valve), 즉 **삼첨판**(tricuspid valve)을 거쳐 우심실로 흐른다.

삼첨판은 3개의 심내막 첨판으로 구성되었으며, 결합조직에 의해 보강되어 있다. 순환계통에 있어 모든 판막의 일반적인 기능은 혈액의 역류를 방지하는 것이다. 삼첨판의 구체적인 기능은 우심실이 수축할 때, 우심실에서 우심방으로 혈액이 역류하는 것을 막는 것이다. 심실이 수축하면 혈액은 삼첨판의 뒤에서 압력을 주게 되어 이 첨판들을 위로 밀면서 함께 판막을 닫게 한다.

좌심방 Left Atrium

좌심방은 4개의 **폐정맥**(pulmonary vein)을 통해 폐로부터 혈액을 받아들인다. 이 혈액은 이어서 **승모판**(mitral valve) 또는 **이첨판**(bicuspid valve)이라 부르는 좌측 방실판을 통해 좌심실로 흐른다. 승모판은 좌심실이 수축할 때, 혈액이 좌심실에서 좌심방으로 역류하는 것을 방지한다.

우심실 Right Ventricle

우심실이 수축하면 삼첨판이 닫히고 혈액은 폐동맥을 통해 폐로 박출된다. 이 커다란 폐동맥과 우심실이 만나는 곳에 **폐동맥 반월판**(pulmonary semilunar valve, 또는 폐동맥판(pulmonary valve))이 있다. 우심실이 수축하고 혈액을 폐동맥으로 박출할 때, 삼첨판이 닫히게 되어 우심방으로 역류하는 것을 방지한다. 우심실이 이완되면 혈액은 되돌아오려고 하나, 이는 오목한 폐동맥판의 첨판들을 채워 폐동맥판을 닫히게 함으로써 혈액이 폐동맥에서 우심실로 역류하는 것을 방지한다.

유두근(papillary muscles)이라 부르는 심근 기둥이 우심실의 아래쪽에서 돌출해 있다 그림 12-3. 섬유질 결합 조직 끈인 **건삭**(chordae tendinae)은 유두근으로부터 삼첨판의 첨판으로 이어져 있다. 우심실이 수축하면, 유두근도 수축하여 건삭을 당겨서 삼첨판이 뒤집히는 것을 방지한다. 강한 바람에 우산이 뒤집혀진 경험을 떠올려본다면, 삼첨판의 첨판이 건삭과 유두근에 의해 확실히 고정되지 않는다면 어떤 일이 발생할지 짐작할 수 있을 것이다.

좌심실 Left Ventricle

좌심실의 벽은 우심실의 벽보다 두꺼워서 더 강하게 수축할 수 있다. 좌심실은 신체에서 가장 큰 동맥인 **대동맥**(aorta)을 통해 혈액을 박출한다. 대동맥과 좌심실이 만나는 곳에 **대동맥 반월판**(aortic semilunar valve, 또는 대동맥판(aortic valve))이 있다 그림 12-3. 좌심실이 수축할 때 대동맥반월판이 열리고 승모판은 닫힌다. 대동맥판은 좌심실이 이완할 때 닫힘으로 혈액이 대동맥에서 좌심실로 역류되는 것을 막는

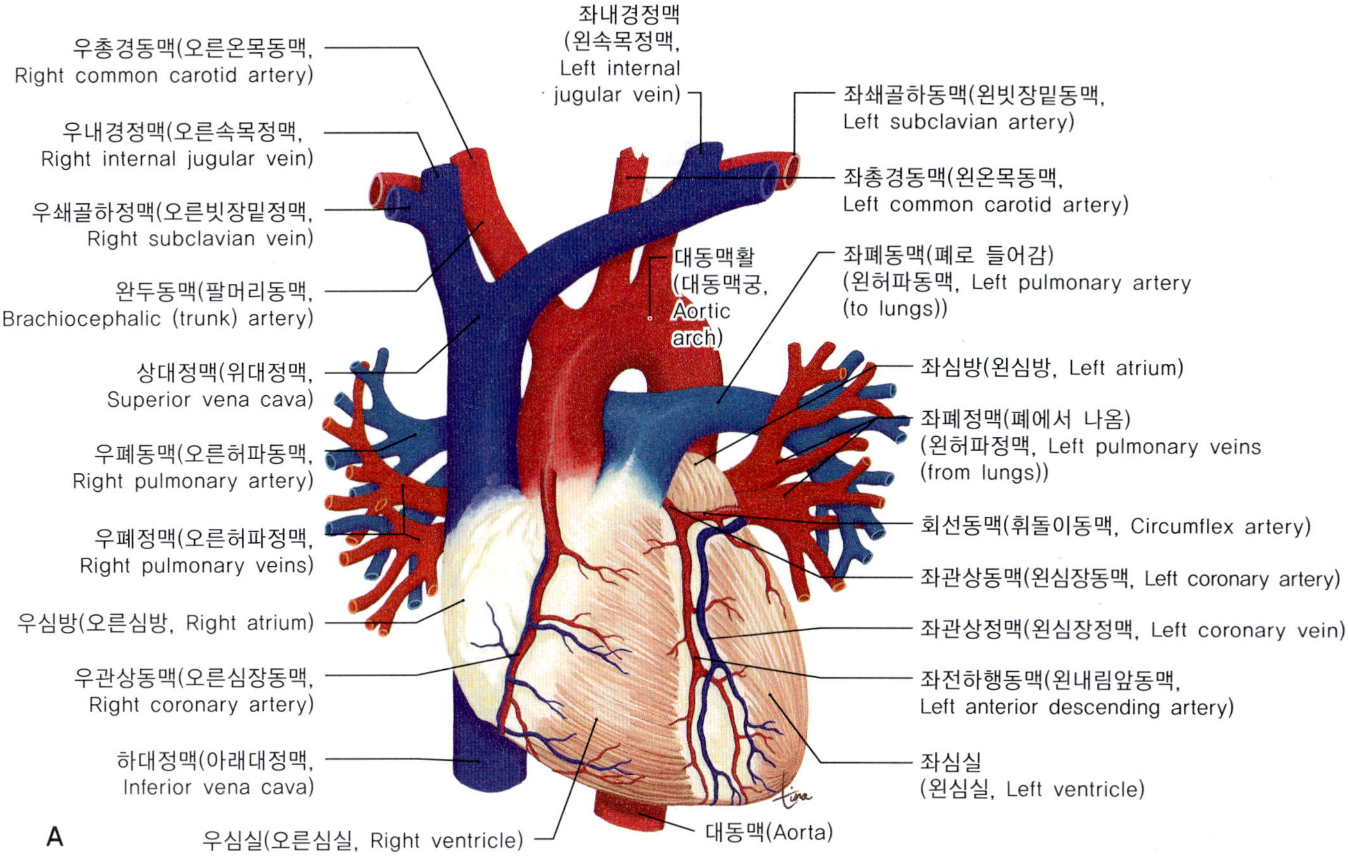

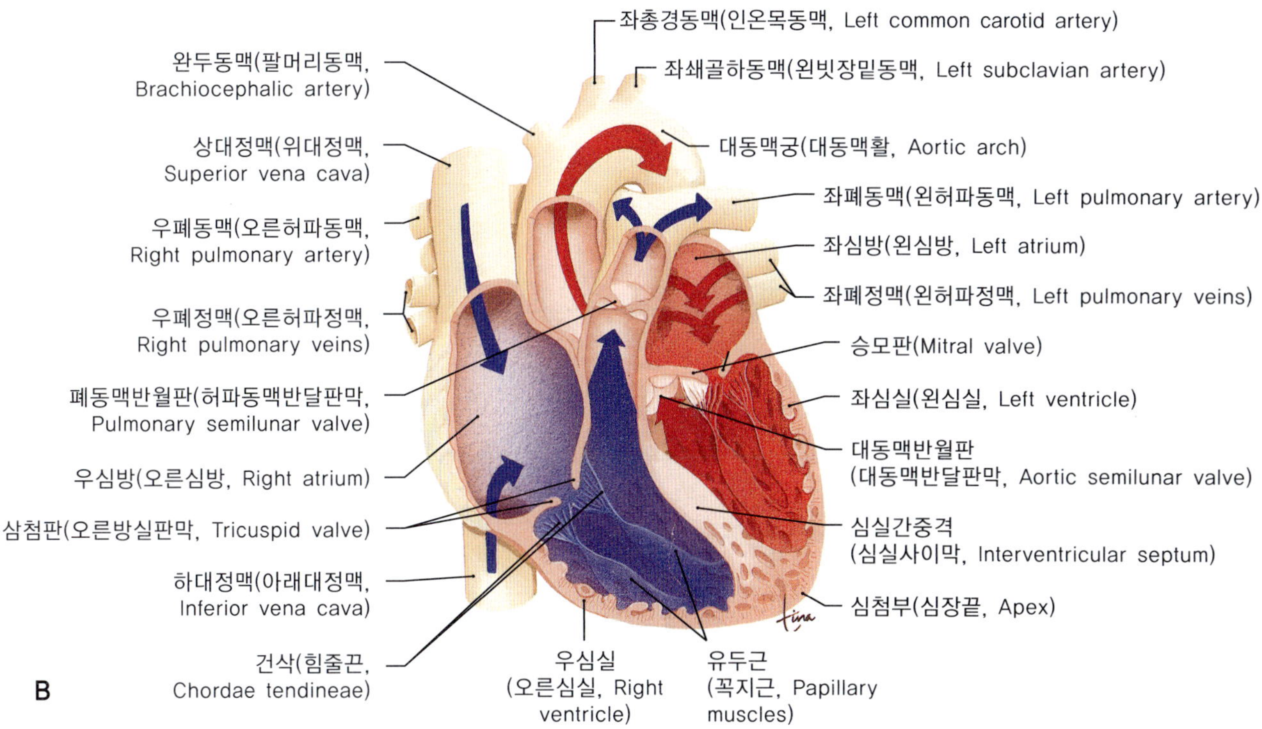

그림 12-3 (A) 심장과 주요 혈관들의 전면도 (B) 심장의 내부 구조를 보여주는 심장 단면의 전면도

질문: 그림 (B)에서 우심방에 있는 파란 화살표는 무엇을 나타내는가?

다. 승모판이 닫히면 좌심방으로의 혈액역류가 방지되고, 이때 승모판의 첨판은 역시 건삭과 유두근에 의해 고정된다.

그림 12-4 는 모든 판막과 심장의 **섬유질 골격**(fibrous skeleton of the heart)을 보여 준다. 섬유질 골격은 섬유성 결합조직으로 판막 첨판의 바깥쪽 가장자리를 고정시키고 판막 입구가 늘어나지 못하게 한다. 또한 심방과 심실의 심근을 나누고 정상적인 전도 경로에 의한 것 말고는 심방의 활동 전위가 심실에 이르는 것을 방지한다.

심방, 심실 및 혈관에 관한 위의 설명에서 알 수 있듯이 심방은 실제로 이중 혹은 양면 펌프이다. 심장의 우측은 전신으로부터 산소가 제거된 혈액을 받아 폐로 박출하여 산소와 결합하고 이산화탄소를 배출한다. 심장의 좌측은 산소를 함유한 혈액을 폐로부터 받아 전신조직으로 박출한다. 두 펌프는 동시에 작동한다. 즉 두 심방은 함께 수축하고, 이어서 두 심실이 동시에 수축한다. 표 12-1 은 심장 구조의 개요를 요약하고 있다.

관상혈관 Coronary Vessels

좌우 **관상동맥**(coronary arteries)은 상행 대동맥의 첫 번째 분지로서 대동맥 반월판을 지나서 바로 있다 그림 12-5 . 두 동맥은 좀 더 작은 소동맥과 세동맥, 모세혈관으로 갈라진다. 관상모세혈관은 모여서 관상정맥을 형성하고, 큰 관상정맥동(coronary sinus)을 거쳐 우심방으로 혈액을 돌려보낸다.

관상혈관의 목적은 심근 자체에 산소가 풍부한 혈액을 공급하는 것인데, 이는 정상적 심근 수축에 산소가 반드시 필요하기 때문이다. 만일 관상동맥이 혈액응고 등으로 막힌다면, 심근의 일부는 허혈성(ischemic), 즉 혈액 공급이 중단된 상태가 된다. 지속적인 허혈 상태는 경색(infarct)이라 하는 괴사조직(necrotic tissue)을 만들어 낸다. 이를 심근경색증(myocardial infarction)이라 한다 BOX 12-1 .

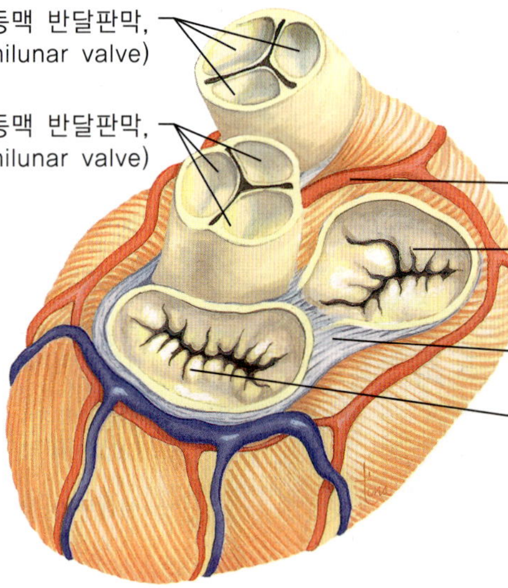

그림 12-4 **위에서 본 심장 판막들** 심방들은 제거됨. 심장의 섬유질 골격도 보임

질문: 승모판과 삼첨판은 언제 닫히고, 이것이 왜 중요한가?

심장주기와 심음

Cardiac Cycle and Heart Sounds

심장 주기(cardiac cycle)란 한 번의 심박동으로 생기는 일련의 현상들이다. 가장 단순한 형태로는, 심장 주기는 두 심방의 동시 수축과 곧이어 1초도 안 되어 일어나는 두 심실의 동시 수축이다. **수축기(systole)**는 심장 수축(contraction)의 또 다른 용어이며, 심장 이완(relaxation)의 용어는 **이완기(diastole)**이다. 여러분은 아마도 이 용어들에 익숙해져 있을 것인데 그것은 혈압을 잴 때 이 용어들을 쓰기 때문이다. 이 용어들을 심장주기에 적용하면, 심방 수축에 이어 심실 수축이 일어난다고 말할 수 있다. 그러나 심방에서 심실로의 혈액 움직임은 심실에서 심방으로의 혈액 움직임과 큰 차이가 있다. 그림 12-6 은 심장 주기 동안의 현상들을 보여 준다. 이 전통적인 묘사에서 심방 수축의 시작은 12시 방향 꼭대기에 있다. 원호의 크기는 그 부분이 걸리는 시간을 나타낸다. 심방 수축과 심실 수축 부분을 보면 심실 수축 부분이 훨씬 크다(길다)는 것을 알 수 있다. 이것은 심실 수축이 심방 수축보다 더 중요하다는 것을 의미한다. 다음을 읽을 때 그림 12-6 을 참조하자. 맨 아래 6시 방향에서부터 시작하면 이곳은 심방이 이완기 중에 있고 심실은 수축을 막 끝낸 시점이다. 심장 전체는 이완되어 있고 심방은 혈액으로 채워지고 있다.

혈액은 정맥으로부터 두 심방으로 계속해서 흐르고 있다. 혈액이 더 많이 유입되면서 그 압력으로 좌우 방실판이 열린다. 심방 혈액의 2/3는 수동적으로 심실로 흘러들어가며(이로써 그림에서의 12시 방향에 이르게 한다), 그후 심방은 수축하여 나머지 혈액을 심실로 박출한다.

표 12-1 심장의 구조

조직	설명
심외막	• 심근 표면에 있는 장막
심근	• 심장근육으로서 심방, 심실의 벽을 형성한다.
심내막	• 심방, 심실의 안을 이루고 판막을 덮고 있는 내피로서, 매끄러워서 비정상적인 혈액 응고를 방지한다.
우심방	• 상대정맥과 하대정맥을 통해 신체로부터 산소가 부족한 혈액을 받는다. 심방성 나트륨 이뇨 호르몬(ANP)을 생성하여, 소변량을 증가시키고 백색지방세포를 갈색지방세포로 전환시킨다.
삼첨판	• 우측 방실판으로서 우심실이 수축할 때 혈액이 우심실에서 우심방으로 역류하지 못하게 한다.
우심실	• 폐동맥을 통해 혈액을 폐로 박출한다.
폐동맥반월판	• 우심실이 이완될 때 혈액이 폐동맥에서 우심실로 역류하는 것을 막는다.
좌심방	• 산소와 결합한 혈액을 4개의 폐정맥을 통해 폐로부터 받아들인다.
승모판	• 좌측 방실판으로서 좌심실이 수축할 때 혈액이 좌심실에서 좌심방으로 역류하지 못하게 한다.
좌심실	• 대동맥을 통해 전신조직으로 혈액을 박출한다.
대동맥반월판	• 좌심실이 이완할 때 혈액이 대동맥에서 좌심실로 역류하는 것을 방지한다.
유두근과 건삭	• 좌–우심실 모두에서 심실이 수축할 때 방실판이 뒤집혀지지 않게 한다.
심장의 섬유질 골격	• 4개의 심장판막을 고정시키는 섬유성 결합조직으로서 판막 입구의 확장을 막고 전기적으로는 심실을 심방으로부터 절연시킨다.

심방 수축에 이어 심방은 이완되고 심실은 수축하기 시작한다. 심실 수축은 좌우 방실판의 첨판을 혈액이 밀어서 방실판을 닫고, 동시에 대동맥 및 폐동맥 반월판을 연다. 심실이 수축을 계속하면서 혈액을 동맥으로 박출한다. 동맥으로 들어가는 혈액은 모두 박출되어야만 한다. 그런 다음 심실은 이완되며 동시에 혈액은 계속해서 심방으로 흘러 들어가고 주기는 다시 시작된다.

여기서 중요한 특성은 심방에서 심실로 가는 대부분의 혈액은 수동적으로 흐르지만, 동맥으로 가는 혈액은 모두 심실에 의해 능동적으로 박출된다는 것이다. 이런 이유로 적절한 심실의 작동이 심방의 작동보다 생존에 훨씬 더 중요하다.

'이 모든 일이 한 번의 심박동 동안에 일어날까?' 대답은 '그렇다'. 심장 주기는 바로 이 정확한 일련의 현상들로서 혈액이 정맥을 따라 심장을 거쳐 동맥으로 흐르는 것을 반복할 수 있게 한다.

심장 주기는 또한 **심음(심장음, heart sound)**을 생성해 낸다. 1회 박동 시마다 2가지 소리가 나는데, '툭-탁(lub-dup)'하는 소리를 청진기로 들을 수 있다. 제1음은 가장 크고 길게 나며 심실 수축에 의해 방실판이 닫힐 때 생긴다. 제2음은 대동맥 및 폐동맥 반월판이 닫힐 때 생긴다. 만약 판막 중 어느 것이라도 적절히 닫히지 않으면 **심장 잡음(heart murmur)**이라고 하는 특정의 소리가 들린다 BOX 12-2.

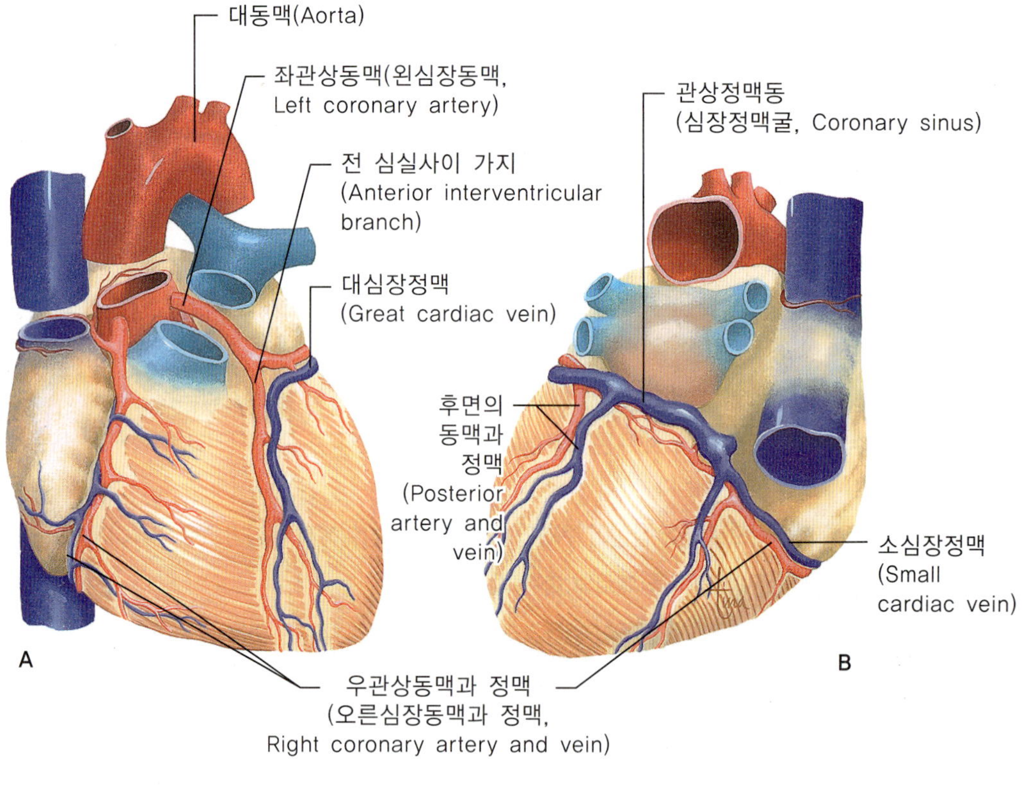

그림 12-5 (A) 관상혈관의 전면도: 상행 대동맥으로부터 나타나는 좌관상동맥이 보이도록 폐동맥은 제거된 것임
(B) 관상혈관의 후면도: 관상정맥동은 우심방으로 혈액을 보냄

질문: 관상혈관의 기능은 무엇인가?

BOX 12-1 관상동맥질환 Coronary artery disease

관상동맥질환은 심근으로 흐르는 혈액을 감소시킨다. 혈액의 흐름이 감소하나 아주 막히지는 않았다면, 호흡 곤란이나 협심증(angina), 즉 심장근육 부위에 공급되는 산소의 결핍으로 야기되는 가슴 통증을 경험하게 된다. 나아가 혈액의 흐름이 완전히 막힌다면, 그 결과는 심근경색증(myocardial infarction, 심장근육의 괴사)이 된다.

관상동맥질환의 가장 보편적인 원인은 죽상경화증(atherosclerosis)이다. 콜레스테롤 반들이 관상동맥의 벽에 형성되면 내경(lumen)을 좁게 만들고, 표면을 거칠게 하여 혈액응고, 즉 혈전(thrombus)이 생긴다 BOX 그림 12-A . 이러한 혈액응고가 잘 생기게 하는, 바뀔 수 없는 요인은 관상동맥질환의 가족력이다. 심근경색에 대한 유전인자는 없으나, 콜레스테롤 대사에 관여하는 효소에 대한 유전인자는 있다. 그 중에 상당수는 간효소로써 지방 단백질의 형태로 혈액 내의 콜레스테롤을 운반하는 것을 조절하고, 또 과다한 콜레스테롤을 간이 담즙으로 배출하는 것을 조절한다. 따라서 어떤 사람은 다른 사람보다 혈중의 콜레스테롤과 지단백의 농도가 높을 경향이 더 많다. 폐경 전의 여성에게는 에스트로겐(estrogen)이 혈중 지방 농도를 낮춤으로써 보호하는 효과가 있다고 알려져 있다. 그래서 30세에서 50세 사이에는 남성보다 여성에게 심근경색이 덜 발생한다.

동맥경화증에 이환되기 쉽게 하는 다른 요인들 중에는 흡연, 당뇨 및 고혈압 등이 있다. 이 중 어느 것이라도 관상 동맥 내벽을 손상할 수 있기에, 이것이 비정상적으로 콜레스테롤이 침착하는 첫 단계이다. 콜레스테롤과 포화지방이 많은 식단과 이러한 혈중 고농도 지방질은 콜레스테롤 침착률을 증가시킬 것이다.

화학적 지표로는 호모시스테인(homocysteine)과 C반응 단백질(C-reaction protein, CRP)이 있다. 이러한 지표가 심근경색 그 자체를 의미하지는 않지만 심근경색의 위험 요소인 염증이 증가했음을 알려준다. 동맥경화증에서 염증의 역할에 대해서는 아직 연구될 것이 더 많이 있으나, 언젠가는 화학적 지표에 대한 간단한 혈액 검사로 심장에 손상이 일어나기 전에 진단할 수 있을 것이다.

관상동맥질환이 생명을 위협할 정도가 되면, 관상동맥 우회(bypass) 수술을 고려할 수 있다. 이 과정에서 합성(synthetic) 혈관이나 정맥(다리의 복재(saphenous) 정맥 같은)을 막힌 관상 혈관 둘레에 이식하여 심근으로 가는 혈류를 회복시킨다. 동맥경화가 이식한 정맥이나 관상동맥의 다른 지점에서 발생할 수 있기에 이 시술이 완치를 의미하지는 않는다.

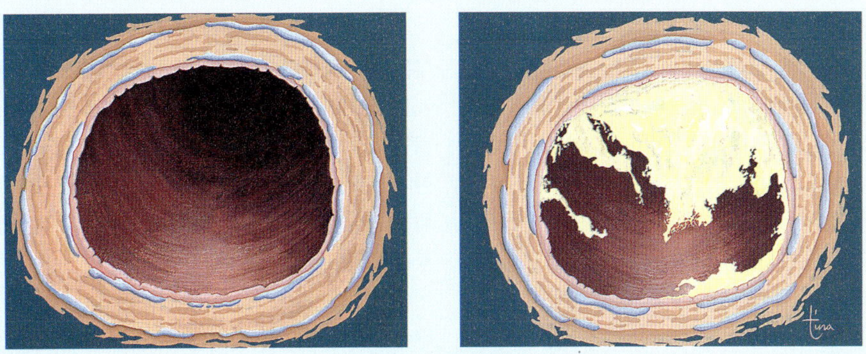

BOX 그림 12-A (A) 정상 관상동맥의 단면 (B) 내경이 좁아진 죽상경화성 관상동맥의 단면

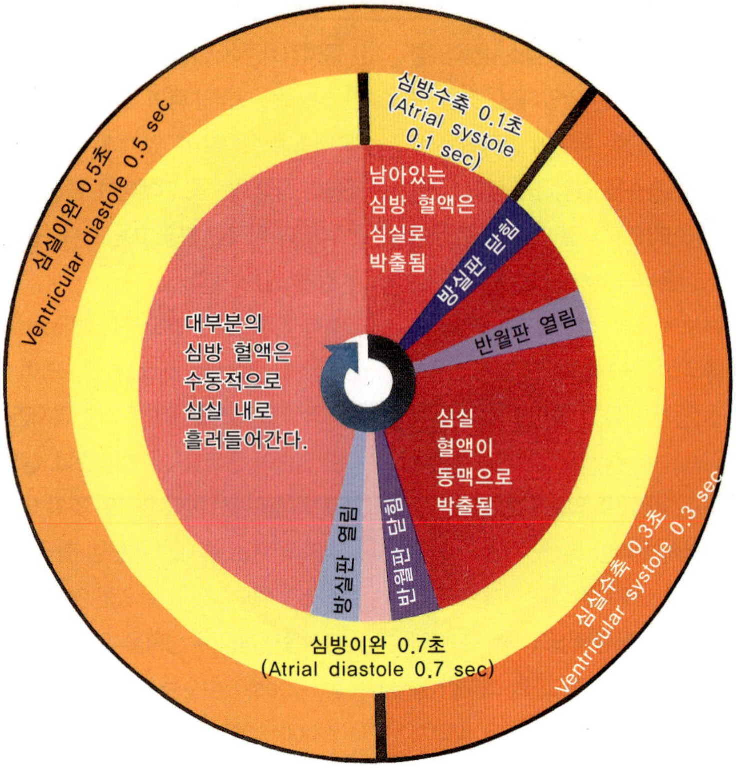

그림 12-6 **1회 심박동의 심장주기(75회/분 맥박 시)** 바깥 원은 심실을 나타내고, 가운데 원은 심방, 그리고 안쪽 원은 혈액의 움직임과 판막에 미치는 영향을 나타낸다. 설명은 본문을 참조

질문: 방실판을 닫고 반월판을 여는 것은 무엇인가?

BOX 12-2 심장 잡음 Heart murmur

심장 잡음은 심장 판막이 제대로 작동하지 않아서 생기는 비정상적인 심장 소리이다. 심장 판막의 역할은 혈액의 역류를 방지하는 것으로서, 적절히 닫히지 않으면 혈액은 역류할 것이고, 청진기로 들을 수 있는 와류(turbulence)를 발생시킨다.

류마티스성 심장질환은 연쇄상 구균의 감염으로 인하여 발생하는데, 최근에는 보기 드문 합병증이다. 류마티스열에 걸리면 면역체계의 비정상적인 반응으로 심장 판막이 손상을 입는다. 손상된 판막을 통해 혈액이 새거나 역류하기에 잡음이 들린다. 예를 들어, 승모판의 역류는 수축 잡음으로 들릴 것인데, 이 판막은 닫혀서 심실 수축 시 역류를 방지하도록 되어 있기 때문이다.

어떤 판막 결함은 **협착증**(stenosis)과 연관이 있으며 대부분 선천적이다. 즉, 아이가 비정상적으로 좁은 판막을 가지고 태어나는 **대동맥판 협착증**(aortic stenosis)을 예로 들면, 혈액은 좌심실로부터 대동맥으로 쉽사리 이동하지 못한다. 그래서 좁은 판막을 지나 동맥으로 혈액을 박출하기 위해 심실은 더 세게 수축해야 하며, 이때 생긴 와류는 역시 수축 잡음으로 들리게 된다.

아이들 중에는 가끔 심장 잡음을 갖는 경우가 있는데, 아무런 구조적 원인을 발견할 수 없는 경우 이를 기능적 잡음(functional murmur)이라고 부른다. 대체로 이런 잡음은 성장하면서 아이에게 별다른 나쁜 영향 없이 사라진다.

심장 전도 경로 Cardiac Conduction Pathway

심장 주기는 심근의 전기적 활동에 의해 조절되는 일련의 기계적 현상이다. 심장근육세포는 자발적으로 수축할 수 있는데, 다시 말해 골격근처럼 수축을 유도하기 위한 신경 자극이 필요하지 않다. 심근세포는 골격근이 전기적으로 흥분하는 것(제7장 참조)과 유사하게 고유한 전기적 흥분성을 생성한다. 또 세포가 가지를 이루는 특징과 개재판(intercalated disc)을 가지고 있기에 인접한 세포로 빠르게 전기적 흥분성을 전달한다. 한 심장근육 세포가 흥분하면 인접한 세포가 빠르게 똑같이 계속 흥분한다. 개재판이 존재하기에 전기적 흥분이 매우 빠르게 전달되어 두 심방이 한 유닛처럼 수축하고, 이어서 두 심실이 동시에 수축하게 된다.

심장은 스스로 박동을 만들어 내며, 전기적 충격은 아주 특정한 경로를 따라 심근 전체로 전달된다. 그림 12-7을 참조하며 다음 내용을 읽으면 도움이 될 것이다.

심장의 자연적 심박조율기(pacemaker)는 **동방결절**(sinoatrial(SA) node)인데, 이는 상대정맥 입구 바로 아래의 우심방 벽에 위치한 특수 심근 세포군이다. 동방결절은 특별하다고 간주되는데, 그 이유는 이것이 가장 빠른 수축 속도로 심근의 어느 부분보다도 더 빨리 탈분극(depolarize)하기 때문이다(1분에 60~80회). 탈분극이란 나트륨(Na^+) 양이온이 세포내로 급속히 들어와 세포막 내외의 전하가 바뀌는 것을 의미한다. 동방결절의 세포는 다른 심장근육세포보다 나트륨 양이온의 침투성이 좋으므로 동방결절 세포가 더 빨리 탈분극하며, 수축과 심박동을 시작하게 한다.

수축을 위한 흥분은 동방결절로부터 **심방중격**(interatrial septum) 아랫부분 안에 위치한 **방실결절**(atrioventricular(AV) node)로 전해진다. 동방결절에서 방실결절로, 그리고 나머지 심방 심근으로 전달되는 충격은 심방 수축을 일으킨다.

심장의 섬유질 골격이 심방 심근과 심실 심근을 나누는 것을 상기해보자. 섬유성 결합조직은 심방들과 심실들 사이에서 전기적 절연체 역할을 한다. 따라서 심

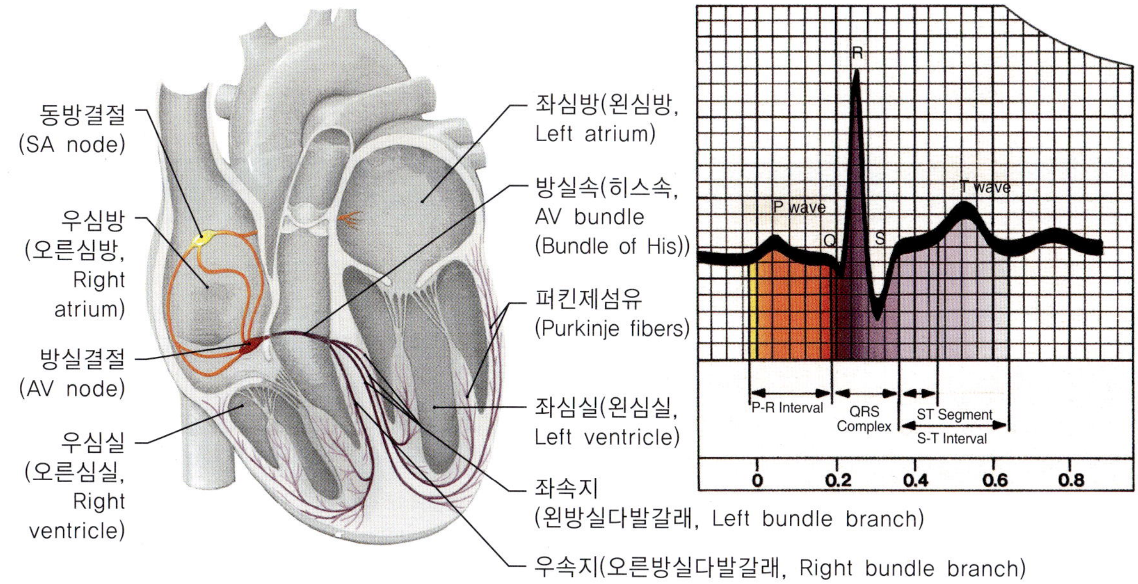

그림 12-7 **신장의 전도 경로 심장 내부의 전면도** 제시된 심전도 기록은 정상 심박동의 경우이다. 자세한 설명은 본문과 BOX 12-3 참조

질문: 심장의 심박조율기는 어느 조직이며, 이의 탈분극 속도는 보통 얼마인가?

방에서 심실로 흥분이 전해지는 유일한 경로는 **히스속**(bundle of His)이라고도 부르는 **방실속**(atrioventricular(AV) bundle)이다. 방실속은 심실중격(interventricular septum)의 윗부분 안에 있으며, 방실결절로부터 흥분을 받아 좌우 **속지(방실다발갈래**, bundle branches)로 전달한다.

충격은 속지로부터 **퍼킨제 섬유**(Purkinje fibers)를 따라 심실 심근의 나머지 부분으로 전해지며 심실 수축을 일으킨다. 심방과 심실의 전기적 활동은 심전도(electrocardiogram, ECG)로 나타난다. BOX 12-3 에서 자세히 설명하고 있다.

만약 동방결절이 적절하게 작동하지 않으면 방실결절이 심박동을 느린 속도로(1분에 50~60회) 시작한다. 방실속 역시 훨씬 느린 속도(1분에 15~40회)지만 심실의 박동을 일으킬 수 있다. 이런 현상은 심방에서 심실로의 흥분 전달을 차단하는 심장 질환에서 일어날 수 있다.

부정맥(arrhythmias)이란 불규칙한 심박동으로서, 그 영향은 무해한 것부터 생명을 위협하는 것까지 다양하다. 거의 누구나 때때로 **심계항진**(palpitations)

BOX 12-3 심전도 Electrocardiogram, ECG

심박동은 일련의 전기적 현상으로서, 심근에 의해 발생한 전기적 변동을 몸의 표면에 전극을 붙여서 기록할 수 있다. 이런 기록을 **심전도**라고 부른다 그림 12-1 .

전형적인 심전도는 3개의 뚜렷한 파(waves) 또는 굴절(deflections)로 이루어져 있는데, P파, QRS 군 및 T파라 부른다. 각각은 특정한 전기적 현상이며, 그림 12-1 은 정상적 심전도 기록에서의 이런 파들을 보여준다.

P파는 심방 탈분극을 대표하며, 이는 즉 전기적 충격이 동방결절로부터 심방 전체로 전달되는 기간을 나타낸다.

QRS 군은 전기적 충격이 심실 심근 전체로 퍼져나가는 동안의 심실 탈분극을 대표한다. T파는 심실 재분극을 대표한다(심방 재분극은 QRS 군에 의해 가려지기 때문에 별도의 파로 나타나지 않는다).

정상적인 각 파의 길이와 파들 간의 시간 간격이 그림에 표시되어 있다. 심전도가 진단에 도움이 될 수 있는 질병에는 심근이 산소를 제대로 공급받지 못하게 되는 관상동맥경화증, 또는 심방과 심실이 비대되고 심전도상 특정 파를 길게 하는 류마티스열이나 판막 장애 등이 있다. 또한 고혈압의 결과로 종종 생기는 좌심실의 비대는 비정상적인 QRS 군으로 나타난다.

BOX 12-4 부정맥 Arrhythmias

부정맥(arrhythmias 또는 dysrhythmias)이란 불규칙한 심박동으로서 전도 경로의 일부가 손상되거나 또는 동방결절이 아닌 심근의 **이소 부위**(ectopic focus)에서 생성되는 박동으로 야기된다.

조동(flutter)은 매우 빠르나 꽤 규칙적인 심박동이다. 심방 조동의 경우 심방은 1분에 300회까지 수축한다. 그렇지만 심실로의 혈류는 잠시 유지될 수 있고, 조동은 당장 생명을 위협하지는 않을 것이다. 심실 조동은 보통 심실 빈맥과 세동 간의 짧은 전이이다.

세동(fibrillation)은 매우 빠르고 조율되지 않은 수축이다. 심실 세동은 생명을 위협할 수 있으므로 급히 치료해야 하는 의학적 위급상황이다. 동맥으로 혈액을 박출하기 위해서는 정상적인 심실의 수축이 필요하나, 세동하는 심실은 펌프질을 하지 않아 심박출량이 급격히 감소한다.

심실 세동은 심장마비(심근경색증)에 뒤따라 일어날 수 있다. 손상된 심장근육세포는 분극의 정상 상태를 유지하지 못하고, 자율적이고 빠르게 탈분극한다. 충격은 이 이소부위(ectopic focus)로부터 심실 심근의 다른 부위로 빠르고 제멋대로 퍼져서 심실들은 단일체로 수축하지 못하고 떨게 된다.

심실 세동은 전기 제세동기(defibrillator)를 사용하여 교정할 수 있다. 이 기구는 심장에 전기적 충격을 줌으로써, 심근 전체가 탈분극과 수축을, 그러고 나서 이완하게 한다. 만약 심장 부위 중 제일 먼저 회복되는 것이 (가장 빠른 수축 속도를 갖고 있는) 동방결절이면 정상적인 심박동이 돌아올 수 있다.

을 경험할 것이다. 이들을 대개 심각하지 않으며 카페인, 니코틴 또는 알코올을 너무 많이 복용한 결과일 수 있다. 반면 위험한 종류의 부정맥의 예시는 **심실 세동(fibrillation)**이며, 이것은 매우 빠르게 제각각 뛰는 심실 박동으로서 효율적 혈액 박출이 전혀 이루어지지 못한다 BOX 12-4.

심박동수 Heart Rate

건강한 성인의 휴식 시의 심박동수(**맥박, pulse**)는 1분에 60~80회인데, 이것은 동방결절의 탈분극 속도이다(실제로 동방결절의 속도는 이보다 조금 빠른 1분에 거의 100회 정도이나 부교감(parasympathetic) 신경 조절에 의해 정상 휴식 시에는 속도를 떨뜨린다). 1분에 60회 이하(운동선수 제외)의 맥박은 **서맥(느린맥, bradycardia)**이라 부르고, 1분에 100회 이상 오랫동안 또는 꾸준히 반복되면 **빈맥(빠른맥, tachycardia)**이라 부른다.

아동의 정상 심박동수는 1분에 100회 정도로 높고, 신생아는 120회, 그리고 태어나기 직전의 태아는 140회나 된다. 이렇게 높은 맥박은 나이보다는 신체의 크기와 관계가 있다. 몸집이 작으면 신진대사 속도가 올라가고 심박동수가 빨라진다. 다른 크기의 동물에서도 유사성이 발견된다. 생쥐의 심박동수는 1분에 200회쯤이고, 코끼리는 1분에 30회 정도이다.

잘 훈련된 운동선수들은 휴식 시 맥박이 낮다. 농구선수들은 1분에 50회 정도를 보이며, 마라톤 주자는 1분에 35회에서 40회 정도 밖에 안 되는 것을 볼 수 있다. 왜 이러한지를 알려면 심장이 근육이란 것을 기억하자. 우리 근육은 운동시키면 더욱 강하고 효율적으로 된다. 심장도 마찬가지다. 꾸준히 운동을 한다면 심장을 더 효율적인 펌프로 만들 수 있다.

심박출량 Cardiac Output

심박출량은 1분 동안 심실에 의해 박출되는 혈액의 양이다. 산소를 신체 조직으로 운반하고, 노폐물을 제거하기 위해서는 일정 수준의 심박출량이 필요하다. 운동을 하는 동안 더 많은 산소를 필요로 하는 신체의 요구를 충족하기 위해 심박출량을 늘려야 한다. 먼저 휴식 시의 심박출량을 살핀 후에 운동 시의 심박출량에 대해 다시 알아보기로 한다.

심박출량을 계산하려면 **맥박**과 매 박동 시 심장에서 박출되는 혈액 양을 알아야 한다. **일회박출량(stroke volume)**은 박동할 때마다 심실에 의해 박출되는 혈액의 양을 일컫는 용어이며, 휴식 시의 평균 일회박출량은 60~80mL이다. 그러면 다음과 같이 간단한 공식에 의해 심박출량을 계산할 수 있다.

심박출량 = 일회박출량 × 맥박(심박동수)

이 공식에 휴식 시의 평균 일회박출량인 70mL와 휴식 시의 평균 맥박인 70회/분을 대입해 보면 다음과 같다.

심박출량 = 70mL × 70회/분
심박출량 = 4,900mL/분(약 5L)

물론 심박출량은 사람에 따라 다르겠지만, 휴식 시의 평균 심박출량은 1분에 5~6L이다. 이 양은 사람의 평균 혈액량과 거의 같다는 것에 유의하면, 휴식 시에 심장은 대략 1분 내에 몸 안의 모든 혈액을 박출한다는 것을 알 수 있다. 이는 환경과 활동량에 따라 다를 수도 있다.

이제 운동선수들을 다시 생각해 보면, 왜 운동선수들은 휴식 시의 맥박이 낮은지를 정확히 알 수 있을 것이다. 앞의 공식에서 휴식 시의 평균 심박출량(5L)과 운동선수의 맥박(50회/분)을 사용하면 다음과 같다.

심박출량 = 일회박출량 × 맥박
5,000mL = **일회박출량** × 50회/분
5,000/50 = **일회박출량**
100mL = **일회박출량**

여기서 운동선수의 휴식 시 일회박출량이 보통 사람보다 상당히 많다는 것을 알 수 있다. 운동선수의 훨씬 효율적인 심장은 매 박동 시 더 많은 혈액을 박출하기 때문에 적은 수의 박동으로도 정상적인 휴식 시 심박출량을 유지할 수 있다.

그럼 이제 운동할 때 심장이 어떻게 반응하는지 살펴보자. 운동하는 동안 심박동수(맥박)가 증가하며 또한 일회박출량도 늘어난다. 일회박출량이 증가하는 것은 심장근육 섬유질이 늘어나면 늘어날수록 그만큼 더 세게 수축한다는 **스탈링의 법칙**(Starling's law of the heart)의 결과이다. 운동하는 동안에는 더 많은 혈액이 심장으로 돌아오는데, 이것을 정맥귀환(venous return)이라 부른다. 정맥귀환이 증가하면 심실 심근이 늘어나게 되고, 이것이 수축력을 높이며 더 많은 혈액을 박출함으로써 일회박출량이 증가하게 된다. 따라서 운동할 때의 공식은 다음과 같다.

심박출량 = 일회박출량 × 맥박

심박출량 = 100mL × 100회/분

심박출량 = 10,000mL(10L)

이 운동 시 심박출량은 처음에 계산한 휴식 시 심박출량의 2배 정도이다. 건강한 청년의 심박출량은 격렬한 운동을 할 때, 휴식 시의 4배까지도 증가할 수 있다. 이 차이를 **심장예비력**(cardiac reserve)이라 하는데, 필요시 심장이 박출할 수 있는 여분의 혈액량이다. 휴식 시 심박출량이 5L이고, 운동 시 심박출량이 20L이면, 심장예비력은 15L이다. 마라톤 주자의 심박출량은 휴식 시의 양에 비해 6배 이상까지도 증가할 수 있으며, 이는 마라톤 주자의 심장이 극히 효율적인 덕분이다.

또한 심박출량에 관련하여 심장의 건강 측정치로서 **박출분율**(ejection fraction)이 있는데, 이것은 수축기 동안 박출되는 심실내 혈액의 분율이다. 심실은 수축할 때, 심실 내의 혈액을 완전히 다 비우지 않고 60% 내지 70% 정도를 박출한다. 더 낮은 퍼센트는 심실이 약해지고 있다는 것의 징후일 수 있다. 표 12-2 는 이러한 심장생리의 양상을 요약해 놓은 것이다.

심박동수의 조절 Regulation of Heart Rate

비록 심장이 스스로 박동을 발생시키고 유지하지만, 수축 속도는 상황이 달라지면 이에 적응하기 위해 변할 수 있다. 신경계통은 수축의 세기는 물론 심박동수에도 필요한 변화를 가져올 수 있다.

뇌의 연수(medulla)는 두 심장 중추를 내포하고 있는데, **촉진중추**(accelerator center)와 **억제중추**(inhibitory center)이다. 이 중추들은 자율신경을 따라 심장으로 흥분을 보낸다. 제8장에서 본 바와 같이 자율신경계통은 두 부분, 즉 교감신경과 부교감신경으로 나뉜다. 교감신경을 따라 전해진 촉진중추로부터의 교감 흥분은 운동을 할 때나 스트레스를 받는 경우에 심박동수와 수축력을 증가시킨다(신경전달물질은 노르에피네프린). 미주신경을 따라 전해진 억제중추로부터의 부교감 흥분은 심박동수를 줄인다(신경전달물질은 아세

표 12-2 심장의 생리

양상 및 정상범위	설명
심박동수(맥박): 60~80회/분	• 동방결절에 의해 발생되며 전도경로를 통해 심장 전체로 전해진다. 부교감신경(미주신경)이 박동수를 느리게 하고 교감신경은 빠르게 한다.
일회박출량: 60~80mL/회	• 1회 박동 시 심실에 의해 박출되는 혈액의 양
심박출량: 5~6L/분	• 1분 동안에 심실에 의해 박출되는 혈액의 양: 일회박출량 × 맥박
박출분율: 60~70%	• 1회 박동 시 박출되는 심실 내 혈액의 분율
심장예비력: 15L 이상	• 휴식 시 심박출량과 운동 시 최대 심박출량의 차이

틸콜린). 휴식 시에는 이들이 동방결절의 탈분극을 정상적인 휴식 시 속도로 줄이며, 또한 운동이 끝난 후에도 심장 속도를 늦춘다.

다음 질문은 '연수가 이런 변화를 시작하기 위해 어떤 정보를 받아야 하나?'일 것이다. 심장은 혈액을 박출하므로 정상적인 혈압을 유지하는 것이 필수이다. 혈액은 산소를 함유하고 있으며, 모든 신체 조직은 산소를 계속해서 공급 받아야 한다. 따라서 혈압과 혈중 산소 농도의 변화는 심박동수를 변하게 하는 자극제이다.

제9장에서 살펴본 바와 같이 압수용체와 화학수용체는 경동맥과 대동맥궁 안에 위치하고 있다. 경동맥동과 대동맥궁 안에 있는 **압수용체(pressoreceptor)**와 **화학수용체(chemoreceptor)**는 혈액의 산소 함유량의 변화를 감지한다. 경동맥 수용체를 위한 감각신경은 설인신경(glossopharyngeal nerve, 제9뇌신경)이며, 대동맥궁 수용체를 위한 감각신경은 미주신경(vagus nerves, 제10뇌신경)이다. 이제 이 모든 사실을 모아 특정한 일례에 적용해 보면, 심박동수의 조절은 반사작용(reflex)이란 것을 알 수 있다. 그림 12-8 은 방금 언급한 모든 구조를 보여 주고 있다.

누운 상태에서 갑자기 일어서면 잠시 동안 어지러움을 느끼는 이유는 뇌로 가는 혈액의 압력이 갑작스럽게 감소하였기 때문이다. 혈압 강하는 경동맥동 안에 있는 압수용체에 의해 감지되는데, 이것은 매우 전략적인 위

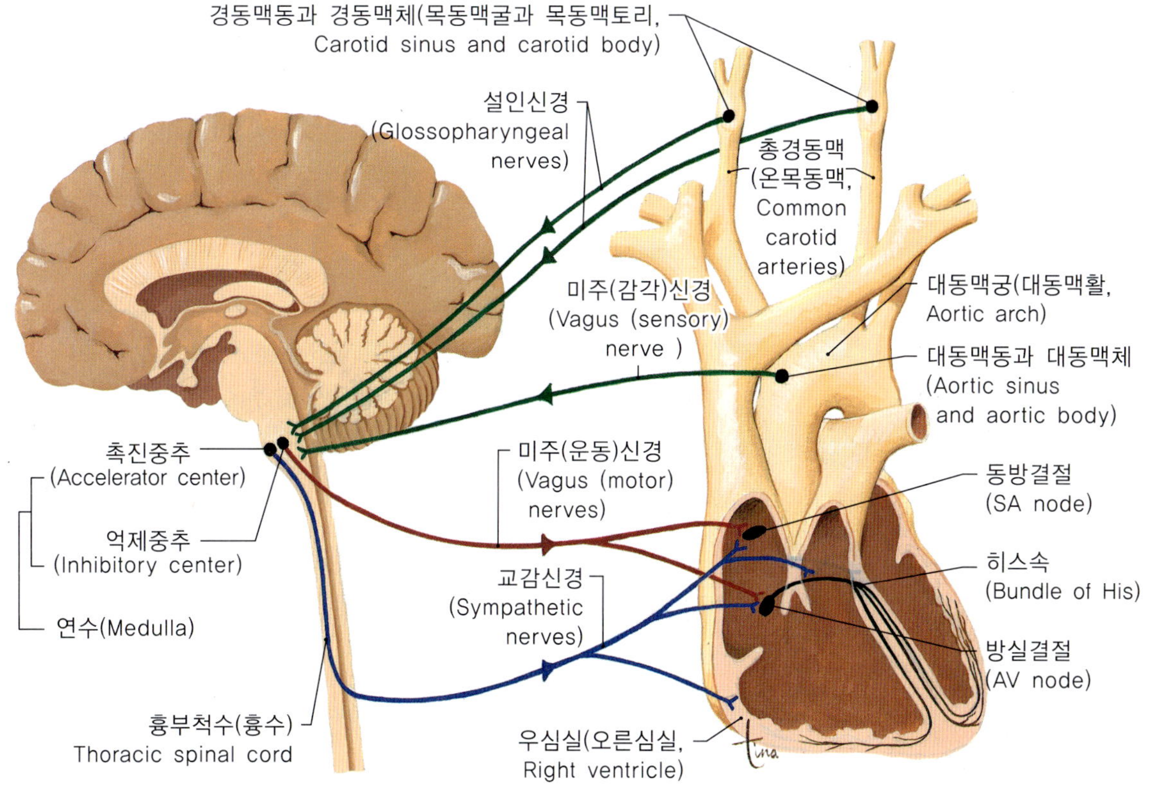

그림 12-8 **신경계의 심장 조절** 왼편에 보이는 것은 뇌와 척수이며, 오른편에 보이는 것은 심장과 주요 혈관들이다.

질문: 심실에 대한 교감신경 자극은 어떤 효과를 나타내는가?

치로써 뇌로 가는 길목에 자리 잡고 있다. 혈압 강하는 압수용체에 적은 수의 흥분을 발생하게 한다. 이 흥분들은 설인신경을 따라 연수로 전달되고, 흥분 횟수의 감소는 촉진중추를 자극한다. 촉진중추는 흥분을 발생시키며, 이 흥분들은 교감신경에 의해 동방결절, 방실결절, 그리고 심실 심근으로 전달된다. 심박동수와 수축력이 증가하면서 뇌로 가는 혈압이 정상으로 높아지며, 어지러운 증세도 가신다. 뇌로 가는 혈압이 정상으로 회복되면, 심장은 억제중추로부터 동방결절과 방실결절로 연결되는 미주신경을 따라 부교감흥분을 더 많이 받게 된다. 이 부교감흥분은 심박동수를 정상적인 휴식 시의 속도로 늦춘다.

심장은 또한 혈중 산소 농도의 감소에 의해 자극 받는 반사작용에서는 작동체(효과기)가 되기도 한다. 대동맥 수용체는 전략적으로 적절한 곳에 위치하여 혈액이 심장을 떠나자마자 일어나는 이런 중요한 변화를 감지할 수 있다. 이런 상황에서의 반사궁(반사활, reflex arc)은 (1)대동맥 화학수용체, (2)미주신경(감각신경), (3)연수의 촉진중추, (4)교감신경, (5)심장근육으로서, 이는 심박동수와 수축력을 증가시켜 저산소증(hypoxia)을 바로잡기 위해 더 많은 산소를 순환시킬 것이다.

제10장에서 배운 바와 같이 스트레스를 받는 상황에서는 부신수질(adrenal medulla)에 의해 에피네프린 호르몬이 분비된다. 에피네프린의 많은 기능 중 하나는 심박동수와 수축력을 증가시키는 것이다. 이는 스트레스 상황에 대응하기 위해 더 많은 산소를 필요로 하는 신체 조직에 더 많은 혈액을 공급하는 데 도움이 된다.

노화와 심장 Aging and the Heart

심장근육은 나이가 들면 효율이 감소하여 비록 휴식 시에는 충분히 적당한 수준일지라도, 최대 심박출량과 심박동수 모두 다 감소하게 된다. 심근의 건강은 심근에 공급되는 혈액에 의존하는데 나이가 들수록 동맥경화증으로 관상동맥이 좁아지기 쉽다. 동맥경화증은 동맥의 벽 표면과 벽 내부에 콜레스테롤이 쌓이는 것인데, 이렇게 되면 혈액의 흐름이 줄어들고 혈관 벽을 거칠게 만들어 혈관내에 피떡(clot)을 형성하게 한다.

고혈압(hypertension)은 좌심실을 더 열심히 작동하게 만드는데, 좌심실이 점점 커져서 자체 내의 혈액 공급이 충분치 않게 되어 결국 약해지게 된다. 약한 심실은 효율적인 펌프 역할을 못하며, 이런 약함은 울혈성 심부전으로 진행될 수 있고, 이러한 진행은 느릴 수도 빠를 수도 있다. 심장 판막은 섬유화(fibrosis)에 의해 두꺼워질 수 있고, 이는 심장 잡음과 덜 효율적인 펌프질로 이어질 수 있다. 부정맥은 나이가 들면서 전도 경로 세포들의 효율성이 떨어지면서 흔히 나타난다.

요약 Summary

심장의 펌프질은 혈압을 정상으로 유지시키고 신체조직에 적당한 산소를 공급해 주며, 신경계통은 상황이 달라질 때 심장이 이러한 기능을 확실히 충족시킬 수 있도록 지지한다.

학습개요

심장은 혈액을 박출하며, 이로써 혈압을 만들고 산소와 영양소 및 다른 물질들을 순환시킨다. 심장은 종격동이라고 하는 폐 사이의 흉부 공간 내에 위치하고 있다.

심근조직 그림 12-1

1. 심근세포는 가지를 이루고 있으며, 미토콘드리아를 많이 함유하고 있다. 근섬유분절은 수축의 기본단위이다.
2. 심근세포는 활동 전위를 스스로 만들어낸다. 전기적 흥분은 개재판을 통해 세포와 세포로 빠르게 전파된다.
3. 심근은 내분비 조직이기도 하다. 심방의 벽은 혈액량이나 혈압의 증가로 인해 늘어나면 ANP를 생산한다. ANP는 소변의 나트륨 이온과 수분의 손실을 증가시켜 혈액량과 혈압을 정상 수준으로 감소시킨다. ANP는 운동을 하거나 추위에 노출되었을 때 합성이 증가되어, 백색지방을 갈색지방으로 전환을 촉진한다.

심낭막 – 심장을 둘러싸고 있는 세 겹의 막 그림 12-2

1. 외측 심낭은 섬유성 결합조직으로 만들어져 있으며, 횡격막 위 큰 혈관들의 기저부를 지나 심장을 느슨하게 감싸고 있다.
2. 벽측 심장막은 장액성 막으로써 섬유성 심낭의 안쪽에 있다.
3. 장측 심장막 또는 심외막은 심근의 표면에 있는 장액성 막이다.
4. 벽측과 장측 심장막 사이에 있는 장액은 심장이 박동할 때 마찰을 방지한다.

심방과 심실: 혈관과 판막 그림 12-3, 그림 12-4, 표 12-1

1. 심장근육조직인 심근은 심장의 네 방실의 벽을 형성한다.
2. 방실의 안을 대고 심장 판막을 싸고 있는 심내막은 단순 편평상피이며, 매우 매끄러워서 혈액이 비정상적으로 응고되는 것을 막아준다.
3. 좌 · 우 심방은 심장의 상부에 있는 방으로써 심방 중격에 의해 좌우로 나누어져 있다. 심방은 정맥으로부터 혈액을 받아들인다.
4. 좌 · 우 심실은 심장의 하부에 있는 방으로써 심실 중격에 의해 좌우로 나누어져 있다. 심실은 동맥으로 혈액을 박출한다.

우심방

1. 상대정맥을 통해 신체 상부로부터, 하대정맥을 통해 신체 하부로부터 혈액을 받아들인다.
2. 삼첨판(우측 방실판)은 우심실이 수축할 때 우심실에서 우심방으로 혈액이 역류하는 것을 막아 준다.

좌심방

1. 4개의 폐정맥을 통해 폐로부터 혈액을 받아들인다.
2. 승모판(좌측 방실판 또는 이첨판)은 좌심실이 수축할 때 좌심실에서 좌심방으로 혈액이 역류하는 것을 막아 준다.

우심실 – 벽이 비교적 얇다.

1. 폐동맥을 통해 폐로 혈액을 박출한다.
2. 폐동맥 반월판은 우심실이 이완될 때 폐동맥으로부터 우심실로 혈액이 역류하는 것을 막아준다.
3. 유두근과 건삭은 우심실이 수축할 때, 우측 방실판이 뒤집히는 것을 방지한다.

좌심실 – 벽이 우심실보다 두껍다.

1. 대동맥을 통해 전신으로 혈액을 박출한다.
2. 대동맥 반월판은 좌심실이 이완될 때 대동맥으로부터 좌심실로 혈액이 역류하는 것을 막아준다.
3. 유두근과 건삭은 좌심실이 수축할 때, 좌측 방실판이 뒤집히는 것을 방지한다.
4. 심장은 이중 펌프이다. 심장의 오른쪽은 신체로부터 산소가 제거된 혈액을 받아 폐로 박출하며, 심장의 왼쪽은 폐로부터 산소가 함유된 혈액을 받아 신체로 박출한다. 심장의 이중펌프는 동시에 작동한다.

관상 혈관 그림 12-5

1. **경로** – 상행 대동맥에서 좌 · 우 관상동맥으로, 그리고 소동맥, 모세혈관, 관상정맥, 관상정맥동을 거쳐 우심방으로 이어진다.
2. 관상 순환은 산소가 함유된 혈액을 심근으로 공급한다.
3. 관상동맥이 막히면 심근경색증, 즉 산소 결핍으로 인한 심근 일부의 괴사가 발생한다.

심장 주기 – 1회의 심박동으로 생기는 일련의 현상 그림 12-6

1. 심방은 정맥으로부터 계속해서 혈액을 받아들이는데, 심방 내의 압력이 증가함에 따라 방실판이 열린다.
2. 심방에 들어온 혈액의 2/3는 수동적으로 심실로 흐르고, 나머지 혈액은 심방 수축에 의해 심실로 박출되며, 그 후 심방은 이완된다.
3. 심실이 수축하여 방실판을 닫고 대동맥 및 폐동맥 반월판을 연다.
4. 심실 수축으로 모든 혈액은 동맥으로 박출되며, 그 후 심실은 이완된다. 그동안에 심방은 혈액으로 채워지며 심장 주기는 다시 시작된다.
5. 수축기란 심장 수축을, 이완기란 심장 이완을 의미한다. 심장 주기에서 심방 수축 후에 심실 수축이 이어지며, 심실이 수축기에 있을 때, 심방은 이완기에 있게 된다.

심음 – 매 박동 시 나는 2가지 소리 '툭–탁'

1. 제1음은 심실 수축기 동안에 방실판이 닫히면서 나는 소리이다.
2. 제2음은 대동맥 및 폐동맥 반월판이 닫힐 때 난다.
3. 어떤 판막이라도 적절히 닫히지 않으면, 심장 잡음이 생긴다.

심장 전도 경로 – 심장 주기 동안 충격의 경로 그림 12-7

1. 우심방의 벽에 있는 동방결절이 매 박동을 시작하는데, 이것은 동방결절의 세포가 심근의 다른 어느 부분보다도 나트륨 양이온이 더 쉽게 침투할 수 있고, 따라서 더 빨리 탈분극하기 때문이다.
2. 방실결절은 심방중격 아랫부분에 있다. 동방결절의 탈분극은 방실결절과 심방 심근으로 퍼져나가 심방수축을 일으킨다.
3. 방실속(히스속)은 심실중격 윗부분 안에 있으며, 제일 먼저 탈분극하는 심실 부분이다.
4. 심실중격 안에 있는 좌 · 우 속지는 심실 심근 안에 있는 퍼킨제 섬유로 충격을 전달하며, 이로써 심실 수축이 완성된다.
5. 심전도는 심장의 전기적 활동을 나타낸다 그림 12-7.
6. 전도 경로 중 일부가 적절히 작동하지 않으면 그 다음 부분이 수축을 시작하게 되나 속도는 느려진다.
7. 부정맥이란 불규칙한 심박동으로서, 그 영향은 무해한 것부터 생명을 위협하는 것까지 있다.

심박동수

1. 건강한 성인은 1분에 60~80회(심박수는 맥박과 같다)이고, 아동과 신생아는 성인보다 몸이 작고 신진대사 속도가 빠르기 때문에 맥박도 성인보다 빠르다.
2. 신체건강이 우수한 사람은 휴식 시의 맥박이 느린데, 그 이유는 심장이 더 효율적으로써 매 박동 시 더 많은 혈액을 박출하기 때문이다.

심박출량 표 12-2

1. 심박출량은 1분 동안 심실에 의해 박출되는 혈액의 양이다.
2. 일회박출량은 매 박동 시 심실에 의해 박출되는 혈액의 양으로서, 평균 60~80mL이다.
3. 심박출량은 일회박출량×맥박으로서, 휴식 시의 평균 심박출량은 5~6mL이다.
4. **스탈링의 법칙** – 심장근육 섬유질이 늘어나면 늘어날수록 그만큼 더 세게 수축한다.
5. 운동하는 동안에는 정맥귀환이 증가하고, 이는 심실 심근이 늘어나게 하여 일회박출량이 증가하게 된다(스탈링의 법칙).
6. 운동하는 동안에는 일회박출량과 맥박의 증가로 심박출량이 휴식 시의 2~4배 정도 증가하게 된다.
7. 심장예비력은 휴식 시 심박출량과 최대 심박출량의 차이를 말하며, 15L 이상이다.
8. 박출분율(ejection fraction)은 매 박동 시 심실이 박출하는 심실내 혈액의 분율로서, 평균 60~70%이다.

심박동수의 조절 그림 12-8

1. 심장은 스스로 박동을 발생시키나, 신경계통은 상황이 달라지면 이에 적응하도록 돕는다.
2. 뇌의 연수는 심장 중추를 내포하고 있는데, 촉진중추와 억제중추가 있다.
3. 심장으로 가는 교감신경은 심박동수와 수축력을 증가시키고, 심장으로 가는 부교감신경(미주신경)은 심박동수를 감소시킨다.
4. 경동맥동과 대동맥궁 안에 있는 압수용체는 혈압의 변화를 감지한다.
5. 경동맥과 대동맥체 안에 있는 화학수용체는 혈액의 산소 함유량의 변화를 감지한다.
6. 설인신경은 경동맥 수용체를 위한 감각신경이며, 미주신경은 대동맥궁 수용체를 위한 감각신경이다.
7. 뇌로 가는 혈압이 감소하면, 경동맥동 안에 있는 압수용체가 혈압 감소를 감지하고, 설인신경을 따라 감각 신호를 연수로 보낸다. 촉진중추는 심박동수와 수축력을 증가시키기 위해 교감신경을 따라 운동성 신호(motor impulses)를 보냄으로써 혈압을 정상으로 회복시킨다.
8. 저산소증도 유사한 반사작용을 일으킨다.
9. 스트레스를 받는 상황에서 부신 수질에서 유리되는 에피네프린은 심박동수와 수축력을 증가시킨다.

복습 문제

1. 심장의 위치를 폐와 횡격막과의 관계에서 기술하시오.

2. 심낭막 세 개의 이름을 나열하시오. 장액은 어디에 있으며 그 기능은 무엇인가?

3. 심내막의 위치와 기능에 대해 기술하시오.

4. 우심방으로 들어가는 정맥과 좌심방으로 들어가는 정맥의 이름을 나열하시오. 각각의 정맥에 있어서 혈액은 어디로부터 오는가?

5. 우심실에서 나가는 동맥과 좌심실에서 나가는 동맥의 이름을 나열하시오. 각각의 동맥에 있어서 혈액은 어디로 가는가?

6. 좌 · 우 방실판의 목적과 대동맥 및 폐동맥 반월판의 목적을 설명하시오.

7. 관상혈관을 기술하고, 관상순환의 목적을 설명하시오.

8. 수축기, 이완기 및 심장 주기를 설명하시오.

9. 심방에서 심실로의 혈액 이동이 심실에서 동맥으로의 혈액 이동과 어떻게 다른지 설명하시오.

10. 심장이 왜 이중 펌프로 간주되는지 설명하시오. 혈액이 심방에서 나와 다시 심방으로 돌아오기까지의 경로를 혈액이 통과하는 심장의 방실과 혈관들의 이름을 나열하면서 추적하며 설명하시오.

11. 심장 전도 경로를 순서대로 나열하시오. 심박동을 발생시키는 것이 왜 동방결절인지 설명하시오. 건강한 성인의 정상적인 심박동수의 범위는?

12. 일회박출량이 75mL이고 맥박이 75회/분일 때의 심박출량을 계산시오. 방금 계산한 것을 휴식 시의 정상 심박출량이라고 할 때, 휴식 시 맥박이 40회/분인 마라톤 주자의 일회박출량은 얼마인가?

13. 심장 중추 2개의 이름을 나열하고 그 위치를 기술하시오. 심장으로 가는 교감신호는 어떤 효과가 있는가? 심장으로 가는 부교감신호는 어떤 효과가 있는가? 심장으로 가는 부교감신경을 나열하시오.

14. 동맥 압수용체 및 화학수용체의 위치와 이들이 탐지하는 것, 그리고 이들의 감각신경을 기술하시오.

15. 뇌로 가는 혈압이 감소할 때, 심박동수와 수축력을 증가시키기 위한 반사활동을 기술하시오.

심화학습

1. 심내막염(endocarditis)은 세균이나 곰팡이에 의해 생길 수 있는데, 이 균들은 심장 판막을 부식시키거나 닳게 하고, 어떤 경우에는 판막을 울퉁불퉁하게 만든다[이런 혹들은 증식물(vegetations)이라고 부르는데 콜리플라워(cauliflower)의 모양과 비슷하다]. 심내막염 진행 시 가능한 결과에 대해 설명하시오.

2. 대학 신입생인 박군은 6년간 열심히 달리기를 해서 42km 마라톤을 3시간 조금 넘게 걸려 뛸 수 있다고 친구들에게 얘기하고 있다. 그의 친구들은 그를 믿어야 할지 확신이 서지 않으나, 그렇다고 박군이 42km를 뛰는 동안 시간을 측정하며 3시간을 소비하고 싶지도 않다. 박군은 1분 안에 그의 말이 사실인 것을 증명할 수 있다고 한다. 그 방법은 무엇일지 설명하시오.

3. 62세 여성 김씨는 몸이 좋지 않고 아무런 이유 없이 갑자기 피곤하다고 말한다. 가슴 통증은 없지만, 소화불량 같은 더부룩함은 있다고 한다. 간호사인 당신은 심근경색 증세가 있다고 의심한다. 좀 더 확신을 갖기 위해 어떤 질문을 할 것인가? 이 질문의 생리학적 근거를 설명하시오.

4. 최근 여러 유형의 인공 심장이 개발되어 시험되고 있다. 유용한 인공 심장으로서 갖추어야 할 3가지 필수적인 특성은 무엇인지 설명하시오.

5. 질문그림 12-A 는 위에서 본 심실의 횡단면이다. A, B, C는 심장의 어느 부위인지 각각 그 명칭과 그렇게 생각한 이유를 설명하시오. 또한 전면과 후면이 어디인지 설명하시오.

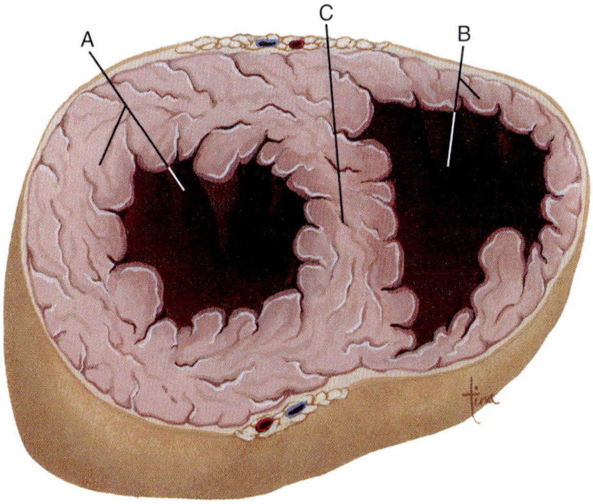

질문그림 12-A 위에서 본 심실의 횡단면

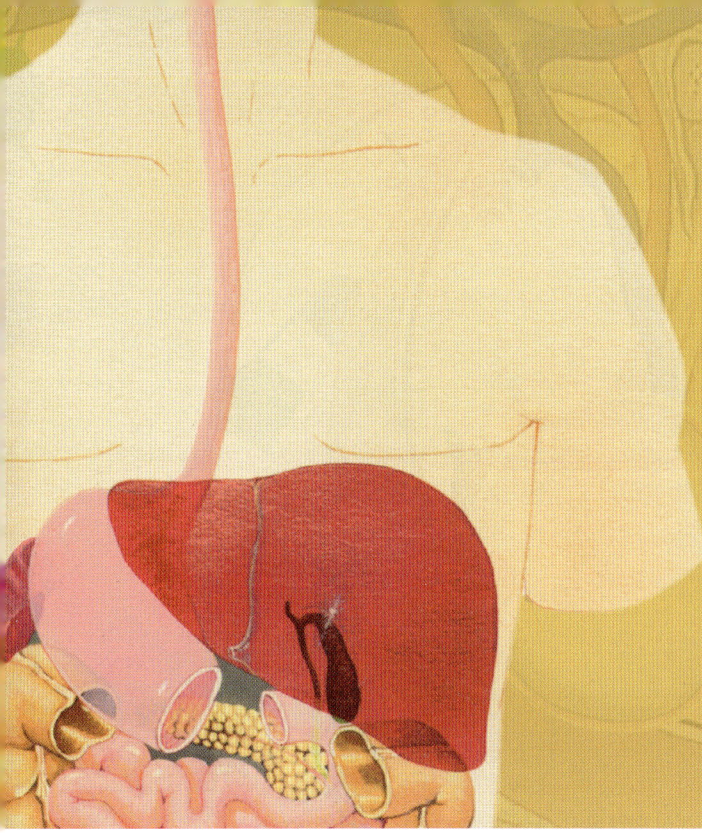

CHAPTER 13

THE VASCULAR SYSTEM

혈관계통

13 혈관계통

THE VASCULAR SYSTEM

목차

학습목표

- 동맥과 정맥의 구조 및 이들 구조와 기능 간의 관계를 설명할 수 있다.
- 동정맥 문합의 목적을 설명할 수 있다.
- 모세혈관의 구조를 서술하고, 모세혈관에서 일어나는 교환 과정을 설명할 수 있다.
- 폐순환의 경로와 목적을 설명할 수 있다.
- 대동맥과 그들이 분포한 가지의 이름을 명명할 수 있다.
- 전신의 주요 정맥 이름을 명명하고, 그들이 혈액을 배출하는 신체 부분의 이름을 명명할 수 있다.
- 간문맥 순환의 경로와 목적을 설명할 수 있다.
- 태아 순환의 변화를 서술하고, 각각의 목적을 설명할 수 있다.
- 모세혈관에서 느린 혈류의 중요성을 설명할 수 있다.
- 혈압을 정의하고, 전신 및 폐혈압의 정상범위를 언급할 수 있다.
- 전신 혈압을 유지하는 요인들을 설명할 수 있다.
- 심장과 신장이 혈압조절에 관여하는 방법을 설명할 수 있다.
- 연수와 자율신경계가 혈관의 직경을 조절하는 방법을 설명할 수 있다.

THE VASCULAR SYSTEM

용어

문합(anastomosis)
동맥(arteries)
윌리스환(윌리스고리 또는 뇌동맥환 circle of Willis)
동맥관(ductus arteriosus)
타원공(foramen ovale)
간문맥(hepatic portal)
관류(perfusion)
말초저항(peripheral resistance)
태반(placenta)
모세혈관이전 괄약근(precapillary sphincters)
동양혈관(sinusoid)
제대동맥(umbilical arteries)
제대정맥(umbilical vein)
세정맥(venule)

임상관련용어

아나필락시스의(anaphylactic)
동맥류(aneurysm)
동맥경화증(arteriosclerosis)
고혈압(hypertension)
저혈량의(hypovolemic)
정맥염(phlebitis)
맥박결손(pulse deficit)
패혈성 쇼크(septic shock)
정맥류(varicose veins)

1628년, 영국의 해부학자 William Harvey가 정맥내 혈액이 항상 심장을 향해 흐르는 것을 밝혀낸 이래로 혈액순환에서 혈관의 역할이 알려져 왔다. 그 이전엔 혈액은 정지된 상태로 혈관 안에 고여 있는 것으로 믿었다. Harvey는(비록 모세혈관의 존재는 모르고 있었지만) 혈액이 실제로 혈관 안에서만 이동하고 있음을 보여주었다. 그 후 수세기가 지나 혈관계의 능동적 역할이 밝혀지고, 이 모든 것이 항상성(homeostasis)에 기여하고 있다.

혈관계는 심장을 통해 혈액을 몸 전체에 공급하는 동맥, 모세혈관, 정맥으로 이루어진다. 혈관계가 주로 하는 일인 혈액과 조직 사이의 물질교환은 모세혈관에서 일어난다. 그러나 동맥과 정맥은 모세혈관과 심장 사이에 혈액을 이동하는 만큼 중요하다.

본 장에서 다루는 또 다른 주요한 주제는 혈액이 혈관벽에 가하는 힘인 혈압이다. 정상 혈압은 순환과 모세혈관에서 일어나는 일부 물질교환에 필수적이다.

동맥 Arteries

동맥(arteries)은 심장에서 모세혈관으로 혈액을 운반한다. 작은 동맥을 **세동맥**(arterioles)이라 부른다. 동맥을 단면으로 잘라 보면 각기 다른 기능을 하는 3층의 조직을 볼 수 있다 그림 13-1.

가장 내층인 **내막**(tunica intima)은 혈관의 부분 중 유일하게 혈액과 접촉한다. 이것은 **내피**(endothelium)라 부르는 단순 편평상피로 구성된다. 이 내층은 심장의 방 내면인 심내막을 형성하는 조직과 같은 종류이다. 예상했겠지만 그 기능도 같다. 즉, 충분한 매끈함(smoothness)과 혈소판의 부착을 방지하여 비정상적인 혈액응고를 예방하는 정상적인 화학물질을 생성한다. 혈관의 내피 또한 혈압에 영향을 미치는 화학물질을 생성한다. 산화질소(nitric oxide, NO)는 혈관확장물질로써 혈관 중간막의 평활근의 이완을 자극한다. **펩티드 엔도텔린**(peptide endothelin)은 평활근의 수축을 자극해 혈관 수축을 일으킨다. 정상 혈압은 부분적으로 대립하는 화학물질 및 기타 물질의 분비 균형에 의해 조절된다.

중막(tunica media)은 평활근과 탄력성이 있는 결합조직으로 이루어진다. 이 두 조직 모두 정상 혈압, 특히 심장이 이완할 때 이완기 혈압을 유지하는 데 관여한다. 평활근은 혈관 내막에서 분비되는 화학물질의 영향을 받아 이완하여 혈관을 확장시켜 혈압을 떨어뜨리거나 수축하여 혈압을 상승시킨다. 또한 평활근은 신경의 지배를 받는데, 교감신경 흥분이 증가하면 혈관은 수축되고 감소하면 이완된다. 섬유성 결합조직은 바깥층인 외막(tunica externa)을 형성한다. 이 조직은 매우 강하여 큰 동맥으로 높은 압력의 혈류가 갑자기 들어오더라도 혈관이 파열되는 것을 예방하는 중요한 역할을 한다 BOX 13-1.

큰 동맥의 외층과 중간층은 매우 두껍다. 가장 작은 세동맥에서는 개개의 평활근 세포가 내층을 감싸고 있다. 평활근층은 동맥을 수축 또는 이완시킬 수 있다. 이러한 직경의 변화는 부분적으로 내피에 의해 그리고 연수와 자율신경계통에 의해 조절된다. 말단 세동맥의 경우, 모세혈관망 직전 주위 조직의 산소수준이 조절인자이다. 조직의 저산소증(hypoxia)은 전신 세동맥의 확장을 일으키는데, 이는 저산소증을 교정하기 위해 혈류의 증가("관류"라고 부름)를 야기하기 위함이다. 대조적으로, 폐의 말단 세동맥은 저산소증에 반응하여 수축한다; 이것은 15장에서 논의된다. 신경성 조절은 후에 혈압부분에서 논하게 될 것이다.

정맥 Veins

정맥(veins)은 반대로 혈액을 모세혈관에서 심장으로 운반한다. 더 작은 정맥을 **세정맥**(venules)이라 부른다. 동맥의 벽에서처럼 정맥에도 3개의 조직층이 있다. 그러나 동맥의 층과 비교했을 때 약간 차이가 있다. 정맥의 내층은 부드러운 내피이지만, **판막**(valves)을 형성하기 위해 내층이 간격을 두고 접혀 있다 그림 13-1. 판막은 혈액의 역류를 막아주며, 중력에 반해 심장으로 혈액을 귀환시켜야 하는 다리 정맥에 가장 많다.

정맥의 중간층은 얇은 평활근층이다. 정맥은 동맥처

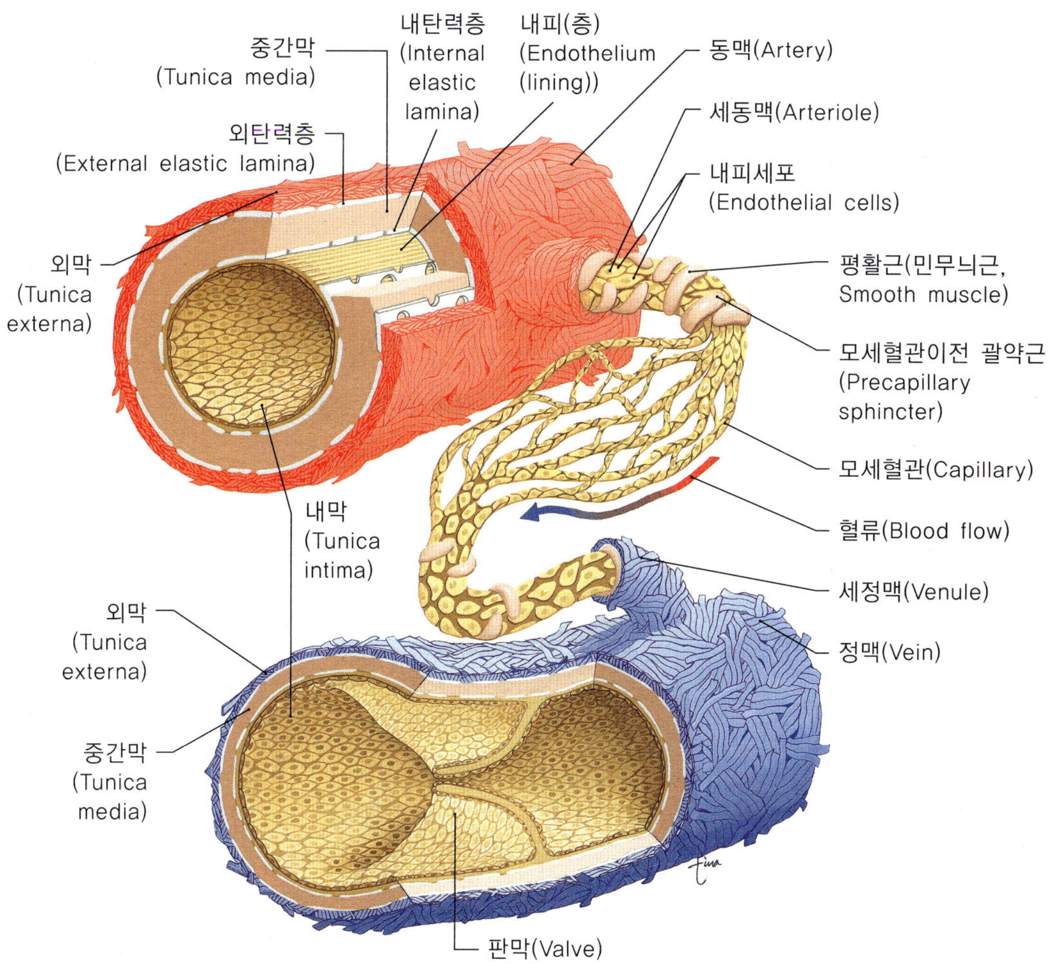

그림 13-1 **동맥, 세동맥, 모세혈관망, 세정맥, 정맥의 구조** 구체적 내용은 본문 참조

질문: 중간막은 무슨 조직으로 만들어졌으며 이 층은 동맥과 정맥에서 어떻게 다른가?

BOX 13-1 동맥질환 Disorders of arteries

동맥경화증(arteriosclerosis) – 흔히 '동맥이 굳어가는 것'이라 부르긴 하나 실제로 동맥경화증은 동맥이 탄력성을 잃고 그 벽이 약해져가는 것을 의미한다. 동맥은 높은 압력 하에서 혈액을 운반하므로 동맥벽의 약화는 노화과정의 일부이다.

동맥류(aneurysm) – 동맥벽의 약한 부분은 불거져 나와 동맥류라 부르는 주머니나 풍선모양을 형성한다. 동맥경화증이 가능성 있는 원인이나 일부 동맥류는 선천성이다. 동맥류는 어떤 증상도 없이 수년 동안 존재할 수 있으며, 다른 목적으로 진단검사를 받는 도중에 발견될 수 있다. 동맥류가 형성되는 가장 흔한 부위는 대뇌동맥과 대동맥, 특히 복부대동맥이다. 뇌동맥류의 파열은 뇌혈관질환(CVA)의 원인이 될 수 있다. 대동맥류의 파열은 생명을 위협하며 즉각적인 교정수술을 요한다. 동맥의 손상된 부분은 제거되고 이식조직으로 대체된다. 이러한 수술은 동맥류가 파열되기 전에 발견될 때도 시행된다.

죽상경화증(artherosclerosis) – 이 질환은 이전에 설명되었다(제2장과 제12장 참조).

럼 혈압을 조절하고 혈액을 모세혈관내로 흐르게 하지 않기 때문에 얇다. 그러나 정맥은 광범위하게 수축할 수 있으며, 이 기능은 심한 출혈과 같은 특정 상황에서 매우 중요하다. 정맥의 외층도 얇다. 즉, 정맥내 혈압은 매우 낮기 때문에 섬유성 결합조직을 많이 필요로 하지 않는다.

정맥은 동맥보다 큰 용적을 지닌다. 즉, 총 용적이 더 크다. 예를 들어, 대퇴정맥은 대퇴동맥에 비해 큰 직경 또는 공간을 지닌다. 신체가 휴식상태에 있을 때, 약 63~65%의 혈액은 체정맥(systemic veins)을 통해 흐르는 반면, 체동맥(systemic arteries)에는 12~15%의 혈액이 흐른다(폐정맥은 9~10%, 심장과 체모세혈관은 7~8%를 지닌다).

문합 Anastomoses

문합(anastomoses)은 동맥과 동맥 또는 정맥과 정맥 등 혈관을 연결 또는 결합하는 것이다. 이들 결합의 일반적인 목적은 한 혈관이 막혔을 때 혈액이 흐를 수 있는 다른 길을 제공하기 위함이다.

동맥 문합은 혈액이 산소와 영양분을 운반하고 노폐물은 제거하기 위해 어떤 기관의 모세혈관에 도달하도록 한다. 예를 들어, 심근에 혈액을 공급하는 관상동맥의 일부 사이에 동맥 문합이 있다.

정맥 문합은 혈액이 다시 펌프되기 위해 심장으로 귀환할 수 있도록 돕는다. 정맥 문합은 사람이 나이가 들면서 막힐 가능성이 증가하는 다리 정맥 사이에 많다 BOX 13-2.

모세혈관 Capillaries

모세혈관(capillaries)은 세동맥에서 세정맥으로 혈액을 운반한다. 벽두께는 오직 1개의 세포이다. 즉, 모세혈관은 실제로 동맥과 정맥의 단순 편평상피인 내피

BOX 13-2 정맥질환 Disorders of veins

정맥염(phlebitis) – 정맥의 염증. 이 질환은 다리의 정맥에서 가장 흔하다. 이유는 혈액이 중력에 반하여 심장으로 되돌아갈 때 큰 압력을 받기 때문이다. 흔히 특별한 원인을 확인할 수 없으나, 노화, 비만, 혈액질환이 촉진요인이 될 수 있다.
표재성 정맥이 영향을 받으면, 그 부위는 예민해지거나 통증이 있을 수 있으나 이들 정맥 사이에는 많은 문합이 있기 때문에 혈류는 대체로 유지된다. 심부 정맥염은 응혈(혈전정맥염)이 형성될 가능성이 있으며, 잇따라 응혈이 이동하여 색전(embolism)을 형성하는 잠재적으로 훨씬 심각한 질환이다.

정맥류(varicose veins) – 정맥이 부어오르고 팽창된 것으로 다리의 표재성 정맥에 가장 흔히 발생한다. 이 질환은 한 자리에 오랫동안 서 있거나 앉아 있어야만 하는 사람에서 발생할 수 있다. 다리 근육의 수축이 없으면 혈액은 다리 정맥에 울혈되고 그 벽은 늘어난다. 정맥이 과도하게 늘어날 경우, 그 안에 있는 판막은 더는 적절하게 닫혀 있지 못하게 된다. 무력해진 판막은 더는 혈액의 역류를 막지 못하고 울혈은 더해져 정맥벽은 점점 더 늘어나게 된다. 정맥류는 다리의 불편감과 경련을 초래하거나 점점 통증을 가중시킨다. 심한 정맥류는 외과적으로 제거할 수 있다.
이 질환은 임신 중에 확대된 자궁이 장골정맥을 압박하여 하대정맥 안의 혈류가 느려질 때도 발생할 수 있다. 항문관의 정맥류는 치질(hemorrhoids)이라 부르며, 임신이나 만성 변비, 배변 시 힘주기의 결과로도 발생한다. 불편감이나 통증을 초래하는 치질도 외과적으로 제거할 수 있다. 레이저수술의 발달로 과거보다 더 간단한 절차로 제거할 수 있게 되었다.

로 연결된다 그림 13-1 . 일부 조직은 모세혈관이 없다. 이들 조직은 표피, 연골, 눈의 수정체와 각막이다.

그러나 대부분의 조직은 광범위한 모세혈관망을 가진다. 한 기관 안의 모세혈관의 양은 그 기관의 대사활동을 반영한다. 예를 들어, 신장의 기능은 적절한 혈액공급에 의존한다. 그림 18-2 는 신장의 혈관계를 보여준다. 밀집된 혈관을 볼 수 있는데, 대부분이 모세혈관이다. 반대로 발뒤꿈치의 아킬레스건 또는 무릎 뒤의 슬개건과 같은 인대는 혈관이 성글다. 그 이유는 섬유성 결합조직은 대사적으로 활동이 거의 없기 때문이다.

모세혈관망 안으로의 혈류는 각 네트워크가 시작되는 곳에 있는, **모세혈관이전 괄약근**(precapillary sphincters)이라 부르는 평활근세포에 의해 조절된다 그림 13-1 . 모세혈관이전 괄약근은 신경계통에 의해 조절되는 것이 아니라 조직의 요구에 따라 수축 또는 확장된다. 신체는 동시에 모든 모세혈관을 채울 만큼 충분한 혈액이 없기 때문에 모세혈관이전 괄약근은 약간 수축되어 있다. 운동 중에 있는 근육처럼 더 많은 산소를 필요로 하는 활동성 조직에서는 모세혈관이전 괄약근은 혈류를 증가시키기 위해 이완된다. 이들의 자율적 반응은 혈액(혈액의 양은 일정하다)을 가장 필요로 하는 곳으로 순환시킨다.

동양혈관(sinusoids)이라 부르는 일부 기관은, 다른 모세혈관에 비해 좀 더 크고 투과성이 좋은 모세혈관을 갖고 있다. 동양혈관의 투과성은 적골수와 비장에서 단백질이나 혈액세포와 같은 큰 물질을 혈액으로 들어가고 나오는 것을 가능하게 한다. 동양혈관은 단백질을 생산하여 혈액내로 분비하는 간이나 뇌하수체와 같은 기관에서 발견된다.

모세혈관내 교환 Exchanges in capillaries

모세혈관은 세포를 둘러싼 조직액과 혈액 사이의 물질교환 장소이다. 이들 물질의 일부는 혈액에서 조직액으로 이동하고 일부 다른 물질은 조직액에서 혈액으로 이동한다. 이들 물질들의 교환과정은 그림 13-2 에 설명되어 있다.

가스는 **확산**(diffusion)에 의해 이동한다. 즉, 농도가 높은 부위에서 농도가 낮은 부위로 이동한다. 그러므로 산소는 전신의 모세혈관 내 혈액에서 조직액으로 확산되고 이산화탄소는 조직액에서 혈액으로 확산되어 폐에서 배출된다.

혈액이 세동맥으로부터 모세혈관으로 들어갈 때의 혈압을 생각해 보자. 이곳의 혈압은 약 30~35mmHg이고, 주변 조직액의 압력은 약 2mmHg 정도 낮다. 모세혈관 혈압이 더 높기 때문에 **여과과정**(filtration)이 일어나 혈장과 용해된 영양분을 모세혈관에서 조직액으로 밀어낸다. 이것이 포도당, 아미노산, 비타민과 같은 영양소가 세포로 전해지는 방법이다.

혈압은 혈액이 모세혈관의 정맥측 끝에 도달할 때 감소한다. 그러나 알부민과 같은 단백질은 혈액 안에 남아 있다. 알부민은 혈액의 **교질삼투압**(colloid osmotic pressure, COP)에 기여한다. 이것은 밀어내는 압력이 아니라 끌어들이는 또는 끌어당기는 압력이다. 모세혈관의 정맥측 끝에서 혈액내 알부민에 의해 조직액을 모세혈관 내로 끌어들이면서 세포에서 생산한 노폐물도 함께 혈액으로 들어온다. 혈액으로 돌아온 조직액은 정상 혈액량과 혈압을 유지하는 데 도움이 된다.

혈액에서 조직액으로 나간 양은 모세혈관으로 되돌아온 양보다 약간 많다. 만일 이것이 계속될 경우, 혈액량은 점차 고갈되어 갈 것이다. 그러나 여분의 조직액은 림프 모세혈관으로 들어가서 림프를 형성한다. 림프(lymph)는 혈액으로 되돌아가 혈장으로 다시 재순환되고 혈액량은 유지된다. 이에 대해선 제14장에서 설명하고 있다.

순환경로 Pathways of Circulation

2개의 주요 순환경로는 폐순환과 체순환이다. 폐순환은 우심실에서 시작하고, 체순환은 좌심실에서 시작한다. 간문맥 순환은 체순환의 특수한 부분으로 따로 논하게 될 것이다. 태아순환은 출생 전에만 존재하는 경로이며 따로 논하게 될 것이다.

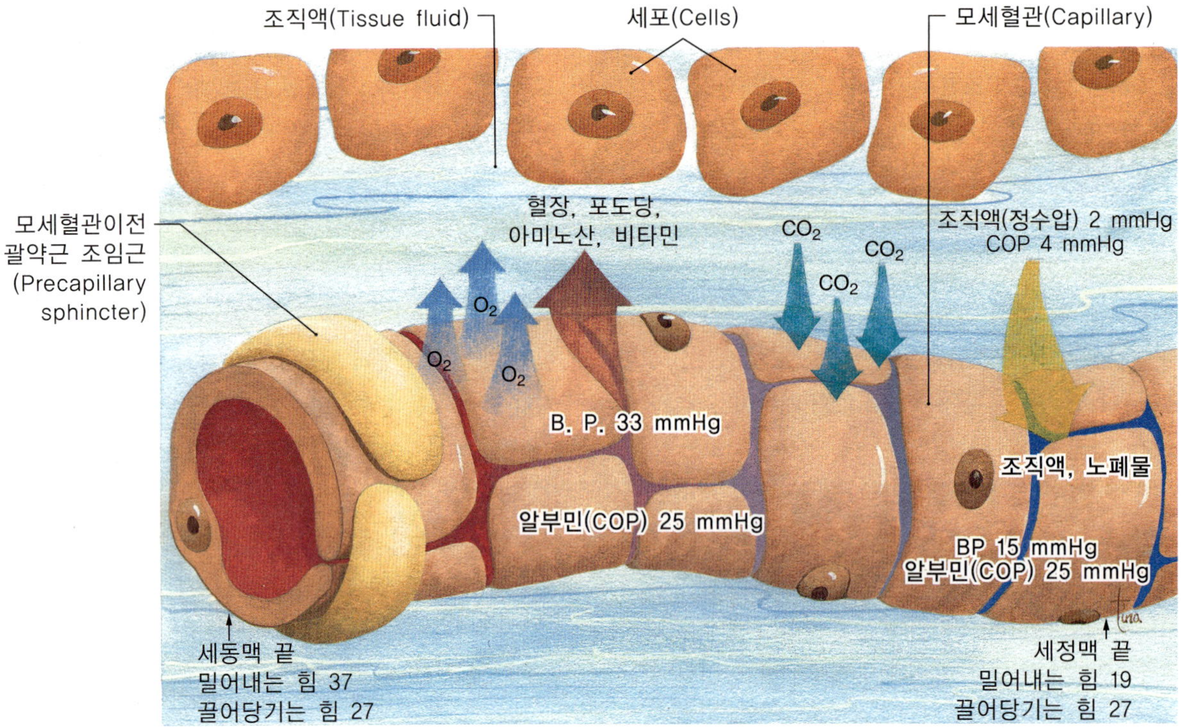

그림 13-2 **모세혈관내 혈액과 주변 조직액간의 교환** 화살표는 이동방향을 나타낸다. 여과는 모세혈관의 동맥 끝부분에서 일어난다. 삼투는 정맥 끝부분에서 일어난다. 가스는 확산에 의해 교환된다.

질문: 여기에 보여지는 모든 압력 중 어느 것이 가장 높으며 어떤 과정에 의해 이것이 일어나는가?

폐순환 Pulmonary circulation

우심실은 혈액을 폐동맥으로 보내고 이것은 좌우 폐동맥으로 나뉘어 각 폐로 들어간다. 폐 안에서 각 동맥은 더 작은 동맥과 세동맥 그리고 모세혈관으로 갈라진다. 폐모세혈관은 폐포로 둘러싸인다. 이곳에서 산소와 이산화탄소의 교환이 이루어진다. 모세혈관은 세정맥을 형성하기 위해 합쳐지고, 이것은 정맥으로 합해져 각 폐에서 나오는 2개의 폐정맥이 되어 혈액을 좌심방으로 돌려보낸다. 이렇게 산화된 혈액은 체순환을 통해 전신에 보내질 것이다(폐정맥은 산화된 혈액을 포함함에 주목한다. 이들은 산소를 많이 함유한 혈액을 운반하는 유일한 정맥이다. 체정맥내 혈액은 산소 농도가 낮다. 체동맥은 산화된 혈액을 운반한다).

체순환 Systemic circulation

좌심실은 혈액을 우리 몸에서 가장 큰 동맥인 대동맥으로 보낸다. 잠시 대동맥과 그 분지에 대해 알아본 다음 체순환에 대해 설명하게 될 것이다. 대동맥의 분지는 혈액을 신체 전신의 세동맥과 모세혈관망으로 보낸다. 모세혈관은 세정맥과 정맥을 형성하기 위해 합쳐진다. 다리에서 온 정맥은 혈액을 하대정맥으로 보낸다. 팔에서 온 정맥은 혈액을 상대정맥으로 보낸다. 이들 두 대정맥은 혈액을 우심방으로 돌려보낸다. 주요 동맥과 정맥은 그림 13-3, 그림 13-5 에서 보여주고 있고, 그들의 기능은 표 13-1 과 표 13-2 에 열거되어 있다.

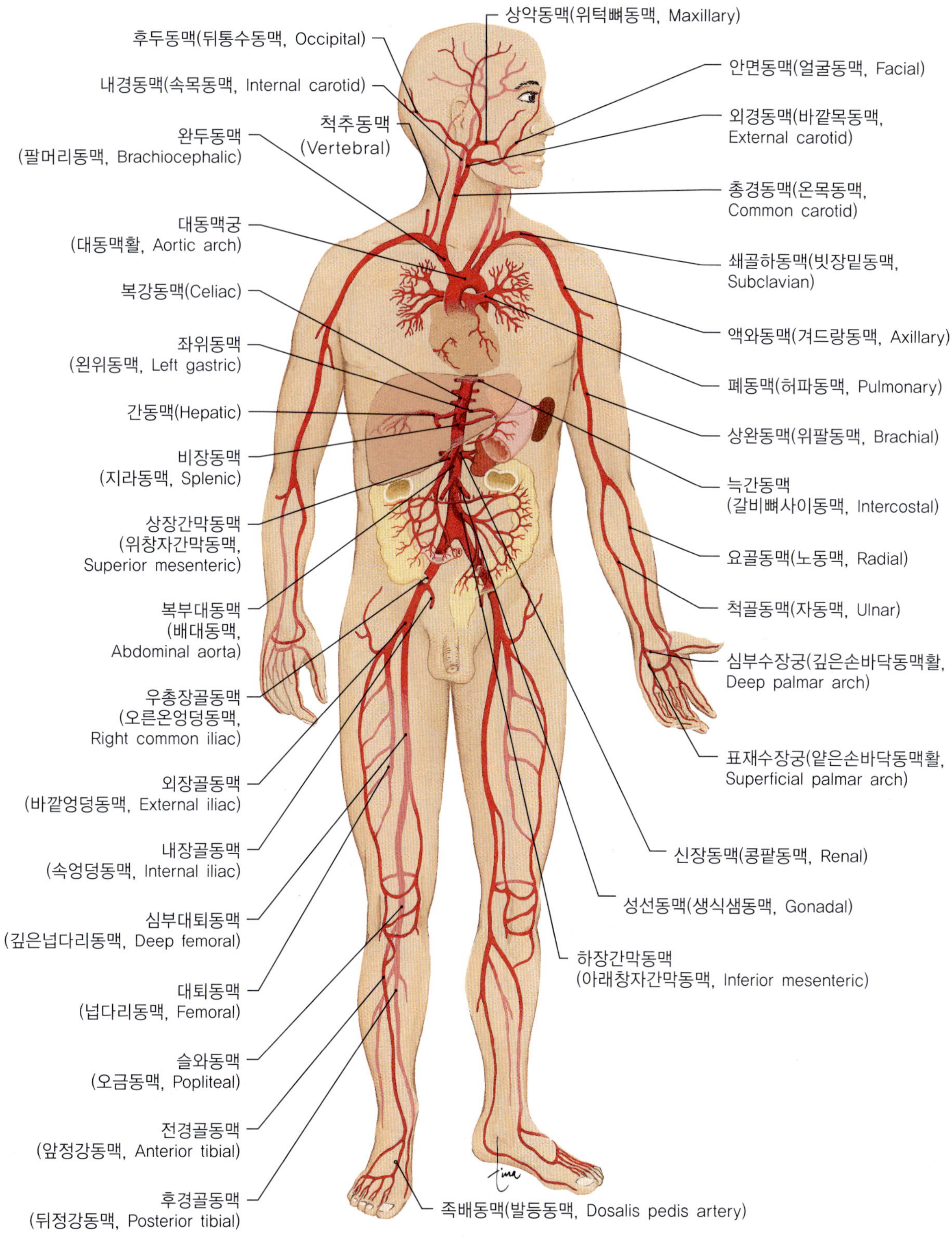

그림 13-3 **전신 동맥들** 대동맥과 대동맥의 큰 가지들은 전면에서 볼 수 있다.

질문: 뼈의 이름을 따서 지은 세 개의 동맥을 찾을 수 있는가? 기관의 이름을 딴 동맥은?

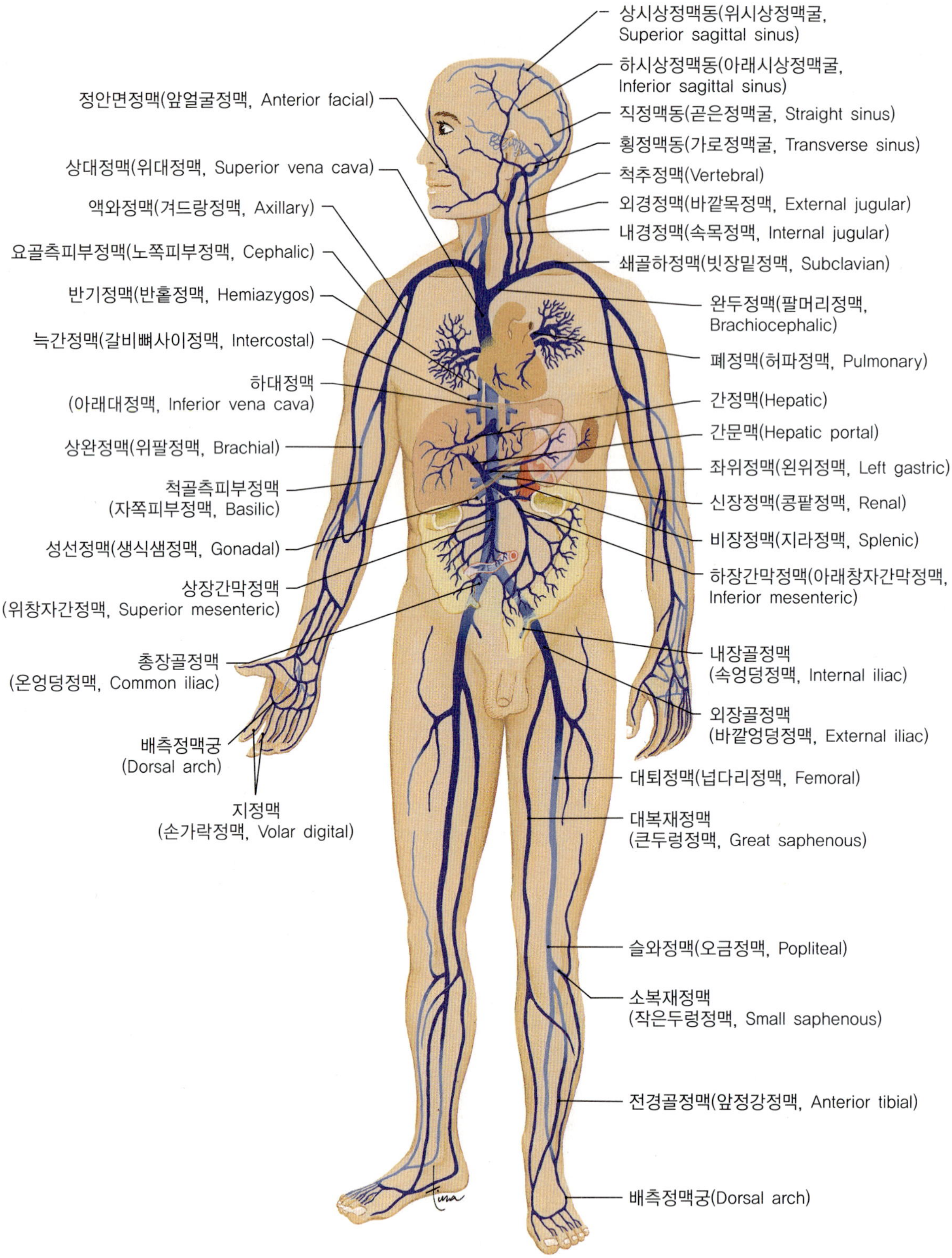

그림 13-4 전신 정맥들은 전면에서 볼 수 있다.

질문: 동행하는 동맥과 같은 이름을 가진 세 개의 정맥을 찾을 수 있는가?

대동맥은 연속적인 혈관이나 정확한 설명을 위해 몇 개의 부분, 즉 상행대동맥, 대동맥궁, 흉부대동맥, 복부대동맥으로 나누어 해부학적으로 명명하였다. 상행대동맥은 좌심실의 정상에서부터 처음 1인치이다. 대동맥궁은 심장 위에서 뒤로 굽어져 아래로 향하고 있다.

흉부대동맥은 흉강을 통과하고, 횡격막을 통과해 아래로 이어진다. 횡격막 위치에서 복부대동맥은 제4요추까지 이어지고 이곳에서 2개의 총장골동맥으로 나뉜다. 이 경로를 따라 대동맥은 많은 분지를 통해 혈액을 특수한 기관과 신체의 주요 부분으로 보낸다.

상행대동맥은 2개의 분지, 즉 심근에 혈액을 공급하는 좌우 관상동맥만 가진다. 이 순환 경로는 이전에 제12장에서 설명하였다.

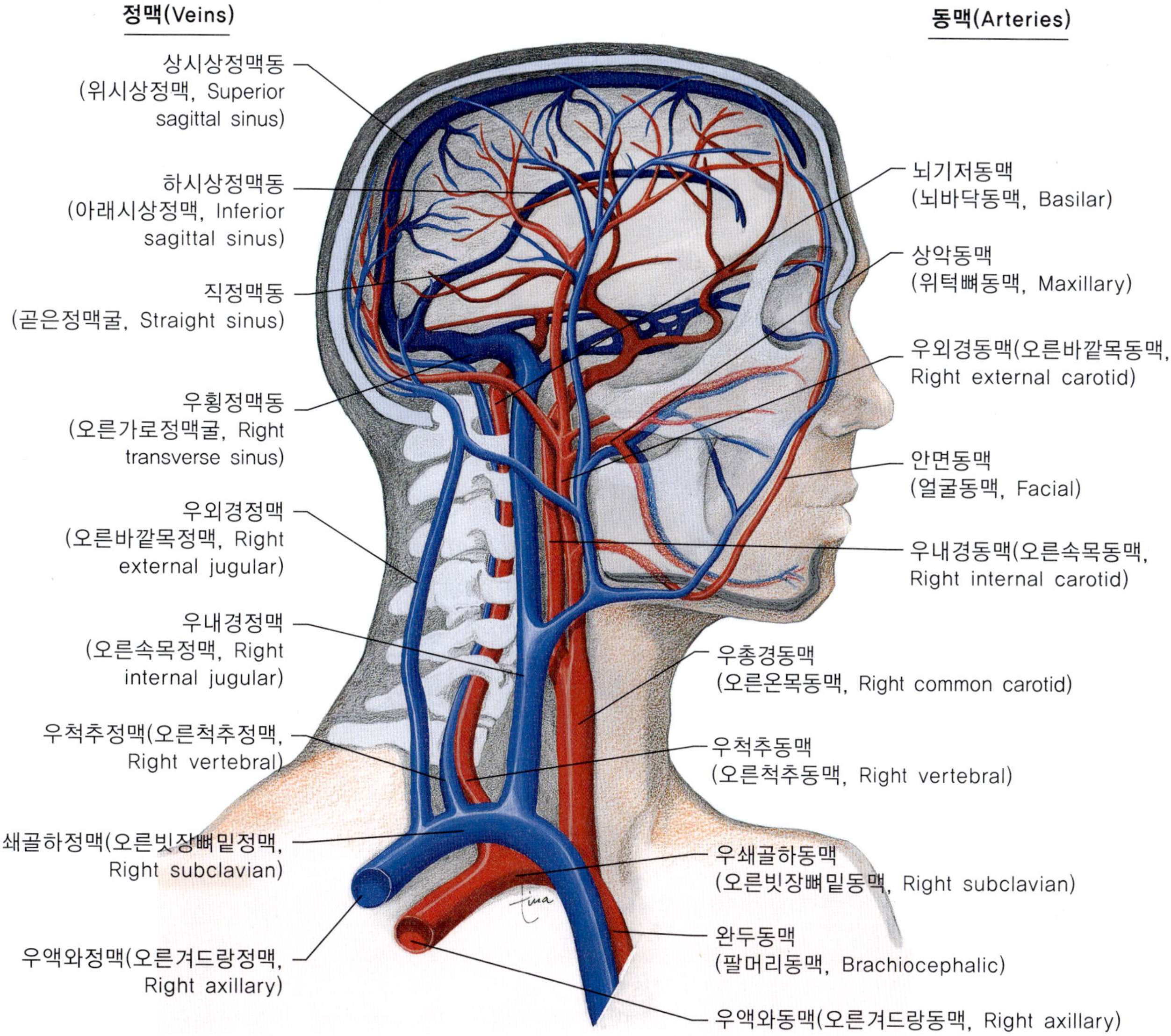

그림 13-5 머리와 목의 동맥과 정맥은 우측면에서 볼 수 있다. 정맥은 왼쪽에 이름이 있고, 동맥은 오른쪽에 이름이 있다.

질문: 총경동맥에 대응하는 정맥은 어느 정맥인가?

대동맥궁은 머리와 팔로 혈액을 공급하는 3개의 분지를 가진다. 완두동맥(brachiocephalic artery), 좌총경동맥, 좌쇄골하동맥. 완두동맥은 매우 짧으며, 우총경동맥과 우쇄골하동맥으로 나뉜다. 좌·우총경동맥은 목 안으로 이어져 그곳에서 각각 내경동맥과 외경동맥으로 나뉘고, 머리에 혈액을 공급한다. 좌·우쇄골하동맥은 쇄골 뒤쪽 어깨로 해서 팔로 이어진다. 동맥이 다른 신체부위로 들어갈 때('분지(branch)'가 아니라 단순히 이어지는 것), 그 이름이 바뀐다. 쇄골하정맥은 액와동맥이 되고, 이것은 상완동맥이 된다. 경동맥과 쇄골하동맥의 분지들은 그림 13-3 과 그림 13-5 에 도식화하였다. 이들 그림을 보면서 혈관의 이름은 그것이 위치한 장소를 말해준다는 것을 기억하라. 예를 들어, 안면동맥은 얼굴에 있다.

머리에 있는 일부 동맥들은 윌리스환(circle of Willis, 윌리스고리 또는 뇌동맥환)인 중요한 동맥문합에 기여한다. 이것은 뇌하수체 주위에 있는 동맥들의 고리이다 그림 13-6 . 윌리스환은 좌·우 척추동맥(쇄골하동맥의 분지)이 합쳐지는 뇌기저동맥과 좌·우 내경동맥으로 이루어지며, 뇌는 항상, 수면 중에라도 활동하고 있기 때문에 산소를 공급하고 노폐물을 제거하기 위해 일정한 혈류를 가지고 있어야 한다. 이 때문에 윌리스환으로 혈액을 가져오는 4개의 혈관이 있는 것이다. 이 문합으로부터 몇 개의 쌍을 이룬 동맥들(뇌 동맥들)이 뇌 안으로 확장된다.

흉부대동맥과 그 분지는 흉벽과 흉강내 기관에 혈액을 공급한다. 이들 혈관은 표 13-1 에 열거하였다.

복부대동맥은 복벽과 기관에 분포하는 동맥과 다리로 이어지는 총장골동맥의 근원이다. 그림 13-3 에서 총장골동맥이 외장골동맥이 되며, 그것이 대퇴동맥이 되고 다시 슬와동맥이 되는 것을 주목하라. 즉, 같은 혈관이 위치에 따라 다른 이름을 가진다. 이들 혈관도 표 13-1 에 열거하였다 BOX 13-3 .

전신의 정맥은 기관 또는 신체 부위로부터의 혈액을 배출하고 흔히 그들에 상응하는 동맥과 나란히 분포한다. 가장 중요한 정맥은 그림 13-4 에 도식화하였고, 표 13-2 에 열거하였다.

간문맥 순환 Hepatic portal circulation

간문맥 순환은 복부의 소화기관과 비장으로부터 온 혈액이 심장으로 되돌아기기 전에 간을 통과해 순환하는 체순환의 일부분이다.

위, 소장, 대장, 췌장, 비장의 모세혈관으로부터 온 혈액은 2개의 큰 정맥인 상장간막정맥과 비장정맥내로 흘러들어가고 문맥을 형성하기 위해 합쳐진다 그림 13-7 . 문맥은 간 안으로 혈액을 받아들이고 광범위하게 갈라져 있는 간의 모세혈관인 동양혈관 내로 혈액을 비운다 그림 16-6 . 동양혈관으로부터 혈액은 간정맥으로 흘러들어가고 하대정맥을 지나 우심방으로 돌아간다. 이 경로에는 두 세트의 모세혈관이 있고 모세혈관 안에서 교환이 이루어짐을 기억하고 있도록 한다. 문맥순환의 목적과 중요성을 보여주고자 몇 가지 구체적인 예를 이용하고자 한다.

표 13-1 주요 전신 동맥들

상행대동맥과 대동맥궁의 분지		
동맥	**~분지**	**공급 부위**
관상동맥(coronary a.)	상행대동맥(ascending aorta)	• 심근
완두동맥(brachiocephalic a.)	대동맥궁(aortic arch)	• 우측 팔과 머리
우총경동맥(right common carotid a.)	완두동맥(brachiocephalic a.)	• 머리의 우측
우쇄골하동맥(right subclavian a.)	완두동맥(brachiocephalic a.)	• 우측 어깨와 팔
좌총경동맥(left common carotid a.)	대동맥궁(aortic arch)	• 머리의 좌측
좌쇄골하동맥(left subclavian a.)	대동맥궁(aortic arch)	• 좌측 어깨와 팔

표 13-1 주요 전신 동맥들 (계속)

상행대동맥과 대동맥궁의 분지

동맥	~분지	공급 부위
외경동맥(external carotid a.)	총경동맥(common carotid a.)	• 머리의 표면
표재 관자동맥(superficial temporal a.)	외경동맥(external carotid a.)	• 두피
내경동맥(internal carotid a.)	총경동맥(common carotid a.)	• 뇌(윌리스환)
안동맥(ophthalmic a.)	내경동맥(internal carotid a.)	• 눈
척추동맥(vertebral a.)	쇄골하동맥(subclavian a.)	• 경추와 윌리스환
액와동맥(axillary a.)	쇄골하동맥(subclavian a.)	• 겨드랑이
상완동맥(brachial a.)	액와동맥(axillary a.)	• 위팔
요골동맥(radial a.)	상완동맥(brachial a.)	• 아래팔
척골동맥(ulnar a.)	상완동맥(brachial a.)	• 아래팔
수장궁(volar arch)	요골동맥과 척골동맥(radial & ulnar a.)	• 손

흉부대동맥의 분지들(Branches of the Thoracic Aorta)

동맥	공급 부위
늑간동맥(9쌍)(intercostal a.)	• 피부, 근육, 몸체의 뼈
상횡격막동맥(superior phrenic a.)	• 횡격막
심낭동맥(pericardial a.)	• 심낭
식도동맥(esophageal a.)	• 식도
기관지동맥(bronchial a.)	• 세기관지와 폐의 결합조직

복부대동맥의 분지들(Branches of the Abdominal Aorta)

동맥	공급 부위
하횡격막동맥(inferior phrenic a.)	• 횡격막
요동맥(lumbar a.)	• 등쪽의 요추부위
중천골동맥(middle sacral a.)	• 천골, 미골, 볼기
복강동맥(celiac a.)	• (분지들 참조)
간동맥(hepatic a.)	• 간
좌위동맥(left gastric a.)	• 위
비장동맥(splenic a.)	• 비장, 췌장
상장간막동맥(superior mesenteric a.)	• 소장, 결장 일부
부신동맥(suprarenal a.)	• 부신
신장동맥(renal a.)	• 신장
하장간막동맥(inferior mesenteric a.)	• 대부분의 결장과 직장
고환 또는 난소동맥(Testicular or ovarian a.)	• 고환 또는 난소
총장골동맥(common iliac a.)	• 복부대동맥으로부터 혈액을 받는 2개의 큰 혈관. 각 분지는 다음과 같다.
내장골동맥(internal iliac a.)	• 방광, 직장, 생식기관
외장골동맥(external iliac a.)	• 골반 아래에서 다리까지
대퇴동맥(femoral a.)	• 대퇴
슬와동맥(popliteal a.)	• 무릎 뒤쪽
전경골동맥(anterior tibial a.)	• 다리 전면
족배동맥(dorsalis pedis)	• 발목 위쪽과 발
족저궁(plantar arches)	• 발
후경골동맥(posterior tibial a.)	• 다리 후면
비골동맥(peroneal a.)	• 다리 내면
족저궁(plantar arches)	• 발

표 13-2 주요 전신 정맥들

정맥	합류되는 정맥	배출 부위
머리와 목		
두개정맥동(cranial venous sinuses)	내경정맥	• 뇌, 재흡수된 뇌척수액(CSF) 포함
내경정맥(internal jugular v.)	완두정맥	• 얼굴과 목
외경정맥(external jugular v.)	쇄골하정맥	• 얼굴과 목의 표면
쇄골하정맥(subclavian v.)	완두정맥	• 어깨
완두정맥(brachiocephalic v.)	상대정맥	• 윗몸
상대정맥(superior vena cava)	우심방	• 윗몸
팔과 어깨		
요골정맥(radial v.)	상완정맥	• 아래팔과 손
척골정맥(ulnar v.)	상완정맥	• 아래팔과 손
요골측 피부정맥(cephalic v.)	액와정맥	• 팔과 아래팔의 표면
척골측 피부정맥(basilic v.)	액와정맥	• 위팔 표면
상완정맥(brachial v.)	액와정맥	• 위팔
액와정맥(axillary v.)	쇄골하정맥	• 겨드랑이
쇄골하정맥(subclavian v.)	완두정맥	• 어깨
몸통		
완두정맥(brachiocephalic v.)	상대정맥	• 윗몸
기정맥(azygos v.)	상대정맥	• 흉부와 복부의 심부 구조, 하대정맥과 상대정맥을 연결
간정맥(hepatic v.)	하대정맥	• 간
신장정맥(renal v.)	하대정맥	• 신장
고환 또는 난소정맥 (testicular or ovarian v.)	하대정맥과 좌신장정맥	• 고환 또는 난소
내장골정맥(internal iliac v.)	총장골정맥	• 직장, 방광, 생식기관
외장골정맥(external iliac v.)	총장골정맥	• 다리와 복벽
총장골정맥(common iliac v.)	하대정맥	• 다리와 아래쪽 복부
다리와 둔부		
전경골정맥과 후경골정맥 (anterior and posterior tibial v.)	슬와정맥	• 다리와 발
슬와정맥(popliteal v.)	대퇴정맥	• 무릎
소복재정맥(small saphenous v.)	슬와정맥	• 다리와 발의 표면
대복재정맥(great saphenous v.)	대퇴정맥	• 발, 다리, 대퇴의 표면
대퇴정맥(femoral v.)	외장골정맥	• 대퇴
외장골정맥(external iliac v.)	총장골정맥	• 다리와 복벽
총장골정맥(common iliac v.)	하대정맥	• 다리와 아래쪽 복부
하대정맥(inferior vena cava)	우심방	• 아래몸

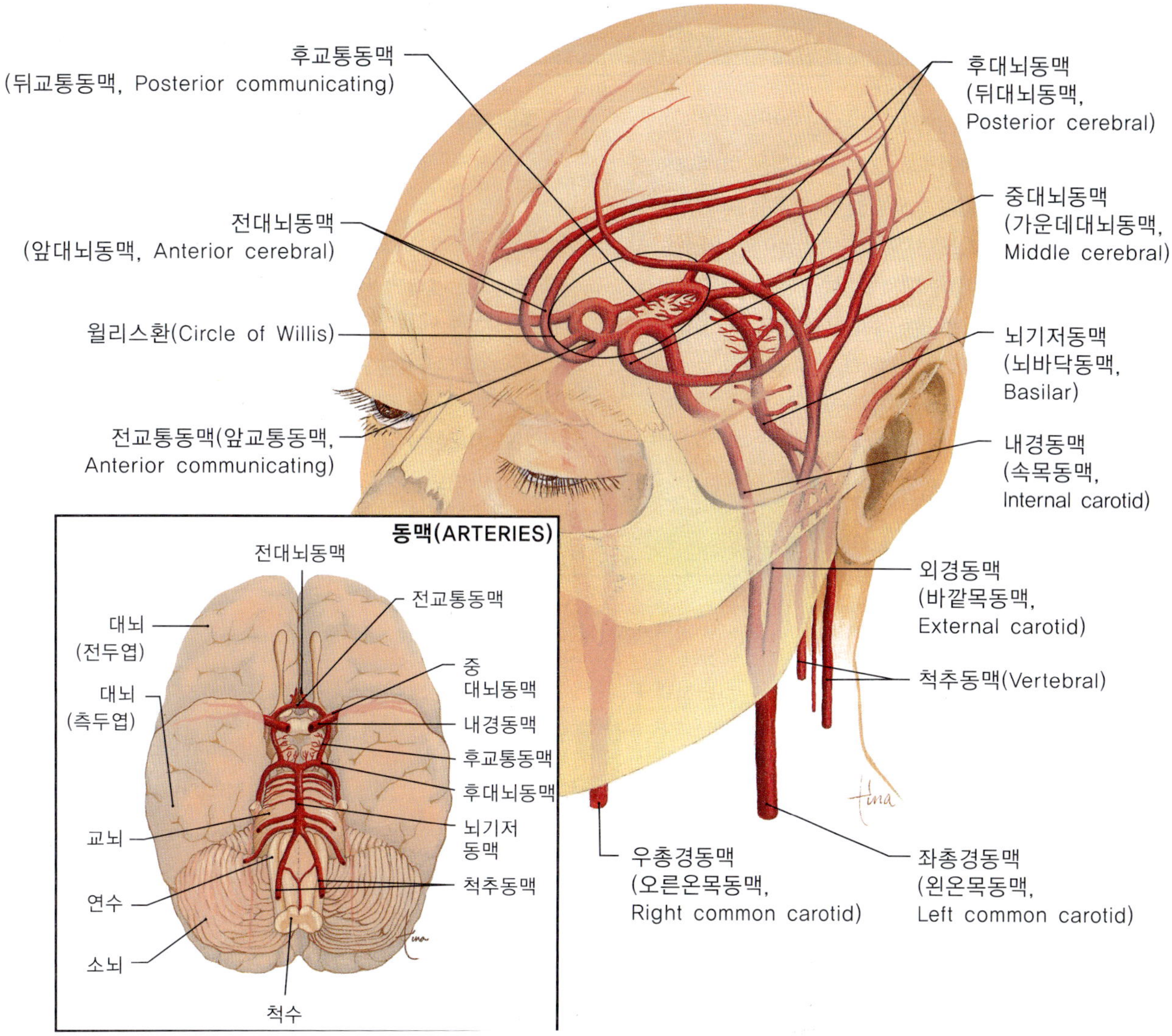

그림 13-6 **윌리스환** 이 문합은 다음에 나오는 동맥들로 형성된다 : 내경동맥, 전교통동맥, 후교통동맥, 뇌기저동맥. 뇌동맥은 윌리스환에서부터 뇌 안으로 확장된다. BOX는 뇌 후면에서 이들 혈관들을 보여주고 있다.

질문: 이렇게 많은 혈관들이 윌리스환에 기여하는 이유는?

탄수화물 소화의 결과인 포도당은 소장의 모세혈관 안으로 흡수된다. 과식을 한 후 혈당수준은 크게 증가할 것이다. 이 혈액이 심장으로 직접 되돌아가고 이어서 신장을 통과해 순환할 경우 포도당 일부는 소변으로 상실될 수 있다. 그러나 소장으로부터의 혈액은 먼저 간의 동양혈관을 통과하고 간세포는 여분의 포도당을 글리코겐으로 전환하여 저장한다. 그렇게 되면 심장으로 되돌아온 혈액은 정상 범위의 혈당수준을 보일 것이다.

또 다른 예로, 알코올은 위와 소장의 모세혈관내로 흡수된다. 이것이 직접 전신으로 순환될 경우 알코올은 빠르게 뇌의 기능을 해칠 것이다. 그러나 문맥순환은 혈액을 위에서 간으로 보내고 간은 알코올을 해독하여 뇌에 유해한 효과를 막아줄 수 있다. 물론 알코올 소비가 지속될 경우 혈중 알코올 수준은 간의 해독능력보다 빠르게 증가하여 알코올 중독의 징후가 나타난다.

BOX 13-3 맥박 부위 Pulse sites

맥박은 동맥 부위에서 느끼는 심장박동이다. 느끼는 것은 실제로 혈액에 의해 가해지는 힘은 아니지만 심실이 수축하는 힘은 동맥벽을 통해 전달된다. 이것은 맥박이 정맥에서 느껴지지 않는 이유이다. 이들은 힘을 감지하기에는 심장에서 너무 멀다.

가장 흔하게 이용되는 맥박 부위는 다음과 같다.

요골동맥 – 팔목의 엄지쪽에 있는 동맥

경동맥 – 목의 후두 측면에 있는 동맥

측두동맥 – 귀 바로 앞쪽에 있는 동맥

대퇴동맥 – 대퇴 위쪽에 있는 동맥

슬와동맥 – 무릎 뒤쪽에 있는 동맥

족배동맥 – 발 위쪽에 있는 동맥(흔히 족부동맥(pedal pulse)이라 부른다)

물론 맥박수는 심박동수이다. 그러나 심장이 약하게 될 경우 요골맥박은 심첨맥박(apical pulse, 청진기를 심장에 대고 듣는다)보다 낮다. 이것을 맥박결손(pulse deficit)이라 부르며, 일종의 심장질환을 나타낸다. 맥박을 잴 때 세심한 관찰자는 맥박의 리듬과 세기도 기록한다. 비정상적인 리듬은 심장부정맥을 반영하며 맥박의 세기(강함 또는 약함)는 심장과 동맥의 전반적인 상태를 사정하는 데 도움이 된다.

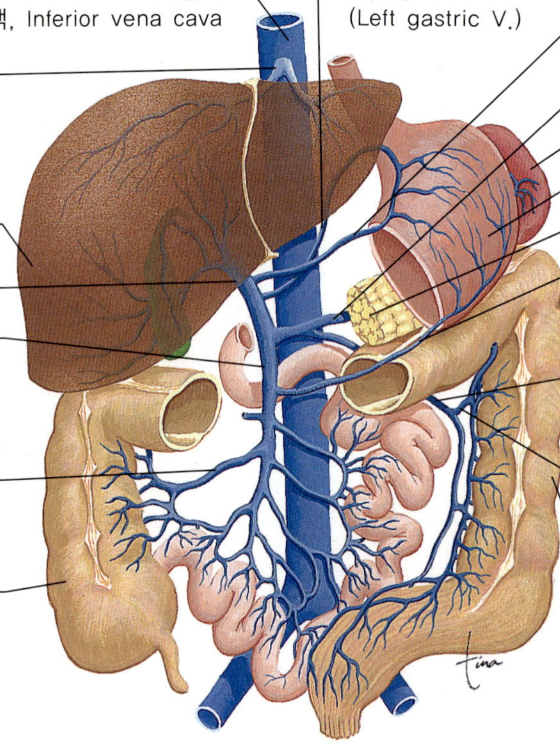

그림 13-7 **간문맥 순환** 문맥을 형성하기 위해 하나로 합쳐지는 정맥을 보여주고자 소화기관의 일부는 제거하였다. 내용은 본문 참조

질문: 문맥내 혈액은 어느 기관으로 가는가? 혈액은 어디에서 오는가?

이러한 문맥순환 경로가 있어 간은 소화기관과 비장으로부터 오는 혈액의 내용물을 변화시킬 수 있다. 일부 영양소를 저장하거나 변화하고 비장으로부터의 빌리루빈을 담즙으로 배출하고 독이 될 수 있는 것을 혈액이 심장과 신체 다른 부위로 되돌아가기 전에 해독한다.

태아 순환 Fetal circulation

태아는 산소와 영양분의 공급, 이산화탄소와 노폐물의 제거를 모체에 의존한다. 태아와 모체 간의 교환 장소는 태반이다. **태반(placenta)**은 태아의 혈관과 모체의 혈관을 포함한다 그림 13-8, 그림 21-5.

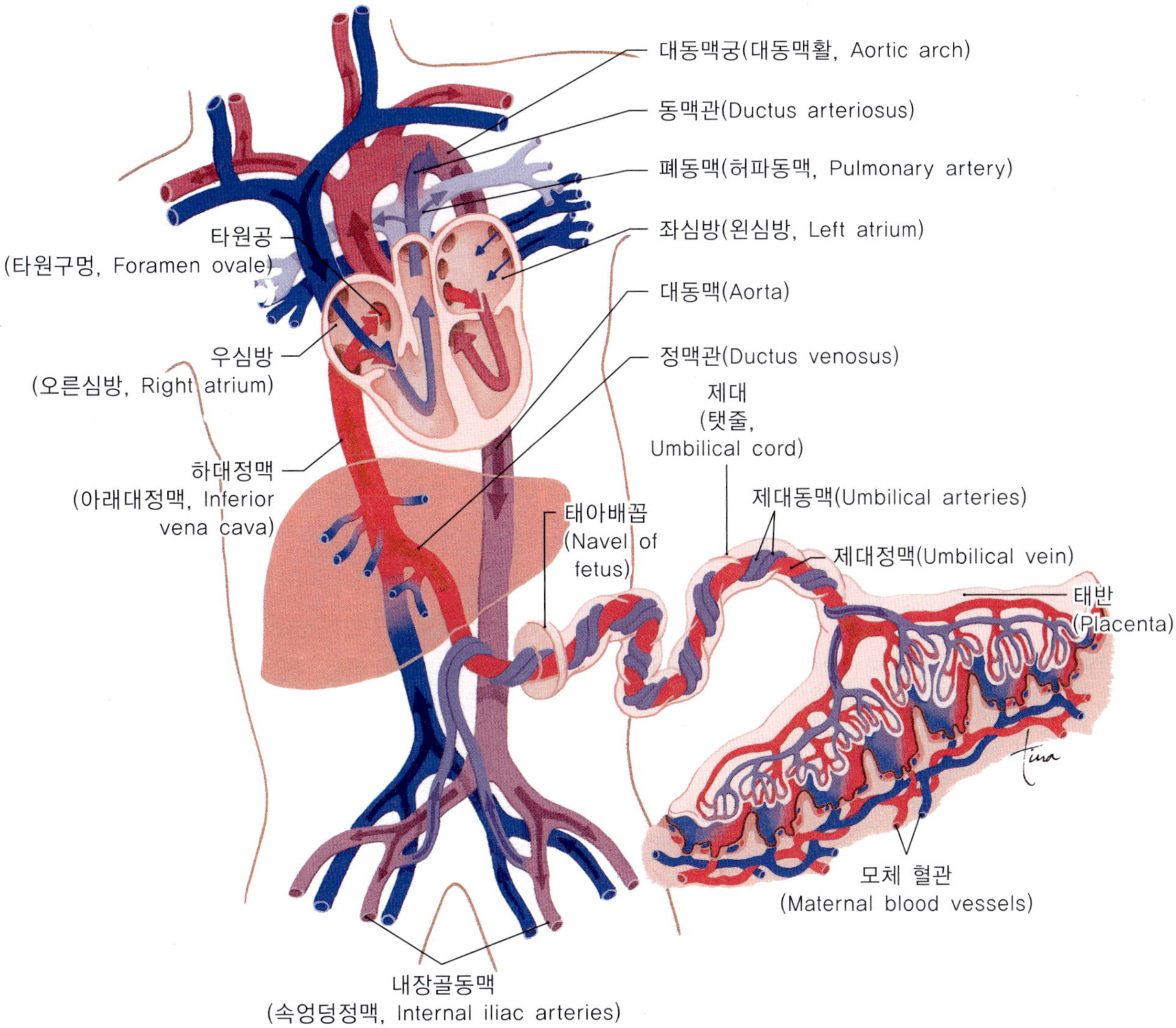

그림 13-8 **태아 순환** 태아의 심장과 혈관은 좌측에서 볼 수 있다. 화살표는 혈류의 방향을 나타낸다. 태반과 제대 혈관은 우측에서 볼 수 있다. 내용은 본문 참조

질문: 태아의 심장에서 타원공을 찾아본다. 이곳을 통해 혈액은 어느 쪽으로 흐르는가? 그 이유는?

태아의 혈액은 모체의 혈액과 섞이지 않는다. 물질들은 확산과 능동적 이동기전에 의해 교환된다. 태아는 제대(탯줄, umbilical cord)에 의해 태반과 연결된다. 제대는 2개의 제대동맥과 1개의 제대정맥을 포함한다 그림 13-8 . **제대동맥**(umbilical arteries)**은** 태아의 내장골동맥의 가지이다. 이들은 혈액을 태아에서 태반으로 운반한다. 태반 안에서 태아 혈액 안의 이산화탄소와 노폐물은 모체의 순환으로 들어가고, 모체 혈액으로부터의 산소와 영양분은 태아 순환으로 들어간다.

제대정맥(umbilical vein)은 산화된 혈액을 태반에서 태아로 운반한다. 태아의 몸 안에서 제대정맥은 갈라진다. 한 가지는 태아의 간에서 일부 혈액을 받아들이나 대부분의 혈액은 **정맥관**(ductus venosus)을 통과해 하대정맥으로, 그리고 우심방으로 들어간다. 출생 후 제대가 잘리면 이들 태아 혈관의 나머지는 수축되고 기능을 하지 않게 된다.

태아 순환의 다른 변화는 태아의 심장과 큰 동맥에 관한 것이다 그림 13-8 . 태아의 폐는 수축되어 있고 가스교환을 하지 않기 때문에 혈액은 신체로 우회한다. **타원공**(foramen ovale)은 일부 혈액이 우심방에서 좌심방으로 흐르도록 허용하는 방과 방 사이 중격(interatrial septum)의 구멍이다. 우심실로 들어간 혈액은 폐동맥 안으로 박출된다. **동맥관**(ductus arteriosus)은 폐동맥 안의 대부분의 혈액을 대동맥으로, 전신으로 돌리는 짧은 혈관이다. 타원공과 동맥관 둘 다 혈액이 태아의 폐를 우회하도록 허용한다.

출생하자마자 아기는 숨을 쉬고 폐를 확장하여 더 많은 혈액을 폐순환 내로 끌어들인다. 그러면 더 많은 혈액이 좌심방으로 되돌아가고 타원공 좌측에 있는 판(flap)이 닫힌다. 동맥관이 혈액의 고농도 산소에 반응하여 수축하고 폐순환은 수일 내로 기능을 하게 된다.

혈류의 속도 Velocity of Blood Flow

혈액이 흐르는 속도는 혈관계의 부위에 따라 다르다. 속도는 특정 혈관계의 단면적과 역관계에 있다(한쪽 수치가 올라가면 다른 쪽은 떨어진다). 다음 내용을 읽으면서 그림 13-9 를 참조한다. 대동맥은 좌심실로부터의 모든 혈액을 받는데, 그 단면적은 약 3cm²로 작으며, 혈액은 최소 1초당 30cm(약 12인치)로 매우 빠르게 이동한다. 대동맥 또는 어떤 동맥이 가지를 치면 그때마다 총 단면적은 점점 증가하고 혈류의 속도는 감소한다. 좁은 하천에서 시작한 강은 빠르게 흐르는 것을 생각해 보라. 강바닥이 넓어지면 물은 그 바닥을 채우기 위해 퍼져 나가고, 흐름은 훨씬 느려진다. 강이 다시 좁아질 경우, 물은 더 빠르게 흐를 것이다. 이것은 혈관계에 일어나는 것과 같다.

전체 모세혈관을 생각하면, 그 단면적은 매우 넓으며 그곳의 혈류 속도는 초당 0.1cm보다도 느리다. 모세혈관이 세정맥을 형성하기 위해 합쳐져 정맥이 되면 단면적은 감소하고 혈류는 빨라진다.

영양분, 노폐물, 가스의 교환이 이루어지는 혈액과 조직액 사이의 모세혈관망을 살펴보자. 모세혈관에서의 느린 혈류속도는 이들 필수물질이 교환될 수 있는 충분한 시간을 제공한다. 역에서 기차는 실제로 멈추지는 않으면서 사람들이 뛰어오르거나 내릴 수 있게 천천히 달리다가 다시 속도를 높여 다음 역으로 가는 경우를 생각해 보라. 모세혈관은 혈관계의 '역(stations)'이다.

다른 혈관에서는 혈류 속도가 빠를수록 순환은 아주 짧은 시간에 이루어진다. 이것은 혈액이 우심실에서 폐로 가는데, 좌심실에 의해 신체로 박출되어 다시 심장으로 되돌아오는 데 걸리는 시간이다. 순환시간은 1분 미만이며, 그 사이 적절한 가스교환이 이루어지는 것이다.

혈압 Blood Pressure

혈압(blood pressure)은 혈액이 혈관벽에 가하는 힘이다. 모세혈관내의 여과는 혈압에 의존한다. 여과는 영양분을 조직으로 보내고 제18장에서 볼 수 있듯이 소변 형성의 첫 단계이다. 혈압은 자주 측정하는 활력징후의 하나이며, 실제로 정상 혈압은 생명 유지에 필수적이다.

심실의 펌프질은 혈압을 만들고, mmHg로 측정된다. 전신 혈압을 잴 때, 2개의 숫자, 즉 110/70과 같이 수축기압과 이완기압을 얻게 된다. **수축기**(systolic)압은 항상 두 수치 중 더 높은 것이며 좌심실이 수축할 때의 혈압을 나타낸다. 두 숫자 중 낮은 것이 좌심실이 이완되어 힘을 발휘하지 않을 때의 **이완기(diastolic)**압이다. 이완기압은 동맥과 세동맥에 의해 유지된다.

전신 혈압은 좌심실에 의해 박출되는 모든 혈액을 받고 있는 대동맥에서 가장 높다. 혈액이 심장에서 멀리 흐를수록 혈압은 감소한다 그림 13-9. 상완동맥(brachial artery)은 혈압을 재기 위해 가장 흔히 이용된다. 여기에서 정상 수축기압의 범위는 90~120mmHg이며, 정상 이완기압 범위는 60~80mmHg이다. 세동맥에서 혈압은 더욱 감소하고, 수축기압과 이완기압은 1개의 압력으로 합쳐진다. 모세혈관망의 세동맥 말단에서 혈압은 30~35mmHg이고, 모세혈관의 세정맥 말단에서는 12~15mmHg까지 감소한다. 이것은 여과가 일어나기엔 충분히 높으나 모세혈관의 파열을 방지하는데는 매우 낮다. 혈액이 정맥을 통해 흐르면서 압력은 더욱 감소하고, 대정맥에서 혈액이 우심방으로 들어갈 때 혈압은 거의 0에 가깝다.

현재 정상 혈압범위의 상한은 120/80mmHg이다. 수축기압이 125~139mmHg, 이완기압이 85~89mmHg 수준이면 일단 높은 정상(high-normal)으로 간주하고, 전고혈압(prehypertension)이라 부른다. 즉, 더 높아

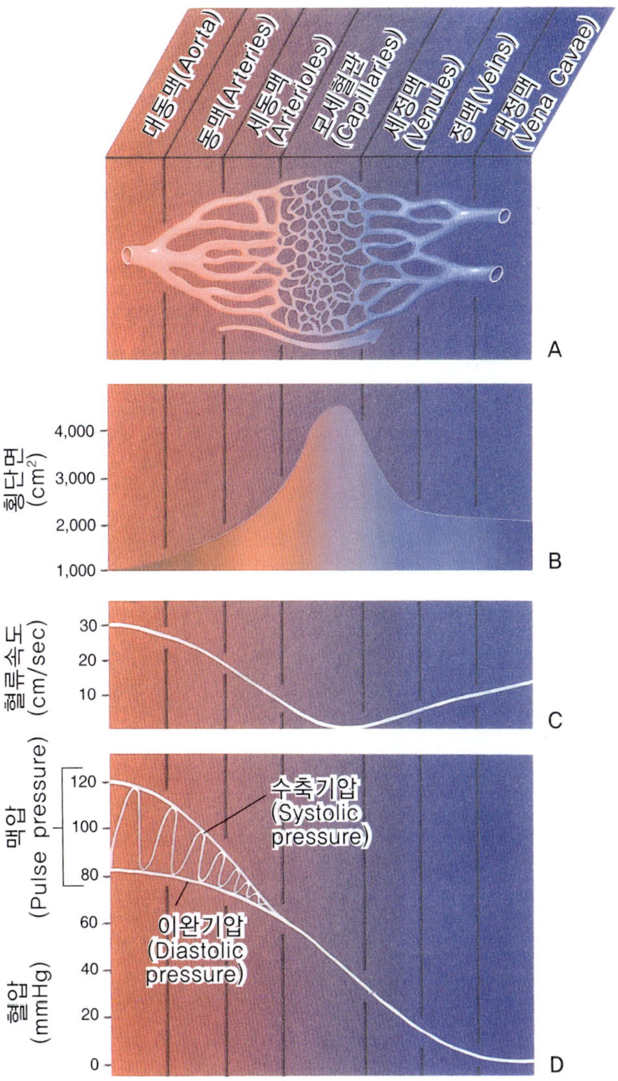

그림 13-9 **혈관계의 특징**
(A) 혈관분지 그림
(B) 횡단면(cm^2)
(C) 혈류 속도(cm/sec)
(D) 전신성 혈압변화
수축기압과 이완기압은 모세혈관 안에서 한 개의 압력이 됨을 주목한다.

질문: 횡단면과 혈류속도를 살펴본다. 면적이 증가하면 속도는 어떻게 되는가? 어디에서 속도가 가장 느린가?

질 가능성이 있다. 전신 혈압이 정상 범위에 비해 지속적으로 더 높으면 **고혈압**(hypertension)이라 부른다 BOX 13-4 . 정상 혈압보다 낮으면 **저혈압**(hypotension)이라 부른다.

폐혈압은 우심실에 의해 만들어진다. 우심실은 상대적으로 벽이 얇으며 좌심실의 힘의 1/6 정도이다. 결과는 폐동맥압은 항상 낮다(20~25/8~10)는 것이다. 폐모세혈관에서는 더 낮다. 이것은 폐모세혈관 내 침윤을 예방하는 데 중요하다. 다시 말해, 조직액이 폐의 폐포 내에 축적되는 것을 막는다.

전신 혈압 유지

Maintenance of systemic blood pressure

혈압은 중요하기 때문에 우리 신체는 많은 생리학적 요인과 과정을 통해 혈압을 정상 범위 내로 유지하기 위해 상호작용한다.

1. **정맥혈 귀환** – 정맥을 통해 심장으로 귀환하는 혈액의 양. 심장은 받아들인 혈액만을 박출할 수 있기 때문에 정맥혈 귀환은 중요하다. 만일 되돌아오는 정맥혈이 감소하면, 심근 섬유는 늘어나지 못할

BOX 13-4 고혈압 Hypertension

고혈압은 높은 혈압, 즉 안정 시 전신 압력이 정상 범위(90~120/60~80mmHg)보다 계속해서 높은 것이다. 임상의들은 현재 125~139/85~89mmHg를 고혈압 전 단계(prehypertension)로 간주하고 있다. 수축기압이 140~159mmHg 또는 이완기압이 90~99mmHg이면, 고혈압 1단계, 수축기압 160mmHg 또는 이완기압이 100mmHg 이상이면 고혈압 2단계라 부른다.

본태성 고혈압('essential' 또는 'primary hypertension')이란 용어는 특별한 원인을 확인할 수 없음을 의미한다. 대부분의 사례가 이 범주에 속한다. 그러나 일부 사람에서는 신장에 의한 레닌의 과다생산이 고혈압의 원인이다. 과다한 레닌은 안지오텐신 II의 생산을 증가하고 혈압을 높인다. 고혈압은 흔히 아무 증상을 나타내지 않지만 장기 후유증은 매우 심각하다. 만성 고혈압은 동맥과 심장에 가장 큰 영향을 미친다.

동맥의 벽이 강할지라도, 고혈압은 그들을 약하게 만들고 동맥경화증에 기여한다. 그러한 약화된 동맥은 파열되거나 동맥류로 발전하여 결국 뇌혈관질환 또는 신장 손상을 초래할 수 있다.

고혈압은 심장에 영향을 주는데, 그 이유는 좌심실이 높은 동맥압에 반해 혈액을 박출해야 하기 때문이다. 좌심실은 더 힘들게 일하고, 다른 근육들처럼 더 많은 일을 요구할수록 커진다. 이것을 **좌심실 비대**(left ventricular hypertrophy)라 부른다.

그러나 심근의 이러한 비정상적인 성장에 상응할 만큼 관상모세혈관에서는 성장이 동반되지 않으며, 좌심실의 혈액공급은 모든 상황에서 적절하지 못하다. 예를 들어, 운동은 심장에 추가 부담을 주며 만일 심한 산소결핍이 있을 경우, 심근경색증(myocardial infarction) 또는 협심증(angina)을 경험할 수 있다.

몇 가지 다른 종류의 약물(이뇨제, 혈관확장제)이 고혈압 치료에 사용되긴 하나, 중등도 고혈압을 가진 사람은 다음 지침을 따르면 약물에 대한 의존을 줄일 수 있다.

1. 니코틴은 혈관수축을 자극하여 혈압을 높이므로 금연한다. 흡연은 또한 동맥에 손상을 주고 동맥경화증에 기여한다.
2. 과체중일 경우 체중을 줄인다. 10파운드의 체중감소는 혈압을 낮출 수 있다. 일부 사람에서는 과일과 채소가 많은 식사가 혈압을 낮추는 데 기여할 수 있다.
3. 염분 섭취를 줄인다. 염분 섭취가 고혈압의 원인이 되진 않을지라도, 염분섭취를 줄이면 혈액량이 감소하여 혈압을 낮추는 데 도움이 될 수 있다.
4. 규칙적으로 운동한다. 적당량의 유산소 운동(매일 30분씩 걷기와 같은)은 전체 심맥관계에 유익하며 체중감소에도 기여할 수 있다.

것이며, 심실의 수축력은 감소하고(스탈링 법칙, Starling's law), 혈압은 떨어질 것이다. 이것은 심한 출혈 이후에 발생할 수 있는 일이다.

신체가 수평으로 있을 때, 정맥혈 귀환은 꽤 쉽게 유지될 수 있으나, 신체가 수직으로 있을 때 하체에서 심장으로 혈액이 돌아오기 위해서는 중력을 극복해야만 한다. 3가지 기전, 즉 정맥의 수축, **골격근 펌프(skeletal muscle pump)**, **호흡기 펌프(respiratory pump)**가 정맥혈 귀환을 증진하는 데 도움이 된다.

정맥은 평활근을 수축시킴으로써 혈액이 심장을 향해 나갈 수 있게 해준다. 판막은 혈액의 역류를 막는다. 2번째 기전은 골격근 펌프로 다리의 심부정맥에 특히 효과적이다. 이들 정맥은 골격근으로 둘러싸여 있어 걷기와 같은 정상적인 활동을 하는 동안 수축하고 이완한다. 다리 근육의 수축은 정맥을 죄어 혈액이 심장을 향해 나아가도록 한다. 3번째 기전은 호흡기 펌프로 정맥이 흉강을 통과하는 데 영향을 준다. 흡기(inhalation)와 호기(exhalation)의 압력 차이는 정맥을 교대로 확장, 압박하여 혈액이 심장으로 되돌아가게 한다.

2. **심장의 박동수와 힘** – 일반적으로 심박수와 심박출력이 증가하면 혈압은 증가한다. 이것은 운동하는 동안 일어날 수 있다. 그러나 심장이 극도로 빠르게 박동할 경우, 심실은 박동 사이사이에 완전히 채워지지 못해 심박출량과 혈압은 감소할 것이다.

3. **말초저항** – 이 용어는 혈액의 흐름에 대한 혈관의 저항을 말한다. 동맥과 정맥은 대개는 약간 수축되어 있어 정상 이완기혈압을 유지한다. 이것은 혈관이 혈액의 '저장고'로 생각하는데 도움이 된다. 인체가 5L의 혈액을 갖고 있다면, 저장고(혈관)는 그 벽에 대항하여 압력을 가하기 위해 혈액량이 그보다는 적어야만 한다. 이것이 정상적인 혈관수축에서 하는 일이다. 저장고(혈관)가 혈액량보다 적어야 좌심실이 이완될 때에도 혈액은 압력을 미치게 될 것이다.

   혈관수축이 클 경우 혈압은 증가할 것이다(저장고는 점점 작아진다). 이것은 교감신경 자극에 의해 혈관수축이 더 커지는 스트레스 상황에서 일어난다. 혈관이 이완되면 혈압은 감소할 것이다(저장고는 더 커진다). 예를 들어, 과식을 한 후엔 소화활동을 위해 더 많은 산화된 혈액을 공급하고자 소화기관에선 광범위하게 혈관이 이완된다. 혈압을 정상 범위로 유지하기 위해 혈관수축은 신체 다른 곳에서 일어나야만 한다. 이것이 식후 바로 과도한 운동을 피해야만 하는 이유이다. 운동하는 근육과 활성화된 소화기관에 동시에 산소를 공급할 만큼 충분한 혈액이 없다.

4. **큰 동맥의 탄력성** – 좌심실이 수축하면 큰 동맥으로 들어가는 혈액은 그 벽을 늘어나게 한다. 동맥벽은 탄성이 있어 힘의 일부를 흡수한다. 좌심실이 이완되면 동맥벽은 급속히 제자리로 돌아가고 이는 이완기압이 정상범위를 유지하는 데 도움이 된다. 그러므로 정상적인 탄성은 수축기압을 낮추고, 이완기압을 높여 정상 혈압을 유지한다(맥압은 수축기압과 이완기압 사이의 차이를 말한다. 수축기압, 이완기압, 맥압의 비(ratio)는 대략 3:2:1이다. 예를 들어, 혈압이 120/80mmHg일 때, 맥압은 40이고, 그 비는 120:80:40 또는 3:2:1이다).

5. **혈액의 점성도** – 정상적인 혈액의 점성은 적혈구와 혈장단백질 특히 알부민의 존재에 따른다. 적혈구가 너무 많은 경우는 드물지만, 진성적혈구 증가증(polycythemia vera)이라 부르는 질환과 심한 흡연가에서 발생할 수 있다. 이것은 혈액의 점성과 혈압을 증가시킬 것이다. 심한 빈혈에서처럼 적혈구 수가 감소하거나, 간질환이나 신장질환에서 나타날 수 있는 알부민 감소는 혈액의 점성과 혈압을 감소시킬 것이다. 이러한 상황에서는 혈관수축과 같은 다른 기전들이 혈압을 가능한 한 정상에 가깝게 유지할 것이다.

6. **혈액 손실** – 헌혈과 같이 소량의 혈액 손실은 일시적으로 혈압을 떨어뜨리나, 곧이어 심박동을 더 빠르게 하고 혈관수축을 크게 하는 식으로 빠른 보상이 이루어질 것이다. 그러나 심한 출혈 후, 이러한 보상기전은 정상 혈압을 유지하고 뇌의 정상 혈류를 유지하는데 충분하지 않을 수 있다. 사람은 신

체 총 혈액량의 50%를 상실해도 생존할 수 있다고는 하나, 손실되는 혈액이 많고 그것이 빠르게 보충되지 않을 때 뇌손상의 가능성은 증가한다.

7. **호르몬** – 몇 가지 호르몬이 혈압에 영향을 미친다. 이들에 대해선 제10장과 제12장에 설명되어 있으며, 여기에선 그림 13-10 에 요약하였다. 부신수질은 스트레스 상황에서 에피네프린과 노르에피네프린을 분비한다. 노르에피네프린은 혈관수축을 자극하여 혈압을 높인다. 에피네프린도 혈관수축을 초래하여 심박수와 수축력을 증가하며, 이들은 둘 다 혈압을 높인다.

항이뇨호르몬(antidiuretic hormone, ADH)은 신체의 수분량이 감소할 때 뇌하수체 후엽에서 분비된다. ADH는 신장에서 수분의 재흡수를 증가하여 물이 소변으로 추가 손실되는 것을 막고 혈압이 더 떨어지지 않게 한다. 부신피질에서 분비되는 호르몬인 알도스테론은 혈액량에 유사한 효과를 가진다. 혈압이 떨어지면 알도스테론 분비는 신장의 Na^+이온의 재흡수를 자극한다. 물은 Na^+이온을 따라 혈액으로 돌아오고 혈액량을 유지하여 혈압이 더 떨어지는 것을 막는다.

심장의 심방에서 분비하는 심방나트륨이뇨펩티드(atrial natriuretic peptide, ANP)는 알도스테론에 반대되는 기능을 한다. ANP는 신장에서 Na^+이온과 물의 배출을 증가하여 혈액량을 감소하고 혈압을 낮춘다.

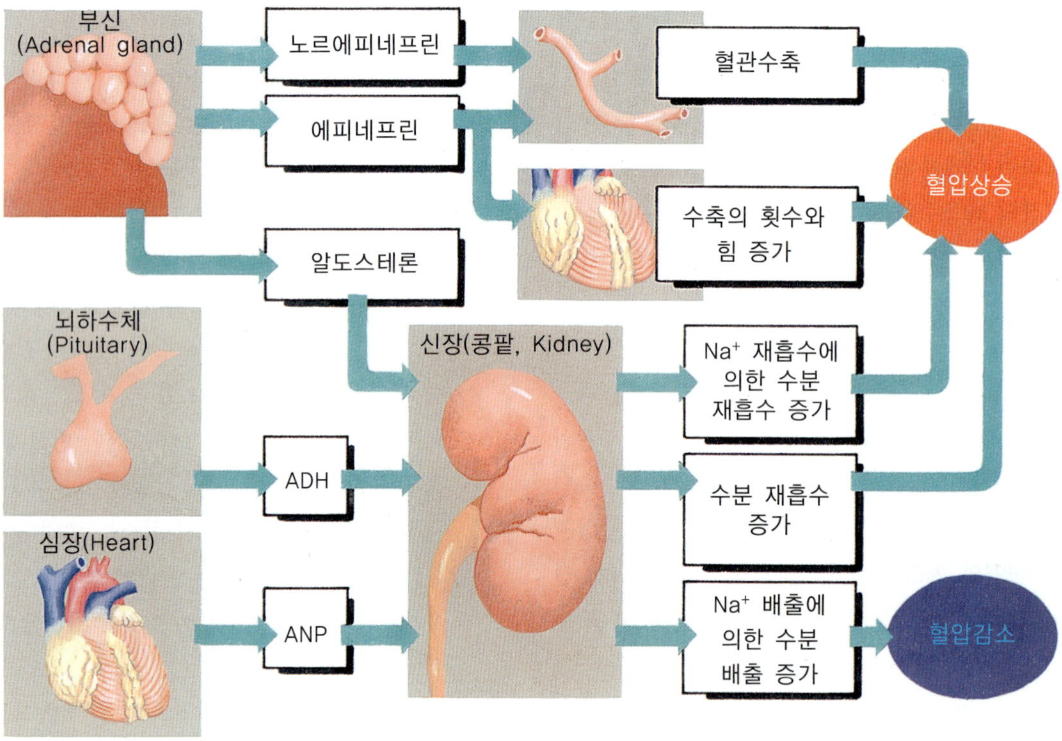

그림 13-10 **혈압에 영향을 주는 호르몬들** 내용은 본문 참조

질문: 반대되는 기능을 하는 두 가지 호르몬은 어느 것이며, 이들의 기능은 무엇인가?

혈류의 분포 Distribution of blood flow

개개인의 혈액량은 신체 크기에 맞게 상대적으로 일정한 정상범주를 유지한다. 그러나 활동성 조직은 비활동성 조직에 비해 더 많은 혈액, 즉 더 많은 산소를 필요로 한다. 활동성 조직과 기관이 총 혈액 흐름에서 더 많은 양을 할당받을 때, 덜 활동성인 기관은 적은 양을 할당받거나 혈압이 크게 감소할 것이다.

앞서 설명했듯이 모세혈관이전 괄약근은 활동성 조직에선 이완하고, 덜 활동성 조직에선 수축한다. 세동맥 또한 덜 활동성 기관으로 가는 혈류를 감소하고자 수축한다(세포가 ATP를 생산하는 데 산소를 빨리 사용하지 않기 때문에 산소 수준은 상대적으로 높게 유지된다). 대사성이 활발한 기관은 적절한 기능을 위해 충분한 산소를 공급받게 될 것이며, 전체적으로 신체 혈압은 정상치를 유지할 것이다.

다음의 예가 도움이 될 것이다. 휴식 중의 신체와 운동 중의 신체를 비교해 보자. 다음을 읽으면서 그림 13-11 을 참조한다. 휴식 중의 심박출량은 분당 약 5,000mL이다. 운동 중의 심박출량은 이것의 3배인 분당 15,000mL이다. 두 사례 모두에서 혈액량은 같다고 생각할 때, 운동하는 동안 혈액은 좀 더 빠르게 순환하게 된다.

운동하는 동안과 휴식 시 여러 기관과 조직에 흐르는 혈액의 양을 비교해 보자. 운동하는 동안 심장은 신체가 휴식할 때 받는 혈액의 3배를 받게 된다. 매우 활동적인 골격근은 10배의 혈액을 받는다. 그러나 열을 손실하는 기관인 피부는 적은 혈액으로도 적절히 기능을 할 수 있다. 소화기관, 신장, 뼈와 같은 신체 다른 부위에서는 혈류가 감소한다.

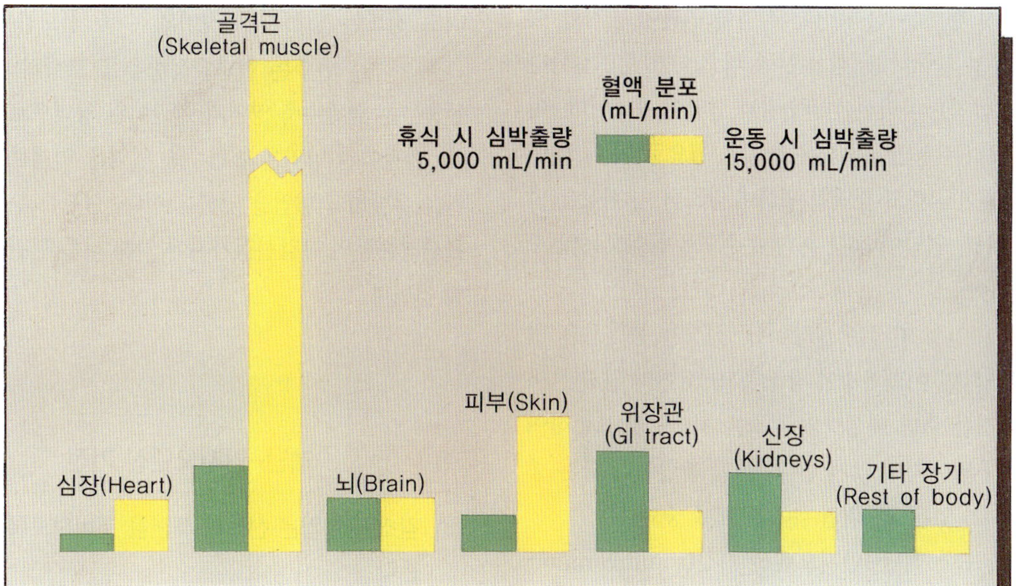

	심장	골격근	뇌	피부	위장관	신장	기타 장기
휴식 시	215 mL	1,035 mL	645 mL	430 mL	1,205 mL	950 mL	515 mL
% of total	4%	21%	13%	9%	24%	19%	10%
운동 시	645 mL	10,710 mL	645 mL	1,635 mL	510 mL	510 mL	330 mL
% of total	4.5%	71%	4.5%	11%	3.5%	3.5%	2%

그림 13-11 혈액은 신체가 쉴 때와 운동하는 중에 여러 기관을 통해 흐른다. 총 혈류에 대한 각 기관의 백분율을 보여주고 있다.

질문: 운동을 하는 동안 어느 기관에서 혈류가 가장 많이 증가하는가? 어느 기관에서 가장 많이 감소하는가?

운동을 멈추면 심박출량은 점차 휴식 수준으로 돌아올 것이며, 혈액은 다른 기관으로 흐를 것이다. 이러한 혈액 분포의 차이는 활동성 조직에 충분한 산소를 제공하고, 전체적으로 신체의 적절한 혈압을 유지해준다.

혈압 조절 Regulation of Blood Pressure

전신 혈압을 조절하는 기전은 2가지 유형으로 나눌 수 있다: 내인성 기전과 신경성 기전. 신경성 기전은 신경계통을 포함하며, 내인성 기전은 신경충동을 필요로 하지 않는다.

내인성 기전 Intrinsic mechanism

'내인성(intrinsic)'이라는 용어는 '내부(within)'를 의미한다. 내인성 기전은 특정 기관의 내적 특성 때문에 작용한다. 첫 번째는 심장이다. 정맥혈 귀환이 증가할 때 심근 섬유는 늘어나고, 심실은 좀 더 강하게 펌프질한다(스탈링 법칙). 따라서 심박출량과 혈압이 증가한다. 이것은 운동하는 동안, 더 높은 혈압을 필요로 할 때 일어난다. 운동이 끝나고 정맥혈 귀환이 감소하면, 심장은 덜 강하게 뛰고, 혈압이 정상 휴식 수준으로 돌아오는데 도움이 된다.

2번째 내인성 기전은 신장이다. 신장을 통과하는 혈류가 감소하면 여과과정이 감소하고, 소변이 덜 만들어진다. 이러한 소변 배설량의 감소는 혈액량을 보존하여 혈압이 더 떨어지지 않게 한다. 심한 출혈이나 다른 종류의 탈수가 있은 후, 혈압 유지는 매우 중요하다.

신장은 또한 **레닌-안지오텐신 기전(renin-angiotensin mechanism)**에도 관여한다. 혈압이 떨어지면, 신장은 레닌(renin) 효소를 분비하고 일련의 반응을 시작하여 **안지오텐신Ⅱ(angiotensin Ⅱ)**를 형성한다. 이들 반응은 표 13-3 과 그림 13-12 에 설명되어 있다. 안지오텐신Ⅱ는 혈관수축을 야기하고, 부신피질에서 알도스테론 분비를 자극하여 이들은 모두 혈압을 증가시킬 것이다. 식이에 따라 신장을 통한 혈압조절이 영향을 받는다. 채식위주의 식사는 육식위주의 식사에 비해 칼륨은 높고 나트륨은 낮은데, 신장은 수천 년 동안 선조들처럼 채식위주의 식사를 한다는 가정 하에 이 2가지 이온에 의해 혈압을 조절하도록 진화되어 왔다. 그러나 최근 50~60년간 나트륨 함량이 높은 가공식품이 풍부해졌지만 아직 신장은 이러한 변화에 잘 적응하고 있지 못해 혈중 나트륨 수준이 칼륨에 비해 높은 경우가 빈번하게 발생하고 있다. 이러한 고나트륨/저칼륨으로 인한 불균형은 혈관의 평활근 긴장을 증가시켜 혈압을 상승시킨다.

신경성 기전 Nervous mechanism

연수와 자율신경계통은 직접적으로 혈압 조절에 관여한다. 이들 신경기전의 첫째 관심은 심장이다. 이에 대해선 이전에 설명했으므로 여기에선 검토하지 않을 것이며, 제12장과 그림 12-8 , 그림 13-13 을 참조한다.

2번째 신경성 기전은 말초저항, 즉 동맥과 세동맥 그리고 정도는 덜하지만 정맥의 수축 정도를 포함한다 그림 13-13 . 연수는 혈관운동중추를 포함하며, 혈관운동중추는 혈관수축 영역과 혈관이완 영역으로 이루어진다. 혈관이완 영역은 혈관수축 영역을 억제하여 혈관이완을 유발하고 혈압을 낮출 것이다. 혈관수축 영역은 자율신경계통의 교감신경가지에 의해 더욱 혈관을 수축시킬 것이다.

표 13-3 레닌-안지오텐신 기전

1. 감소된 혈압은 신장이 레닌을 분비하도록 자극한다.
2. 레닌은 혈장 단백질인 안지오텐시노겐(간에서 합성)을 안지오텐신Ⅰ으로 분해한다.
3. 안지오텐신Ⅰ은 폐조직과 혈관 내피에서 분비되는 효소(전환효소로 부름)에 의해 안지오텐신Ⅱ로 전환한다.
4. 안지오텐신Ⅱ:
   - 혈관수축을 유발
   - 부신피질에서 알도스테론 분비를 자극

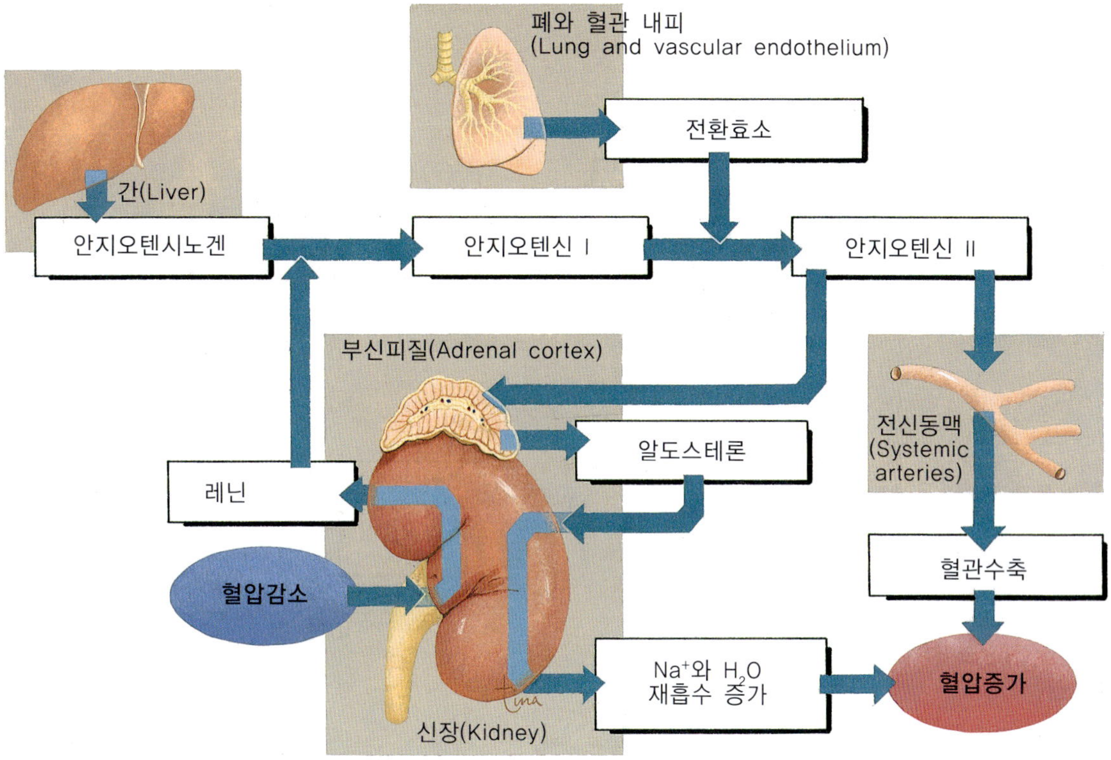

그림 13-12 **레닌-안지오텐신 기전** "혈압감소"에서 시작한다. 표 13-3 에서 숫자로 표시된 단계를 참조한다.

질문: 레닌은 어디에서 생산되는가? 안지오텐신 II의 기능은 무엇인가?

교감신경성 혈관수축 섬유는 모든 동맥과 정맥의 평활근을 지배하며 이들 섬유를 따라 초당 몇 번의 충동은 정상적인 혈관수축을 유지한다. 초당 충동이 많을수록 더 큰 혈관수축이 일어나고, 초당 충동이 적을수록 혈관이완이 일어난다. 연수는 경동맥동과 대동맥동에 있는 압력수용기로부터 이러한 변화를 초래하는 정보를 받는다. 정상적인 혈압을 유지할 수 없다는 것은 순환 쇼크의 한 양상이다 BOX 13-5 .

노화와 혈관계통 Aging and the Vascular System

혈관 특히 동맥의 노화는, 비록 수십 년 동안 효과는 분명치 않지만, 아동기부터 시작되는 것으로 믿고 있다. 죽상경화증의 콜레스테롤 침착은 나이가 들면서 예상되는 것으로 관상동맥에 가장 심각한 결과를 초래한다. 어느 정도 동맥경화증이 있을 것으로 예상하며 평균 휴식 시 혈압이 증가하고, 더 지나면 동맥벽이 손상된다. 후유증으로 좌심실부전과 뇌졸중을 포함한다.

정맥도 나이가 들면서 퇴화한다. 정맥의 얇은 벽은 허약해지고 늘어나며 판막은 능력을 발휘하지 못하게 된다. 이것은 다리의 정맥에서 나타날 가능성이 가장 크다. 이들 정맥벽은 혈액이 중력에 반하여 심장으로 되돌아갈 때 큰 압력을 받게 된다. 정맥류와 정맥염은 노인에서 발생할 가능성이 많다.

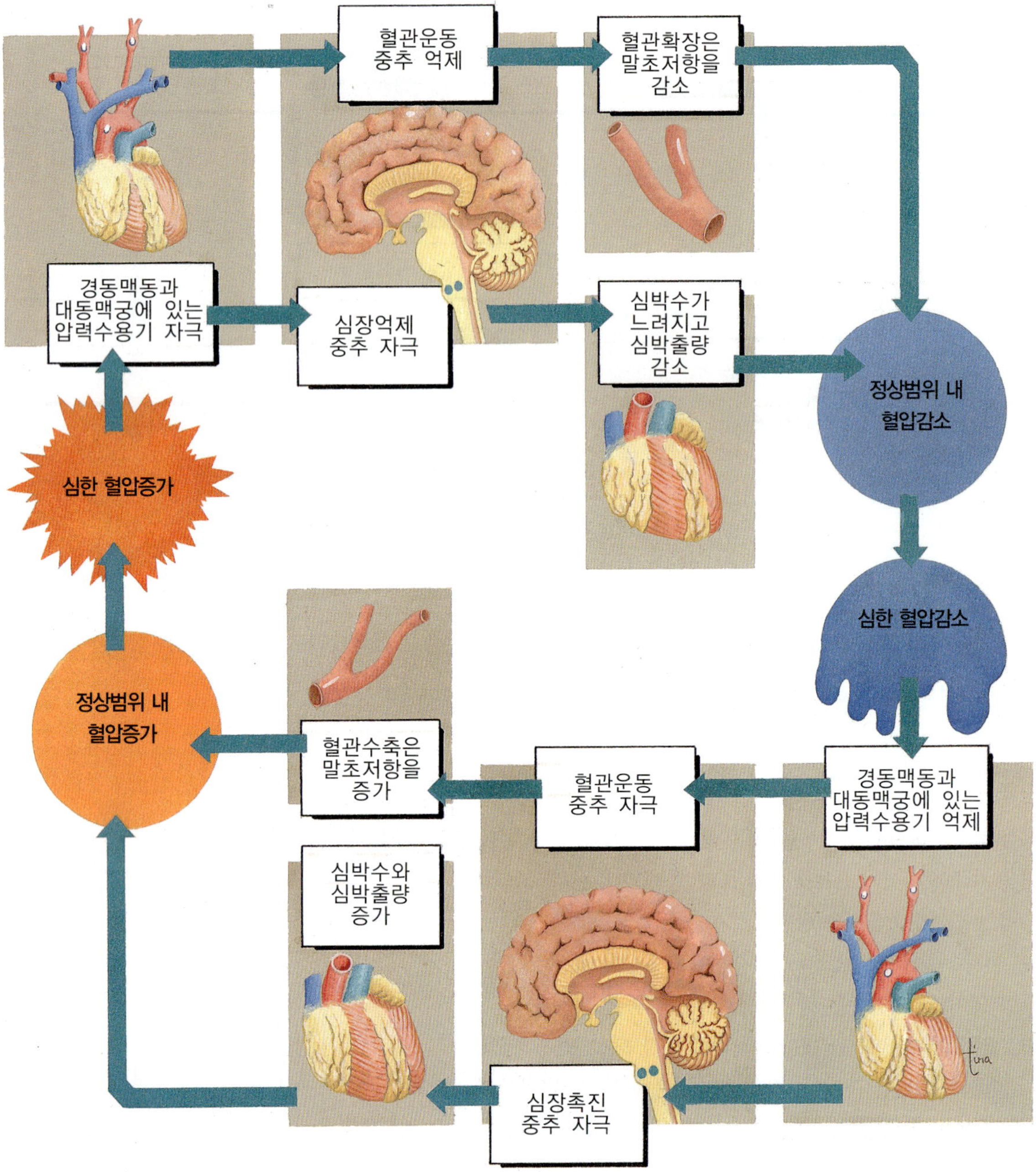

그림 13-13 **혈압을 조절하는 신경성 기전** 내용은 본문 참조

질문: 어떤 종류의 감각 정보가 혈압을 변화시키는 데 이용되며, 수용기가 위치한 곳은 어디인가?

BOX 13-5 **순환 쇼크 Circulatory shock**

순환 쇼크는 조직에 산소가 고갈되고, 노폐물이 축적될 정도로 심박출량이 감소하는 상태를 말한다.

쇼크의 원인

심장성 쇼크(cardiogenic shock) – 심한 심근경색증 후에 가장 흔히 발생하나, 심실세동의 결과일 수도 있다. 이들 사례에서 심장은 더는 효율적인 펌프를 못하고 심박출량은 감소한다.

저혈량 쇼크(hypovolemic shock) – 감소된 혈액량의 결과이며, 흔히 심한 출혈로 인한다. 다른 가능한 원인들은 극도의 발한(열사병) 또는 신장(이뇨)이나 장(설사)을 통한 극도의 수분손실이다. 이들 상황에서 심장은 단순히 펌프할 충분한 혈액이 없어 심박출량이 감소한다. 아나필락시스 쇼크는 이 범주에 속한다.

아나필락시스 쇼크(anaphylactic shock) – 다량의 히스타민이 전신에서 모세혈관 투과성과 혈관이완을 증가시키는 대량의 알레르기 반응이다. 그렇게 되면, 많은 혈장이 조직 공간으로 빠지게 되어 혈액량, 혈압, 심박출량이 감소한다.

패혈성 쇼크(septic shock) – 혈액 내에 세균이 존재하는 패혈증(septicemia)의 결과이다. 세균과 손상된 조직은 염증성 화학물질을 방출하여 혈관이완을 초래하고, 다량의 혈장이 조직공간으로 빠지게 된다.

쇼크의 단계

보상성 쇼크(compensated shock) – 신체가 심박출량을 유지하고자 하는 반응. 예를 들어, 소량의 출혈 이후 심박수는 증가하고 혈관은 수축하며 신장은 배뇨량을 감소하여 수분을 보존한다. 이들 반응은 혈액량 보존을 돕고, 혈압, 심박출량, 조직으로의 혈액 흐름을 유지한다.

진행성 쇼크(progressive shock) – 더 심한 쇼크로 이끄는 상태. 심한 출혈 이후 심박출량은 감소하고 심근은 혈액이 고갈된다. 심장은 약해지고 심박출량은 더 감소한다. 혈액 공급을 받지 못한 동맥은 수축 상태를 유지할 수가 없다. 동맥이 이완되면 정맥혈 귀환은 감소하고 결국 심박출량은 감소한다. 진행성 쇼크는 일련의 악순환이며 심박출량을 정상으로 회복하기 위해 내과적 중재가 필요하다.

비가역성 쇼크(irreversible shock) – 내과적인 치료로 심박출량을 정상으로 회복할 수 없다. 대개의 사망원인은 심장이 회복하기에 너무 많이 손상되는 것이다. 심한 심근경색증, 다량의 출혈 또는 패혈증은 모두 내과적 치료에도 불구하고 치명적이다.

요약 Summary

혈관계가 혈액의 통로이지만 혈관은 혈액이 흐르는 단순한 관(pipes)이 아니다. 혈관은 수동적인 관이 아니라, 오히려 항상성에 능동적으로 기여한다. 동맥과 정맥은 혈압 유지를 돕고, 모세혈관은 혈액과 조직 사이의 물질교환을 위한 장소를 제공한다. 교환장소로 중요한 몇 곳, 즉 폐, 소화기관, 신장은 다음 장에서 설명할 것이다.

학습개요

혈관계는 혈액이 지나가는 동맥, 모세혈관, 정맥으로 이루어진다.

동맥(및 세동맥) 그림 13-1

1. 심장에서 모세혈관까지 혈액 운반. 동맥벽은 3층으로 구성된다.
2. **내층:** 단순 편평상피조직(내피), 비정상적인 혈액 응고를 막기 위해 매우 부드럽다. 혈관확장제인 산화질소와 혈관수축제인 엔도텔린을 분비한다.
3. **중층:** 평활근과 탄력성 결합조직, 이완기압 유지에 기여한다.
4. **외층(outer layer, tunica externa):** 섬유성 결합조직은 파열을 막는다.
5. 수축 또는 이완은 내피의 화학물질, 자율신경계통에 의해 조절된다.

정맥(및 세정맥) 그림 13-1

1. 모세혈관에서 심장까지 혈액 운반. 정맥벽은 3층으로 구성된다.
2. **내층** – 내피는 판막 안으로 접혀 있어 혈액의 역류를 막는다.
3. **중층** – 얇은 평활근, 정맥은 혈압 유지에 중요하지 않기 때문이다.
4. **외층** – 정맥은 높은 압력하에서 혈액을 운반하지 않기 때문에 얇은 섬유성 결합조직이다.

문합 – 같은 종류의 혈관 사이를 연결

1. 한 혈관이 막혔을 경우, 혈액이 흐를 수 있게 다른 경로를 제공한다.
2. 동맥성 문합은 조직의 모세혈관까지 혈액이 흐를 수 있게 해준다(예: 뇌로 가는 윌리스환).
3. 정맥성 문합은 심장까지 혈액이 귀환할 수 있게 해주며 다리의 정맥에 가장 많다.

모세혈관 그림 13-1, 그림 13-2

1. 세동맥에서 세정맥까지 혈액을 운반한다.
2. 벽은 혈액과 조직액 사이에 교환이 이루어질 수 있게 1개의 세포(단층 편평상피조직)로 이루어져 있다.
3. 산소와 이산화탄소는 확산에 의해 교환된다.
4. 모세혈관내 혈압은 영양소를 조직으로 보내고 여과과정으로 조직액을 형성한다.
5. 혈액내 알부민은 교질삼투압을 제공하여 노폐물과 조직액을 모세혈관 내로 끌어들인다. 조직액의 귀환은 혈액량과 혈압을 유지한다.
6. 모세혈관이전 괄약근은 조직의 요구에 따라 모세혈관망 안에서 혈류를 조절한다. 활동성 조직에서 이들은 이완한다. 덜 활동적인 조직에서 이들은 수축한다.
7. 동양혈관(sinusoids)은 간, 비장, 뇌하수체, 적골수에서 발견되는 매우 투과성이 높은 모세혈관으로 단백질과 혈구가 혈액으로 들어가고 나오는 것을 허용한다.

순환경로

1. **폐순환** – 우심실 → 폐동맥 → 폐모세혈관(가스 교환) → 폐정맥 → 좌심방
2. **전신순환** – 좌심실 → 대동맥 → 체조직 내 모세혈관 → 상대정맥과 하대정맥 → 우심방(전신 동맥은 표 13-1 와 그림 13-3 참조, 전신 정맥은 표 13-2 와 그림 13-4 참조).
3. **간문맥 순환** – 소화기관과 비장에서 온 혈액은 심장으로 돌아가기 전에 문맥을 통해 간으로 흐른다. 목적: 간은 일부 영양소를 저장하거나 혈액 내 물질 수준을 조절하며 혈액이 나머지 말초순환으로 들어가기 전에 독성물질을 해독한다 그림 13-7.

태아 순환 – 태아는 모체에 의존하여 산소와 영양분을 공급받고 노폐물을 제거한다 그림 13-8 .

1. 태반은 태아 혈액과 모체 혈액 사이의 교환장소이다.
2. 제대동맥(2개)은 태아에서 태반으로 혈액을 운반하며, CO_2와 노폐물이 모체순환으로 들어간다.
3. 제대정맥은 O_2와 영양분을 가진 혈액을 태반에서 태아에게로 운반한다.
4. 제대정맥 가지들, 일부 혈액은 태아의 간으로 흐른다. 대부분의 혈액은 정맥관을 통해 태아의 하대정맥으로 흐른다.
5. 타원공은 혈액이 태아의 폐를 거치지 않고 우심방에서 좌심방으로 흐르도록 해 준다.
6. 동맥관은 혈액이 태아의 폐를 거치지 않고 폐동맥에서 대동맥으로 흐르게 해 준다.
7. 태아 순환구조들은 출생 후, 탯줄이 잘리고 호흡이 이루어지면, 점차 기능을 하지 못하게 된다.

혈류 속도 그림 13-9

1. 속도는 혈관계 분절의 횡단면적과 역관계에 있다.
2. 모세혈관의 총합은 가장 큰 단면적을 가지며 혈류가 가장 느리다.
3. 모세혈관의 느린 흐름은 가스, 영양분, 노폐물이 교환할 충분한 시간을 제공한다.

혈압(BP) – 혈액이 혈관벽에 가하는 힘 그림 13-9

1. 혈압은 mmHg로 측정한다(수축기/이완기). 수축기압은 심실이 수축하는 동안 나타난다. 이완기압은 심실이 이완하는 동안 나타난다.
2. 전신 동맥의 정상적인 혈압 범위: 90~120/60~80mmHg.
3. 모세혈관내 혈압은 동맥 말단 부위에서 30~35mmHg이고, 정맥 말단 부위에서 12~15mmHg이다 – 여과가 이루어지기엔 충분히 높으나, 모세혈관의 파열을 방지하는 데는 매우 낮다.
4. 혈압은 정맥에서 감소하고, 대정맥에서는 0에 가까워진다.
5. 폐의 혈압은 항상 낮다(우심실은 거의 힘없이 펌프질한다) – 20~25/8~10mmHg. 이렇게 낮은 혈압은 폐포내 조직액의 여과와 축적을 방지한다.

전신 혈압의 유지

1. **정맥혈 귀환** – 심장으로 되돌아오는 혈액량. 정맥혈 귀환이 감소하면, 심장은 힘없이 수축하고(스탈링 법칙), 혈압은 감소한다. 신체가 수직으로 있을 때 정맥혈 귀환을 유지하는 기전은 다음과 같다.
   a. 혈액의 역류를 방해하는 판막이 있는 정맥의 수축
   b. 골격근 펌프 – 특히, 다리에 있는 골격근의 수축은 심부정맥을 조인다.
   c. 호흡기 펌프 – 흡기와 호기의 압력 차이는 흉강내 정맥을 확장하고 압박한다.
2. **심박수와 힘** – 심장의 박동수와 힘이 증가하면 혈압은 증가한다.
3. **말초저항** – 혈액의 흐름에 대한 동맥과 세동맥의 저항. 이들 혈관은 대체로 정상 이완기압을 유지하기 위해 약간 수축되어 있다. 혈관수축이 클수록 혈압은 증가할 것이다. 혈관이완은 혈압을 감소시킬 것이다. 신체에서 한 부위의 혈관이완은 정상 혈압을 유지하기 위해 신체 다른 부위의 혈관수축을 요구한다.
4. **큰 동맥의 탄력성** – 심실 수축은 큰 동맥의 벽을 늘어나게 하고, 심실이 이완하는 동안 제자리로 돌아온다. 정상적인 탄성은 수축기압을 낮추고 이완기압을 높여 정상적인 맥압(pulse pressure)을 유지한다.

5. **혈액의 점성** – 적혈구와 혈장단백질, 특히 알부민에 의존한다. 심한 빈혈은 혈압을 낮추는 경향이 있다. 간이나 신장질환에서 알부민 결핍은 혈압을 낮추는 경향이 있다. 이들의 경우에서 더 큰 혈관수축과 같은 보상은 혈압을 정상에 가깝게 유지할 것이다.
6. **혈액 손실** – 소량의 손실은 빠른 심박수와 더 큰 혈관수축에 의해 빠르게 보상될 것이다. 그러나 심한 출혈 후, 이들 기전은 정상 혈압을 유지하는 데 충분하지 않다.
7. **호르몬** 그림 13-10
   a. 노르에피네프린은 혈관수축을 자극하여 혈압을 높인다.
   b. 에피네프린은 심박출량을 증가시키고 혈압을 높인다.
   c. ADH는 신장에서 수분 재흡수를 증가하여 혈액량과 혈압을 증가한다.
   d. 알도스테론은 신장에서 Na^+이온의 재흡수를 증가한다. 물은 Na^+를 따라와 혈액량과 혈압을 증가한다.
   e. ANP는 신장에서 Na^+이온과 물의 배출을 증가하여 혈액량과 혈압을 감소한다.

혈류의 분포

1. 대사적으로 활동적인 조직은 더 많은 산소를 필요로 하고, 순환할 때 더 많은 양의 혈액을 공급받는다 그림 13-11.
2. 혈류는 모세혈관이전 괄약근과 세동맥의 이완에 의해 증가한다.
3. 덜 활동적인 조직에서 세동맥과 모세혈관이전 괄약근은 수축한다.
4. 조직은 충분한 산소를 공급받고, 혈압은 정상 범위 내로 유지된다.

혈압의 조절 – 내인성 기전과 신경성 기전

내인성 기전

1. **심장** – 증가된 정맥혈 귀환에 반응하며 더 강하게 펌프질하여(스탈링 법칙) 심박출량과 혈압을 증가한다.
2. **신장** – 감소된 혈류는 여과를 줄이고, 혈액량을 보존하기 위해 배뇨량을 줄인다. 감소된 혈압은 신장이 레닌을 분비하도록 자극하고, 레닌-안지오텐신 기전을 시작하여 표 13-3, 그림 13-12, 안지오텐신Ⅱ를 형성함으로써 혈관수축을 야기하고, 알도스테론 분비를 자극한다.

신경성 기전 그림 13-13

1. **심박수와 힘** – 제12장 참조.
2. **말초 저항** – 연수는 혈관수축부위와 혈관이완부위로 구성된 혈관운동 중추를 포함한다.
   a. 혈관이완부위는 혈관수축부위를 억압하여 혈관이완을 초래한다.
   b. 혈관수축부위는 모든 동맥과 정맥에 있는 교감신경성 혈관수축 섬유를 따라 초당 수차례의 충동을 발생함으로써 정상적인 혈관수축을 유지한다.
   c. 초당 충동이 많을수록 혈관수축은 증가하고 혈압은 올라간다.
   d. 초당 충동이 적을수록 혈관확장이 초래되고, 혈압은 떨어진다.
   e. 혈압의 변화를 가져오는 정보는 경동맥동과 대동맥궁에 있는 압력수용기로부터 온다.

복습 문제

1. 동맥벽의 세층 구조를 설명하고, 각 층의 기능을 말하시오. 정맥에서 이들 층의 구조적 차이를 설명하고 각각의 차이에 대한 이유를 설명하시오.

2. 문합의 구조와 목적을 설명하고, 구체적인 예를 제시하시오.

3. 모세혈관의 구조를 설명하시오. 다음에 나오는 물질 각각에 대해 모세혈관과 조직액 사이의 교환이 이루어지는 과정을 설명하시오 – 영양분, 산소, 노폐물, 이산화탄소.

4. 다음에 나오는 동맥 각각이 분포하는 신체 부위를 기술하시오.
   a. 기관지동맥
   b. 대퇴동맥
   c. 간동맥
   d. 상완동맥
   e. 하장간막동맥
   f. 내경동맥
   g. 쇄골하동맥
   h. 늑간동맥

5. 간문맥 순환에서 혈액의 흐름 경로를 설명하시오. 구체적인 예를 들어 문맥순환의 목적을 설명하시오.

6. 우심실에서 시작하는 폐순환의 경로를 설명하시오. 이 경로의 목적을 설명하시오.

7. 다음의 기능을 가진 태아 구조의 이름을 명명하시오.
   a. 혈액이 우심방에서 좌심방으로 흐르도록 허용
   b. 혈액을 태반에서 태아에게로 운반
   c. 혈액이 폐동맥에서 대동맥으로 흐르도록 허용
   d. 혈액을 태아에서 태반으로 운반
   e. 혈액을 세내정맥에서 하대정맥으로 운반

8. 신체가 수직으로 있을 때 정맥혈 귀환을 증진하는 3가지 기전을 설명하시오.

9. 큰 동맥의 정상적인 탄력성이 수축기압과 이완기압에 어떻게 영향을 미치는지 설명하시오.

10. 심장의 스탈링 법칙이 어떻게 혈압 유지에 관여하는지 설명하시오.

11. 혈압 유지에 관여하는 2가지 호르몬의 이름을 명명하고 각각의 기능을 설명하시오.

12. 신장이 혈류감소와 혈압에 반응하는 2가지 다른 방법을 설명하시오.

13. 소량의 혈액 손실 후, 혈압을 유지하는 2가지 보상을 기술하시오.

14. 혈관운동중추의 위치를 말하고 이를 구성하는 두 부분의 이름을 명명하시오. 혈관에 충동을 전달하는 자율신경계의 구간 이름을 명명하시오. 어떤 혈관인가? 이들은 혈관의 어떤 조직인가? 정상적인 혈관 수축이 중요한 이유를 설명하시오. 더 큰 혈관수축이 어떻게 일어나는지 설명하시오. 혈관이완이 어떻게 일어나는지 설명하시오. 이들 변화 각각은 혈압에 어떻게 영향을 미치는가?

심화학습

1. 예전의 교과서에는 하행대동맥(descending aorta)이라는 용어를 사용하였다. 이것이 의미하는 바를 설명하고 이것이 좋은 용어가 아닌 이유를 설명하시오. 대동맥류가 조만간 파열될 가능성이 있는 이유를 설명하시오.

2. 김간호사는 자동차 사고를 목격한 첫 번째 사람이다. 운전자는 차에서 5m 멀리 튕겨져 나갔고 간호사는 남자 다리에 있는 큰 동맥이 위험하다는 것을 알고 있다. 그녀는 그것을 어떻게 알았을까? 그녀가 본 2가지는 무엇인가? 간호사는 출혈을 멈추게 하였으나 앰블런스는 도착하지 않고 있다. 그녀는 다량의 혈액을 손실한 운전자의 상태를 사정하였다. 그녀는 혈압을 잴 수가 없으나 어떤 다른 활력징후가 도움이 될 수 있는가? 설명하시오. 만약 간호사가 혈압을 측정할 수 있다면 혈압은 어떠할까? 정상 범위 안에 있을까? 설명하시오.

3. 친구가 당신에게 자신의 할머니는 다리 정맥에 혈괴가 생기는 경향이 있다고 말한다. 친구는 할머니가 그로 인해 뇌졸중에 걸릴까 걱정하고 있다. 그곳의 혈괴로부터는 뇌졸중이 쉽게 생기지 않을 것이라고 어떻게 설명할 것인가? 당신은 친한 친구이므로 그로 인해 발생할 수 있는 심각한 결과를 설명해주기 원한다. 당신은 어떻게 설명할 것인가?

4. 고혈압을 가진 일부 사람들은 처방된 이뇨제를 복용한다. 어떤 사람은 이를 '물약(water pills)'이라 부른다. 이것이 정확한 이름인가? 이뇨제는 혈압을 낮추는데 어떻게 도움을 줄 수 있는가? 이뇨제 사용의 부작용은 무엇인가?

5. 동양혈관(sinusoids)은 간과 뇌하수체에서 볼수 있다. 이들 기관에서 동양혈관에 의해 혈액으로 들어가는 큰 분자 4가지의 이름을 명명하시오.

6. 질문그림 13-A 는 순환계 내의 혈액 분포를 나타내는 그래프이다. 심장과 폐정맥이 구분되어 표시되었다. 나머지 3가지 부분의 정맥 이름을 기술하시오

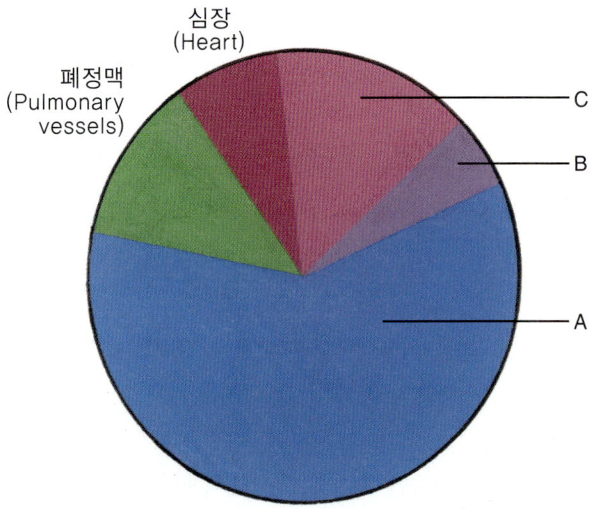

질문그림 13-A 순환계의 혈액 분포

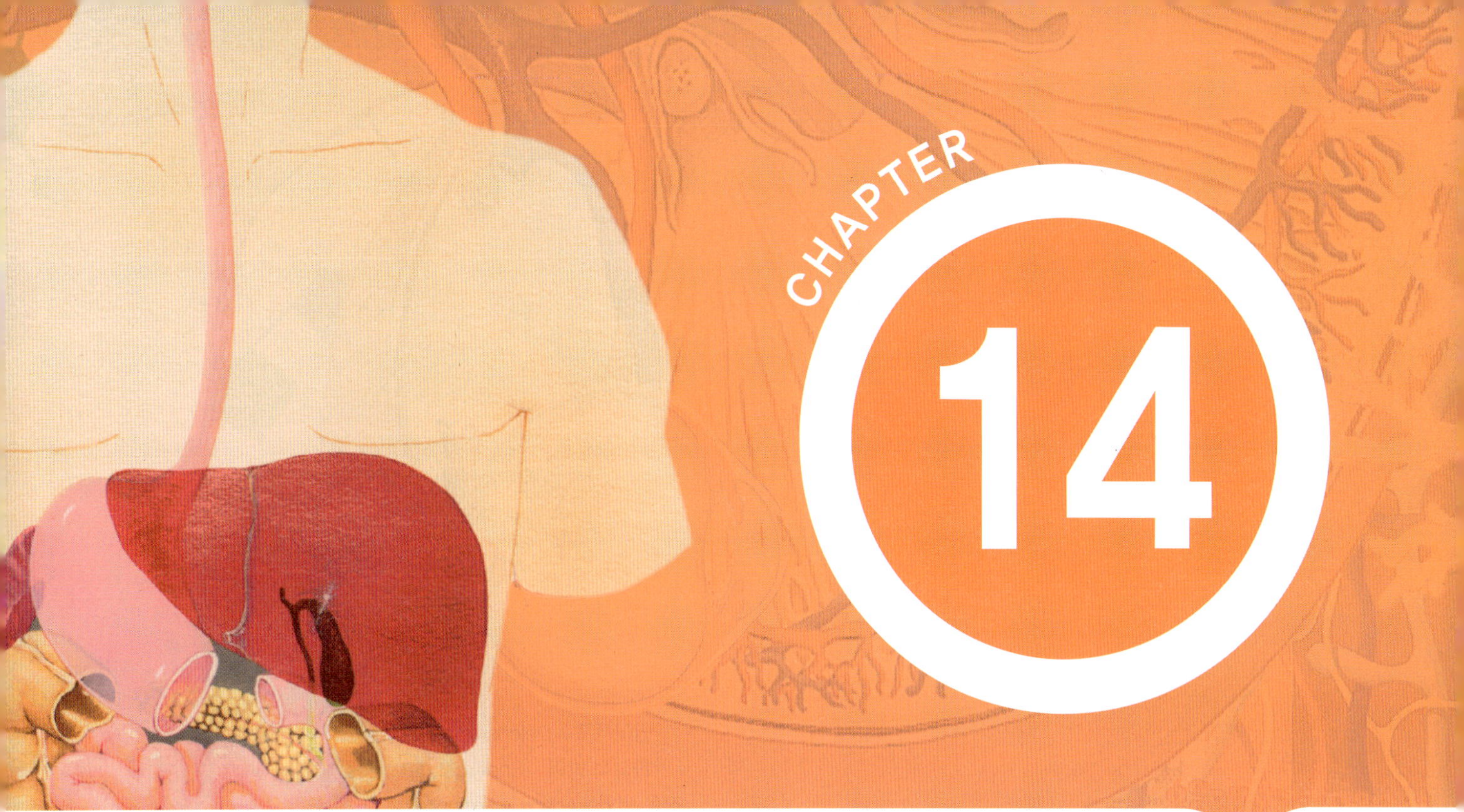

CHAPTER 14

THE LYMPHATIC SYSTEM AND IMMUNITY

림프계통과 면역

14 림프계통과 면역

THE LYMPHATIC SYSTEM AND IMMUNITY

목차

학습목표

- 림프계의 기능을 설명할 수 있다.
- 림프가 어떻게 형성되는지 설명할 수 있다.
- 림프계와 림프가 어떻게 혈액으로 되돌아가는지 설명할 수 있다.
- 림프절과 결절의 위치와 기능을 설명할 수 있다.
- 비장과 흉선의 기능과 위치를 설명할 수 있다.
- 면역의 의미를 설명할 수 있다.
- 선천 면역에 대해 설명할 수 있다.
- 적응 면역에 대해 설명할 수 있다: 세포매개 면역과 항체매개 면역
- 병원체에 대한 1차 노출과 2차 노출 시의 반응을 설명할 수 있다.
- 유전적 면역과 후천적 면역 간의 차이를 설명할 수 있다.
- 수동 면역과 능동 면역 간의 차이를 설명할 수 있다.
- 백신이 어떻게 작용하는지 설명할 수 있다.

THE LYMPHATIC SYSTEM AND IMMUNITY

용어

후천 면역(acquired immunity)
능동 면역(active immunity)
항체매개 면역(antibody-mediated immunity)
항원(antigen)
B세포(B cells)
세포매개 면역(cell-mediated immunity)
보체(complement)
사이토카인(cytokines)
유전 면역(genetic immunity)
체액성 면역(humoral immunity)
인터페론(interferon)
림프(lymph)
림프절(lymph nodes)
림프결절(lymph nodule(s))
옵소닌화(opsonization)
수동 면역(passive immunity)
형질세포(plasma cell)
비장(spleen)
T세포(T cells)
흉선(thymus)
편도(tonsils)

임상관련용어

후천면역결핍증후군(AIDS)
알레르기(allergy)
항체가(antibody titer)
약독화(attenuated)
보체결합검사 (complement fixation test)
형광항체검사 (fluorescent antibody test)
호지킨병(Hodgkin's disease)
편도절제술(tonsillectomy)
변성독소(toxoid)
백신(vaccine)

BOX 14-1 **호지킨병** Hodgkin's disease
BOX 14-2 **후천면역결핍증후군** AIDS
BOX 14-3 **진단검사** Diagnostic tests
BOX 14-4 **백신** Vaccine
BOX 14-5 **알레르기** Allergy
BOX 14-6 **우리의 삶을 변화시켜 온 백신** Vaccines that changed our lives

아이가 넘어져 무릎이 벗겨졌다. 이것을 생명을 위협하는 손상으로 볼 수 있는가? 비록 상처 난 피부를 뚫고 수천, 수백만 개의 세균이 들어온다 해도 이들 세균은 림프계 세포와 기관에 의해 빠르게 파괴될 것이므로 생명을 위협하는 손상은 아니다.

림프계통은 순환계통의 일부로 간주될 수 있으나, 그 기능이 심장과 혈관의 기능과 다르기 때문에 이 장에서 분리해서 다룰 것이다. 그러나 이들 모든 기능은 상호의존적이다. 림프계통은 조직액을 혈액으로 되돌리고, 이물질에 대항하여 신체를 보호한다. 림프계통은 림프절과 결절, 비장, 흉선을 포함하는 림프조직과 림프, 림프관으로 이루어진다.

림프 Lymph

림프는 림프 모세혈관으로 들어가는 조직액을 의미한다. 제13장에서 설명한 대로 모세혈관에서 혈장이 여과되어 조직액이 생성되면, 이들 대부분은 즉시 삼투작용(osmosis)에 의해 혈액으로 되돌아간다. 그러나 일부 조직액은 간질강 내에 남아 있다가 림프관을 통해 혈액으로 되돌아간다. 이러한 되돌림이 없다면, 혈액량과 혈압은 매우 빠르게 감소할 것이다. 림프관과 심혈관계의 관계는 그림 14-1 에 나타나 있다.

림프관 Lymph Vessels

림프관의 체계는 대부분의 조직에서 볼 수 있는 끝이 막힌 **림프 모세혈관(lymph capillaries)**에서 시작한다 그림 14-2 . 림프 모세혈관은 투과성이 매우 좋아 조직액과 단백질을 끌어 모은다. **유미관(lacteal)**은 소장의 융모에 있는 특수한 림프 모세혈관이다. 이들은 지방산, 비타민A, D, E, K와 같은 소화된 지용성 최종산물을 흡수한다.

정맥과 상당히 유사한 구조를 가지는 림프 모세혈관은 더 큰 림프관을 형성하기 위해 하나로 합쳐진다. 혈액에서는 심장이 펌프역할을 하나 림프에는 펌프가 없다. 그러나 림프는 정맥귀환을 증진시키는 기전과 같은 기전으로 림프관 내에서 계속 이동하고 있다. 직경이 큰 림프관의 평활근층이 수축하고, 단일 방향의 판막(정맥의 판막과 같은)은 림프의 역행을 막는다. 사지의 림프관, 특히 다리의 림프관은 그들을 둘러싼 골격근에 의해 압축된다. 이것이 **골격근 펌프(skeletal muscle pump)**이다. **호흡기펌프(respiratory pump)**는 호흡작용에 의해 흉강 내의 림프관을 교대로 확장, 압박하여 림프를 계속 이동시킨다.

림프는 혈액으로 돌아오면 다시 혈장이 된다. 그림 14-3 을 참고하면서 다음을 읽도록 하자. 다리로부터 오는 림프관은 요추 앞에서 하나로 합쳐져 **유미조(cisterna chyli)**라 부르는 관을 형성하고, **흉관(thoracic duct)**이 되어 척추 앞에서 계속 상행한다. 신체 좌상 사분역(upper left quadrant)의 림프관은 흉관과 합쳐지고 좌 쇄골하정맥으로 합쳐진다. 신체의 우상 사분역(upper right quadrant)의 림프관은 우림프관(right lymphatic duct)과 합쳐지고, 우쇄골하정맥으로 합쳐진다. 양쪽 쇄골하정맥 내의 판(flap)은 림프의 유입은 허용하나, 혈액이 림프관 쪽으로 흐르는 것을 막는다.

림프조직 Lymphatic Tissue

림프조직은 그물 같은 결합조직으로 주로 림프구로 구성되어 있다. 대부분의 림프구는 적골수 내 줄기세포(stem cell)에서 생산되어 림프절과 결절, 비장과 흉선으로 이동한다. 이들 구조 안에서 림프구는 감염에 대한 반응으로 활성화되고 증식한다(이것이 모든 림프조직의 기능이다). 흉선은 주요 T림프구를 생성하는 줄기세포도 가지고 있다.

림프절과 결절 Lymph nodes and nodule(s)

림프절과 결절은 림프조직 덩어리이다. 림프절과 결절은 크기와 위치가 다르다. 림프절이 좀 더 크며 길이는 10~20mm이고 캡슐로 싸여 있다. 결절은 길이가 1mm에서 수 mm로 캡슐로 싸여 있지 않다.

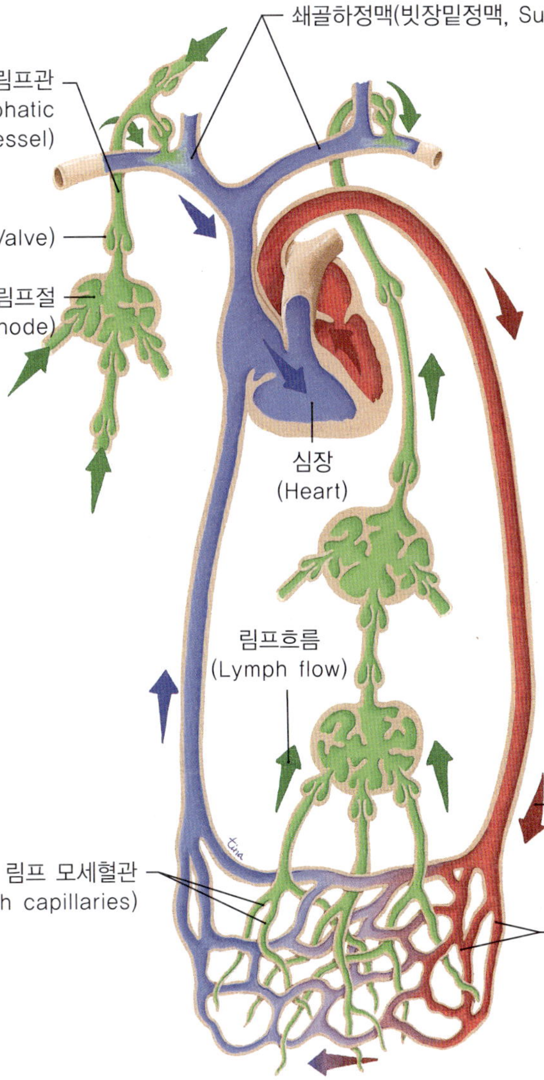

그림 14-1 **림프관과 심혈관계의 관계** 림프 모세혈관은 체액을 끌어모아 혈액으로 돌려보낸다. 화살표는 혈액과 림프의 흐름방향을 보여주고 있다.

질문: 림프가 귀환하는 큰 정맥은 어느 것인가? 림프가 혈액으로 되돌아가는 중요한 이유는?

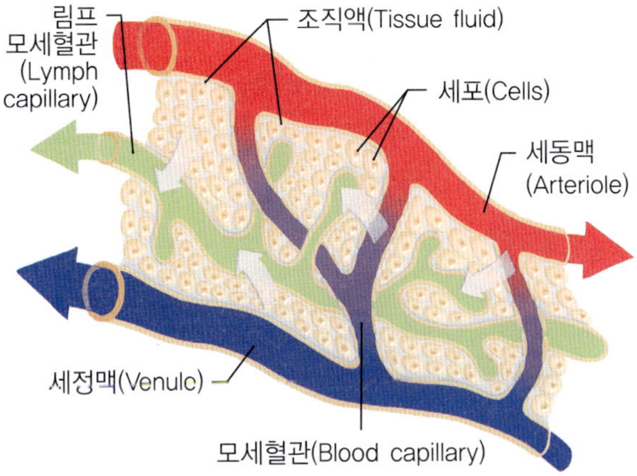

그림 14-2 **조직 내에서 볼 수 있는 끝이 막힌 림프 모세혈관** 화살표는 혈장, 림프, 조직액의 이동을 보여주고 있다.

질문: 체액이 림프 모세혈관으로 들어가기 직전의 이름은 무엇인가?

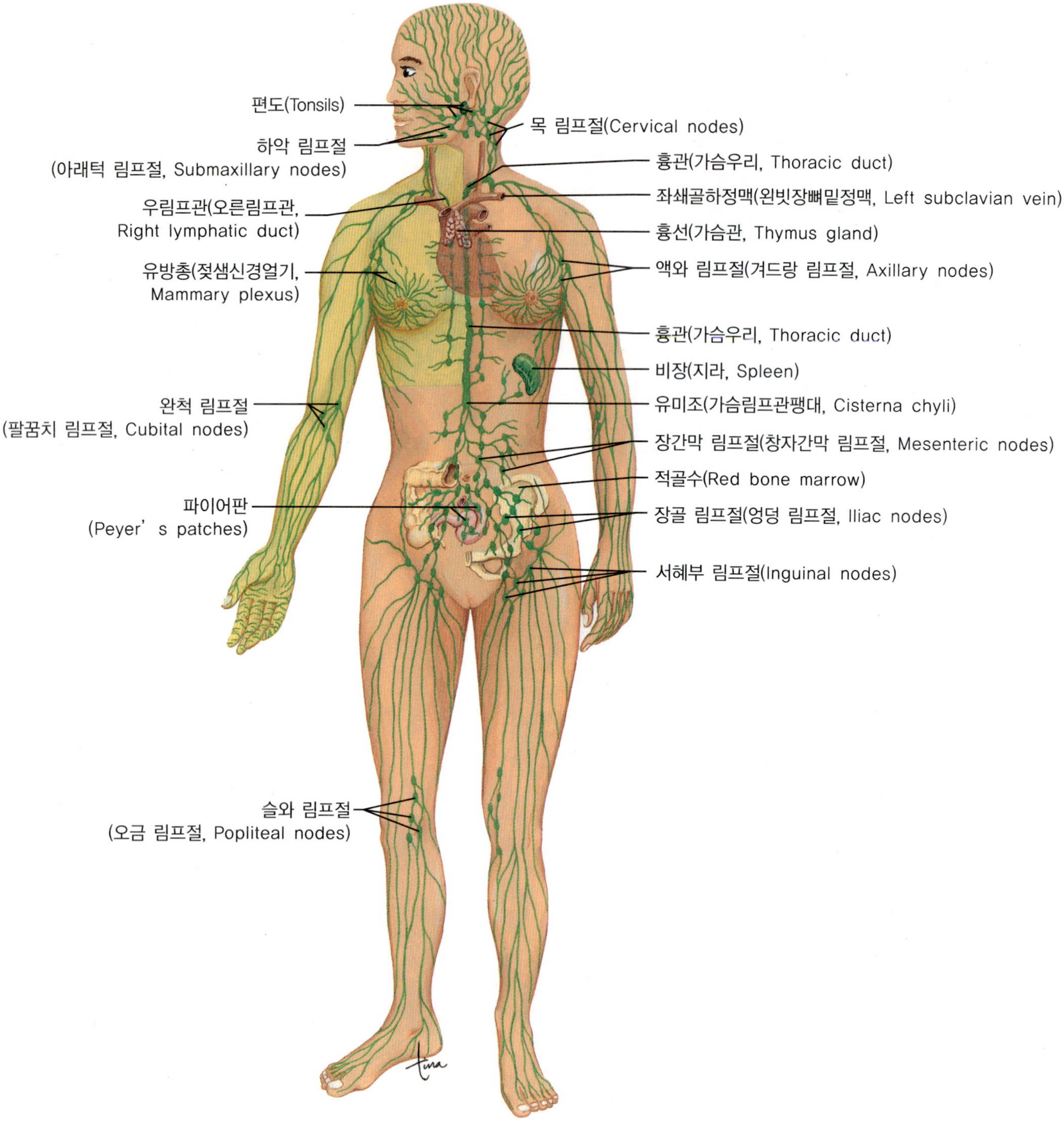

그림 14-3 **림프계와 주요 림프절** 쇄골하정맥내 혈액으로 돌아온다.

질문: 쌍을 이룬 주요 림프절 군은 어디에 위치하는가?

림프절(lymph node)은 림프관을 따라 집단으로 발견되며, 림프는 이를 통해 쇄골하정맥으로 흐른다. 림프는 여러 개의 구심성(afferent) 림프관을 통해 림프절로 들어가고, 1개 또는 2개의 원심성(efferent) 관을 통해 나간다 그림 14-4 . 림프가 림프절을 통과할 때 그곳에 상주하고 있는 **대식세포**(macrophage)가 세균과 이물질을 잡아먹는다. **형질세포**(plasma cell)는 림프 안의 병원체에 노출된 림프구에서 생겨나 항체를 생산한다. 이들 항체는 결국 혈액으로 나가서 전신을 순환한다.

전신에 분포된 모든 림프관을 따라 많은 림프절 집단이 있으나 전략적 위치에 따라 세 쌍의 림프절(**목**(cervical), **액와**(axillary), **서혜부**(inguinal)의 림프절)이 주로 언급된다 그림 14-3 . 이들은 머리와 사지가 몸체에 접합되는 곳에 존재한다. 피부 손상은 병원체 유입의 통로가 될 수 있는데, 몸체보다는 팔이나 다리, 머리에 훨씬 많이 발생한다. 이들 병원체가 림프에 들어가면, 이들이 신체에 도달하기 전, 즉 림프가 쇄골하정맥혈로 들어가기 전에 림프절에서 파괴될 것이다.

아이가 연쇄상구균에 의한 인두염에 걸렸을 때 사용하는 '편도선이 부었다'라는 표현은 매우 익숙하다. 여기서 말하는 편도선은 인두를 통해 림프로 들어온 세균을 대식세포가 파괴하고자 시도하면서 목의 림프절이 커진 것이다(BOX 14-1 호지킨병 참조).

BOX 14-1 호지킨병 Hodgkin's disease

호지킨병은 림프절의 악성질환이다. 원인은 밝혀지지 않았다. 첫 증상은 통증 없이 림프절이 붓는데, 목 부위에서 흔하다. 사람들은 다른 증상, 즉 만성 발열, 피로, 체중감소 등으로 의사를 찾게 된다. 진단을 내리기 위해 림프절 생검과 특징적 세포 소견이 필요하다.

호지킨병의 치료는 화학요법, 방사선 조사 또는 이들 둘 다가 필요하므로, 조기진단 및 적절한 치료가 필수적이다.

림프결절(lymph nodule)은 모든 **점막**(mucous membrane)의 상피 바로 아래에서 볼 수 있는 작은 덩어리의 림프조직이다. 점막이 외부 환경에 개방되어 있는 신체계통은 호흡기, 소화기, 비뇨기, 생식기이다. 이들 장기의 자연적 신체 개구부는 병원체의 잠재적 유입구가 될 수 있기 때문에 림프절이 전략적으로 위치하고 있다. 예를 들어, 흡입공기 중의 세균이 기관(trachea)의 상피를 통해 들어올 경우 림프결절에서 대식세포가 세균이 혈액에 도달하기 전에 파괴할 수 있다.

일부 림프결절은 특수한 이름을 가진다. 소장에 있으면 파이어 판(Peyer's patche), 인두에 있으면 **편도**(tonsil)라 부른다. 구개 편도(palatine tonsil)는 인두의 측벽에 있으며 아데노이드(인두편도, pharyngeal tonsil)는 인두의 후벽에 있고, 설편도(lingual tonsil)는 혀의 기저부에 있다. 따라서 편도들은 음식과 공기 속의 병원체가 지나가는 통로인 인두 주위로 림프조직 고리를 형성하고 있다. **편도절제술**(tonsillectomy)은 편도들이 만성적으로 염증이 있고 부어 있을 경우 특히 아동에서 시행되는 것으로, 구개편도와 아데노이드를 제거하는 수술이다. 앞에서 언급한 대로 신체는 한 구조를 상실하거나 심하게 손상당하였을 경우 생존할 수 있도록 여분의 구조를 갖고 있다. 그러므로 인두 안에는 외과적으로 제거된 편도들의 기능을 대신할 수 있는 다른 많은 림프결절이 있다.

파이어판(Peyer's patches)이라 불리는 소장의 림프절은 작은 크기임에도 불구하고 매우 중요한 역할을 한다. 출생 이후 매일같이 많은 이질 단백질(foreign protein)이 구강을 통해 신체로 들어온다. 영양분의 흡수는 소장에서 이루어지는데, 음식의 이질 단백질과 펩티드 역시 흡수되어 수상돌기 세포에 의해 선택된 후 가장 가까운 림프절의 림프구에 전달된다. 영아기의 림프구는 병원균을 파괴하고 음식으로 섭취된 단백질에 대한 내성은 발달시킨다. 내성이 생기지 않으면 일반 음식물에 대한 알레르기가 생길 수 있다. 파이어판의 림프구는 적과 친구(음식)를 구분하는 방법을 배워가게 된다.

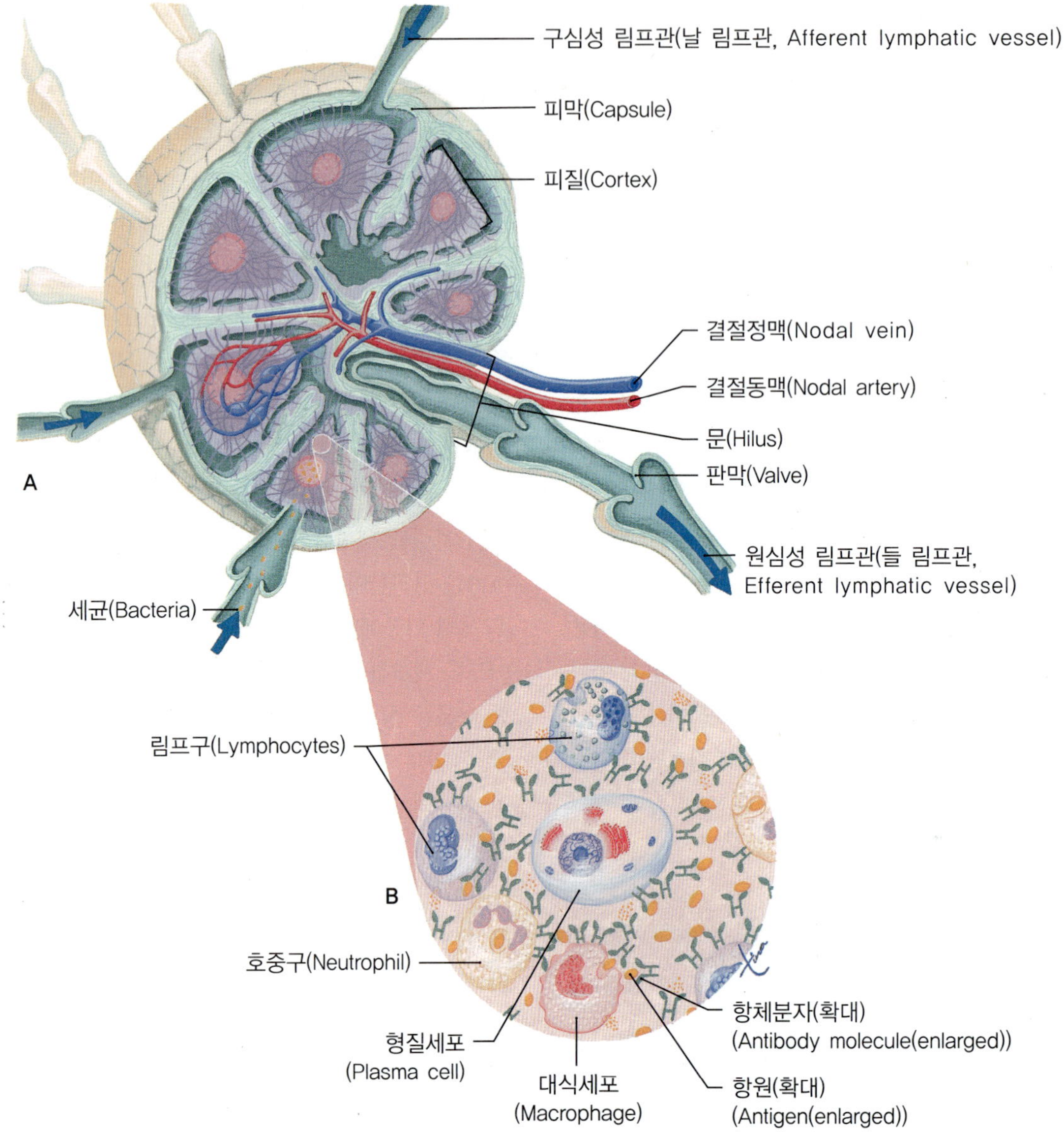

그림 14-4 **림프절** (A) 림프절을 단면으로 자르면 림프의 흐름을 볼 수 있다. (B) 림프절 내에서 파괴되고 있는 세균의 현미경적 모습

질문: 림프절내 형질세포의 기능은 무엇인가?

비장 Spleen

비장(spleen)은 복강의 좌상 사분역, 횡격막 바로 아래, 위의 뒤쪽에 위치하고 있다. 흉곽 하부가 비장을 물리적 외상으로부터 보호한다 그림 14-3.

태아기에 비장은 출생 후 적골수가 담당하는 기능인 적혈구 생산기능을 한다.

출생 후 비장의 기능은 다음과 같다.

1. 외부 항원에 대한 항체를 생산하는 형질세포가 존재한다.
2. 혈액 내의 병원체나 다른 이물질을 포식하는 단핵구와 고정 대식세포가 존재한다. 비장의 대식세포는 또한 오래된 적혈구를 제거하고 빌리루빈을 형성한다. 문맥순환에 의해 빌리루빈은 간으로 보내져 담즙으로 배출된다. 비장의 단핵구는 조직손상이 있거나 청소 및 복구의 필요성이 있을 때 순환계통으로 방출되는 것으로 보인다.
3. 혈소판을 저장하고 이들이 더는 필요 없어지면 파괴한다.

만일 비장이 제거되더라도, 다른 장기가 비장의 기능을 보상하기 때문에 생명의 중요 장기로 간주되지 않는다. 비장이 없다면 간과 적골수가 오래된 적혈구와 혈소판을 제거할 것이다. 또한 많은 림프절과 결절이 병원체를 제거할 것이며 림프구를 활성화하고 형질세포가 항체를 생산하도록 할 것이다. 이러한 중복기능에도 불구하고, 비장이 없는 사람은 폐렴, 뇌막염과 같은 특정 세균성 감염에는 좀 더 취약하다.

흉선 Thymus

흉선(thymus)은 갑상선 아래에 위치하고 있다. 태아와 영아기 때는 흉선이 크지만 그림 14-5, 연령이 증가하면서 작아지고 성인에서는 여전히 활동하기는 하나 상대적으로 작은 흉선 조직으로 발견된다.

흉선의 줄기세포는 T림프구 (또는 T세포)를 생산한다. 흉선 호르몬은 **T세포**(T cell)가 이종 항원을 인식할 수 있도록 하고 면역기능을 수행할 수 있도록 해준다. T세포의 이런 능력은 생의 초기에 확립되어 지속된다. 하지만 T세포를 능숙하게 만들기 위한 학습에는 어떤 것이 있을까? 흉선에서 미성숙 T세포는 신체의 세포와 유기분자들에게 '소개'되고 자기-인식과 자기-관용의 2가지 능력을 발달시킨다.

자기-인식(self-recognition)은 자신의 신체에 속한 세포를 그렇지 않은 세포와 구별해내는 능력이다. 일부 미성숙 T세포들은 흉선 세포에 있는 세포막 '자기' 단백질에 반응하여 이를 '학습'하게 된다. 이는 주조직적합성복합체(major histocompatibility complex, MHC, 또한 백혈구의 HLA라고도 함)라 불리는 항원이다. 우리의 모든 세포는 이러한 단백질을 지니며, 이에 T세포는 자기가 속한 개체의 모든 세포를 받아들이게 된다. 이렇게 행동하지 않는 T세포는 세포자멸(프로그램화된 세포의 죽음) 과정을 거치게 된다.

자기-관용(self-tolerances)은 신체 세포가 생성하는 단백질과 기타 유기분자들에 반응하지 않는 능력이다. 미성숙 T세포는 '자기' 분자로 선택된 흉선 내의 수상돌기세포와 상호작용한다. T세포들은 이러한 분자들에 반응하지 않고 이들을 받아들이거나 허용한다. 반응하는 T세포들은 비활성화되거나 파괴된다.

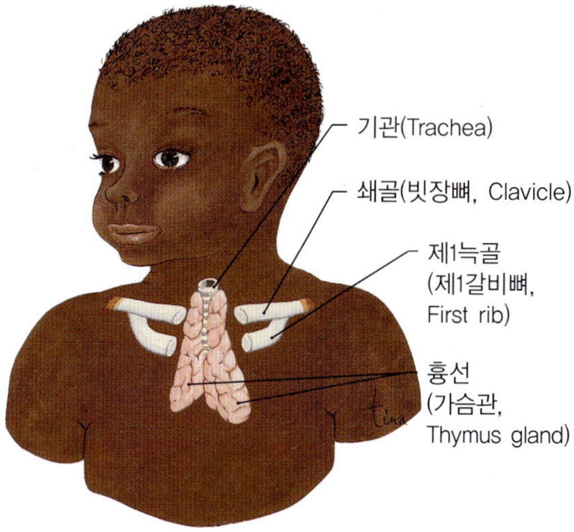

그림 14-5 소아의 흉선 위치

질문: 어떤 혈구가 흉선에서 성숙하는가?

흉선에서 이루어지는 모든 이러한 '소개'는 태아 발달기 동안 이루어진다. 신생아의 면역계통은 아직 충분히 성숙하지 못하였고, 영아는 아동과 성인에 비해 특정 감염에 좀 더 취약하다. 대체로 2세가 되면 면역계통이 성숙하고 충분히 기능을 하게 된다. 이러한 이유로 홍역 백신과 같은 일부 백신은 15~18개월보다 어린 영아에게는 추천하지 않는다. 그들의 면역계통은 백신에 강하게 반응할 만큼 성숙하지 못하였고 백신이 제공하는 보호는 불완전할 수 있기 때문이다.

면역 Immunity

면역(immunity)은 병원체나 다른 이물질을 파괴하고 특정 감염성 질병을 예방하는 능력으로 정의할 수 있다. 이 능력은 신체가 출생의 순간부터 병원체에 노출되기 때문에 매우 중요하다.

항원(antigen)은 세포를 구별하는 화학적 지표이다. 인간 세포는 개체 내의 모든 세포를 '자기(self)'로 인지하는 그들 자신의 항원을 가진다(제11장에 설명된 HLA 유형을 참조). 항원이 이종 또는 '비자기(non-self)'일 때, 그것을 인지하고 파괴해 버린다. 세균, 바이러스, 곰팡이, 원생동물은 모두 면역반응을 활성화하는 이종항원이다.

정상세포가 돌연변이를 일으켜 신체 내에 형성된 악성세포도 이종으로 인지되어, 암을 일으키기 전에 파괴된다. 불행하게 장기이식도 이종 조직이며, 면역계통은 이식된 신장이나 심장을 거부(파괴)할 수 있다. 때때로 면역계통은 자신의 신체 일부에 잘못 반응하여 자가면역질환을 유발한다. 그러나 대부분 면역기전은 신체를 미생물로부터 보호하는 기능을 한다.

면역은 선천 면역과 적응 면역 2가지 주요 구성 요소를 가진다. 선천적으로 타고난 면역은 비특이적이고 기억을 하지 못하며 그 반응은 표적에 무관하게 항상 같다. 후천적으로 형성된 적응 면역은 매우 특이적이고 항체가 관여하며 기억을 할 수 있을 뿐 아니라 훨씬 효율적이다. 이 두 종류의 면역은 손상과 질병을 예방하고자 함께 작용한다.

선천 면역 Innate immunity

선천적으로 타고난 면역에는 몇 가지가 있는데, 해부학·생리적 방어벽, 식세포와 다른 방어세포들, 화학적 분비물, 염증 등의 반응이 포함된다. 이들은 분리된 별개의 것이 아니라 중복되는 기전이 많다. 선천적 면역 반응은 항상 동일하며 노출에 반복되었다고 증가하지는 않는다.

방어벽 Barriers

손상이 없는 피부 표피층은 모든 종류의 병원체에 대해 훌륭한 방어벽이다. 피부의 정상 상주균(microbiota)과 피지 안의 지방산은 피부에 세균이 성장하는 것을 억제한다. 표피의 살아 있는 세포는 항균성 화학물질인 디펜신(defensin)을 생산한다.

호흡기, 소화기, 비뇨기, 생식기의 점막 역시 살아 있는 조직으로 방어력이 좋다. 상기도의 섬모상피는 특히 효과적인 방어벽이다. 먼지와 병원체는 점액에 걸리고 섬모는 점액을 인두로 쓸어내 삼키게 한다. 위액의 염산은 점액이나 식품, 음료와 함께 위로 들어온 대부분의 병원체를 파괴한다. 침과 눈물에서 발견되는 효소인 리소자임(용해소체, lysozyme)은 구강과 따뜻하고 습한 눈 표면에 있는 세균의 성장을 방해한다. 피하조직에는 많은 백혈구가 있다 그림 14-6.

방어세포 Defensive cells

제11장에서 방어세포의 대부분은 백혈구라고 하였다. 대식세포는 인간이 만나기 쉬운 병원체(수백만 년을 함께 공존해온)에 대해 수용체를 가지는 매우 효율적인 식세포이다. 병원체나 다른 이종 항원을 포식할 수 있는 세포들로는 호중구와 호산구가 있다. 포식세포는 섭취한 병원체를 파괴하기 위해 세포내 효소, 과산화수소와 같은 화학물질을 사용한다.

피부의 랑게르한스세포와 전신에 있는 많은 수상돌기세포(dendritic cell)도 이물질을 포식하는 데, 단지 이들을 파괴하는 것뿐 아니라 이들을 림프절로 이동시켜 후천 면역을 담당하는 림프구를 활성화한다. 대식세포도 이러한 림프구를 활성화하는 데 관여한다. 이는 면역

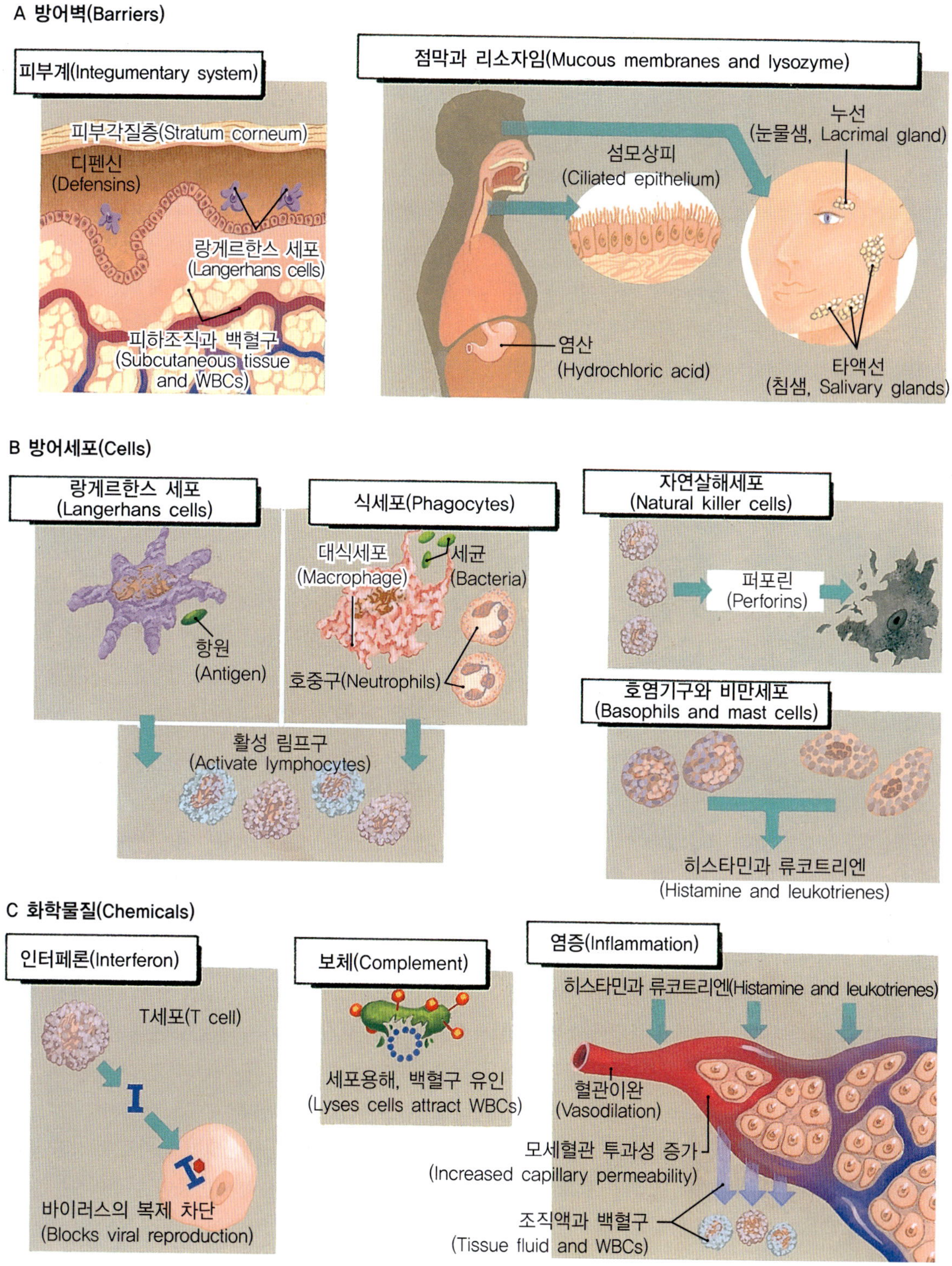

그림 14-6 **선천 면역** (A) 방어벽 (B) 방어세포 (C) 화학적 방어 내용은 본문 참조

질문: 선천 면역의 세 측면은 상호연결되어 있다. 이들 관계 중 2가지를 서술하라.

의 두 가지 구성요소를 연결하는 매우 중요한 고리이다.

자연살해세포(natural killer cell, NK세포)는 혈액 안에서 순환하지만 적골수, 비장, 림프절에서도 발견된다. 이들은 총 림프구에서 적은 부분(약 10%)을 차지하나 많은 종류의 병원체와 종양세포를 파괴할 수 있다. NK세포는 이종세포에 직접 접촉하여 그들의 세포막을 파괴시키거나(perforin이라 부르는 화학물질로) 다른 종류의 화학적 손상을 입혀 이들을 죽인다.

호염기세포와 비만세포(적골수에서 만들어지는 결합조직세포의 한 유형)도 점막과 피하조직 내 결합조직이 있는 곳곳에서 발견되는 방어세포이다. 이들은 히스타민(histamine)과 류코트리엔(leukotrienes)을 생산한다. 히스타민은 혈관을 이완시켜 모세혈관의 투과성을 높인다. 이는 염증의 양상이다. 류코트리엔도 모세혈관 투과성을 증가시켜 그 부위로 포식세포를 끌어온다.

화학적 방어 Chemical defenses

신체가 감염에 저항하도록 돕는 화학물질에는 인터페론, 보체, 염증에 관여하는 화학물질이 있다. **인터페론**(interferon, 알파-, 베타-, 감마-인터페론)은 바이러스에 감염된 세포와 T세포에서 생산되는 단백질이다. 바이러스는 복제를 위해 살아 있는 세포 내에 생존해야만 한다. 인터페론은 비록 바이러스가 세포 안으로 들어오는 것을 예방할 수는 없으나 그들의 복제를 차단한다. 바이러스 복제가 차단되면 바이러스는 새로운 세포를 감염시켜 질병을 유발할 수 없게 된다. 인터페론은 많은 바이러스질환의 자기-제한적 특징에서 한 요인으로 작용한다(C형 간염과 같은 일부 질환의 치료에 사용된다).

보체(complement)는 혈액 안에서 순환하는 20가지 이상의 혈장단백질의 집단이다. 이들은 활성화되어 세포성 항원의 용해와 비세포성 항원을 표시하는 과정에 관여한다. 일부는 염증부위에 히스타민 방출을 자극한다. 다른 일부는 염증 부위로 백혈구를 유인한다.

염증(inflammation)은 미생물학적, 화학적, 물리적 손상에 대한 일반적 반응이다. 호염기세포와 비만세포는 히스타민과 류코트리엔을 방출하여 혈관에 영향을 준다. 혈관이완으로 손상부위로의 혈류가 증가되고 모세혈관의 투과성이 높아져 조직액이 증가하고 백혈구가 그 부위로 모인다. 염증의 목적은 손상을 억제하여 퍼지지 않도록 하고 원인을 제거하여 조직이 복구를 시작하도록 하는 것이다. 이로 인해 염증의 4가지 징후인 발적, 열감, 부종, 통증이 발생한다: 혈류 증가에 의한 발적, 혈액과 대사활동 증가에 의한 열감, 조직액의 축적으로 인한 부종, 손상 자체와 부종에 의한 통증

제10장에 설명한 대로 염증은 손상을 더 악화시키는 악순환의 과정으로 이끄는 양성 피드백이다. 코티졸 호르몬은 이를 억제하는 제동기이며 최소한 1개의 보체단백 역시 이러한 기능을 가지고 있다. 염증을 유용한 정도까지만 제한하는 다른 화학적 신호도 있다(일반적으로 **사이토카인**(cytokine)과 **케모카인**(chemokine)으로 부르는 물질의 일부이다).

요약하면 선천 면역은 대상을 특정하지 않고 항상 동일하며 기억을 하지 않고 노출이 반복되어도 효율성이 증가하지 않는다. 선천 면역의 양상은 그림 14-6 에서 볼 수 있다.

적응 면역 Adaptive immunity

적응 면역은 어떤 이종항원에 맞추어 반응하는 것을 의미한다. 적응 면역은 대상이 정해져 있고 림프구와 대식세포에 의해 진행된다.

대부분의 림프구는 T림프구와 B림프구, 간략히 **T세포**와 **B세포**이다. T세포는 골수와 흉선에서 생산된다. 이들은 자신을 성숙시키는 데 필요한 흉선 호르몬이 있는 흉선을 통과해야만 한다. 그런 다음 T세포는 비장, 림프절, 림프결절로 이동한다.

B세포는 골수에서 생산되어 곧바로 비장과 림프절, 림프결절로 이동한다. 면역반응이 이루어지는 동안 활성화되면서 일부 B세포는 여러 차례 분화하여 형질세포가 되고 특정 이종항원에 대한 항체를 생산한다.

T세포와 B세포가 관여하는 면역기전은 특정적인데, 이는 기전이 활성화될 때마다 매번 한 가지 이종항원을 표적으로 함을 의미한다. 대식세포는 세균의 세포벽과

같은 이종 화학물질에 대한 수용체를 가지고 있으며, 이종물질을 만나면 이들에 대해서만 포식작용을 한다. 그러나 T세포와 B세포는 매우 특정적이다.

병원체나 이종세포를 파괴할 때 첫 단계는 그 항원을 이종으로 인식하는 것이다. T세포와 B세포 모두 이 능력을 가지고 있으나, 대식세포와 **도움 T세포(helper T cell, CD4 T cell)**라 부르는 특수하게 분화된 T림프구가 인식할 때 면역기전이 특히 잘 활성화된다. 이종항원은 먼저 대식세포에 의해 포식되며 그 일부는 대식세포의 세포막에 발현된다. 대식세포의 막에 발현된 항원은 자기 항원(self antigen)과 함께 제시되어 이 대식세포를 만나는 도움 T세포가 이종항원과 함께 자기항원도 비교할 수 있도록 한다 그림 14-7 . 도움 T세포는 신체에 속하지 않는 이종항원에 민감해지고 특이한 것으로 간주한다(BOX 14-2 AIDS 참조).

항원을 이종으로 인식하면 적응 면역기전이 시작된다. T세포와 대식세포가 참여하는 **세포매개 면역(cell-mediated immunity**, 간단히 세포성 면역), 그리고 T세포, B세포, 대식세포가 관여하는 **항체매개 면역(antibody-mediated immunity**, 또는 **체액성 면역** [**humoral immunity**])이 두 가지 기전이다.

세포매개 면역 Cell-mediated immunity

이 면역기전은 항체를 생산하지는 않으나 세포내 병원체(바이러스 등), 곰팡이, 악성세포, 이식된 이종 조직에 효과적으로 대항한다. 앞에서 설명한 대로 첫 단계는 대식세포와 도움 T세포가 이종항원을 인식하는 것이며, 이로 인해 T세포는 활성화된다 그림 14-7 .

항원 특이성이 있는 활성화된 T세포는 여러 번 분화하여 **기억 T세포(memory T cell)**와 **세포독성(살해) T세포(cytotoxic(killer) T cell**, CD8 T cell라고도 함)를 형성한다. 기억 T세포는 특정 이종항원을 기억하게 되며 이것이 다시 신체로 들어올 경우 활성화된다. 세포독성 T세포는 세포막을 손상시켜 이종항원을 직접적으로 파괴함으로써 바이러스에 감염된 세포를 파괴하고 바이러스가 복제되는 것을 막는다. 이들 T세포는 또한 사이토카인을 생산한다. 사이토카인은 대식세포를 그 부위로 끌어들여 이종항원과 세포부스러기를 포식하도록 활성화하는 화학물질이다.

항원이 제거되면 면역반응이 끝나야 한다. 심하게 지속되는 면역반응은 정상조직을 손상시키므로 이는 중요한 과정이다. **조절 T세포(regulatory T cells**, 이전에는 억제 T세포(suppressor T cell)라 불림)가 면역반응을 억제하는 피드백 물질을 생산한다. 그러나 항원에 재차 노출되면 기억 T세포가 빠르게 세포매개 면역반응을 시작할 것이다.

항체매개 면역
Antibody-mediated immunity

이 면역기전에는 항체 생산이 포함되며 그림 14-7 에 도식화되어 있다. 역시 첫 단계는 이종항원의 인식인데, 이 경우에는 대식세포와 도움 T세포뿐 아니라 B세포에 의해서도 인식된다. 감작된 도움 T세포는 이종항원을 B세포에 제시하여 이 항원에 특이한 B세포가 활성화되도록 강한 자극을 제공한다. 활성화된 B세포는 여러 번 분화하여 기억 B세포와 **형질세포(plasma cell)**를 형성한다. **기억 B세포(memory B cell)**는 특수 항원을 기억하고 있다가 2번째 노출에 대해 빠르게 반응을 시작한다. 형질세포는 한 가지 이종항원에만 특이한 항체를 생산한다.

면역 글로불린(immune globulins, Ig; immunoglobulin) 또는 **감마 글로불린(gamma globulins)**이라고도 부르는 **항체(antibody)**는 영문자 Y와 같은 모양을 한 단백질이다. 항체는 스스로 이종항원을 파괴하지 못한다. 오히려 그러한 항원에 붙어 그들을 파괴하라는 표식(label)이 된다. 생산된 각 항체는 오직 한 가지 항원에만 특이하다. 매우 많은 다른 병원체들이 있기 때문에 면역계통은 많은 다른 종류의 항체를 생산할 능력이 있어야만 할 것이다. 실제로 필요하면 수백만의 서로 다른 항원-특이 항체(antigen-specific antibody)를 생산할 수 있다. 항체의 구조는 그림 14-8 에서 볼 수 있으며, 5종류의 항체는 표 14-1 에 설명되어 있다.

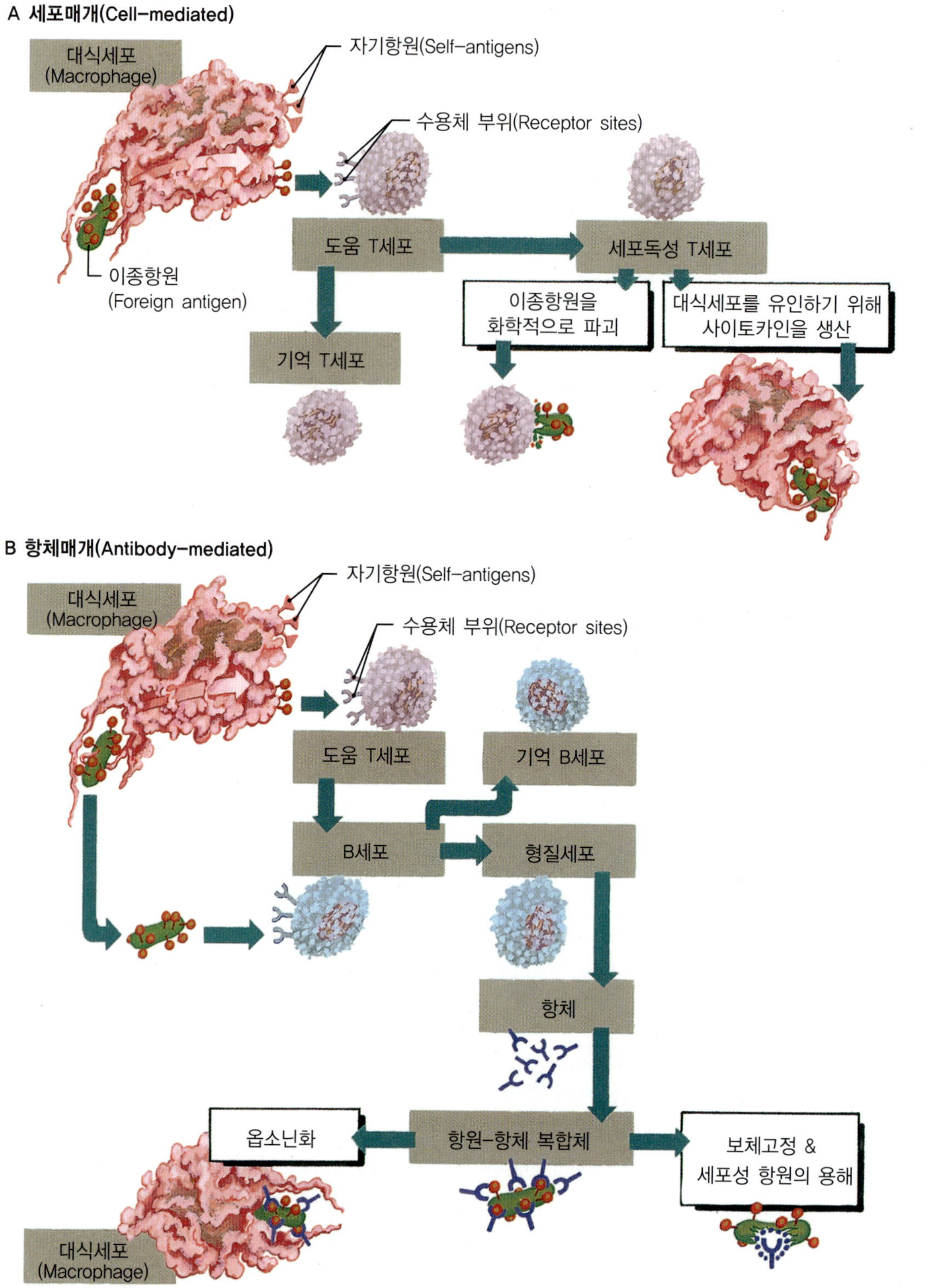

그림 14-7 **적응 면역** (A) 세포매개 면역 (B) 항체 매개 면역 내용은 본문 참조

질문: 적응 면역은 기억을 한다. 어떤 세포가 이 기능을 제공하는가? 이것은 어떤 종류의 기억인가?

BOX 14-2 후천면역결핍증후군 AIDS

2014년도 초까지, 2,600만 명 이상의 사람들이 후천면역결핍증후군(AIDS)으로 사망하였으며, 그 원인은 사람면역결핍바이러스(HIV)에 의한 감염 때문이었다. 전 세계적으로 3,400만 명 이상의 사람들이 HIV 양성, 혹은 AIDS 환자인 것으로 알려져 있다. AIDS는 1981년에 뉴욕과 캘리포니아에 거주하는 젊은 동성애자들에서 처음 보고되었다. 이들은 카포시육종과 폐포자충 폐렴과 같은 기회감염에 이환되었으며, 그 외에도 건강한 면역계통을 가진 사람에게서는 잘 발병하지 않는 곰팡이나 원생동물 감염도 나타났다. 이러한 바이러스가 어디에서 오는가? HIV는 1930년대 아프리카에서 서식하는 침팬지에서 발생한 것으로 보인다. 침팬지 바이러스가 사람들에게 감염되기 시작하였으며 처음에는 전파 속도가 느렸으나 비행기를 통한 이동이 활발해지면서 전 세계적으로 퍼지게 되었다.

HIV는 도움 T세포, 대식세포 및 그 외 많은 인간 세포를 감염시키는 레트로바이러스의 일종이다. 도움 T세포가 충분하지 않다면 면역계통은 심각하게 손상된다. 병원체는 이종으로 인식되지 않아서 B세포가 활성화되지 못하며, 세포독성 T세포 역시 증식되지 못한다. 비록 일부 기회감염은 약물로 치료될 수 있고 HIV 감염으로부터 일시적으로 회복될 수 있으나 면역계통은 이후의 감염을 예방하지 못한다.

AIDS의 잠복기는 수개월부터 수년까지 매우 다양하다. 따라서 감염된 사람은 증상이 나타나기 전까지는 자신도 모르게 다른 사람에게 HIV를 감염시킬 수 있다. AIDS는 비록 전염병이지만 접촉전염병은 아니다. 홍역이나 감기처럼 일반적인 접촉으로는 전파되지 않는다. AIDS는 성적 접촉이나 감염된 혈액의 접촉으로 전파되거나 태반을 통해 모체로부터 태아에게 전파된다.

1980년대 미국에서 발생한 대부분의 AIDS 환자가 동성애 남성이나 정맥을 통해서 마약을 투여하면서 혈액에 감염된 주사기를 함께 사용한 사람들이었다. 그러나 1990년에는 이성애자들 사이에서도 AIDS가 발생하였다. 그 이외의 나라들, 특히 아프리카와 아시아에서 AIDS는 항상 우세하게 이성애자들 간의 접촉으로 전파되었다. 이러한 많은 나라에서 AIDS는 중대한 공중보건 문제가 되고 있으며, 매년 새로운 환자가 지속적으로 발생하고 있다.

현재까지도 여전히 AIDS는 불치병으로 남아 있다. 일부 환자에서 몇몇 약물의 병합투여로 효과적으로 바이러스의 증식을 억제할 수 있었으나 HIV를 제거할 수 있는 약물은 아직 없다. 바이러스 증식을 억제할 경우 치명적인 상태로 진행되지는 않지만 만성적 경과를 나타낸다. 안타깝게도 약물의 병합투여가 모든 AIDS 환자에게 효과를 나타내는 것은 아니며, 비용 또한 높아서 대부분의 AIDS 환자들이 약물치료를 제대로 받지 못하고 있다.

아직까지 AIDS 백신은 개발되지 않았고 가까운 미래에도 AIDS 백신의 개발은 기대할 수 없는 실정이다. HIV는 지속적으로 스스로 돌연변이를 해나가고 있기 때문에 이전에 개발된 항체는 효과가 없다. 건강한 면역계통조차도 HIV처럼 빠른 속도로 돌연변이하는 바이러스에 대해 면역능력을 발휘하기가 어려울 수 있다. 때문에 백신개발에 이용될 수 있는 일정한 항원을 아직 발견하지 못했다.

따라서 행위적 예방법이 대단히 중요하므로 철저한 교육이 필요하다. 모든 사람이 AIDS가 어떻게 전파되는지를 알아야 하며, HIV에 감염될 위험이 높은 행위들에 대해서도 잘 알고 있어야 한다. 건강관리 분야에 종사하고 있는 전문가들은 스스로 AIDS에 대해 잘 알고 있어야 할 뿐만 아니라 자신이 돌보는 환자들과 가족들에게도 AIDS에 대해 교육을 하고 필요할 때 HIV 검사를 받도록 격려해야 할 특별한 책임이 있다.

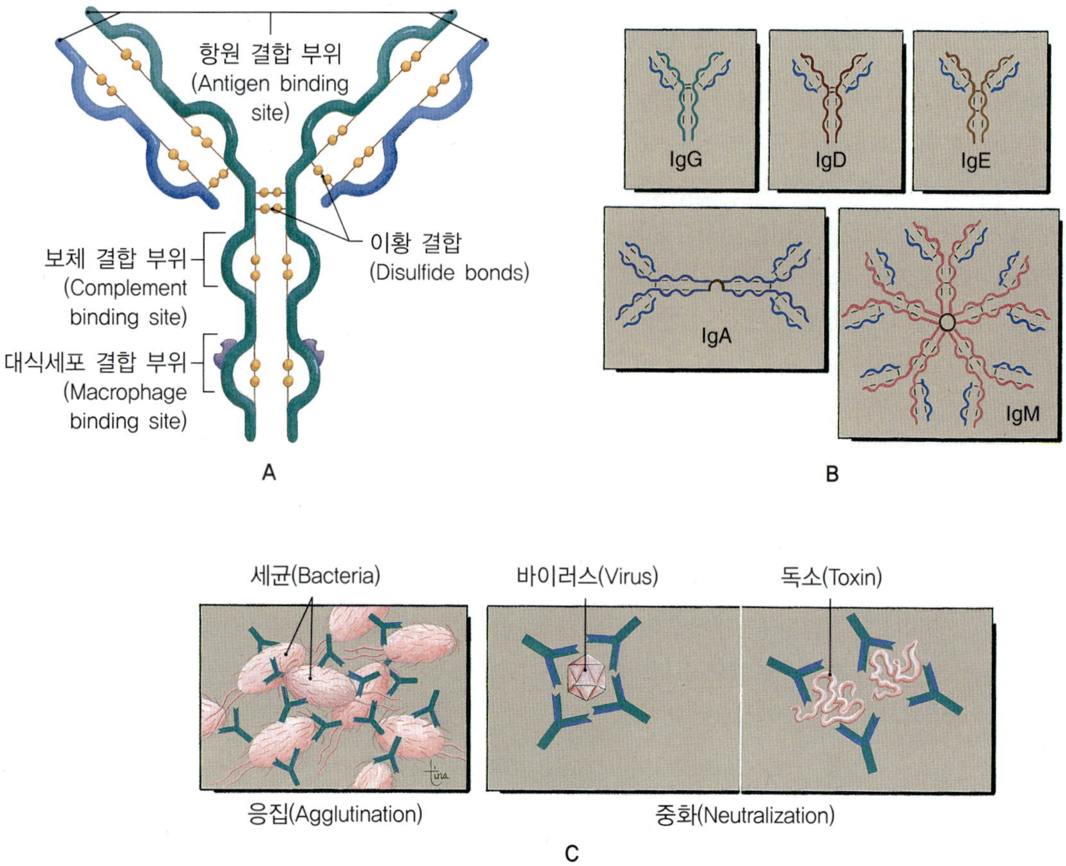

그림 14-8 **항체들** (A) IgG 분자 한 개의 구조. 많은 이황 결합(disulfide bonds)이 어떻게 분자의 모양을 유지하는지 주목 (B) 5종의 항체 구조 (C) 항체 활동: 세균 응집과 바이러스 또는 독소의 중화

질문: C 부분에서 중화가 세균의 독소를 불활성화하는 이유는?

표 14-1 항체의 종류

이름	위치	기능
IgG	혈액 세포외액	• 단량체; 가장 많은 면역글로불린 • 신생아에게 수동면역을 제공하기 위해 태반 통과 • 회복 또는 백신접종 후 장기면역 제공
IgA	내외부로 분비 (눈물, 침, 장액 등)	• 이량체; 모유수유 영아에게 수동면역을 제공하기 위해 모유내에 존재 • 병원체 침입에 대한 국소적인 보호기전이 되도록 모든 점막의 분비물에서 발견
IgM	혈액	• 오량체; 영아의 면역계가 성숙되면서 처음 생산 • 감염되는 동안 처음 생산 • 혈액형 ABO 항원에 대한 항체
IgD	B림프구	• 단량체; B림프구 위의 수용체
IgE	비만세포 또는 호염기구	• 단량체; 알레르기 반응에서 중요(비만세포는 히스타민 방출)

생산된 항체는 항원과 결합하여 항원-항체 복합체(antigen-antibody complex)를 형성할 것이다. 대식세포나 호중구에 의해 포식되도록 표식되는 것이 **옵소닌화(opsonization)**로서, 항원-항체 복합체가 대표적이다 BOX 14-3.

순환하는 일부 보체 단백질은 항원-항체 복합체에 의해 활성화 또는 고정된다. 보체 고정(complement fixation)은 완전할 수도 부분적일 수도 있다. 이종항원이 세포일 경우, 보체 단백질은 항원-항체 복합체와 결합한 다음, 세포에 구멍을 뚫는 효소고리(enzymatic ring)를 형성하여 세포를 죽게 만든다. 이것은 완전 보체고정이며 세균의 세포에서 일어나는 것이다(수혈반응에서 용혈의 원인이기도 하다).

이종항원이 세포가 아니라면 부분적 보체 고정이 일어난다. 즉, 보체 단백의 일부가 항원-항체복합체와 결합한다. 이것이 화학주성 요인(chemotactic factor)이다. 화학주성(chemotaxis)은 화학적 이동(chemical movement)을 의미하는 것으로 이종항원을 파괴하기 위해 대식세포를 유인하는 것을 말한다.

요약하면 적응 면역은 매우 특정적이며 항원에 대한 기억을 생성한다. 그러므로 항원에 반복해서 노출될 경우 더욱 효율적이다.

선천 면역은 외부 물질에 관계없이 항상 동일한 방어기술이고 적응 면역반응에 중요한 림프구를 활성화시킨다.

항체 반응 Antibody responses

이종항원에 대한 첫 노출은 항체생산을 자극한다. 그러나 항체는 천천히 그리고 소량으로 생산된다 그림 14-9. 구체적 예로 홍역 바이러스를 보자. 사람이 이 바이러스에 처음 노출되면 항체생산은 질병을 예방하기엔 너무 속도가 느려 그 사람은 홍역에 걸리게 될 것이다. 홍역에서 회복된 또는 회복 중인 대부분의 사람은 홍역 바이러스에 특이한 항체와 기억세포를 가지고 있다.

이 바이러스에 2번째 노출되면 기억세포는 질병을 예방하기에 충분한 다량의 항체를 빠르게 생산하기 시작한다. 이것이 우리가 특정 질병에 대한 면역성을 개발하고자 하는 이유이며 보호를 위해 **백신(vaccine)**을 투여하는 이유이다 BOX 14-4.

항체는 병원체나 다른 이종항원에 표시하여 포식 또는 보체 고정되도록 한다. 구체적으로 설명하면, 항체는 병원체를 **응집(agglutination)** 또는 중화하여 이들이 제거되도록 한다. 응집은 항체가 세균에 결합할 때 일어난다. 항체가 붙어 서로 응집된 세균은 좀 더 쉽게 대식세포에 의해 포식된다 그림 14-8.

바이러스의 활동은 항체에 의해 중화될 수 있다. 바이러스는 복제를 위해 살아 있는 세포 안으로 들어가야 한다. 그러나 항체가 부착된 바이러스는 세포 안으로 들어갈 수 없어 복제를 할 수 없으며 곧 포식될 것이다. 세균 독소도 항체가 부착되면 중화된다. 항체는 독소의 모양

BOX 14-3 진단검사 Diagnostic tests

항체와 관련된 몇 가지 중요한 임상검사는 확진을 내리는 데 매우 유용할 수 있다.

보체고정검사(complement fixation test) – 환자의 혈액에서 특정 항체의 존재를 결정한다. 그러나 언제 감염이 발병했는지는 나타내지 못한다.

항체적정검사(antibody titer) – 환자의 혈액에서 특이 항체의 양 또는 수준을 결정한다. 1주에서 수주 후에 적정검사를 수행했을 때 증가된 항체수준은 감염이 진행 중임을 나타낸다.

형광항체검사(fluorescent antibody test) – 혈액, 객담 또는 생검조직과 같은 임상 검체물에 형광염료를 추가하여 인식된 항체(tagged antibody)를 이용한다. 의심되는 병원체가 존재할 경우 형광항체는 그것에 결합할 것이며, 형광현미경으로 보면 항원-항체 복합체는 빛을 낼 것이다.

이러한 검사들은 환자의 질병력 및 병원 도착 시 증상과 관련하여 이용된다.

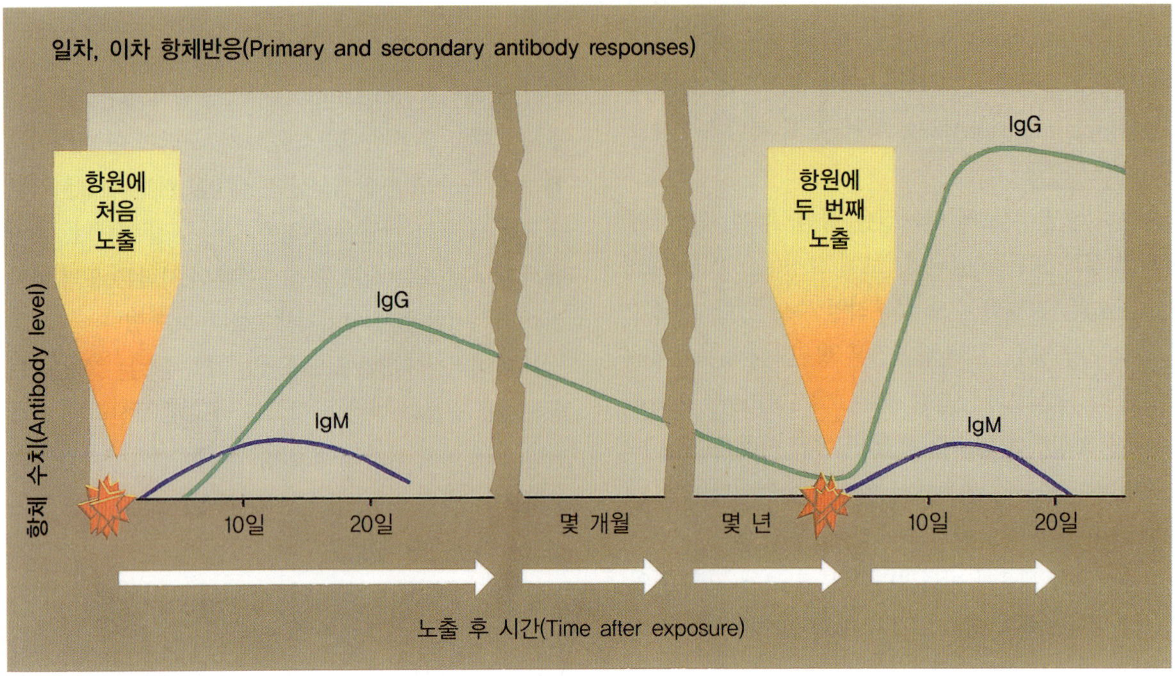

그림 14-9 **병원체에 처음 노출되었을 때와 두 번째 노출되었을 때의 항체 반응** 자세한 내용은 본문 참조

질문: 처음 노출된 후와 같은 항원에 두 번째 노출되었을 때, IgG 생산의 차이 2가지를 서술하라.

BOX 14-4 백신 Vaccine

백신의 목적은 질병을 예방하는 것이다. 백신은 면역계가 반응하게 될, 실제 병원체와 같은 항원을 포함하고 있다. 백신 항원의 종류는 사균(killed) 또는 약화된(weakened, attenuated) 균, 세균 피막과 같은 병원체의 일부 또는 변성 독소(toxoid)라 부르는 불활성화된 세균독소이다.

백신 자체는 질병을 일으키지 않기 때문에(매우 드물게 예외는 있지만), 그에 대한 항체생산이 느려 사람에게 유해하지 않다. 백신은 병원체에 처음 노출되는 것을 대신하며 항체와 기억세포 생산을 자극한다. 나중에 실제 병원체에 노출되면 기억세포는 빠르게, 질병을 예방할 만큼 충분한 다량의 항체생산을 시작한다.

우리는 현재 많은 질병에 대한 백신을 가지고 있다. 파상풍과 디프테리아 백신은 이들 세균의 불활성화 독소를 포함한다. 폐렴구균성 폐렴과 뇌막염에 대한 백신은 세균 피막을 포함한다. 이들 백신은 피막에 독성이 없고 살아 있지 않기 때문에 질병을 일으킬 수 없다. 유해하거나 복제될 수도 없다. 인플루엔자와 광견병 백신은 사바이러스를 포함한다. 홍역과 경구용 소아마비 백신은 약화된 바이러스를 포함한다.

약화된 병원체는 대개 항원성이 강하고 보호적 면역반응을 자극하긴 하나, 병원체가 자신의 독성을 되찾아 질병을 일으킬 기회는 극히 적다. 생바이러스로 만든 경구용 소아마비 백신(아직까지 전 세계적으로 소아마비를 없애기 위해 사용되고 있다)은 50만 명당 1명꼴로 소아마비를 일으킬 위험이 있다. 사바이러스로 만든 주사용 소아마비 백신은 그런 위험이 없다.

을 변화시켜 해로운 작용을 발휘하지 못하게 하며 대식세포의 포식작용을 증진한다.

알레르기(allergy)도 항체활동의 결과이다 BOX 14-5 .

면역의 종류 Types of immunity

면역이 어디에서 기원했는지를 생각하면 유전 면역과 후천 면역의 2가지 주요 범주로 나눌 수 있다. 유전 면역은 우리의 DNA에 의해 전해지며, 후천 면역은 자연적, 인위적 방법으로 발달 또는 획득된다.

유전 면역(genetic immunity)은 항체나 면역계가 관여하지 않는다. 이는 우리의 유전적 체질의 결과이다. 즉, 어떤 병원체는 특정 숙주에선 질병을 일으키나 다른 종에서는 질병을 유발하지 않는다는 것이다. 예를 들어, 개와 고양이는 홍역 바이러스에 대해 유전적 면역을 가진다. 홍역 바이러스는 오직 사람에서만 병원체로 작용한다. 쥐의 백혈병 바이러스는 사람이 아닌 쥐에게만 영향을 미친다. 우리는 이에 대한 유전 면역을 가지고 있다. 이것은 우리가 이들 쥐 바이러스에 대항하는 항체를 가지고 있기 때문이 아니라, 오히려 그러한 병원체가 우리의 세포와 조직에서 복제할 수 없도록 만드는 유전자를 가지고 있기 때문이다. 원숭이는 인간 AIDS 바이러스에 대해 유사한 보호 유전자와 단백질을 가지고 있다. HIV는 이들 원숭이에선 질병을 일으키지 않는다. 이것이 DNA 안에 프로그램된 유전 특징이기 때문에 유전 면역은 평생 지속된다.

후천 면역(acquired immunity)은 항체가 관여한다. **수동면역**(passive immunity)은 항체가 다른 개체로부터 온 것을 의미하는 반면, **능동면역**(active immunity)은 개인이 스스로 항체를 생산함을 의미한다.

자연적으로 획득한 수동면역의 한 종류는 엄마의 혈액에서 태아에게 태반을 통해 전달되는 항체(IgG)이다. 아기는 엄마가 면역력을 가진 질병에 대해 일시적으로 면역을 갖고 태어날 것이다. 모유에도 엄마의 항체(IgA)가 포함되어 있기 때문에 모유수유 동안 수동 면역이 지속된다.

인공적으로 획득되는 수동면역은 특정 병원체에 노출된 후 면역글로불린(감마글로불린 또는 항체)을 주사하여 얻을 수 있다. 그러한 면역글로불린은 홍역, A형 간염과 B형 간염, 파상풍과 보툴리눔독소증(botulism, 항독소), 광견병에 활용 가능하지만, 이들은 백신은 아니고 면역기전을 자극하지 않는다. 다만 즉시 보호항체를 제공한다. 수동면역은 일시적이며 수주에서 수개월까지 지속되는데, 그 이유는 다른 출처에서 온 항체는 결국 파괴되기 때문이다.

능동면역은 스스로 항체를 생산하며 자연적 또는 인공적인 방법으로 자극받는다. 자연적으로 획득한 능동면역은 사람이 질병에서 회복되어 현재 항체와 그 병원체에 특이한 기억세포를 가지고 있음을 의미한다. 인공적으로 획득한 능동면역은 항체와 기억세포의 생산을 자극하는 백신의 결과이다 BOX 14-6 . 능동면역의 기간에 대해선 일반적으로 알려져 있지 않다. 예를 들어, 페스트에서 회복되면 평생 지속되는 면역을 갖게 된다. 그러나 페스트 백신은 없다. 그러므로 능동면역의 기간은 특정 질병이나 백신에 따라 다양하다.

면역의 종류는 표 14-2 에 요약되어 있다.

노화와 림프계통

Aging and the Lymphatic System

림프계통의 노화는 면역반응의 효율성이 감소되는 것으로 나타난다. 노화된 면역계가 수두바이러스를 계속 잠복시킬 수 없을 때, 노인은 젊은 사람에 비해 대상포진에 더 잘 걸린다. 노인은 독감과 같은 감염 그리고 독감 후에 오는 폐렴처럼 소위 2차 감염이라 부르는 질병에 훨씬 취약하다. 이들 질병이 백신에 대한 접종이 가능하므로 노인에게 이들 백신을 맞도록 격려해야 한다. 노인은 또한 파상풍-디프테리아 추가접종을 10년마다 받도록 해야 한다.

자가면역질환은 노인에서 좀 더 흔하다. 면역계는 신체조직을 이종으로 잘못 인식하고 파괴를 시작한다. 류마티스성 관절염과 중증 근무력증이 자가면역질환의 예이다. 암의 발생빈도도 높다. 악성세포는 살아남아서 증식을 계속한다.

BOX 14-5 알레르기 Allergy

알레르기는 알레르기항원(allergen)이라 부르는 특정 이종 항원에 대한 과민반응이다. 알레르기항원으로는 꽃가루, 음식, 화장품 안의 화학물질, 페니실린 같은 항생제, 먼지, 곰팡이 포자가 포함된다. 그러한 알레르기항원은 그 자체로 해롭지는 않다. 예를 들어, 대부분의 사람이 부작용 없이 꽃가루를 흡입하고 땅콩을 먹고 페니실린 주사를 맞을 수 있다.

새우에 대한 음식 알레르기의 유발과정이 BOX그림 14-A에 제시되어 있다. 새우 단백질에 처음 노출되면 떠돌아다니는 수상돌기세포가 소장의 점막에 있는 새우 단백질을 파이어판에 있는 T세포에 제시한다. 그 단백질이 무엇인지 모르기 때문에 사람의 T세포는 그것을 음식으로 인지하고 허용하지 못한다. 이럴 경우 T세포는 B세포를 활성화하고, B세포는 새우 단백질에 대한 IgE 항체를 생성한다. IgE 항체는 히스타민과 류코트리엔을 함유하고 있는 비만세포에 결합한다. 이후, 다시 새우 단백질에 노출되었을 때, 이 단백질은 비만세포의 표면에 붙어 있는 IgE 항체와 결합하여 비만세포로부터 히스타민과 기타 사이토카인과 같은 화학물질 유리를 촉발시키고 이로 인해 모세혈관과 소정맥의 투과도가 증가되어 염증을 일으킨다.

그러나 알레르기 반응에서 염증은 유익한 작용보다는 손상을 유발하고 두드러기나 눈물과 콧물(고초열), 심각한 천명음과 호흡곤란(천식)과 같은 증상을 초래할 뿐이다(제15장 참조). 몇 가지 약물이 이러한 반응을 완화하는 데 이용되고 있다.

아나필락틱 쇼크(anaphylactic shock)는 페니실린 주사를 맞거나 독사에 물려 초래될 수 있는 급성 알레르기 반응이다. 처음 노출될 때 사람들은 이종항원에 크게 감각되면, 2번째 노출될 때 반응이 심하게 나타난다. 그로 인한 혈압 하강은 수 분 내에 생명을 위협할 수 있다. 예를 들어, 벌에 쏘여 알레르기를 경험했던 사람은 스스로 에피네프린 주사기를 준비하여 가지고 다니는 것이 좋다. 에피네프린은 병원 치료를 받기 전에 아나필락틱 쇼크의 진행을 지연시킬 수 있다.

면역계(T세포)가 알레르기항원에 저항하는 학습을 돕기 위한 임상 연구들이 진행 중에 있다. 우유나 땅콩에 대해 심한 알레르기가 있는 아동들은 이러한 문제 식품을 처음 소량 섭취하도록 한다. 그 다음 주에는 조금 더 주고, 그 다음 주에는 계속해서 조금 더 주기를 반복한다. 이렇게 아주 점진적인 증량을 시도한 몇 달 후에는, 일부 아동들이 10개 정도의 땅콩이나 150~200cc 정도의 우유를 먹을 수 있게 된다. 이는 매우 천천히 이루어져야 하는 방법이며 엄격한 의학적 관찰 하에서 수행되어야 한다.

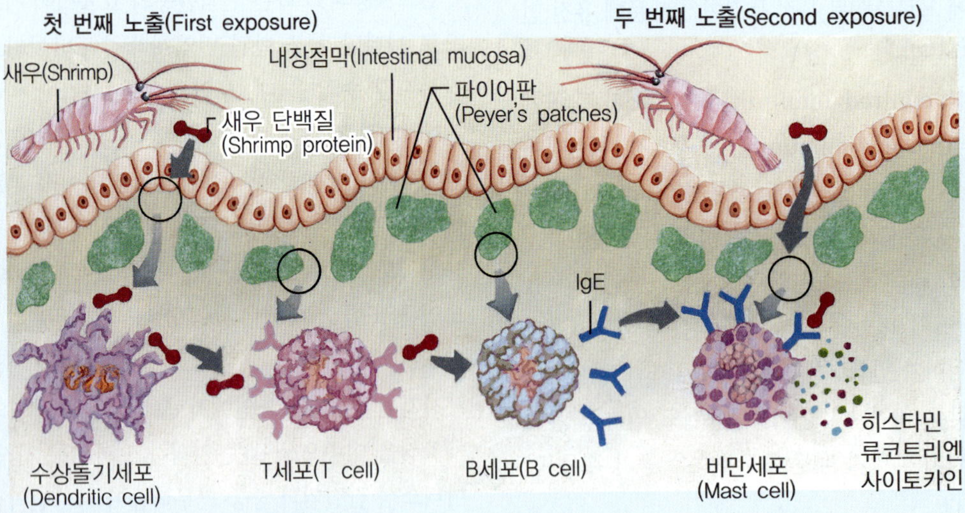

BOX그림 11-A 새우 단백질 알레르기의 유발과정

BOX 14-6 우리의 삶을 변화시켜 온 백신 Vaccines that changed our lives

1797년 영국의 Edward Jenner는 천연두의 첫 백신으로 vacinia라 부르는 우두 바이러스(cowpox virus)를 사용한 결과를 발표하였다(그 당시 바이러스는 아직 발견되지 않았기 때문에 그는 실제 병원체를 알지 못했다. 그러나 우두를 맞은 목장에서 젖을 짜는 여인은 천연두에 거의 걸리지 않음을 알아냈다). 1980년 세계보건기구(WHO)는 천연두는 세상에서 사라졌다고 선언하였다. 수백만 명의 생명을 앗아간 질병은 이제 역사의 한 부분으로 남아 있다(생물학적 무기로 바이러스를 사용할 가능성을 제외하고).

19세기 북미에선 수천 명의 아동이 매년 겨울 디프테리아로 죽었다. 오늘날에는 전 세계적으로 디프테리아로 죽는 아동은 매년 10명도 안 된다. 1950년대 초, 미국에선 매년 5만 건의 소아마비 환자가 보고되었다. 오늘날, 북미에선 야생형 소아마비 바이러스는 발견되지 않는다.

천연두, 디프테리아, 소아마비는 더는 무서운 질병이 아니다. 이는 백신이 개발되어 광범위하게 사용되었기 때문이다. 사람들이 백신으로 보호받을 때, 그들은 더는 병원체의 저장소가 아니며, 다른 사람에게 병원체를 전파하지 않아 질병의 파급은 크게 제한된다.

백신을 사용하여 조절해 온 다른 질병으로는 파상풍, 이하선염, 인플루엔자, 홍역, 풍진이 있다. 그러한 백신이 없었다면 우리의 삶은 매우 달라졌을 것이다. 영아 사망률 또는 사망아동 수는 더 크게 높아졌을 것이며, 우리 모두 감염성 질병에 걸려 있을 것이다. 아직도 세계 많은 나라에서는 이것이 현실이다. 아프리카와 아시아의 많은 개발도상국은 아직도 아동들에게 막대한 비용이 필요한 백신 프로그램을 제공하지 못하고 있다. 여기에서 언급된, 이제는 드물다고 생각하고 있는 많은 질병이 아직도 수백만 인구의 삶에는 매우 중요한 문제이다.

표 14-2 면역의 종류

종류	설명
유전(genetic)	• DNA에 프로그램되어 있다. 항체가 관여하지 않는다. • 일부 병원체는 특정 숙주에는 영향을 미치나 다른 개체에겐 영향을 미치지 않는다.
후천(acquired)	• 항체가 관여한다.
수동적	• 다른 개체에서 얻은 항체
자연	• 엄마로부터 태아로 태반을 통한 IgG 항체 전달 • 모유 안에 있는 IgA 항체의 전달
인공	• 노출이 의심될 경우, 노출 후 항체 주사(감마글로불린 또는 면역글로불린)
능동적	• 자신 스스로 항체 생산
자연	• 질병으로부터의 회복되며 항체와 기억세포 생산
인공	• 백신을 통한 항체와 기억세포의 생산 자극

요약 Summary

면역에 대한 지금까지의 설명은 정상적인 기본상태에서의 면역체계와 기능이다. 그러나 특히 신경계통과 내분비계통이 면역에 미치는 효과에 대해서는 아직도 배워야 할 것이 많다. 예를 들어, 스트레스가 많은 사람은 스트레스가 없을 때 했던 기능을 그대로 하지 못할 수 있다.

현재 많은 연구가 이루어지고 있다. 그 목표는 모든 질병을 없애는 것이 아니라, 특정 질병을 예방함으로써 사람들이 좀 더 건강한 삶을 살 수 있게 하는 것이다.

학습개요

림프계통의 기능

1. 조직액을 혈액으로 돌려보내 혈액량을 유지한다 그림 14-1.
2. 병원체와 다른 이물질로부터 신체를 보호한다.

림프계통의 주요 부분

1. 림프와 림프관
2. **림프조직** – 림프절과 림프결절, 비장, 흉선(림프구의 성숙과 증식)

림프관

1. 대부분의 조직 내에서 끝이 막힌 림프 모세혈관을 발견할 수 있다. 조직액과 단백질을 모은다 그림 14-2.
2. 큰 림프관의 구조는 정맥의 구조와 비슷하다. 판막은 림프의 역류를 막아준다.
3. 림프는 다음의 기전에 의해 림프관으로 계속 이동한다.
   a. 림프관의 수축
   b. 골격근 펌프
   c. 호흡기 펌프
4. 신체의 하부와 상부 좌측 사분위에서 온 림프는 흉관으로 들어가고 좌쇄골하정맥내 혈액으로 귀환한다 그림 14-3.
5. 상부 우측 사분위에서 온 림프는 우측 림프관으로 들어가고 우측 쇄골하정맥내 혈액으로 귀환한다.

림프절 – 피막에 싸인 림프조직 덩어리

1. 림프관 경로를 따라 집단으로 발견된다.
2. 림프가 결절을 통해 흐를 때
   a. 이물질은 고정 대식세포에 의해 포식된다.
   b. 림프구는 형질세포를 활성화하고 고정시켜 이종항원에 대한 항체를 생산한다 그림 14-4.
3. 주요 림프절은 경부, 액와부, 서혜부의 무리이다. 이곳은 머리와 사지가 몸통과 연결되는 부위이다. 림프가 혈액으로 되돌아가기 전에 사지에서 온 림프로부터 병원체를 제거한다.

림프결절 – 피막으로 싸이지 않은 작은 림프조직 덩어리

1. 외부환경과 자연적 개구부를 가진 관(tracts)들의 모든 점막의 상피 아래에서 발견된다.
2. 호흡기, 소화기, 비뇨기 또는 생식기 계통의 개구부로 들어와 상피세포를 통과한 병원체를 파괴한다.
3. 편도는 인두의 림프결절이다. 파이어 판(Peyer's patches)은 소장의 림프결절이다.

비장 – 위 후면, 좌상복부 사분위에 위치

1. 태아의 비장은 적혈구를 생산한다.
2. 출생 후 기능들
   a. 항체를 생산하기 위한 림프구를 함유
   b. 병원체와 오래된 적혈구를 탐식하는 고정 대식세포를 함유. 이로 인해 빌리루빈을 형성하고, 담즙으로 배설
   c. 혈소판을 저장하고, 손상된 혈소판을 파괴

흉선 – 갑상선 아래에 위치, 태아와 영아기에선 흉선이 크다 그림 14-5 . 나이가 들면서 흉선은 작아진다.

1. T림프구(T세포)를 생산한다.
2. T세포가 면역기능을 갖게 하는 흉선 호르몬 생산. 즉, 이종항원을 인지할 수 있으며 면역력을 제공한다.
3. 2가지 면역학적 기능은 자기-인식(세포)과 자기-관용(신체 세포가 생성하는 단백질과 기타 유기 분자들)이다.

면역력 – 이종항원을 파괴하고 특정 감염성 질병의 발병을 예방하는 능력

1. 항원은 세포를 인지하는 화학적 표지자이다. 인간의 세포는 자기 항원을 가지고 있다 – HLA 유형
2. 이종항원은 항체생산 또는 다른 면역반응을 자극하며, 세균, 바이러스, 곰팡이, 원생동물, 악성세포가 있다.

선천 면역 그림 14-6

1. 비특이적이며 반응은 항상 같다. 기억을 하지 못하며 효율성이 증가하지 않는다. 방어벽, 방어세포, 화학적 방어로 이루어진다.
2. **방어벽**
   a. 손상되지 않은 각막층과 피지층, 살아 있는 표피세포는 방어물질을 분비
   b. 백혈구를 가진 피하조직
   c. 점막과 백혈구를 가진 결합조직망, 상부 호흡기의 섬모상피
   d. 위액내 염산
   e. 침과 눈물 속의 리소자임
3. **방어세포**
   a. 포식세포 – 대식세포, 호중구, 호산구. 대식세포는 적응 면역에서 림프구를 활성화
   b. 랑게르한스세포와 기타 수상돌기세포(dendritic cells) – 림프구를 활성화
   c. 자연살해세포 – 이종세포의 세포막을 파열시켜 파괴
   d. 호염기구와 비만세포 – 히스타민과 류코트리엔을 생산(염증)
4. **화학적 방어**
   a. 인터페론은 바이러스 복제를 차단한다.
   b. 보체는 이종세포를 용해하고 백혈구를 유인하여 염증반응에 기여한다.
   c. 염증 – 손상에 대한 반응. 혈관이완과 모세혈관 투과성 증가로 조직액과 백혈구를 염증부위로 불러 모은다.
   목적: 손상 억제, 원인 제거, 조직 회복
   징후: 발적, 열감, 부종, 동통

적응 면역 그림 14-7

1. 매우 특이적이며 항체가 개입되기도 하고 기억을 하며 점점 더 효율적으로 반응한다. 세포매개 면역과 항체매개 면역으로 이루어진다. T세포, B세포, 대식세포에 의해 수행된다.
2. **T림프구(T세포)** – 태아기엔 흉선과 적골수에서 생산. 성숙하기 위해선 흉선 호르몬이 필요. 비장, 림프절, 림프결절로 이동
3. **B림프구(B세포)** – 태아기엔 적골수에서 생산되어 비장, 림프절, 림프결절로 이동
4. 항원은 이종으로 인지되어야 적응 면역반응이 나타난다. 이를 위해 대식세포가 '자기' 항원과 함께 제시하는 이종항원을 B세포 또는 도움 T세포가 비교하여 인식한다.
5. 도움 T세포는 세포매개 면역과 항체매개 면역에 모두 관여한다.

세포매개(세포성) 면역 그림 14-7

1. 항체가 개입하지 않는다. 세포내 병원체, 악성세포, 이종조직에 효과적으로 대응한다.
2. 이종항원을 인지한 대식세포와 보조 T세포는 항원 특이성을 가지며, 다른 T세포 그룹을 형성하기 위해 분열을 시작한다.
3. 기억 T세포는 특정 이종항원을 기억할 것이다.
4. 세포독성(살해) T세포는 화학적으로 이종세포를 파괴하고, 대식세포를 유인하기 위해 사이토카인을 생산한다.
5. 병원체가 감소하면 조절 T세포가 면역반응을 멈춘다.

항체매개(체액성) 면역 그림 14-7

1. 항체가 생산된다. 병원체와 이종세포에 효과적이다.
2. B세포와 보조 T세포는 이종항원을 인지한다. B세포는 항원 특이성으로 분열을 시작한다.
3. 기억 B세포는 특정 이종항원을 기억할 것이다.
4. 다른 B세포는 항원 특이성 항체를 생산한다.
5. 항원–항체 복합체를 형성하고 대식세포를 유인한다[옵소닌화(opsonization)].
6. 보체고정은 항원–항체 복합체에 자극받는다. 보체는 항원–항체 복합체와 결합하고 세포성 항원을 용해하거나 비세포성 항원에 대한 포식작용을 증진한다.

항체 – 면역글로불린(Ig) 또는 감마글로불린 표 14-1, 그림 14-8

1. 이종항원에 대한 반응으로 혈장세포에 의해 생산된 단백질이다.
2. 항체는 오직 1개의 이종항원에만 특이적이다.
3. 이종항원에 결합하여 탐식작용이 이루어지도록 표식을 한다(옵소닌화).

항체반응과 기능 그림 14-9

1. 이종항원에 처음 노출되면 항체가 천천히, 소량 생산된다. 임상적 질병으로 발전할 수 있다.
2. 2번째 노출에서, 기억세포는 빠르게 다량의 항체 생산을 시작한다. 재차 질병이 발생하는 것을 막을 수 있다. 이것은 첫 노출을 대신하는 백신에 의한 보호기전의 근거이다.
3. 항체는 세균성 세포의 응집을 초래한다. 즉, 응집된 세포들은 대식세포가 좀 더 쉽게 탐식할 수 있다 그림 14-8.
4. 항체는 바이러스와 결합하여 그들이 세포내로 들어가는 것을 막음으로써 바이러스를 무력화한다.
5. 항체는 세균독소와 결합하여 그들의 모양을 바꿈으로써 독소를 무력화한다.

면역의 종류 표 14-2

복습문제

1. 신체 내 체액의 이동과 관련하여 혈장, 조직액, 림프 간의 관계를 설명하시오.

2. 림프관 체계를 서술하시오. 림프가 이들 림프관을 따라 계속 이동하는 방법을 설명하시오. 어떤 정맥으로 림프가 비워지는가?

3. 주요 림프절의 위치를 말하고 그들의 기능을 설명하시오.

4. 림프결절의 위치를 말하고 그들의 기능을 설명하시오.

5. 비장의 위치를 서술하고 그 기능을 설명하시오. 비장이 제거될 경우 어느 기관이 비장의 기능을 대신할 수 있는가?

6. 흉선의 기능을 설명하고 이 기능이 가장 중요한 시기(연령)를 설명하시오.

7. 면역계에 반응하는 이종항원의 종류를 설명하고, 선천 면역과 적응 면역 간의 일반적 차이 3가지를 설명하시오.

8. 선천 면역은 방어벽, 방어세포, 화학적 방어가 포함된다. 각각에 대한 2가지 예를 제시하시오.

9. 이종항원이 이종으로 인지되는 방법을 설명하시오. 적응 면역의 어느 기전이 항체생산에 관여하는가? 옵소닌화의 의미는 무엇인지 설명하시오.

10. 도움 T세포, 세포독성 T세포, 기억 T세포의 기능을 설명하시오. 혈장세포는 어떤 유형의 림프구에서 분화하는가? 혈장세포의 기능을 설명하시오.

11. 보체고정을 자극하는 것은 무엇인가? 이 과정이 세포성 항원과 비세포성 항원을 파괴하는 방법은?

12. 항체의 응집반응과 중화반응을 설명하시오.

13. 백신이 병원체에 대한 1차 노출과 2차 노출과 관련하여 보호적 면역을 제공하는 방법을 설명하시오.

14. 다음의 차이를 설명하시오.
    a. 유전 면역과 후천 면역
    b. 수동면역과 능동면역
    c. 자연면역과 인공면역

심화학습

1. 흑사병은 쥐나 설치류의 쥐벼룩이 사람에게 전파되어 발생하는 심각한 병이다. 흑사병이라는 이름은 서혜부나 겨드랑이에서 검은색 부종이 발견되어 붙여진 이름이다. 검은 부종은 무엇이며 이것이 서혜부와 겨드랑이에서 발견되는 이유를 설명하시오.

2. Rh 혈액형과 관련된 질병에서 엄마의 항체는 태아 순환으로 유입되어 태아의 적혈구를 파괴한다. 그러나 혈액형이 O형인 엄마는 항-A와 항-B 항체를 모두 가지고 있지만 대부분의 A형 태아에게 전혀 문제를 일으키지 않는다. 그 이유를 설명하시오(표 14-1, 그림 14-8을 찾아볼 것).

3. 대부분의 백신은 주사로 투여된다. 그러나 경구용 소아마비 백신은 아니다. 백신의 목적은 병원체를 개인에게 노출시키는 것이다. 소아마비 바이러스와 관련해서 병원체를 노출시키는 방법(3가지)은 무엇인가?

4. 모든 사람들은 매 10년마다 파상풍 추가 접종을 해야 한다. 오염된 흙에 노출된 사람은 10년이 안 되었더라도 파상풍 추가접종을 받아야 한다. 그러나 파상풍 증상을 가진 사람은 파상풍 면역글로불린(TIG)을 맞아야 한다. 이러한 차이점을 설명하시오.

5. AIDS 환자는 많은 다른 질병에 취약하다. 다음 중 가능성이 가장 적은 것은 어느 것인가: 폐렴, 류마티스성 관절염, 구강의 효소감염, 장의 원생충 감염. 그 이유는 무엇인가?

6. 피부 손상 시 표피와 진피로 세균이 들어오고 선천/적응 면역이 시작된다. 질문그림 14-A 의 그래프는 반응이 나타나는 순차적인 시간 배열이다. 이 배열 그래프에 각 면역세포와 항체생성을 적절하게 배치하시오.

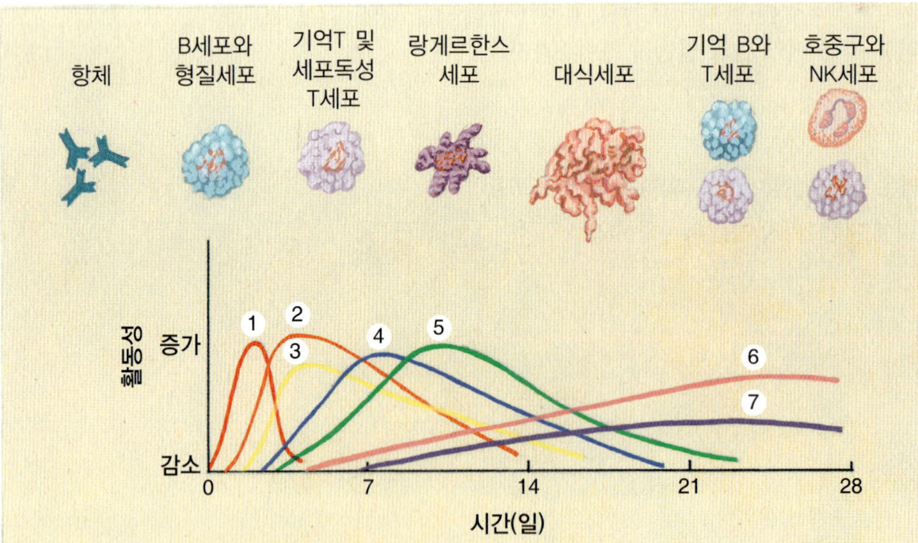

질문그림 14-A 병원체에 반응하는 시간대

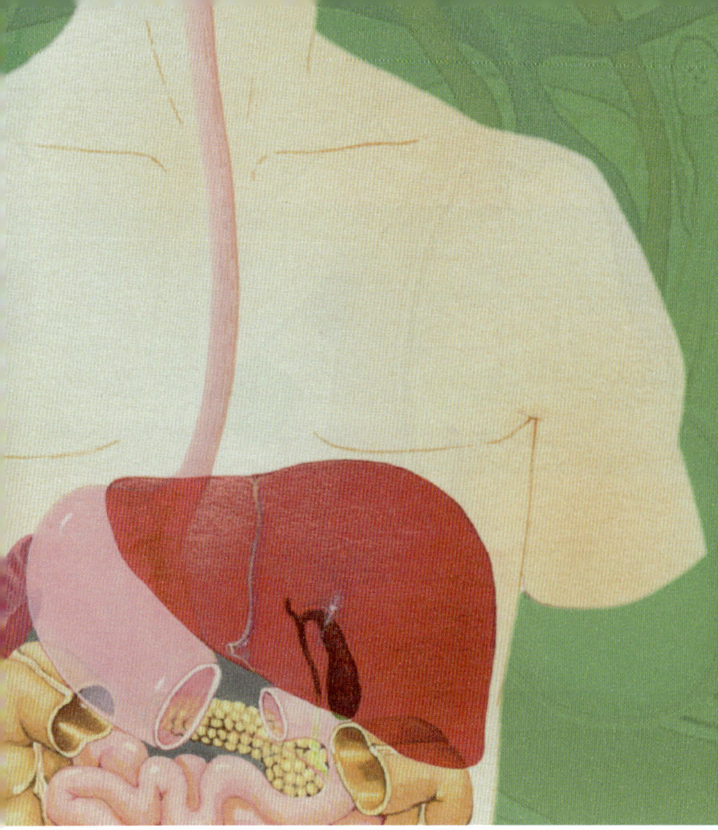

CHAPTER 15

THE RESPIRATORY SYSTEM

호흡기계통

15 호흡기계통

THE RESPIRATORY SYSTEM

목차

학습목표

- 호흡기계의 일반 기능을 진술할 수 있다.
- 비강과 인두의 구조와 기능을 서술할 수 있다.
- 후두의 구조를 서술하고, 말하기 기전을 설명할 수 있다.
- 기관과 기관지의 구조와 기능을 서술할 수 있다.
- 늑막의 위치를 진술하고, 장액의 기능을 설명할 수 있다.
- 폐포와 폐모세혈관의 구조를 서술하고, 표면활성제의 중요성을 설명할 수 있다.
- 호흡에 관여하는 주요 공기압의 이름과 중요성을 서술할 수 있다.
- 정상적인 흡기와 호기와 강제호기를 서술할 수 있다.
- 폐용적을 명명하고, 각각을 정의할 수 있다.
- 외호흡과 내호흡에서 가스 확산을 설명할 수 있다.
- 혈액 내에서 산소와 이산화탄소가 어떻게 이동하는지 서술할 수 있다.
- 호흡을 조절하는 신경성 기전과 화학적 기전을 설명할 수 있다.
- 호흡이 체액의 산도(pH)에 미치는 영향을 설명할 수 있다.

THE RESPIRATORY SYSTEM

용어

폐포(alveoli)
기관지(bronchial tree)
후두개(epiglottis)
성문(glottis)
늑막내압(intrapleural pressure)
폐내압(intrapulmonic pressure)
후두(larynx)
분압(partial pressure)
횡격막신경(phrenic nerves)
폐표면활성제(pulmonary surfactant)
잔기량(residual air)
호흡성 산증(respiratory acidosis)
호흡성 알칼리증(respiratory alkalosis)
연구개(soft palate)
일회호흡량(1회 호흡량, tidal volume)
환기(ventilation)
폐활량(vital capacity)

임상관련용어

청색증(cyanosis)
호흡곤란(dyspnea)
폐기종(emphysema)
하임리히 방법(Heimlich maneuver)
유리질막병(hyaline membrane disease)
폐렴(pneumonia)
기흉(pneumothorax)
폐부종(pulmonary edema)

BOX 15-1 **천식** Asthma
BOX 15-2 **유리질막병** Hyaline membrane disease
BOX 15-3 **기흉** Pneumothorax
BOX 15-4 **폐기종** Emphysema
BOX 15-5 **하임리히방법** Heimlich maneuver
BOX 15-6 **폐부종** Pulmonary edema
BOX 15-7 **폐렴** Pneumonia
BOX 15-8 **일산화탄소** Carbon monoxide

때때로 인간은 호흡을 습관처럼 자연스러운 것으로 묘사한다. 실제로 호흡보다 더 자연스러운 것이 있을까? 호흡에 대해 생각할 때 근사한 저녁에 대해 기대하는 것처럼 무엇을 기대하지는 않는다. 단지 1분에 12회에서 20회 정도 숨을 쉬고(운동하는 것처럼) 필요하면, 더 빠르게 숨을 쉰다. 가수를 훈련할 때 "호흡하는 방법을 배우라"는 이야기를 듣는다. 그러나 이들은 호흡을 좀 더 효율적으로 하는 방법을 배우는 것이다.

호흡기계통(respiratory system)의 대부분은 숨 쉬는 것에 관한 것이다. 즉, 공기가 폐로 들어가고 나오는 움직임이다. 폐는 공기와 혈액 간에 산소와 이산화탄소의 교환이 이루어지는 부위이다. 이들 교환은 모두 중요하다. 우리의 모든 세포는 ATP를 생산하기 위한 세포호흡을 위해 산소를 취해야 한다. 이와 똑같이 중요한 것은 세포호흡의 노폐물로 생산된 CO_2를 제거하는 것이다. 그리고 이미 알고 있듯이 이들 가스를 혈액내로 이동하는 데 순환기계통의 적절한 기능은 필수적이다.

호흡기계통의 구분

Divisions of the Respiratory System

호흡기계통은 상부와 하부 호흡기도로 구분한다. **상부 호흡기**(upper respiratory tract)는 흉강(chest cavity) 바깥쪽 부분, 즉 코, 비강, 인두, 후두, 상부 기관의 공기통로로 구성된다. **하부 호흡기**(lower respiratory tract)는 흉강 내부에서 발견되는 부분, 즉 하부 기관, 기관지와 폐포를 포함한 폐 자체로 이루어진다. 흉강을 형성하는 늑막과 호흡근육도 호흡기계통의 부분, 즉 횡격막과 늑간근이다.

이보다 더 친숙하게 인지하고 있는 장기와 구조가 있을까? 제15장에서는 이전의 장에서 다룬 물질을 포함하기 때문에 더욱 그렇다. 호흡기계통은 모든 신체 계통의 상호의존적 기능을 보여주는 훌륭한 예이다.

코와 비강 Nose and nasal cavities

공기는 뼈와 피부로 덮인 연골로 이루어진 **코**(nose)를 통해 호흡기계통을 드나든다. 콧구멍 바로 안쪽에 있는 털은 먼지가 들어가는 것을 차단한다.

2개의 **비강**(nasal cavity)은 두개골 안에 있으며, 사골(ethmoid bone)과 서골(vomer)로 구성된 **비중격**(nasal septum)이라는 골판(bony plate)으로 나누어진다. **비점막층**(nasal mucosa)은 점액을 생산하는 술잔세포(배상세포, goblet cells)를 가진 섬모상피이다. **비갑개**(conchae)라 부르는 3개의 조개모양 또는 소용돌이모양(scroll-like)의 뼈는 각 비강의 측벽에서 도출된다 그림 15-1, 그림 6-6. 캐비넷 안의 선반처럼 평평한 저장 공간을 제공하는 비갑개는 비점막의 표면적을 넓혀준다. 공기가 비강을 통과할 때 공기를 따듯하게 하고 습하게 해줌으로써 폐에 도달된 공기는 따듯하고 습하다. 세균과 공기오염 입자는 점액에 걸린다. 섬모는 계속해서 점액을 인두 쪽으로 쓸어낸다. 대부분의 점액은 결국 삼키게 되고, 남아 있는 대부분의 세균은 위액내의 염산에 의해 파괴될 것이다.

비강 위쪽에는 **후각수용기**(olfactory receptor)가 있어 기화된 흡입 화학물질을 감지한다. 후각신경은 사골을 통과해 뇌로 간다.

악골, 전두골, 접형골, 사골에 있는 공기구멍인 **부비동**(paranasal sinus)에 대해선 앞에서 설명하였다 그림 15-1, 그림 6-9. 이들 부비동은 섬모상피층이 있어 생성된 점액을 비강내로 배출한다. 부비동의 기능은 두개골을 가볍게 하고, 소리에 공명을 제공한다.

인두 Pharynx

인두(pharynx)는 코와 구강의 후면, 경추의 앞면에 있는 근육성 관이다. 인두는 세 부분, 즉 비인두, 구인두, 후두인두로 나눌 수 있다 그림 15-1.

최상단의 **비인두**(nasopharynx)는 비강 뒤쪽에 있다. **연구개**(soft palate)는 삼키는 동안 들어 올려져 비인두를 차단함으로써 음식이나 침이 내려가지 않고 올라오는 것을 막는다. 목젖(uvula)은 연구개의 일부이며 목 뒤쪽에서 볼 수 있다. 비인두의 후벽에는 대식세포를

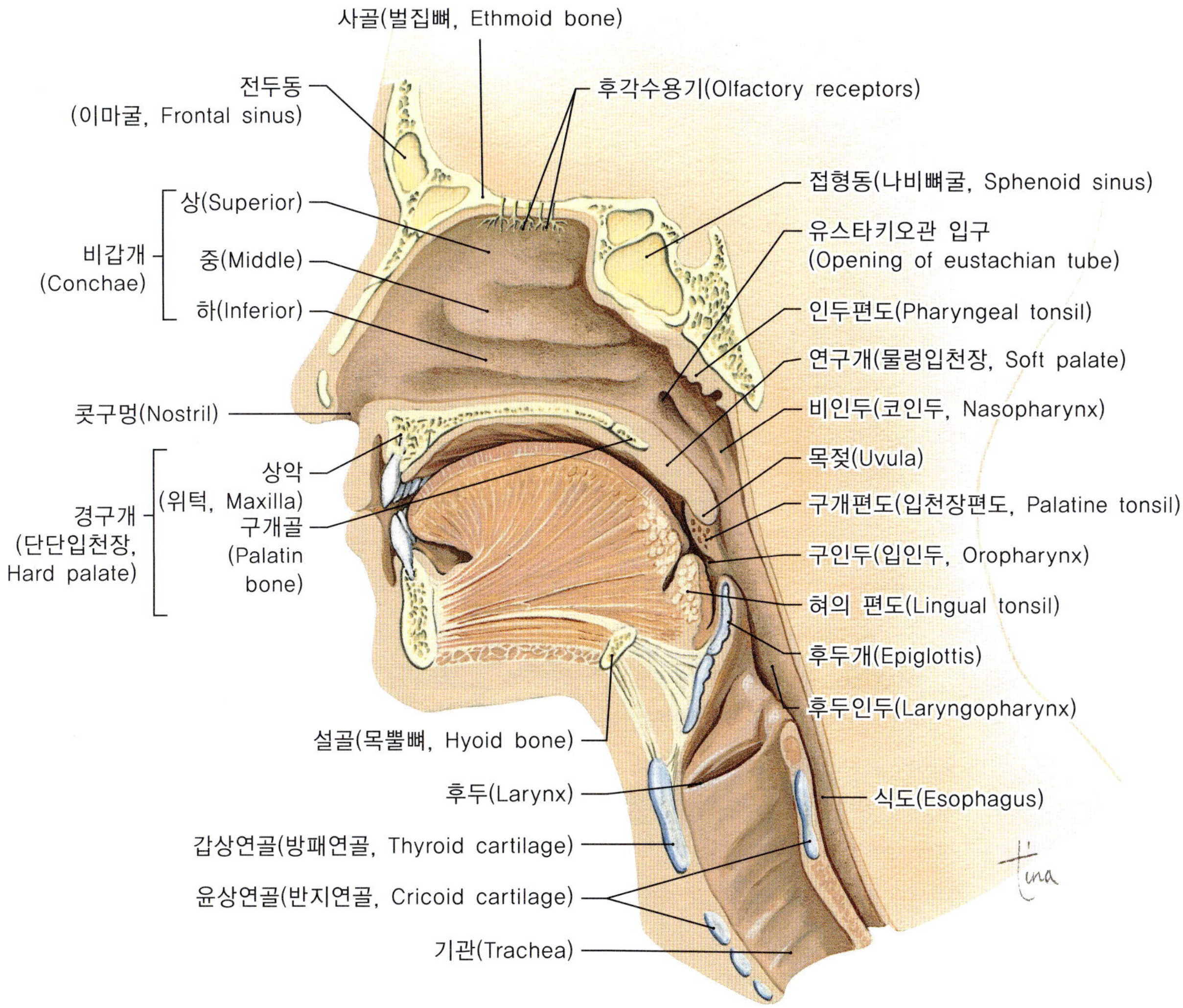

그림 15-1 **상부기도의 구조를 보여주는 머리와 목의 정중시상단면**

질문: 익숙한 물체를 이용하여 비갑개의 모양을 서술하라. 비갑개의 기능은 무엇인가?

함유한 림프소결절인 아데노이드 또는 인두편도가 있다. 중이강(middle ear cavity)으로 뻗어 있는 2개의 유스타키오관(eustachian tube)은 비인두 안으로 개구한다. 유스타키오관의 목적은 공기가 중이로 들어가고 나오게 하여 고막을 적절히 진동시켜 주는 것이다.

비인두는 공기만의 통로이나 나머지 인두는 공기와 음식 둘 다의 통로로 작용한다. 그러나 동시에 2가지를 통과시키는 것은 아니다. **구인두(oropharynx)**는 입 뒤쪽에 있다. 구인두 점막은 중층 편평상피로 구강의 점막과 연결된다. 구인두의 측벽에는 구개편도(palatine tonsil)라는 림프소결절이 있다. 혀의 바닥부(기저부)에 있는 아데노이드 그리고 혀의 편도(lingual tonsils)와 함께 인두주위로 림프조직 고리를 형성하여 점막을 뚫고 들어온 병원체를 파괴한다.

후두인두(laryngopharynx)는 인두의 최하단에 있다. 후두인두는 후두내에선 앞쪽으로, 식도내에선 뒤쪽으로 열린다. 연하반사의 일부로 구인두와 후두인두의 근육성 벽이 수축한다.

후두 Larynx

후두(larynx)는 흔히 소리상자(voice box)라 부르며, 이름대로 말하기 기능을 한다. 후두의 다른 기능은 인두와 기관 사이의 공기 통로가 되어준다. 공기가 통과할 수 있게 항상 열려 있어야 하기 때문에 후두는 9개의 연골조각이 인대로 연결되어 있다. 연골은 단단하면서 유연성 있는 조직으로 후두가 허탈되는 것을 막는다. 이와 비교하여 식도는 음식이 통과할 때를 제외하고, 허탈된 관(collapsed tube)이다.

후두의 가장 큰 연골은 목의 앞쪽에서 만져지는 **갑상연골(방패연골, thyroid cartilage)**이다 그림 15-2.

후두개(epiglottis)는 최상단의 연골이다. 삼키는 동안 후두는 올라가고, 후두개는 닫혀 침이나 음식이 후두내로 들어가는 것을 막는다.

후두의 점막은 성대(성대는 중층 편평상피)를 제외하고 섬모상피이다. 점막의 섬모는 점액과 걸러진 먼지와 미생물을 제거하기 위해 위쪽으로 쓸어낸다.

성대(vocal cords 또는 vocal folds)는 성대 사이로 열린 **성문(glottis)**의 양쪽에 있다. 호흡하는 동안 성대는 성문의 양옆을 끌어당겨 공기가 기관으로 자유롭게 통과하게 해준다 그림 15-3. 말하는 동안 후두의 내재성 근육(intrinsic muscle)은 성문을 가로질러 성대를 끌어당기고, 내쉬는 공기는 성대를 진동하여 소리를 낸다. 공기를 들이마시면서 말하는 것이 생리적으로 가능하나 우리는 보통 그렇게 하지 않는다. 말하기를 위한 후두의 운동신경인 뇌신경(cranial nerve)은 미주신경과 부신경(accessory nerve)이다. 대부분의 사람에서 말하기 영역은 뇌의 좌측 반구에 있다.

기관과 기관지 Trachea and bronchial tree

기관(trachea)은 길이가 10~13cm로 후두에서 1차 기관지까지 뻗어 있다. 기관의 벽은 16~20개의 C-모양을 한 연골로 구성되어 기관의 개방성을 유지한다. 이들 불완전한 연골 고리의 틈새는 뒤쪽으로 나 있어 음식을 삼킬 때 식도가 팽창할 수 있게 해준다. 기관의 점막은 술잔세포를 가진 섬모상피이다. 후두에서처럼 섬모는 인두를 향해 위쪽으로 쓸어낸다.

좌우 **1차 기관지(primary bronchi)**(그림 15-4)는 폐로 들어가는 기관의 분지이다. 그들의 구조는 기관의 구조와 유사하게 C-모양의 연골과 섬모상피를 가진다. 폐 안에서 각 1차 기관지는 2차 기관지로 갈라져 각 폐의 엽(우측에 3개, 좌측에 2개)으로 들어간다. 작은 관으로 더 갈라진 분지는 흔히 **기관지(bronchial tree)**라 부른다. 기관을 위에서 아래로 줄기가 점점 가늘어지면서 뻗어 있는 나무의 몸통으로 상상해 본다. 이렇게 점점 가늘어진 가지가 **세기관지(bronchiole)**이다. 세기관지의 벽에는 연골이 없다. 이것은 천식(asthma)에서 임상적으로 중요하다 BOX 15-1. 가장 작은 세기관지는 폐의 공기주머니인 폐포 송이에서 끝난다.

폐와 늑막 Lungs and pleural membranes

폐(lung)는 흉강 안의 심장 양쪽에 위치하며 흉곽에 의해 둘러싸여 보호받고 있다. 각 폐의 바닥부는 횡격막 바로 위에 놓여 있다. 첨부(상단 끝)는 쇄골 위치에 있다. 각 폐의 내측 표면엔 움푹 들어간 **폐문(hilus)**이 있어 그곳으로 1차 기관지와 폐동맥 그리고 폐정맥이 폐로 들어간다.

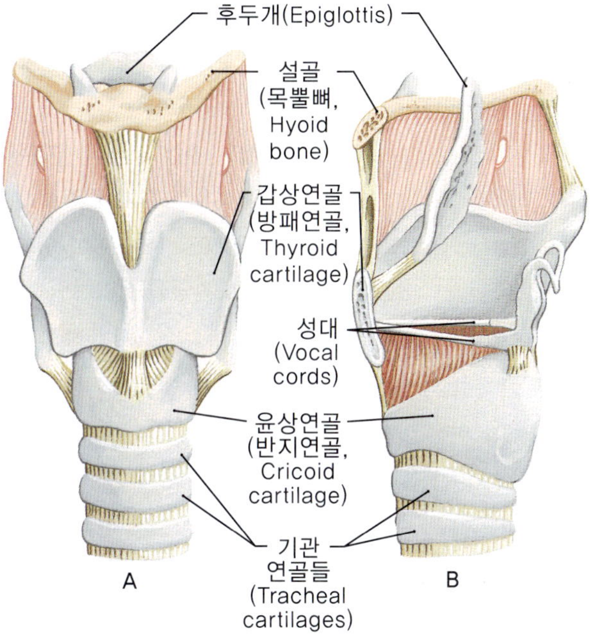

그림 15-2 후두 (A) 전면 (B) 왼쪽에서 본 후두의 정중시상단면

질문: 후두개의 기능은 무엇인가?

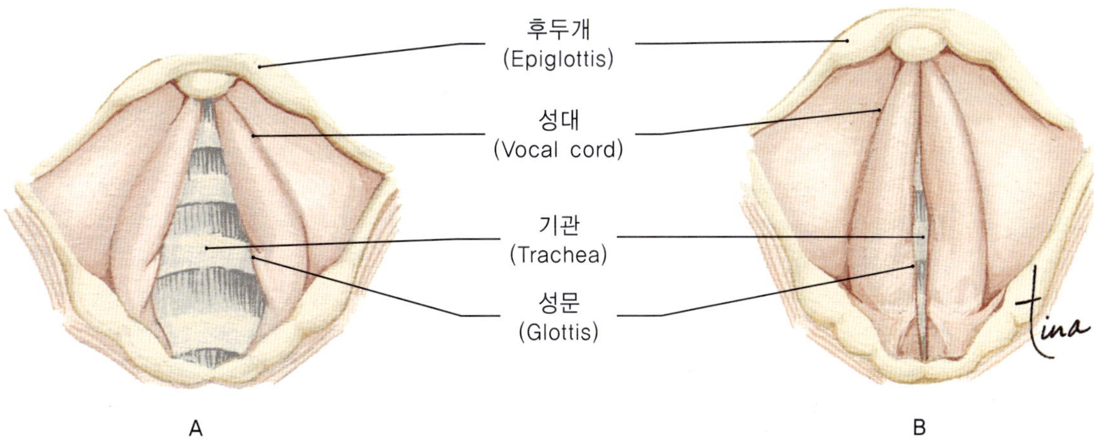

그림 15-3 위에서 본 성대와 성문 (A) 호흡하는 동안 성대의 위치 (B) 말하는 동안 성대의 위치

질문: 성대를 진동시키는 것은 무엇인가?

늑막은 흉강의 장막(serous membrane)이다. **벽측 늑막(parietal pleura)**은 흉벽의 내면을, **장측 늑막(visceral pleura)**은 폐의 표면을 둘러싼다. 늑막 사이의 장액은 마찰을 막아주고 호흡하는 동안 2개의 막이 서로 협조하게 한다.

폐포 Alveoli

폐의 기능적 단위는 폐포(alveoli)라 부르는 공기주머니이다. 각 폐에는 수백만 개의 폐포가 있으며, 그들의 총 표면적은 약 700~800$feet^2$(미국 축구장만한(300feet) 2½feet 넓이의 보도 또는 각 면이 25feet, 30feet인 사각형을 그려보라); 이는 산소와 이산화탄소의 교환에 이용되는 공간이다. 대부분의 폐포벽을 형성하는 납작한 I 형 폐포 세포는 단순 편평상피이다. 그러나 우리는 폐포 내로 들어가기 전에 그 주변을 둘러보기로 하자.

폐포 송이 사이의 공간에는 탄력성 결합조직이 있다; 탄력섬유는 호기에 중요하다. 각각의 폐포는 폐포 모세혈관망으로 둘러싸여 있다 그림 15-4. 모세혈관은 단순편평상피임을 상기하면 폐포내 공기와 폐모세혈관내 혈액 상엔 오직 2개의 세포만이 있어 효율적인 가스확산을 가능하게 해준다 그림 15-5. 이들 모세혈관망에 혈류를 공급하는 폐동맥은 폐조직에 산소수준을 다양하게 해주는 전신동맥과는 다르다. 저산소증의 반응으로 모세혈

BOX 15-1 천식 Asthma

천식은 감염이나 알레르기 반응에 의해 자극되어 평활근과 세기관지 샘에 영향을 준다. 알레르겐은 음식과 먼지나 꽃가루와 같은 흡입물질이 포함된다. 천명과 호흡곤란은 천식발작을 특징짓는데 발작의 범위는 경한 것에서 치명적이기까지 하다.

알레르기 반응의 일부로 세기관지의 평활근이 수축한다 BOX 그림 15-A. 세기관지벽에는 연골이 없기 때문에 세기관지는 완전히 막힐 수 있다. 점액분비가 심하게 증가하면, 이미 수축된 세기관지는 점차 막히거나 점액으로 완전히 폐쇄된다.

만성 천식은 폐기종을 촉진하는 요인이다. 폐쇄된 세기관지가 폐포의 환기를 방해할 때 폐포벽은 노화되고 파괴되기 시작하여 큰 공간을 남김으로써 가스교환을 위한 표면적을 제공하지 못하게 된다.

그러한 심한 폐손상을 예방하는 가능한 방법은 IgE 항체 방출을 차단하는 약물로 천식 발작을 예방하는 것이다. 알레르기는 면역 과다반응으로 그러한 반응을 차단하며 염증의 손상 효과를 막을 수 있다. 미국에선 아동 사이에 천식 빈도가 증가하고 있다. 이것은 공기오염에 노출된 결과이거나 면역기전이 성숙되는 동안 다양한 동식물의 항원에 노출 결핍일 수도 있다.

정상 세기관지(Normal bronchiole) 수축된 세기관지(Constricted bronchiole)

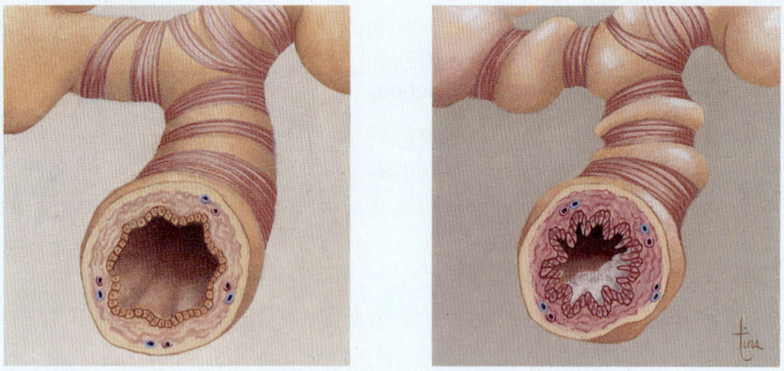

A B

BOX 그림 15-A (A) 정상 세기관지의 횡단면 (B) 천식성 염증으로 기도가 좁아진 세기관지

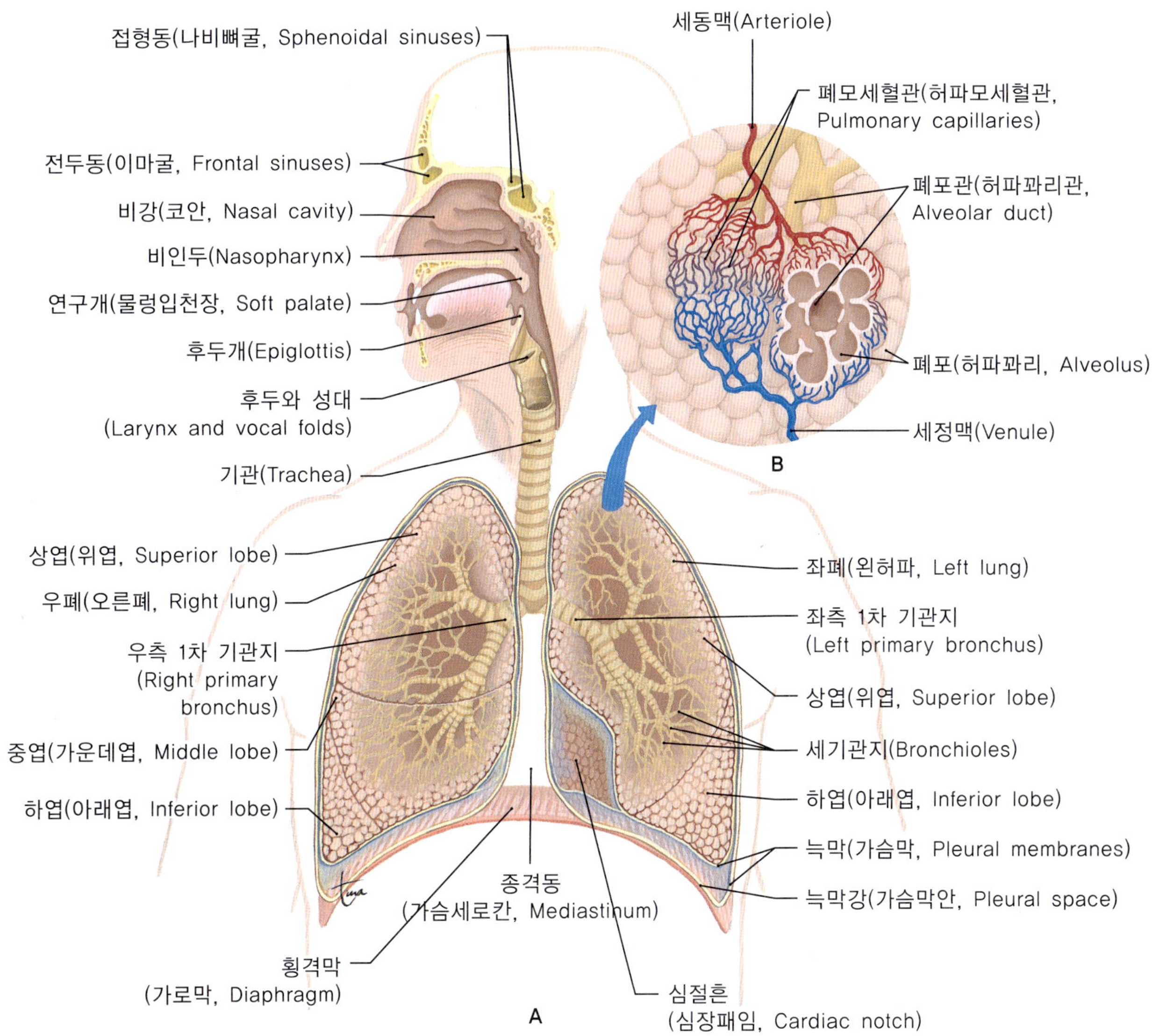

그림 15-4 **호흡기계** (A) 앞에서 본 상부와 하부 기도 (B) 현미경으로 본 폐포와 폐모세혈관(색깔은 혈관 내 혈액의 산소농도가 아닌 혈관을 표시한다)

질문: 기관의 첫 분지는 무엇이며, 구조상 기관과 어떻게 유사한가?

호흡기계통

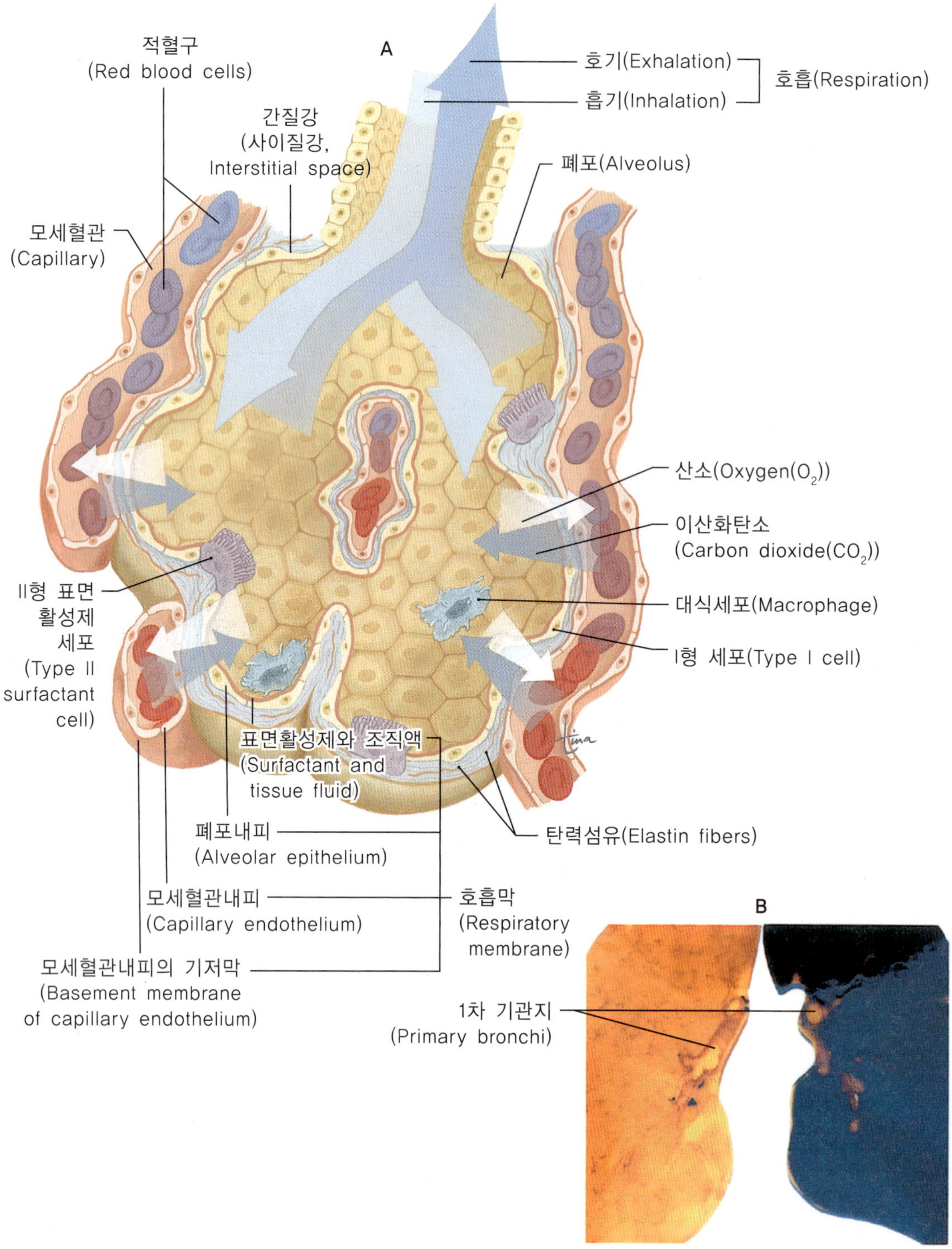

그림 15-5 (A) I 형과 II 형 세포, 그리고 폐포 대식세포를 보여주는 폐포 구조. 호흡막: 공기에서 혈액으로(O_2) 또는 혈액에서 공기로(CO_2) 확산될 때 가스를 통과시켜야 하는 구조와 물질들 (B) 플라스틱 판에 새긴 인간 폐의 단면. 왼쪽이 정상 성인의 폐; 오른쪽은 흡연가의 폐

질문: 여기에서 보여지는 어떤 세포가 호흡막의 일부인가? 호흡막이 아닌 세포는 어느 것이며 그들의 기능은 무엇인가?

관망에 혈류를 감소시킴으로써 폐동맥은 수축한다(확장하기보다는). 이렇게 하는 목적은 무엇인가? 폐포가 물로 가득 차게 되는 세균성 폐렴을 예로 들어보자. 이들 폐포는 주변 폐모세혈관을 통하여 순환하는 혈액과 들어오는 새로운 산소를 거의 또는 전혀 선택할 수 없어서 환기가 부족하다. 이 혈액은 체조직에 공급할 산소 없이 폐에 남게 된다. 그러나 이런 환경에서 폐동맥은 수축하고 부족하게 환기된 폐포주변에 혈액공급을 감소시킨다. 그 결과로 훨씬 많은 혈류는 비교적 산소를 충분히 취할 수 있는 잘 환기된 폐순환이 주변에서 일어난다.

이제 폐포내로 되돌아가서 공기보다 훨씬 더 많은 것을 찾아보자. 폐포내에 있는 대식세포는 세기관지의 섬모상피에 의해 청소되지 않은 병원체와 다른 이물질을 식균한다 그림 15-5. 각각의 폐포 내면은 얇은 층의 조직액이 있어 가스확산에 필수적이다. 왜냐하면 가스는 세포를 드나들기 위해 액체에 용해되어야 하기 때문이다(지렁이 원리-지렁이는 습한 피부를 통해 호흡하므로 피부가 마르면 질식할 것이다). 이런 조직액이 필요하긴 하나 잠재적으로 폐포벽이 안에서 서로 들러붙게 만드는 문제를 야기한다. 내면이 젖어 있는 플라스틱 주머니를 상상해 본다. 물의 표면장력 때문에 그 벽들은 서로 들러붙게 된다. 물분자의 응집력과 플라스틱 주머니의 접착은 함께 벽을 유지한다. 이러한 현상이 조직액과 폐포세포와 함께 폐포에서 일어나서 공기주머니의 팽창을 매우 어렵게 할 수 있다.

이러한 문제는 Ⅱ형 폐포세포[격벽세포(septal cell)라고도 부름]에서 분비되는 지단백인 폐의 **표면활성제**에 의해 극복된다. 표면활성제는 폐포안에서 조직액과 혼합되어 표면장력을 감소하고 폐포가 팽창할 수 있게 해준다(BOX 15-2 유리질막병 참조). 폐포의 정상적 팽창으로 가스교환이 가능해진다. 그러나 이 과정을 논하기 전에 우선 공기가 어떻게 폐로 들어가고 나가는지 알아보자.

호흡기전 Mechanism of Breathing

환기(ventilation)는 폐포 안팎으로 공기가 이동하는 데 대한 용어이다. 환기의 2가지 양상은 호기와 흡기이며, 이들은 신경계와 호흡근에 의해 일어난다. 호흡중추는 연수(medulla)와 뇌교(pons)에 위치하고 있다. 그들의 특수한 기능은 다음 절에서 다루게 되겠지만, 호흡근에 충동을 야기하는 것은 연수이다.

이들 근육은 횡격막과 내 · 외 늑간근이다 그림 15-6. **횡격막(가로막, diaphragm)**은 폐 아래의 둥근천장모양의 근육이다. 수축하면 횡격막은 편평해지고 아래로 내려간다. 늑간근은 늑골 사이에서 볼 수 있다. **외늑간근(바깥갈비사이근, external intercostal muscles)**은 늑골을 위쪽과 바깥쪽으로 끌어당기고 **내늑간근(속갈비사이근, internal intercostal muscle)**은 늑골을 아래쪽과 안쪽으로 끌어당긴다. 환기는 호흡근이 폐포와 세기관지 내부에 압력 변화를 유발한 결과이다.

BOX 15-2 유리질막병 Hyaline membrane disease

유리질막병은 신생아의 호흡부전증후군(respiratory distress syndrome, RDS)으로도 부르며, 대부분 폐가 아직 충분한 양의 폐표면활성제를 생산하지 못하는 미숙아에게 영향을 미친다.

신생아에서 처음 몇 번의 호흡은 이전에 허탈되었던 폐 대부분을 팽창시킨다. 그리고 표면활성제의 존재는 폐포가 항상 개방되어 있도록 해준다. 그 이후의 호흡들은 훨씬 쉬워지며 정상 호흡이 확립된다.

표면활성제가 없으면, 폐포 내면을 둘러싼 조직액의 표면장력은 팽창을 유지하기보다 매 호흡이 끝난 후 공기주머니를 허탈시킨다. 그러므로 매번 호흡하기가 어렵고 신생아는 많은 양의 에너지를 단지 호흡하는 데 소비해야 한다.

미숙아는 폐가 표면활성제를 생산할 만큼 성숙될 때까지 호흡을 도와줄 필요가 있다. 합성 표면활성제의 사용은 일부 신생아에게 크게 도움이 되는데, 그 이유는 아기가 호흡을 정상적으로 할 수 있으며, 인공호흡기에 대한 의존을 최소화하기 때문이다. 이 표면활성제의 장기 사용에 따른 효과는 아직도 평가 중에 있다.

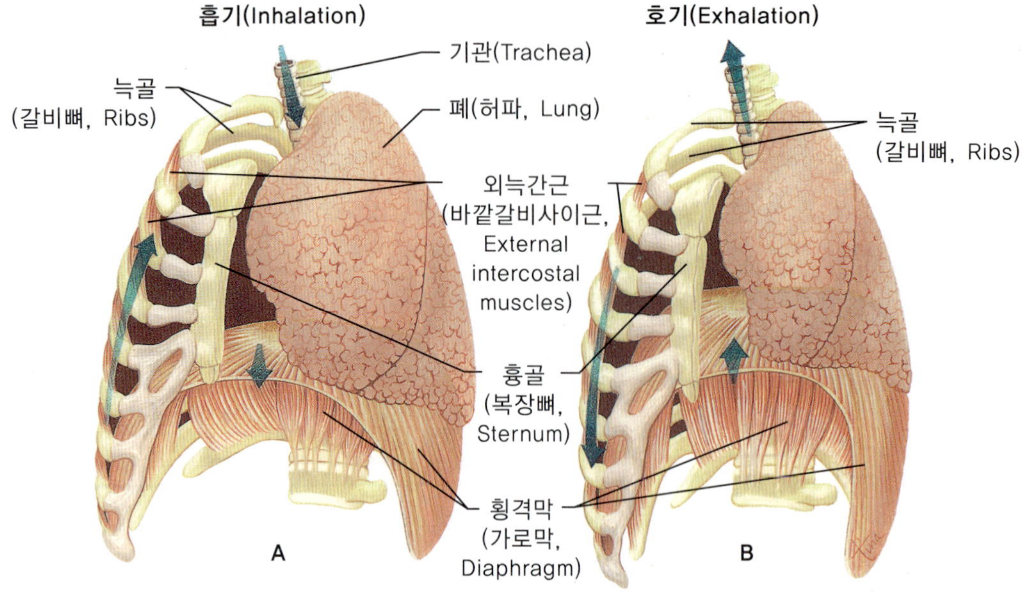

그림 15-6 **호흡근의 작용** (A) 흡기: 횡격막은 아래쪽으로 수축된다. 외늑간근(바깥갈비사이근)은 흉곽을 위쪽으로 그리고 바깥쪽으로 끌어당긴다. 폐는 확장된다. (B) 정상 호기: 횡격막은 위쪽으로 이완된다. 흉곽은 외늑간근(바깥갈비사이근)이 이완되면서 아래로 그리고 안쪽으로 내려간다. 폐는 압축된다.

질문: 정상 호기가 수동적 과정인 이유는?

호흡과 관련하여 3가지 종류의 압력이 중요하다.

1. **대기압**(atmospheric pressure) – 우리 주위의 공기 압력. 해면에서 대기압은 760mmHg이다. 고도가 높아지면 대기압은 낮아진다.
2. **늑간내압**(intrapleural pressure) – 벽측 늑막과 장측 늑막 사이의 잠재적 공간 내부의 압력. 이것은 실제 공간이라기보다 잠재적 공간이다. 얇은 층의 장액은 2개의 늑막이 서로 들러붙게 한다. 늑간내압은 항상 대기압보다는 약간 낮으며(약 756mmHg), 음압(negative pressure)이라 부른다. 탄력성 있는 폐는 언제나 쪼그라들어 장측 늑막을 벽측 늑막으로부터 멀어지게 끌어당기는 경향이 있다. 그러나 장액은 늑막들이 실제로 분리되는 것을 막는다 BOX 15-3.
3. **폐내압**(intrapulmonic pressure) – 세기관지와 폐포내부의 압력. 이 압력은 호흡의 각 사이클 동안 대기압 위, 아래로 오르내린다.

흡입 Inhalation

들숨(inspiration)으로도 불리는 흡입은 정확한 순서로 다음과 같이 서술될 수 있는 사건이다. 연수로부터의 운동성 충동은 횡격막신경을 따라 횡격막으로 그리고 늑간신경을 따라 외늑간근으로 전달된다. 횡격막은 수축하고 아래로 내려가 위에서 바닥까지 흉강을 확장한다. 외늑간근은 늑골을 위로, 바깥쪽으로 끌어당겨 측면에서 측면으로 그리고 앞에서 뒤로 흉강을 확장한다.

흉강이 확장하면 벽측 늑막은 따라서 확장한다. 늑막내압은 좀 더 음압이 되고, 일종의 흡인이 늑막 사이에 일어난다. 그러나 장액에 의해 야기된 유착(adhesion)은 장측 늑막도 확장하고 폐도 확장한다.

폐가 확장하면 폐내압은 대기압 아래로 낮아지고, 공기는 코로 들어가 호흡기도를 통해 폐포로 전해진다. 공기 유입은 폐내압이 대기압과 같아질 때까지 계속된다. 이것이 정상 흡입이다. 물론 흡입은 정상범위를 넘어, 즉 심호흡으로 계속할 수도 있다. 이것은 더 많은 공기

BOX 15-3 기흉 Pneumothorax

기흉은 늑막강에 공기가 있어 그쪽의 폐가 허탈되는 것이다. 늑막강은 장액이 늑막을 서로 들러붙지 않게 해주기 때문에 잠재적 공간일 뿐이다. 그리고 늑막내압은 언제나 대기압보다 약간 낮다. 대기압에서 공기는 늑막강으로 들어가야만 하는데, 갑작스럽게 폐 외부의 압력이 높아지면 폐허탈이 초래된다(다른 요인은 폐의 정상적인 탄력성이다).

명백한 외상이 없는 자연기흉은 폐 표면의 약해진 폐포가 파열되어 초래된다. 폐기종과 같은 폐질환은 폐포를 약화시킨다.

흉벽의 구멍 뚫린 상처도 공기가 늑막강내로 들어가게 허용하여 폐허탈을 초래한다. 심한 경우 다량의 공기가 심장, 큰 혈관, 기관, 식도를 반대 측으로 밀어(종격동 이동, mediastinal shift), 다른 쪽 폐에 압력이 가해져 호흡을 어렵게 만든다. 이것을 긴장성 기흉이라 부르며 갇힌 공기를 제거하기 위해 빠른 내과적 중재를 요한다.

가 유입되도록 폐를 더 확장시키기 위해 강한 호흡근 수축을 요한다.

호기 Exhalation

날숨(expiration)으로도 불리는 호기는 연수로부터의 운동성 충동이 감소하고 횡격막과 외늑간근이 이완하면 시작된다. 흉강이 점점 작아지면서 폐는 압축되고, 흡입동안 늘어났던 탄력성 결합조직은 다시 제자리로 돌아와 폐포를 압박한다. 폐포내압이 대기압 이상으로 올라가면 공기는 두 압력이 다시 같아질 때까지 폐 밖으로 밀려난다.

흡입은 근육수축을 요하는 능동적 과정이지만, 정상 호기는 건강한 폐의 정상적인 탄성 정도에 의존하는 수동적 과정이다. 다시 말해, 정상적인 상황에서는 흡입을 위해선 에너지를 소비하나 호기를 위해선 아니다 BOX 15-4 .

그러나 우리는 말할 때, 노래할 때, 풍선 불 때와 같이 정상적인 호기를 넘어 더 많은 공기를 배출할 수 있다. 그런 강한 호기는 다른 근육의 수축을 필요로 하는 능동적 과정이다. 내늑간근의 수축은 늑골을 아래로 그리고 안쪽으로 끌어당기고 더 많은 공기를 폐 밖으로 짜낸다. 복직근(rectus abdominis)과 같은 복근의 수축은 복부장기를 압박하고 횡격막을 위로 밀어 더 많은 공기를 폐 밖으로 내보낸다 BOX 15-5 .

폐용량 Pulmonary Volumes

폐용량은 사람의 크기와 나이에 따라 다르다. 키가 큰 사람은 작은 사람보다 폐가 더 크다. 또한 나이가 들수록 폐용량은 감소하고 폐는 탄성을 잃고 호흡근은 점차 효율성을 잃어간다. 다음에 나오는 폐용량에서 제시한 수치는 건강한 젊은 성인의 값이다. 그림 15-7 에서 볼 수 있다.

1. **1회 호흡량**(tidal volume) – 정상적인 한 번의 흡기와 호기에 관여하는 공기량. 평균 1회 호흡량은 500mL이지만, 많은 사람이 얕은 호흡 때문에 더 낮은 1회 호흡량을 보인다.
2. **분당 호흡량**(minute respiratory volume, MRV) – 1분 내에 들이마시고 내쉬는 공기량. MRV는 1회 호흡량을 분당 호흡회수(평균 범위: 분당 12~20회)를 곱해서 계산한다. 1회 호흡량이 500mL이고, 호흡수가 분당 12회일 경우, 평균 MRV는 분당 6,000mL(6L)이다. 얕은 호흡을 할 경우, 1회 호흡량이 평균보다 적으므로 필요한 MRV를 얻기 위해 분당 더 많은 호흡이 필요하다.
3. **흡입 보유량**(inspiratory reserve) – 1회 호흡량을 넘어서 가능한 한 가장 깊게 들이마셨을 때 취할 수 있는 공기량. 정상적인 흡입 보유량은 2,000~3,000mL 범위이다.
4. **호기 보유량**(expiratory reserve) – 1회 호흡량을 넘어서 가장 강하게 내쉴 때 배출할 수 있는 공기량. 정상적인 호기 보유량은 1,000~1,500mL 범위이다.

BOX 15-4 폐기종 Emphysema

만성 폐쇄성 폐질환(chronic obstructive pulmonary disease, COPD)의 한 형태인 **폐기종**은 폐포가 탄력성을 상실하여 제자리로 되돌아오지 못하는 퇴행성 질환이다. 가장 흔한(그리고 피할 수 있는) 원인은 흡연이다. 다른 원인들로는 심한 공기오염 또는 산업 먼지에 장기간 노출되는 것과 또는 만성 천식이 있다. 흡입된 자극물질은 폐포벽을 손상시키고, 폐포를 둘러싼 탄력적인 결합조직을 손상시킨다. 대식세포는 손상된 부위로 이동하고, 단백질인 엘라스틴(elastin)의 파괴에 기여하는 효소를 생산하는 것으로 보인다. 이것은 손상된 조직을 청소하는 면에서 유용한 신체방어가 되나, 과다해지면 손상이 시작된다. 폐포가 파괴되면 공기로 채워진 커다란 공간이 생기고, 가스교환이 효율적으로 이루어지지 않게 된다 BOX 그림 15-B .

진행성 폐기종에서 손상된 폐조직은 섬유성 결합조직(상흔조직)으로 대체되고, 가스는 더욱 제한된다. 혈중 산소 수준은 감소하고, 혈중 탄산가스 수준은 증가한다. 축적된 탄산가스는 체액의 pH를 감소한다. 이것이 호흡성 산증이다.

만성 폐쇄성 폐질환이 유발된 일부 환자의 경우, 흡연에 의한 폐조직 손상이 자가면역 기전을 촉진한다는 이론에 대한 근거가 증가되고 있는 추세이다. 환자가 금연을 시도한다 하여도, 면역체계내 세포의 부적절한 활동은 부가적인 손상을 일으키게 된다.

폐기종의 가장 특징적 징후 중 하나는 환자가 호기를 위해 노력을 해야만 하는 것이다. 폐의 탄성 상실은 보통 사람에서 수동적 과정으로 이루어지던 정상 호기를 능동적 과정으로 하게 만든다. 흡기에 대비하여 폐에 공간을 만들기 위해 환자는 호기 시 에너지를 소비해야만 한다. 호기 시 필요한 이 여분의 '일'은 환자를 지치게 만들며 폐기종의 허약적 성질에 기여한다.

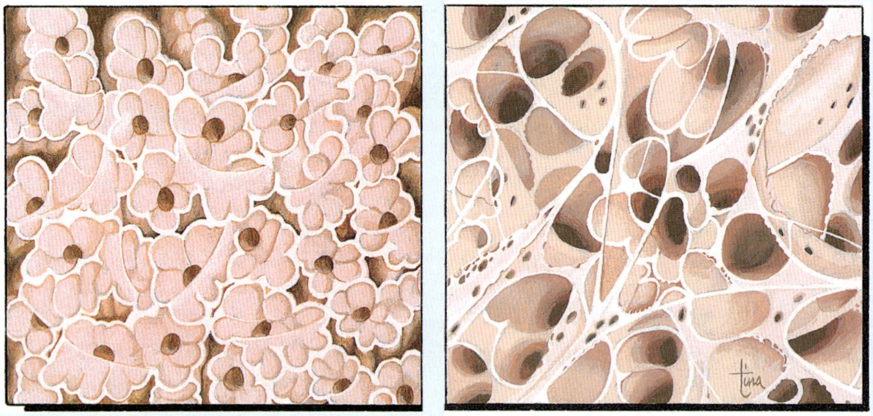

A 정상 폐(Normal lung) B 폐기종(Emphysema)

BOX 그림 15-B (A) 정상 폐포를 가진 폐조직 (B) 폐기종에서의 폐조직

5. **폐활량**(vital capacity) – 1회 호흡량, 흡입 보유량, 호기 보유량의 합. 다른 방법으로 말하면 폐활량은 가장 강하게 숨을 내쉰 후 가장 깊게 들이마셨을 때의 공기량이다. 폐활량의 평균범위는 3,500~5,000mL이다.

6. **잔기량**(residual volume) – 가장 강하게 숨을 내쉰 후 폐에 남아 있는 공기량, 평균 범위는 1,000~1,500mL이다. 잔기량은 폐내에 일부 공기가 있다는 것을 확인하는 데 중요하다. 가스교환은 숨 쉬는 사이에도 지속되는 과정이다.

BOX 15-5 하임리히 방법 Heimlich maneuver

하임리히 방법은 생명을 구하는 기법으로 대중에게 알릴 필요가 있다.

사람이 인두나 후두에 걸린 이물질(음식과 같은)에 질식되었을 경우, 폐안의 공기는 이물질을 제거하기 위해 이용된다. 이 기법의 생리는 아래에 그려진 그림에 설명되어 있다.

이 방법을 시행하는 사람은 질식된 사람 뒤에 서서 양팔을 질식 대상자의 허리둘레에 둔다. 한 손은 주먹을 쥐어 대상자의 배꼽과 흉곽(횡격막 아래)에 놓고, 다른 한 손은 주먹을 감싼다. 대상자의 늑골이 부러지는 것을 피하기 위해 손을 올바르게 놓는 것이 중요하다. 양손으로 빠르고 힘있게 위쪽으로 밀어내고, 필요하면 반복한다. 이것은 폐를 압박하기 위해 위쪽으로 횡격막에 힘을 가하고 공기를 배출한다. 강하게 배출된 공기는 이물질을 제거하기에 충분하다.

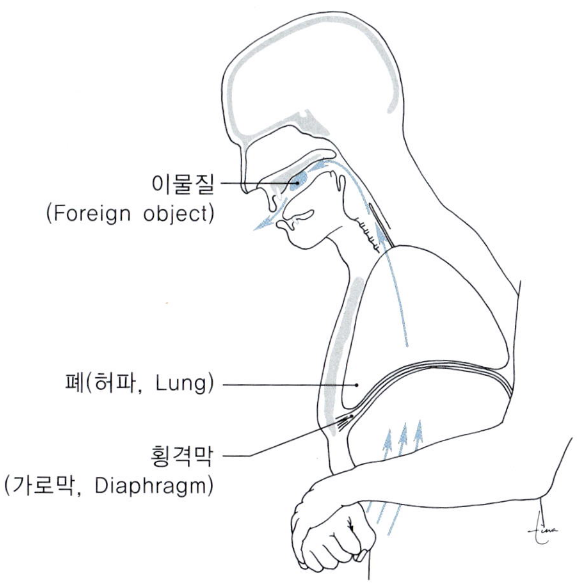

BOX 그림 15-C 하임리히 방법

공기의 움직임을 측정하는 폐활량계(spirometers)라는 도구를 이용하여 바로 위에서 서술한 몇 가지 폐용량을 결정할 수 있다. 훈련된 가수와 관악기를 연주하는 음악가는 그들의 키와 연령으로 기대할 수 있는 것보다 더 큰 폐활량을 가진다. 왜냐하면 호흡근은 연습하면 더 효율적이기 때문이다. 규칙적으로 운동하는 운동선수에서도 해당되는 사실이다. 그러나 폐기종을 가진 사람은 숨을 내쉬는 것이 일이며, 폐활량과 호기 보유량은 정상보다 상당히 낮다.

관련된 용적으로 특히 폐기종(emphysema)을 진단 내리기 위해 측정되는 한 가지 방법은 **노력성 호기량**(forced expiratory volume, FEV)이다. 본 이름은 어떻게 FEV가 측정되는지를 설명하고 있다. 깊은 흡기 후 대상자는 빠르게 숨을 내쉬고 가능한 강제적으로 숨을 내쉬게 하여 1, 2, 3초에 용적을 측정하게 된다(FEV_1 또는 FEV_2 등). 광범위한 폐포의 손상을 일으키는 질환은 FEV를 감소시킨다.

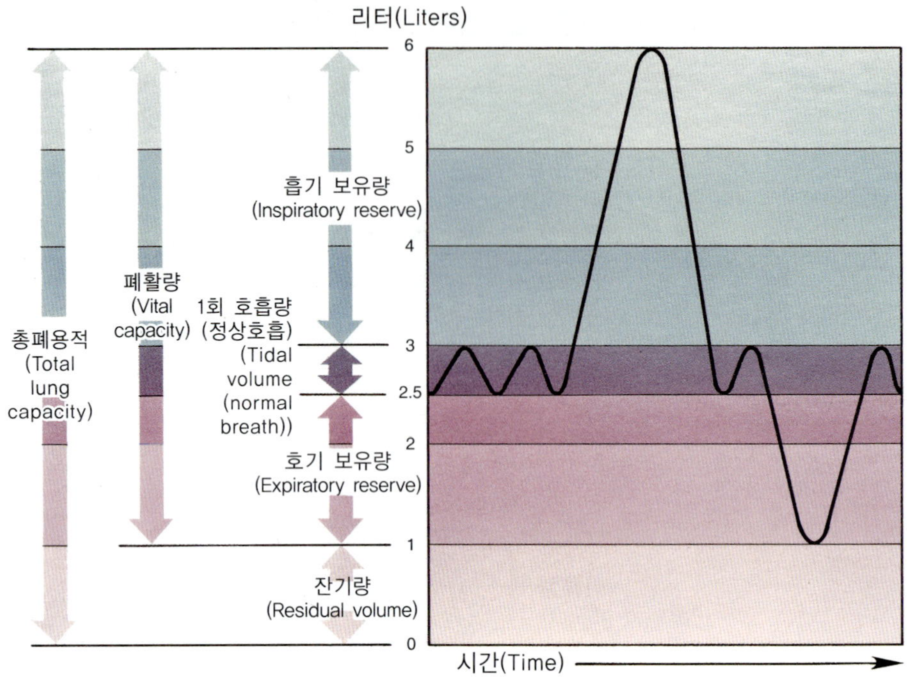

그림 15-7 **폐용량** 내용은 본문 참조

질문: 폐활량을 이루는 용량은 어느 것인가? 폐활량계로 측정할 수 없는 폐용량은?

다른 종류의 폐용량은 **폐포환기량**(alveolar ventilation)이다. 폐포환기량은 실제로 폐포에 도달하여 가스교환에 참여하는 공기량이다. 평균 1회 호흡량이 500mL이며, 이중 350~400mL는 흡입 마지막에 폐포 안에 있다. 남은 100~150mL의 공기는 **해부학적 사강**(anatomic dead space)으로 호흡기도 내에 남아 있다. 해부학적 사강은 정상적인 것으로 모든 사람이 가지고 있다.

생리학적 사강(physiological dead space)은 정상이 아니며, 기능하지 않는 폐포의 공기량으로 가스교환이 감소한다. 생리학적 사강을 증가시키는 원인은 기관지염, 폐렴, 결핵, 폐기종, 천식, 폐부종, 허탈된 폐가 포함된다.

흉벽과 폐의 순응도(compliance), 즉 그들의 정상 확장성은 충분한 폐포 환기를 위해 필요하다. 늑골절, 척추만곡(scoliosis), 늑막염, 복수에서는 흉곽 순응도가 감소한다. 폐 순응도는 생리학적 사강을 증가하는 어떤 조건에서도 감소할 수 있다. 정상 순응도는 폐포내에서 충분한 가스교환을 증진한다.

가스교환 Exchange of Gases

폐와 조직의 두 장소에서 산소와 이산화탄소의 교환이 이루어진다. 폐포내 공기와 폐모세혈관내 혈액 간의 가스교환을 **외호흡**(external respiration)이라 부른다. 우리가 '외부(external)'라 하면 신체 밖으로 생각하기 때문에 처음엔 이 용어가 좀 혼란스럽다. 그러나 이 경우 '외부'는 비록 폐 안에서 일어나는 교환이긴 하나, 외부환경으로부터의 공기가 포함된 교환임을 의미한다. **내호흡(internal respiration)**은 체모세혈관(systematic capillaries)내 혈액과 조직액(세포) 간의 가스교환이다.

우리가 들이마시는 대기 중의 공기는 대략 21%의 산소와 0.04%의 이산화탄소가 들어 있다. 대부분의 대기 중 공기가 질소(78%)이긴 하나, 이 가스는 우리에게 생리학적으로 유용하지 못하고 그대로 배출된다. 배출되는 공기 중에도 약 16%의 산소와 4.5%의 이산화탄소가 함유되어 있어 일부 산소는 체내에 남고 세포에 의해 생산된 이산화탄소는 배출되는 것이 분명하다.

가스확산-분압

Diffusion of gases-partial pressures

체내에서 가스는 농도가 높은 구역에서 농도가 낮은 구역으로 확산될 것이다. 특별한 부위(폐포의 공기, 폐의 혈액 등) 안에서 각 가스의 농도는 **분압(partial pressure)**이라 부르는 수치로 표현한다. mmHg로 측정되는 가스 분압은 혼합된 가스 안에서 그 가스가 발휘하는 압력이다. 혼합가스는 실제로 기체상태 또는 혈액과 같은 액체상태로 있다. 대기와 체내 교환부위에서의 산소와 이산화탄소 분압은 표 15-1 에 열거하였다. 병원 임상검사에 사용하는 분압의 약자는 'P'이며, 여기에서도 P를 사용할 것이다.

외호흡과 내호흡의 위치에서 산소와 이산화탄소의 분압은 그림 15-8 에 보여주고 있다. 분압은 농도를 반영하기 때문에 가스는 분압이 높은 구역에서 분압이 낮은 구역으로 확산될 것이다.

폐포내 공기는 높은 Po_2와 낮은 Pco_2를 가진다. 방금 신체에서 돌아온 폐모세혈관내 혈액은 낮은 Po_2와 높은 Pco_2를 가진다. 그러므로 외호흡에서 산소는 폐포내 공기에서 혈액으로 확산하고 이산화탄소는 혈액에서 폐포내 공기로 확산한다. 심장으로 돌아온 혈액은 이제 높은 Po_2와 낮은 Pco_2를 가지며 좌심실에 의해 전신순환으로 펌프된다.

체모세혈관에 도착한 동맥혈은 높은 Po_2와 낮은 Pco_2를 가진다. 세포는 세포호흡(에너지 생산)에서 지속적으로 산소를 사용하고, 이 과정에서 이산화탄소를 생산하기 때문에 체세포와 조직액은 낮은 Po_2와 높은 Pco_2를 가진다. 그러므로 내호흡에서 산소는 혈액에서 조직액(세포)으로 확산되고, 이산화탄소는 조직액에서 혈액

표 15-1 분압과 산소포화

장소	Po_2(mmHg)	Pco_2(mmHg)	헤모글로빈 산소포화도(Sao_2)
대기	160	0.15	–
폐포 공기	104	40	–
전신 정맥혈(폐동맥으로 가는)	40	45	70~75%
전신 동맥혈(폐정맥에서 온)	100	40	95~100%
조직액	40	50	–

분압은 다음과 같이 계산한다:

혼합 가스의 % × 총 압력 = P_{GAS}

예) 대기 중 O_2

21% × 760mmHg = 160mmHg(Po_2)

예) 대기 중 CO_2

0.04 × 760mmHg = 0.15mmHg(Pco_2)

폐포의 분압은 엄격히 대기의 분압이 아니다. 폐포 공기는 상당량의 수증기와 혈액으로부터 확산된 CO_2를 함유한다. 산소 또한 폐포로부터 폐모세혈관으로 빠르게 확산한다. 그러므로 폐포 Po_2는 대기 중 Po_2보다 낮다. 그리고 폐포 Pco_2는 대기 중 Pco_2에 비해 상당히 높다.

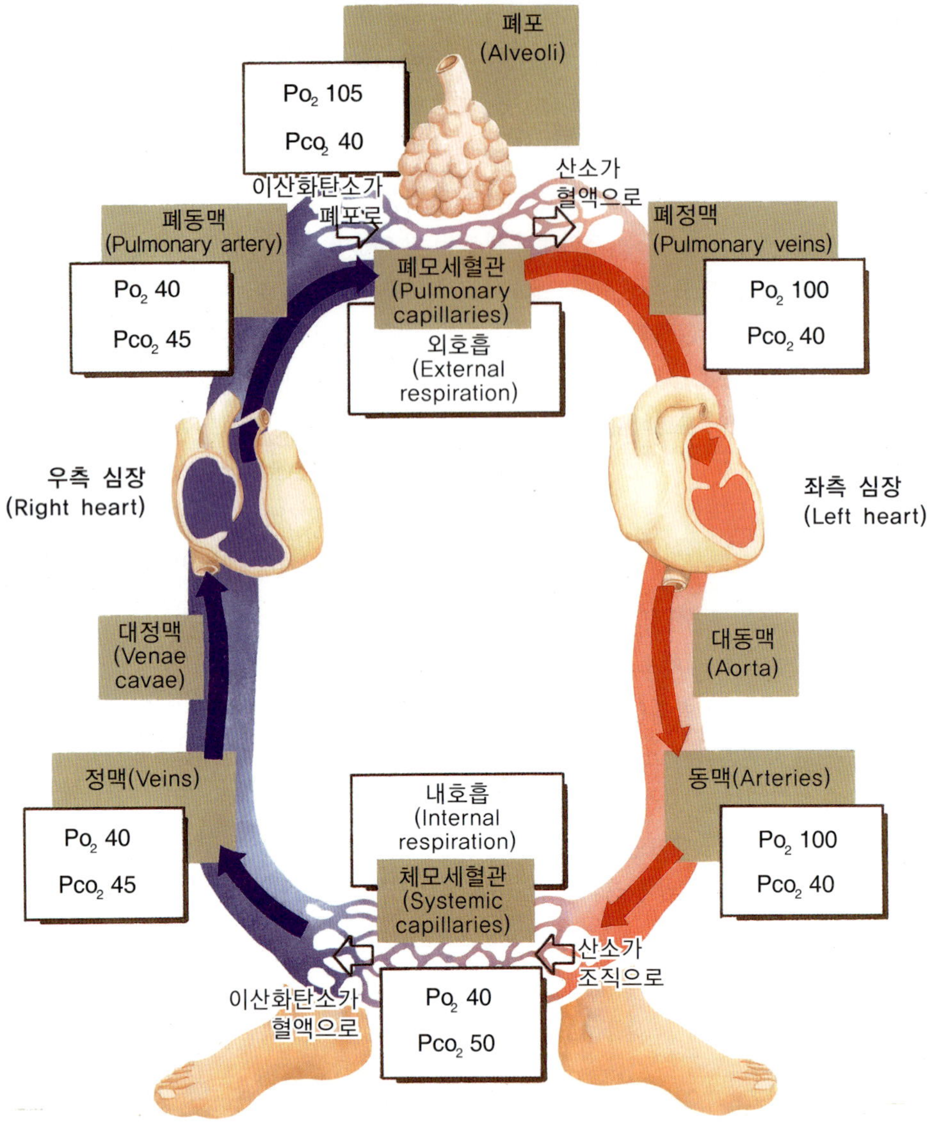

그림 15-8 **폐에서의 외호흡과 신체에서의 내호흡** 산소와 탄산가스 분압은 양쪽에서 볼 수 있다.

질문: 외호흡에서 산소의 이동을 서술하라. 내호흡에서 탄산가스의 이동을 서술하라.

으로 확산된다. 심장으로 돌아가기 위해 체정맥(systematic veins)으로 들어가는 혈액은 이제 낮은 Po_2와 높은 Pco_2를 가지며, 외호흡에 참여하기 위해 우심실에 의해 폐로 펌프된다.

가스교환 장애는 흔히 폐, 즉 외호흡이 관여한다 BOX 15-6, BOX 15-7.

혈액내 가스이동

Transport of Gases in the Blood

일부 산소는 혈장에 용해되어 있으나, 총 이동된 산소의 1.5%뿐으로 생명을 유지하는 데 충분하지 않다. 이미 알고 있듯이 대부분의 산소는 적혈구의 헤모글로빈과 결합되어 혈액으로 운반된다. 광물질인 철분(mineral iron)은 **헤모글로빈(hemoglobin)**의 부분이며 이

BOX 15-6 폐부종 Pulmonary edema

폐부종은 폐포에 체액이 축적된 것이다. 이것은 흔히 심장의 왼쪽(또는 심장 전체)이 효율적으로 뛰지 않는 울혈성 심부전의 결과이다. 좌심실이 강하게 뛰지 못할 경우 심방은 비워야 할 때 비워지지 않고, 좌심방에서 흘러들어오는 혈액을 모두 받을 수가 없다. 그러므로 혈액의 흐름은 울혈되고, 혈액은 폐정맥과 폐모세혈관내로 역류된다. 폐모세혈관내 혈압이 증가하면, 여과된 조직액이 폐포 안에 모이게 된다.

체액으로 채워진 폐포는 더는 효율적인 가스교환 장소가 못되며 결과적으로 저산소증은 호흡곤란의 증상을 유발하고 호흡수를 증가시킨다. 가장 효과적인 치료는 심장의 박출능력을 정상으로 회복하는 것이다.

BOX 15-7 폐렴 Pneumonia

폐렴은 폐의 세균성 감염이다. 많은 세균이 폐렴을 초래할 수 있으나 가장 흔한 균은 폐렴연쇄구균(*Streptococcus pneumoniae*)일 것이다. 이 종은 미국에서 매년 최소한 50만 건의 발병과 5만 건의 사망을 초래한다.

폐렴연쇄구균(*S. pneumoniae*)은 상기도에 임시 거주하는데, 그것은 우리의 유익한 미생물총의 일부로 간주되지 않지만, 우리 대부분에게는 독성이 있는 병원균이 아니다. 건강한 사람에선 섬모상피와 면역계가 감염을 예방한다. 대부분의 폐렴은 노인에서 인플루엔자와 같은 1차 감염 후 발생한다.

세균이 스스로 폐포 안에 자리 잡을 수 있을 때 폐포세포는 체액을 분비하고 공기주머니에 축적된다.

많은 중성구가 감염부위로 이동하여 세균을 식균한다. 폐포는 점차 체액, 세균, 중성구로 채워지는데, 이것을 조직경화(consolidation)라고 하며, 가스교환을 감소한다.

Pneumovax는 이 유형의 폐렴을 위한 백신이다. 이것은 단지 폐렴연쇄구균의 피막을 포함하며 질병을 유발할 수는 없다. 박테리아 캡슐은 독성이 없지만 항원성을 나타내어 항체 생산을 촉진한다. 백신은 60세 이상의 노인, 만성 폐질환을 가진 환자 또는 소모성 질환을 가진 대상자에게 추천된다. 또한 영유아에 대한 투약도 입증되고 있다.

단백질이 산소운반 능력을 제공한다.

산소-헤모글로빈 결합은 Po_2가 높은 폐안에서 이루어진다. 그러나 이 결합은 상대적으로 불안정하여 혈액이 Po_2가 낮은 조직을 통과할 때 결합이 깨어지고 산소는 조직으로 방출된다. 조직내 산소농도가 낮을수록 헤모글로빈의 산소는 더 많이 방출될 것이다. 이것은 운동근육같이 활동적인 조직이 세포호흡을 계속하기 위해 가능한 많은 산소를 공급받을 수 있도록 보장한다. 헤모글로빈으로부터 산소방출을 증가하는 다른 요인들은 높은 Po_2(실제로는 낮은 pH)와 높은 체온인데, 이 둘은 활동성 조직의 특징이다.

혈액내 산소의 다른 측정방법은 헤모글로빈의 산소포화도(Sao_2) 백분율이다. Po_2가 높을수록 Sao_2가 높아지고, Po_2가 감소하면 빠르지는 않지만 Sao_2도 감소한다. 전신의 동맥혈에서 Po_2가 100이면, Sao_2는 약 97%이다. 정맥혈에서는 Po_2가 40이면, Sao_2는 약 75%이다. 정맥혈은 아주 조금 산소를 가지고 있음을 주목한다. 이 혈액이 매우 활동적인 조직을 통과해 흐르면, 많은 산소가 헤모글로빈에서 방출될 것이다. 정맥이 산소를 보유함으로써 활동적인 조직에 그들이 필요로 하는 산소를 제공한다 BOX 15-8.

이산화탄소 이동은 약간 복잡하다. 일부 이산화탄소는 혈장에 용해되어 있고, 일부는 헤모글로빈에 의해 운반된다(**carbaminohemoglobin**). 그러나 이들을 계산하면 총 CO_2 이동량의 20%에 불과하다. 대부분의 이산화탄소는 중탄산이온(HCO_3^-)의 형태로 혈장으로 이동한다. CO_2가 중탄산이온으로 전환하는 반응을 알아보자.

BOX 15-8 일산화탄소 Carbon monoxide

일산화탄소(CO)는 무색, 무취의 가스로 가솔린, 석탄, 기름, 나무와 같은 연료가 연소되는 동안 생산된다. 알다시피 CO는 아주 소량을 흡입하거나 단기간 흡입하여도 사망에 이를 수 있는 독이다.

CO가 그렇게 독성인 이유는 적혈구내 헤모글로빈과 매우 강하고 안정적으로 결합하기 때문이다(carboxy-hemoglobin). CO와 결합한 헤모글로빈은 산소와 결합하여 이동할 수 없다. 그러므로 CO의 효과는 혈액으로 운반되는 산소량을 급감시킨다. 흡입 공기안의 0.1%보다도 적은 CO가 총 헤모글로빈의 반을 CO로 포화시킬 수 있다.

산소결핍은 흔히 피부, 입술, 손톱이 푸르스름해지는 청색증(cyanosis)으로 나타난다. 이것은 헤모글로빈이 산소와 결합하지 않는 한 검붉은 색이기 때문이다. 그러나 헤모글로빈이 CO와 결합하면 밝은 체리색이 된다. 이 색깔은 밝은 피부에서 볼 수 있으며 오진하기 쉽다. CO에 중독된 사람은 심한 저산소상태에 있게 된다. CO 중독의 흔한 증상으로는 두통과 어지러움이다. 또한 짧은 호흡, 착란, 구역증상이 나타날 수 있다. CO는 심장근육세포에 산소를 저장하고 미토콘드리아의 기능을 방해하여 ATP생성을 감소시키는 미오글로빈에 결합하기 때문에 심장이 손상될 수 있다.

CO는 담배연기에서도 발견되는데 치명적이지 않은 소량에도 존재한다. 그러나 심한 흡연가는 경하나 만성적인 저산소상태에 있을 수 있다. 왜냐하면 헤모글로빈의 많은 양이 CO와 강하게 결합되어 있기 때문이다. 보상작용으로 적혈구 생산이 증가하고, 심한 흡연가는 50% 이상의 헤마토크릿(hematocrit)을 가질 수 있다. 심한 CO중독의 치료는 사람이 압력을 받아 산소를 흡입하는 고압챔버를 사용해야 할 수도 있다. 고압산소요법이 도움이 될 수 있는 다른 상태로는 화상, 골감염, 모든 조직의 괴저, 심한 빈혈 등이 있다.

이산화탄소가 혈액으로 들어가면 대부분이 **탄산탈수효소**(carbonic anhydrase)를 함유한 적혈구 안으로 확산된다. 이 효소는(아연을 함유) 이산화탄소와 물이 탄산을 형성하는 반응을 촉매한다.

$$CO_2 + H_2O \rightarrow H_2CO_3$$

그런 다음 탄산은 다음과 같이 해리된다.

$$H_2CO_3 \rightarrow H^+ + HCO_3^-$$

중탄산이온은 적혈구를 빠져나와 적혈구내에 수소 이온(H^+)을 남기고 혈장내로 확산된다. 많은 H^+ 이온들은 적혈구를 극히 산성화하는 경향이 있으나, 헤모글로빈이 완충제로 작용하여 산증을 예방한다. 이온의 평형을 유지하기 위해 혈장으로부터 염소 이온(Cl^-)이 적혈구로 들어간다. 이를 염소 이동(chloride shift)이라 부른다. CO_2는 어디에 있는가? HCO_3^- 이온의 일부로 혈장 안에 있다. 혈액이 P_{CO_2}가 더 낮은 폐에 도달하면, 이들 반응은 반대로 일어나 CO_2가 재형성되고, 폐포 안으로 확산되어 호기를 통해 배출된다.

호흡조절 Regulation of Respiration

호흡을 조절하는 2가지 기전은 신경성 기전과 화학적 기전이다. 호흡의 수와 깊이가 변화하는 것은 결국 신경충동에 의해 초래되는 것이므로 먼저 신경성 기전을 고찰해 본다.

신경성 조절 Nervous regulation

호흡중추는 뇌간(brain stem)의 일부인 **연수**(medulla)와 **뇌교**(pon)에 위치하고 있다 그림 15-9. 연수 안에 흡기중추와 호기중추가 있다.

흡기중추(inspiration center)는 리듬 있게 뿜어내는 충동을 자동적으로 생성한다. 이들 충동은 신경을 따라 호흡근으로 전달되어 수축을 자극한다. 그 결과는 흡입이다. 폐가 팽창하면 폐조직 안에 있는 압력수용기(baroreceptor)가 근육이 늘어난 것을 탐지하고, 연수에 감각적 충동을 생성한다. 이들 충동은 흡기중추를 억압하기 시작한다. 이것은 Hering-Breuer 팽창반사라 부르며, 폐의 과다팽창을 막는 데 도움이 된다.

흡기중추가 억압되면, 그 결과는 호흡근에 대한 충동이 감소되어 호기가 일어나도록 이완된다. 그러면 흡기

중추는 다시 다른 호흡주기를 시작하기 위해 활동한다. 운동하는 동안과 같이 좀 더 강한 호기가 필요할 때는 흡기중추가 **호기중추**(expiration center)를 활성화하여 내늑간근과 복근에 충동을 생성한다.

뇌교(pons)에 있는 2개의 호흡중추는 흡기중추와 함께 작용하여 정상적인 호흡리듬을 생성한다. 지속성 **흡식중추**(apneustic center)는 흡기를 지연시켜 호기에 기여하는 **호식 조절중추**(pneumotaxic center)로부터의 충동을 방해한다. 정상 호흡에서 흡기는 1~2초 지속되고, 이어서 약간 더 긴(2~3초) 호기를 하여 정상 호흡수의 범위가 분당 12~20회가 되게 한다.

지금까지 정상적인 호흡에 대해 서술했으나 변동이 가능하며 흔하다. 감정이 흔히 호흡에 영향을 미친다. 갑작스런 놀람은 숨을 헐떡이거나 소리 지르게 하며 분노는 호흡수를 증가한다. 이러한 상황에서 **시상하부**(hypothalamus)로부터의 충동은 연수로부터의 출력을 조절한다. **대뇌피질**(cerebral cortex)은 말하고 노래하고, 더 빨리 또는 천천히 호흡하고 심지어는 1~2분

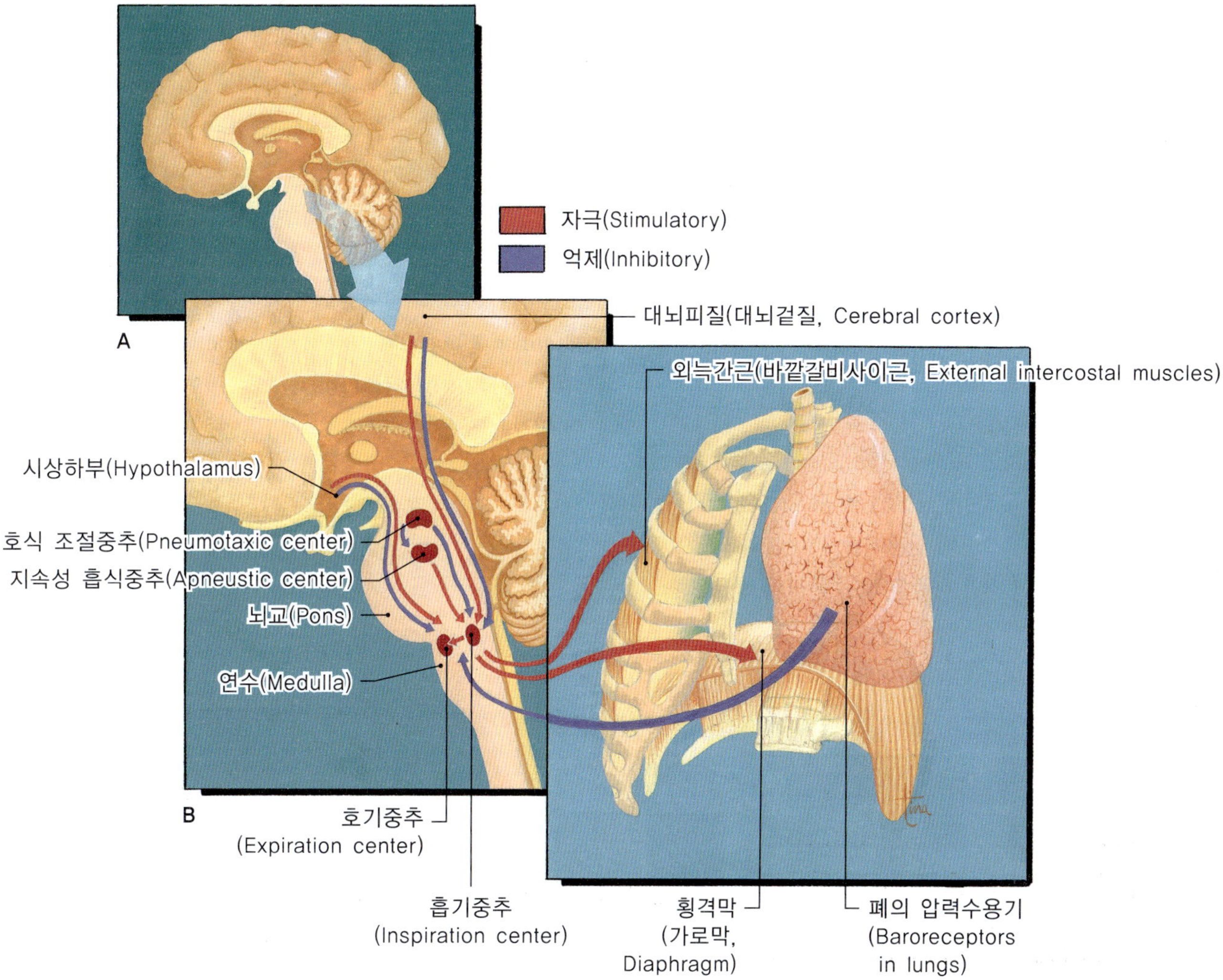

그림 15-9 **호흡의 신경성 조절** (A) 뇌의 정중시상단면 (B) 연수와 뇌교에 있는 호흡중추 (C) 호흡근
내용은 본문 참조

질문: 흡기를 직접 자극하는 중추는 어느 것인가? 이 그림에서 구별할 수 있는 방법은?

호흡기계통

간 숨을 멈추기까지 우리의 호흡수나 리듬을 자의적으로 변화시킬 수 있다. 그러한 변화는 무한정 계속할 수는 없으나 연수는 끝까지 조절에 책임을 진다.

기침(coughing)과 **재채기**(sneezing)는 호흡기도로부터 자극물질을 제거하는 반사이다. 연수는 이들 반사를 위한 중추를 갖고 있다. 재채기는 비점막의 흥분에 의해 자극받는다. 기침은 인두, 후두 또는 기관의 점막자극에 의해 흥분된다. 반사행동은 본질적으로 둘 다 동일하다. 흡기는 압력을 높이기 위해 후두개를 막는 것으로 시작하여 호기로 이어진다. 그런데 후두개가 갑자기 열리면, 호기가 폭발적이 된다. 기침은 호기를 입으로 하는 것이라면, 재채기는 호기를 코로 하는 것이다. 어떤 사람들은 햇빛과 같은 밝은 빛에 노출되면 재채기를 한다. 이것은 빛(photic)재채기라고 하며 유전이다. 상염색체 우성이다; 형질의 발현은 어머니나 아버지의 단 하나의 유전자를 필요로 한다(그것은 발전된 재채기 반사신경과 빛 검출뉴런에 의해 야기된 것으로 믿어지며, 유용한 목적을 가지고 있지는 않다).

횡격막이 경련하여 나타나는 딸꾹질(hiccup)도 하나의 반사이다. 그 결과로 '헉' 소리를 내면서 후두개가 닫히고 빠르게 흡기를 멈춘다. 자극은 횡격막 신경이나 위의 신경을 흥분시킬 수 있다. 과다한 알코올은 딸꾹질을 유발할 수 있는 자극제이다. 원인을 알 수 없는 것도 있다.

하품도 또 다른 호흡기 반사이다. 대부분의 사람이 피곤하면 하품을 하지만 하품을 하는 목적과 자극은 확실히 알려져 있지 않다. 산소부족이나 이산화탄소 축적과 같은 몇 가지 가능성이 있으나 실제로 알려진 바는 없다. 하품은 뇌에서 따뜻한 피를 신체표면에 더 가까워서 열손실이 가능한 곳인 얼굴로 보냄으로써 뇌에 시원함을 유지시켜주는 데 도움이 된다는 몇 증거가 있다. 이것은 시원한 뇌가 더 명료한 뇌이기 때문에 유익하다. 하품이 전염되는 이유도 알려진 바는 없으나 누가 하품하는 것을 보면 자신도 하품이 나는 것은 확실하다. 하품에 대한 이 글을 읽으면서도 하품을 하게 될지 모른다.

화학적 조절 Chemical regulation

화학적 조절은 호흡이 혈액의 산도(pH)와 혈액의 산소 및 이산화탄소 수준에 미치는 효과를 말하며 그림 15-10 에서 보여주고 있다. 혈액내 가스와 pH의 변화를 탐지하는 **화학수용기**(chemoreceptor)는 경동맥체와 대동맥체(carotid and aortic bodies) 그리고 연수 안에 위치하고 있다.

혈액의 산소 수준이 감소하면(저산소혈증), **경동맥체**(carotid body)와 **대동맥체**(aortic body)에 있는 화학수용기가 이를 감지한다. 이들 수용기에 의해 생성된 감각적 충동은 설인신경과 미주신경을 따라 연수로 전해지고, 호흡수와(또는) 깊이가 증가하는 반응을 한다. 이 반응은 더 많은 공기를 폐로 보내 저산소증을 교정할 수 있도록 혈액으로 더 많은 산소를 확산한다.

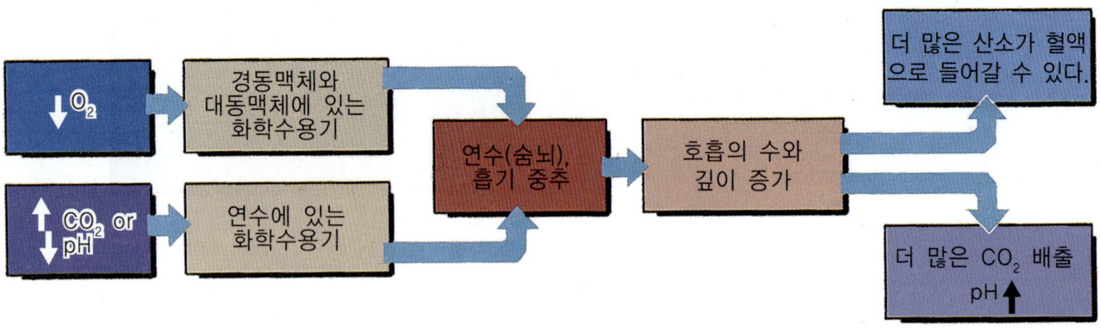

그림 15-10 **호흡의 화학적 조절** 내용은 본문 참조

질문: 매우 다른 2가지 변화(O_2 감소 또는 CO_2 증가)에 대한 신체 반응은 같다. 그 이유를 설명하라.

이산화탄소가 혈액내에 과다하면 문제가 된다. 이유는 CO_2가 **과다(hypercapnia, 과탄산증)**하면 물과 반응하여 탄산(H^+ 이온의 공급원)을 형성하고 pH를 낮추기 때문이다. 즉, 과다한 CO_2는 혈액이나 다른 체액을 덜 알칼리화 시키거나 더욱 산성화시킨다. **연수(medulla)**는 pH의 변화, 특히 감소에 매우 민감한 **화학수용기(chemoreceptor)**를 갖고 있다. 축적된 CO_2가 혈액의 pH를 낮출 경우, 연수는 호흡을 증가시키는 반응을 한다. 이것은 흡입이 목적이 아니라, CO_2을 더 많이 배출하여 pH를 높임으로써 정상으로 돌아가고자 함이다.

2개의 호흡가스 중 어느 것이 호흡조절기로 더 중요한가? 우리 추측으론 산소가 세포호흡에서 에너지 생산에 필수적이기 때문에 산소라 생각할 것이다. 그러나 호흡기계통은 호흡이 정상 횟수의 반으로 감소하거나 잠깐 멈추더라도 혈액의 산소수준을 정상으로 유지할 수 있다. 폐에서 배출된 공기에 산소가 16% 함유되어 있음을 상기해 보라. 이 공기는 필요하다면 혈액으로 들어가 이용되었을 것이다. 또한 폐에 남아 있는 공기는 호흡수가 느려질 경우에도 산소를 혈액에 공급한다.

그러므로 이산화탄소가 호흡의 주요 조절인자이어야 하며, 이유는 이산화탄소가 혈액의 pH에 영향을 미치기 때문이다. 방금 언급한 대로 CO_2 과다는 혈액의 pH를 낮추기 때문에 지속되어선 안 된다. 그러므로 혈액의 증가된 CO_2 수준은 호흡을 증가시켜 더 많은 CO_2를 배출함으로써 빨리 보상해 주어야 한다. 예를 들어, 숨을 참고 있을 경우 다시 호흡을 하게 만드는 것은 무엇인가? 산소는 고갈되었는가? 아마도 앞에서 설명한 이유로 아닐 것이다. 축적된 CO_2는 연수를 자극하여 호흡주기를 다시 시작하기에 충분할 만큼 혈액의 pH를 낮춘다.

어떤 상황에서는 산소가 호흡의 주요 조절인자가 된다. 폐기종과 같은 중증의 만성 폐질환을 가진 사람은 폐에서의 산소와 이산화탄소 교환이 모두 감소한다. CO_2 축적에 의한 pH 감소는 신장에 의해 교정되나, 혈액의 산소수준은 감소한 채로 있다. 결국 산소수준은 더 낮게 떨어져 호흡의 횟수와 깊이를 증가하도록 매우 강한 자극을 제공한다.

호흡과 산-염기 균형

Respiration and Acid-Base Balance

방금 본대로 호흡은 체액의 이산화탄소량을 조절하기 때문에 호흡은 체액의 pH에 영향을 준다. CO_2가 물과 반응하여 탄산(H_2CO_3)을 형성하고, 탄산은 H^+이온과 HCO_3^- 이온으로 이온화됨을 기억해 보라. 수소이온이 체액에 많이 존재할수록 pH는 더 낮아지고, 수소이온이 적게 존재할수록 pH는 더 높아진다.

호흡기계통은 pH 불균형의 원인이 될 수도 있으며, 다른 원인에 의해 초래된 pH 불균형을 교정하는 데 도움이 될 수도 있다.

호흡성 산증과 알칼리증

Respiratory acidosis and alkalosis

호흡성 산증(respiratory acidosis and alkalosis)은 호흡의 횟수 또는 효율성이 떨어질 때 발생하여 이산화탄소를 체액내에 축적시킨다. 과다한 CO_2는 더 많은 H^+이온을 형성하여 pH를 낮춘다. 숨을 참으면 약한 호흡성 산증이 나타나고, 곧 연수를 자극하여 다시 숨을 쉬게 할 것이다. 좀 더 심각한 호흡성 산증의 원인은 폐렴, 폐기종 또는 중증의 천식과 같은 폐질환이다. 이들 각각은 가스교환을 방해하고, 과다한 CO_2가 체액에 남아 있게 한다.

호흡성 알칼리증(respiratory alkalosis)은 호흡 횟수가 증가하여 CO_2는 H^+이온 형성을 감소하고 pH를 높인다. 수 분 동안 호흡을 빠르게 하면 약한 호흡성 알칼리증이 나타날 수 있다. 오랫동안 우는 아기(울음은 시끄러운 호기이다)는 이 상태에 놓일 수 있다. 그러나 일반적으로 호흡성 알칼리증은 흔히 발생하지 않는다. 심각한 신체적 손상과 쇼크, 또는 특정 정신질환이나 정서적 불안은 과다환기를 동반하여 호흡성 알칼리증을 초래할 수 있다. 고도가 높은 지역(대기 중에 산소가 적다)으로 여행하는 것은 보상이 이루어지기 전에 일시적으로 호흡수를 증가시킬 수 있다(증가된 적혈구 생산율, 제11장 참조).

호흡성 보상

Respiratory compensation

pH 불균형이 호흡의 변화가 아닌 다른 원인에 의해 초래된 경우, 이를 대사성 산증 또는 대사성 알칼리증이라 부른다. 이 경우에도 pH의 변화는 호흡의 변화를 자극하여 체액의 pH가 정상으로 회복되도록 돕는다.

대사성 산증(metabolic acidosis)은 당뇨병(케톤산증), 신장질환 또는 심한 설사를 치료하지 않아 초래될 수 있다. 이러한 상황에서 체액의 H^+ 이온 농도는 증가한다. 호흡성 보상은 호흡 횟수와 깊이를 증가하여 더 많은 CO_2를 배출하고 H^+ 이온 형성을 감소하여 pH를 정상범위로 높일 것이다.

대사성 알칼리증(metabolic alkalosis)은 흔히 발생하지는 않으나 위장장애를 완화하기 위해 사용하는 알칼리성 약물을 과량 섭취하여 생길 수 있다. 또 다른 원인으로 위 내용물만 토하는 경우 가능하다. 이러한 상황에서 체액의 H^+ 이온농도는 감소한다. 호흡성 보상은 호흡을 감소하여 체내 CO_2를 보유하고, H^+이온 형성을 증가시켜 pH를 정상범위로 낮출 것이다.

진행되는 대사성 pH 불균형에 대한 호흡성 보상은 완전하지 않을 수 있다. 이유는 배출하거나 보유하는 CO_2량이 제한적이기 때문이다. 대부분 호흡성 보상은 75% 정도만 효과적이다. 산염기 균형에 대한 전체 설명은 제19장에 있다.

노화와 호흡기계통

Aging and the Respiratory System

호흡기계통이 우아하게 나이 들어가도록 돕는 가장 중요한 방법은 흡연하지 않는 것이다. 화학적 공격이 없어도 호흡 기능은 감소하지만 그래도 적절히 남아 있다. 모든 골격근에서처럼 호흡근은 나이가 들면서 약해진다. 폐조직은 탄력을 잃고 폐포는 폐포벽이 노후되면서 기능을 상실한다. 이로 인해 환기와 폐용적은 감소한다. 그러나 남아 있는 용적으로도 일상 활동을 하기엔 충분하다. 호흡기 점막의 섬모는 나이가 들면서 노후되고, 폐포의 대식세포는 효율적으로 작용하지 못해 노인들은 폐렴 등 심각한 호흡기감염에 걸리기 쉬워진다.

폐기종이나 만성기관지염과 같은 질병에 의한 만성 폐포 저산소증은 폐고혈압을 유발하고, 우심실의 부담을 증가한다. 전신성고혈압은 흔히 좌심실을 약화시켜 울혈성 심부전과 폐부종을 초래하고, 과다한 조직액이 폐포에 고여 가스교환을 감소한다. 어느 연령에서나 그렇지만 호흡기계통과 순환기계통의 상호의존성은 특히 노인에서 뚜렷하다.

요약 Summary

이제까지 학습한 대로 호흡은 단순하게 기계적으로 숨 쉬는 활동 이상이다. 흡기는 세포호흡의 과정 중 ATP생산에 필요한 산소를 신체에 공급한다. 호기는 세포호흡의 산물인 CO_2를 제거한다. 호흡은 신체내의 CO_2 수준을 조절하고 이것은 체액의 산-염기 균형을 유지하는데 기여한다. 호흡가스는 신체의 구조적 요소를 형성하지는 않으나 생물체의 화학적 수준에 대한 그들의 기여는 모든 수준에서 신체가 기능하는 데 필수적이다.

학습개요

호흡기계통은 공기를 대기와 혈액 사이의 산소와 이산화탄소 교환부위인 폐의 안과 밖으로 이동한다. 호흡기계통의 기능은 순환기계통의 적절한 기능에 직접적으로 의존한다.

1. 상부 호흡기계통은 흉강 외측 부분으로 이루어진다.
2. 하부 호흡기계통은 흉강 내부 부분으로 이루어진다.

코 – 피부로 덮여 있는 뼈와 연골로 만들어짐

1. 코 내부의 털은 먼지 유입을 차단한다.

비강 – 두개골 내부, 비중격으로 분리됨 그림 15-1

1. 비점막은 술잔세포를 가진 섬모상피이다. 표면적은 비갑개에 의해 늘어난다.
2. 비점막은 유입되는 공기를 따듯하고 축축하게 한다. 먼지와 미생물은 점액에 걸리고 섬모에 의해 인두로 보내진다.
3. 후각수용기는 흡입 공기 안의 증기에 반응한다.
4. 상악골, 전두골, 접형골, 사골 안의 부비동은 비강으로 열린다. 기능은 두개골을 가볍게 해 주고 소리에 공명을 준다.

인두 – 비강과 구강 뒤쪽 그림 15-1

1. 비인두 – 연구개보다 위쪽으로 삼키는 동안 닫힌다. 즉, 공기만의 통로이다. 중이로부터 유스타키오관은 이곳으로 열린다. 인두편도(adenoid)는 후벽에 있는 림프소결절이다.
2. 구인두 – 입 뒤쪽. 즉, 공기와 음식 둘 다의 통로이다. 구개편도(palatine tonsil)는 측벽에 있다.
3. 후두인두 – 공기와 음식 둘 다의 통로이다. 즉 후두내로는 앞쪽으로, 식도 내로는 뒤쪽으로 열린다.

후두 – 성대 및 인두와 기관 사이의 기도 그림 15-2

1. 9개 연골로 만들어졌다. 즉, 갑상연골이 가장 크고 가장 앞쪽에 있다.
2. 후두개는 가장 위쪽에 있는 연골이다. 즉, 삼키는 동안 후두를 덮는다.
3. 성대는 성문의 측면에 있고 공기가 들어가는 문이다 그림 15-3 .
4. 말하는 동안 성대는 성문을 가로질러 끌어당겨 지고 내쉬는 공기에 의해 진동하여 소리를 내고 언어로 바뀐다.
5. 말하기를 위한 뇌신경은 미주신경과 부신경이다.

기관 – 후두에서 1차 기관지까지 뻗어 있다 그림 15-4

1. 기관의 벽에 있는 16~20개의 C모양 연골이 기관의 개방성을 유지.
2. 점막은 술잔세포가 있는 섬모상피이다. 섬모는 점액, 먼지, 미생물을 인두 위쪽으로 치운다.

기관지 – 기관에서 폐포까지 뻗어 있다 그림 15-4

1. 좌측과 우측의 1차 기관지는 기관의 분지이다. 각 폐에 하나씩 있고, 기관과 같은 구조이다.
2. 2차 기관지 – 각 폐의 엽들에 있다(우측에 3개, 좌측에 2개).
3. 세기관지 – 세기관지벽에는 연골이 없다.

폐 – 흉강안의 심장 양쪽에 위치하고, 횡격막 바로 밑에서부터 쇄골부위까지 이어져 있다.

1. 흉곽은 폐를 기계적 손상으로부터 보호한다.
2. 폐문 – 내측의 움푹 들어간 부위로 1차 기관지와 폐동맥, 폐정맥이 폐로 들어간다(세기관지 혈관도 함께).

늑막 – 흉강의 장막

1. 벽측 늑막은 흉벽을 따라 위치해 있다.
2. 장측 늑막은 폐를 덮고 있다.
3. 두 늑막층 사이의 장액은 마찰을 막고 호흡하는 동안 함께 막을 유지한다.

폐포 – 폐에서 가스교환이 이루어지는 장소

1. 폐포의 Ⅰ형세포, 단순 편평상피로 이루어져 있으며, 가스가 확산될 수 있게 얇다.
2. 단순 편평상피로 이루어진 폐모세혈관으로 둘러싸여 있다 그림 15-4.
3. 폐포 사이의 탄력성 결합조직은 정상 호기를 위해 중요하다.
4. 얇은 층의 조직액이 각 폐포에 있다. 가스 확산을 위해 필수적이다 그림 15-5.
5. 폐포의 Ⅱ형세포는 폐 표면활성제를 생산한다. 표면활성제는 조직액과 섞여 표면장력을 감소하고 폐포의 팽창을 가능하게 한다.
6. 폐포의 대식세포는 이물질을 식균한다.

호흡 기전

1. 환기는 공기가 폐 안과 밖으로 이동하는 것이다. 즉, 흡기와 호기.
2. 호흡중추는 연수와 뇌교에 있다.
3. 호흡근은 횡격막과 내·외늑간근이다 그림 15-6.
   a. 대기압은 공기압이다. 해면에서 760mmHg.
   b. 늑막내압은 늑막강 내부의 압력이다. 항상 대기압보다는 약간 낮다(음압 'negative').
   c. 폐내압은 기관지와 폐포 내부의 압력이다. 호흡하는 동안 변동이 심하다.

흡기

1. 연수로부터의 운동성 충동은 늑간신경을 따라 횡격막으로 전해져 횡격막을 수축하고 아래로 이동한다. 충동은 내늑간신경을 따라 외늑간근으로 전달되고 늑골을 위쪽으로 바깥쪽으로 끌어당긴다.
2. 흉강은 확장되고 벽측 늑막이 확대된다.
3. 장측 늑막은 벽측 늑막에 들러붙어 역시 확장되고, 결과적으로 폐가 확장된다.
4. 폐내압력은 감소하고 공기는 폐 안으로 밀려들어 온다.

호기

1. 연수로부터의 운동성 충동이 감소한다. 즉, 횡격막과 외늑간근은 이완된다.
2. 흉강은 더 작아지고 폐를 압박한다.
3. 탄력성 폐는 제자리로 되돌아오고, 폐포를 압박한다.
4. 폐내압은 증가하고 공기는 폐 밖으로 세차게 나간다. 정상적인 호기는 수동적이다.
5. 강제 호기 – 내늑간근의 수축은 늑골을 아래 방향으로 안쪽으로 끌어당긴다. 복근의 수축은 횡격막을 위쪽으로 밀어 올린다.

폐용량 그림 15-7

1. 1회 호흡량 – 한 번의 정상적인 흡기와 호기에서의 공기량
2. 분당 호흡량 – 1분 동안 흡입한 공기량
3. 흡기 보유량 – 최대로 들이마신 공기량에서 1회 호흡량을 제외하고 남은 양
4. 호기 보유량 – 가장 강하게 내뱉은 공기량에서 1회 호흡량을 제외하고 남은 양
5. 폐활량 – 1회 호흡량, 흡기 보유량, 호기 보유량의 합
6. 잔기량 – 가장 강하게 호기한 후 폐 안에 남아 있는 공기량으로 지속적인 가스교환을 위해 제공된다.
7. 노력성 호기량 – 1, 2, 3초 안에 호기할 수 있는 최대 공기량

8. 폐포 환기 – 가스교환을 위해 폐포에 도달하는 공기로 정상적인 흉곽과 폐 순응도에 따른다.
   a. 해부학적 사강 – 흡기 말에 호흡기도에 남아 있는 공기(정상이다).
   b. 생리적 사강 – 기능하지 않는 폐포의 용적으로 순응도(폐의 팽창력)와 가스교환을 감소시킨다.

가스교환

1. 외호흡은 폐포내 공기와 폐모세혈관내 혈액 사이의 가스교환이다.
2. 내호흡은 전신모세혈관내 혈액과 조직액(세포액) 사이의 가스교환이다.
3. 들이마신 공기(대기)는 O_2가 21%, CO_2가 0.04%이다. 내쉰 공기는 O_2가 16%, CO_2가 4.5%이다.
4. 체내에서 O_2와 CO_2의 확산은 압력 차이에 의해 일어난다 표 15-1. 가스는 분압이 높은 부위에서 분압이 더 낮은 부위로 확산할 것이다.
5. 외호흡 – 폐포내 Po_2는 높고 폐모세혈관내 Po_2는 낮다. 따라서 O_2는 공기에서 혈액으로 확산된다. 폐포내 Pco_2는 낮고, 폐 모세혈관내 Pco_2는 높다. 따라서 CO_2는 혈액에서 공기로 확산되고 호기를 통해 배출된다 그림 15-8.
6. 내호흡 – 전신모세혈관내 Po_2는 높고, 조직액의 Po_2는 낮다. 따라서 O_2는 혈액에서 조직액과 세포로 확산된다. 전신모세혈관내 Pco_2는 낮고, 조직액의 Pco_2는 높다. 따라서 CO_2는 조직액에서 혈액으로 확산된다 그림 15-8.

혈액내 가스이동

1. 산소는 적혈구 안에 있는 헤모글로빈의 철에 의해 운반된다. O_2– Hb결합은 Po_2가 높은 폐 안에서 형성된다.
2. 조직에서 헤모글로빈은 결합된 많은 O_2를 방출한다. 중요한 요인은 조직내의 낮은 Po_2, 조직내의 높은 Pco_2 및 조직내의 높은 온도이다.
3. 헤모글로빈의 산소포화도(Sao_2)는 전신 동맥에서 95~97%이며, 전신 정맥에서 평균 70~75%이다.
4. 대부분의 CO_2는 혈장내 중탄산 이온(HCO_3^-)으로 운반된다. CO_2는 적혈구에 들어가 H_2O와 반응하여 탄산(H_2CO_3)을 형성한다. 무수탄산 효소(carbonic anhydrase)는 이 반응을 촉매하는 효소이다. 탄산은 H^+이온과 HCO_3^-이온으로 해리된다. HCO_3^-이온은 적혈구를 떠나 혈장으로 들어간다. 헤모글로빈은 적혈구내에 남아 있는 H^+이온을 완충한다. 혈장으로부터 염소 이온(Cl^-)은 적혈구로 들어가 이온 평형을 유지한다(염소이동, chloride shift).
5. 혈액이 폐에 도달하면 CO_2는 재형성되고, 폐포내로 확산되어 배출된다.

호흡의 신경성 조절 그림 15-9

1. 연수에는 흡기중추와 호기중추가 있다.
2. 흡기중추에서 호흡근으로의 충동은 수축을 야기하며, 흉강은 확장된다.
3. 폐조직내의 압력수용기는 늘어남을 감지하고 충동을 연수에 보내 흡기중추를 억압한다. 이것은 Hering-Breuer 팽창 반사이며, 폐의 과잉팽창을 막는다.
4. 호기중추는 강제호기가 필요할 때, 흡기중추에 의해 자극받는다.
5. 뇌교에서, 지속성 흡식중추는 흡기를 지연하고 호식조절중추는 호기가 잘 되도록 돕는다. 이들 중추는 연수 내의 흡기중추에 작용하여 정상적 호흡리듬을 만들어낸다.
6. 시상하부는 정서적 상황에서 호흡의 변화에 영향을 미친다. 대뇌피질은 호흡의 자발적 변화를 허용한다.
7. 기침과 재채기는 상부기도로부터 자극물질을 제거한다. 이들 반사를 위한 중추는 연수 안에 있다.

호흡의 화학적 조절 그림 15-10

1. 혈액내 O_2 감소는 경동맥체와 대동맥체에 있는 화학수용기에 의해 감지된다. 반응: 더 많은 공기를 폐안으로 가져오기 위해 호흡이 증가한다.
2. 혈액내 CO_2 수준 증가는 연수에 있는 화학수용기에 의해 감지된다. 반응: 더 많은 CO_2를 배출하기 위해 호흡이 증가한다.
3. 과다한 CO_2는 체액의 pH를 낮추기 때문에 CO_2는 주요 호흡조절인자이다($CO_2 + H_2O \rightarrow H_2CO_3 \rightarrow H^+ + HCO_3^-$), 과다한 H^+이온은 pH를 떨어뜨린다.
4. 산소는 중증의 만성 폐질환에서 발생하는 것처럼 혈액의 산소수준이 매우 낮을 때, 호흡의 주요 조절인자가 된다.

호흡과 산-염기 균형

1. 호흡성 산증 – 호흡의 횟수나 효율성의 감소는 체액내에 과다한 CO_2를 축적하게 하며 결국 과다한 H^+ 이온을 형성하여 pH를 낮춘다. 중증의 폐질환에서 나타난다.
2. 호흡성 알칼리증 – 호흡의 횟수 증가는 CO_2배출을 증가하고, H^+ 이온의 형성을 감소하여 pH를 높인다. 과다환기를 하는 동안 또는 고지대에 처음 올라갔을 때 발생한다.
3. 대사성 산증에 대한 호흡보상 – CO_2를 배출하고자 증가된 호흡은 H^+ 이온 형성을 감소하고, pH를 정상으로 높인다.
4. 대사성 알칼리증에 대한 호흡보상 – CO_2를 보유하고자 감소된 호흡은 H^+ 이온 형성을 증가하고, pH를 정상으로 낮춘다.

복습 문제

1. 비점막의 3가지 기능을 기술하시오.
2. 인두를 구성하는 세 부분의 이름을 명명하시오. 각각에 대해 공기만 통과시키는지 공기와 음식을 모두 통과시키는지 기술하시오.
3. 후두와 기관을 구분하는 조직의 이름을 명명하고 그 기능을 서술하시오. 후두와 기관에서 연골의 기능을 기술하시오.
4. 늑막의 이름을 명명하고 각각의 위치를 기술하시오. 그리고 장액의 기능을 서술하시오.
5. 폐포와 폐모세혈관을 구성하는 조직의 이름을 명명하고, 그들이 위치한 부위에서 이 조직이 중요한 이유를 설명하시오. 폐 표면활성제의 기능을 설명하시오.
6. 호흡근의 이름을 명명하고, 정상 흡기와 호기에 관여하는 방법을 서술하시오. 다음의 압력을 정의하고, 이들 압력과 호흡주기 간의 관계를 서술하시오: 대기압, 폐내압
7. 산소와 이산화탄소의 분압을 이용하여 외호흡을 설명하시오.
8. 산소와 이산화탄소의 분압을 이용하여 내호흡을 설명하시오.
9. 혈액내에서 산소를 운반하는 세포, 단백질, 무기질의 이름을 명명하시오. 조직 내에서 산소 방출을 증가하는 3가지 요인을 기술하시오.

10. 대부분의 이산화탄소는 혈액의 어느 부분으로 그리고 무엇을 형성하여 이동되는가? 이산화탄소 이동과 관련하여 헤모글로빈의 기능을 설명하시오.

11. 연수와 뇌교에 있는 호흡중추의 이름을 명명하고, 각각이 호흡주기에 어떻게 관여하는지 설명하시오.

12. 혈액의 낮은 산소농도에 의해 영향 받는 화학수용기의 위치를 기술하시오: 저산소증에 대한 신체의 반응과 그 목적을 서술하시오. 혈액의 높은 이산화탄소 농도에 의해 영향 받는 화학수용기의 위치를 기술하시오. 신체의 반응과 그 목적을 서술하시오.

13. 호흡성 산증과 알칼리증에 대해: 원인을 말하고, 체액의 pH에 어떤 변화가 있는지 설명하시오.

14. 호흡기계가 대사성 산증 또는 알칼리증을 보상하는 방법을 설명하시오. pH 불균형이 계속될 때, 호흡성 보상의 한계는 무엇인가?

심화학습

1. 장기이식의 성공은 많은 요인들에 의존한다. 심장 이식에선 전혀 문제가 아니나 폐이식에서 성공률을 감소시키는 요인은 무엇인가?

2. 1960년대 초에는 구강대 구강 소생술은 실제 도움이 되지 않는 것으로 믿었다. 우리가 배출하는 공기에 대한 어떤 잘못된 믿음이 그런 생각을 하게 하였으며 진실은 무엇인가?

3. 없으면 살 수 없는 주요 장기의 목록을 만드시오. 목록에 후두가 포함되어야만 하는가? 왜 그런지 또는 왜 그렇지 않은지 설명하시오.

4. 건설현장에서 한 노동자가 움푹 패인 구덩이에 빠져 젖은 모래가 그의 어깨까지 파묻었다. 감독관은 크레인이 구덩이에 빠진 노동자를 20분 안에 끌어낼 것이라고 말했지만, 다른 노동자는 기다릴 수 없으니 지금 파야한다고 말했다. 다른 노동자가 옳았다. 왜 이것이 생명을 위협하는 응급상황이었는가?

5. 환자의 혈액 pH는 7.34이고 호흡수는 분당 32회이다. 환자는 어떠한 산염기 상태인가? 그 이유에 대해 단계적으로 설명하시오.

6. 김씨 부인은 충수염이 의심되는 심한 복부 통증을 주호소로 응급실에 내원하였다. 혈액의 pH는 7.47이고, 호흡수는 분당 34회이다. 현재 김씨는 어떠한 산염기 상태인가? 그 이유에 대해 단계적으로 설명하시오.

7. 질문그림 15-A 는 목의 횡단면으로써 그림 윗부분이 전면이 된다. 쇄골간 절흔(두 빗장뼈가 흉골과 만나는 부위) 바로 위에 손을 올렸을 때의 부위이다. 표시된 구조의 명칭을 기술하고 그렇게 답한 이유를 설명하시오.

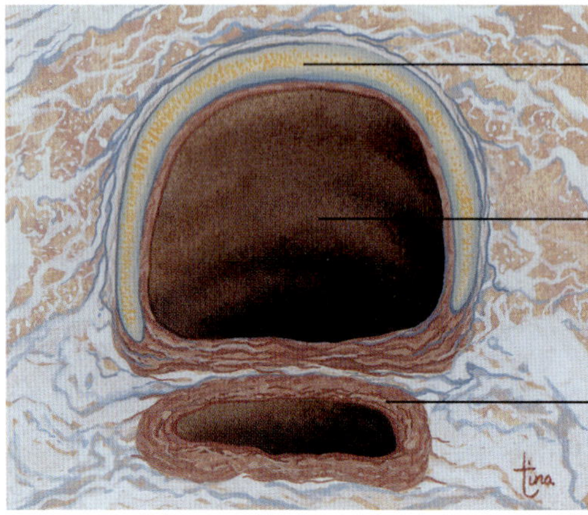

질문그림 15-A 목기저부의 횡단면

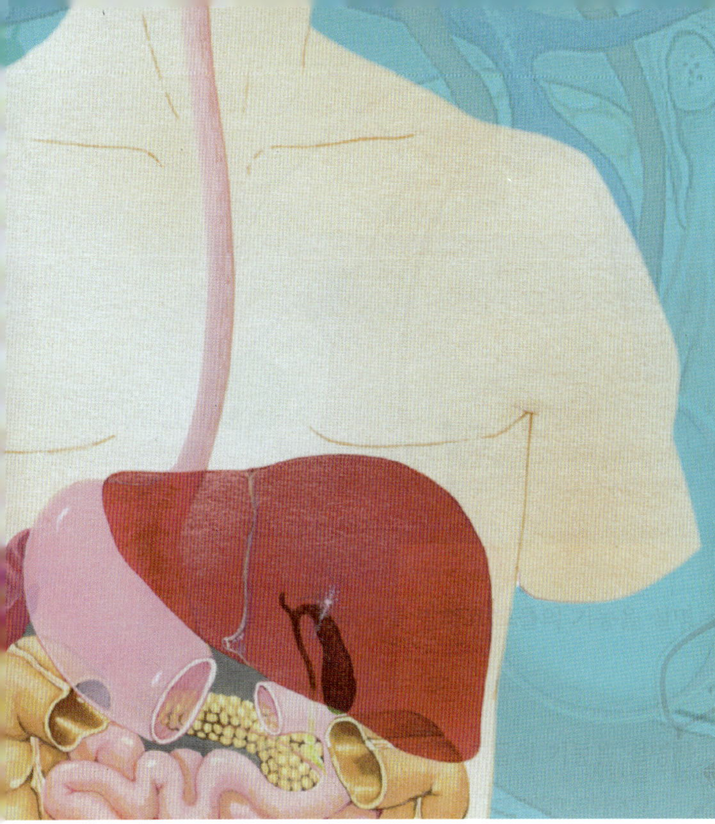

CHAPTER 16

THE DIGESTIVE SYSTEM

소화기계통

16 소화기계통

THE DIGESTIVE SYSTEM

목차

학습목표

- 소화기계의 일반적 기능을 서술하고, 주요 구분을 명명할 수 있다.
- 기계적 소화와 화학적 소화 간의 차이를 설명하고, 최종 소화산물을 명명할 수 있다.
- 치아와 혀의 구조와 기능을 서술할 수 있다.
- 타액(침)의 기능을 설명할 수 있다.
- 인두와 식도의 위치와 기능을 서술할 수 있다.
- 소화기관을 이루는 4층의 각각의 구조와 기능을 서술할 수 있다.
- 위, 소장, 간, 담낭, 췌장의 위치, 구조, 기능을 서술할 수 있다.
- 소장의 흡수를 서술할 수 있다.
- 대장의 위치와 기능을 서술할 수 있다.
- 결장의 정상균총의 기능을 설명할 수 있다.
- 간의 기능을 서술할 수 있다.

THE DIGESTIVE SYSTEM

용어

소화기관(alimentary tube)
화학적 소화(chemical digestion)
총담관(온쓸개관, common bile duct)
배변반사(defecation reflex)
십이지장(duodenum)
유화(emulsify)
사기질(enamel)
필수 아미노산(essential amino acids)
외항문괄약근(바깥항문조임근, external anal sphincter)
회맹판(돌막창자판막, ileocecal valve)
내항문괄약근(내항문괄약근, internal anal sphincter)
하부식도괄약근(lower esophageal sphincter)
기계적 소화(mechanical digestion)
비필수 아미노산(non-essential amino acids)
정상균총(normal flora)
치주막(periodontal membrane)
유문괄약근(날문조임근, pyloric sphincter)
주름(추벽, rugae)
융모(villi)

임상관련용어

충수염(appendicitis)
충치(dental caries)
게실염(diverticulitis)
위궤양(gastric ulcer)
간염(hepatitis)
유당불내성(lactose intolerance)
쇄석술(lithotripsy)
마비성 장폐색(paralytic ileus)
복막염(peritonitis)
유문 협착(pyloric stenosis)

직장이나 학교에 늦었을 때 서둘러 아침 먹기, 추수감사절 만찬, 3kg을 빼기 위한 다이어트, 이들 모든 경험의 공통점은 음식이다. 음식은 산소처럼 없으면 즉시 죽는 것은 아니지만 우리 삶에서 매우 중요한 부분이다. 음식은 세포가 증식하고 새로운 조직을 구성하는 데 이용하는 원료나 영양소를 제공한다. 세포 증식과 조직 구성에 필요한 에너지는 세포호흡 과정에서 음식으로부터 방출된다. 실제로 규칙적인 음식 섭취에 의한 영양공급은 신체가 사용하고 난 후 여분을 균일하게 저장할 수 있기 때문에 중요하다. '여분의 3kg'은 지방조직에 지방(fat)으로 저장된다.

그러나 우리가 먹는 음식은 우리 신체 세포가 이용할 수 있는 형태는 아니다. 예를 들어, 참치샌드위치는 단백질, 지방, 탄수화물의 복합체로 구성된다. **소화기계통**(digestive system)의 기능은 이들 복잡한 유기적 영양분자를 단순 유기 및 무기분자로 변화시켜 혈액이나 림프내로 흡수하고, 세포로 이동한다. 이 장에서는 소화기관과 각각의 기관이 소화와 흡수에 기여하는 바를 논한다.

소화기계통의 구분

Divisions of the Digestive System

소화기계통은 **위장관**(alimentary tube)과 부속기관으로 구분한다 그림 16-1 . 위장관은 입에서 항문까지 연결되며, 구강, 인두, 식도, 위, 소장, 대장으로 구성되어 있다. 소화는 구강, 위, 소장 내에서 이루어지며, 영양소의 흡수는 대부분 소장에서 이루어진다. 소화되지 않은 물질, 주로 섬유소(cellulose)는 대장(결장)에 의해 배출된다.

소화기 **부속기관**(accessory organ)은 치아, 혀, 타액선, 간, 담낭, 췌장이다. 이들 기관에서 소화는 일어나지 않으나 소화과정에 기여한다.

소화의 종류 Types of Digestion

우리가 먹은 음식은 기계적 소화와 화학적 소화에 의해 분해된다. **기계적 소화**(mechanical digestion)는 음식을 더 작은 조각으로 물리적으로 부수는 것이다. 씹는 것이 그 한 예이다. 음식이 부서지면 더 넓은 표면적이 소화효소의 작용에 노출된다. 효소는 제2장에서 다루었다. 소화효소의 작용은 부서진 음식입자를 **화학적으로 소화**(chemical digestion)하여 복잡한 화학분자를 훨씬 단순한 화학물질로 변화시켜 신체가 이용할 수 있게 한다. 그러한 효소들은 지방, 단백질, 탄수화물에 특이성을 가져 음식분자 각각을 소화할 수 있다. 예를 들어, 단백질 소화효소는 단백질에만 작용하고 탄수화물이나 지방에는 작용하지 않는다. 각각의 효소는 특정 소화기관에서 생산되며 특수한 부위에서 기능한다. 그러나 효소의 작용 부위는 생산 부위와는 다를 수 있다. 소화효소와 그 기능은 다음 절에서 다루고 있다.

최종 소화산물 End products of digestion

소화기관을 서술하기 전에 소화과정에 대해 알아보자. 음식에서 발견되는 3가지 종류의 복합 유기분자는 탄수화물, 단백질, 지방이다. 이들 복합 분자의 각각은 더욱 단순한 물질로 소화되어야 신체가 이용할 수 있다. 전분이나 이당류 같은 탄수화물은 포도당, 과당, 유당과 같은 단당류로 소화된다. 단백질은 아미노산, 지방은 지방산과 글리세롤로 소화된다. 또한, 음식의 일부이며 소화되는 동안 방출되는 것은 비타민, 무기질, 물이다.

이제 위장관의 처음으로 돌아가 소화기관과 소화과정을 살펴보자.

구강 Oral Cavity

음식은 입을 통해 **구강**(oral cavity 또는 buccal cavity)으로 들어온다. 구강의 경계는 위쪽으로는 경구개와 연구개, 측면으로는 볼(cheek), 아래쪽으로는 입의 바닥이 있다. 구강 내부에 치아와 혀, 타액관의 개구부가 있다.

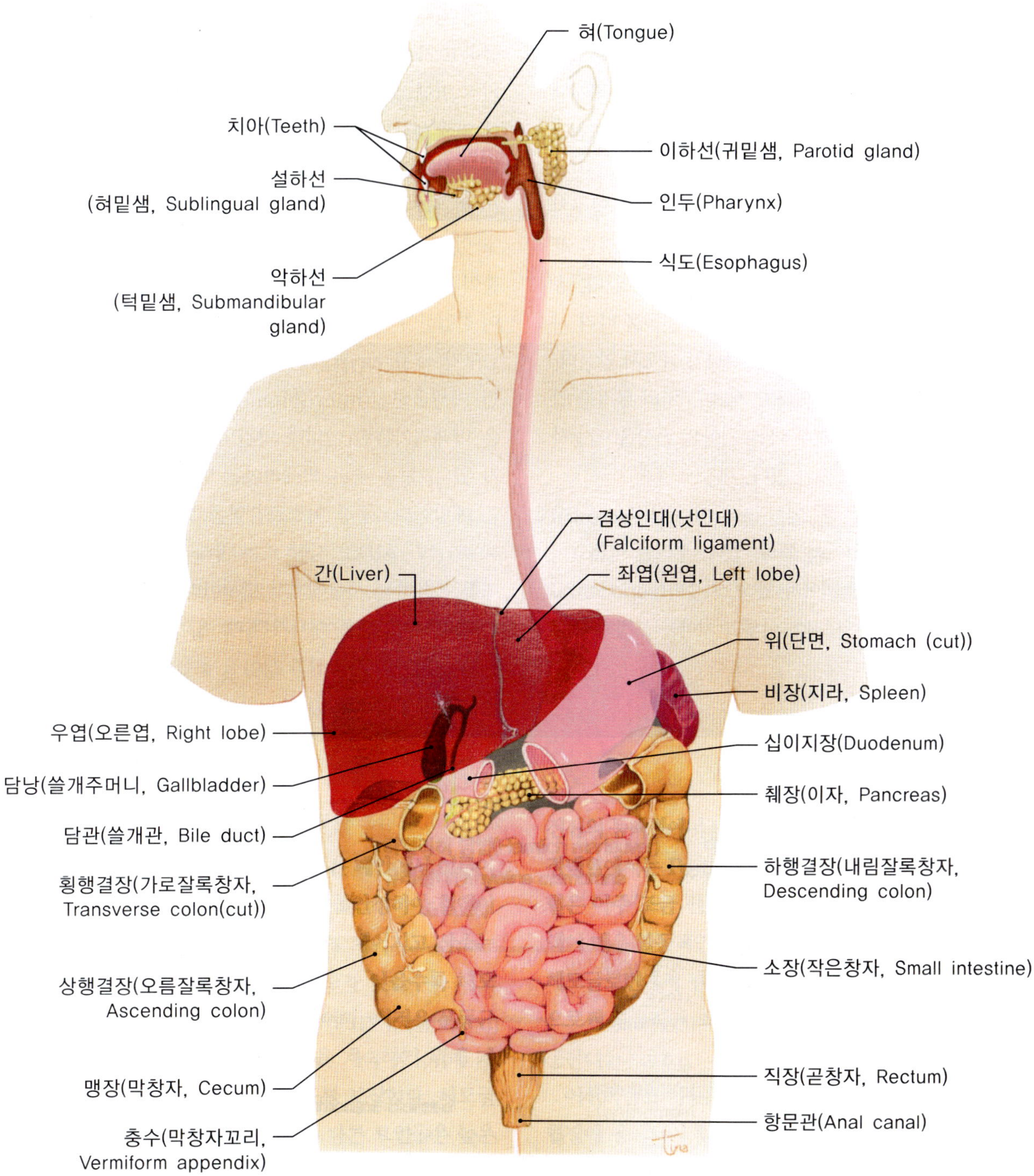

그림 16-1 **몸통의 전면과 머리의 왼쪽 측면에서 보여지는 소화기관**
(비장은 소화기관이 아니나 위, 췌장, 결장의 상대적 위치를 보여주기 위해 포함되었다)

질문: 소화기계의 어느 부분에서 실제로 소화가 이루어지는가?

치아 Teeth

치아(teeth)의 기능은 씹는 것이다. 이것은 음식을 기계적으로 부수어 작은 조각으로 만들고, 타액(침)과 섞는 과정이다. 인간은 2종류의 치아, 즉 젖니와 영구치가 발달한다. **젖니(deciduous teeth)**는 생후 6개월에 잇몸을 통해 나오기 시작하고, 20개의 치아 세트는 2세가 되어야 완성된다. 치아는 아동기를 거치면서 점차 빠지고 6세경 어금니가 나오는 것을 시작으로 **영구치(permanent teeth)**로 대치된다. 영구치의 완전한 세트는 32개 치아로 이루어진다. 치아의 종류는 앞니, 송곳니, 소구치, 대구치이다. 어떤 사람은 잇몸을 따라 사랑니가 자리 잡을 공간이 없어 사랑니가 나오지 않는다. 이들 사랑니는 매복하고 있다가 제2대구치의 뿌리를 압박할 수 있다. 그러한 경우 다른 치아의 손상을 예방하고자 사랑니를 뽑을 필요가 있다.

치아의 구조는 그림 16-2 에서 볼 수 있다. 치관(crown)은 **치은(gingiva)** 위에서 볼 수 있다. 뿌리는 아래턱이나 위턱의 소켓 안에 끼어져 있다. **치주막(periodontal membrane)**은 소켓 내면을 이루고 치아를 고정해 주는 뼈 같은 시멘트를 생산한다. 치관의 가장 바깥층은 사기질(enamel)로 사기질모세포(ameloblast)로 불리는 세포에 의해 만들어진다. 사기질은 단단한 씹는 표면을 제공하고 치아의 다른 부분에 비해 잘 부식되지 않는다. 사기질 안엔 상아질모세포(odontoblast)라 부르는 세포에 의해 생산되고 뼈와 매우 유사한 **상아질(dentin)**이 있다. 상아질도 치아의 뿌리를 형성한다. 치아의 가장 안쪽은 혈관과 제3뇌신경(제5뇌신경)의 신경종말을 포함하고 있는 **치수강(pulp cavity)**이 있다. 사기질과 상아질 층이 세균의 산에 의해 침식되면(충치) 치수강으로 세균이 침입하여 극심한 치통이 나타날 수 있다.

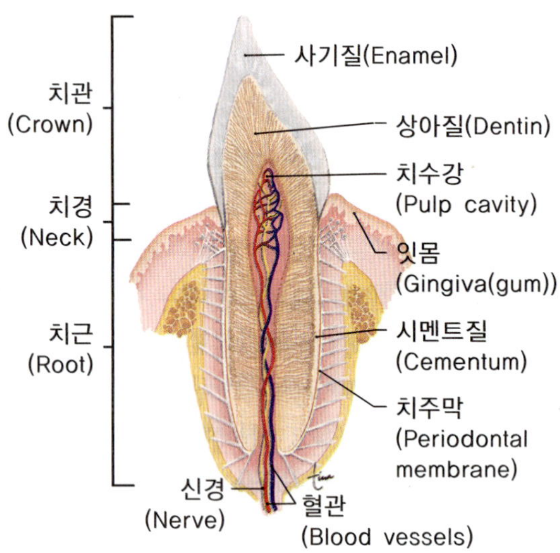

그림 16-2 **치아의 구조** 내부 구조를 보여주고 있는 치아의 종단면

질문: 치아의 어느 부분이 살아 있는가? 어떻게 알 수 있는가?

구강(oral cavity)은 우 몸 박테리아 군집 중 하나인 미생물군집(microbiome)이다. 구강의 정상균총은 박테리아뿐만 아니라 약간의 이스트와 프로토조아가 있다. 보통 좋은 박테리아는 병원체의 과도한 성장을 예방한다. 구강 이스트감염은 보통 면역체계가 침해된(HIV-AIDS) 사람 또는 박테리아 감염으로 항생제를 복용하는 사람에게서 발생한다. 그러나 일반적인 박테리아는 당류를 대사시킬 때 해로울 수 있다. 이 부산물은 치아의 사기질과 상아질 층을 침식시키는 산화성분을 포함하므로 충치나 치수강을 발생시킨다. 충치를 치료하지 않고 방치하면 박테리아가 치수강에 침투하여 심한 치통을 유발시키고 치아를 손상시키고 bony socket의 감염을 발생시킨다.

혀 Tongue

혀(tongue)는 설하신경(제12뇌신경)에 의해 지배를 받는 골격근으로 만들어진다. 혀의 윗면에는 **유두(papillae)**로 불리는 맛봉오리를 가진 작은 돌기가 있다(제9장 참조). 맛에 대한 감각신경도 안면신경(제7뇌신경)과 설인신경(제9뇌신경) 같은 뇌신경이다. 미각은 식사를 즐겁게 해주기 때문에 중요하나 혀는 그 외에도 다른 기능을 가지고 있다.

씹는 기능은 치아 사이에 음식을 담아두고 침과 섞이게 해주는 혀의 작용이 있어 효율적이다. 연하에서 첫 단계는 혀가 올라가는 것이다. 이것은 자발적 작용인데, 혀를 수축하여 경구개의 저항에 맞선다. 식괴(bolus)라 불리는 음식덩어리는 인두를 향해 뒤쪽으로 밀고 나간다. 연하의 남은 단계는 반사작용(reflex)이며, 인두에 대한 부분에서 설명하고 있다.

타액선 Salivary glands

구강 내의 소화분비물은 3쌍의 **타액선(침샘, salivary glands)** 그림 16-3 에서 생산되는 침이다. **이하선(귀밑샘, parotid gland)**은 귀 바로 밑과 앞에 있다. **악하선(턱밑샘, submandibular gland)**은 아래턱의 뒤쪽 구석에 있으며, **설하선(혀밑샘, sublingual gland)**은 구강 바닥 아래에 있다. 각 샘은 최소 1개의 관이 있어 침을 구강으로 보낸다.

침의 분비는 계속적이나 분비량은 상황에 따라 다양하다. 입안에 음식이나 무엇인가 있는 상황에선 침분비가 증가한다. 이것은 안면신경과 설인신경에 의해 조정되는 부교감신경 반응이다. 음식을 보거나 냄새 맡는 것도 침분비를 증가시킨다. 스트레스 상황에서 교감신경 자극은 침 분비를 감소시키고 입이 말라 삼키기 어렵게 만든다.

침은 대부분 물이며 음식을 용해하여 맛을 보게 하고 음식을 습하게 하여 삼킬 수 있게 하는 데 중요하다. 침 안의 소화효소는 침아밀라아제이며 전분을 짧은 사슬의 포도당 분자 또는 과당으로 분해한다. 그러나 대부분의 사람들은 침아밀라아제의 작용에 의해 실제 효과를 볼 만큼 음식을 충분히 오래 씹지 않는다. 췌장에서 분비되는 다른 아밀라아제(amylase)가 전분을 소화하는 데 이용된다. 표 16-1 은 소화분비물의 기능을 요약한 것이다.

침은 혈장에서 만들어지므로 혈장에서 발견되는 많은 화학물질을 함유하고 있다. 많은 연구에서 암과 같은 질병의 진단검사를 위해 화학적 표지자를 침에서 찾고 있다.

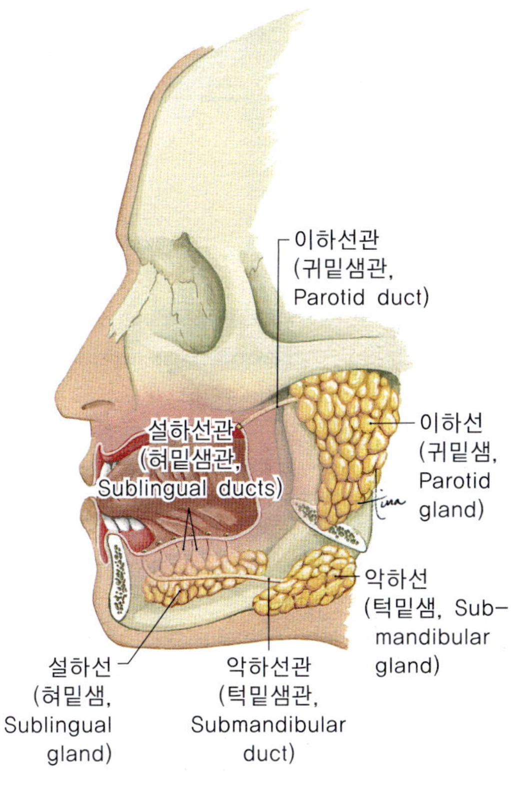

그림 16-3 **왼쪽 측면에서 보여지는 타액선**

질문: 이들은 왜 외분비선인가? 타액(침)은 어디에서 만들어지는가?

인두 Pharynk

앞 장에서 설명했듯이 구인두와 후두인두는 구강과 식도를 연결하는 음식 통로이다. 인두는 소화작용을 하지 않는다. 그 기능은 음식의 기계적 이동인 삼키는 일이다. 음식덩어리가 혀에 의해 뒤쪽으로 밀려들어가면 인두의 수축성 근육은 연하반사의 일부로 수축한다. 연하 반사중추는 연수에 있어 동반되어 일어나는 많은 작용, 즉 인두의 수축, 호흡 중지, 비인두를 차단하기 위한 연구개의 들어 올림, 후두를 들어 올려 후두개를 막음, 식도의 연동운동 등을 조정한다. 연하작용은 복잡하다기보다는 하나의 반사작용이기 때문에 연하를 올바르게 해 보겠다고 생각해선 안 된다. 그러나 말하고 웃는 동안 반사를 방해하여 음식이 기도로 잘못 들어가게 할 수 있다. 그럴 경우 기침반사는 기도를 깨끗이 하는 데 효과적이다.

표 16-1 소화과정

기관	효소 또는 다른 분비물	기능	작용부위
타액선	아밀라아제(amylase)	• 전분을 맥아당으로 전환	구강
위	펩신(pepsin)	• 단백질을 폴리펩티드로 전환	위
	염산(HCl)	• 펩시노겐을 펩신으로 변화, pH를 1~2로 유지, 병원체 파괴	위
간	담즙산염(bile salts)	• 지방을 유화	소장
췌장	아밀라아제(amylase)	• 전분을 맥아당으로 전환	소장
	트립신(trypsin)	• 폴리펩티드를 펩티드로 전환	소장
	리파제(lipase)	• 유화된 지방을 지방산과 글리세롤로 전환	소장
소장	펩티다아제(peptidases)	• 펩티드를 아미노산으로 전환	소장
	설탕분해요소(sucrase)	• 자당을 포도당과 과당(fructose)으로 전환	소장
	말타아제(maltase)	• 맥아당을 포도당으로 전환	소장
	젖당(유당)분해요소(lactase)	• 유당을 포도당과 갈락토오스(galactose)로 전환	소장

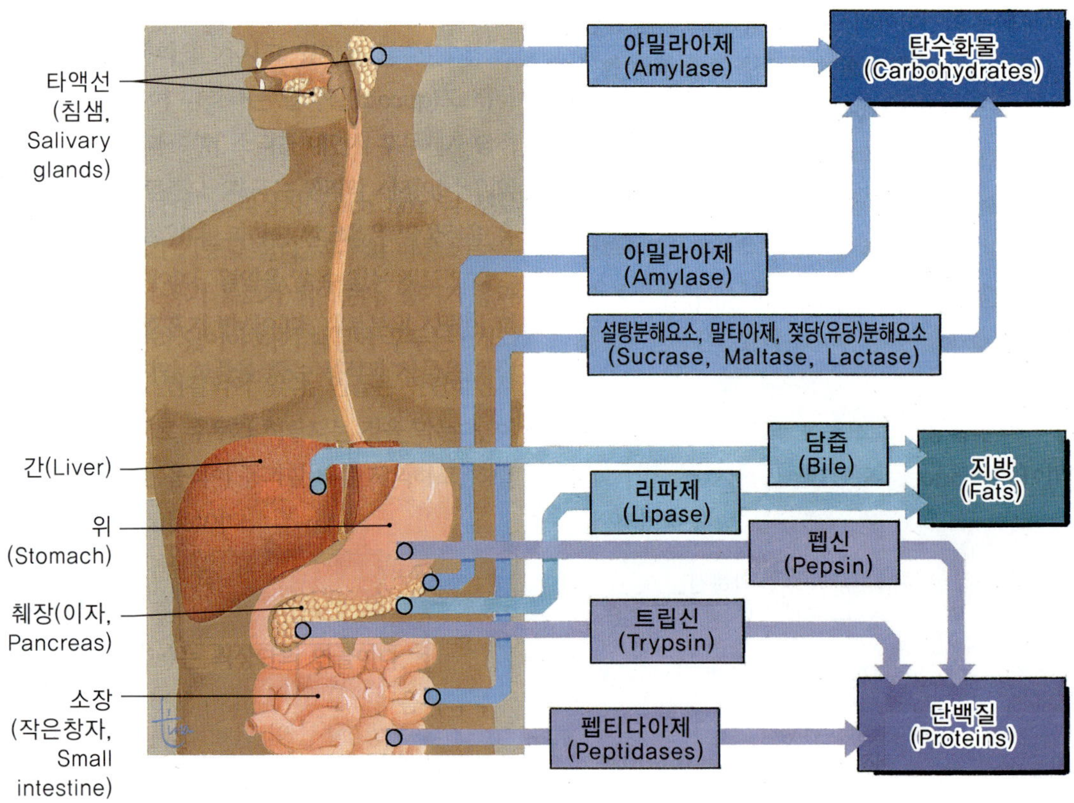

그림 16-A 소화분비물의 기능

질문: 단백질은 어느 기관에서 나오는 분비물에 의해 소화되는가? 어떻게 선택했는가?

식도 Esophagus

식도(esophagus)는 음식을 인두에서 위로 보내는 근육성 관이다. 여기에선 소화작용이 일어나지 않는다. 식도의 연동운동은 음식이 한 방향으로 내려가도록 추진하여 몸이 수평 또는 거꾸로 있어도 음식이 위에 도달할 수 있게 한다. 위와 만나는 접합부위에선 식도의 내강이 평활근인 **하부식도괄약근**(lower esophageal sphincter, LES 또는 분문괄약근)으로 둘러싸여 있다. LES가 이완되고 음식이 위로 들어가고 나면 다시 위 내용물의 역류를 막기 위해 LES는 수축한다. LES가 완전하게 닫히지 않을 경우 위액은 식도 안으로 흘러 들어온다. 이것은 우리가 속쓰림(heartburn)이라 부르는 통증을 유발하며, 위식도역류질환(gastroesophageal reflux disease, GERD)을 유발한다. 대부분의 사람은 가끔씩 속쓰림을 경험하여 단지 불편할 뿐이나 만성 GERD는 좀 더 증상이 심각하다. 식도의 내면은 위액의 부식성 작용을 견디지 못해 손상을 받게 되고 출혈 또는 천공까지도 초래할 수 있다. 이 상태를 치료하기 위해 약물이 투여된다.

소화관의 구조적 층

Structural Layers of the Alimentary Tube

소화기관을 논하기 전에 우선 소화관의 특이한 구조를 살펴보자. 단면으로 보면 소화관은 점막층, 점막하층, 외근육층, 장막층의 4층으로 되어 있다 그림 16-4 . 각 층은 특이한 구조를 가지며 그 기능은 각 층이 하는 역할에 기여한다.

점막층 Mucosa

소화관의 내면 또는 **점막**(mucosa)은 상피조직, 결합조직, 평활근의 얇은 두 층으로 구성된다. 식도에서 상피는 중층 편평상피이다. 즉, 위와 장에서는 단순 원주상피이다. 상피는 점액을 분비하여 음식 통로를 부드럽게 하고 위와 소장의 소화효소를 분비한다. 상피 바로 밑, 결합조직 안에는 림프소결절이 있어 항체를 생산하는 림프구와 상피를 뚫고 들어온 세균 또는 이물질을 식균하는 대식세포를 함유하고 있다. 얇은 평활근층은 점막에 주름을 만들고 웨이브를 만들어 상피세포가 기관의 내용물과 접할 수 있게 한다. 이는 위와 소장에서 흡수를 위해 중요하다.

점막하층 Submucosa

점막하층(submucosa)은 많은 혈관과 림프관을 가진 결합조직으로 이루어진다. 수백만 개의 신경섬유도 존재하는 데, 그 중 일부는 **내장신경계통**(**enteric nervous system**) 또는 장의 뇌(brain of the gut)로 부르며 소화관의 전 길이에 뻗어 있다. 점막하층 안에 있는 신경망은 **마이스너 신경총**(Meissner's plexus 또는 점막하총, submucosa plexus)이라 부르며, 분비를 조절하도록 점막을 지배한다. 부교감신경 충동은 분비를 증가하고 교감신경 충동은 분비를 감소한다. 평활근에는 감각신경원(sensory neuron)이 있어 장이 늘어나거나 경련을 일으키면 통증이 온다. 혈관에는 운동신경원(motor neuron)이 있어 혈관의 직경과 혈류를 조절한다.

외근육층 External muscle layer

외근육층은 내윤근층(inner circular layer), 외종근층(outer longitudinal layer)이라는 두 층의 평활근으로 구성된다. 그러나 이와 다른 것도 있다. 식도에서 근층은 상부 1/3은 골격근이고 하부에선 점차 평활근으로 변화한다. 위는 두 층이 아니라 세 층의 평활근이다.

이러한 근육층의 수축은 음식을 부수고 소화액과 혼합하는 데 도움이 된다. **연동운동**(**peristalsis**)의 일방향 수축은 음식이 항문을 향해 이동하게 한다. **아우어바흐 신경총**(Auerbach's plexus)은 이 층 안에 있는 내장신경계통의 일부이며, 수백만 신경원 중 일부는 자율신경의 지배를 받는다. 교감신경 충동은 수축과 연동운동을 감소시키는 반면 부교감신경 충동은 수축과 연동운동을 증가시켜 정상적인 소화를 증진한다. 부교감신경은 미주신경(제10뇌신경)이다. 미주(vagus)의 의미는 방랑자(wanderer)이다.

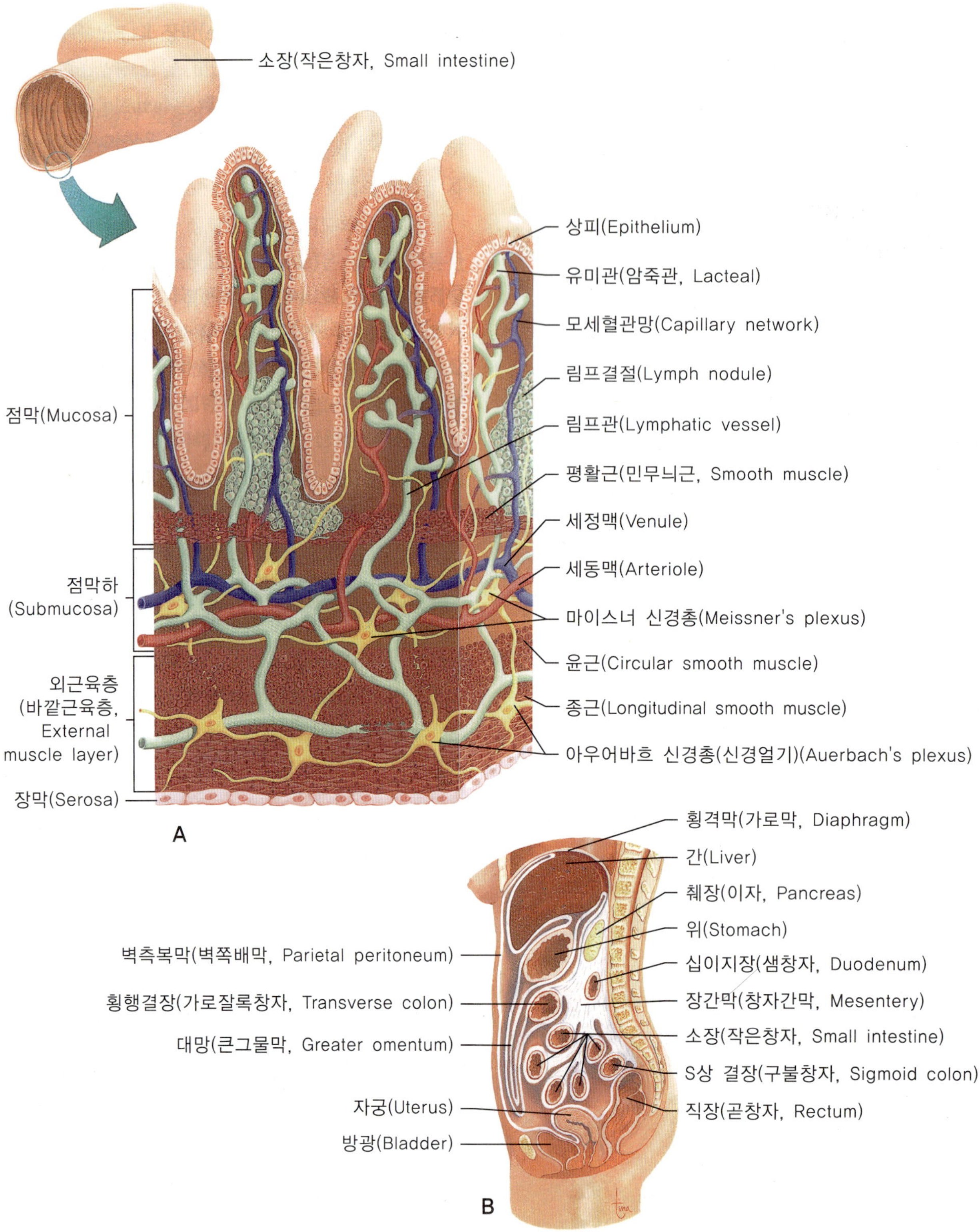

그림 16-4 (A) 소화관벽의 4층 구조. 소장벽의 일부를 확대하여 소화관의 특징적인 4층을 보여주고 있다.
(B) 복막 및 장간막과 복부장기와의 관계를 보여주고 있는 복부의 시상면

질문: 외부 근육층의 기능은 무엇인가?

장막층 Serosa

식도에서는 횡격막 바로 위의 장막층이 가장 바깥층으로 섬유성 결합조직이다. 횡격막 바로 밑 장막층은 **장간막(mesentery)** 또는 장측 복막으로 장액의 막(serous membrane)이다. 복강의 내면은 벽측 복막이며, 간단히 **복막(peritoneum)**이라 부른다. 복막-장간막은 실제로는 1개의 연속된 막이다 그림 16-4. 복막과 장간막 사이의 장액은 소화관이 수축할 때, 기관이 서로 미끄러질 때 마찰을 막아준다.

소화관을 이루는 층의 특이성에 대해서는 앞에서 설명하였다. 언급한 대로 변이도 가능하며 중요한 차이는 특수기관에서 설명할 것이다.

위 Stomach

위(stomach)는 복강의 좌상부 사분원, 간의 왼쪽, 비장의 앞에 위치하고 있다. 소화관의 일부이긴 하나 위는 관이 아니며 오히려 식도에서 소장까지 뻗은 주머니(낭, sac)이다. 주머니이기 때문에 위는 음식의 저장고가 되어 소화가 천천히 진행되게 하고 음식을 계속해서 먹지 않아도 된다. 위에서는 기계적 소화와 화학적 소화 모두 일어난다.

위의 주요 부분들은 그림 16-5 에 보여주고 있다. 분문구(cardiac orifice)는 식도의 구멍이며 위저부는 이 구멍보다 위에 위치한 부위를 말한다. 위체부는 중앙의 큰 부분이며 측면으론 대만곡이, 내면으론 소만곡이 경계를 이룬다. 유문(pylorus)은 소장의 십이지장에 인접해 있으며 **유문괄약근(pyloric sphincter)**은 두 기관의 접합부위를 둘러싸고 있다. 위 저부와 체부는 주로 저장하는 부위이고, 대부분의 소화는 유문에서 일어난다.

위가 비어질 때 점막은 주름이 잡혀 주글주글해진다. 이들 주름을 **추벽(rugae)**이라 부른다. 위가 차면 점막은 평평하게 펴지고 찢어지지 않고도 내면을 확장한다. 위의 **벽공(gastric pits)**은 위선이며, 몇 가지 종류의 세포로 구성된다. 분비물들의 집합을 위액(gastric juice)이라 부른다. **점막세포(mucous cells)**는 점액을 분비하여 위의 내면을 덮어주고 위액에 의해 벽이 허는 것을 막아준다. **주세포(chief cells)**는 효소 펩신의 불활성 형태인 펩시노겐을 분비한다. **벽세포(parietal cell)**는 염산(HCl)을 생산한다. 이들 세포는 위 강(cavity) 내로 H^+이온을 분비하는 **프로톤 펌프(proton pump)**라 부르는 효소를 가지고 있다. H^+이온은 벽세포로부터 확산된 Cl^-이온과 합쳐 위 내강(lumen)에서 HCl을 형성한다. HCl은 **펩시노겐(pepsinogen)**을 **펩신(pepsin)**으로 전환하고 단백질을 폴리펩티드로 소화하기 시작한다. 그리고 위액의 pH를 1~2로 만든다. 이렇게 산도가 높은 pH는 펩신이 기능하는 데 필요하며, 위로 들어온 대부분의 미생물을 죽인다. 벽세포는 또한 비타민B_{12}의 흡수에 필요한 내인성 인자(intrinsic factor)를 분비한다. G세포라 부르는 장내분비세포(enteroendocrine cell)는 가스트린 호르몬을 분비한다.

위액은 음식을 보거나 냄새를 맡았을 때도 소량 분비된다. 이것은 부교감신경계 반응이며 음식이 도착할 때 일부 위액은 위에 존재하고 있음을 말해준다. 위내에 음식이 존재하면 G세포는 가스트린을 분비한다. **가스트린(gastrin)**은 다량의 위액을 분비하도록 자극한다.

위의 외부 근육층은 3층의 평활근, 즉 윤근층(circular smooth muscle), 종근층(longitudinal smooth muscle), 사근층(oblique muscle)으로 구성된다. 이들 3층은 내장신경계인 장근신경총(myenteric plexus)에 의해 지배받고 있다. 자극성 충동은 미주신경에 의해 중추신경계통으로부터 전해지며 음식을 미즙(chyme)이라 부르는 진액으로 변화시키는 매우 효율적인 기계적 소화를 제공한다. 유문괄약근은 위가 음식을 휘저을 때 수축된다. 유문괄약근은 소량의 미즙이 십이지장내로 통과할 수 있게 간격을 두고 이완한다. 이 괄약근은 장 내용물이 위로 역류되는 것을 막기 위해 다시 수축한다 BOX 16-1 .

소화기계통

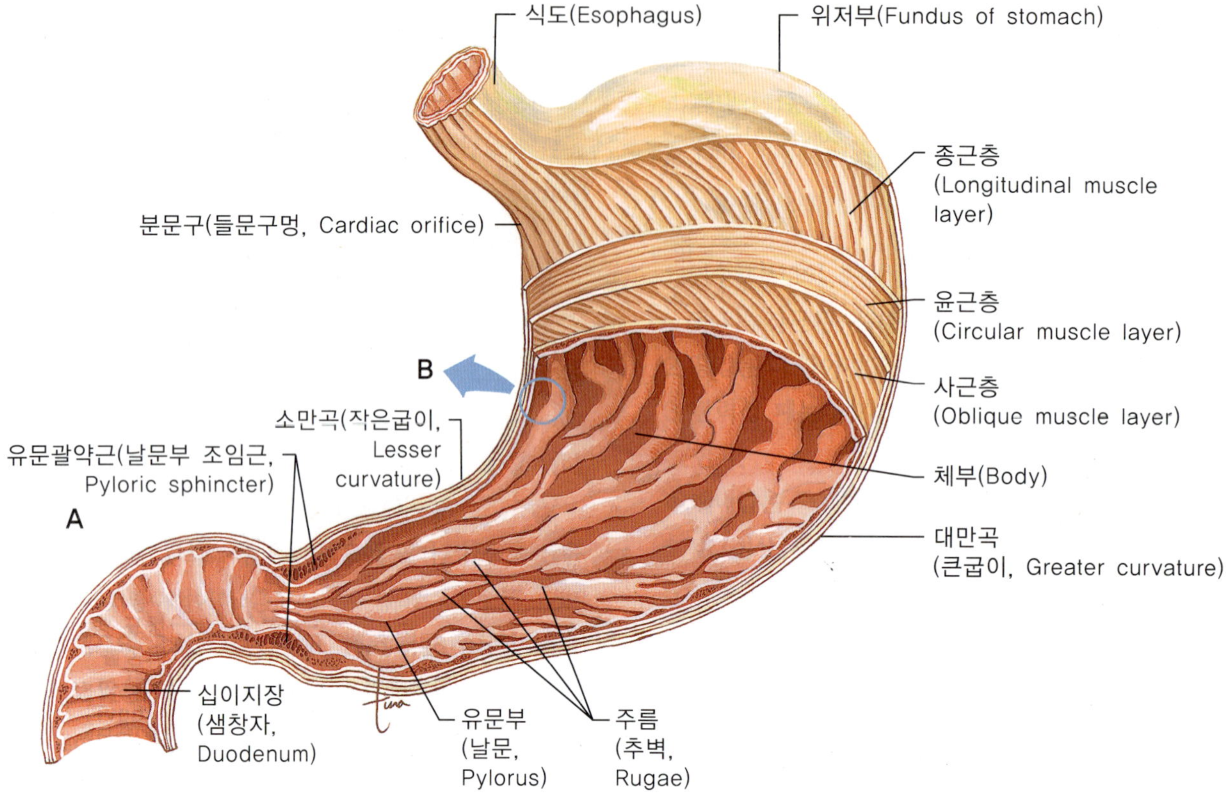

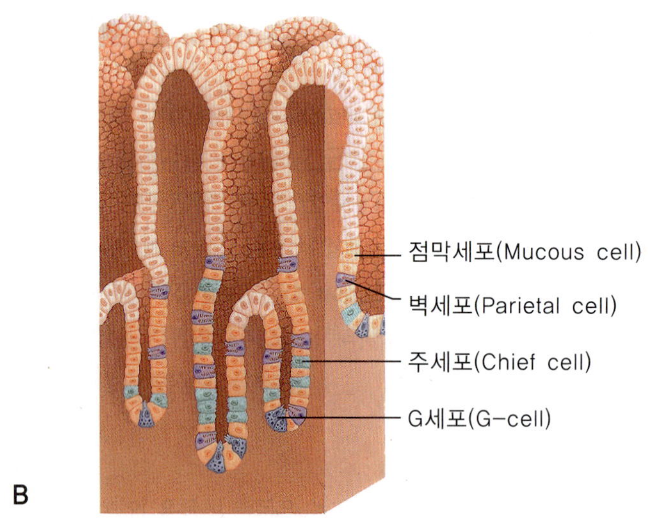

그림 16-5 (A) 전면에서 본 위 : 위벽의 자른 면은 근육층과 점막의 추벽을 보여주고 있다.
(B) 세포의 종류를 보여주고 있는 위선들(gastric pits, glands). 기능은 본문 참조

질문: 유문괄약근의 기능은 무엇인가?

BOX 16-1 위의 질환 Disorders of the stomach

구토(vomiting)는 위와 장의 내용물이 식도와 입을 통해 체외로 배출되는 것이다. 위의 자극, 멀미, 식중독 또는 뇌막염과 같은 질병이 구토를 유발한다. 구토중추는 연수에 있으며, 횡격막과 복근의 동시적 수축을 조절한다. 이것은 위와 소장 상부를 꽉 죄고 내용물을 배출한다. 반사의 부분으로 하부식도괄약근이 이완되고 성문이 닫힌다. 알코올중독이나 약물중독 시 나타날 수 있는 것처럼 성문이 닫히지 않을 경우 토물을 흡인하여 치명적으로 기도를 막을 수 있다.

유문 협착(pyloric stenosis)은 유문괄약근 개구부가 좁아진 것을 의미하며, 위를 비우지 못하게 된다. 이것은 유문괄약근이 과잉 증식하는 선천성 질환인 경우가 가장 흔하다. 이유는 알려져 있지 않지만, 이러한 상태는 여아보다는 남아에서 더 흔하다. 위가 효율적으로 비워지지 않으면, 위의 내압이 증가한다. 구토는 압력을 줄여준다. 이것이 유문 협착의 전형적인 증상이다. 이 상태를 교정하기 위해선 괄약근의 개구부를 넓혀주는 수술이 필요하다.

위궤양(gastric ulcer)은 위 점막의 미란(erosion)이다. 정상적으로 위 내면은 위액의 부식작용에 저항하도록 적응되어 있기 때문에 궤양은 염산의 과잉분비 또는 점액의 과소분비의 결과로 형성된다.

미란이 점막하층에 도달하면 작은 혈관이 파열되고 출혈된다. 구토가 발생할 경우 토물은 혈액이 위액에 의해 변화되어 커피 갈아놓은 것 같은 모양을 하게 된다. 좀 더 심한 합병증은 위벽이 천공되는 것으로 위 내용물이 복강내로 누출되어 **복막염(peritonitis)**을 유발한다.

헬리코박터 파일로리(*Helicobacter pylori*)로 불리는 균은 위궤양의 가장 흔한 원인이다. 수 주 동안의 항생제 치료는 이 균을 박멸하여 궤양은 빠르게 치유된다. 이 균은 모든 위암에도 관여하는 것으로 보인다.

염산의 분비를 감소하는 약물은 항생제로 치료가 안 되는 궤양 환자에게 유용하다.

소장 Small Intestine

소장(작은창자, small intestine)은 직경이 2.5cm 정도이고 길이가 대략 6m로 위에서 대장의 맹장까지 연결된다. 복강내에서 대장은 소장의 고리를 둘러싸고 있다 그림 16-1 .

십이지장(샘창자, duodenum)은 소장의 처음 25cm를 말한다. 총담관은 바터 팽대부(ampulla of Vater 또는 간췌장 팽대부)에서 십이지장으로 들어간다. **공장(빈창자, jejunum)**은 길이가 2.4m이고 **회장(돌창자, ileum)**은 길이가 3.3m이다. 그러나 살아있는 사람에서 소장은 항상 수축된 채로 있어 조금은 더 짧다.

소화는 소장에서 완성되며 소화의 최종산물은 혈액과 림프내로 흡수된다. 점막 그림 16-4 은 점액을 분비하는 술잔세포(배상세포)와 미세융모를 가진 세포를 포함한 단순 원주상피로 이루어진다. 장내분비세포는 소장의 호르몬을 분비한다. 파이어판(Peyer's patch)이라 부르는 림프소결절은 흡수된 병원체를 파괴하기 위해 특히 회장에 많다. 외부 근육층은 미즙을 소화분비물과 섞고 미즙을 결장으로 추진하기 위해 두 층(윤근층, 종근층)의 전형적인 평활근층을 가진다. 이들 근층의 내장신경에 대한 자극성 충동은 미주신경에 의해 전달된다. 그러나 연동운동파는 중추신경계통의 자극 없이도 일어날 수 있다. 내장신경계통은 독립적으로 기능하여 정상적인 연동운동을 증진할 수 있다.

소장에서 기능하는 소화분비물의 출처는 3곳, 즉 간, 췌장, 소장 등이 있다. 이들 다른 기관을 알아본 후 다시 소장으로 돌아와 소화흡수에 대해 논할 것이다.

간 Liver

간 그림 16-6 은 2개의 큰 엽(좌엽, 우엽)으로 이루어지며, 횡격막 바로 밑, 복강의 우측 상부와 중앙을 채운다. 간의 구조적 단위는 육각 원주의 간세포(hepatocyle)로 구성된 **간소엽(liver lobule)**이다. 인접한 소엽 사이에 간동맥과 문맥의 분지가 있다. 소엽의 모세혈관은 동양혈관(sinusoid)으로 간세포엽 사이의 크고 매우 투과성이 좋은 혈관이다. 동양혈관은 간동맥과 문맥 모두에서 혈액을 받으며 혼합된 혈액으로 간세포는 그들의 기능을 수행한다. 간동맥은 산화된 혈액을 가져오고, 문맥은 소화기관과 비장으로부터 혈액을 받는다(그림 13-7 참조). 각각의 소엽에는 중심정맥이 있다. 모든 소엽의 중심정맥은 간정맥을 형성하기 위해 합쳐지고 간에서 하대정맥으로 혈액을 내보낸다.

간세포는 많은 기능이 있는데(이에 대해선 다음에 설명한다), 이중 소화기능은 담즙 생산이다. 담즙은 간세포에 있는 담세관이라 부르는 작은 담관으로 들어가고 더 큰 관을 형성하기 위해 합쳐져 결국 **간관(hepatic duct)**을 형성하여 담즙을 간에서 내보낸다 그림 16-6 . 간관은 담낭의 담낭관과 합쳐져 **총담관(온쓸개관, common bile duct)**을 형성하고, 담즙을 십이지장으로 내보낸다.

담즙은 주성분이 물이며 빌리루빈과 과다한 콜레스테롤을 대변으로 배설하기 위해 장으로 운반하는 배출기능을 가진다. 담즙의 소화기능은 소장에서 지방을 유화하는 **담즙염(쓸개즙염, bile salts)**에 의해 일어난다. **유화(emulsification)**는 큰 지방 소구체(globule)를 작은 소구체로 쪼개는 것을 의미한다. 이는 화학적이 아닌 기계적 소화이다. 지방은 여전히 지방이며, 화학적 소화를 촉진하기 위해 더 많은 면적을 갖게 된다.

담즙의 생산은 음식이 소장으로 들어갈 때, 십이지장에서 생산되는 호르몬인 **세크레틴(secretin)**에 의해 자극된다. 표 16-2 는 모든 소화분비물의 분비조절을 요약한 것이다.

담낭 Gallbladder

담낭(gallbladder)은 간의 우엽 하연에 위치한 길이 7.5~10cm의 주머니이다. 간의 간관내 담즙은 담낭관을

표 16-2 소화분비물의 조절

분비물	신경성 조절	화학적 조절
침	입 안에 음식이 있거나 식품을 보는 것, 제7, 제9뇌신경을 따라 부교감신경 충동	없다
위액	음식을 보거나 냄새 맡는 것, 제10뇌신경을 따라 부교감신경 충동	가스트린 – 위 안에 음식이 존재할 때 위점막의 G세포에서 생산
담즙		
간에 의한 분비	없다	세크레틴 – 미즙이 들어오면 십이지장의 내장내분비세포에서 생산
담낭의 수축	없다	콜리시스토키닌 – 미즙이 들어오면 십이지장의 내장내분비세포에서 생산
효소(췌장액)	없다	콜리시스토키닌 – 십이지장에서 생산
중탄산(췌장액)	없다	세크레틴 – 십이지장에서 생산
장액	십이지장에 유미즙 존재, 제10뇌신경을 따라 부교감신경 충동	없다

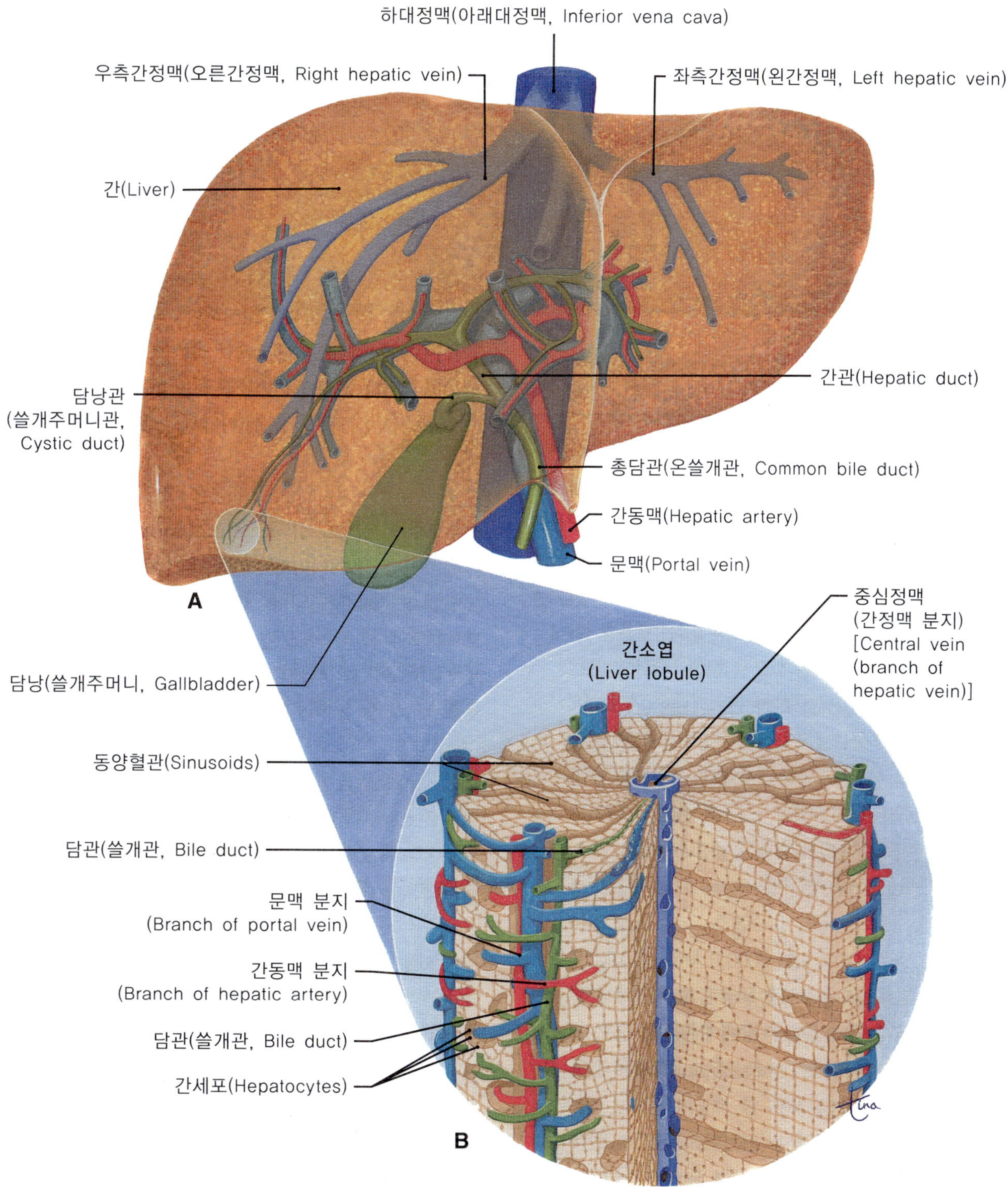

그림 16-6 (A) 혈관과 담관이 있는 간과 담낭 (B) 한 개의 간소엽을 확대한 그림 본문 내용 참조

질문: B 부분에서 간소엽을 통과하는 혈류의 경로를 추적하라.

통해 담낭으로 흘러들어가(그림 16-6) 소장에서 필요로 할 때까지 담즙을 저장한다. 담낭은 또한 물을 흡수함으로써 담즙을 농축한다 BOX 16-2.

지방성 음식이 십이지장으로 들어가면, 십이지장 점막의 내장내분비세포는 **콜리시스토키닌(cholecystokinin)** 호르몬을 분비한다. 이 호르몬은 담낭벽의 평활근 수축을 자극하여 담즙을 담낭관내로, 그런 다음 총담관내로, 십이지장으로 밀어낸다.

BOX 16-2 담석 Gallstones

담낭의 기능 중 하나는 수분을 흡수하여 담즙을 농축시키는 것이다. 담즙이 고농도의 콜레스테롤을 함유하고 있을 경우 수분의 흡수는 콜레스테롤 결정체의 형성을 촉진하게 된다. 이들 결정체가 담석(gallstones)이다.

담석이 작을 경우 증상을 초래하지 않고 담낭관과 총담관을 통과하여 십이지장으로 빠져 나갈 것이다. 그러나 클 경우 담석은 담낭을 빠져나가지 못하고 약한 정도에서 심한 정도의 통증을 초래하고, 이 통증은 대개 우측 어깨로 방사된다. 담즙이 간내로 역류하고 빌리루빈이 혈액내로 재흡수될 경우 폐쇄성 황달이 나타난다.

담석에 대해 몇 가지 치료방법이 있다. 담석을 용해하는 약물은 작용이 느려 몇 달이 소요되며 담관 폐쇄가 심하지 않을 경우 유용하다. 충격파기구(lithotripter라 부름)는 돌을 작은 조각으로 분쇄하여 쉽게 십이지장내로 빠져나가게 한다. 이 절차를 쇄석술(lithotripsy)이라 부른다. 때에 따라서 담낭을 제거하는 수술(담낭절제술, cholecystectomy)이 필요하다. 이때 간관(hepatic duct)은 총담관에 직접 연결하며 희석된 담즙이 십이지장으로 흐른다. 그러한 수술을 받은 후 환자는 지방이 많은 식사는 피해야 한다.

췌장 Pancreas

췌장(이자, pancreas)은 좌상복부 사분원, 십이지장의 만곡과 비장 사이에 위치하고 있으며, 길이는 15cm이다. 췌장의 내분비 기능은 제10장에서 설명하였으므로 여기서는 외분비 기능만 다룰 것이다. 췌장의 외분비선은 선방세포(acini, 단수형 acinus)라고 부른다 그림 16-7. 이들은 3가지 종류의 복합식품분자의 소화에 관여하는 효소를 생산한다.

췌장효소인 **아밀라아제(amylase)**는 전분을 맥아당(maltose)으로 소화한다. 췌장효소가 대부분의 전분 소화에 책임을 갖고 있긴 하지만, 이것은 침의 아밀라아제에 대한 대체효소이다. **리파제(lipase)**는 유화된 지방을 지방산과 글리세롤로 전환한다. 담즙산염의 유화작용 또는 지방 분리작용은 지방의 표면적을 증가하여 리파제가 효과적으로 작용하게 한다. 트립시노겐은 불활성 효소로 십이지장에서 활성 **트립신(trypsin)**으로 변한다. 트립신은 폴리펩티드를 짧은 고리의 아미노산으로 소화한다.

췌장 효소액은 작은 관에 의해 운반되며 작은 관은 합쳐져 더 큰 관을 형성하고, 결국 주췌관(main pancreatic duct)이 된다. 부속관(accessory duct)도 존재한다. 주췌관은 췌장의 내측 면에서 빠져나와 십이지장에서 총담관과 합쳐진다 그림 16-7.

췌장도 알칼리성인 중탄산액(bicarbonate juice, 중탄산나트륨을 함유)을 생산한다. 십이지장으로 들어온 위액은 매우 산성이기 때문에 십이지장 점막의 손상을 예방하기 위해선 중화되어야만 한다. 이런 중화는 췌장액의 중탄산나트륨에 의해 이루어지며 십이지장 미즙의 pH는 7.5까지 올라간다.

췌장액의 분비는 미즙이 소장으로 들어갈 때 십이지장 점막에서 생산되는 호르몬인 세크레틴(secretin)과 콜리시스토키닌에 의해 자극받는다. 세크레틴은 췌장에서 중탄산액의 생산을 자극한다. 콜리시스토키닌은 췌장효소의 분비를 자극한다.

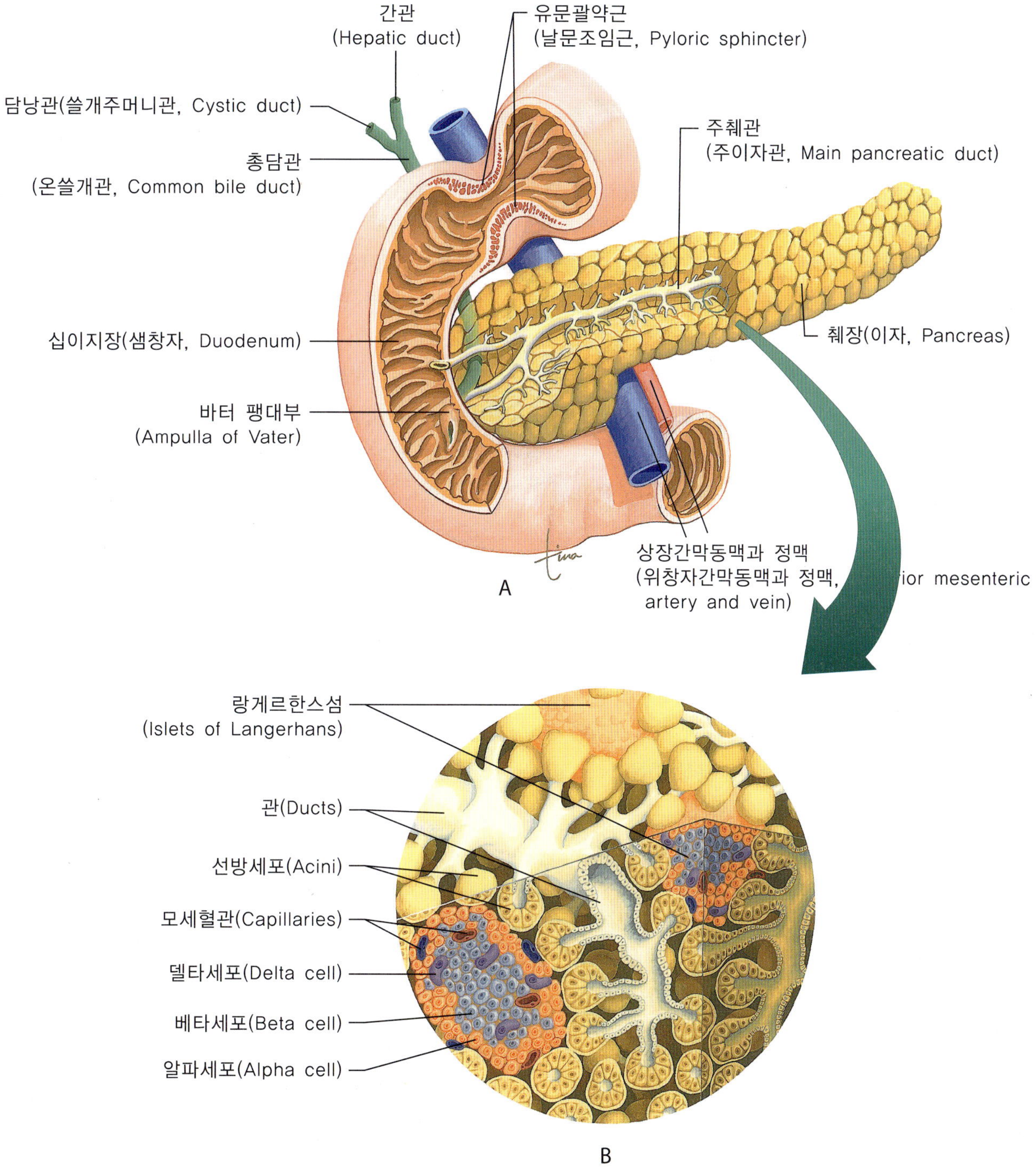

그림 16-7 (A) 췌관을 보여주기 위해 절단한 췌장. 주췌관은 총담관과 만난다.
(B) 몇 개의 랑게르한스섬과 관이 있는 외분비선(acini)을 보여주는 현미경적 단면

질문: B부분에서 외분비선인 선방세포가 분비하는 것은 무엇인가?

소화와 흡수의 완성

Completion of Digestion and Absorption

소장 Small intestine

장의 선(intestinal glands, Lieberkuhn의 움푹 파인 곳)은 십이지장내 음식의 존재에 의해 자극받는다. 장효소는 **펩티다아제(peptidases)**이다. 펩티다아제는 짧은 폴리펩티드 고리를 아미노산으로 분해함으로써 단백질의 소화를 완성한다. 이당류인 **자당(sucrase)**, **맥아당(maltase)**, **유당(lactase)**을 단당류로 소화한다.

장의 선에 있는 내장내분비 세포는 소장의 호르몬을 분비한다. 분비는 십이지장으로 들어오는 음식에 의해 자극받는다.

소화분비와 그 기능을 요약한 것은 표 16-1 에 있다. 이들 분비물의 조절은 표 16-2 에 있다.

흡수 Absorption

최종 소화산물의 흡수는 대부분 소장에서 일어난다(물과 알코올은 위에서 흡수된다). 흡수과정은 넓은 표면적을 필요로 하는 데, 소장의 몇 가지 변형된 구조가 이를 제공해 준다 그림 16-8 . **윤상 주름**(circular fold 또는 **plica circulares**)은 점막과 점막하층의 눈에 보이는 거시적 주름으로 아코디언의 주름과 비슷하다. 점막은 **융모(villi)**라 불리는 돌기 안에 또 주름이 있어 모양이 벨벳 같은 장의 내부 표면을 제공한다. 융모의 각 원주세포(점액을 분비하는 술잔세포를 제외하고)도 그 표면에 미세융모를 가진다. **미세융모(microvilli)**는 세포막의 미시적 주름이며, 모두 미소융모(brush border)라 부른다. 주름들은 장 내면의 표면적을 크게 만든다. 장 점막을 편평하게 펴면 야구장의 1/2 면적 이상이 된다.

영양소의 흡수는 장의 내강에 있는 융모 안의 혈관 내에서 일어난다. 그림 16-8 을 보면 각 융모 안에는 **모세혈관망(capillary network)**과 끝이 막힌 림프 모세혈관인 **유미관(암죽관, lacteal)**이 있다. 수용성 영양소는 모세혈관망 안의 혈액내로 흡수된다. 단당류, 아미노산, 양이온, 수용성 비타민(비타민C와 B)은 능동적 이동에 의해 흡수된다. 음이온은 수동적 또는 능동적 이동기전 모두에 의해 흡수된다. 물은 무기질, 특히 Na^+이온이 흡수될 때 삼투에 의해 흡수된다. 특정 영양소는 흡수를 위해 부가적인 특수한 필요조건을 가진다. 예를 들어, 비타민B_{12}는 위점막의 벽세포에서 생산되는 내인성 인자를 필요로 하며, 칼슘이온의 효율적 흡수를 위해서는 부갑상선호르몬과 비타민D가 필요하다.

지용성 영양소는 융모의 유미관 내에 있는 림프 내로 흡수된다. 담즙산염은 지방산과 지용성 비타민(A, D, E, K)의 효율적 흡수를 위해 필요하다. 일단 흡수되면 지방산은 글리세롤과 다시 결합하여 트리글리세라이드(triglycerides)를 형성한다. 트리글리세라이드는 콜레스테롤과 단백질을 포함한 소구체(globule)를 형성한다. 이들 지단백 복합체는 **유미미립(chylomicrons)**이라 부른다. 유미미립의 형태로 흡수된 대부분의 지방은 림프에 의해 이동되며 결국 좌쇄골하정맥 내 혈액으로 들어간다.

융모안 모세혈관망의 혈액은 심장으로 바로 귀환하지 않고 문맥을 통해 간으로 먼저 이동한다. 제13장에서 설명한 문맥순환의 중요성을 상기한다. 이 경로는 간이 혈액의 포도당과 아미노산 수준을 조절하고 특정 비타민을 저장하며 혈액으로부터 독을 제거할 수 있게 해 준다 BOX 16-3 .

대장 Large Intestine

결장(잘록창자, colon)이라고도 부르는 **대장(큰창자, large intestine)**은 직경이 6.3cm, 길이가 1.5m이다. 소장의 회장에서부터 항문까지 이어진다. 결장의 주요부분은 그림 16-9 에서 볼 수 있다. 첫 부분은 맹장이며 회장과 접합부위에 **회맹판(돌막창자판막, ileocecal valve)**이 있는데, 이것은 괄약근은 아니나 같은 목적으로 작용한다. 소화되지 않은 음식(대부분 섬유소)과 물이 회장으로부터 맹장내로 통과한 후 회맹판이 닫혀 분변물질의 역류를 막아준다.

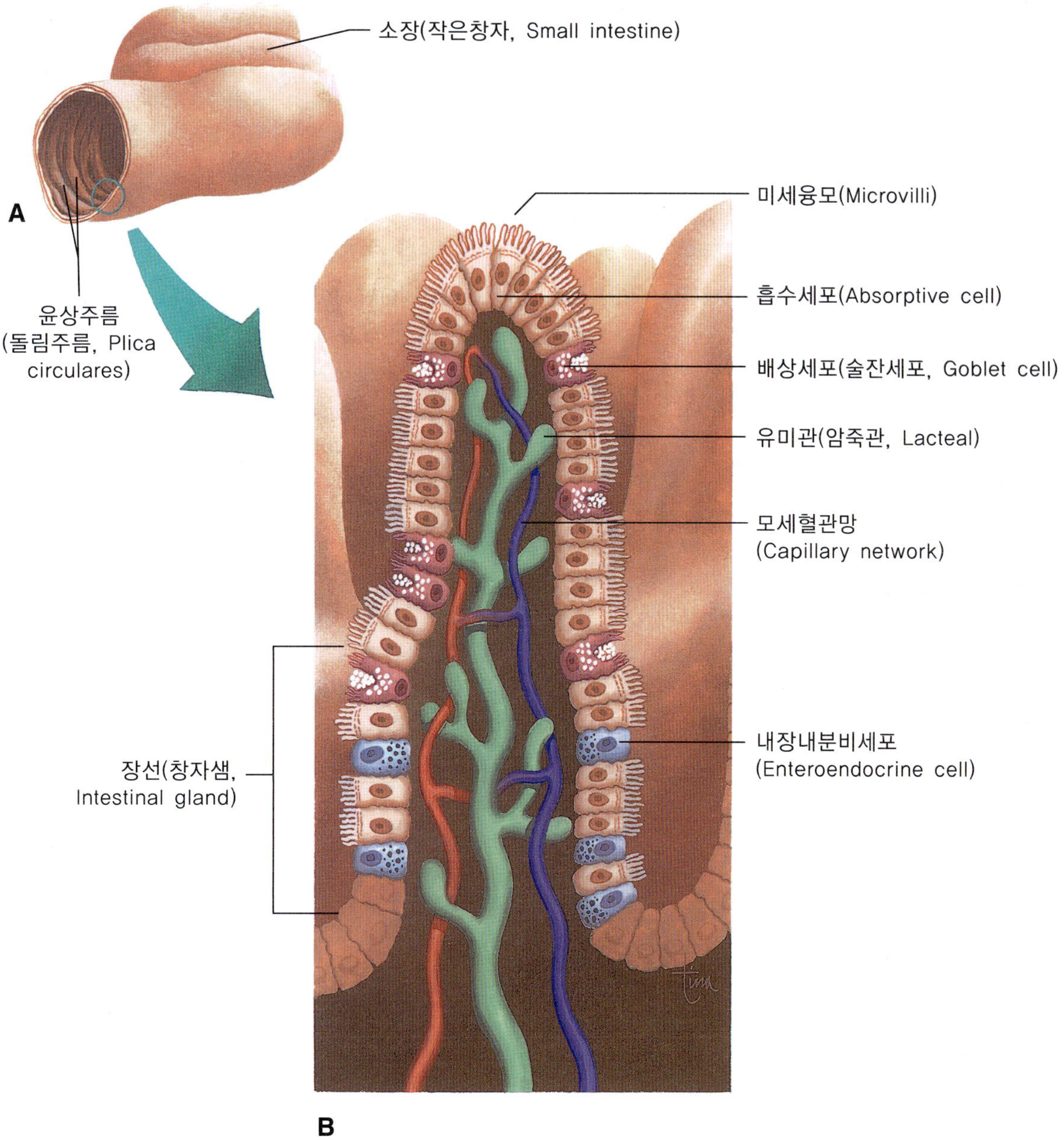

그림 16-8 **소장** (A) 원형의 주름실(윤상주름, plica circulares)을 보여주고 있는 소장의 단면
(B) 내부구조를 보여주고 있는 현미경적 단면 : 내장내분비세포는 장 호르몬을 분비한다.

질문: 융모의 목적은 무엇인가? 같은 목적을 가진 다른 구조는 무엇인가?

소화기계통

BOX 16-3 장 질환 Disorders of the intestines

십이지장 궤양은 위에서 유입된 위액에 의한 십이지장벽의 미란이다. 가장 심각한 결과는 출혈과 천공이다.

마비성 장폐색(paralytic ileus)은 장의 평활근층의 수축이 중지된 것이다. 이것은 복부수술의 잠재적 합병증이긴 하나 복막염이나 복강내 다른 염증의 결과일 수도 있다. 연동운동이 없으면 장폐쇄가 일어날 수 있다. 장운동이 멈추고 소화관내 압력을 줄이기 위해 구토가 유발된다. 치료는 폐쇄를 제거하기 위해 장 내용물을 흡인하고 장이 다시 정상 운동을 할 수 있게 해 준다.

유당불내성(lactose intolerance)은 유당효소(enzyme lactase)의 결핍으로 유당을 소화할 수 없는 것이다. 유당효소결핍은 선천성, 미숙아의 후유증 또는 후천적으로 생길 수도 있다. 지연된 형태는 아프리카나 아시아계 사람에서 매우 흔하며 부분적으로는 유전적이다. 유당(lactose 또는 milk sugar)이 소화되지 않으면 장에서 발효가 일어난다. 증상은 설사, 복통, 복부팽만, 위장에 가스가 차는 것으로 나타난다.

만성소화장애(celiac disease)는 밀, 귀리, 호밀 및 다른 잡곡에서 발견되는 프로테인 글루텐과의 유해한 반응을 보이는 자가면역 질환이다. 면역반응(글루텐이 병원체인 것 같은)과 소장내벽의 염증손상은 영양분의 흡수를 방해한다. 복부통증과 복부가스참(bloating) 같은 증상이 나타나는데 염증을 완화시키기 위해서는 글루텐이 없는 식사를 해야 한다. 다른 자가면역 질환과 같이 원인은 아직 알려져 있지 않다.

게실(diverticula)은 장벽의 약해진 부위를 통한 작은 주머니들이다. 이들은 소장보다는 대장에 더 잘 생기며 아무런 증상도 없이 수년간 존재할 수 있다. 게실의 존재를 **게실증(diverticulosis)**이라 부른다. 게실의 염증은 **게실염(diverticulitis)**이라 부르며 흔히 변이나 세균이 주머니에 걸려 발생한다. 증상은 복통과 압통(tenderness), 발열이 포함된다. 합병증이 없을 경우 게실염은 항생제와 식이조절로 치료될 수 있다. 가장 심각한 합병증은 게실의 천공으로, 분변물질이 복강내로 들어가 복막염을 일으킨다. 섬유소가 많은 식사는 장의 부피를 증가하여 장벽의 약화를 막아주므로 예방을 위해 중요하다.

맹장에 붙어 있는 **충수(막창자꼬리, appendix)**는 풍부한 림프조직을 가진 작고 끝이 막힌 관이다. 충수는 그 크기와 기능이 감퇴하고 있는 **퇴화된 기관(vestigial organ)**으로 보인다. 충수의 벽에는 많은 림프조직이 있긴 하나 충수가 면역과 관계가 있는지에 대해서는 확실히 알려진바 없다. **충수염(appendicitis)**은 충수의 염증을 말하며, 분변이 그 안에 매복하게 되면 발생할 수 있다. 이 경우 충수를 외과적으로 제거하는 **충수절제술(appendectomy)**이 필요하다.

결장의 나머지 부분은 상행, 횡행, 하행—내측으로 돌아 아래로 향하는 S상 결장, 즉 직장과 항문관—로 이루어지며 소장을 둘러싸고 있다. 직장은 길이 15cm정도되며, 항문관은 항문을 둘러싸고 있는 결장의 마지막 부분이다. 그러나 임상적으로 결장의 마지막 끝은 직장으로 일컫고 있다.

결장에 소화는 일어나지 않는다. 결장점막의 유일한 분비는 점액이며, 분변물질의 통과를 원활하게 해준다. 결장의 세로(longitudinal) 평활근층은 **결장띠(taeniae coli)**라 부르는 3개의 띠(band) 안에 있다. 결장의 나머지 부분은 이들 띠에 맞게 주름이 잡힌다. 이것은 결장이 주름살 모양을 하게 한다. 주름살 또는 주머니들을 **팽기(haustra)**라 부르며 결장 안 표면적을 더 넓게 만들어준다.

결장의 기능은 물, 무기질, 비타민의 흡수와 소화되지 않은 물질의 배설이다. 결장으로 들어온 물의 약 80%는 흡수된다(하루 400~800mL). 양이온과 음이온도 흡수한다. 흡수된 비타민은 결장 안에 살고 있는 수조의 세균인 **정상균총(normal flora)**에 의해 생산된 것이

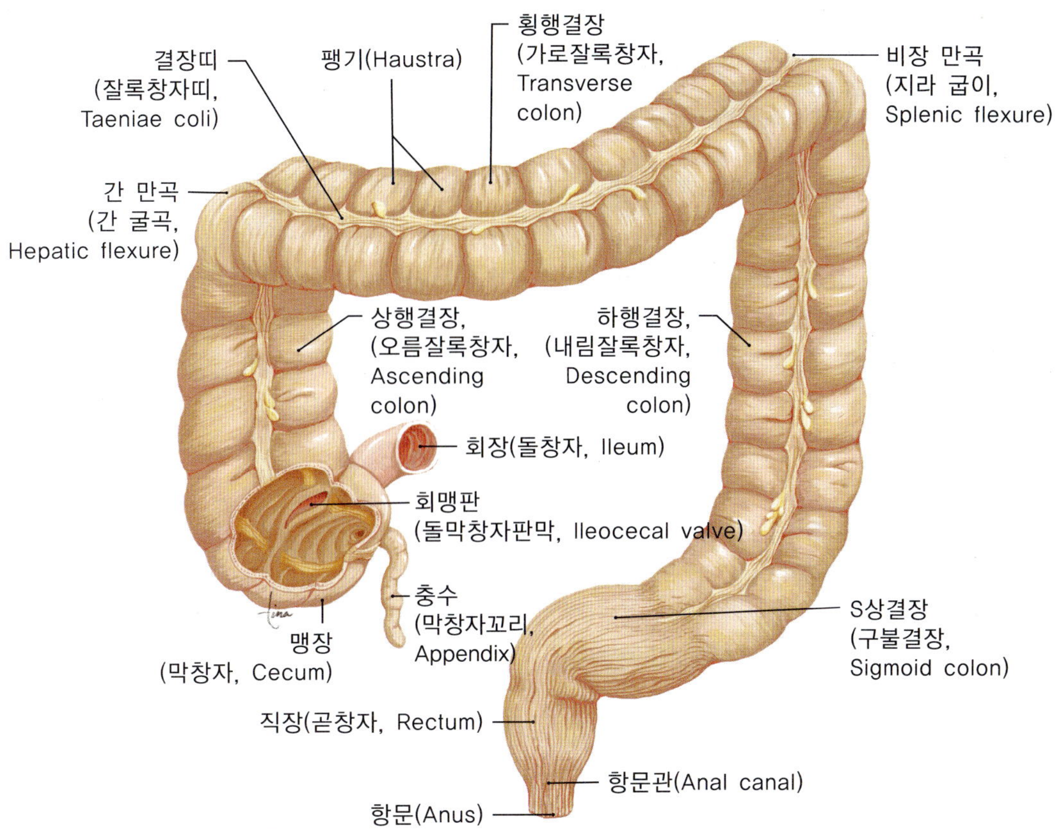

그림 16-9 **전면에서 보여지는 대장** 만곡이란 용어는 구부러진 또는 굽은 것을 의미한다.

질문: 회맹판의 기능은 무엇인가?

다. 사람의 결장(잘록창자) 박테리아(또는 정상균총)는 **공생(symbiosis)** 또는 동거의 예이다. 우리는 박테리아에게 거주지(거주지 이상의 온도조절이 되고 따스함을 유지할 수 있는 곳) 및 음식물을 제공한다. 결장 박테리아는 우리가 소화시키지 못하는 음식물을 소화시키거나 발효시켜 박테리아에게 유용한 대사산물을 생산한다. 박테리아 대사산물 중 일부는 우리에게도 도움을 준다. 비타민K를 생산하여 간의 응고인자의 합성에 필요한 양 만큼 흡수되며, 리보플라빈, 티아민, 비오틴 및 엽산 같은 비타민이 소량 만들어진다. 박테리아는 또한 면역체계 발달에 도움을 준다. 그러나 일부 박테리아 생성물은 우리 몸에 좋지 않은 영향을 주기도 하는데 체중증가, 감염 또는 죽상경화증 발생 등이다. 결장 정상균총의 다른 작용은 병원체의 성장을 방해하는 것이다. 결장 정상균총은 단지 존재로 음식물을 소비하거나 항생제 화합물을 생성하여 병원체 성장을 방해한다. 결장의 정상 미생물군집은 살모넬라(익히지 않은 달걀 또는 닭으로부터 생성된 음식물 독) 같은 세균에는 취약하다는 면에서 음식물병원체를 완전히 방어하지는 않는다. 그러나 성인에게는 유용하다 BOX 16-4. 인간과 미생물군집과의 관계에 대해 학습해야 할 것이 많다는 것을 기억하자.

배변 Elimination of feces

대장은 연동운동의 수축파를 따라 대변을 이동시킨다. 연동운동파는 식후에 빈도가 더 증가하며, 위대장반사(gastrocolic reflex)와 십이지장대장반사(duodeno-colic reflex)가 일어난다. 위 또는 십이지장내의 음식물과 잇따른 연동운동은 대장의 수축반사를 유발한

BOX 16-4 **영아 보툴리누스중독** Infant botulism

보툴리누스중독(botulism)의 흔한 원인은 음식이다. 보툴리즘균의 포자가 식품통조림과 같은 공기가 없는 환경에 존재할 때 이들은 활성 균으로 발아하여 신경독소(neurotoxin)를 생산한다. 이 독소가 함유된 음식을 사람이 먹으면 보툴리누스중독의 특징인 마비가 일어날 수 있다.

1세 이하의 영아가 보툴리즘균 포자를 섭취하면 해로울 수 있다. 영유아의 위는 많은 염산을 생산하지 못하기 때문에 섭취한 보툴리즘 포자를 파괴하지 못한다. 영유아는 장내 정상균이 아직 확립되어 있지 않은 것도 중요한 이유이다. 장의 정상균이 경쟁할 수 없으면 보툴리즘균의 포자는 발아되고 독소를 생산한다.

해를 입은 영유아는 점차 혼수에 빠지고 허약해지고, 마비는 느리게 또는 빠르게 진행된다. 치료(항독소)가 가능하나 보툴리누스중독을 의심하지 않을 경우 지연될 것이다. 많은 경우 보툴리누스중독에 걸린 영아는 보툴리즘균 포자가 포함되어 있는 꿀에서 출처를 확인할 수 있다. 그러한 포자는 대장에 정상균총을 가진 큰 아동과 성인에선 보툴리즘균이 발아하는 것을 예방할 수 있어 해롭지 않다.

다. 이들 반사는 내장신경계에 의해 이루어진다. 따라서 장은 스스로 자율적으로 움직인다. 배변은 **배변반사(defecation reflex)**에 의해 일어난다. 배변반사는 자의적으로 조절할 수 있는 척수반사이다. 직장은 결장의 연동운동이 변을 직장 내로 밀어 넣을 때까지 대개는 비어 있다. 이들 연동파는 식사 후, 특히 음식이 십이지장으로 들어갈 때 발생하는 경향이 있다. 직장 벽은 변이 통과할 수 있게 늘어나며, 이러한 늘어남이 배변반사의 자극제가 된다.

직장의 평활근층 안에 있는 신장수용체(stretch receptors)는 천골의 척수로 전달되는 감각성 충동을 생성한다. 되돌아오는 운동성 충동은 직장의 평활근을 수축한다. 항문을 둘러싼 **내항문괄약근(속항문조임근, internal anal sphincter)**은 평활근으로 만들어진다. 반사의 일부로 이 괄약근은 이완되고, 배변이 일어날 수 있게 해준다.

외항문괄약근(바깥항문조임근, external anal sphincter)은 골격근으로 만들어지며 내항문괄약근을 둘러싼다 그림 16-10. 배변이 지연되면 외항문괄약근은 항문을 닫기 위해 자의적으로 수축한다. 배변 욕구의 인지는 직장의 신장수용체가 순응하면 소실된다. 이들 수용체는 다음 연동파가 직장에 도달할 때, 다시 자극받을 것이다 BOX 16-5.

간의 다른 기능 Other Functions of the Liver

뇌가 다양한 기능을 할 수 있는 것만큼 간도 주목할 만한 장기이다. 간세포는 많은 다른 화학적 반응을 촉매하는 많은 효소를 생산한다. 이 반응이 간의 기능이다. 혈액이 간의 동양모세혈관을 통해 흐를 때 그림 16-6, 물질들은 간세포에 의해 제거되며 간세포의 산물은 혈액 내로 분비된다. 일부 간 기능은 이미 많이 알고 있다. 더 구체적인 내용은 다음 장에서 설명할 것이다. 간은 많은 신체계통에 서로 다른 영향을 미치기 때문에 다음과 같이 간 기능을 요약하였다.

1. **탄수화물대사** – 간은 혈당 수준을 조절한다. 혈당이 높으면 과다한 포도당은 글리코겐으로 전환되고(글리코겐합성, glycogenesis), 인슐린과 코티졸 호르몬은 이 과정을 촉진한다. 저혈당 또는 스트레스 상황에서 글리코겐은 다시 포도당으로 전환되어(글리코겐분해, glycogenolysis) 혈당을 높여준다. 에피네프린과 글루카곤은 이 과정을 촉진하는 호르몬이다.

   간은 또한 다른 단당류를 포도당으로 변화한다. 예를 들어, 과당과 갈락토오스는 자당(sucrose)과 유당(lactose)의 최종 소화산물이다. 그러나 대부분의 세포들은 에너지원으로 과당과 갈락토오스를 쉽게 이용할 수 없기 때문에 그들은 세포가 쉽게 이용할 수 있게 간에 의해 포도당으로 전환된다.

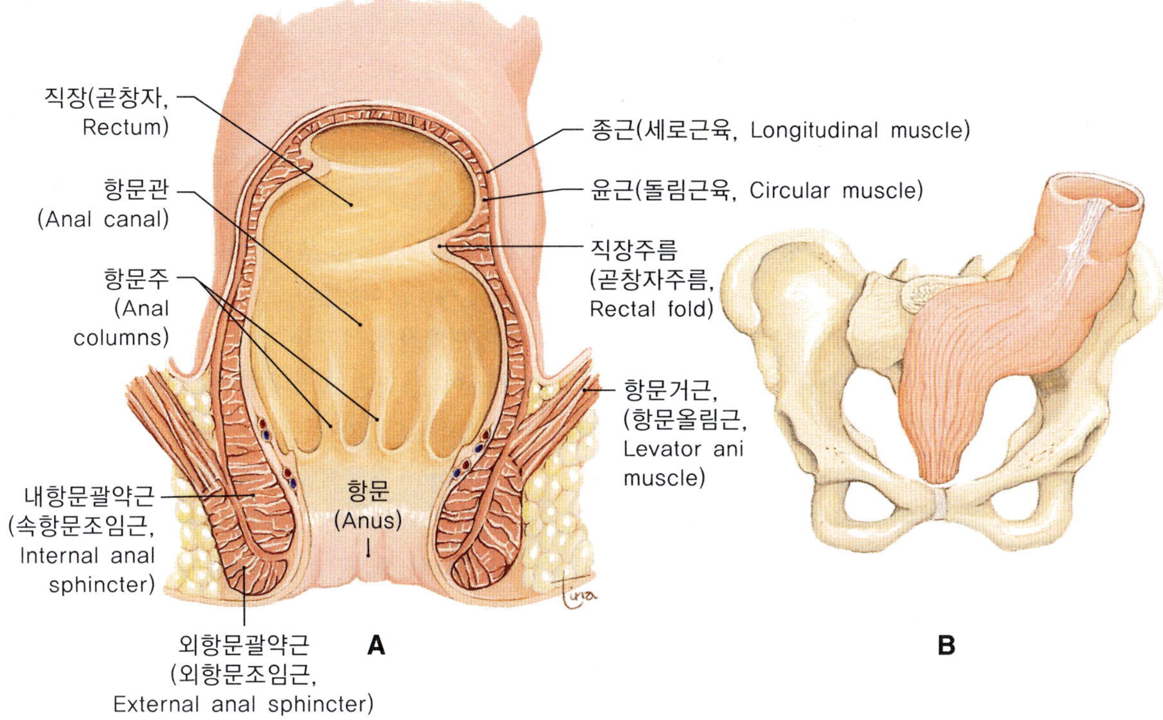

그림 16-10 (A) 하부 직장과 항문관을 통해 전면에서 보여지는 내 · 외 항문괄약근
(B) 직장과 항문관의 골반내에서의 상대적 위치

질문: 내항문괄약근은 직장의 어느 부분에 연결되어 있는가?

BOX 16-5 섬유소 Fiber

섬유소는 식물 세포벽에 있는 유기물질을 말하는데 흔히 사용하는 용어이다. 이들은 주로 셀룰로스(cellulose)와 펙틴들(pectins)이다. 섬유소의 역할과 고섬유식이 제공하는 잠재적 이점은 현재 많은 연구에서 중점적으로 다루고 있다. 알려진 것과 현재 단지 추측하고 있는 내용을 구별하는 것이 중요하다.

많은 연구가 고섬유식을 먹는 모집단(다양한 문화를 가진 대규모 집단들)에서 특정 질병의 발생빈도가 낮음을 보고하고 있다. 이들 질병에는 게실염, 결장암, 관상동맥질환, 당뇨병, 고혈압이 포함된다. 이러한 질병들은 채소, 과일, 곡류를 적게 먹고, 고기와 유제품 그리고 가공식품을 많이 먹는 집단에서 훨씬 흔하다. 이와 반대로 2005년 연구에서는 결장암에 대해선 섬유소의 보호효과가 없는 것으로 나타났다. 우리가 확실히 말할 수 있는 것은 섬유소가 발병에 개입된 유일한 식이요인이긴 하나 환경요인은 아니라는 것이다.

고섬유식이 콜레스테롤과 지방의 혈중 농도를 직접적으로 낮춘다는 주장은 엄격한 임상연구 또는 실험연구에 의해 지지받지 못하고 있다. 한 가지 가능한 설명은 주로 고섬유식으로 식사를 하는 사람은 단순히 콜레스테롤과 지방이 많은 음식을 덜 먹게 되고 그 이유로 지방과 콜레스테롤의 혈중 농도가 떨어진다는 것이다. 사람들이 그들의 식사를 크게 변화시켜야만 할까? 지방 섭취를 제한하고 상당량의 채소와 과일을 포함한다면, 그렇게 할 필요는 없다. 섬유소의 잠재적 이점 이외에도 가공처리하지 않은 식물성 식품들은 효과적인 양의 비타민과 미네랄을 제공한다.

2. **아미노산대사** – 간은 단백질 합성에 필요한 조직에 기초하여 아미노산 수준을 조절한다. 인간의 단백질 생산에 필요한 20종의 아미노산 중에서 간은 **비필수 아미노산**(non-essential amino acid)이라 부르는 12종을 합성할 수 있다. 이것이 이루어지는 화학적 과정을 아미노기 **전이**(transamination)라 부른다. 아미노기 전이란 과다하게 존재하는 아미노산의 아민기(NH_2)가 완전한 새 아미노산 분자를 형성하는 자유 탄소사슬(free carbon chain)로 옮겨가는 것이다. 간이 합성할 수 없는 다른 8개 아미노산은 **필수 아미노산**(essential amino acid)이라 부른다. 이때 '필수(essential)'란 간이 이들을 생산하지 못하기 때문에 아미노산을 음식을 통해 공급해야만 함을 의미한다. 마찬가지로 '비필수(non-essential)'란 간이 이들을 만들 수 있기 때문에 아미노산을 음식으로 공급할 필요가 없음을 의미한다. 20종의 아미노산 모두 우리 신체의 단백질을 만들기 위해 필요하다.

   단백질 합성을 위해 당장 필요치 않은 여분의 아미노산은 저장할 수가 없다. 그러나 다른 유용한 목적으로 작용한다. 역시 간에서 일어나는 **탈아민**(deamination) 과정에 의해 아민기(NH_2)는 아미노산에서 제거되고 남아 있는 탄소사슬은 단순 탄수화물 분자나 지방으로 전환된다. 그러므로 여분의 아미노산은 에너지 생산에 이용된다. 즉시 에너지로 이용되거나 또는 지방조직 안에 지방으로 저장되어 잠재적 에너지로 있게 된다. 본래의 아미노산에서 떨어져 나온 아민기는 신장에 의해 혈액으로부터 제거되어 소변으로 배출되는 노폐물인 요소를 형성하기 위해 합쳐진다.

3. **지방대사** – 간은 지단백을 형성한다. 지단백은 이름이 말해주듯이 지질과 단백질 분자이며, 혈액내 지방을 다른 조직으로 이동한다. 간은 또한 콜레스테롤을 합성하며 과다한 콜레스테롤을 담즙내로 배출하여 변으로 배설되게 한다.

   지방산은 잠재적 에너지원이나 세포호흡에 이용하기 위해선 더 작은 분자로 분해되어야 한다. **베타산화**(beta-oxidation) 과정에서 지방산의 긴 탄소사슬은 아세틸기(acetyl groups)라 부르는 2개의 탄소분자로 나뉘는데, 이것이 단순 탄수화물이다. 이들 아세틸기는 간세포에 의해 ATP를 생산하는 데 이용되거나 또는 케톤을 형성하기 위해 결합한다. 케톤은 혈액에서 다른 세포로 이동한다. 이들 다른 세포들은 세포호흡에서 ATP를 생산하기 위해 케톤을 이용한다.

4. **혈장단백질 합성** – 이것은 제11장에서 설명한 간 기능이다. 간은 혈액내에 순환하는 많은 단백질을 합성한다. 가장 풍부한 혈장단백질인 **알부민**(albumin)은 모세혈관내로 체액을 끌어들여 혈액량 유지를 돕는다. **응고인자들**(clotting factor)도 간에서 생산된다. 이들은 프로트롬빈, 섬유소원, 인자 8을 포함하며, 화학적 응고기전에서 필요로 할 때까지 혈액내를 순환한다. 간은 또한 알파와 베타 **글로불린**(globulin)을 합성하는 데, 이들은 혈액에서 지방과 같은 다른 분자의 운반체로 작용하는 단백질이다.

5. **빌리루빈 형성** – 이것도 잘 알려진 기능으로, 간은 오래된 적혈구를 식균하는 고정 대식세포를 함유하고 있다. 빌리루빈은 헤모글로빈의 hemo부분에서 형성된다. 간은 또한 비장과 적골수에서 형성한 빌리루빈을 혈액으로부터 제거하고 그것을 담즙내로 배출하여 대변으로 배설한다.

6. **쿠퍼세포에 의한 식균작용** – 간의 고정 대식세포는 **쿠퍼세포**(Kupffer cells 또는 망상내피세포, reticuloendothelial cells)라 부른다. 오래된 적혈구를 파괴하는 것 이외에 쿠퍼세포는 간을 통해 순환하는 병원체나 다른 이물질을 식균한다. 간으로 들어오는 많은 세균은 대장에서 온다. 이들 세균은 대장에선 정상균의 일부이나 신체 다른 부위에서는 매우 해로울 수 있다. 대장에서 흡수한 물과 함께 혈액으로 들어온 세균은 문맥순환에 의해 간으로 운반된다. 간 안의 쿠퍼세포는 이들 세균을 식균하고 파괴하여 혈액이 심장으로 돌아가기 전에 혈액으로부터 이들을 제거한다.

7. **저장**(storage) – 간은 지용성 비타민A, D, E, K, 수용성 비타민B_{12}를 저장한다. 비타민A와 D는 6~12

개월까지 공급할 수 있는 양을 저장할 수 있다. 소나 닭의 간은 이들 비타민이 풍부한 식품이다.

무기질인 철과 구리도 간에 저장된다. 철은 헤모글로빈과 미오글로빈(myoglobin)을 위해 필요하며, 이들 단백질이 산소와 결합할 수 있게 해준다. 구리(철과 마찬가지로)는 세포호흡에 필요한 일부 단백질의 성분이며, 헤모글로빈 합성에 필요한 일부 효소의 성분이다.

8. **해독(detoxification)** – 간은 해로운 물질을 해독할 효소를 합성하는 능력이 있어 이들을 덜 해로운 물질로 바꾼다. 예를 들어, 알코올은 세포호흡에 이용될 수 있는 2개의 탄소분자(아세틸기)인 아세테이트(acetate)로 변화한다.

약들은 모두 잠재적으로 독성을 가지나 간은 이들을 분해하거나 변화시킬 효소를 생산한다. 적정량을 줄 경우, 약물은 치료적 효과를 발휘하나 대개는 신장에 의해 배출되는 덜 활성화된 물질로 변화한다. 약물의 용량이 과다함은 주어진 시간에 간이 해독하기엔 양이 너무 많음을 의미하며, 약물은 체내에 남아 해로운 효과를 나타낼 것이다. 이것이 약을 복용할 때는 술을 먹지 말라고 하는 이유이다. 이러한 혼합은 간의 해독능력에 부담을 주며 비효과적으로 만들어 알코올과 약물은 모두 오랜 기간 독성을 남기는 결과를 초래한다. 술을 먹은 후 수면제로 barbiturates를 복용하면, 방금 설명한 이유로 치명적이 될 수 있다.

암모니아는 대장내 세균에 의해 생산되는 독성물질이다. 이것은 물에 용해되기 때문에 일부 암모니아는 혈액내로 흡수된다. 그러나 가장 먼저 문맥순환에 의해 간으로 운반된다. 간은 암모니아를 순화하여 다른 장기, 특히 뇌를 손상시키기 전에 암모니아를 독성이 덜한 물질인 요소로 전환한다. 형성된 요소는 신장에 의해 배출된다 BOX 16-6.

BOX 16-6 간염 Hepatitis

간염은 몇 가지 바이러스 중 하나에 의해 초래된 간의 염증이다. 이들 간염바이러스 중 가장 흔한 것은, 비록 다른 것들도 있지만 A, B, C형이다. 간염의 증상은 식욕부진, 오심, 피로, 황달 등이다. 질병의 심각성은 매우 경한(무증상일 수도 있다) 정도에서 치명적인 경우까지 다양하다. 모든 간염에서 간의 염증이 공통적이긴 하나, 3가지 유형의 바이러스들이 서로 다른 전파 양상을 보이며 후유증을 초래한다.

간염 A는 분변-구강 경로로 전파되는 장 바이러스이다. 경한 증상을 가진 사람의 손에 의해 오염된 식품이 전파매개물이다. 인간 오물로 오염된 물에서 수확한 조개도 이 바이러스의 다른 매개원이 될 수 있다. 간염 A는 대부분 정도가 경하며, 회복되면 일생 면역을 갖게 되고 보균상태는 나타나지 않는 것으로 알려져 있다. A형 백신이 있으며, A형 간염에 노출된 사람은 질병을 예방하기 위해 주사로 감마 글로불린을 맞는다.

간염 B는 감염된 사람의 체액에 노출되이 전염되는데, 이들 체액은 혈액과 정액을 포함한다. B형 간염은 심각하며 때로는 치명적일 수 있는데, 회복된 사람의 약 10%는 바이러스 보균자가 된다. 보균상태의 잠재적 결과는 간경변 또는 원발성 간암으로 진행하는 만성 간염이다. 보균자는 다른 사람, 특히 자신의 성 파트너에게 바이러스를 전파하는 감염원이란 점에서도 중요하다.

B형 간염에 대한 백신도 있으며, 혈액에 접촉한 의료종사자는 반드시 백신을 맞아야 한다. 백신을 맞아야 하는 다른 사람 중에는 보균자의 성 파트너가 포함된다. 소아과의사들은 이 백신을 영유아가 맞아야 할 표준 예방접종 중 하나로 생각하고 있다.

C형 간염 바이러스도 체액에 존재하며 혈액이나 점막 접촉으로 전파된다. 대부분이 만성질환으로 진행하나 감염된 후에도 대부분 수년간 무증상으로 지낼 수 있다. 질병이 활성화되면, 바이러스는 간 부전(liver failure)을 초래할 수 있다. 그럴 경우 유일한 치료는 간 이식이다.

의료종사자와 환자들은 이들 유형의 간염이 수혈로 전파되지 않는다는 것을 아는 것이 중요하다. 수혈을 위해 헌혈된 혈액은 3가지 바이러스 모두에 대해 검사를 받는다.

노화와 소화기계통

Aging and the Digestive System

노화된 소화기계통에서는 많은 변화가 일어난다. 미각은 점차 변화하며, 침 생산이 줄고, 치주질환에 걸릴 가능성이 커지고 치아가 상실된다. 분비물은 모든 소화기계통에서 감소하고 연동운동의 효과성도 줄어든다. 소화불량의 빈도가 증가하고, 특히 하부식도괄약근(LES)이 긴장도를 상실하면 식도손상의 기회는 더 많아진다. 대장에선 게실이 형성될 수 있다. 이들은 대장의 약해진 벽에 풍선모양의 주머니를 만드는데, 증상이 없을 수도 있고 감염될 수도 있다. 대장이나 소장의 장폐색은 노인에서 더 자주 발생한다. 느려진 연동운동은 변비를 초래하고, 이는 치질 형성의 원인이 된다. 구강암 또는 대장암의 위험도 나이가 들면서 증가한다.

간은 간염바이러스와 같은 병원체 또는 알코올과 같은 독소에 의해 손상받기 전까진 노인이 되어도 대체로 기능을 적절히 지속한다. 담석을 형성하는 빈도는 커지며 담낭 절제가 필요할 수 있다. 담낭의 염증(담낭염, cholecystitis)도 노인에서 더 흔하다. 원인이 알려지지 않은 급성 췌장염이 노인에서 더 많기는 하나 특별한 질병이 없으면 췌장은 대체로 기능을 잘한다.

요약 Summary

음식의 소화과정과 영양소의 흡수과정은 신체가 복합 음식분자를 많은 목적으로 사용할 수 있게 해준다. 우리가 섭취한 많은 음식은 글자 그대로 우리의 일부가 된다. 신체는 성장과 조직재생를 위해 단백질과 지질을 합성하고, 항상성에 기여하는 모든 반응을 촉매하기 위해 효소를 생산한다. 우리가 먹은 음식의 일부는 성장, 재생, 움직임, 감각, 생각에 필요한 에너지를 공급한다. 다음 장에선 음식으로부터 에너지를 생산하는 화학적 근거를 설명하고, 에너지 생산과 체온 유지 간의 관계를 생각해 볼 것이다.

학습개요

소화기계통의 기능 – 음식을 단순한 화학물질로 분해하여 혈액과 림프내로 흡수하고 세포가 이용할 수 있게 한다.

소화기계통의 구분

1. **소화관** – 구강, 인두, 식도, 위, 소장, 대장. 소화는 구강, 위, 소장에서 일어난다.
2. **부속기관** – 타액선, 치아, 혀, 간, 담낭, 췌장. 각각은 소화에 기여한다.

소화의 종류

1. **기계적 소화** – 효소의 작용을 돕기 위해 표면적이 증가되도록 음식을 더 작은 조각으로 부순다.
2. **화학적 소화** – 효소들이 복합 유기물질을 더 단순한 유기물이나 무기물로 분해한다. 각각의 효소는 소화해야 할 음식에 대해 특이성을 갖는다.

소화의 최종산물

1. 탄수화물은 단당류로 소화된다.
2. 지방은 지방산과 글리세롤로 소화된다.
3. 단백질은 아미노산으로 소화된다.
4. 기타 최종산물에는 비타민, 무기질, 물이 있다.

구강 – 입으로 음식을 들여보냄

1. 치아와 혀는 음식을 부수고 침과 섞는다.
2. **치아 구조** 그림 16-2
   a. 사기질이 치관을 덮고 있으며, 단단한 저작면(chewing surface)을 제공한다.
   b. 상아질은 사기질 내부에 있으며 치근을 형성한다.
   c. 치수강은 혈관과 삼차신경 말단을 포함한다.
   d. 치주막은 치아를 턱뼈에 연결하는 시멘트를 생산한다.
3. 혀는 설하신경의 지배를 받는 골격근이다. 혀 표면에 있는 유두는 맛봉오리를 포함한다(안면신경과 설인신경). 기능: 맛을 느끼고, 음식을 씹을 때 치아 사이에 음식을 보관하며, 삼킬 때 혀를 들어 올려 음식을 뒤로 밀어 넣는다.
4. **타액선** – 이하선, 악하선, 설하선 그림 16-3. 관이 있어 침을 구강으로 보낸다.
5. **침** 표 16-1, 표 16-2
   a. 아밀라아제는 전분을 맥아당으로 소화한다.
   b. 수분은 음식을 맛볼 수 있도록 용해하고 삼킬 수 있도록 음식에 습기를 준다.
   c. 리소자임(용해소체)은 세균의 성장을 방해한다.

인두 – 구강에서 식도까지의 음식 통로

1. 소화는 일어나지 않는다.
2. 인두 근육의 수축은 연하반사의 일부이며 연수에 의해 조절된다.

식도 – 인두에서 위까지의 음식 통로

1. 소화는 일어나지 않는다.
2. 위와 접해 있는 하부식도괄약근(LES)는 위 내용물의 역류를 막아준다.

소화관의 구조적 층 그림 16-4

1. **점막(내면층)** – 소화분비물을 생산하는 상피조직으로 구성. 림프소결절은 점막을 뚫고 들어온 병원체를 식균하는 대식세포를 갖고 있다. 얇은 층의 평활근이 상피에 주름을 형성하고 있다.
2. **점막하층** – 혈관과 림프관이 있는 그물모양의 결합조직이다. 마이스너 신경총(Meissner's plexus)은 점막에 분포한 신경망으로 내장신경계의 일부이며 소화관의 전 길이에 뻗어 있다.
3. **외근육층** – 전형적으로 안쪽의 윤근층과 바깥쪽의 종근층이 있다. 기능은 기계적 소화와 연동운동. 내장신경계의 일부인 아우어바흐 신경총(Auerbach's plexus)에 의해 지배받는다. 교감신경의 흥분은 운동을 감소한다. 부교감신경의 흥분은 운동을 증가한다.
4. **장막** – 가장 외층. 횡격막보다 윗부분은 섬유성 결합조직이다. 횡격막보다 아랫부분은 장간막이다. 장액은 장막층 사이의 마찰을 막아준다.

위 – 좌상복부 사분위에 위치. 식도에서 소장까지 뻗어 있는 근육 주머니 그림 16-5

1. 음식의 저장고이며, 단백질을 소화하기 시작한다.
2. 위액은 위선에서 분비된다 표 16-1, 표 16-2.
   a. 펩신이 프로테인을 폴리펩다이드로 변환시킨다: 주세포에 의해 분비된다.
   b. HCl(PH 1~2)이 펩신을 활성화시키고 병원체를 파괴한다: 벽세포에 의해 분비된다.
   c. 점액이 내벽을 덮어 미란을 예방한다: 점막세포에 의해 분비된다.
   d. 가스트린 호르몬은 위액의 분비를 증가시킨다: G세포에 의해 분비된다.
3. 십이지장과 접해 있는 유문괄약근은 소장 내용물의 역류를 막는다.

간 – 복강의 우측 상부와 중앙에 위치하며 2개의 엽으로 구성 그림 16-1 , 그림 16-6

1. 기능적 단위는 육각형의 간소엽이다. 즉, 간세포, 동양혈관, 간동맥과 문맥의 분지, 담관으로 구성된다.
2. 유일한 소화분비물은 담즙이며, 간에서 만들어진 담즙은 간관으로 들어가고, 간관은 담낭의 담낭관과 합쳐 총담관을 형성하고, 십이지장으로 연결된다.
3. 담즙산염은 기계적 소화의 한 형태로 지방을 유화한다 표 16-1 .
4. 과다한 콜레스테롤과 빌리루빈은 간에 의해 담즙으로 배설된다.

담낭 – 간의 우엽 바로 아래 위치 그림 16-6

1. 십이지장이 필요로 할 때까지 담즙을 저장하고, 농축한다 표 16-2 .
2. 담낭관은 간관과 합쳐 총담관을 형성한다.

췌장 – 십이지장과 비장 사이, 좌상복부 사분위에 위치 그림 16-1 , 표 16-1 , 표 16-2

1. 췌장액은 외분비선(선방세포, acini)에서 분비되며 췌장관에 의해 총담관으로, 십이지장으로 운반된다 그림 16-7 .
2. 효소 췌장액은 3가지 종류의 음식을 소화하는 효소를 포함한다 표 16-1 , 표 16-2 .
   a. 아밀라제는 맥아당을 전분으로 소화한다.
   b. 트립신은 폴리펩티드를 펩티드로 소화한다.
   c. 리파제는 유화된 지방을 지방산과 글리세롤로 소화한다.
3. 중탄산 췌장액은 십이지장으로 들어온 위의 염산을 중화한다.

소장 – 복강의 중앙에 고리모양임 그림 16-1 . 위에서 결장까지 연장됨

1. **십이지장** – 처음 25cm. 총담관을 통해 담즙과 췌장이 분비된다. 공장(2.4m)과 회장(3.3m)으로 연결된다.
2. 소장의 선에서 분비된 효소들은 소화를 완성한다 표 16-1 , 표 16-2 .
   a. 펩티다아제는 펩티드를 아미노산으로 소화한다.
   b. 자당, 맥아당과 유당은 이당류를 단당류로 소환한다.
3. 콜레시스토키닌과 세크레틴 호르몬은 장관내 분비세포에 의해 생산된다. 이 호르몬은 간, 담낭, 췌장의 분비에 영향을 준다.
4. 흡수를 위한 표면적은 주름벽과 융모, 미세융모에 의해 늘어난다 그림 16-8 . 미세융모는 솔처럼 생겼다.
5. 융모는 수용성 영양분을 흡수하는 모세혈관망을 가지고 있다. 즉 단당류, 아미노산, 비타민 C와 B군, 무기질, 수분 등이다. 소장에서 영양분을 흡수한 혈액은 문맥순환에 의해 먼저 간으로 간다.
6. 융모는 지용성 영양분의 흡수를 위한 유미관(림프모세혈관)을 가진다. 즉, 비타민A, D, E, K, 지방산, 글리세롤 등이다. 소장에서 온 림프는 좌쇄골하정맥을 통해 혈액으로 되돌아간다.

대장(결장) – 소장에서 항문까지 이어짐

1. **결장** – 주요 부분 그림 16-9 : 맹장, 상행결장, 횡행결장, 하행결장, 상 결장, 직장, 항문관으로 구성된다.
2. **회맹판** – 맹장과 회장의 접합부. 분변물질이 소장으로 역류되는 것을 막는다.
3. **결장** – 기능: 수분, 무기질, 비타민 흡수. 소화되지 않은 물질을 배설한다.
4. **정상균총** – 대장에 사는 세균. 비타민, 특히 비타민K를 생산하고 병원체의 성장을 방해한다.

5. **배변반사** – 자극: 연동운동으로 변이 이동될 때 직장이 늘어난다. 감각 충동은 천골의 척수로 전달되고 운동 충동은 직장의 평활근으로 되돌아가 직장을 수축한다. 내항문괄약근은 배변할 수 있게 이완된다. 수의적 조절은 골격근으로 만들어진 외항문괄약근에 의해 가능하다 그림 16-10.

간 – 기타 기능

1. **탄수화물대사** – 여분의 포도당은 글리코겐의 형태로 저장되고 저혈당증이 있으면 다시 포도당으로 전환한다. 과당과 갈락토오스는 포도당으로 변화한다.
2. **아미노산대사** – 비필수 아미노산은 아미노기 전이(transamination)에 의해 합성된다. 여분의 아미노산은 탈아민반응(deamination)에 의해 탄수화물이나 지방으로 변화한다. 아민군(amino group)은 요소(urea)로 전환되어 신장을 통해 배설된다.
3. **지방대사** – 혈액내 지방은 운반을 위해 지단백을 형성하며 콜레스테롤 합성한다. 여분의 콜레스테롤을 담즙으로 배출한다. 지방산을 산화(beta-oxidation)하여 2개의 탄소아세틸기(carbon acetyl group)를 형성하고 에너지로 이용된다.
4. **혈장단백질합성** – 혈액량의 유지를 돕는 알부민과 혈액응고를 위한 응고인자, 운반체로서의 알파 글로불린과 베타 글로불린을 합성한다.
5. **빌리루빈 형성** – 오래된 적혈구를 식균하고 heme으로부터 빌리루빈을 형성하여 담즙과 함께 변으로 배설된다.
6. **쿠퍼세포에 의한 식균작용** – 고정 대식세포. 오래된 적혈구와 세균을 식균한다. 특히 대장에서 흡수된 세균을 식균한다.
7. **저장** – 비타민: B_{12}, A, D, E, K 및 무기질인 철과 구리를 저장한다.
8. **해독** – 간 효소는 잠재적인 독을 덜 해로운 물질로 변화시킨다. 독성 물질의 예로 알코올, 약물, 대장에서 흡수한 암모니아가 있다.

복습 문제

1. 소화관의 기관들의 이름을 명명하고, 각각의 위치를 서술하시오. 부속 소화기관의 이름을 명명하고, 각각의 위치를 서술하시오.
2. 기계적 소화의 목적을 설명하고, 2가지 예를 제시하시오. 화학적 소화의 목적을 설명하고 2가지 예를 제시하시오.
3. 최종 소화산물의 이름을 명명하고, 각각이 소장에서 어떻게 흡수되는지 설명하시오.
4. 치아의 혀, 침의 아밀라아제, 치아의 사기질, 리소자임, 침의 수분이 갖는 기능을 설명하시오.
5. 인두, 식도, 하부식도괄약근의 기능을 설명하시오.
6. 소화관의 4층 구조의 이름을 명명하고 서술하시오.

7. 위의 2가지 일반적 기능과 유문괄약근의 기능을 설명하시오. 펩신, 염산, 점액의 기능을 설명하시오.

8. 소장의 일반적인 기능을 서술하고, 세 부분의 이름을 명명하시오. 소장의 표면적이 증가하는 구조를 서술하시오.

9. 간, 담낭, 췌장이 소화에 기여하는 방법을 설명하시오.

10. 융모의 내부구조를 서술하고, 그 구조와 흡수 간의 관계를 설명하시오.

11. 대장의 주요 부분의 이름을 명명하고, 회맹판의 기능을 서술하시오.

12. 대장의 기능과 정상균총의 기능을 서술하시오.

13. 배변반사와 관련하여 자극, CNS에 직접 관여하는 부분, 효과근, 내항문괄약근의 기능, 수의적 조절에 대해 설명하시오.

14. 간에 저장되는 비타민과 무기질의 이름을 명명하시오. 간의 고정 대식세포의 이름을 명명하고, 이들의 기능을 설명하시오.

15. 간이 혈당을 조절하는 방법을 서술하시오, 탈아민과 아미노기 전이 과정의 목적을 설명하시오.

16. 간에서 생산되는 혈장단백질의 이름을 명명하고, 각각의 기능을 설명하시오.

심화학습

1. 위식도역류질환(GERD)을 가진 많은 사람들이 위산을 감소시키는 약물인 프로톤 펌프 억제제(proton-pump inhibitors)를 복용한다. 이들이 특히 먹고 마시는 것에 대해 주의해야 하는 이유는 무엇인가?

2. 대장은 점막에 융모가 없다. 융모가 필요없는 이유를 설명하시오.

3. 음식은 수시간 동안 위에 남아 있다. 음식이 소장을 통과하는 데 많은 시간이 소요된다. 이들 두 기관은 매우 다른 모양을 하고 있다. 이들이 효율적인 소화와 흡수를 위해 오래동안 음식을 보관할 수 있는 이유를 설명하시오.

4. 설사는 유쾌하지 않으나 목적이 있다. 목적을 설명하고, 단점도 기술하시오.

5. T10 수준에서의 척수 절단은 배변반사에 어떤 영향을 미치는지 설명하시오.

6. 질문그림 16-A : 십이지장 호르몬에 대한 질문. 위에서 십이지장으로 음식물 이동(흰 화살표)은 십이지장의 모세혈관 내로 두 가지 호르몬의 분비를 촉진시킨다(모세혈관망으로 표시한 회색 화살표). 이들 두 호르몬의 표적기관은 십이지장으로부터 표시한 오렌지색 화살표이다. 각 호르몬의 이름(A, B)과 표적기관(①~④)에 미치는 영향을 서술하시오.

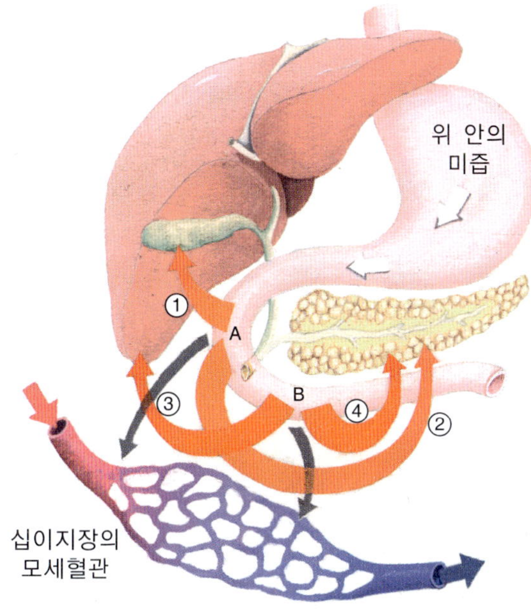

질문그림 16-A 십이지장 호르몬

소화기계통

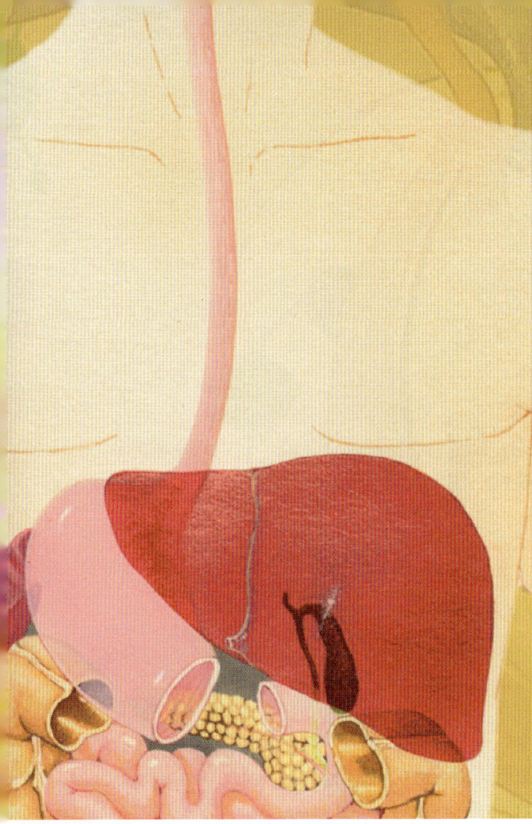

CHAPTER 17

BODY TEMPERATURE AND METABOLISM

체온조절과 대사

17 체온조절과 대사

BODY TEMPERATURE AND METABOLISM

목차

학습목표

- 체온의 정상범위를 진술할 수 있다.
- 세포호흡이 열을 생산하는 방법과 열 생산에 영향을 미치는 요인을 설명할 수 있다.
- 피부와 호흡기를 통한 열 손실 경로를 서술할 수 있다.
- 시상하부를 신체의 자동온도 조절장치라 부르는 이유를 설명할 수 있다.
- 열 손실이 증가하는 기전을 서술할 수 있다.
- 열을 보전하는 기전을 서술할 수 있다.
- 발열이 초래되는 방법과 장 · 단점을 설명할 수 있다.
- 대사, 이화, 동화를 정의할 수 있다.
- 세포호흡의 세 가지 단계 동안 포도당 분자에 일어나는 변화를 서술할 수 있다.
- 세포호흡의 산물에서 일어나는 변화를 설명할 수 있다.
- 아미노산과 지방이 에너지 생성에 이용되는 방법을 설명할 수 있다.
- 포도당, 아미노산, 지방의 합성 이용을 서술할 수 있다.
- 대사율과 kcal의 의미를 설명할 수 있다.
- 사람의 대사율에 영향을 미치는 요인을 서술할 수 있다.

BODY TEMPERATURE AND METABOLISM

용어

동화(anabolism)
이화(catabolism)
조효소(coenzyme)
전도(conduction)
대류(convection)
시토크롬(cytochromes)
내인성 발열물질(endogenous pyrogen)
발열(fever)
해당작용(glycolysis)
킬로칼로리(kiloCalorie)
크렙스 회로(krebs cycle)
발열원(pyrogen)
방사(radiation)
비타민(vitamins)

임상관련용어

해열제(antipyretic)
기초대사율(basal metabolic rate)
동상(frostbite)
일사병(heat exhaustion)
열사병(heat stroke)
저체온증(hypothermia)

BOX 17-1 **열 관련 질환** Heat-related disorders
BOX 17-2 **냉 관련 질환** Cold-related disorders
BOX 17-3 **케톤증** Ketosis
BOX 17-4 **대사율** Metabolic rate
BOX 17-5 **체중감소** Weight loss
BOX 17-6 **렙틴과 체질량지수** Leptin and body-mass index

삶의 매 순간 동안 세포들은 에너지를 필요로 하는 세포과정을 위해 음식분자를 분해하여 ATP를 얻는다. 우리는 세포호흡의 과정을 인식하지 않으나 생산물의 하나는 열의 형태를 가진 에너지임을 알고 있다. 신체는 실제로 따뜻하며 그 체온은 환경의 온도 변화가 클지라도 매우 정확하게 조절된다.

이 장에서는 체온 조절을 논하고 신체 안에서 일어나는 모든 반응의 총체인 **대사**(metabolism)를 논한다. 이들 반응은 에너지를 방출하는 세포호흡과 에너지를 필요로 하는 단백질 합성 또는 세포분열을 위한 DNA 합성을 포함한다. 체온과 대사는 분리될 수 없다.

체온 Body Temperature

체온의 정상범위는 36~38℃이며, 평균 37℃다. 24시간 동안 개인의 체온 변화는 1~2℃이며 수면 중의 체온이 가장 낮다.

그러나 취약집단인 노인이나 영아는 아동이나 성장년에 비해 체온조절이 정확하지 않을 수 있다. 영아는 체표면적에 비해 상대적으로 피부 표면적이 넓어 더 빨리 열을 상실하기 쉽다. 노인에서는 체온을 조절하는 기전이 과거처럼 효율적으로 기능하지 못하며 환경의 온도 변화에 빠르게, 효과적으로 보상하지 못할 수 있다. 아동이나 노인 환자를 간호할 때, 이 점을 기억하는 것이 특히 중요하다.

열 생산 Heat production

음식으로부터 ATP를 생성하여 에너지를 방출하는 과정은 동시에 에너지 산물의 하나로 열을 생산한다. 세포호흡이 지속적으로 일어날지라도 이 과정의 속도에 영향을 미치는 요인은 많다.

1. 갑상선에서 생성되는(**티록신** 혹은 T_3) 호르몬은 세포호흡과 열 생산의 속도를 증가시킨다. 티록신의 분비는 신체의 에너지 생성률, 대사율 자체에 의해 조절된다(제10장에서 시상하부와 뇌하수체 전엽을 포함한 되먹임 기전 참조). 대사율이 감소할 때 갑상선은 티록신을 더 많이 분비하도록 자극한다. 티록신이 세포호흡의 속도를 증가시키면 음성 되먹임 기전은 대사율이 다시 감소할 때까지 더 이상의 분비를 방해한다. 그러므로 티록신은 증가된 세포호흡의 요구가 있을 때마다 분비되는 일상 에너지 생산의 가장 중요한 조절인자라 할 수 있다.
2. 스트레스 상황에서 **에피네프린**(epinephrine)과 노르에피네프린이 부신수질에서 분비되고 **교감신경계**(sympathetic)는 좀 더 활동적이 된다. 에피네프린은 특히 심장, 골격근, 간과 같은 장기에서의 세포호흡의 속도를 증가시킨다. 교감신경계 자극 또한 이들 장기의 활동을 증가시킨다. 스트레스 상황의 요구를 충족하기 위해 증가된 ATP 생산은 그만큼 열도 더 생산될 것임을 의미한다.
3. 정상적으로 활동하는 장기(ATP를 생산하는)는 신체가 쉬고 있을 때 중요한 열의 출처이다. 예를 들어, 골격근은 소위 근육 긴장(muscle tone)이라 하여 약간 수축된 상태에 있다. 약간 수축되었을 때도 ATP를 필요로 하므로 근육은 열을 생산한다. 휴식 시에는 전체 신체 열의 약 25%를 생산하나 ATP가 많이 생산되는 운동 중에는 더 많은 열을 생산한다.

   간은 그 많은 기능을 수행하기 위한 에너지를 공급하기 위해 계속적으로 활동하여 ATP를 생산하는 장기이다. 그 결과 간은 휴식 시 전체 신체 열의 20%를 생산한다.

   이들 활동성 장기에 의해 생산된 열은 혈액에 의해 신체 곳곳으로 분산된다. 비교적 차가운 혈액이 근육이나 간과 같은 장기를 통해 흐르면 그들이 생산한 열이 혈액에 전해져 더워진다. 더워진 혈액은 신체의 다른 부위로 순환하여 이 열을 분배한다.
4. 음식의 섭취는 소화기관의 대사활동을 증가시키므로 열 생산이 증가된다. 열은 소화기관이 연동운동을 위해, 소화효소 합성을 위해 ATP를 생산할 때 발생한다.
5. 체온의 변화는 대사율과 열 생산에 영향을 미친다. 이는 사람이 비정상적으로 높은 체온, 즉 발열이 있을 때 임상적으로 중요해진다. 체온이 높을수

록 대사율은 증가하고 이는 열생산을 증가하고 체온을 더욱 상승시킨다. 그러므로 고열은 열 생산을 계속 증가시키는 악순환을 자극한다. 발열에 대해서는 후반부에서 설명하겠다.

열 생산에 영향을 미치는 요인들은 표 17-1 에 요약되어 있다.

열 손실 Heat loss

신체로부터의 열 손실 경로는 피부, 호흡기, 비뇨기, 소화기이다.

피부를 통한 열 손실 Heat loss through the skin

피부는 신체를 덮고 있기 때문에 대부분의 체열은 피부로부터 환경으로 손실된다. 환경이 체온보다 차가울 때 열손실은 불가피하다. 손실되는 열의 양은 피부를 통하는 혈류에 의해, 한선의 활동에 의해 결정된다.

피부를 통하는 혈류는 방사, 전도, 대류의 과정에 의해 열 손실량에 영향을 준다. **방사**(radiation)는 마치 난로가 방의 내용물을 데우는 것처럼 신체로부터 열이 피부를 접촉하지 않고 더 차가운 물체로 이동되는 것을 의미한다(환경 온도가 31℃ 이상 상승하면 방사는 덜 효과적이 된다). **전도**(conduction)는 의복과 같이 피부에 닿는 물체나 더 차가운 공기로 열을 빼앗기는 것이다. **대류**(convection)는 우리가 무더운 날 부채질을 하면 좀 더 시원하게 느끼는 것처럼 기류가 신체 표면으로부터 더운 공기를 움직여 열 손실을 촉진하는 것을 의미한다.

제5장을 참고해 보면, 피부의 체온과 잇따른 열 손실은 피부를 통하는 혈류에 의해 결정된다. 진피(dermis)에 분포한 세동맥은 혈류를 조절하기 위해 수축 또는 이완될 수 있다. **혈관수축**(vasoconstriction)은 진피를 통과하는 혈류를 감소하여 열 손실을 줄인다. 진피내 **혈관이완**(vasodilation)은 체표면으로의 혈류를 증가시키고 환경으로의 열 손실을 증가시킨다.

피부로부터 열이 손실되는 다른 기전은 발한(땀)이다. **외분비선인 한선**(eccrine sweat gland)은 피부 표면으로 땀(물)을 분비하고 과다한 체열은 땀을 증발시킨다. 뜨거운 프라이팬 안을 흐르는 물을 생각해 보면 팬은 그 열로 물이 증발되면서 빠르게 냉각된다. 땀이 나는 것은 이처럼 증기가 형성되는 것을 볼 수 있을 만큼 극적이진 않으나 원리는 이와 같다.

땀은 주위 공기의 습도가 낮을 때 가장 효율적이다. 습도는 대기가 함유할 수 있는 최대량의 수증기 비율이다. 습도 90%란 공기가 이미 수증기로 90%로 포화되어 있음을 의미한다. 그러한 상황에서는 땀은 쉽게 증발되지 않으며 오히려 땀은 계속 분비될지라도 피부에 남아 있게 된다. 그러나 습도가 40%일 경우 공기는 더 많은 수증기를 처리할 수 있어 땀은 피부표면으로부터 빠르

표 17-1 열 생산에 영향을 미치는 요인

요인	효과
티록신	매일의 일상 대사에서 가장 중요한 조절기, ATP 생산을 위해 식품 이용률이 증가함으로써 열 증가
에피네프린과 교감신경계 자극	스트레스 상황에서 중요, 많은 장기의 대사 활동 증가, ATP와 열 생산 증가
골격근	정상적인 근육 긴장은 ATP를 필요로 함, 생산된 열은 휴식 시 총 체열의 약 25%임
간	항상 대사가 활발, 휴식 시 총 체열의 20% 생산
음식 섭취	위장관의 활동 증가, ATP와 열 생산 증가
체온 상승	대사율 증가는 열 생산을 증가하고 이는 다시 대사율과 열 생산을 더욱 증가시킴. 고열이 있는 동안 해로울 수 있음

게 증발하고 과다한 체열은 제거된다. 완전히 건조한 공기에서 사람은 거의 1시간 동안 93℃의 온도에 견딜 수 있다.

땀이 열 손실의 매우 효과적인 기전이긴 하나 열을 손실하기 위해 물이 손실된다는 단점이 있다. 땀을 통한 수분상실은 빠르게 탈수를 유도하므로 손실된 수분은 음료로 대체해 주어야만 한다 BOX 17-1.

소량의 열도 눈에 보이지 않는 수분 손실을 가져온다. 피부는 플라스틱과 같지 않으므로 어느 정도 물을 통과시키며 소량의 물은 피부를 통해 확산되어 체열로 증발한다. 그러나 땀과 비교하면 감지되지 않는 수분 손실(insensible water loss)은 열 손실의 작은 경로이다.

호흡기를 통한 열 손실
Heat loss through the respiratory tract

따뜻한 호흡기 점막이 살아 있는 상피표면으로부터 물을 증발시킬 때 호흡기로부터 열이 손실된다. 수증기 형태로 물이 배출되고 소량의 열이 손실된다.

한선이 많지 않은 개와 같은 동물은 더운 날 헐떡거린다. 헐떡거림은 공기가 상부 호흡기를 빠르게 드나드는 것이다. 따뜻한 표면은 다량의 물을 증발시키고 이런 식으로 동물은 다량의 열을 손실한다.

비뇨기와 소화기를 통한 열 손실
Heat loss through the urinary and digestive tracts

소변과 대변이 배출될 때 배설은 극히 소량의 열 손실을 초래한다.

열 손실의 경로는 표 17-2에 요약되어 있다.

체온 조절 Regulation of body temperature

시상하부(hypothalamus)는 체온조절을 담당하여 신체의 자동온도 조절장치(thermostat)라 불린다. 자동온도 조절장치처럼 시상하부는 신체가 정해진 온도를 유지하도록 열 생산과 열 손실의 균형을 이루어 일정한 체온을 유지한다.

이렇게 하기 위해 시상하부는 신체 내부의 온도에 대해 그리고 환경 온도에 대한 정보를 받아야 한다. 시상하부의 특수 신경원은 뇌를 통과해서 흐르는 혈액의 온도 변화를 감지한다. 피부의 온도 수용체는 신체가 노출되는 외부 온도 변화에 대해 정보를 제공한다. 그러면 시상하부는 이러한 감각적 정보를 통합하고 체온을 정상범위로 유지하는 데 필요한 반응을 증진한다.

BOX 17-1 열 관련 질환 Heat-related disorders

일사병(heat exhaustion)은 수분과 염분(특히 NaCl) 상실을 동반한 과다한 땀이 원인. 더위 먹은 사람은 매우 허약함을 느끼고 피부는 대체로 차고 축축하다. 체온은 정상이거나 정상보다 낮으며 맥박은 빠르고 약하며 혈압은 수분상실로 낮아질 수 있다. 다른 증상으로는 현기증, 구토, 근육 경련이 포함된다. 치료에는 휴식과 염분이 함유된 음료나 과일주스를 소량 자주 주는 것이 포함된다.

열사병(heat stroke)은 덥고 습한 날 노인이나 만성질환자에게 영향을 줄 수 있는 생명을 위협하는 상태로 그러한 날씨에는 건강한 사람도 심한 운동을 할 경우 발생할 수 있다. 높은 습도는 땀을 열 손실의 비효율적 기전으로 만드나, 높은 열에서는 발한 과정이 지속된다. 체액 손실이 계속되면 체액을 보존하기 위해 땀이 멈추고 체온은 빠르게 상승한다.

열사병의 전형적 증상은 따뜻하고 건조한 피부이다. 더위 먹은 사람은 고체온이 뇌에 파괴적인 영향을 미쳐 흔히 의식을 잃게 된다. 치료를 위해 반드시 입원하여 정맥으로 수분을 공급함으로써 체온을 낮춰주어야 한다. 응급처치로 가능한 한 많은 피부면적에 찬물(얼음물이 아닌)을 끼얹어 줄 수 있다. 의식이 없는 사람에게 강제로 물을 먹여선 안 된다. 왜냐하면 물이 기도로 흡인될 수 있기 때문이다.

표 17-2 열 손실의 경로

경로	기전
피부(주요 경로)	• 방사와 전도: 열은 신체로부터 더 찬 공기나 물체로 손실된다. • 대류: 기류는 피부로부터 따뜻한 공기를 제거한다. • 발한: 과다한 체열은 피부 표면 위로 땀을 증발한다.
호흡기(제2 경로)	• 증발(evaporation): 체열은 호흡기 점막으로부터 물을 증발하고 수증기를 배출한다.
비뇨기(소경로)	• 배뇨: 소변은 체온상태로 배설된다.
소화기(소경로)	• 배변: 대변은 체온상태로 배설된다.

열 손실을 증가하는 기전

Mechanisms to increase heat loss

따뜻한 환경에서 또는 운동하는 동안 체온은 상승하는 경향이 있으며 더 많은 열 손실이 요구된다. 이는 진피의 혈관을 이완시키고 땀을 증가함으로써 성취된다. 혈관이완은 따뜻한 혈액이 좀 더 체표면 가까이 가게 하여 열을 환경으로 손실시킨다. 그러나 환경온도가 체온보다 높을 경우 이 기전은 덜 효과적이 된다. 두번째 기전은 땀을 증가시키는 것인데, 과다한 체열을 피부 표면에서 땀으로 증발시킨다. 이전에 언급한 대로 땀 배출은 대기 습도가 높을 경우 비효율적이다.

더운 날, 근육 긴장을 감소함으로써 열 생산을 감소시킬 수 있다. 이는 우리가 더운 날 매우 나태해지는 것을 느끼는 이유이다. 우리의 근육은 평소보다 덜 수축되어 있고 반응에 더 느려진다.

열을 보존하는 기전

Mechanisms to conserve heat

차가운 환경에서 신체로부터의 열 손실은 피할 수 없으나 어느 정도는 최소화할 수 있다. 진피의 혈관수축은 혈액을 체표면에서 다른 길로 돌려 더 많은 열을 신체 중심에 모은다. 땀은 감소하고 시상하부의 온도가 37℃ 아래로 떨어질 경우 땀은 나지 않을 것이다(뇌의 내부 온도는 구강 보다 높고 외부환경 온도 변화에 덜 민감함을 기억해라).

이들 기전으로 체온이 떨어지는 것을 충분히 막지 못할 경우 근육긴장을 증가시켜 더 많은 열을 생산할 것이다. 근육긴장이 커져 눈에 띄고 율동적이 될 때 떨림(shivering)이라 부르며 정상보다 5배 정도 열 생산이 증가될 것이다.

사람들은 추위에 대해 행동적 반응을 보인다. 스웨터를 더 입거나 실내로 들어가는 행위는 추운 것이 불편하다는 인식을 반영한다. 사람은 동물처럼 두꺼운 털을 가지고 있지 않기 때문에 이러한 수의적 활동은 극히 추울 때 과다한 열 손실을 예방하기 위해 중요하다 BOX 17-2.

발열 Fever

발열은 비정상적으로 체온이 높은 것을 말하며, 감염성 질환, 물리적 외상, 암, 중추신경계 손상이 동반될 수 있다. 발열을 초래할 수 있는 물질을 **발열원(pyrogens)**이라 부른다. 발열물질에는 세균, 이종단백, 염증반응 시 방출되는 화학물질(**내인성 발열물질, endogenous pyrogen**)이 포함된다. 발열물질은 시상하부에 화학적으로 영향을 미쳐 시상하부의 자동온도조절장치의 세팅을 상승시키는 것으로 믿고 있다. 그런 다음 시상하부는 이렇게 높여 놓은 세팅보다 체온을 올리기 위해 신체가 반응하도록 자극할 것이다.

편도선염으로 입원한 환아의 예를 들어 설명해 보자. 세균과 내인성 발열물질은 시상하부의 자동온도조절장치를 38.9℃로 다시 조정한다. 처음에 신체는 시상하부에 맞춰진 온도에 비해 더 차가울 것이며 열 보존과 열 생산 기전이 활성화될 것이다. 환아는 추위를 느끼고 떨기 시작한다. 결과적으로 체온이 시상하부에 맞춰진 온도까지 상승하도록 충분한 열이 생산된다. 이때 환아는 체온이 시상하부가 설정한 온도이므로 너무 덥지도, 너무 춥지도 않다고 느낄 것이다.

BOX 17-2 냉 관련 질환 Cold-related disorders

동상(frostbite)은 신체 일부가 어는 것이다. 손가락, 발가락, 코, 귀는 장기간 찬 곳에 노출되었을 때 가장 흔히 영향을 받는다. 왜냐하면 이들 부위는 표면적에 비해 부피가 거의 없기 때문이다. 처음에는 피부가 얼얼하다가 점차 무감각해진다. 체액이 얼 경우 얼음 결정은 모세혈관과 조직을 파괴하고(수분이 얼면 물이 팽창하기 때문) 물집을 형성한다. 가장 심한 경우엔 괴저(gangrene)로 발전하여 산소부족으로 조직이 죽는다. 동상의 치료는 환부를 다시 따뜻하게 하는 것이다. 피부 손상이 분명할 경우 화상을 입었을 때처럼 치료해야 한다.

저체온증(hypothermia)은 추운 곳에 장기간 노출된 결과로 체온이 비정상적(35℃ 이하)으로 낮은 것이다. 처음에는 손상 입은 사람이 차게 느낄 수 있으나 이러한 감각은 사라지고 혼돈, 어눌한 발음, 졸림, 조정 결함으로 대체된다. 이 단계에서 사람들은 흔히 자신의 상태의 심각성을 깨닫지 못하고 따뜻한 환경을 찾지 않을 수 있다.

저체온증이 진행되면 호흡과 맥박이 느려지고 혼수와 죽음이 따른다. 저체온증의 위협에 가장 많이 노출된 사람은 체온조절 기전이 더는 효과적이지 못한 노인과 찬 것에 대한 감각이 없는 사지마비환자가 포함된다. 이들 집단에서는 근골격이 활동하지 못하기 때문에 열 생산이 낮을 수 있다.

심맥관 수술이나 신경외과적 수술을 하는 동안 인공적으로 저체온증을 유도할 수 있다. 세심하게 조절해 가면서 체온을 낮춤으로써 대사율과 산소요구를 감소하여 광범위한 조직괴사 없이 장기간 수술을 가능하게 만든다.

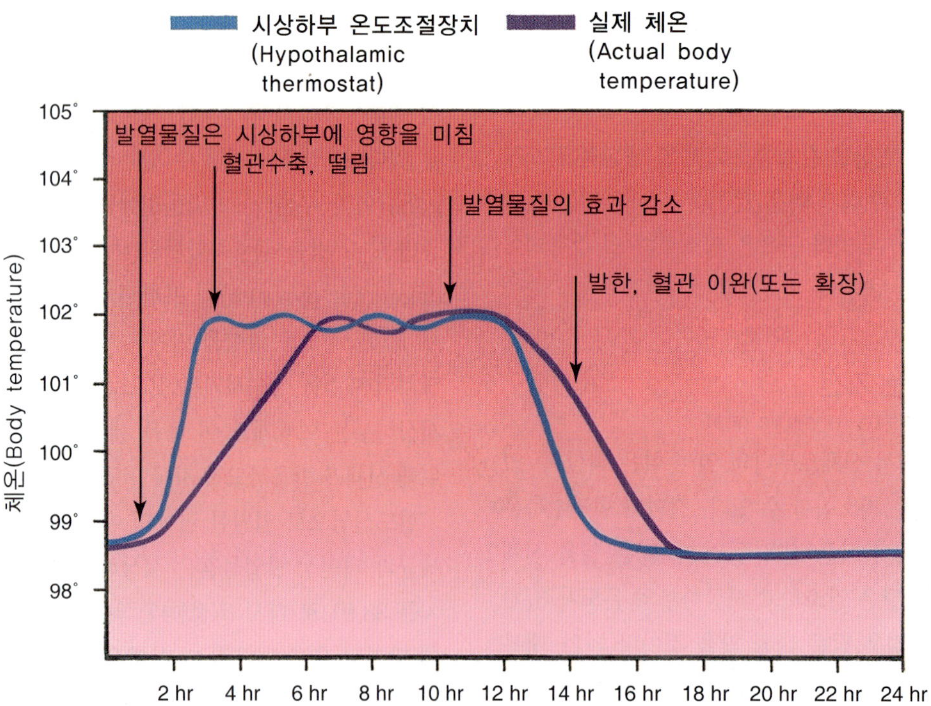

그림 17-1 **발열 동안의 체온변화** 체온변화는 시상하부 온도 변화 후에 일어나나, 결국 시상하부가 설정한 체온에 도달하게 된다.

질문: 위의 발열주기에서, 발한과 혈관이완(또는 확장)이 발생하는 이유는 무엇인가?

발열물질의 효과가 감소하면 시상하부의 세팅이 감소하여 다시 정상으로 가까워진다. 이제 환아는 따뜻함을 느끼고 열 손실 기전이 활성화될 것이다. 체온이 새로 맞춰진 시상하부 온도로 떨어질 때까지 피부의 혈관은 이완되고 땀이 날 것이다. 이것을 때로는 위기라 일컫는데, 실제로 땀이 나는 것은 체온이 정상으로 돌아옴을 나타내는 것이기 때문에 위기는 지나간 것이다. 발열 동안의 일련의 온도 변화는 그림 17-1 에서 볼 수 있다.

사람들은 발열이 유용한 목적으로 작용하는지에 대해 의아해 할 수 있다. 체온이 적절히 상승했을 때 백혈구의 활동이 증가하며 일부 발열물질의 대사는 방해받는다. 그러므로 발열은 발열물질의 파괴를 가속화시켜 감염기간을 단축시킨다는 점에서 이로울 수 있다.

그러나 고열은 심각한 결과를 가져올 수 있다. 체온이 41℃ 이상 올랐을 때 시상하부는 체온을 조절하는 능력을 상실하기 시작한다. 세포의 효소들도 그러한 높은 온도에서는 손상을 받는다. 효소의 성질과 모양이 변하고 세포 안에서 필요한 반응을 촉매하지 못한다. 그 결과로

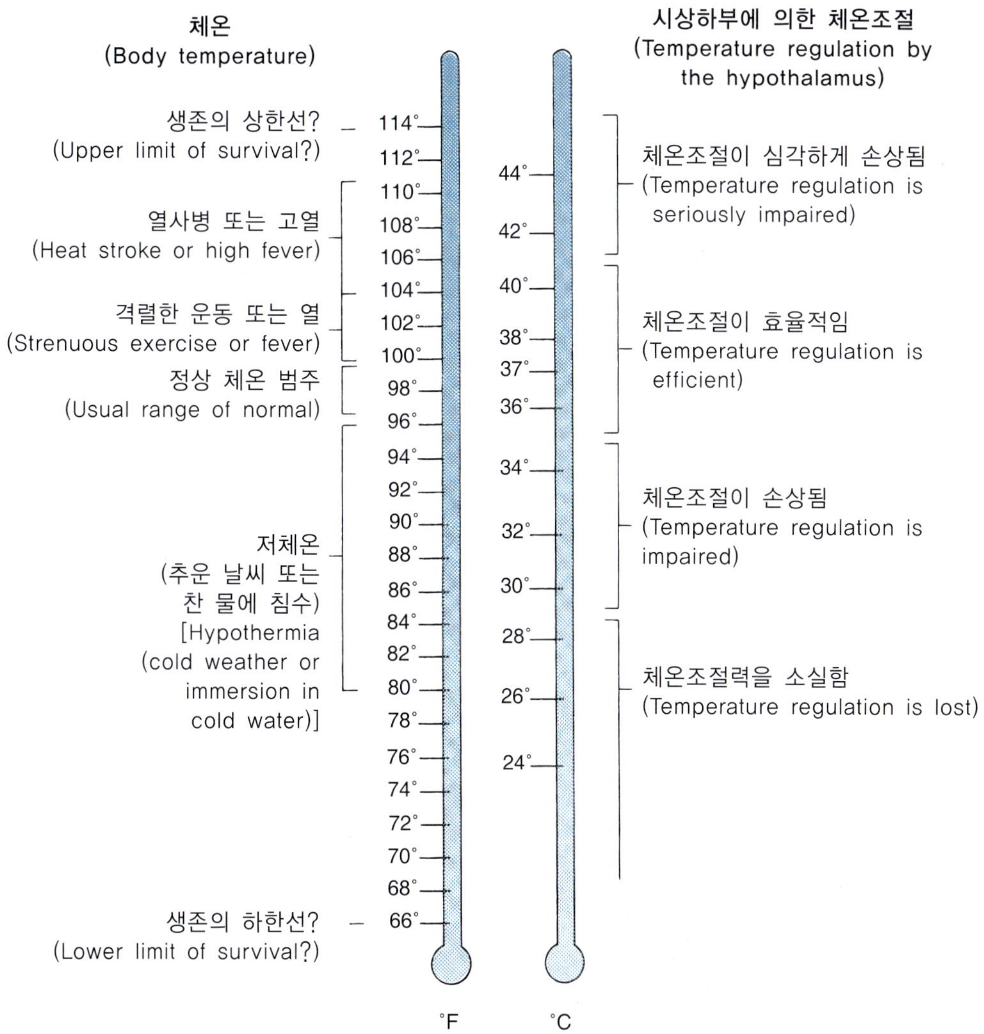

그림 17-2 **시상하부의 체온조절 능력에 따른 체온조절 효과** 체온은 화씨와 섭씨로 표기되어 있다.

질문: 사람이 생존 가능한 평균적인 온도 범위를 제시하라.

세포는 죽기 시작한다. 이는 뇌에서 가장 심각한데 그 이유는 고열이 지속될 경우 뇌가 손상되고 신경원을 대체할 수 없기 때문이다. 체온의 변화가 시상하부에 미치는 효과는 그림 17-2 에서 보여주고 있다.

아스피린과 같은 약물은 시상하부의 자동온도조절장치에 영향을 미쳐 열을 낮추기 때문에 **해열제(antipyretic)**라 부른다. 고열을 낮추는 데 도움을 주기 위해 알코올이나 찬물로 신체를 문질러주어 차게 해줄 수 있다. 과다한 체열은 이들 수분을 증발시켜 체온을 낮출 것이다.

대사 Metabolism

신진대사(metabolism)라는 용어는 신체내에서 일어나는 모든 반응을 포함하고 있다. 우리 안에서 일어나는 모든 것은 신진대사의 일부이다. 신진대사의 반응은 동화와 이화의 2개의 주요 범주로 나눌 수 있다.

동화(anabolism)는 작은 분자들을 좀 더 큰 형태의 분자로 묶는 합성 반응을 의미한다. 적골수세포에 의한 헤모글로빈 합성, 간세포에 의한 글리코겐 합성, 지방세포로 저장되는 지방의 합성은 동화의 예이다. 이러한 반응들은 ATP 형태의 에너지를 필요로 한다.

이화(catabolism)는 큰 분자 결합물을 작은 형태의 분자로 쪼개는 분해를 의미한다. 세포호흡은 음식 분자를 이산화탄소와 물로 분해하는 일련의 이화반응이다. 이화가 일어나는 동안 대개 에너지가 방출되어 ATP를 합성하는 데 이용된다. 이화반응 동안 형성된 ATP는 에너지를 요하는 동화반응에 이용된다.

대부분의 동화 및 이화반응은 효소에 의해 촉진된다. 효소는 신체온도에서 반응이 빨리 일어나도록 하는 단백질이다. 제2장에서 다루었던 활성부위이론(active site theory), 즉 효소와 기질 분자의 형태가 효소의 기능을 결정한다는 내용을 상기시켜 보자. 인체는 수천 가지의 효소를 가지고 있는데, 이들은 각각 특수한 특성을 지니며 오직 한 가지의 반응만을 촉매시킨다. 다음의 논의를 읽고, 효소의 기본기능에 대해 기억해 두자.

세포호흡 Cell respiration

다음은 ATP를 생산하기 위한 목적의 세포반응을 요약한 것이다.

$$C_6H_{12}O_6 + O_2 \rightarrow CO_2 + H_2O + ATP + 열$$
(포도당)

포도당은 잠재적인 에너지를 포함하고 있으며, 이것이 CO_2와 H_2O로 분해될 때, 잠재적 에너지는 ATP와 열의 형태로 방출된다. 필요로 되는 산소는 호흡을 통해 얻고 형성된 CO_2는 방출되기 위해 폐로 순환된다. 형성된 물은 대사성 수분으로 불리며 수분에 대한 우리의 일상 욕구를 충족하도록 돕는다. 열 형태의 에너지는 우리에게 체온을 제공하며 형성된 ATP는 에너지를 요하는 반응을 위해 이용된다. ATP의 합성은 에너지가 유리인산염 분자를 ADP(adenosine diphosphate)에 결합하기 위해 이용되는 것을 의미한다. ATP가 에너지를 요하는 과정을 위해 분해된 후 세포 안에는 ADP와 유리인산염이 존재한다(제2장의 그림 2-11 참조).

그러나 포도당 분해는 설명만큼 단순하지 않으며 복잡한 일련의 반응이 개입된다. 포도당은 수소이온이 제거되고 탄소와 탄소 결합이 와해되면서 조각조각 분해된다. 이것은 점진적으로 포도당 에너지를 방출하고 상당부분(약 40%)이 ATP를 합성하는 데 활용된다.

포도당의 세포호흡에는 당분해(glycolysis), 크렙스 구연산회로(Krebs citric acid cycle), 시토크롬 운송 시스템(cytochrome transport system)의 3가지 주요 단계가 포함된다. 각각의 단계를 자세하게 논하지는 않았으나 각각의 중요한 측면을 요약하고 에너지를 위한 아미노산과 지방의 이용관계를 요약하였다 그림 17-3 . 3가지 주요 식품 유형과 이들의 소화에 의한 최종산물이 그림의 위쪽에 나타나 있다. 화살표는 세포호흡의 단계를 보여준다.

해당 Glycolysis

해당(glycolysis)반응을 위한 효소는 세포의 세포질(cytoplasm)에서 발견되며 해당반응은 무산소 과정이므로 산소는 필요로 하지 않는다. 그림 17-3 을 참조하면 다음의 내용을 이해하는 데 도움이 된다. 해당반응에서는 6개의 탄소를 가진 포도당 분자는 3개의 탄소를 가진 2개의 피루빈산(pyruvic acid)분자로 분해된다. 2개의 ATP분자가 과정을 시작하는 데 필요하다. 그들이 공급하는 에너지는 활성 에너지로 불리며 포도당이 분해를 시작하는 데 필요하다. 이러한 반응의 결과로 4개의 ATP분자를 합성하기에 충분한 에너지가 방출되어 1개의 포도당 분자당 2개의 ATP분자를 얻게 된다. 또한 당분해가 일어나는 동안 두 쌍의 수소이온들이 NAD(나이아신[niacin]이라는 비타민을 포함하고 있는 매개체, carrier molecule)에 의해 제거된다. 그러므로 2개의 NAD분자는 $2NADH_2$가 되고 이들에 부착된 수소이온쌍은 시토크롬(cytochrome) 운송 시스템(3단계)으로 이송된다.

흔히 운동도중 근육세포에서 일어날 수 있는 것처럼 세포에 산소가 없을 경우 피루빈산은 젖산으로 변환되어 근육피로를 초래한다. 그러나 산소가 존재할 경우 피루빈산은 다음 단계인 크렙스 구연산회로(크렙스 회로)로 진행한다.

크렙스 구연산회로 Krebs Citric Acid Cycle

크렙스 구연산회로를 위한 효소는 세포의 미토콘드리아에 위치하고 있다. 세포호흡의 제2단계는 산소를 필요로 한다. 일련의 반응에서 피루빈산 분자는 분해되고 탄소들은 CO_2로 전환된다. 첫 번째 CO_2분자는 **티아민(thiamine)**이라는 비타민을 함유한 효소에 의해 제거된다. 이것은 아세틸군으로 불리는 2개의 탄소분자를 남기는데, 아세틸군은 아세틸 조효소 A(acetyl CoA)를 형성하기 위해 조효소 A라 불리는 분자와 결합한다. 아세틸 조효소 A가 크렙스 회로로 계속되면 탄소 2개가 더 CO_2로 제거되며 더 많은 쌍의 수소이온들이 NAD 및 FAD(**리보플라빈[riboflavin]**이라는 비타민을 함유한 또 다른 매체 분자)에 의해 분해된다. $NADH_2$와 $FADH_2$는 그들의 수소이온을 시토크롬 운송시스템으로 운반한다.

크렙스 회로 동안 1개의 ATP분자를 합성하기에 충분한 소량의 에너지가 방출된다. CO_2를 형성한 후 4개의 탄소분자(oxaloacetic acid)가 재생성되는 것에 주목한다. 이 분자는 다음의 아세틸 조효소 A와 반응하여 크렙스 회로가 스스로 존속하게 만든다. 세포호흡의 모든 단계의 결과는 표 17-3 에 열거되어 있다.

시토크롬 운송시스템
Cytochrome transport system

시토크롬(cytochrome)은 **철(iron)**이나 **구리(copper)**를 함유한 단백질이며 세포의 미토콘드리아에서 발견된다. 한때는 포도당의 부분이었던 수소이온의 쌍들은 NAD와 FAD라는 매체분자에 의해 시토크롬으로 운송된다. 각각의 수소원자는 양자(proton)인 수소 이온과 전자(electron)로 갈라진다. 수소이온의 전자는 한 시토크롬에서 다음 시토크롬으로 통과해 최종적으로 산소로 옮겨간다. 수소 이온은 축적되어 농도 경사를 생성한다. 그들은 ATP 합성 효소라 불리는 효소를 통해 더 적은 농도의 영역으로 흐른다. 강물이 흘러감에 따라 회전하여 전기를 생성하는 큰 댐의 터빈을 생각해보자. 마찬가지로 ATP 합성 효소는 수로이온의 흐름에 의해 회전하고 충분한 에너지가 방출되어 25분자의 ATP를 합성하게 된다. 세포호흡에서 생성된 대부분의 ATP는 이 3단계에서 나온다.

마지막으로, 시토크롬으로부터 2개의 전자를 얻은 각각의 산소원자는 2개의 수소양(H^+) 이온(양자)과 반응하여 물을 형성한다. 대사성 물의 형성은 세포내 수분에 기여하여 산독증을 예방한다. 수소양(H^+) 이온이 축적될 경우 그들은 세포의 산도(pH)를 빠르게 낮춘다. 그러나 수소양(H^+) 이온이 산소와 반응하여 물을 형성하고 pH의 강하를 예방하기 때문에 이러한 일이 일어나지 않는 것이다.

표 17-3 에는 세포호흡의 각 단계에 필수적인 비타민과 미네랄도 요약되어 있다. 중요한 개념은 식사와 호흡 간의 관계이다. 식사는 잠재적인 에너지원(대개 포도당)과 필요한 비타민, 미네랄을 제공한다. 그러나 음식으로부터 에너지를 방출하기 위해 우리는 호흡을 해야만 한다. 이것이 우리가 숨을 쉬는 이유이다. 우리가 들이마시는 산소는 세포호흡을 완결하는 데 필수적이며 생성된 CO_2는 숨을 내쉬어 방출한다.

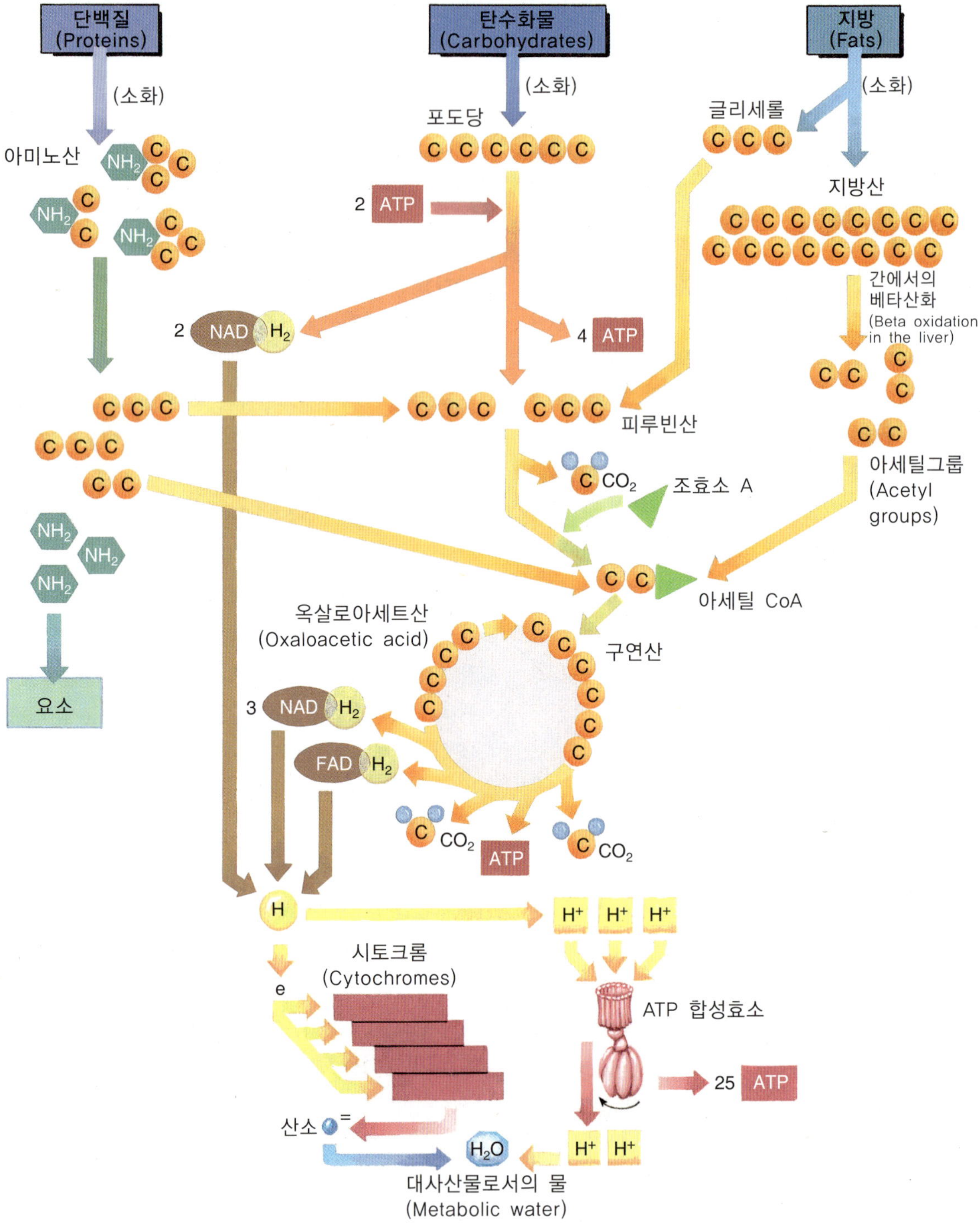

그림 17-3 **세포호흡에 대한 설명** 좌측부터 아미노산, 포도당, 지방산과 글리세롤의 분해를 보여주고 있다. 본문 내용 참조

질문: 세 종류의 영양소가 구연산 회로로 들어가기 위해서는 어떤 두 분자로 전환되어야 하는가?

에너지원으로서의 단백질과 지방

Proteins and fats as sources

포도당이 세포의 주된 에너지원이긴 하나 단백질과 지방도 잠재적 에너지를 갖고 있으며 어떤 상황에선 대체 에너지원이 된다.

단백질은 **아미노산**(amino acid)이라 부르는 작은 분자로 구성되며 음식에서 얻은 아미노산은 일차적으로 새로운 단백질의 합성에 이용된다. 그러나 즉각적으로 단백질 합성이 필요하지 않은 상황에서 과량의 아미노산은 에너지 생산에 이용된다. 과량의 아미노산은 간에서 **탈아민**(deaminated)되어 아미노군(NH_2)이 제거된다. 남은 부분은 크렙스 회로에 적합한 분자로 전환된다. 예를 들어, 탈아민된 아미노산은 탄소가 3개인 피루빈산과 탄소가 2개인 아세틸군으로 변화된다. 이들 분자들이 크렙스 회로로 들어가면 포도당에서와 같은 결과가 나타난다. 이 과정은 그림 17-3 에 도식화되어 있다.

지방은 최종 소화산물인 글리세롤과 지방산으로 구성된다. 이들 분자들은 크렙스 회로로 들어가거나 간에서의 이들을 변화시키는 반응에 참여한다. 글리세롤은 3개의 탄소를 가진 분자로 3개의 탄소를 가진 피루빈산으로 전환되어 크렙스 회로로 들어간다. 베타 산화과정에서 긴 탄소체인을 가진 지방산은 2개의 탄소를 가진 아세틸군으로 나뉘어 크렙스 회로의 나중 단계에 들어간다 그림 17-3 .

아미노산과 지방산 모두 간에서 **케톤**(ketone, 아세톤이나 아세토초산과 같은 2개 또는 4개의 탄소를 가진 분자)으로 전환된다. 체세포는 세포호흡에서 케톤을 이용할 수 있으나 매우 느리게 이용한다. 지방이나 아미노산이 주에너지원이 되는 상황에서는 **케톤증**(ketosis)이라 부르는 상태로 발전될 수 있다. 케톤증에 대해선 BOX 17-3 에 서술되어 있다. 과다한 아미노산은 포도당으로 전환될 수 있는데, 이것은 탄수화물 섭취가 적을 때 뇌에 포도당을 공급하는 데 중요하다. 음식대사에 대한 호르몬의 효과는 표 17-4 에 요약되어 있다.

표 17-3 세포호흡 요약

단계	과정에 투입되는 분자	결과	필요한 비타민 또는 무기질
해당(세포질)	포도당 – 활동 에너지에 필요한 ATP	• 2ATP • 2 $NADH_2$ (시토크롬 운송시스템) • 2피루빈산(호기성: 크렙스 회로, 혐기성: 젖산 형성)	• 니아신(NAD의 일부)
크렙스 구연산회로 (미토콘드리아)	피루빈산 – 포도당 또는 글리세롤 또는 과량의 아미노산으로부터 또는 아세틸 CoA– 지방산 또는 과량의 아미노산으로부터	• CO_2(호기) • ATP(1개 포도당에 대해 2개) • 3$NADH_2$와 1$FADH_2$ (시토크롬 운송시스템) • 다음 사이클을 위해 4개의 탄소분자를 생성	• 티아민(CO_2 제거 위해) • 나이아신(NAD의 일부) • 리보플라빈(FAD의 일부) • 판토텐산(조효소 A의 일부)
시토크롬 운송시스템 (미토콘드리아)	$NADH_2$와 $FADH_2$ – 당분해 또는 크렙스회로로부터	• 25 ATP • 대사성 물	• 철과 구리(시토크롬의 일부)

3대 영양소로부터 이용 가능한 에너지
Energy available from the three nutrient types

식품의 잠재적 에너지는 칼로리(Cal) 또는 킬로칼로리(kcal)로 불리는 단위로 측정된다. 칼로리는 물 1g을 1℃ 높이는데 필요한 에너지량이다. 칼로리 또는 킬로칼로리는 칼로리에 의한 에너지량의 1,000배이다.

탄수화물 1g에서 약 4kcal를 얻는다. 그러나 지방 1g에선 9kcal를 얻으며 알코올 1g에선 7kcal를 얻는다. 에너지를 요하는 활동으로 칼로리를 소비하지 않을 경우 지방이 많은 식사를 하면 체중이 증가하는 결과를 초래하게 되는 이유가 여기에 있다. 감자칩 하나에 있는 8g의 지방은 쿠키 하나에 있는 같은 용량의 당(또는 탄수화물)이 제공하는 칼로리의 2배를 제공한다.

사탕 또는 청량음료에 적용되는 '영양가 없는 식품(empty Calories)'이란 단어를 들어본 적이 있을 것이다. '영양가 없는'은 칼로리가 없다는 의미가 아니라, '필요가 없다'는 의미이다. 예를 들어, 청량음료에 있는 150Cal의 설탕은 에너지 생성에 쓰일 수도 있겠으나 필요한 에너지를 초과하는 많은 칼로리는 지방으로 전환되어 저장된다.

각종 식품포장의 영양성분표에는 칼로리가 표기되어 있으며, 이 칼로리는 Cal 또는 kcal를 의미한다.

식품의 합성 이용 Synthesis uses of foods

탄수화물, 단백질, 지방 각각은 에너지 생산에 이용되는 이외에도 세포와 조직에 필요한 물질을 합성하기 위한 무산소 반응에 이용된다. 반응경로는 그림 17-4 에 요약되어 있다. 3가지 영양소와 영양소의 최종 분해산물이 그림 하단에 표기되어 있으며, 화살표는 물질 합성 및 최종 산물 형성 경로를 나타낸다.

포도당 Glucose

포도당은 핵산의 일부인 **오탄당(pentose sugar)**과 같은 다른 중요한 단당류를 합성하기 위한 재료가 된다. 디옥시리보스(deoxyribose)는 DNA에서 발견되는 탄소가 5개인 당이며, 리보스(ribose)는 RNA에서 발견된다. 포도당의 이러한 기능은 오탄당 없이는 우리 세포가 세포분열을 위한 새로운 염색체를 생산하지 못할 뿐 아니라 단백질 합성 과정을 수행할 수 없기 때문에 매우 중요하다.

즉각적인 에너지요구나 오탄당에 대한 요구를 넘어선 과다한 포도당은 간이나 골격근에서 **글리코겐(glycogen)**으로 전환된다. 글리코겐은 저혈당 상태나 운동 시 에너지원이 된다.

BOX 17-3 케톤증 Ketosis

지방과 아미노산이 에너지로 이용될 때 그들은 간에서 케톤으로 전환된다. 케톤은 아세톤과 같은 유기분자로 아세틸 CoA로 변해 Krebs 회로로 들어갈 수 있다. 다른 세포들은 케톤을 에너지원으로 이용할 수 있으나 매우 느리게 작용한다. 흔히 간식의 경우처럼 케톤이 소량 생성될 때 혈중 수준은 급하게 증가하지 않는다.

케톤증 상태는 지방과 단백질이 주요 에너지원이 되고 케톤은 세포가 그들을 이용할 수 있는 것보다 빠르게 혈액에 축적될 때 존재한다.

왜냐하면 케톤은 유기산이고 혈액의 pH를 낮추기 때문이다. 혈중 케톤 수준이 상승하면 신장은 케톤을 배출하나 이때 용매(solvent)로 더 많은 물을 배설해야 하기 때문에 탈수가 된다.

케톤증은 당뇨병, 기아, 신경성 식욕부진증과 같은 식이 질환에서는 임상적으로 중요하다. 잘 조절되지 않은 당뇨병은 혼돈, 혼수, 죽음에 이를 수 있는 대사성 산증인 케톤산증(ketoacidosis)으로 진행될 수 있다. 이러한 상태를 역전시키기 위해선 탄수화물 에너지원과 이를 이용하는 데 필요한 인슐린이 요구된다.

아미노산 Amino acids

아미노산의 주요 용도는 간에 의한 **비필수 아미노산**의 합성과 모든 조직에서의 새로운 **단백질** 합성이다. 우리에게 익숙한 단백질로는 상피에 있는 케라틴(keratin)과 멜라닌(melanin), 진피와 건, 인대에 있는 콜라겐(collagen), 근육세포에 있는 미오신(myosin), 액틴(actin), 미오글로빈(myoglobin), 적혈구에 있는 헤모글로빈, 백혈구가 생산하는 항체들, 응고를 위한 프로트롬빈과 섬유소원, 혈액량을 유지하기 위한 알부민, 소화를 위한 펩신과 아밀라아제, 성장호르몬과 인슐린 그리고 몸 안에서의 반응을 촉매하는 데 필요한 수천 가지의 효소들이 있다.

식품에 들어있는 단백질에서 얻어진 아미노산은 신체가 필요로 하는 양의 단백질을 합성하기 위해 세포들이 이용한다. 새로운 단백질에 대한 신체요구가 충족될 때에만 아미노산은 에너지 생산에 이용된다. 그림 17-4 에 과량의 아미노산의 이용 경로가 요약되어 있다. 과량의 아미노산은 탈아민화되어 단순 탄수화물로 전환되고, 이는 글리코겐 형태로 저장된다. 또는 지방으로 전환되어 지방조직에 저장된다.

지방산과 글리세롤 Fatty acids and glycerol

지방 소화의 최종산물인 이들은 에너지 생산에 즉시 필요로 되지 않을 경우 **지방조직(adipose tissue)** 안에 중성지방(triglyceride)으로 저장된다. 대부분의 지방조직은 피하에서 발견되며 식이섭취가 감소할 때를 위한 잠재적 에너지이다. 표 17-4 에서 인슐린은 지방 합성과 저장을 촉진시킴을 보여주고 있다. 체중 증가에 대한 이론 중 하나에서는 당과 녹말 섭취가 증가하면 과다한 인슐린 분비를 자극하여 지방이 저장만 되고 저장된 곳에서 나와 에너지로 활용되지는 못하게 하는 결과를 초래한다고 말한다.

지방산과 글리세롤은 모든 세포막의 필수 구성요소인 **인지질(phospholipid)**을 합성하는 데 이용된다. 예를 들어, myelin은 슈반(Schwann)세포막의 인지질로 말

표 17-4 대사를 조절하는 호르몬

호르몬(내분비선)	효과
티록신(갑상선)	• 에너지를 위해 3가지 식품 유형(포도당, 지방, 아미노산) 모두의 이용 증가 • 단백질 합성 증가
성장호르몬 (뇌하수체 전엽)	• 아미노산의 세포내 이동 증가 • 단백질 합성 증가 • 에너지로 지방 이용 증가
인슐린(췌장)	• 포도당의 세포내 이동 증가 및 에너지로 이용 증가 • 포도당을 간과 근육내 글리코겐으로 전환 증가 • 아미노산과 지방산의 세포내 이동 증가(에너지 생산이 아닌 합성에 이용되도록 하기 위함)
글루카곤(췌장)	• 글리코겐을 포도당으로 전환 증가 • 에너지로 아미노산과 지방 이용 증가
코티졸(부신피질)	• 포도당을 간내 글리코겐으로 전환 증가 • 에너지로 아미노산과 지방 이용 증가 • 간과 위장관내를 제외하고 단백질 합성 감소
에피네프린(부신수질)	• 글리코겐을 포도당으로 전환 증가 • 에너지로 지방 이용 증가

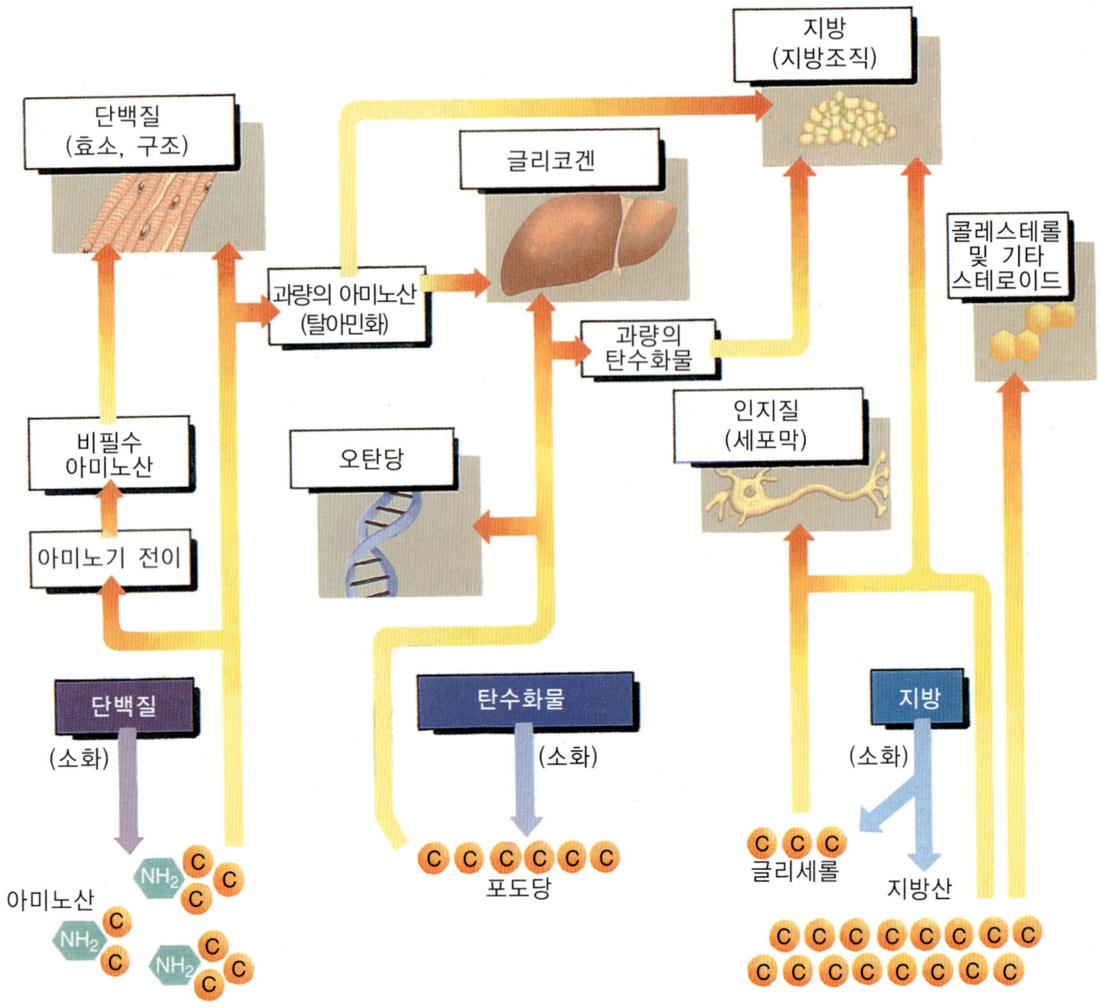

그림 17-4 **음식물의 합성 경로** 본문 내용 참조

질문: 과량의 아미노산은 탄수화물 또는 지방의 합성에 이용된다. 다른 어떤 영양소가 단백질 합성에 이용될 수 있는가?

초신경원의 수초(myelin sheath)를 형성한다.

간은 **필수 지방산(essential fatty acid)** 및 음식 섭취를 통해 생체에 필요한 지방산을 합성한다. 레시틴의 한 종류인 리놀레인산은 신체의 모든 세포막 합성에 이용된다. 식물성 지방은 필수 지방산의 대표적인 공급원이다.

지방산이 베타산화과정에서 분해될 때 생성되는 아세틸군은 스테로이드인 **콜레스테롤(cholesterol)**을 합성하는 데 이용된다. 비록 모든 세포가 그들의 세포막 내에서 콜레스테롤을 합성할 능력은 있으나 이러한 과정은 주로 간에서 이루어진다. 간은 콜레스테롤을 담즙염을 합성하는 데 이용하여 소화 시 지방을 유화한다. **스테로이드 호르몬(steroid hormone)** 또한 콜레스테롤로부터 합성된다. 코티졸과 알도스테론은 부신피질에서 생산되며 에스트로겐과 프로게스테론은 난소에서, 테스토스테론은 정소에서 생산된다.

비타민과 무기질 Vitamins and minerals

비타민은 유기분자로 정상적인 신체기능을 위해 극히 소량이 필요하다. 어떤 비타민은 **조효소**(coenzymes)로 특정 효소의 기능을 위해 필요하다. 즉, 비타민C, E, 베타카로틴은 항산화물질로서 **자유산소 유리기**(free radiCal)에 의한 세포손상을 방지한다. 자유산소 유리기는 일부 신체 반응에 의해 생성되며, 흡연이나 공해노출에 의해 합성이 촉진된다. 항산화 비타민은 자유산소 유리기가 세포 구성요소와 반응하기 전 자유산소 유리기와 결합함으로써 손상을 방지하며, 식물성 식품은 항산화 비타민의 훌륭한 공급원이다. 표 17-5 는 우리에게 필요한 비타민의 대사와 영양 측면을 요약한 것이다.

비타민 결핍은 각종 질환의 원인이 된다. 가령, 비타민C 결핍은 괴혈병을 유발한다(제4장 BOX 4-2 참조). 기타 비타민 결핍에 의한 질병으로는 펠라그라(니아신 결핍), 각기병(리보플라빈 결핍), 악성 빈혈(B_{12}), 구루병(D) 등이 있다. 보다 최근에는 엽산이 태아의 중추신경계 발달에 미치는 영향에 관심이 집중되었다. 임신 중 적정량의 엽산 섭취는 이분척추증, 무뇌증의 발병률을 현저하게 감소시키는 것으로 나타났다.

무기질(mineral)은 단순한 무기 화학물이며 다양한 기능을 가지며 제2장에서 논의되었다. 표 17-6 에는 몇 가지 중요한 전해질의 기능을 나열하고 있다. 일부 기능은 구조에 관한 것으로, 골기질(뼈바탕질)에 있는 칼슘 또는 염산의 일부분으로 염소(chlorine)와 같은 것이다. 또 다른 기능은 과정의 한 부분으로써, 혈액응고 시 칼슘과 삼투현상에서의 염소의 기능과 같은 것이다. 제19장에서는 체액-전해질 균형을 공부하며 또한 전해질을 다루게 될 것이다.

대사율 Metabolic rate

대사(metabolism)라는 용어가 우리 신체 안에서 일어나는 모든 화학반응을 서술하는 데 이용되고는 있으나 **대사율**(metabolic rate)은 대체로 열생산량으로 표현되고 있다. 이는 ATP를 활용하는 많은 신체 과정이 열을 생산하기 때문이다. 이들 과정에는 골격근의 수축, 심장의 펌프, 세포구성요소의 정상 분해가 포함된다. 그러므로 열 생산을 수량화하여 대사 활동을 측정하는 것이 가능하다.

식품에서 이용 가능한 에너지를 kcal로 측정했듯이 신체가 소비한 에너지를 측정하는 단위로도 kcal를 이용한다. 예를 들어 68kg의 체중을 가진 성인이 수면 중 소비하는 에너지는 시간당 60~70kcal이다. 일어나 식사를 준비하면서 시간당 80~90kcal로 에너지 소비가 증가한다. 여러 명의 어린 자녀를 둔 어머니의 경우, 이 수치는 상당히 높아질 것이다. 분명한 것은 활동이 많을수록 에너지 소비는 커진다는 것이다.

침상에 조용히 누운 상태로 단순히 생존하기 위해 필요로 되는 에너지를 **기초대사율**(basal metabolic rate, BMR)이라 한다. BOX 17-4 를 보면 대사율을 추산할 수 있는 공식이 있다. 활동적인 사람의 대사율에 영향을 미치는 요인은 많다.

1. **운동** – 골격근의 수축은 에너지 소비를 증가하고 대사율을 높인다 BOX 17-5 .
2. **연령** – 대사율은 아동에서 가장 높고 연령이 증가하면서 감소한다. 아동에서의 성장을 위한 에너지 요구와 작은 체구에 비해 큰 열 손실은 높은 대사율에 기여한다. 성장이 멈춘 후 대사율은 10년당 대략 2%씩 감소한다. 사람이 덜 활동적이 될 경우 총 감소량은 10년당 거의 5%에 이른다.
3. **성인의 체형** – 키가 크고 마른 사람은 동일한 체중의 키가 작은 사람에 비해 대사율이 더 높다. 이는 크고 마른 사람이 체표면적이 넓어 이를 통해 계속해서 열을 상실하기 때문이다. 그러므로 더 큰 열 손실을 보상하기 위해 대사율은 높아진다. 그림 17-5 는 체형에 따른 표면적과 체중의 비를 보여주고 있다.
4. **성호르몬** – 테스토스테론은 에스트로겐에 비해 상당한 정도로 대사활동을 증가시키므로 남성은 여성에 비해 대사율이 높다. 또한 남성은 근육이 더 많고 활동 조직이 많은 반면, 여성은 지방이 더 많고 조직이 상대적으로 덜 활동적인 경향이 있다.

표 17-5 비타민

비타민	기능	식품 급원	비고
수용성			
티아민(B_1)	• 세포호흡에서 피루빈산을 아세틸 CoA로 전환 • 오탄당 합성 • 아세틸콜린 합성	육류, 달걀, 콩류, 녹색잎, 채소, 곡류	열에 의해 빠르게 파괴
리보플라빈(B_2)	• 세포호흡에서 FAD의 일부	육류, 우유, 치즈, 곡류	위장세균에 의해 소량 생산
니아신 (nicotinamide)	• 세포호흡에서 NAD의 일부 • 에너지 위해 지방을 대사	육류, 생선, 곡류, 콩류	트립토판에 의해 합성 가능
피리독신(B_6)	• 아미노산 대사와 단백질 합성, 핵산 합성, 항체 합성에 필요한 효소의 일부	육류, 생선, 곡류, 이스트, 요구르트	위장세균에 의해 소량 생산
비타민B_{12}	• DNA 합성(특히 적혈구 생산에서) • 에너지 위해 아미노산을 대사 • 수초 합성(특히 중추신경계에서)	간, 육류, 생선, 달걀, 우유, 치즈	코발트 함유; 흡수 위해 위의 벽세포에서 분비되는 내인자(intrinsic factor) 필요
비오틴	• 핵산 합성 • 지방산과 아미노산의 대사	이스트, 간, 달걀	위장세균에 의해 소량 생산
엽산(folacin)	• DNA 합성(특히 혈구 생산에서) • 태아의 중추신경계통 발달에 기여	간, 곡류, 콩류, 녹색잎 채소	위장세균에 의해 소량 생산
판토테닌산	• 세포호흡에서 조효소 A의 일부, 에너지를 위해 아미노산과 지방 이용	육류, 생선, 곡류, 콩류, 채소	위장세균에 의해 소량 생산
비타민C	• 콜라겐 합성(특히 환부 치유 위해) • 아미노산의 대사 • 철분 흡수 • 자유산소유리기로부터의 세포손상 방지하는 항산화 작용	감귤류, 토마토, 감자	열에 의해 빠르게 파괴
지용성			
비타민A	• 시홍소 합성 • 성장하는 뼈의 석회화 • 상피조직의 유지	녹황색 채소, 간, 우유, 달걀	간에 저장, 흡수 위해 담즙산염 필요
비타민D	• 소장 안에서 칼슘과 인 흡수 • 면역 반응, 인슐린의 작용, 근육 및 근력 유지에 관여	강화우유, 달걀노른자, 생선, 간, 우유	자외선에 노출된 피부에서 생산, 간에 저장, 흡수 위해 담즙산염 필요
비타민E	• 항산화제: 세포막의 파괴 예방 • 환부 치유 및 간의 해독능력에 기여	견과류, 곡물 배아, 씨기름	간과 지방조직에 저장, 흡수 위해 담즙산염 필요
비타민K	• 프로트롬빈과 기타 응고인의 합성	간, 시금치, 양배추	위장세균에 의해 다량 생산, 흡수 위해 담즙산염 필요, 간에 저장

표 17-6 무기질

무기질	기능	식품 급원	비고
칼슘	• 뼈와 치아 형성 • 신경원과 근육 기능 • 혈액 응고	우유, 치즈, 요구르트, 조개, 녹색잎 채소	흡수 위해 비타민D 필요 – 뼈에 저장
인	• 뼈와 치아 형성 • DNA, RNA, ATP의 일부 • 인 완충계의 일부	우유, 치즈, 생선, 육류	흡수 위해 비타민D 필요 – 뼈에 저장
나트륨	• 체액의 삼투압에 기여 • 신경충격 전송 및 근육 수축 • 중탄산 완충계의 일부	소금, 거의 모든 식품	세포외액내 가장 풍부한 양이온
칼륨	• 체액의 삼투압에 기여 • 신경충격 전송 및 근육 수축	사실상 모든 식품	세포내액내 가장 풍부한 양이온
염소	• 체액의 삼투압에 기여 • 위액내 염산의 일부	소금	세포외액내 가장 풍부한 음이온
철	• 헤모글로빈과 미오글로빈의 일부 • 세포호흡에서 시토크롬의 일부	육류, 조개, 말린 살구, 콩류, 달걀	간에 저장
요오드	• 티록신과 T_3의 일부	요오드 처리한 소금, 해산물	아동의 정신적 발달을 위해 중요
황	• 아미노산의 일부 • 티아민과 비오틴의 일부	육류, 달걀	인슐린과 케라틴은 황을 필요로 함
마그네슘	• 뼈의 형성 • ATP–ADP의 대사	녹색잎 채소, 콩류, 해산물, 우유	녹색 식물내 엽록소의 일부
망간	• 요소의 형성 • 지방산과 콜레스테롤 합성	콩류, 곡류, 견과류, 녹색잎 채소	일부는 간에 저장
구리	• 헤모글로빈 합성 • 세포호흡에서 시토크롬의 일부 • 멜라닌 합성	간, 해산물, 곡류, 견과류, 콩류	간에 저장
코발트	• 비타민B_{12}의 일부	간, 육류, 생선	비타민B_{12}는 간에 저장
아연	• CO_2 이동에 필요한 탈산탈수효소(carbonic anhydrase)의 일부 • 단백질 소화에 필요한 펩티다아제의 일부 • 정상적인 미각에 필요 • 환부 치유에 관여	육류, 해산물, 곡류, 콩류	과도한 구리 대사 방해는 후각 저하를 가져온다.

BOX 17-4 대사율 Metabolic rate

기초대사율(basal metabolic rate, BMR)을 추정하기 위해 시간당 사용되는 킬로칼로리(kcal) 계산:

여성 – 체중 kg당 0.9kcal

남성 – 체중 kg당 1.0kcal

그런 다음 1일 kcal 결정하기 위해 kcal/시간에 24시간을 곱한다.

예 55kg의 여성

1. 체중 kg에 0.9를 곱한다.
   55kg×0.9kcal/kg/hr=49.5kcal/hr
2. kcal/hr에 24를 곱한다.
   49.5kcal/hr×24=1,188kcal/day
   (BMR은 대략 1,200kcal/day)

예 73kg의 남성

1. 73kg×1.0kcal/kg/hr=73kcal/hr
2. 73kcal×24=1,752kcal/day

평균 24시간(1일) 동안 실제로 소비한 에너지양을 추산하기 위해 다음의 백분율을 이용할 수 있다.

좌식 활동: BMR의 40~50%를 BMR에 더한다.
가벼운 활동: BMR의 50~60%를 BMR에 더한다.
중정도 활동: BMR의 65~75%를 BMR에 더한다.
심한 활동: BMR의 75~100%를 BMR에 더한다.

BMR 1,200Kcal/day인 55kg의 여성의 예를 이용하면 다음과 같다.

좌식 활동: 1,680~1,800Kcal/day
가벼운 활동: 1,800~1,980Kcal/day
중정도 활동: 1,980~2,100Kcal/day
심한 활동: 2,100~2,400Kcal/day

BOX 17-5 체중감소 Weight loss

체중감소는 활동을 통한 열량 소비가 식품으로 섭취한 열량(Calorie)을 초과할 때 나타난다.

지방, 물, 단백질로 구성된 체지방 1파운드(453g)를 줄이기 위해 3,500Cal의 에너지를 소비해야만 한다. 어떠한 형태의 운동이라도 칼로리를 요구하긴 하나, 격렬한 운동일수록 칼로리 소비는 증가한다. 몇 가지 운동의 예가 아래 표에 제시되어 있다. 대부분의 식품 포장에는 열량을 포함한 영양학적 정보를 포함하고 있다.

매일의 열량 섭취량을 기록하는 것은 체중을 줄이기 위한 중요 부분이다. 지속적인 지방 감소는 주당 1~2파운드를 초과해선 안 된다는 것을 기억하는 것 또한 중요하다. 왜냐하면 열량 섭취가 감소하면 대사율도 감소하기 때문이다. 운동은 매우 중요하다.

건강한 체중감소 식이에는 에너지 요구를 공급하기 위한 탄수화물과 충분한 단백질(1일 40~45g), 적은 지방을 포함하며 비타민, 무기질, 섬유소를 공급하기 위해 채소와 과일을 포함해야 한다.

활동	10분당 평균 Cal	활동	10분당 평균 Cal
힘차게 걷기	45	달리기(8mph)	120
걸어서 층계 오르기	170	자전거타기(10mph)	70
천천히 춤추기	40	자전거타기(15mph)	115
빠르게 춤추기	65	수영	100

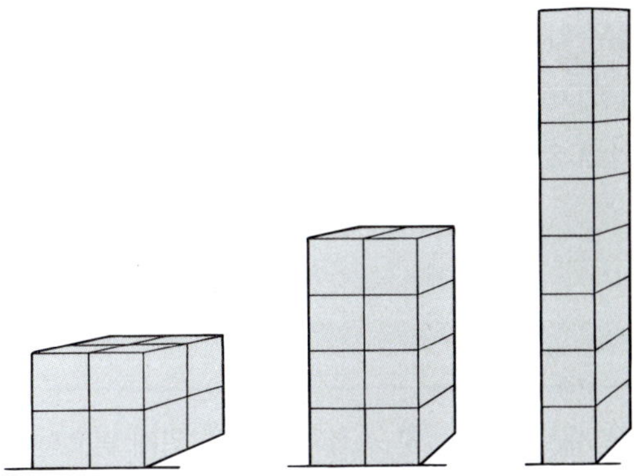

그림 17-5 **체표면적과 체중의 비율** 동일한 체중을 가진 3가지 유형의 사람들을 생각해보자. 우측의 "키가 크고 마른 사람"은 "키가 작고 통통한 사람"에 비해 약 50% 체표면적이 넓다. 열 소실 시, 체표면적이 넓을수록 대사율이 높아진다.

질문: 3가지 유형 중 어떤 유형이 영아의 신체비율을 가장 잘 나타내는가? 체중보다는 내부-외부 비율을 생각할 것

5. **교감신경 자극** – 스트레스 상황에서는 많은 체조직들의 신진대사가 증가한다. 여기에 또한 에피네프린과 노르에피네프린 호르몬이 기여하여 결과적으로 대사율을 높이고 있다.
6. **식품섭취 감소** – 장기간 식품 섭취가 감소할 경우, 대사율도 감소하기 시작한다. 마치 이용할 수 있는 에너지원이 있을지라도, 에너지를 보존하기 위해 신진대사를 느리게 하는 것과 같다BOX 17-6.
7. **기후** – 추운 기후에 사는 사람은 열대 지역에 사는 사람에 비해 10~20% 정도 대사율이 더 높다. 이는 대사율 조절에 가장 책임이 있는 호르몬인 티록신의 분비에 차이가 있기 때문으로 믿고 있다. 추운 기후에서는 열 생산에 대한 필요성이 티록신의 분비를 증가시켜 대사율을 높인다.

BOX 17-6 렙틴과 체질량지수 Leptin and body-mass index

렙틴은 지방세포에 의해 생산되는 단백질이고, 식욕 억제를 위해 시상하부에 신호를 보내는 호르몬이다. 신체에 지방이 얼마나 저장되어 있는지 뇌에 정보를 제공함으로서 체중 조절에 관여한다.

렙틴의 또 다른 역할은 특히 여성에서 사춘기 시작에 기여하는 것이다. 체지방이 적은 마른 소녀는 평균 체지방을 가진 소녀에 비해 나중에 월경을 시작하는 경향이 있다. 지속적인 배란을 위해서는 특정 수준의 체지방이 필요하다. 렙틴은 이러한 정보의 화학적 매개자(mediator)이다. 또한 렙틴은 골아세포(osteoblast)에 의해 형성되는 오스테오칼신(osteoCalcin)과 함께 작용함으로서 세포 내 지방축적을 줄여 에너지로 사용하게 하며 인슐린을 생산하는 췌장세포의 효율성을 향상시킨다.

지방이 적거나(leanness), 지방이 많음(fatness)을 측정하는 가장 좋은 방법은 **체질량지수(BMI)**이다.

산출방법: 체중(kg) 나누기 신장(m)의 제곱

예 **체중 55kg, 신장 164cm인 사람**

$55 \div (1.64 \times 1.64) = 20.45$

최적의 BMI는 21이다. BMI가 25 이상일 경우, 과체중으로 간주한다.

노화와 대사 Aging and Metabolism

앞에서 언급한대로 대사율은 나이가 들면서 감소한다. 그러나 여전히 활동적인 노인은 그들의 전반적인 건강이 양호한 한 그들의 요구에 적절한 대사율(에너지 생산)을 유지할 수 있다. 신체 혹은 감정의 장애를 지닌 일부 노인들은 영양실조의 위험성을 지닌다. 보호자는 이들에게 하루에 몇 번 음식을 섭취하는지, 식욕은 좋은지, 그저 그런지, 나쁜지, 음식의 맛은 어떤지 등을 물어보아 이러한 위험성에 대해 사정해야 할 것이다. 이러한 간단한 질문들로써 적절한 영양상태를 유지하도록 도울 수 있다.

외부 온도 변화에 대한 민감성은 연령이 증가하면서 감소하며 체온조절이 더는 정확하지 않다. 한선의 기능도 활발하지 않으며 장기간의 높은 주위 온도는 노인의 경우 매우 위험하다. 2003년 8월 유럽에서는 장기간의 심한 이상 고온 현상으로 인해 적어도 25,000명이 숨졌는데, 이들 중 대부분은 노인들이었다고 한다.

요약 Summary

음식은 새로운 세포 및 조직의 합성을 위해 필요하며 그러한 합성반응에 필요한 에너지를 생산하는 데 활용된다. 대사의 결과인 열에너지는 일정한 체온을 유지하고 지속적인 대사활동을 가능케 해준다. 여기에 서술된 대사 경로는 전체 신진대사의 극히 부분으로 인체기능의 화학적 복잡성을 제시하고 있다.

학습개요

체온

1. 정상범위는 36~38℃, 평균 37℃
2. 24시간 동안의 정상변화는 0.5~1℃
3. 영아와 노인에서의 체온조절은 다른 연령층에서만큼 정확하지 않다.

열 생산

열은 세포호흡의 에너지 생산물 중 하나이다.

많은 요인이 실제로 생산되는 전체 열에 영향을 미친다(표 17-1).

1. **갑상선으로부터의 티록신** – 1일 열 생산의 가장 중요한 조절자. 대사율이 감소하면, 더 많은 티록신이 분비되어 세포 호흡률을 증가시킨다.
2. **스트레스** – 교감계 자극과 에피네프린 및 노르에피네프린은 많은 장기의 대사활동을 증가시키고, ATP 및 열의 생산을 증가시킨다.
3. 활동성 장기는 계속해서 열을 생산한다. 골격근 긴장력은 휴식 시 전체 체열의 25%를 생산한다. 간은 휴식 시 체열의 20%까지 제공한다.
4. 음식 섭취는 소화기 장기의 활동을 증가하고, 열 생산을 증가시킨다.
5. 체온의 변화는 대사율에 영향을 미친다. 발열은 대사율을 증가시키고, 더 많은 열을 생산한다. 이는 아주 고열일 때, 해로울 수 있다.

열 손실 (표 17-2)

1. 대부분의 열은 피부를 통해 손실된다.
2. 진피를 통과하는 혈류는 방사, 전도, 대류에 의해 손실되는 열의 양을 결정한다.
3. 진피의 혈관이완은 혈류와 열 손실을 증가시키며, 방사와 전도는 환경이 신체보다 차가울 경우에만 효과적이다.
4. 진피의 혈관수축은 혈류를 감소하고, 신체 내부로 열을 보존한다.
5. 땀은 매우 효과적인 열 손실 기전으로 과량의 체열은 피부표면에서 땀으로 증발된다. 즉, 땀은 대기 습도가 낮을 때, 가장 효과적이다.
6. 땀은 또한 수분을 손실하는 단점을 가지며 심각한 탈수를 막기 위해 보충되어야만 한다.
7. 열은 따뜻한 호흡기 점막으로부터 수분을 증발시킴으로써 호흡기를 통해 손실된다. 즉, 수증기는 호기의 일부이다.
8. 극히 소량의 열이 소변 및 배변을 배출하면서 체온에서 손실된다.

열 손실의 조절

1. 시상하부는 신체의 자동온도조절장치이며, 열 생산과 열 손실의 균형을 맞추어 체온을 조절한다.
2. 시상하부는 자신의 신경원(혈액의 온도)과 진피내의 온도 수용체로부터 정보를 받는다.
3. 열 손실을 증가시키는 기전은 진피의 혈관이완과 땀의 증가이다. 증가된 근육 긴장도(떨림)는 열 생산을 증가할 것이다.
4. 열을 보호하는 대사작용은 피부 진피의 혈관수축과 발한의 감소이다. 근 긴장도의 증가(오한)는 열 생산을 증가시킨다.

발열 – 비정상적으로 상승된 체온

1. **발열을 초래하는 물질** – 세균, 이종 단백질, 또는 염증반응에 방출되는 화학물질(내인성 발열물질)
2. 발열물질은 시상하부의 자동온도조절장치의 세팅을 상승시킨다. 즉, 사람은 춥게 느끼고, 열을 생산하기 위해 떨기 시작한다.
3. 발열물질이 제거되면 시상하부의 세팅은 정상으로 회복된다. 즉, 사람은 덥게 느끼고, 체온을 낮추기 위해 땀을 내기 시작하여 열을 손실한다.
4. 낮의 발열은 백혈구의 활동을 증가시키고, 다른 병원체의 활동을 방해하므로 유익할 수 있다.
5. 고열은 고온에서 효소를 변성시키기 때문에 해로울 수 있다. 이것은 뇌에 가장 치명적이다. 뇌세포는 죽으면 재생될 수 없기 때문이다.

대사 – 신체 내부의 모든 반응들

1. **동화** – 대체로 ATP의 형태로 에너지를 필요로 하는 합성반응
2. **이화** – 흔히 ATP의 형태로 에너지를 방출하는 분해반응
3. 효소는 대부분의 동화반응과 이화반응을 촉매한다.

세포호흡 – 음식분자를 분해하여 전위 에너지를 방출하고 ATP를 합성

1. (포도당+산소)는 (CO_2+H_2O+ATP+열)을 얻는다.
2. 포도당 분해는 3단계, 즉 해당, 크렙스 회로, 시토크롬 운송시스템 (표 17-3), (그림 17-3) 을 포함한다.
3. 필요한 산소는 호흡을 통해 얻는다.
4. 형성된 수분은 세포내액의 일부가 된다. 즉, CO_2는 배출되며, ATP는 에너지를 필요로 하는 반응에 사용된다. 열은 체온을 제공한다.

단백질과 지방 – 에너지원(호르몬 조절에 대해서는 표 17-4)

1. 과량의 아미노산은 간에서 탈아민되어 피루빈산이나 아세틸군으로 전환되어 크렙스 회로로 들어간다. 아미노산은 또한 포도당으로 전환되어 뇌에 공급된다 그림 17-3 .
2. 글리세롤은 피루빈산으로 전환되어 크렙스 회로로 들어간다.
3. 간에서의 베타 산화과정에서 지방산은 아세틸군으로 쪼개져 크렙스 회로로 들어간다. 케톤은 다른 세포로 운반되기 위해 형성된다.

식품에서 이용 가능한 에너지

1. 에너지는 kcal(Cal)로 측정한다.
2. 탄수화물은 그램당 4kcal, 단백질은 그램당 4kcal, 지방은 그램당 9kcal가 있다.

식품의 합성 이용 그림 17-4

1. **포도당** – DNA와 RNA를 위해 오탄당을 합성하는 데 이용. 간과 근육에 에너지를 저장하기 위해 글리코겐을 합성하는 데 이용
2. **아미노산** – 새로운 단백질과 비필수 아미노산을 합성하는 데 이용
3. **지방산과 글리세롤** – 세포막을 위한 인지질을 합성하고, 지방조직에 저장하기 위해 트리글리세라이드를 합성하며, 콜레스테롤과 기타 스테로이드를 합성하는 데 이용
4. 어떤 식품이든 과다하게 섭취하면 지방으로 전환되어 저장된다.
5. **비타민과 무기질** – 표 17-5 , 표 17-6 참조

대사율– 신체에 의한 열생산, kcal로 측정

1. 기초대사율(BMR)은 생명을 유지하는 데 필요한 에너지이다 BOX 17-4 . 운동은 대사율을 증가한다. 다른 여러 요인들이 활동적인 사람들의 대사율에 영향을 준다.
   a. 연령– 대사율은 어린 아동에서 가장 높고 나이가 들면서 감소한다.
   b. 체형– 체중에 비해 체표면적이 더 넓으면 대사율이 더 높아진다.
   c. 성 호르몬– 남자는 대체로 여성에 비해 대사율이 높다. 남자는 여성에 비해 지방 비율보다 근육이 더 많다.
   d. 교감신경 자극 – 대사활동은 스트레스 상황에서 증가한다.
   e. 식사 섭취량 감소 – 이용 가능한 에너지원을 보유하기 위해 대사율은 감소한다.
   f. 기후 – 추운 기후에 사는 사람은 열 생산에 대한 요구가 훨씬 크기 때문에 대체로 대사율이 높다.

복습문제

1. 체온의 정상범위를 진술하시오.

2. 세포호흡의 방정식을 요약 진술하고, 각각의 생성물에 무슨 일이 일어나는지 진술하시오.

3. 열 생산에서 티록신, 골격근, 스트레스 상황, 간의 역할을 서술하시오.

4. 피부를 통한 열 손실의 2가지 기전을 서술하고, 혈류의 역할을 설명하라. 열이 호흡기계를 통해 손실되는 방법을 서술하시오.

5. 땀과 진피의 혈관이완이 열 손실의 효과적인 기전이 되지 못하는 상황을 설명하시오.

6. 체온을 조절하는 뇌 부위의 명칭을 쓰고, 자동온도조절장치가 의미하는 바를 설명하시오.

7. 더운 환경과 추운 환경에 대한 신체의 반응을 서술하시오.

8. 발열물질이 발열을 초래하는 방법을 설명하고, 발열물질의 예 2가지를 제시하시오.

9. 대사, 동화, 이화, kcal, 대사율을 정의하시오.

10. 포도당의 세포호흡에서 3단계의 이름을 열거하고 각 단계가 세포의 어느 부분에서 일어나는지, 산소를 필요로 하는지 필요로 하지 않는지 진술하시오.

11. 해당, 크렙스 회로, 시토크롬(전자) 운송시스템 각 단계에 대해, 과정에 투입되는 분자물질과 과정의 결과를 진술하시오.

12. 지방산, 글리세롤, 과량의 아미노산이 세포호흡에서 에너지 생산에 이용되는 방법을 설명하시오.

13. 포도당, 아미노산, 지방산이 이용되는 합성을 서술하시오.

14. 활동적인 사람의 대사율에 영향을 미치는 요인 4가지를 서술하시오.

15. 점심식사에 탄수화물 60g, 단백질 15g, 지방 10g이 포함되어 있다면, 이 식사가 제공하는 열량은 몇 kcal인가?

심화학습

1. 14세인 지수는 동물애호가로 채식주의자가 되겠다고 결심하였다. 이와 같은 식이에는 어떤 영양소가 부족할 수 있는가? 이들 부족한 영양소는 어떠한 방법으로 섭취할 수 있는가?

2. 동물실험 연구에서는 열량제한 식이가 뇌의 노화작용을 보호함으로써 생명을 연장시킨다는 결과를 보여주었다. 연구에서 동물들은 평소 섭취하는 칼로리의 1/2 정도를 섭취하였는데, 사람의 경우 대부분의 사람들이 섭취하는 2,000 칼로리는 또는 그 이상과 비교하였을 때 하루 1,250~1,500칼로리로 제한하는 것이다. 110년을 생의 주기로 보았을 때 이와 같은 칼로리 제한은 가치가 있는가? 이러한 식이와 관련된 문제를 기술하시오.

3. 해마다 여름이면 부모가 볼일을 보는 동안 어린아이 혼자 차에 갇히는 사건사고가 보고된다. 그 결과 열사병(heat stroke)으로 인해 심한 뇌손상을 입거나 사망과 같은 비극적인 결과를 초래할 수 있다. 어린 아이들이 열에 크게 영향을 받는 이유를 설명하시오.

4. 1912년 4월에 침몰한 타이타닉호를 생각해보라. 구명보트가 부족하여 많은 사람들이 북대서양 바닷물 속에 떠 있었다. 구명조끼를 입고 있었기 때문에 익사하지는 않았지만, 많은 사람들이 30분 이내에 사망하였다. 그 이유를 설명하시오.

5. 노인과 사지마비 대상자는 모두 날씨가 추울 때 어려움을 겪는다. 두 대상자가 경험하는 문제에는 차이가 있는데 어떻게 다른지 설명하시오.

6. 질문그림 17-A 는 체온조절을 묘사한다. 왼쪽 (# 2-4)은 더운 날씨에 대한 신체의 반응이고 오른쪽 (# 6-8)은 추운 날씨에 대한 반응이다. 각각의 반응에 대해 쓰시오. #1은 무엇이며, 긴 화살표 (# 5와 9)는 무엇을 의미하는가?

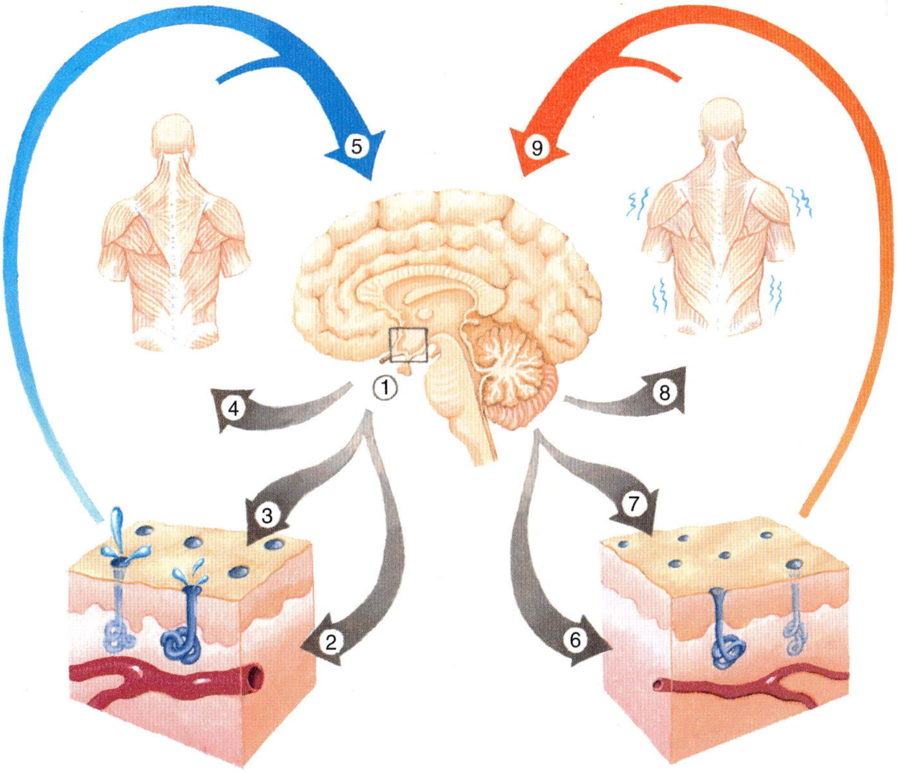

질문그림 17-A 체온조절

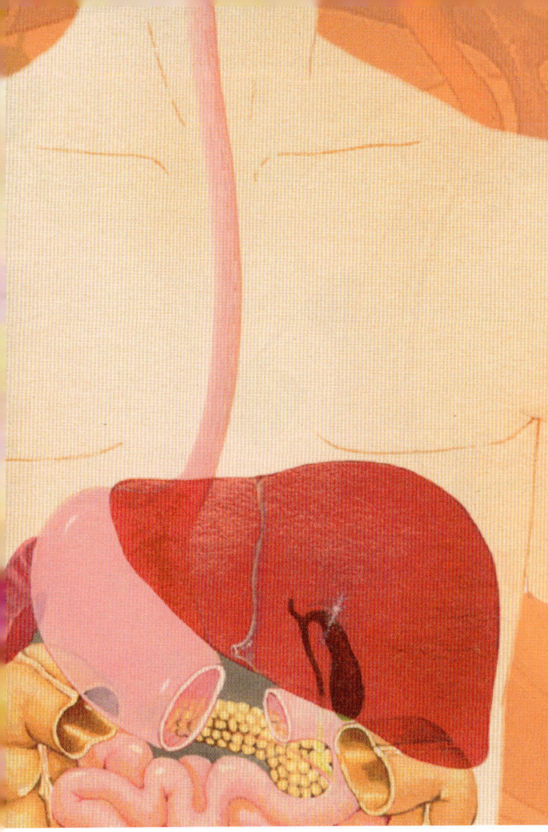

CHAPTER 18

THE URINARY SYSTEM

비뇨기계통

18 비뇨기계통

THE URINARY SYSTEM

목차

학습목표

- 비뇨기계에 속하는 각 기관의 위치와 일반적인 기능을 설명할 수 있다.
- 네프론의 부분별 명칭과 그와 관련된 중요 혈관의 명칭을 열거할 수 있다.
- 소변의 생성과 다음 나열된 것의 관계를 설명할 수 있다 : 사구체 여과, 세뇨관 재흡수, 세뇨관 분비, 신혈류
- 세뇨관 재흡수의 기전과 세뇨관 분비의 중요성을 설명할 수 있다.
- 신장이 어떻게 정상 혈액량(blood volume)과 혈압을 유지하는지 설명할 수 있다.
- 신장에 영향을 미치는 호르몬의 이름과 기능을 기술할 수 있다.
- 신장이 어떻게 혈액과 조직액의 정상 산도(pH)를 유지하는지 설명할 수 있다.
- 배뇨 반사를 이해하고, 어떻게 수의적 통제가 가능한지 설명할 수 있다.
- 정상적인 소변의 특성을 설명할 수 있다.

THE URINARY SYSTEM

용어

보우만주머니(bowman's capsule)
배뇨근(detrusor muscle)
외요도괄약근(바깥요도조임근, external urethral sphincter)
사구체여과율(glomerular filtration rate)
사구체(glomerulus)
내요도괄약근(속요도조임근, internal urethral sphincter)
사구체 근접세포(juxtaglomerular cells)
배뇨(micturition)
네프론(nephron)
질소잔여물(nitrogenous wastes)
세뇨관 주변 모세혈관(peritubular capillaries)
신소체(renal corpuscle)
사구체여과액(renal filtrate)
세뇨관(renal tubule)
후복막(배막뒤, retroperitoneal)
비중(specific gravity)
역치(threshold level)
방광삼각부(trigone)
요관(ureter)
요도(urethra)
방광(urinary bladder)

임상관련용어

방광염(cystitis)
배뇨곤란(dysuria)
혈액투석(hemodialysis)
신염(nephritis)
요량감소증(핍뇨, oliguria)
다뇨증(polyuria)
신결석(renal calculi)
신부전(renal failure)
횡문근융해증(rhabdomyolysis)
요독증(uremia)

BOX 18-1 유주신 Floating kidney
BOX 18-2 신부전과 혈액투석 Renal failure and hemodialysis
BOX 18-3 적혈구 생성 촉진제 Erythropoietin
BOX 18-4 신결석 Kidney stone
BOX 18-5 혈액검사와 신장 기능 Blood tests and kidney function
BOX 18-6 요로 감염 Urinary tract infections

최초의 성공적 인간 장기 이식은 1953년에 실시된 신장이식이었다. 당시 장기 공여자와 수혜자가 일란성 쌍둥이였기 때문에 거부반응은 문제되지 않았다. 그 이후 수천 건 이상의 신장이식이 시행되고 있고, 면역억제제가 발전되어 많은 사람이 기증받은 신장을 가지고 정상적인 생활을 유지할 수 있게 되었다. 정상적인 사람은 2개의 신장을 가지고 있지만, 하나의 신장으로도 체액의 항상성을 유지할 수 있는 것은 분명하다.

비뇨기계통(urinary system)은 2개의 신장과 2개의 요관, 방광, 요도로 이루어져 있다 그림 18-1 . 신장은 소변을 생성하는 기능을 담당하고, 다른 기관들이 소변의 배출을 담당하고 있다.

인체의 세포는 요소(urea), 크레아티닌(creatinine), 암모니아(ammonia)와 같은 잔여물을 만들어 내는데, 이들은 독성 수치 이상 축적되기 전에 혈액에서 제거되어야 한다. 섭취한 음식과 약물도 대사되고 인체에 유해한 화학물질을 형성할 수 있다. 신장은 소변을 만들어 이와 같은 잔여물을 제거하는 동시에 다음과 같은 중요한 기능을 수행한다.

1. 수분의 배설과 보존을 통해 혈액량을 조절한다.
2. 무기질의 배설과 보존을 통해 혈액내 전해질의 농도를 조절한다.
3. H^+ 이온이나 HCO_3^-와 같은 이온의 배설과 보존을 통해 혈액내의 산-염기 균형을 조절한다.
4. 조직액(tissue fluid)내에서도 위의 사항을 조절한다.

소변의 생성과정은 세포외액의 균형을 교란시키는 물질을 제거함으로써 혈액과 조직액이 정상적인 조성, 용적 및 pH를 유지하도록 돕는 것이다.

신장 Kidneys

2개의 **신장(kidney)**은 척주(vertebral column)의 양측에 하나씩 위치하며 후복강내의 **후복막간(배막뒤공간, retroperitoneal space)**에 위치한다. 신장의 상부는 횡격막의 아랫부분에 위치하며 하부 늑골(흉곽, 가슴우리, lower rib cage)에 의해 보호된다 그림 18-1 . 그림 18-1 에서와 같이 좌측 신장은 우측에 비해 조금 위쪽에 위치해 있다. 이는 우측 신장이 우상복부에 있는 간으로 인해 다소 아래쪽에 위치하게 되기 때문이다. 신장은 지방성 피막에 의해 둘러싸여 있으며 이것은 쿠션의 역할을 해준다. 또 이 지방성 피막은 **신근막(renal fascia)**이라 불리는 섬유성 결합조직막에 둘러싸여 있는데, 이 신근막이 신장을 후복벽에 고정시켜 준다 BOX 18-1 .

신장 내측에는 **신문(hilus)**이라 불리는 오목한 면이 있다. 신문으로 신동맥이 들어오고, 신정맥과 요관(ureter)이 나간다. 신동맥은 복부대동맥(abdominal aorta)에서 나오는 가지이고, 신정맥은 혈액을 하대정맥(inferior vena cava)으로 돌려보낸다 그림 18-1 . 요관은 소변을 신장에서 방광으로 이동시킨다.

신장의 내부 구조
Internal structure of the kidney

신장의 종단면을 살펴보면, 크게 3부분으로 구분할 수 있다 그림 18-2 . 가장 바깥쪽 부분은 **신피질(콩팥겉질, renal cortex)**이라고 불리며, 신소체(renal corpuscle)와 곡세뇨관(convoluted tubules)으로 구성되어 있다. 이들은 네프론(nephron)의 일부분이며 다음 장에서 자세히 살펴보겠다. 가운데 부분은 **신수질(콩팥속질, renal medulla)**이라고 하며 헨레씨 고리(loops of Henle)와 집합관(collecting tubules)으로 구성되어 있는데, 이것 역시 네프론의 일부분이다. 수질은 신피라미드(renal pyramid)라고 불리는 쐐기모양의 조각들로 구성되어 있다. 이 피라미드의 끝이 첨부(꼭대기, apex) 또는 유두가 된다.

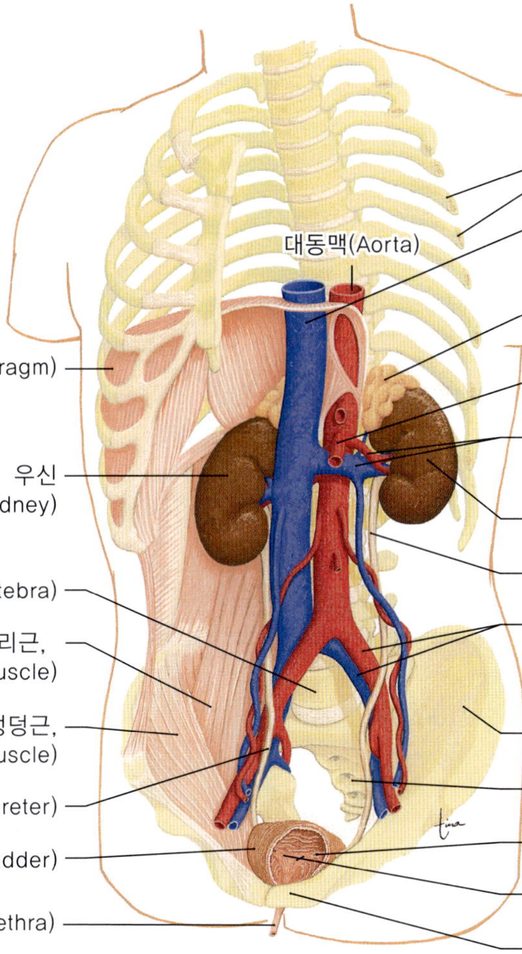

그림 18-1 앞에서 본 비뇨기계를 구성하는 장기

질문: 신장에서 상대적으로 혈압이 높은 이유는 무엇일까? 왜 그렇게 생각하는가?

BOX 18-1 유주신 Floating kidney

유주신은 정상적인 위치에서 벗어난 신장을 뜻한다. 이것은 매우 마른 사람의 경우 지방조직(adipose tissue)이 담당하는 신장의 쿠션층(renal cushion)이 아주 얇거나, 신장의 위치가 등 쪽으로 살짝 치우친 경우에 발생한다.

신장은 어떤 위치에서도 기능을 할 수 있다. 그러나 유주신의 문제는 요관이 뒤틀리거나 꼬이는 것이다. 만약 소변이 요관을 통해 흐르지 못하게 된다면, 이는 역류하여 신우에 모이게 된다. 세뇨관으로부터 돌아온 소변 역시 역류하게 된다. 만약 사구체 여과액이 보우만 주머니에서 나와 이동할 수 없다면, 보우만 주머니 안의 압력은 높아져서 사구체의 압력에 대항한다. 그렇게 되면 사구체 여과가 제대로 이루어질 수 없다. 만약 교정되지 않는 경우 영구적인 신장 손상으로 이어질 수 있다.

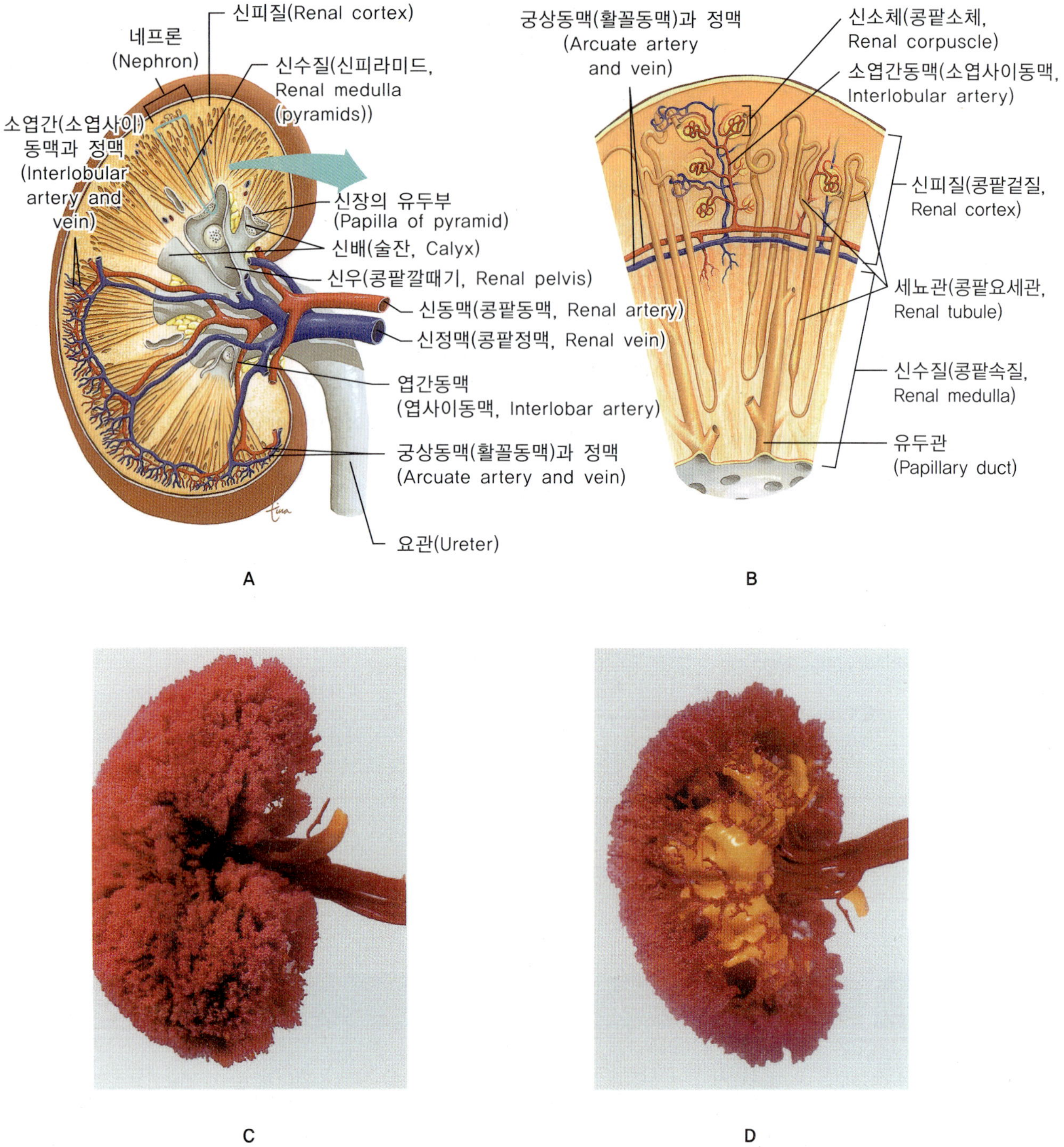

그림 18-2 (A) 혈관과 내부구조를 보여주는 오른쪽 신장의 전면 (B) 몇 개의 네프론을 보여주는 확대된 신장 사진 (C) 측면에서 본 신혈관의 모습 붉은색 플라스틱은 혈관을 나타냄 (D) 정중선에서 본 신혈관의 모습 혈관은 제거된 상태로, 노란색 플라스틱은 신우와 요관을 나타냄

질문: 신피질에서 네프론의 어떤 주요 부분을 관찰할 수 있는가? 신장의 어느 부분에 많은 혈관이 분포되어 있는가?

3번째 부분은 **신우(콩팥깔때기, renal pelvis)**이다. 이것은 조직의 층이 아니라, 신장의 신문 사이에 위치한 요관의 확장에 의해 생성된 공간이다. 신우에는 깔때기 모양의 **신배(술잔, calyces)**라 불리는 것이 있고, 신피라미드의 유두부(papillae)가 연결되어 있다. 소변은 신피라미드로부터 신배로 흘러들어가 신우를 거쳐 요관 밖으로 나간다.

네프론 Nephron

네프론(nephron)은 신장의 구조적, 기능적 단위이다. 각각의 신장은 대략 100만 개 이상의 네프론으로 구성되어 있으며, 각각의 네프론은 요형성을 위한 혈관으로 구성되어 있다. 또한 네프론은 2개의 주요 부분으로 나눠는데 신소체(renal corpuscle)와 세뇨관(renal tubule)이 그것이다. 이후 두 부분은 더 작은 부분들로 나눠는데, 그림 18-3 에서 이를 혈관과 함께 보여주고 있다.

신소체 Renal corpuscle

신소체(콩팥소체, renal corpuscle)는 보우만주머니(Bowman's capsule)로 둘러싸인 **사구체(glomerulus)**로 구성되어 있다. 사구체는 모세혈관의 네트워크라 할 수 있으며 **구심성 세동맥(afferent arteriole)**으로부터 혈액을 받아 **원심성 세동맥(efferent arteriole)**을 통해 내보낸다. 원심성 세동맥의 직경은 구심성 세동맥의 직경보다 작아 사구체내의 혈압이 올라갈 수 있도록 도와준다.

보우만주머니(혹은 사구체주머니)는 세뇨관의 확장된 끝부분이며, 사구체를 에워싼다. 보우만주머니의 내막은 **족세포(문어발세포, podocyte, foot cell)**로 이루어져 있으며, 족세포의 '발(foot)'은 사구체 모세혈관 표면에 얽혀 있다 그림 18-3 . 족세포의 배열은 구멍(인접한 '발' 사이의 틈새)을 형성하여 내막이 투과성을 지니도록 한다. 보우만주머니의 외막에는 구멍이 없고 따라서 투과성이 없다. 내막과 외막 사이의 공간은 사구체의 혈액으로부터 형성된 신장 여과액으로 채워지며, 이는 이후 소변이 된다.

세뇨관 Renal tubule

세뇨관(곱슬세관, renal tubule)은 보우만주머니로부터 연결되며 다음 부분을 포함한다. **근위곡 세뇨관(먼쪽곱슬세관, proximal convoluted tubule**, 신피질에 위치**)**, **헨레씨 고리**(신수질에 위치), 그리고 **원위곡 세뇨관(토리쪽곱슬세관, distal convoluted tubule**, 신피질에 위치**)**이 그것이다. 여러 개의 원위곡 세뇨관은 네프론에서 형성된 요를 집합관(collecting tubule)으로 배액시킨다. 여러 개의 세뇨관은 유두관(papillary duct)을 만들어 소변을 신우(renal pelvis)의 신배(calyx)로 보낸다.

그림 18-3 에 세뇨관의 단면도가 제시되어 있다. 세뇨관 벽 및 근위곡 세뇨관의 미세융모에 주목해 보자. 이와 같은 해부학적 특징은 효율적인 물질 교환을 가능하게 한다.

세뇨관의 모든 부분은 **세뇨관 주변 모세혈관(peritubular capillary)**에 의해 둘러싸여 있으며, 원심성 세동맥과 연결되어 있다. 세뇨관 주변 모세혈관은 세뇨관으로 여과된 물질들을 재흡수하는데, 이는 요의 형성 부분에서 더 자세히 다룰 것이다.

신혈관 Blood Vessels of the kidney

신장을 통과하는 혈류의 경로를 아는 것은 요의 형성 과정을 이해하는 데 필수적이다. 복부대동맥으로부터 나온 혈액은 **신동맥(콩팥동맥, renal artery)**으로 흘러들어가고 이는 궁상동맥이 되어 신장내에서 많은 소엽간동맥(소엽사이동맥, interlobular artery)으로 넓게 가지를 펼치고 있다 그림 18-2 . 소엽간동맥은 신피질의 구심성 세동맥을 생성한다 그림 18-3 . 혈액은 구심성 세동맥으로부터 사구체로 흘러들어가고, 원심성 세동맥, 세뇨관 주변 모세혈관, 소엽간정맥과 궁상정맥을 거쳐 **신정맥(콩팥정맥, renal vein)**으로 흘러들어가고, 결국은 아래대정맥으로 들어간다. 이 같은 경로에 모세혈관이 있다는 것과 혈액과 주변조직 사이에서 교환이 일어나는 것이 모세혈관이라는 사실을 기억하자. 즉, 네프론과 신장의 모세혈관 사이에서 일어나는 물질교환은 혈장(blood plasma)으로부터 소변을 형성하게 한다.

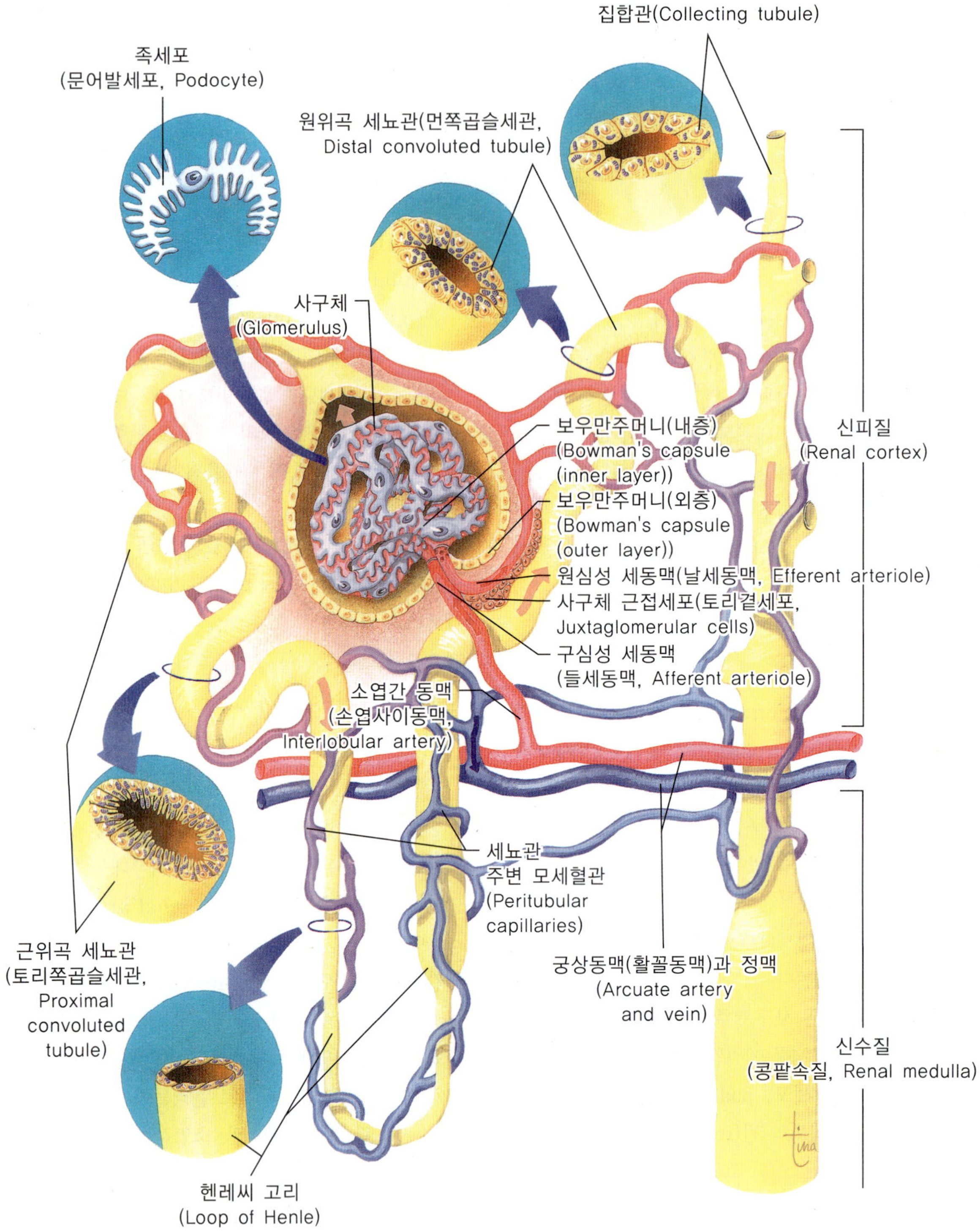

그림 18-3 **네프론과 주변 혈관** 네프론 부위는 확대되어 있고 화살표는 혈액과 여과액 흐름의 방향을 가리킨다.

질문: 족세포의 모양이 기능에 어떠한 영향을 미치는가? 근위곡 세뇨관에 있는 주름은 어떤 역할을 하는가?

그림 18-2 에 2가지 각도에서 관찰한 신혈관의 모습이 제시되어 있다. 붉은색 플라스틱은 혈관을 가리킨다. 신혈관이 신장 주변에 얼마나 밀집되어 있는지에 주목하자. 신혈관의 대부분은 모세혈관으로 구성되어 있다.

소변의 형성 Formation of Urine

소변의 형성은 3가지 중요한 과정을 거친다. 첫 번째는 사구체 여과로써, 신소체에서 일어난다. 둘째와 셋째는 세뇨관 재흡수와 세뇨관 분비로써 세뇨관에서 일어난다.

사구체 여과 Glomerular filtration

여과작용은 혈압으로 인해 혈장과 용질(dissolved material)이 모세혈관 밖으로 나오게 하는 작용이다. **사구체 여과(glomerular filtration)**는 혈압이 혈장에 작용하여 물질을 분리하고 사구체로부터 작은 단백질을 분리하여 보우만주머니로 보내는 과정이다. 이때 나오는 수분은 더는 혈장이 아니며, **사구체 여과액(renal filtrate)**이라고 부른다.

사구체 내의 혈압은 다른 모세혈관과 비교하여 60mmHg 정도 높다. 보우만주머니의 압력은 매우 낮고 내부의 족세포(polocyte) 층은 투과성이 높아, 사구체로 들어오는 20~25%의 혈액이 보우만주머니에서 사구체 여과액이 된다. 혈구와 입자가 큰 단백질은 사구체 밖으로 빠져나가기에 너무 크다. 따라서 이것은 혈액 속에 남는다. 이후 잔여물은 혈장내에 용해되어 사구체 여과액으로 빠져나간다. 영양소나 미네랄과 같은 유용한 물질들 역시 혈장에서 용해되어 사구체 여과액 내에서 볼 수 있다. 여과는 물질의 유용성에 대해 선택적이지 않고 크기에 대해서만 선택적이다. 그러므로 사구체 여과액은 단백질이 아주 적고 혈구가 보이지 않는다는 것을 제외하고는 혈장과 매우 비슷한 형태이다.

사구체 여과율(glomerular filtration rate, GFR)은 1분 동안 신장 내에서 생성되는 사구체 여과액의 양으로 평균적으로 1분에 100~125mL 정도이다. GFR은 신장을 지나는 혈류 속도에 따라 달라질 수 있다. 만약 혈류 속도가 증가하면 GFR도 증가하며, 더 많은 사구체 여과액이 생성된다. 만약 혈류 속도가 감소하게 되면 (예를 들어, 심각한 출혈이 있을 때), GFR도 감소하여 적은 사구체 여과액이 형성되고 소변량도 줄어들게 된다 BOX 18-2 .

세뇨관 재흡수 Tubular reabsorption

세뇨관 재흡수는 신세뇨관으로부터 세뇨관 주변 모세혈관 안으로 일어난다. 24시간 동안 신장은 150~180L의 사구체 여과액을 만들어내고, 정상적인 소변은 1~2L가 된다. 즉, 대부분의 신장 여과액은 신체 내에 보유되어 혈액으로 돌아가며, 소변으로 생성되지 않는다. 약 99%의 사구체 여과액이 세뇨관 주변의 모세혈관에서 혈액으로 재흡수된다. 약 1%의 사구체 여과액이 신우를 거쳐 소변이 되는 것이다.

대부분의 재흡수와 분비(약 65%)는 근위곡 세뇨관에서 이루어지는데, 근위곡 세뇨관의 세포는 **미세융모(microvilli)**를 형성하여 표면적을 크게 증가시킨다. 원위곡 세뇨관과 집합관 역시 수분의 재흡수에 있어서 매우 중요한 부분이다 그림 18-4 .

재흡수 기전 Mechanisms of reabsorption

1. **능동적 이동** – 신세뇨관의 세포들은 ATP를 사용하여 대부분의 유용한 물질을 사구체 여과액으로부터 혈액으로 이동시킨다. 유용한 물질에는 포도당, 아미노산, 비타민과 양이온들이 포함된다.
   세뇨관은 이들 많은 물질에 대한 재흡수에 있어 **역치(threshold level)**를 가진다. 이것은 세뇨관이 사구체 여과액으로부터 제거할 수 있는 양에 제한이 있음을 의미한다. 예를 들어 만약 포도당이 사구체 여과 정도가 정상이라면, 세뇨관은 모든 포도당을 재흡수할 것이며, 따라서 소변에서는 포도당을 발견할 수 없을 것이다. 그러나 만약 혈액내 포도당 수치가 정상보다 높다면, 사구체 여과액 내의 포도당의 양은 정상보다 높을 것이고, 따라서 재흡수의 역치를 초과하게 될 것이다. 이러한 상황이라면 소변에서 포도당을 발견할 수 있게 된다.

비뇨기계통

BOX 18-2 신부전과 혈액투석 Renal failure and hemodialysis

신부전은 적절한 신장 기능이 불가능한 상태로 일반적으로 다음의 3가지(prerenal, intrinsic renal, postrenal) 원인에 기인한다.

신장전(prerenal)이란 문제가 신장의 앞에서 발생했다는 의미로, 신장으로 흘러들어가는 혈류에 문제가 생긴 경우이다. 신장으로 가는 혈류의 양을 감소시키는 조건들은 신장에 손상을 주거나 신부전을 일으키는 원인이 된다. 예를 들어 심한 출혈이나 심근경색 후에 나타나는 아주 심한 저혈압, 심한 설사 또는 구토로 인한 체액 소실 등이다.

신장내(intrinsic renal[intrarenal])이란 문제가 신장 자체에 있다는 의미이다. 당뇨병과 고혈압은 신장 혈관에 손상을 주며, 말기 신부전 환자의 70%가 본 질환에 기인한다. 신장이 세균 감염 또는 특정 화학물질(항생제 등)에 노출된 경우 역시 네프론에 손상을 입힐 수 있다. **횡문근 융해증(rhabdomyolysis)**은 골격근 손상의 결과로, 손상된 세포로부터 혈액으로 빠져나온 미오글로빈(myoglobin)과 같은 큰 분자들은 신장의 여러 관을 막을 수 있다. 이러한 치명적 상황은 자동차사고와 같은 외상 또는 감전사고에 의해 생기기도 한다. 다낭성 신종(polycystic kidney)은 유전적 질환으로써 신세뇨관이 확장되어 제 기능을 할 수 없게 만든다. 40세에서 60세까지는 심한 손상이 나타나지 않다가 그 이후에 신부전으로 진행하게 된다.

신장후(postrenal)는 신장 뒤에 문제가 발생한 경우로, 요로계의 일부에 문제가 있는 것이다. 소변의 흐름에 장애가 생기는 경우는 신결석, 요관이 꼬인 경우, 혹은 방광을 비우는데 문제가 있는 전립선 비대증 등이 해당된다.

신부전의 치료는 가능한 그 원인을 교정하는 것이다. 그러나 원인 교정이 불가능한 경우, 신장이 영구적인 손상을 입었다면, 이는 만성신부전이라 할 수 있다. **혈액투석(hemodialysis)**은 환자의 네프론이 더는 기능을 하지 못하는 경우 인공신장기가 그 기능을 대신하게 하는 것이다. 환자의 혈액은, 혈장과 같은 화학적 조성을 지닌 투석액이 있는, 미세한 튜브로 흘러들어가게 된다. 이때 과도한 전해질이나 잔여물들은 환자의 혈액으로부터 인공신장기의 투석액으로 빠져 나오게 된다.

혈액투석이 신부전 환자들의 생명을 연장시키기는 하지만 이것이 신장의 모든 기능을 대신할 수는 없다. 최근 신장 이식의 성공률 증가는 만성신부전 환자들의 정상 생활을 점점 가능케 하고 있다.

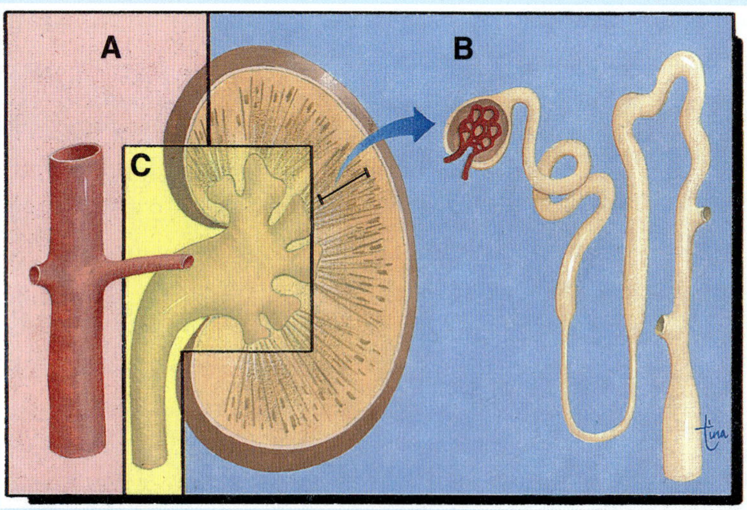

BOX 그림 18-A **신부전의 원인** (A) 신장전(prerenal) (B) 신장내(intrinsic renal) (C) 신장후(postrenal)

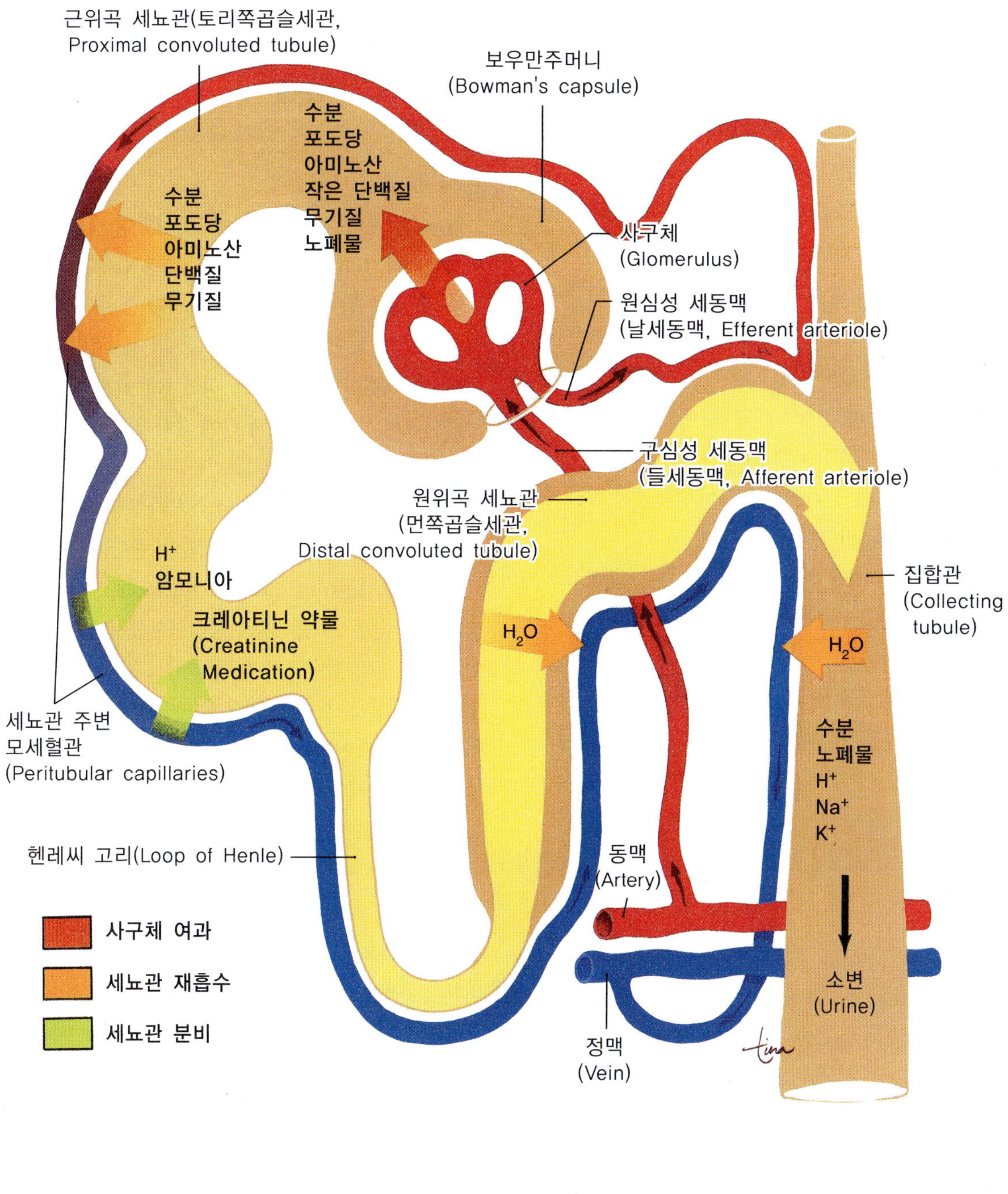

그림 18-4 **사구체 여과, 세뇨관 재흡수, 세뇨관 분비** 세뇨관은 감겨 있지 않으며, 세뇨관 주변 모세혈관은 세뇨관에 인접해 있다.

질문: 세뇨관 분비는 어디에서 어디로 이루어지며, 어떤 물질이 분비되는지 세뇨관 분비에 대해 설명하라.

Ca^{+2}이온의 재흡수는 부갑상선 호르몬(parathyroid hormone, PTH)에 의해 증가된다. 부갑상선은 혈액내 칼슘의 수치가 줄어들면 PTH를 분비하게 된다. 신장의 Ca^{2+}이온의 재흡수는 혈액내 칼슘 수치를 정상으로 돌아가게 하는 작용기전 중 하나이다. 부신피질에서 분비되는 알도스테론(aldosterone)호르몬은 Na^{+}이온의 재흡수와 K^{+}이온의 분비에 관여한다. 혈액내 소디움과 포타슘의 수치를 정상으로 조절하는 것 이외에, 알도스테론은 혈액 용적에도 영향을 미친다.

2. **수동적 이동** – 혈액으로 돌아가는 대부분의 음이온은 서로 다른 이온 값의 영향으로 양이온의 재흡수에 이어서 재흡수된다.
3. **삼투작용**(osmosis) – 수분의 재흡수는 미네랄, 특히 소디움의 재흡수에 뒤따라 이루어진다. 수분의 재흡수에 관여하는 호르몬에 대해서는 다음 장에서 다루도록 하겠다.
4. **음세포작용**(pinocytosis) – 단백질은 능동적 이동에 의해 재흡수되기에는 너무 크다. 단백질은 근위곡 세뇨관의 세포막에서 재흡수된다. 세포막은 안으로 단백질을 둘러싸 흡수시킨다(음세포작용의 세부 이동 기전은 제3장의 그림 3-3 에 제시되어 있다). 정상적으로 사구체 여과액 내의 모든 단백질은 재흡수되어 소변에서는 발견될 수 없다.

세뇨관 분비 Tubular secretion

세뇨관 분비(tubular secretion) 역시 소변의 조성을 바꾸어 놓는다. 세뇨관 분비에서 세뇨관 주변 모세혈관의 혈액으로부터 세뇨관 내의 사구체 여과액으로 물질들이 활발하게 분비된다. 암모니아나 크레아티닌과 같은 잔여물과 약물의 대사산물과 같은 물질들이 소변으로 배출될 수 있도록 사구체 여과액으로 분비된다. 집합관은 **간질세포**(interstitial cell)를 가지고 있고 사이세포의 세포막 표면에는 양자펌프(proton pump)가 있어 높은 농도경사에도 불구하고 수소 이온을 여과해 냄으로써 혈액 내 정상 pH를 유지시킨다. 소변의 pH가 혈액의 pH보다 훨씬 높은 산성을 유지하는 원인이다.

수분 재흡수에 관여하는 호르몬

Hormones that Influence reabsorption of water

알도스테론은 부신피질에서 분비되는데, 혈액내 포타슘 수치가 높거나, 혈액내 소디움 수치가 낮을 때, 혹은 혈압이 떨어질 때 분비된다. 알도스테론이 Na^{+} 이온을 재흡수하도록 자극하면, 수분은 사구체 여과액으로부터 혈액으로 방출된다. 이것이 정상적인 혈액 용적과 혈압을 유지하도록 도와준다.

알도스테론의 길항작용을 하는 **심방성 나트륨이뇨펩티드**(atrial natriuretic peptide, ANP(심장 펩티드 그룹의 일종))는 혈압이 상승하거나 혈액량이 많아져서 심방벽이 늘어날 때 심장으로부터 분비된다. 심방성 나트륨이뇨펩티드는 신장에 의한 Na^{+}이온의 재흡수를 감소시켜서 사구체 여과액 속에 남아 있게 한다. 수분도 마찬가지이며 결국 소변으로 배설된다. 소디움과 수분의 배출을 증가시킴으로써 심방성 나트륨이뇨펩티드는 혈액 용적과 혈압을 정상으로 낮추어 준다.

항이뇨 호르몬(antidiuretic hormone, ADH)은 체내의 수분량이 부족할 경우, 시상하부에서 분비된다. 항이뇨 호르몬의 영향으로 원위곡 세뇨관과 집합관은 사구체 여과액으로부터 더 많은 수분을 재흡수할 수 있다. 이것은 정상적인 혈액 용적과 혈압을 유지하도록 도와주며 신장이 체액보다 농축된 소변을 형성하도록 한다. 농축된 소변을 형성하는 것은 체내에 불필요한 물질들을 제거함과 동시에 과도한 수분 손실을 막기 위해 필수적이다.

체내 수분의 양이 증가하게 되면, 항이뇨 호르몬의 분비는 감소하게 되고, 신장은 물을 덜 재흡수하게 된다. 그렇게 되면 소변은 희석되고 수분은 체내 농도가 정상이 될 때까지 배설되어, 체내의 과도한 수분이 제거되는 것이다. 이것은 과도한 양의 수분을 섭취한 후에도 일어날 수 있다. 신장에 대한 호르몬의 영향들이 표 18-1 에 요약되어 있으며, 그림 18-5 에 도식화되어 있다.

표 18-1 신장에 영향을 미치는 호르몬

호르몬	기능
항이뇨 호르몬(antidiuretic hormone, ADH(뇌하수체 후엽))	• 사구체 여과액으로부터 혈액으로 수분의 재흡수를 증가시킨다(소변량 감소).
부갑상선 호르몬(parathyroid hormone, PTH(부갑상선))	• 사구체 여과액으로부터 혈액으로 Ca^{2+}이온의 재흡수를 증가시키고, 인(phosphate)을 사구체 여과액으로 분비한다.
알도스테론 (aldosterone(부신피질))	• 사구체 여과액으로부터 혈액으로 Na^+의 재흡수를 증가시키고, 사구체 여과액으로 K^+를 분비한다. 소디움의 재흡수에 이어 수분이 재흡수된다(소변량 감소).
심방성 나트륨 이뇨펩티드 (ANP(심장의 심방))	• Na^+의 재흡수를 감소시켜 사구체 여과액에 남게 한다. 더 많은 수분과 소디움이 소변으로 제거되게 한다(소변량 증가).

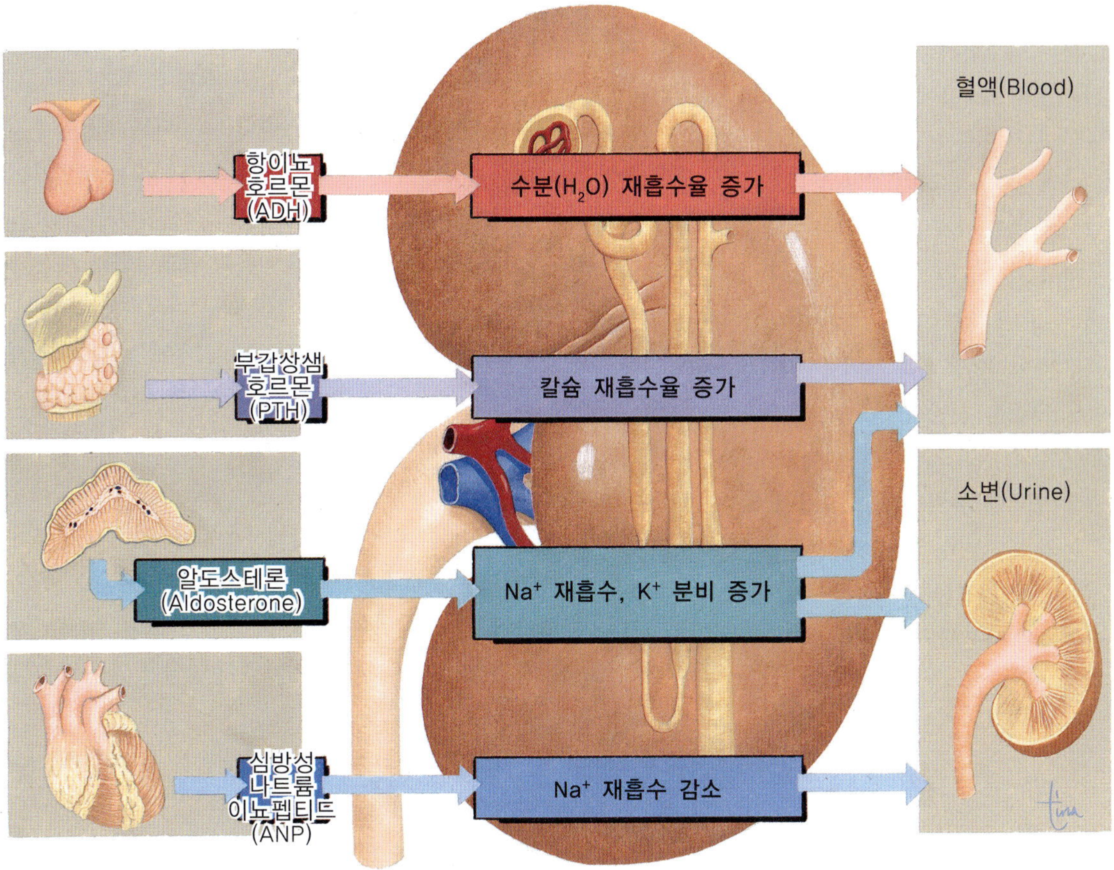

그림 18-5 신장에 미치는 호르몬의 영향

질문: 그림에서 재흡수와 분비 모두에 영향을 미치는 호르몬은 무엇이며, 이는 어떻게 작용하는가?

소변의 형성 요약 Summary of urine formation

1. 신장은 혈장으로부터 소변을 형성한다. 신장을 통과하는 혈류는 소변량을 결정하는 중요한 요인이다.
2. 사구체 여과는 소변 형성의 첫 단계이다. 여과는 불필요한 물질을 선택적으로 제거하지는 못하며, 크기에 따라서만 여과하는 것이다. 사구체 내의 높은 혈압은 혈장에 작용하여 작은 단백질을 보우만주머니로 이동시킨다. 이때 생성된 액체를 사구체 여과액이라고 부른다.
3. 세뇨관 재흡수에서는 필요한 물질들을 선택할 수 있다. 포도당, 아미노산, 비타민과 같은 영양소는 능동적 이동에 의해 재흡수되며, 이에 대한 역치를 가진다. 양이온은 능동적 이동에 의해 재흡수되며, 음이온은 대부분 수동적 이동에 의해 재흡수된다. 수분은 삼투압작용에 의해 재흡수되며, 작은 단백질은 음세포작용에 의해 재흡수된다. 재흡수는 세뇨관의 사구체 여과액으로부터 세뇨관 주변의 모세혈관으로 이루어지는 것이다.
4. 세뇨관 분비는 세뇨관 주변의 모세혈관으로부터 세뇨관의 사구체 여과액으로 이루어지며, 크레아티닌이나 과도한 H^+ 이온과 같은 잔여물은 능동적으로 사구체 여과액을 통해 체외로 배설된다.
5. 알도스테론, 심방성 나트륨이뇨펩티드와 같은 호르몬은 수분의 재흡수에 관여하여 정상적인 혈류량과 혈압을 유지하는 데 도움을 준다. 항이뇨 호르몬의 분비는 농축된 소변 또는 희석된 소변의 형성 여부를 결정한다.
6. 잔여물은 사구체 여과액에 남아 소변을 통해 배출된다.

신장과 산-염기 균형

Kidneys and Acid-Base Balance

신장은 혈액과 조직액의 pH를 정상범위로 유지하는 데 가장 큰 책임을 담당하고 있는 기관으로, 질병으로 대사에 이상이 생겼을 때, pH를 교정할 수 있는 큰 능력을 가지고 있다.

이러한 신장의 조절 기능은 매우 복잡하지만 간단히 설명하면 다음과 같다. 체액이 강산성이라면, 신장은 더 많은 H^+ 이온을 사구체 여과액으로 배출하고, HCO_3^- 이온을 혈액으로 돌려보낼 것이다. 이 같은 작용은 혈액의 pH를 정상으로 만드는 데 도움이 된다. 이 같은 기전이 그림 18-6 에 나타나 있다. 이제 체액이 강염기성을 띠게 될 때, 신장이 어떻게 보상작용을 하는지에 대하여 생각해 보자. 신장이 강산성일 때 반응하는 것과 반대의 경우를 생각할 수 있다. 신장은 H^+ 이온을 혈액으로 돌려보내고 HCO_3^- 이온을 소변으로 배출할 것이다. 이것은 혈액내의 pH를 낮추는 데 도움을 줄 것이다.

체액은 약산성을 띠는 경향이 있으므로 pH를 올리는 기전에 대하여 더 자세히 살펴볼 필요가 있다 그림 18-6. 세뇨관의 세포들은 H^+ 이온이나 암모니아를 분비하고 Na^+ 이온과 교환할 수 있다. 그렇게 함으로써 다른 이온의 재흡수에도 영향을 미친다. 수소 이온은 이산화탄소와 물의 반응에 의해 생겨난다(또는 다른 반응을 통해서 생길 수도 있다). 아미노산으로부터 나오는 아민기는 암모니아로부터 생성된 H^+ 이온과 결합한다.

세뇨관의 세포들은 H^+ 이온과 암모니아를 사구체 여과액으로 분비하고, 2개의 Na^+ 이온은 교환되어 재흡수된다. 사구체 여과액 내에는 H^+ 이온과 암모니아가 NH_4^+를 형성하고 이것은 Cl^-이온과 반응하여 NH_4Cl(ammonium chloride)를 생성하여 소변으로 배출된다. 세뇨관 주변의 모세혈관의 혈액을 통해 Na^+ 이온이 들어오며 세뇨관에서 HCO_3^- 이온이 생성된다. 두 개의 수소(H^+) 이온이 소변으로 분비되고 두 개의 나트륨(Na^+) 이온과 HCO_3^- 이온이 혈액 내로 들어온다. 이들의 반응을 통해, 체액이 산성이 되는 것을 막을 수 있다.

서로 자리를 맞바꾸는 듯한 반응을 통해 신장은 pH를 감소시키기 위해 신체로부터 수소(H^+) 이온을 배출해 낼 수 있는 유일한 기관이다.

pH를 조절하기 위해 세뇨관의 세포에 의해 일어나는 또 하나의 기전은 인산완충작용(phosphate buffer system)인데 수소(H^+) 이온이 생성되고 HCO_3^-이 분비되거나 보유되는 기전과 같다. 이는 제19장에서 다룰 것이다.

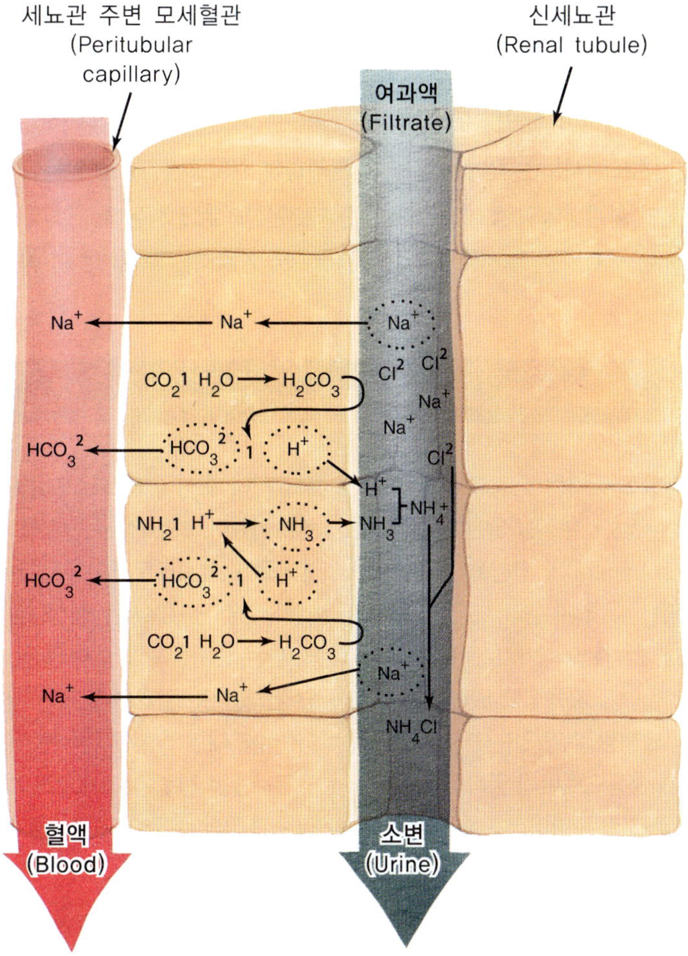

그림 18-6 **신장에서 산-염기 균형의 조절기전** 신세뇨관의 세포들은 H^+ 이온과 암모니아를 여과액으로 분비하고, Na^+ 이온과 HCO_3^- 이온을 혈액 내로 흡수시킨다.

질문: 신세뇨관의 세포들은 CO_2의 이용률이 높다. 어떤 목적으로 CO_2를 사용하는가?

신장의 기타 기능

Other Functions of the Kidneys

지금까지 설명한 신장의 기능뿐만 아니라 신장은 소변형성과 직접적으로 관련이 없는 여러 가지 다른 기능도 가지고 있다. 레닌(소변형성에 영향을 주는)을 분비하고, erythropoietin을 생산하며, 비타민 D를 활성화시키는 기능 등이 있다.

1. **레닌(renin)의 분비** – 혈압이 떨어질 때, 사구체로 들어가는 구심성 세동맥(afferent arteriole)에 있는 **사구체 근접세포(juxtaglomerular cell)**에서 레닌이라는 효소를 분비한다. 레닌은 혈압을 올리기 위해 레닌-안지오텐신 기전을 사용한다. 이것은 제13장에서 먼저 다루었는데, 다시 한 번 표 18-2에 요약되어 있다. 이러한 기전의 부산물로 **안지오텐신 Ⅱ**가 생성되고, 이것은 혈관을 수축시키고, 알도스테론의 분비를 증가시켜서 혈압을 상승시킨다.

표 18-2 레닌-안지오텐신 기전

경과
1. 혈압이 낮아지면 신장을 자극하여 레닌을 분비하게 한다.
2. 레닌은 혈장단백질의 안지오텐시노겐(간에서 생성)을 분리하여 안지오텐신 I 을 만든다.
3. 안지오텐신 I 은 폐조직과 혈관내피의 효소에 의하여 안지오텐신 II 로 전환된다.
4. 안지오텐신 II 는 혈관을 수축시키고, 부신피질을 자극하여 알도스테론을 분비하도록 한다.

BOX 18-3 적혈구 생성 촉진인자 Erythropoietin

빈혈은 신부전에서 흔히 일어나는 증상으로 혈액투석을 통해서도 개선될 수 없다. 손상을 입은 신장은 에리트로포이에틴(erythropoietin)의 생산을 중지하여 적혈구의 생산을 자극할 수 없게 된다. 그러나 최근 들어 유전공학에 의해 합성된 에리트로포이에틴이 혈액투석을 받는 환자들에게 사용되고 있다. 과거 빈혈은 수혈을 통해서만 교정될 수 있었는데, 환자들은 타인의 혈액에 반복 노출됨으로써 면역학적 부작용을 경험하거나 C형 간염과 같은 바이러스성 질환에 노출되기 쉬웠다.

그러나 합성 에리트로포이에틴은 이 같은 위험을 감소시켰다. 또한 심한 빈혈을 지닌 암환자 및 AIDS 환자들도 에리트로포이에틴의 도움을 받고 있다. 그러나 몇몇 연구에서는 합성 에리트로포이에틴을 투약 받은 환자들이 그렇지 않은 환자들에 비해 수명이 단축되었다는 결과를 발표한 바 있어 주의가 요구된다. 이에 대한 확실한 이유는 밝혀진 바 없으나, 일부 연구자들은 합성 에리트로포이에틴이 특정 암의 성장을 촉진할 수 있다고 경고하고 있다.

정상적인 혈압은 정상적인 신체 기능을 유지하는데 필수적이다. 예를 들어, 심한 출혈에 따른 갑작스런 저혈압이 발생하면, 신장은 여과를 줄여 소변량을 줄이고 안지오텐신 II를 만들기 시작할 것이다. 신장은 심장이 심박출량과 혈압을 유지할 수 있는 충분한 혈액을 보유하도록 도와준다.

2. **에리트로포이에틴(erythropoietin)의 분비** – 이 호르몬은 혈액내의 산소포화도가 감소하면(저산소증) 분비된다. 에리트로포이에틴은 적골수를 자극하여 적혈구 생산을 촉진한다. 순환계에 더 많은 적혈구가 존재하게 되면 혈액의 산소운반 능력이 증가하게 되고, 따라서 저산소증 상태는 교정이 될 것이다 BOX 18-3.
3. **비타민D의 활성화** – 비타민D는 피부가 자외선에 노출되었을 때 피부에 있는 콜레스테롤로부터 형성된다. 이는 신장에 의해 비타민D_3 (calci-triol)로 전환되는 여러 가지의 구조적 형태를 지닌다. 비타민D_3는 비타민D가 가장 활성화된 형태로써, 소장에서 칼슘과 인의 흡수를 증가시키며, 이외에도 기타 대사기능들을 지닌다(제17장 표 17-5 참조).

요의 배설 Elimination of Urine

요관, 방광과 요도는 소변의 양이나 성분을 변화시키지는 못하지만 정기적으로 소변을 배설하는 데 필요한 기관이다.

요관 Ureters

각각의 **요관**(ureters)은 신장의 신문으로부터 방광의 후부 내측표면으로 들어간다 그림 18-1 . 신장과 마찬가지로 요관 역시 후굴되어 후복막강에 위치한다. 요관의 단면이 그림 18-7 에 제시되어 있다. 평활근층이 얼마나 두꺼운가와, 또한 직경(공간)이 얼마나 작은가에 주목하자. 요관은 넓고 깊은 주름을 지녀 직경을 감소시켜 준다.

요관 벽의 평활근은 연동운동을 하듯이 수축하여 소변을 방광으로 나아가게 한다. 방광이 차게 되면, 방광의 압력은 팽창하고 요관의 아래쪽 끝을 압박하게 되며 이는 소변이 역류하는 것을 막아준다.

방광 Urinary bladder

방광(urinary bladder)은 근육주머니로서 골반강내 복막아래, 치골 뒤에 놓여 있다. 여자의 경우 방광은 자궁 하부에 위치하며, 남자의 경우 전립선 상부에 위치한다. 방광은 축적된 소변을 저장하는 곳으로써, 배뇨를 위해 수축한다.

방광의 점막은 **이행성 상피세포**(transitional epithelium)로 찢어짐 없이 팽창할 수 있는 특징을 가지고 있다. 방광이 비어 있으면 점막은 쭈글쭈글해 보이는데 이러한 **주름**을 rugae라고 하며, 이것 역시 팽창을 가능하게 한다. 방광의 바닥 부분은 삼각형으로 생겼는데 이를 **방광삼각**(trigone)이라고 하며, 주름을 가지고 있지 않아 팽창할 수 없다. 삼각형의 꼭짓점들은 요도와 2개의 요관 개구부가 된다 그림 18-7 .

방광 벽의 평활근층을 **배뇨근**(detrusor muscle)이라고 한다. 배뇨근은 구형(sphere)을 띠며 수축하게 되면 작은 구형이 되고 용적이 줄어들게 된다. 요도의 개구부 주위로 배뇨근의 근육섬유들이 **내요도괄약근(속요도조임근, internal urethral sphincter** 또는 sphincter of the bladder)을 형성하는데 이것은 불수의근이다.

요도 Urethra

요도(urethra; 그림 18-7 참조)는 방광으로부터 체외로 요를 운반한다. **외요도괄약근(바깥요도조임근, external urethral sphincter)**은 골반저근(pelvic floor)의 골격근으로 구성되며, 수의근이다.

여성의 경우, 요도는 2.5~4cm(1~1.5inch) 정도 길이이며 질의 앞쪽에 위치한다. 남성의 경우, 요도는 17~20cm(7~8inch) 정도로써 세 부분으로 구분할 수 있다. 방광과 인접한 첫 번째 부분은 전립선 요도(prostatic urethra)이며, 전립선(전립샘, prostate gland)으로 둘러싸여 있고, 2번째 부분은 막성요도(membranous urethra)로 외요도괄약근(external urethral sphincter)으로 둘러싸여 있다. 가장 긴 3번째 부분은 해면체 요도(cavernous urethra, spongy 또는 penile urethra)이며, 음경의 해면조직(발기조직)을 관통한다. 남성의 요도는 요배출 기능과 함께 정액배출의 기능을 지닌다.

배뇨 반사 Urination reflex

배뇨(urination, micturition, 또는 voiding) 반사는 척수반사로서 수의적 조절이 가능하다. 반응의 자극이 되는 것은 방광 배뇨근의 팽창이다. 방광은 800mL 이상의 소변을 저장할 수 있지만, 대개 최대치에 도달하기 전에 배뇨반사가 일어난다.

소변량이 200~400mL에 이르면 방광팽창은 감각신경을 자극하여 엉치척수(천골척수, sacral spinal cord)로 전해진다. 운동신경은 부교감신경을 따라 배뇨근으로 이어지고 이것이 수축을 일으킨다. 이와 동시에 내요도괄약근은 이완한다. 그리고 바깥요도조임근이 수의적으로 이완되면, 소변은 요도를 따라 흐르게 되고 방광은 비워진다.

배뇨는 외요도괄약근의 수축을 통해 수의적으로 참을 수도 있다. 그러나 방광이 계속 꽉 찬 상태로 팽창되어 있으면, 수의적 조절도 결국 불가능하게 된다.

소변의 특성 Characteristics of Urine

소변의 특성에는 물리적, 화학적 관점이 포함되며 주로 소변검사를 통해 평가된다.

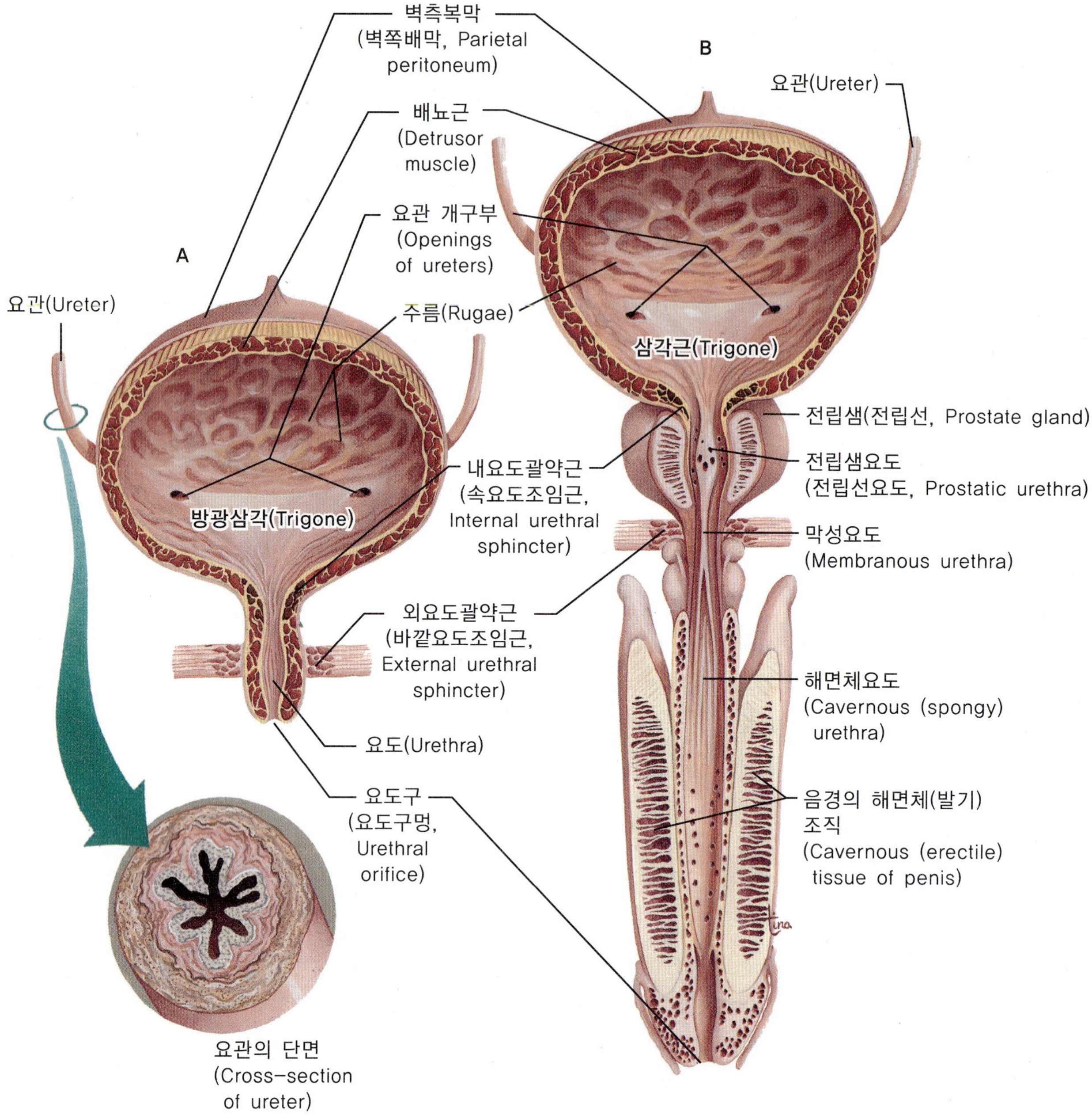

그림 18-7 (A) 여성의 방광과 요도의 전면 요관의 횡단면
(B) 남성의 방광과 요도의 전면

질문: 비뇨기계 괄약근의 이름을 말하고, 이들의 수의적인지 혹은 불수의적인지 설명하라.

양 24시간 동안의 정상적인 소변량은 1~2L이다. 많은 요인이 소변량을 변화시킬 수 있다. 과도한 땀이나 설사로 인한 수분 손실은 체액유지를 위해 소변량을 감소시킨다(핍뇨, oliguria). 과도한 수분섭취는 소변량을 증가시킨다(다뇨, polyuria). 알코올의 섭취 또한 소변량을 증가시키는데, 이는 알코올이 항이뇨 호르몬의 분비를 억제하여 신장이 수분을 적게 재흡수하기 때문이다.

색깔 전형적인 소변의 노란색을 straw(밀짚색) 혹은 amber(호박색)이라고 언급한다. 보다 농축된 소변은 희석된 소변보다 더 진한 노란색을 띤다. 방금 채집된 소변은 혼탁하지 않고 투명하다.

비중 정상 범위는 1.010~1.025이다. 이것은 소변에 용해된 물질을 측정한 것이다. 증류수의 비중은 1.000으로 이것은 아무것도 녹아 있는 것이 없음을 의미한다. 그러므로 비중의 숫자가 클수록 더 많은 물질이 녹아 있음을 의미한다. 계속적으로 운동을 하거나 체액의 손실이 많은 사람은 보통 소변을 적게 생성할 것이다. 이것은 소변이 보다 농축됨을 의미하며 곧 높은 비중을 가지는 것을 뜻한다.

소변의 비중은 신장의 농축 능력의 지표가 된다. 즉, 신장은 가능한 적은 수분 속에 보다 농축된 잔여물을 분비할 수 있어야 한다.

산도 소변의 산도는 4.6~8.0으로 평균 6.0 정도이다. 식이는 소변의 pH에 큰 영향을 미친다. 채식주의자의 경우 좀 더 알칼리성의 소변을 보게 되며 고단백 식이를 섭취한 사람의 경우 좀 더 산성의 소변을 보게 된다.

성분 소변은 대략 95%가 수분으로 구성되어 있는데, 그 수분에는 잔여물과 염분이 녹아 있다. 염분은 순수한 잔여물로 간주하기는 어려운데, 그 이유는 신체가 염분을 필요로 할 때 유용하게 사용되기 때문이다. 그러나 일정량 이상의 과도한 염분은 소변을 통해 배출된다 BOX 18-4.

질소 잔여물 모든 물질에는 질소가 포함되어 있다. 요소는 에너지 생산 시 과도한 아미노산이 탈아미노화될 때, 간에서 생성된다. 근육의 에너지원인 크레아틴 인산(creatine phosphate)이 대사될 때 생긴다. 요산은 핵산의 대사산물로 DNA와 RNA가 분해되어 생긴다. 비록 이들이 잔여물이기는 하지만, 혈액내에는 항상 일정량을 유지하고 있다. BOX 18-5의 혈액검사와 신장기능에서 이들 잔여물의 혈액수치와 신장기능의 관계를 보여주고 있다.

다른 비질소 잔여물은 약물의 대사산물과 오래된 적혈구의 헤모글로빈으로부터 생기는 urobilin을 포함할 수 있다(11장 그림 11-4 참조).

표 18-3은 소변의 특성을 요약한 것이다. 소변에서 정상적으로 볼 수 없는 물질이 나왔을 경우에는 그에 합당한 이유가 있다. 그 원인은 아주 특별할 수도 있고 때로는 일반적일 수도 있다. 표 18-4는 소변의 비정상적인 조성과 그 원인에 대하여 설명하고 있다(BOX 18-6 참조).

BOX 18-4 신결석 Kidney stone

신결석(kidney stone 또는 renal calculi)은 염의 결정체로, 정상적인 소변에서도 관찰할 수 있다. 소변 내의 고농축된 염이 침전을 일으켜서 결정체를 만드는데, 그 직경이 10~20mm에 이른다. 신결석의 가장 대표적인 종류가 칼슘염(calcium salts)이다. 그 다음 흔한 종류가 요산으로 만들어진 것이다.

신결석은 신우(renal pelvis)에 가장 많이 생긴다. 원인으로는 수분 섭취를 적게 하고 미네랄(예: 미네랄 보충제)의 섭취를 과다하게 하는 경우로, 이 두 가지 경우 모두에서 아주 농축된 소변이 형성된다.

신결석이 요관으로 들어가게 될 때, 심한 통증을 초래하게 되고 출혈이 있을 수도 있다. 신결석에 의해 요관이 막히게 될 경우 소변이 역류하여 신장에 손상을 입힐 수도 있다. 치료방법으로는 외과적 수술을 통해 신결석을 제거하거나, 충격파로 신결석을 작은 조각으로 부셔 요로계에 손상을 입히지 않고 소변으로 배출시키는 방법이 있다.

BOX 18-5 **혈액검사와 신장 기능 Blood tests and kidney function**

다양한 잔여물들은 혈액내에 정상적으로 존재하며 각각 정상범위가 다르다. 일반화학검사라고 불리는 기본적인 혈액검사에서 몇 가지의 질소 잔여물 수치를 확인할 수 있다(요소, 크레아티닌, 요산).

질소 잔여물의 수치가 정상범위라면, 그 결과를 통해 신장이 이들을 정상적인 속도로 배출하고 있다는 사실을 알 수 있다. 반면 이들 수치가 정상보다 상승되어 있다면, 신장의 기능이 손상을 입었다고 추측할 수 있다. 질소 잔여물 중 크레아티닌의 수치는 신장기능을 확인할 수 있는 가장 믿을 만한 지표이다.

Blood urea nitrogen(BUN)의 경우는 신장과 직접적으로 상관이 없는 특정한 상황 하에서도 변화될 수 있다. 예를 들어, 고단백 식이를 섭취하거나 금식으로 인해 체내 단백질이 빠른 속도로 분해될 경우에도 상승된다. 요산 수치 역시 식이에 의해 변화되기 쉽다. 그러나 검사상 이들 질소 잔여물의 혈액내 수치가 상승되어 있다면 사구체 여과에 문제가 있음을 의심해 볼 수 있다.

요독증(uremia)은 혈중 요소 수치가 증가된 상태를 뜻하는 일반적 용어이다. 일부 의료진은 다른 노폐물들 또한 요독성을 유발할 수 있는 점을 들어, 본 용어는 부정확하다고 말하기도 한다. 그럼에도 불구하고 본 용어는 현재 임상에서 흔히 사용되고 있으므로 의미를 알아둘 필요가 있다.

BOX 18-6 **요로 감염 Urinary tract infections**

감염은 비뇨기계통 어디에나 발생할 수 있는데, 대부분은 성 접촉과 관련된 미생물 감염(제20장 참조)으로 인한 것이거나, 대장 정상균의 일부로 인한 경우가 많다. 특히 여성의 경우, 요로계와 항문이 가까이 위치하므로 회음부 피부의 대장균이 요로계에 침범하기 쉽다. 병원에서 도뇨관을 사용하는 환자의 경우 술기가 멸균적으로 수행되지 못할 경우 요로감염이 생길 수 있다.

방광염(cystitis)은 방광에 염증이 생긴 것이다. 빈뇨, 배뇨 시 통증, 요통(low back pain) 등이 증상으로 나타날 수 있다. **신장염**(nephritis 또는 pyelonephritis)은 신장에 염증이 생긴 것이다. 이 같은 질환은 전신적인 세균 감염에 의한 것일 수도 있지만, 신장염의 경우 방광염과 같은 요로감염을 치료하지 않아 합병증으로 발생하기도 한다. 흔하게 볼 수 있는 증상으로 고열과 옆구리 통증(flank pain)이 있다. 신장염을 치료하지 않을 경우 네프론에 손상을 주어 신부전으로 진행될 수 있다.

노화와 비뇨기계통

Aging and the Urinary System

나이를 먹을수록 신장의 네프론의 숫자는 감소하여 70~80세 가량이 되면 원래 숫자의 반에도 못 미칠 수 있다. 그렇게 되면 신장은 농축 능력이 떨어지게 된다. 사구체 여과율 역시 감소하게 되는데, 이는 동맥경화증이나 신장 혈류의 감소에 기인한다. 이러한 변화에도 불구하고, 질소 잔여물의 분비는 적절하게 이루어지는 편이다.

방광은 그 크기가 감소하게 되며 조임근(괄약근)의 긴장도가 떨어진다. 이들 변화는 더 자주 배뇨를 하도록 만든다. 요실금(배뇨조절이 힘든 상태)은 노화에 따라 생기기는 하지만, 예방하거나 그 정도를 줄일 수는 있다. 비뇨기계통 감염 위험이 높으며 특히 배뇨 후 방광에 잔뇨가 남게 될 경우 더욱 그러하다.

표 18-3 정상 소변의 특성

특성	설명
양	• 1~2L/24시간, 피부와 위장관계를 통해 일어나는 수분손실과 수분섭취량에 따라 변화될 수 있다.
색깔	• 밀짚색 혹은 호박색, 색이 진하다는 것은 그만큼 더 농축되었음을 의미하며, 투명해야 하며 뿌연 색을 띠어서는 안 된다.
비중	• 1.010~1.025, 소변 내에 용해되어 있는 물질의 양, 수치가 낮을수록 소변이 더 희석되었음을 의미한다.
산도	• 평균 6, 정상범위는 4.6~8.0, 식이는 소변의 산도에 크게 영향을 미친다.
조성	• 95%의 수분, 5%의 염분과 잔여물
질소 잔여물	• 요소: 아미노산 대사산물 • 크레아티닌: 근육 대사산물 • 요산: 핵산 대사산물

표 18-4 소변의 비정상적 조성

특성	이유
당뇨 (glycosuria)	• 혈당이 정상이라면, 여과되는 당의 양도 정상 수준일 것이며, 재흡수를 위한 역치 수준이 초과되지 않을 것이다. 치료되지 않은 당뇨의 경우, 예를 들어 혈당이 너무 높은 경우 당의 사구체 여과율은 매우 높다. 신장은 당을 역치 수준 이상으로 재흡수하지만, 과도한 당은 사구체 여과액에 남아 소변으로 배출된다.
단백뇨 (proteinuria)	• 대부분의 혈장단백질은 사구체를 통과하기에 너무 크다. 작은 단백질은 사구체를 통과할 수 있으나 음세포작용에 의해 재흡수된다. 소변에 단백질이 보인다는 것은 사구체의 투과율이 너무 높은 것을 의미하며 신장에 질환이 있음을 추측할 수 있다.
혈뇨 (hematuria)	• 소변에 적혈구가 보이는 것은 사구체의 투과율이 너무 높은 것을 의미한다. 비뇨기계통에 출혈이 있을 때에도 소변에 혈액이 보일 수 있다. 출혈의 위치를 알기 위해서는 보다 특수한 진단 검사가 요구된다.
세균뇨 (bacteriuria)	• 소변에 세균이 있을 경우, 소변의 색이 뿌옇게 보이며, 백혈구가 나타나기도 한다. 소변에 세균이 보이는 것은 비뇨기계통 어딘가에 감염이 있다는 것을 의미한다. 정확한 감염의 위치를 알기 위해서는 진단 검사가 요구된다.
케톤뇨 (ketonuria)	• 케톤은 에너지원으로 사용되는 지방과 단백질로 형성된다. 소변에 케톤이 소량 보이는 것은 정상이다. 그러나 케톤의 수치가 높다는 것은 에너지원으로 사용하는 지방과 단백질의 양이 증가한 것을 의미한다. 이것은 탄수화물 대사의 기능이상(예로, 당뇨병)이나 고단백 식이에 기인한다.

요약 Summary

신장은 체내의 환경을 통제하는 중요한 기능을 담당한다. 체액의 성분은 직접적으로 혹은 간접적으로 신장에 의해 통제되며 이는 혈장으로부터 소변을 형성하는 과정에서 이루어진다. 신장은 또한 체액의 pH를 조절하는 데 매우 중요한 역할을 한다. 본 주제에 대해서는 다음 장에서 더욱 자세히 다루도록 하겠다.

학습개요

비뇨기계통은 2개의 신장, 2개의 요관, 방광과 요도로 구성되어 있다.

1. 신장은 잔여물을 배출하고 체액의 양과 전해질, 혈액의 pH, 조직액 등을 조절하기 위하여 소변을 형성한다.
2. 비뇨기계통의 다른 기관들도 배뇨에 관여한다.

신장 그림 18-1

1. 복강 상부 척추, 양쪽 후복막에 하나씩 위치하며, 흉곽하부에 의해 부분적으로 보호된다.
2. 지방 조직과 신근막은 신장의 쿠션기능을 하며 신장을 후복벽에 고정시킨다.
3. 신문: 내측의 움푹한 곳으로 신동맥이 들어가고, 신정맥과 방광이 연결되어 있다.

신장: 내부 구조 그림 18-2

1. **피질** – 외조직층으로 신소체와 세뇨관으로 구성되어 있다.
2. **수질** – 내조직층으로 헨레씨 고리와 집합관으로 구성되어 있다.
3. **신우** – 요관의 끝부분이 확장되어 형성된 공간으로 피라미드의 유두부로 둘러싸인 부분은 신배라고 불리는 소변을 모으는 곳이다.

네프론: 신장의 기능적 단위 그림 18-3 , 신장 1개당 100만 개

1. **신소체** – 보우만주머니에 둘러싸인 사구체로 구성되어 있다.
   a. 사구체: 원심성 세동맥과 구심성 세동맥 사이의 모세혈관망
   b. 보우만주머니: 사구체를 둘러싸고 있는 신세뇨관의 확장된 끝부분으로, 내층은 족세포로 구성되어 있고, 미세한 구멍이 있으며 투과성이 좋다. 사구체 여과액을 담고 있다(잠재적인 소변).
2. **신세뇨관** – 근위곡 세뇨관, 헨레씨 고리, 원위곡 세뇨관과 집합관으로 구성되어 있다. 집합관은 유두관을 형성하기 위하여 합쳐지며 신우의 신배로 소변을 내보낸다.
   a. 세뇨관 주변의 모세혈관: 원심성 세동맥으로부터 기인하며 신세뇨관의 모든 부분을 둘러싸고 있다.

신장의 혈관 그림 18-1 , 그림 18-2 , 그림 18-3

1. **경로** – 복부대동맥 → 신동맥 → 소엽간동맥 → 궁상동맥 → 구심성 세동맥 → 사구체 → 원심성 세동맥 → 세뇨관 주변의 모세혈관 → 소엽간정맥 → 궁상정맥 → 엽간정맥 → 신정맥 → 하대정맥
2. 두 모세혈관 집합이 요의 생성 과정에서 혈액과 조직 사이의 교환을 담당한다.

소변의 형성 그림 18-4

1. **사구체 여과** – 사구체로부터 보우만주머니로 이루어진다. 사구체의 높은 혈압(60mmHg)이 혈장에 작용하여 혈액의 작은 단백질을 보우만주머니로 보낸다. 이때 생성된 액체를 사구체 여과액이라고 한다. 사구체 여과는 오로지 크기에 대해 선택적이며, 혈구나 거대한 단백질 입자는 혈액에 남아 있게 된다.
2. 사구체 여과율은 100~125mL/분이다. 신장으로 흘러들어가는 혈류가 증가되면 사구체 여과율도 증가하며 혈류가 감소될 경우 사구체 여과율도 감소된다.
3. **세뇨관 재흡수** – 세뇨관 주변의 모세혈관에서 이루어지며 세뇨관의 사구체 여과액에서 혈액으로 재흡수된다. 즉, 99%의 사구체 여과액이 재흡수되며 단지 1%가 소변이 된다.
   a. 능동적 이동: 포도당, 아미노산, 비타민과 양이온의 재흡수. 역치는 재흡수되는 양을 제한한다.
   b. 수동적 이동: 대부분의 음이온은 양이온을 따라 재흡수된다.
   c. 삼투작용: 수분은 전해질, 특히 소디움을 따라 재흡수된다.
   d. 음세포작용: 작은 단백질은 근위곡 세뇨관의 세포에 의해 재흡수된다.
4. **세뇨관 분비** – 세뇨관 주변의 모세혈관의 혈액으로부터 세뇨관의 사구체 여과액으로 분비되며, 크레아티닌이나 다른 잔여물은 사구체 여과액으로 분비되어 소변으로 만들어진다. 체액은 자연적으로 좀 더 산성화된다. H^+ 이온의 분비는 혈중 pH를 유지하는 것을 도와준다.
5. **재흡수에 영향을 미치는 호르몬** – 알도스테론, 심방성 나트륨 이뇨펩티드, 항이뇨 호르몬, 부갑상선 호르몬 표 18-1, 그림 18-5

신장과 산–염기 균형

1. 신장은 비정상적인 pH에 대해 보상작용을 하는 능력을 지니고 있다.
2. 체액이 강산성이라면, 신장은 H^+ 이온을 분비하고, HCO_3^- 이온을 혈액으로 돌려보낸다 그림 18-6.
3. 체액이 강알칼리성이라면, 신장은 H^+ 이온을 혈액으로 돌려보내고 HCO_3^- 이온을 분비한다.

신장의 기타 기능

1. 혈압이 감소하면, 사구체 근접 세포(juxtaglomerular cell)는 레닌을 분비한다 표 18-2. 안지오텐신 II는 혈관을 수축시키고, 알도스테론의 분비를 증가시킨다.
2. 저산소증이 되면 에리트로포이에틴이 분비된다. 이는 적골수를 자극하여 적혈구 생산율을 증가시킨다.
3. 비타민D의 활성화 – 비활성 상태를 활성상태(D_3)로 전환시킨다.

배뇨: 요관, 방광, 요도의 기능

요관 그림 18-1, 그림 18-7

1. 신장의 신문으로부터 나와 방광의 표면으로 연결되어 있다.
2. 평활근의 연동운동은 소변이 방광으로 이동하도록 한다.

방광 그림 18-1, 그림 18-7

1. 후복막과 치골에 위치한 근육주머니이며, 여자의 경우 자궁의 아래, 남자의 경우 전립선 위에 위치한다.
2. **점막** – 이행상피세포로 찢어짐 없이 팽창할 수 있는 특징을 가지고 있고 주름을 가지고 있다.
3. **방광삼각** – 방광의 바닥의 삼각형 부분으로, 주름이 없고, 팽창하지 않으며, 요관과 요도의 개구부가 꼭짓점이다.
4. **배뇨근** – 평활근층으로 구형근육이다. 소변을 내보내기 위해 수축한다(반사).

비뇨기계통

5. **내요도괄약근** – 불수의근으로 요도의 개구부를 둘러싼 배뇨근 섬유로 구성되어 있다.

요도: 소변을 방광으로부터 체외로 내보낸다 (그림 18-7)

1. **여자** – 2.5~4cm의 길이로 질의 앞쪽 위치
2. **남자** – 17~20cm의 길이로 전립선과 음경을 통과한다.
3. **외요도괄약근** – 골반저근의 골격근(수의근)

배뇨 반사

1. **자극** – 소변의 축적에 따른 배뇨근의 팽창
2. 감각신경이 척수로 보내지고 운동신경이 배뇨근으로 보내지면 수축하게 되고, 내요도괄약근이 이완하게 된다.
3. 외요도괄약근에 의해 수의적 조절이 가능하다.

정상 소변의 특성 (표 18-3)

소변의 비정상적 조성 (표 18-4)

복습 문제

1. 신장, 요관, 방광과 요도의 위치를 설명하시오.

2. 신장의 세 부분의 이름과 각 구성 상태를 설명하시오.

3. 네프론의 두 가지 주요 부분의 이름을 말하고, 네프론의 일반적인 기능을 설명하시오.

4. 신소체의 부분별 이름을 말하고, 이곳에서 어떤 과정이 일어나는지 설명하시오. 세뇨관의 부분별 이름을 말하고, 이곳에서 어떤 과정이 일어나는지 설명하시오.

5. 다음 물질들의 세뇨관 재흡수의 기전과 재흡수 역치 정도가 무엇을 의미하는지 설명하시오.
   a. 수분
   b. 포도당
   c. 작은 단백질 분자
   d. 양이온
   e. 음이온
   f. 아미노산
   g. 비타민

6. 세뇨관 분비의 중요성에 대하여 설명하시오.

7. 복부대동맥부터 하대정맥까지 신장을 통해 흐르는 혈류의 경로를 설명하시오.

8. 신장의 두 모세혈관 집합의 이름을 말하고, 각각에서 일어나는 과정을 설명하시오.

9. 신장의 다음 기능에 영향을 미치는 호르몬의 이름은 무엇인가?
   a. Na^+ 이온의 재흡수를 촉진시키는 호르몬
   b. 수분의 재흡수를 촉진시키는 호르몬
   c. Ca^{+2} 이온의 분비를 촉진시키는 호르몬
   d. K^+ 이온의 분비를 촉진시키는 호르몬
   e. Na^+ 이온의 재흡수를 감소시키는 호르몬

10. 어떤 상황에서 신장은 H^+ 이온을 분비하는가? 어떤 이온이 혈액으로 돌아가는가? 또한 이것은 혈액의 pH에 어떻게 영향을 미치는가?

11. 어떤 상황에서 신장은 레닌을 분비하며, 그 목적은 무엇인가?

12. 어떤 상황에서 신장은 에리트로포이에틴을 분비하며, 그 목적은 무엇인가?

13. 요관과 요도의 기능을 설명하시오.

14. 방광에 있는 주름과 배뇨근의 기능을 설명하시오.

15. 배뇨반사에 대하여, 자극, 관여하는 중추신경계 부분, 효과근육, 내요도괄약근, 수의적 조절 등과 연관지어 설명하시오.

16. 정상적인 소변의 특성에 대하여 색깔, 양, pH, 비중과 조성 등에 대해 설명하시오.

17. 다음의 질소 잔여물의 근원에 대하여 설명하시오: 크레아티닌, 요산, 요소

비뇨기계통

심화학습

1. 신장의 기능은, 먼저 모든 것을 창 밖으로 내던진 다음 밖에 나가 파자마나 슬리퍼와 같이 필요한 것을 다시 되찾아 오는 방청소 방법에 비유할 수 있다. 방에 있는 내용물을 상상해 보고, 그 내용물을 혈액 속의 물질로 비유해 보라(여러분 자신이 신장이다). 그런 다음 각각의 내용물에게 어떤 일이 발생하는지, 왜 발생하는지 설명하시오.

2. 지방산이 소변에서 발견되지 않는 이유를 설명하시오. 또한 어떤 환경에서 수용성 비타민(비타민 C 등)이 소변에서 발견되는지 설명하시오.

3. 제11번 흉수 (척수)신경 절단이 배뇨반사에 어떻게 영향을 미칠지 설명하시오.

4. 박씨는 대학 축구팀에서 매년 실시되는 신체검사 중 소변검사를 받았는데 검사결과 케톤 수치가 높게 나타났다. 박씨는 당뇨병도 없고 건강하다. 소변에 높은 수치의 케톤이 나오게 된 가능한 원인은 무엇인가? 검사 결과를 확증하는 데 도움이 되는 일반 화학검사(질소잔여물)는 무엇인가?

5. 식중독으로 검사를 받고 있는 환자에서 혈액 내 pH가 7.33, 소변 내 pH는 4.5, 분당 호흡수는 28회였다. 이 결과는 어떤 종류의 pH 불균형인가? 이를 일으킨 과정에 대해 단계적으로 설명하시오.

6. EPO라고 불리는 에리트로포이에틴은 몇몇 운동선수들이 불법적으로 사용하는 약물이다. 어떤 운동선수 즉, 어떤 종류의 스포츠에서 운동선수들이 EPO를 사용하는가? 그들이 원하는 효과는 무엇인가? 일반혈액 검사(CBC) 중 어떤 검사항목이 운동선수가 EPO를 복용한다는 것을 보여주는가?

7. 더운 6월 낮에 4시간 동안 운동을 한 후 운동코치는 학생들에게 이후 충분한 양의 물을 마실 것을 권고했다. 학생들은 그 날 저녁 자신들의 소변 색깔을 보고, 스스로 충분한 수분섭취를 했다고 말하였다. 학생들의 말은 무엇을 의미하는가?

8. 질문그림 18-A 는 신장을 통한 혈류를 도식화한 것이다. ③, ④, ⑨, ⑩의 부분에는 혈관의 이름이 붙여져 있다. 다른 부분의 명칭도 기술하시오.

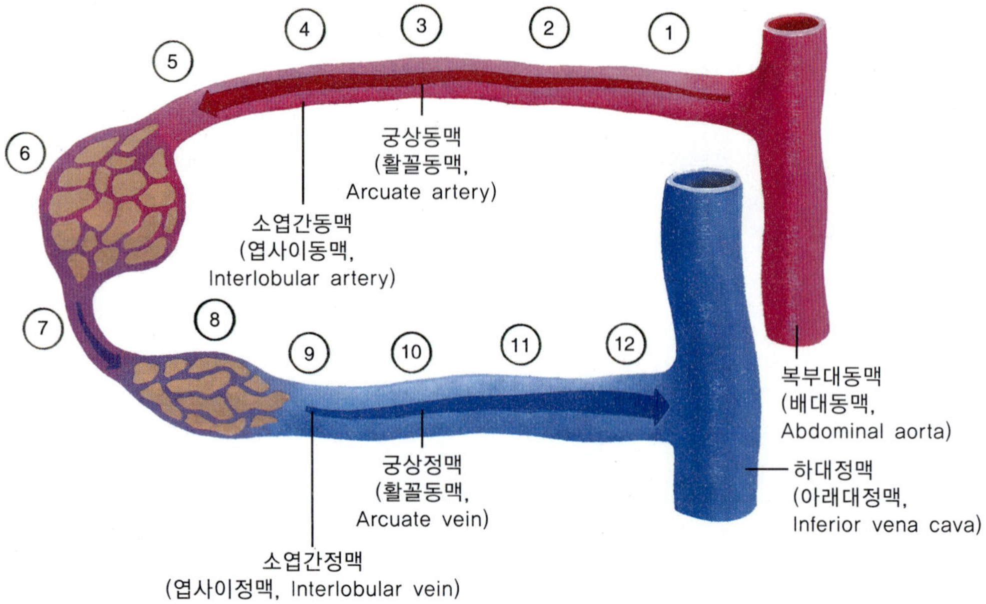

질문그림 18-A 신장을 통한 혈류 경로의 도식화

CHAPTER 19

FLUID-ELECTROLYTE AND ACID-BASE BALANCE

체액-전해질, 산-염기 균형

19 체액-전해질, 산-염기 균형

FLUID-ELECTROLYTE AND ACID-BASE BALANCE

목차

학습목표

- 체액의 구획을 기술하고, 각 구획에 있는 체액의 명칭을 열거할 수 있다.
- 체액이 구획사이를 어떻게 이동하는지 설명할 수 있다.
- 수분섭취와 배설의 조절에 대해 설명할 수 있다.
- 체액 내 주요 전해질의 이름과 그들의 기능을 설명할 수 있다.
- 전해질의 섭취와 배설의 조절에 대해 설명할 수 있다.
- 체액 내 3가지 완충계에 대해 설명할 수 있다.
- 호흡기계가 pH에 미치는 효과와 호흡성 보상기전에 대해 설명할 수 있다.
- 세포외액의 pH조절을 위한 신장기전을 설명할 수 있다.
- 산증과 알칼리증의 영향에 대해 기술할 수 있다.

FLUID-ELECTROLYTE AND ACID-BASE BALANCE

용어

아민기(amine group)
음이온(anions)
카르복실기(carboxyl group)
양이온(ccations)
전해질(electrolytes)
삼투압농도(삼투압, osmolarity)
삼투수용기(삼투수용체, osmoreceptors)

임상관련용어

부종(edema)
고칼슘혈증(hypercalcemia)
고칼륨혈증(hyperkalemia)
고나트륨혈증(hypernatremia)
저칼슘혈증(hypocalcemia)
저칼륨혈증(hypokalemia)
저나트륨혈증(hyponatremia)

BOX 19-1 **부종** Edema

BOX 19-2 **전해질 불균형** Electrolyte imbalance

인체를 구성하는 대부분의 성분은 수분이다. 수분은 전체 체중의 55~75%를 차지하고 있다. 영유아는 성인보다 수분 함량이 더 많으며, 성인의 경우 남자가 여자에 비해 수분 함량이 더 많다. 전해질은 체액내에 존재하는 양이온과 음이온들이다. 이 이온들의 대부분은 무기질이고, 이들은 체내에서 각기 구체적인 기능들을 하고 있으며, 몇몇 이온은 체액내의 산도(pH)를 정상적으로 유지하는 데 관여한다. 이 장에서는 먼저 수분-전해질 균형을 살펴본 후, 산-염기 균형에 관한 기전을 살펴보고자 한다.

체액의 구획 Water Compartments

우리 몸 속 대부분의 물(총 수분량의 2/3 정도)은 각 세포내에서 찾아볼 수 있는데, 이를 **세포내액**(intracellular fluid, ICF)이라 한다. 나머지 1/3은 세포 외부에 있는 수분으로서 **세포외액**(extracellular fluid, ECF)이라 부르며, 혈장, 림프, 조직액, 뇌척수액, 관절주머니액, 안방수, 장액들과 같은 특수한 액체들이 이에 속한다.

체액은 여과와 삼투작용에 의해 한 곳으로부터 다른 곳으로 끊임없이 이동한다. 이렇게 수분이 있는 곳을 **체액의 구획**(water compartment)이라 부른다 그림 19-1 . 심장의 방실과 모든 혈관들은 합쳐 1개의 구획을 형성하며 이곳에 있는 수분을 혈장이라 부른다. 약간의 혈장은 모세혈관에서의 여과 작용에 의해 조직 공간(다른 구획)으로 밀려 나가는데, 이를 조직액이라 부른다. 조직액이 삼투작용에 의해 세포로 유입될 때, 또한 다른 구획으로 이동되는데, 이를 세포내액이라 부른다. 모세림프관으로 유입되는 조직액은 또 다른 구획을 이루는데, 이를 림프액이라고 한다.

여과 이외에 구획 간에 수분이 이동하는 또다른 방법인 삼투작용은 반투과막을 통해 수분이 확산되는 것이다. 수분은 농도가 높은 곳에서부터 농도가 낮은 곳으로 세포막을 통해 이동하게 된다. 다시 말해, 수분은 용해질의 농도가 높은 곳으로 확산된다. 다양한 체액 구획에 존재하는 전해질의 농도가 삼투작용이 일어나는 방향을

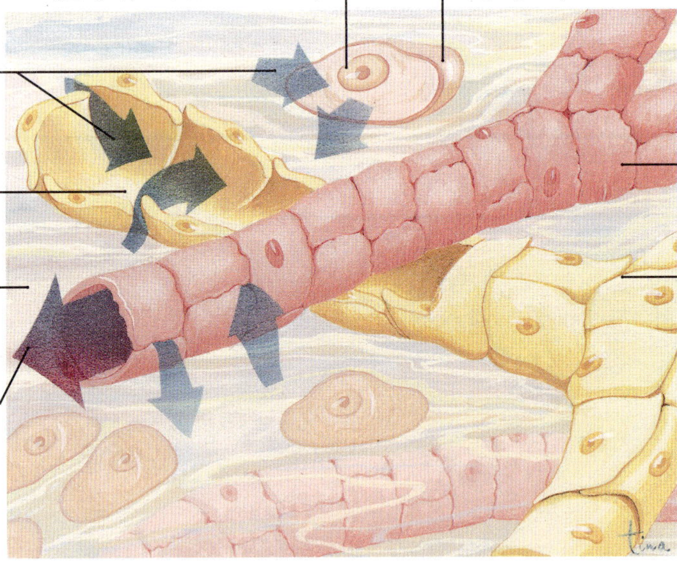

그림 19-1 **체액의 구획** 각 부분에 해당되는 수분의 명칭이 표시되어 있다.

질문: 조직액과 유사한 특수한 체액 두 가지의 이름을 기술하라.

결정한다. 그러므로 모든 구획에서의 체액이 균형을 이루고 있다면, 전해질 균형 또한 이루어져 있을 것이다. 비록 수분과 이온들이 끊임없이 이동한다 할지라도, 구획내의 상대적 비율은 일정하게 유지된다. 이것이 바로 수분-전해질의 항상성(homeostasis)이며, 이는 생명 유지에 필수적이다 BOX 19-1.

수분 섭취와 배설 Water Intake and Output

인체에 필요한 대부분의 수분은 물을 섭취함으로써 채워지며 하루 평균 물 섭취량은 1,600mL 정도이다. 우리가 먹는 음식도 물을 함유하고 있다. 빵과 같이 우리가 생각하기에는 건조한 음식에도 물은 포함되어 있다. 음식으로부터 얻어지는 하루 총 수분량은 평균 700mL 정도이다. 약 200mL 정도는 세포호흡으로 생성되는 대사성 수분이다. 그러므로 하루 총 수분의 섭취량은 약 2,500mL이다.

체내에서 배설되는 수분의 대부분은 신장에 의해 소변으로 형성되며, 이는 하루 평균 1,500mL 정도이고, 500mL 정도는 땀으로 배설되며, 300mL는 호기 시 수분으로 증발, 그리고 나머지 200mL 정도는 대변으로 배설되어, 하루에 총 2,500mL 정도의 수분이 배설된다.

수분의 배설이 증가하면 자연적으로 수분 섭취를 증가함으로써 보상한다. 예를 들어, 아주 심한 운동을 하는 경우, 1~2L 정도의 물이 땀으로 배설되므로 더 많은 양의 물을 마셔서 보충하여야 한다. 건강한 사람은 수분의 평균 섭취량과 배설량이 거의 비슷하다 그림 19-2, 표 19-1.

수분 섭취와 배설의 조절
Regulation of water intake and output

뇌의 시상하부(hypothalamus)에는 삼투의 변화를 감지하는 **삼투수용체(osmoreceptor)**가 있다. **삼투압**

> **BOX 19-1 부종 Edema**
>
> **부종**은 조직액의 양이 비정상적으로 증가하는 것으로 국소적일 수도 있고, 전신적일 수도 있다. 부종은 외관상 명확하게 나타나지 않을 수도 있고 때로는 붓는 것과 같이 눈에 확연히 드러나기도 한다.
>
> 국소적 부종은 인체의 어느 부분에 손상이나 감염이 일어난 후에 나타난다. 예로 발목을 삐었을 경우, 조직이 손상을 받게 되며, 이때 히스타민(histamine)이 분비된다. 히스타민은 모세혈관의 투과성을 증가시키므로 더욱 많은 양의 조직액이 형성된다. 조직액이 축적됨에 따라 발목은 점점 붓게 된다.
>
> 전신성 부종은 모세혈관으로 드나드는 수분의 이동, 즉 여과와 삼투작용 간에 불균형이 초래된 결과이다. 모세혈관압이 올라가면 과도한 여과가 일어나게 된다. 혈전이나 울혈성 심부전 등으로 인해 이러한 현상이 일어날 수 있다. 이런 형태의 부종은 상대적으로 하지에 더 눈에 띄게 나타난다(폐부종은 제15장에서 논의하였음).
>
> 전신 세균감염은 모세혈관의 투과성을 증가시키고, 조직공간으로 혈장을 소실시키는데, 이는 패혈증(septicemia)의 한 증상이 된다. 이러한 상황에서는 생명을 위협하는 저혈압이 더욱 심각해지며 부종은 이차적인 문제가 된다.
>
> 혈장단백질, 특히 알부민이 감소된 경우 부적절한 삼투작용, 즉 조직액의 모세혈관으로의 복귀가 감소될 수 있다. 이는 간경화증과 같은 심한 간질환, 단백뇨를 포함한 신장질환, 영양결핍, 심한 화상 등에서 발생될 수 있다.
>
> 부종은 질환이라기보다는 증상이므로, 이에 대한 치료는 구체적인 원인에 초점을 두어야 한다. 그것이 가능하지 않다면 저염식이와 이뇨제 등의 사용으로 조직액의 양을 감소시킬 수 있다.

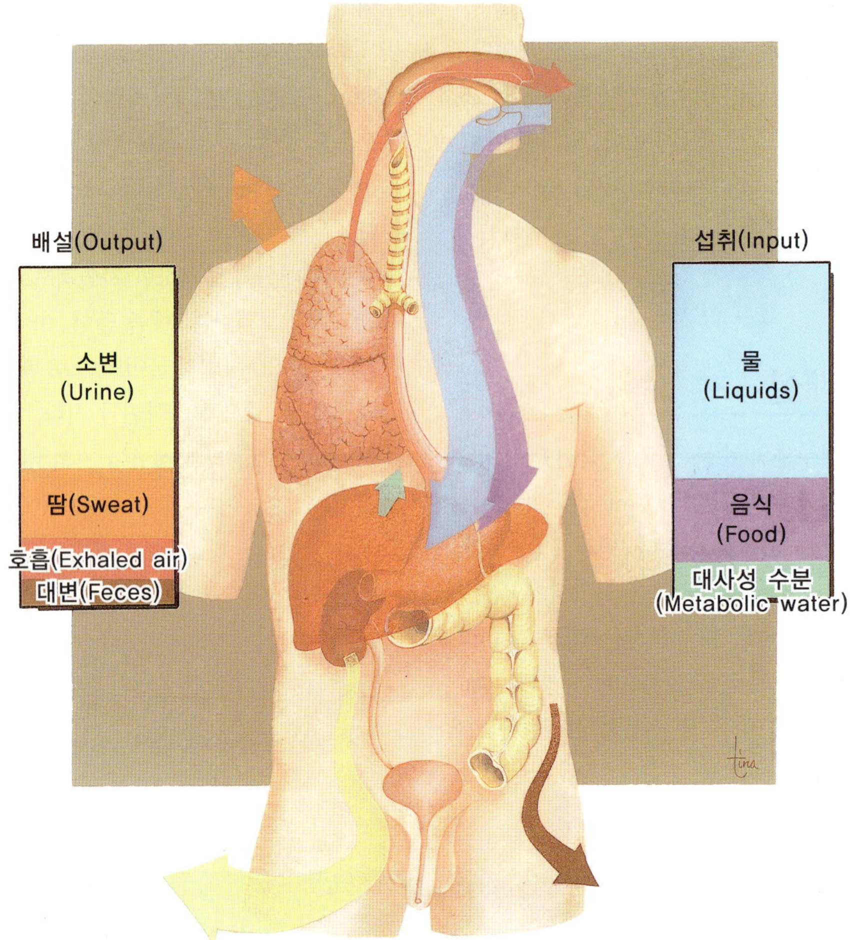

그림 19-2 **수분섭취와 배설** 본문과 표 19-1 참조

질문: 날씨가 매우 더운 날, 어떤 형태의 배설이 증가하는가?

표 19-1 **수분섭취와 배설**

형태	24시간 평균량(mL)
섭취	
물	1,600
음식	700
대사성 수분	200
배설	
소변	1,500
땀	500
호흡	300
대변	200

농도(osmolarity)란 액체내 존재하는 용질의 농도를 말한다. 탈수는 혈액의 삼투압농도를 증가시킨다. 즉, 용질의 양에 대한 수분의 비율이 더 낮음을 의미한다. 이를 간단히 표현하면 혈액이 더욱 농축되었다는 것이다. 탈수가 일어나면 침이 덜 생산되어 입과 목이 마르는 갈증을 느끼게 된다. 갈증은 불편한 감각이기 때문에 우리는 물을 마셔서 이를 완화시킨다. 우리가 마신 물은 위 점막과 소장에 의해 흡수되며 혈액의 삼투압농도를 낮추는 효과가 있다. 다시 말해, 우리가 마신 물은 혈액을 더 희석시키며 혈액 삼투압농도를 정상으로 돌림으로써 갈증을 감소시킨다.

시상하부는 뇌하수체 후엽(posterior pituitary)에 저장되는 항이뇨 호르몬(antidiuretic hormone, ADH)을 생성함으로써 수분의 균형을 유지하는 데 관여한다. 탈수가 일어나면, 시상하부(hypothalamus)는 뇌하수체 후엽에서 항이뇨 호르몬 분비를 자극하고 항이뇨 호르몬은 신장의 세뇨관에서의 재흡수를 증가시킨다. 혈액량을 유지하기 위해 수분은 혈액으로 돌아오고 소변량은 감소한다.

부신피질(adrenal cortex)에서 분비되는 알도스테론(aldosterone)은 수분의 배설을 조절한다. 알도스테론은 신장의 세뇨관에서의 Na^+ 이온 재흡수를 증가시켜 신장 여과액의 Na^+ 이온이 혈액으로 되돌아가도록 한다. 알도스테론은 혈액의 Na^+ 이온이 감소되거나 혈압이 심각하게 떨어지는 경우에 분비된다.

수분손실을 초래하는 몇 가지 다른 요인이 있다. 과도한 땀분비, 출혈, 설사나 구토, 심한 화상, 발열 등은 수분손실을 가져온다. 이러한 환경에서 신장도 수분을 보유하지만, 수분손실이 증가함에 따라 수분보충도 이루어져야 한다. 출혈이 있거나 특정 질병이 있을 때에는 수분을 정맥으로 공급해야 한다.

수분의 과다섭취 시 체내에 수분이 너무 많은 수분과잉(overhydration)이 일어날 수 있다. 혈액의 삼투압농도가 감소되면, 수분이 전해질에 비해 상대적으로 많다거나 혈액이 너무 묽다는(희석된) 것을 의미한다. 이러한 상태는 '수분 중독(water intoxication)'의 증상으로 나타날 수 있는데, 구체적으로 어지러움, 심한 복통, 매스꺼움, 무기력 등이다. 심한 경우 경련(convulsion)이 일어날 수 있으며, 이때는 신장으로 과다한 수분이 배설될 때까지 수분 섭취가 제한되어야 한다. 혈액량이나 혈압이 증가되는 경우 심방성 나트륨 이뇨펩티드(atrial natriuretic peptide, ANP)가 심방에서 분비되며, 이는 신장에서 Na^+ 이온의 재흡수를 감소시킴으로써 소변을 통한 나트륨과 수분의 배설을 증가시킨다. 또한 이때 항이뇨 호르몬의 분비가 감소되는데, 이는 소변량을 증가시키고 혈액 삼투압농도를 정상으로 되돌린다.

전해질 Electrolytes

전해질(electrolytes)이란 체액에 녹아 있는 화학물질로서 양이온과 음이온으로 구분된다. 대부분의 전해질은 체액내에 있는 무기염(inorganic salt), 산, 염기들이다.

대부분의 유기복합체(organic compound)는 비전해질, 즉 용액에 넣었을 때 이온화되지 않는다. 예를 들어, 포도당은 물에 녹기는 하지만, 이온화되지 않고 포도당분자 그대로 남아 있다. 그러나 일부 단백질의 경우 용액에 넣으면, 이온결합체를 형성하여 이온으로 분리되기도 한다.

양이온(positive ion)은 cation이라 부르며, 나트륨이온(Na^+), 칼륨이온(K^+), 칼슘이온(Ca^{2+}), 마그네슘이온(Mg^{2+}), 철이온(Fe^{2+})과 수소이온(H^+) 등이 있다. 음이온(negative ion)은 anion이라 부르며, 염소이온(Cl^-), 중탄산이온(HCO_3^-), 황산이온(SO_4^{2-}), 인산이온(HPO_4^{2-})과 단백질이온 등이 있다.

전해질은 체액의 삼투압농도를 형성하여 체액 구획간의 수분 삼투압을 조절하게 한다. 몇 가지 전해질은 산-염기 조절기전에 관여하거나, 조직이나 효소의 구성 성분이 된다. 몇가지 전해질은 체내에 저장된다. 칼슘, 인, 마그네슘은 뼈에 철과 구리는 간에 저장된다.

체액내 전해질 Electrolytes in body fluids

3가지 주요 체액으로는 세포내액, 세포외액, 조직액이 있다. 이러한 체액내에 있는 주요한 전해질의 상대적인 농도는 그림 19-3 에 나타나 있다. 이들의 주요한 차이는 다음과 같이 요약된다. 세포내액에 가장 많은 양이온은 K^+ 이온이며, 가장 많은 음이온은 HPO_4^{2-} 이온과 단백질이온이다. 조직액과 혈장 모두 양이온으로는 Na^+ 이온이 가장 풍부하며, 음이온으로는 Cl^- 이온이다. 단백질이온은 혈장의 주요 부분을 형성하지만, 조직액에서는 그렇지 않다. 주요 전해질의 기능이 표 19-2 에 제시되어 있다.

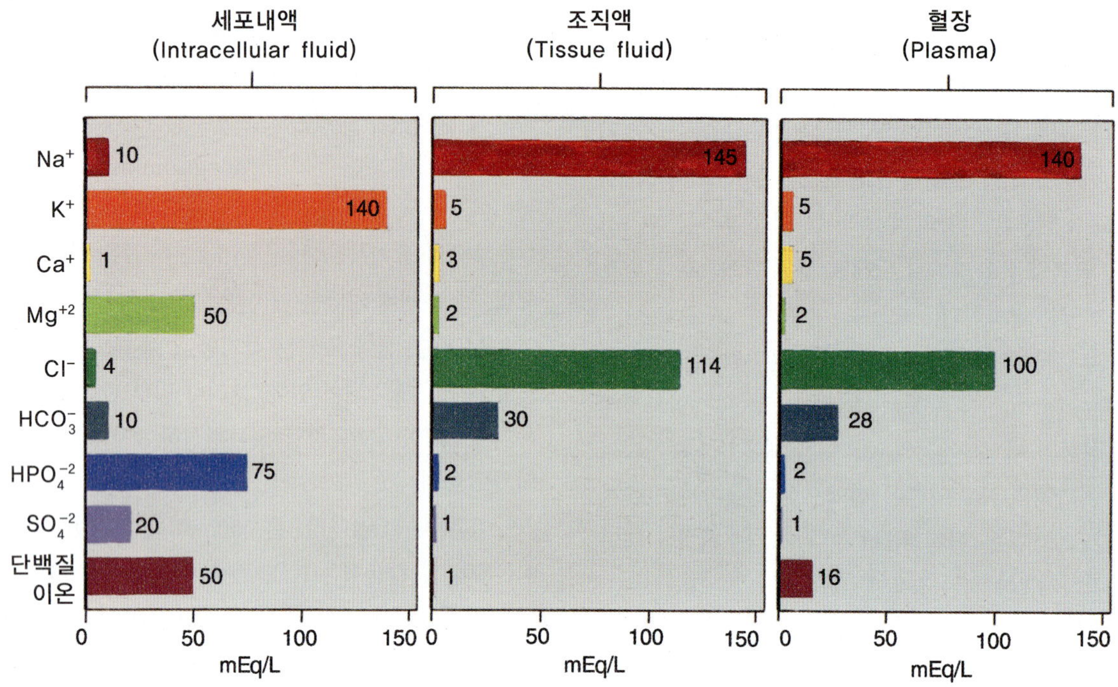

그림 19-3 **세포내액, 조직액, 혈장에서의 전해질 농도(농도는 mEq/L로 표시)**
체액 간 전해질 농도의 주요 차이에 대해 본문 참조

질문: 조직액은 다른 체액 중 어느 것과 가장 유사한가? 이유는 무엇인가?

섭취, 배설, 조절 Intake, output, regulation

우리가 먹고 마시는 음식에 포함된 전해질은 위장관을 통해 혈액내로 흡수되어 체액의 일부가 된다. 몇몇 전해질의 세포외액의 농도는 호르몬에 의해 조절된다. 알도스테론은 신장에서 Na^+의 재흡수와 K^+ 배설을 증가시킨다. 그러므로 혈액내 Na^+ 농도는 올라가고 K^+ 농도는 떨어지게 된다. 심방성 나트륨 이뇨펩티드(ANP)는 신장에서의 Na^+ 배설을 증가시킴으로써 혈액내의 Na^+이온 농도를 낮춘다. 부갑상선 호르몬(PTH)과 칼시토닌(calcitonin)은 혈중 칼슘과 인의 농도를 조절한다. PTH는 뼈로부터 전해질의 흡수를 증가시키고, 소장에서 음식으로부터 이들의 재흡수를 증가시킨다(이때 비타민D가 필수적으로 요구된다). 칼시토닌은 골(뼈) 조직을 형성하기 위해 혈액으로부터 칼슘과 인의 제거를 증가시킨다.

전해질은 소변, 땀, 대변을 통해 배설된다. 소변에는 신세뇨관에 의해 재흡수가 되지 않은 전해질을 함유하고 있는데, 주로 Na^+이온이다. 소변내의 다른 전해질들은 신체에서 요구되는 양 이상으로 혈중 농도가 올라갔을 때 나오게 된다.

땀에 가장 많은 이온은 Na^+ 이온과 Cl^- 이온이다. 대변으로 나오는 전해질들은 소장이나 결장에서 흡수되지 못한 것들이다.

BOX 19-2 에는 주요 전해질의 불균형 특성이 기술되어 있다.

산-염기 균형 Acid-Base Balance

우리는 이미 기초화학(pH 지수에 대해선 제2장 참조), 호흡기계통(제15장), 비뇨기계통(제18장)에서 체

표 19-2 주요 전해질

전해질	혈장농도*	세포내액농도	기능
나트륨(Na^+)	136~142	10	• 세포외액의 삼투압을 형성하며, 세포외액에 가장 많은 양이온 • 신경세포와 근육세포의 전기적 활동에 필수적
칼륨(K^+)	3.8~5.0	141	• 세포내액의 삼투압을 형성하며, 세포내액에 가장 많은 양이온 • 신경세포와 근육세포의 전기적 활동에 필수적
칼슘(Ca^{2+})	4.6~5.5	1	• 주로 뼈와 치아에 존재(99%) • 신경과 근육세포의 흥분성을 정상적으로 유지 • 혈액응고에 필수적
마그네슘(Mg^{2+})	1.3~2.1	58	• 주로 뼈에 존재(50%) • 세포외액보다는 세포내액에 풍부 • ATP 생산과 신경세포 및 근육세포의 활동에 필수적
염소(Cl^-)	95~103	4	• 세포외액에 가장 많은 음이온으로 세포 내외로 쉽게 확산되며, 삼투압 조절을 도움 • 위액에 있는 염산의 일부
중탄산(HCO_3^-)	28	10	• 중탄산염 완충계의 일부
인산(HPO_4^{2-})	1.7~2.6	75	• 주로 뼈와 치아에 존재(85%) • 세포내액의 주요 음이온 • DNA, RNA, ATP, 인지질(phospholipid)의 일부 • 인산염 완충계의 일부
황산(SO_4^{2-})	1	2	• 아미노산과 단백질의 일부

*이온의 농도단위는 리터당 miliequivalent(mEq/L)이며, 이는 용액내 전기적 전하의 수를 의미한다.

액의 산도(pH) 조절에 대해 배웠다. 이 장에서는 이러한 정보를 총괄적으로 다루게 될 것이다.

정상적인 혈액의 pH 범위는 7.35~7.45이다. 조직액의 pH는 이와 비슷하지만, 이 범위보다 약간 높거나 낮을 수 있다. 세포내액의 pH 범위는 6.8~7.0이다. 이 pH 범위를 볼 때, 서로 그 차이가 매우 작은 것을 알 수 있는데, 이는 효소의 반응과 다른 과정들이 정상적으로 수행되기 위한 것이다.

산-염기 균형 유지는 체액 내 완충제, 호흡의 횟수와 깊이, 신장에 의해 이루어진다.

완충계 Buffer systems

완충계(buffer system)의 목적은 강한 산/염기성 화학반응에 의해 체액의 pH가 급격히 변화되는 것을 막기 위함이다. 완충계는 약산과 약염기로 구성된다. 이들은 강한 산과 염기에 반응하여 그것들이 pH에 크게 영향을 미치지 못하도록 한다.

중탄산염 완충계 Bicarbonate buffer system

중탄산염 완충계는 약산인 탄산(H_2CO_3)과 약염기인 중탄산나트륨($NaHCO_3$)으로 이루어져 있다. 이 두 분자들은 각기 특수한 반응에 참여한다.

BOX 19-2 **전해질 불균형 Electrolyte imbalance**

나트륨 불균형

저나트륨혈증 – 과도한 땀, 설사, 구토로 인함. 어지러움, 혼돈, 허약, 저혈압, 쇼크 등이 나타난다.

고나트륨혈증 – 과도한 수분 손실이나 염분 섭취로 인함. 세포내액의 감소, 심한 갈증, 불안 등이 나타난다.

칼륨 불균형

저칼륨혈증 – 구토, 설사 또는 신장질환 등으로 인함. 피로, 혼돈, 심부전 등이 발생할 수 있다.

고칼륨혈증 – 급성신부전이나 애디슨병 등으로 인함. 허약, 감각이상, 부정맥, 심정지 등이 발생할 수 있다.

칼슘 불균형

저칼슘혈증 – 부갑상선기능저하증 또는 칼슘섭취 부족 등으로 인함. 테타니(tetany)를 일으키는 근육 경련 등이 나타난다.

고칼슘혈증 – 부갑상선기능항진증으로 인함. 근육허약, 뼈가 쉽게 부러짐, 신결석 등이 나타날 수 있다.

강산에 의해 pH 변화가 일어나게 되면, 다음과 같은 반응이 일어난다.

$$HCl + NaHCO_3 \rightarrow NaCl + H_2CO_3$$

(강산) (약산)

강산이 중탄산나트륨과 반응하면 pH에는 영향을 미치지 않는 염분(NaCl)과 pH에 약간의 영향만을 미치는 약산을 만들게 된다.

강염기에 의해 pH 변화가 일어나게 되면, 다음과 같은 반응이 일어난다.

$$NaOH + H_2CO_3 \rightarrow H_2O + NaHCO_3$$

(강염기) (약염기)

강염기가 탄산과 반응하면 pH에는 영향을 미치지 않는 수분과 pH에 약간의 영향만을 미치는 약염기를 만들게 된다.

완충계는 혈액과 조직액 모두에 있어서 매우 중요하다. 정상적인 대사에서는 이와 같은 액체들이 더욱 산성이 되는 경향이 있어, 탄산보다는 중탄산나트륨이 필요로 된다. 이 두 분자의 비율은 중탄산나트륨 대 탄산이 20:1 정도이다.

인산염 완충계 Phosphate buffer system

인산염 완충계는 약산인 인산이수소나트륨(NaH_2PO_4)과 약염기인 인산일수소나트륨(Na_2HPO_4)으로 구성되어 있다. 이들이 어떻게 완충역할을 하는지 살펴보자.

강산에 의해 pH 변화가 일어나게 되면, 다음과 같은 반응이 일어난다.

$$HCl + Na_2HPO_4 \rightarrow NaCl + NaH_2PO_4$$

(강산) (약산)

강산이 인산일수소나트륨과 반응하면 pH에는 영향을 미치지 않는 염분(NaCl)과 pH에 약간의 영향만을 미치는 약산을 만들게 된다.

강염기에 의해 pH 변화가 일어나게 되면, 다음과 같은 반응이 일어난다.

$$NaOH + NaH_2PO_4 \rightarrow H_2O + Na_2HPO_4$$

(강염기) (약염기)

강염기가 인산이수소나트륨과 반응하면 pH는 영향을 미치지 않는 수분과 pH에 약간의 영향만을 미치는 약염기를 만들게 된다.

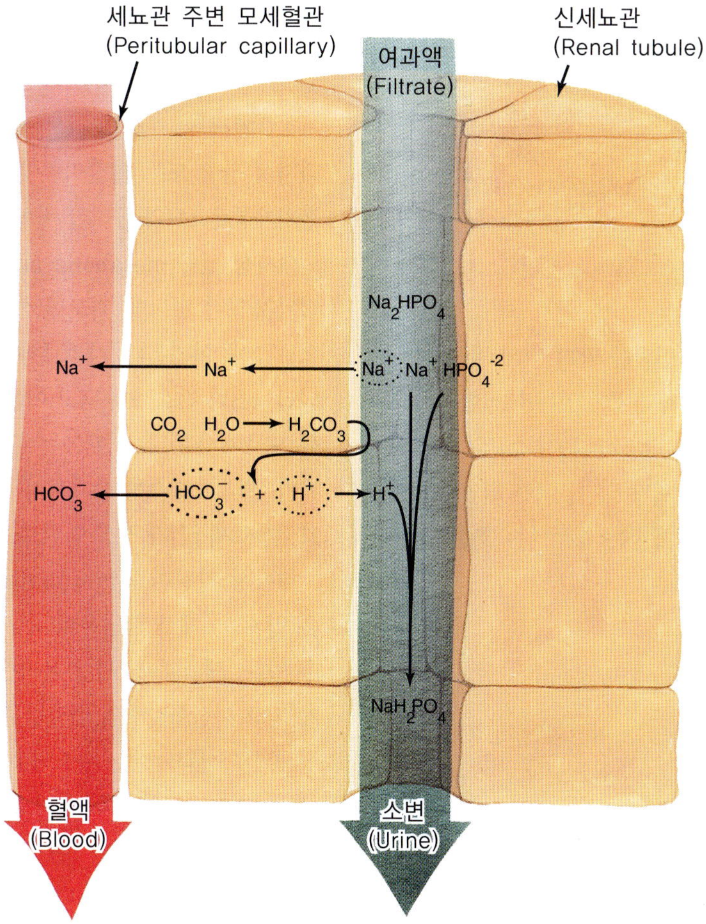

그림 19-4 **인산염 완충계**
이 반응은 신세뇨관에서 일어난다.

질문: 신세뇨관세포는 배설할 H^+ 이온을 어디에서 얻는가?

인산염 완충계는 신장에 의한 혈액의 pH를 조절하는 데 매우 중요하다 그림 19-4 . 신세뇨관의 세포들은 소변으로 분비되는 NaH_2PO_4를 형성함으로써 과도한 수소이온을 제거한다. 남아 있는 Na^+이온은 중탄산이온과 함께 세뇨관 주변 모세혈관의 혈액으로 되돌아간다. 이들은 신장세포가 이산화탄소와 물로부터 합성한 새로운 중탄산 이온이다.

단백질 완충계 Protein buffer system

단백질 완충계는 세포내액에 있어서 가장 중요하다. 15장에서 헤모글로빈이 이산화탄소 운반 시에 생성된 수소이온을 완충함을 다룬 바 있다. 단백질을 구성하는 아미노산은 **카르복실기**(COOH)와 **아민기**(NH_2)를 가지고 있으며, 산성 혹은 염기성 중 어느 쪽으로든 활동할 수 있다.

카르복실기는 산성으로 작용할 수 있는데, 이는 염기성이 증가할 때, 이에 대응하여 체액으로 수소이온을 제공한다.

$$\begin{array}{c} \text{II} \\ | \\ NH_2 - C - COOH \\ | \\ R \end{array} \rightarrow \begin{array}{c} H \\ | \\ NH_2 - C - COO^- \\ | \\ R \end{array} + H^+$$

아민기는 산성이 증가할 때 이에 대응하여 체액으로부터 과도한 수소이온을 가져와 염기성으로 작용한다.

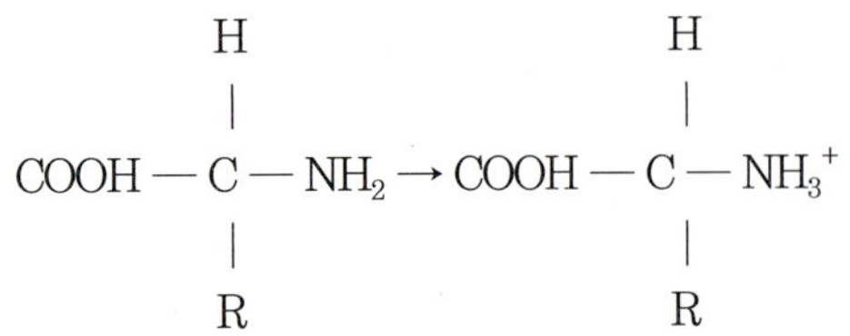

완충제는 pH의 급격한 변화를 막기 위해 몇 초 안에 반응을 일으킨다. 그러나 체액내에 있는 이러한 완충가능한 분자의 수는 제한되어 있기 때문에, pH의 큰 변화를 막기 위한 능력에는 한계가 있다. 어떤 원인에 의해 정상 pH가 지속적으로 방해받는 경우에는 호흡기전과 신장기전이 필요로 된다.

호흡기전 Respiratory mechanisms

호흡기계통은 체액내에 있는 이산화탄소(CO_2) 양을 조절하여 pH에 영향을 미친다. 호흡기계통은 pH 불균형의 원인이 되기도 하고, 다른 원인으로 인한 pH 불균형을 교정하기도 한다.

호흡성 산증과 알칼리증 Respiratory acidosis and alkalosis

호흡성 산증(respiratory acidosis)은 호흡의 수나 효율을 감소시키는 원인에 의해 야기된다. 중증 폐질환은 산증을 야기한다. 이산화탄소는 세포호흡 시 생성된 만큼 배출되지 않으면, 과다한 이산화탄소는 수소이온을 과잉 형성하게 된다.

$$CO_2 + H_2O \rightarrow H_2CO_3 \rightarrow H^+ + HCO_3^-$$

과도한 수소 이온은 체액의 pH를 낮춘다.

호흡성 알칼리증(respiratory alkalosis)은 흔하지는 않지만, 빠르게 호흡함으로 인해 이산화탄소 배출을 증가시켜 체액에 이산화탄소가 적어짐으로써 수소이온 형성이 줄어들고, 이에 따라 pH가 올라가게 된다.

대사성 pH 변화를 교정하기 위한 호흡성 보상 Respiratory compensation for metabolic pH changes

호흡기 질환 이외의 다른 원인으로 인한 pH 변화를 대사성 산증 또는 알칼리증이라 한다. 이 경우에도 호흡기계통은 pH의 급격한 변화를 막도록 돕는다.

대사성 산증(metabolic acidosis)은 신장 질환, 조절되지 않은 당뇨병, 과도한 설사, 구토, 이뇨제 사용 등으로 인해 야기된다. 체액내에 과도한 수소이온이 있게 되면, pH가 감소하게 되고 이는 숨뇌(연수)의 호흡중추를 자극하게 된다. 이때에는 수소이온의 형성을 감소시키기 위해 호흡수를 증가시켜 더 많은 이산화탄소를 내보냄으로써 pH가 정상 범위로 올라가도록 돕는다.

대사성 알칼리증(metabolic alkalosis)은 흔하지는 않지만, 제산제 남용이나 위내용물 구토 시 일어날 수 있다. 체액내에 pH가 올라감에 따라 호흡은 느려지게 되고 이산화탄소의 배출량은 줄어들게 된다. 체액내 정체된 이산화탄소는 수소이온 형성을 증가시킴으로써 pH를 낮추어 정상 범위가 되도록 돕는다.

호흡기계통은 급격한 pH 변화에 대해 1~3분 안에 재빨리 반응한다. 그러나 대사성 pH 불균형이 지속되는 경우, 호흡기계통만으로 완전한 보상을 이루기 어렵다. 이러한 경우 호흡보상은 약 50~75% 정도의 효율성을 지닌다.

신장기전 Renal mechanisms

제18장에서도 논의하였듯이 신장은 수소이온을 배설 또는 보유하거나 나트륨이온과 탄산이온을 재흡수함으로써 세포외액의 pH 조절을 돕는다. 그중 하나의 기전이 그림 18-6 에 제시되어 있고, 인산염 완충계를 포함하는 또다른 기전이 그림 19-4 에 제시되어 있다.

신장은 지속적인 pH 변화에 대한 완충작용 능력이 가장 크다. 신장기전은 수 시간에서 수 일 동안 기능할 수 있어 호흡기전보다 그 효율성이 오래도록 지속된다. 대사성 산증인 케톤산증이 있는 당뇨병 환자의 예를 들어 보자. 산성 케톤산이 혈액내에 쌓임으로써 세포외액 완충계는 빨리 지치게 되며, 이에 따라 호흡기전에 의해

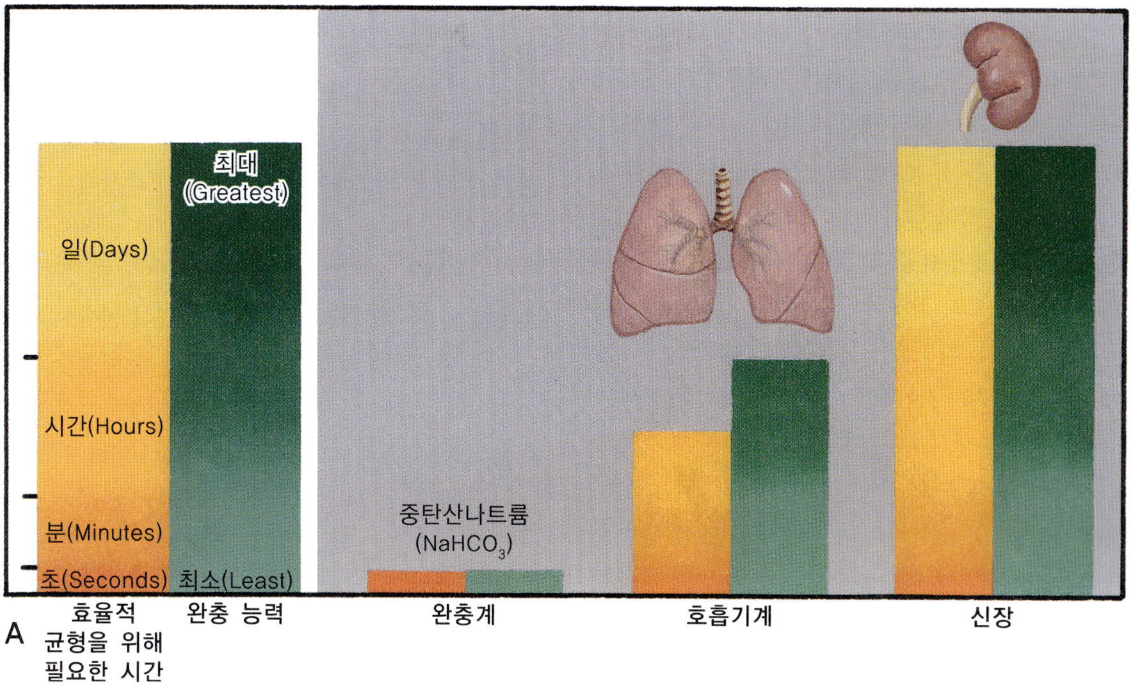

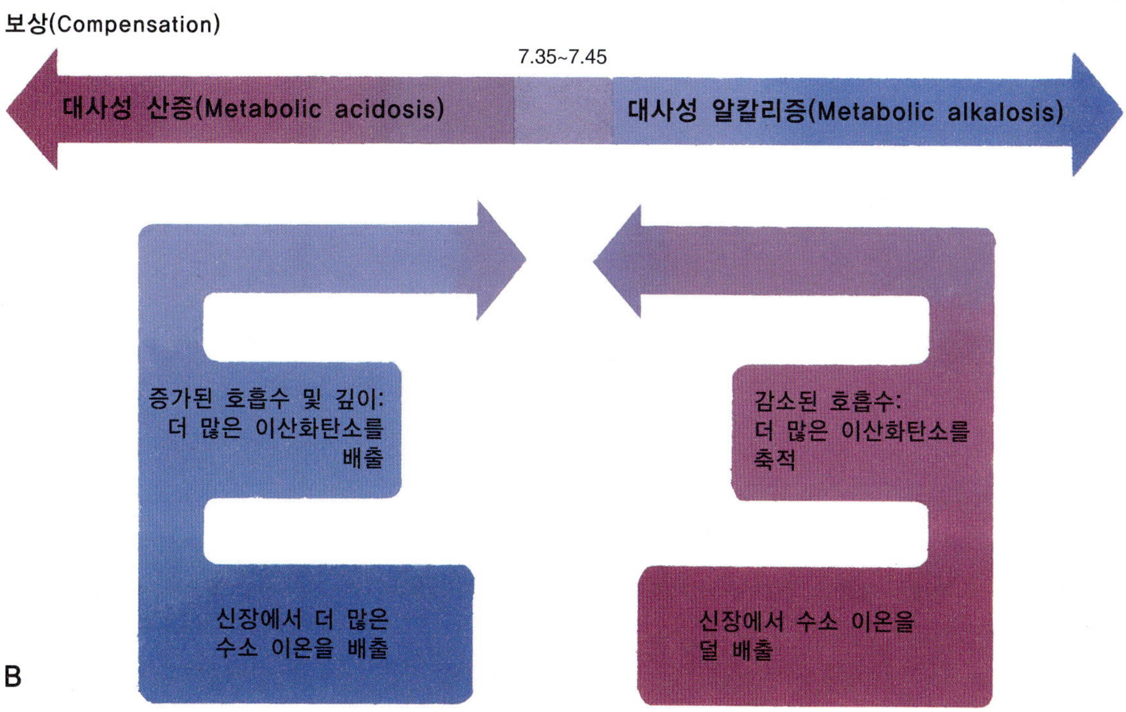

그림 19-5 **산염기 조절의 요약** (A) 산염기 조절기전의 비교: 효율적 균형을 위해 필요한 시간과 지속적 pH 변화에 대한 완충 능력 (B) 대사성 산증 또는 알칼리증의 보상. 호흡 및 신장의 기전은 혈중 pH를 정상 범위로 돌리는 데 기여한다.

질문: 그림 B에서, 왜 오른편 보상 기전은 빨간색이며, 왼편 보상 기전은 파란색일까?

호흡수가 증가되고 이산화탄소 배출이 많아져 수소이온의 형성이 감소되고, 결과적으로 세포외액의 pH는 증가된다. 그러나 호흡수를 올리는 데는 한계가 있으므로 이때에는 신장의 완충기전이 필요로 된다. 신장은 체액으로부터 수소이온을 흡수하여 소변으로 배설시킴으로써 치명적인 산증을 막아낸다.

신장은 체액으로부터 수소이온을 제거하고 이들을 소변으로 배출함으로서 치명적 산증을 예방할 수 있는 중요한 역할을 한다. 완충계는 신체로부터 수소이온을 직접 제거하지는 못하나 이들을 분자에서 격리하여 이온화되지 못하도록 한다. 호흡기계통은 호기를 증가시켜 이산화탄소로부터 수소이온이 더 많이 형성되는 것을 방지할 수 있지만, 케톤과 같은 다른 출처에서 생성되는 수소이온을 제거할 수는 없다. 오직 신장만이 직접적으로 체액으로부터 수소이온을 제거할 수 있다. 물론 신장도 한계를 지니긴 하나, 생명의 유지를 위해서는 산증의 원인이 교정되어야만 한다. 알칼리증의 경우에는 신세뇨관 세포가 CO_2와 물 H^+ 이온과 HCO_3^- 이온으로 변환한다 그림 19-4 . 그러나 혈액으로 되돌아오거나 혈액이 보유한 이온은 H^+ 이온들이며, 소변으로 배출되는 이온은 중탄산 이온들이다. 이를 통해 혈액의 pH는 정상범위로 낮아질 것이다.

그림 19-5 는 산염기 조절에 대한 요약이다. Part A는 완충계 속도와 역량에 대해 호흡기계통과 신장계통을 비교하고 있다. Part B는 pH 변화에 대한 보상기전을 설명하고 있다.

pH 변화로 인한 영향

Effects of pH changes

산증은 시냅스에서 자극 전달을 억제함으로써 중추신경계통에 매우 부정적인 영향을 미친다. 산증에 있는 사람은 혼돈 상태에 빠지게 되고 차츰 혼수상태로 이어지게 된다.

알칼리증은 이와 반대의 작용을 함으로써 중추와 말초신경계 모두에 영향을 미친다. 자극이 없어도 시냅스 전달이 증가하게 되고, 이는 처음에는 불안정감이나 근경련이나 발작 등의 증상으로 특징지어진다.

pH 변화의 형태는 표 19-3 에 나타나 있다.

노화와 수분과 pH 조절

Aging and Fluid and pH Regulation

노인의 경우, 질환이나 특정 장기의 손상으로 체액불균형과 pH의 변화가 흔하다. 심장의 약화로 인해 순환계통으로 돌아오는 혈액을 효율적으로 펌프질하지 못하게 되고, 이는 비정상적인 수분 축적으로 이어져 부종을 일으킨다. 우심실이 약한 경우는 부종이 전신적으로 생기며, 좌심실이 약한 경우는 호흡기능이 원활하지 못하게 된다.

표 19-3 pH변화

변화	가능한 원인	보상
대사성 산증	신장질환, 케톤증, 설사, 구토	CO_2 배출을 위해 호흡을 증가시킴
대사성 알칼리증	중탄산염 함유 약물의 과다한 섭취, 위액흡인	CO_2 축적을 위해 호흡을 감소시킴
호흡성 산증	호흡수나 효율의 감소: 폐기종, 천식, 폐렴, 호흡근 마비	신장에서 H^+ 이온이 배설되고, Na^+ 이온과 HCO_3^- 이온의 재흡수가 일어남
호흡성 알칼리증	호흡수의 증가: 불안, 높은 고도	신장은 H^+ 이온을 보존하고, Na^+ 이온과 HCO_3^- 이온은 배설함

갈증을 호소하기 이전에 이미 심하게 탈수된 노인의 경우 갈증 호소는 급성상태를 반영하는 것이 아닐 수 있다.

영양부족이나 약물 특히 소변량을 증가시키는 고혈압제제의 부작용으로 인해, 노인들은 무기질 결핍증이 생기기 쉽다. 만성 호흡기질환, 당뇨병, 신장질환으로 인해 pH의 조절 장애가 일어나기도 한다.

학습개요

수분- 전해질 균형

1. 수분은 총 체중의 55~70%를 차지하고 있다.
2. 전해질은 체액에 존재하는 이온을 말하며, 무기질이 가장 많은 양을 차지하고 있다.

체액의 구획 그림 19-1

1. **세포내액** – 세포내에 있는 수분으로서 총 체액의 2/3를 차지한다.
2. **세포외액** – 세포외에 있는 수분으로서 혈장, 림프, 조직액, 그 외 특수액들을 포함한다.
3. 체액은 어느 한 구획으로부터 다른 구획으로 끊임없이 이동한다. 여과에 의해 혈장은 조직액이 된다. 삼투에 의해 조직액은 혈장, 림프 또는 세포내액이 된다.
4. 삼투작용은 체액내 전해질 농도에 의해 조절된다(삼투압농도). 물은 전해질 농도가 높은 곳으로 세포막을 통하여 확산된다.

수분섭취 그림 19-2

1. 수분, 음식, 대사성 수분 표 19-1

수분배설 그림 19-2

1. 소변, 땀, 호흡, 대변 표 19-1
2. 배설에 있어서의 변화는 섭취를 변화시킴으로써 보상되어야 한다.

수분섭취와 배설의 조절

1. 시상하부는 삼투수용체를 포함하고 있어 체액의 삼투압농도 변화를 감지한다.
2. 탈수는 갈증을 자극하며 이는 수분을 섭취함으로써 완화된다.
3. 뇌하수체 후엽으로부터 분비되는 항이뇨 호르몬(ADH)은 신장에 의한 물의 재흡수를 증가시킨다.
4. 부신피질에 의해 분비되는 알도스테론은 신장에 의한 나트륨이온의 재흡수를 증가시키며 이때 물은 삼투에 의해 함께 재흡수된다.
5. 체내에 수분과잉이 초래되면(과다한 수분섭취에 의한 수분과잉), 항이뇨 호르몬 분비가 감소되어 소변량이 증가한다.
6. 혈액량이 증가하게 되면, 심방성 나트륨 이뇨펩티드(ANP)는 소변으로 나트륨이온과 수분배설을 증가시킨다.

전해질

1. 체액에 녹아 있는 화학물질을 말하며 이온으로 해리될 수 있고 대부분 무기질이다.
2. 나트륨과 칼륨은 양이온이다.
3. 염소와 중탄산은 음이온이다.
4. 전해질은 삼투압을 형성함으로써 구획 간 체액의 삼투작용을 조절한다.
5. 칼슘, 인, 마그네슘은 뼈에 저장된다; 철과 구리는 간에 저장된다.

체액내 전해질 그림 19-3 , 표 19-2

1. **세포내액** – 주요 양이온은 K^+이며 주요 음이온은 HPO_4^{2-}이고 단백질 음이온이 풍부하다.
2. **혈장** – 주요 양이온은 Na^+이며 주요 음이온은 Cl^-이고 단백질 음이온이 중요하다.
3. **조직액** – 단백질 음이온이 중요하지 않다는 것을 제외하고는 혈장과 비슷하다.

섭취, 배설, 조절

1. **섭취** – 전해질은 식품과 음료수로 섭취된다.
2. **배설**– 소변, 땀, 대변
3. **호르몬:** 알도스테론– Na^+과 K^+, ANP– Na^+, PTH와 칼시토닌– Ca^{2+}과 HPO_4^{2-}

산–염기균형

1. **정상 pH 범위** – 혈액: 7.35~7.45, 세포내액: 6.8~7.0, 조직액: 혈액과 유사
2. 체액의 정상적 pH는 완충계, 호흡기와 신장 등에 의해 유지된다.

완충계

1. 약산과 약염기로 구성되어 있으며, 강산과 강염기에 작용하여 pH가 크게 영향을 받지 않도록 해준다. 몇 초 내에 빠르게 반응하지만, pH 변화를 막기 위한 능력은 제한되어 있다.
2. **중탄산염완충계** – 혈액과 조직액에 있어서 중요하며, 산과 염기의 비율은 1:20이다.
3. **인산염 완충계** – 그림 19-4 . 세포내액과 신장에서 중요하다.
4. **단백질 완충계** – 아미노산은 산이나 염기 어느 쪽으로든 기능할 수 있다. 세포내액에서 중요하다.

호흡기전

1. 호흡기계통은 체액내 이산화탄소의 양을 조절함으로써 pH에 영향을 미친다.
2. pH 변화의 원인이 되거나, 대사성 pH 변화를 보상하기도 한다 표 19-3 .
3. 호흡성 보상은 몇 분 내에 아주 효율적으로 이루어지나, 지속적으로 pH의 변화가 일어날 때에는 한계를 지닌다.

신장기전

1. 신장은 pH 변화에 대해 완충작용을 할 수 있는 능력이 크나, 효율적으로 이루어지기 위해서는 몇 시간에서 며칠이 걸린다.
2. **기전:** 그림 18-5 와 그림 19-4 참조
3. **기전의 요약:** 산증에 반응하여 신장은 수소이온을 배설하고 나트륨이온과 중탄산이온을 보존하며, 알칼리증에 반응하여 신장은 수소이온을 보존하고 나트륨이온과 중탄산이온은 배설한다.
4. 신장은 pH 변화에 따라 새로운 중탄산이온을 생성하여 보유하거나 배출할 뿐만 아니라 지속되는 산증에 대항하여 신장에서만 신체로부터 과다한 H^+ 이온들을 제거할 수 있다.

pH 변화로 인한 영향

1. **산증** – 중추신경계통의 시냅스 전달을 억제한다. 혼돈, 혼수, 사망을 초래한다.
2. **알칼리증** – 중추신경계통과 말초신경계통의 시냅스 전달을 증가시킨다. 불안, 근육경련, 발작 등을 유발한다.

복습 문제

1. 주요 체액 구획의 이름과 각 부분에 속하는 구체적 체액 이름을 열거하시오. 3가지 체액의 이름과 이들이 어디에 위치하는지 기술하시오.

2. 어떻게 수분이 구획간을 이동하는지 설명하고, 이러한 과정의 이름을 기술하시오.

3. 신체의 3가지 수분 공급원을 설명하고, 각각의 상대적인 양을 기술하시오.

4. 수분배설의 경로를 기술하시오. 어떤 것이 가장 중요한가? 수분배설에 있어 가능한 변화에는 어떤 것들이 있는가?

5. 체액량에 영향을 미치는 호르몬의 이름을 열거하고, 각각의 기능을 기술하시오.

6. 전해질, 양이온, 음이온, 삼투작용, 삼투압농도에 대해 정의하시오.

7. 혈장, 조직액, 세포내액에 포함되어 있는 주요 전해질의 이름을 열거하고, 그들의 기능을 기술하시오.

8. 중탄산염 완충계가 강산에 대해 어떻게 완충작용을 하는지 설명하시오.

9. 인산염 완충계가 강산에 대해 어떻게 완충작용을 하는지 설명하시오.

10. 아미노산이 산이나 염기 어느 쪽으로든 작용할 수 있는 이유를 설명하시오.

11. 대사성 산증과 대사성 알칼리증에 대한 호흡성 보상작용을 기술하시오.

12. 체액이 산성화되었을 때, 신장은 어떤 이온을 배설시키는가? 또한 신장은 어떤 이온을 혈액으로 돌려 보내는가?

13. pH 조절기전 중 가장 빠른 기전은 무엇이며 가장 느린 기전은 무엇인가? 어떤 기전이 지속적인 pH 변화를 완충시킬 역량을 지니고 있는가? 가장 역량이 적은 기전은 무엇인가?

14. 산증과 알칼리증의 영향을 설명하시오.

심화학습

1. 남성은 여성에 비해 수분이 많은 편이다. 그 이유는 두 종류의 조직과 관련이 있는데, 두 조직 중 한 조직이 다른 조직에 비해 수분을 많이 함유하기 때문이다. 남성과 여성에서 보통 다른 비율로 존재하는 이들 조직의 이름은 무엇인가?

2. 82세 A씨는 방문간호사에게, 다리와 무릎이 부어서 집안을 걸어다니는 데 어려움이 있다고 호소하였다. 간호사는 A씨에게 심장문제가 있을 수 있음을 설명하고 의사와 진료예약을 잡아주었다. 그 이유는 무엇인가?

3. 18세 여성 B씨는 250cc 컵으로 하루 8잔의 물을 마신다. 그런데 '물은 건강에 좋다'면서 이제 하루에 12잔을 마셔야겠다고 한다. 여러분은 이에 대해 뭐라고 이야기해 줄 것인가? 물은 항상 건강에 좋은가?

4. C씨는 스스로 '산성 소화불량'이라며 증상완화를 위해 씹어 먹는 알약을 복용하고 있다. 이 약은 과일 맛이다. 어떤 때는 온종일 사탕처럼 복용하기도 한다. 어느 날 C씨는 근육에 경련을 호소하며 병원을 방문하였다. 혈액 검사 및 소변 검사 상 pH와 분당 호흡수는 어떠할 것이라 예상되는가? 그 이유는 무엇인가?

5. 질문그림 19-A 는 다음과 같은 특정 상황들에서의 세포외액의 pH 값을 도식화한 것이다. 심한 질식(asphyxiation), 심한 당뇨, 심한 과호흡, 제산제의 과도 섭취, 위장액 구토. pH 값에 맞는 상황을 짝지어 보라(두 개는 매우 유사하다; 적절한 짝을 찾아야만 한다).

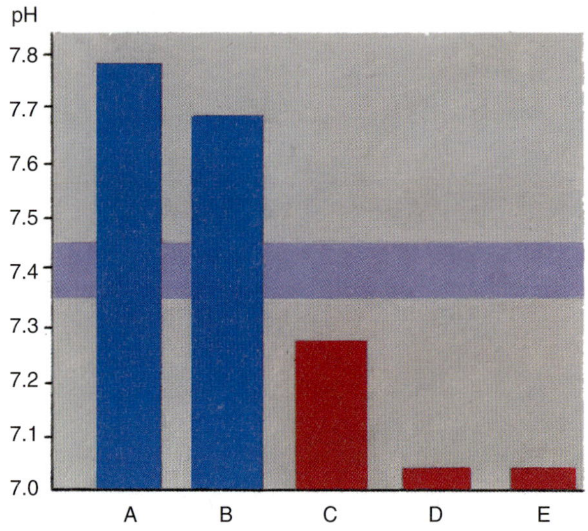

질문그림 19-A 상황별 세포외액의 pH 값

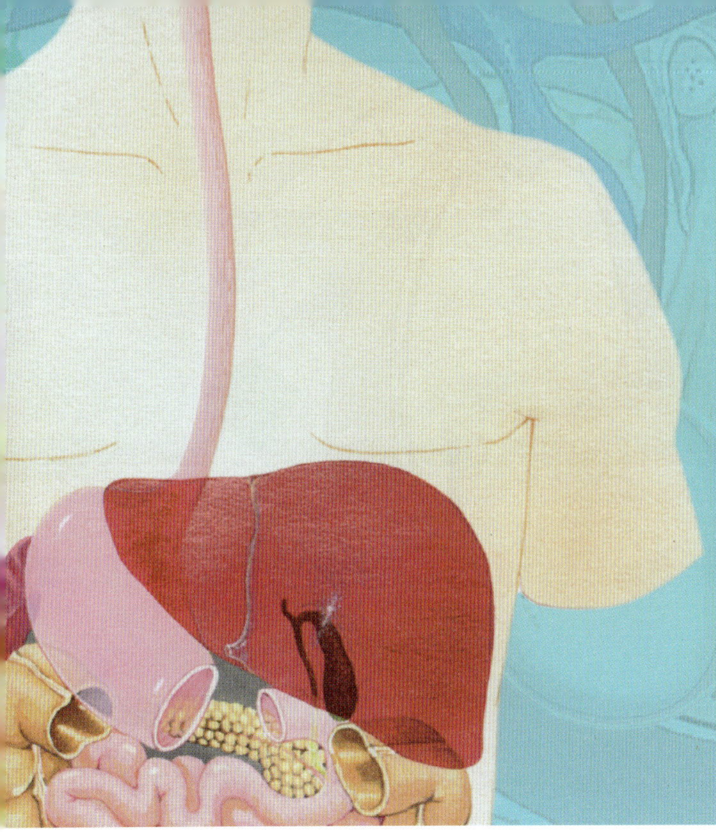

CHAPTER 20

THE REPRODUCTIVE SYSTEMS

생식기계통

20 생식기계통

THE REPRODUCTIVE SYSTEMS

목차

학습목표

- 감수분열의 과정을 기술하고, 이배체와 반수체를 정의할 수 있다.
- 정자발생과 난자발생 과정의 차이를 기술할 수 있다.
- 생식세포 형성에 필요한 호르몬을 명명하고, 각각의 기능을 말할 수 있다.
- 고환의 위치와 기능을 기술할 수 있다.
- 부고환, 정관, 사정관, 요도의 기능을 설명할 수 있다.
- 정낭, 전립선, 요두구선의 기능을 설명할 수 있다.
- 정액의 성분을 기술하고, pH가 염기성이어야 하는 이유를 설명할 수 있다.
- 정자의 각 부분을 명명하고, 그의 기능을 말할 수 있다.
- 난소, 난관, 자궁, 질의 기능을 기술할 수 있다.
- 자궁근층, 자궁내막의 구조와 기능을 기술할 수 있다.
- 유즙분비에 관여하는 호르몬의 작용을 기술할 수 있다.
- 호르몬에 따른 월경주기, 난소, 자궁 내막의 변화를 기술할 수 있다.

THE REPRODUCTIVE SYSTEMS

용어

자궁경부(자궁목, cervix)	서혜관(inguinal canal)	전립선(전립샘, prostate gland)
정관(ductus deferens)	폐경(menopause)	세정관(seminiferous tubules)
자궁내막(endometrium)	월경주기(menstrual cycle)	정자형성(spermatogenesis)
난관(fallopian tube)	자궁근층(myometrium)	외음(vulva)
성숙 난포(graafian follicle)	난자형성(oogenesis)	접합체(zygote)

임상관련용어

무월경(amenorrhea)	체외수정(in vitro fertilization)	삼배체(trisomy)
다운증후군(down syndrome)	유방조영술(mammography)	난관결찰술(tubal ligation)
자궁외 임신(ectopic pregnancy)	전립선비대(prostatic hypertrophy)	정관절제술(vasectomy)

BOX 20-1 **삼배체와 다운증후군** Trisomy and down syndrome

BOX 20-2 **피임** Contraception

BOX 20-3 **전립선 비대** Prostatic hypertrophy

BOX 20-4 **체외수정** In vitro fertilization

BOX 20-5 **성병** Sexually transmitted diseases

BOX 20-6 **유방조영술** Mammography

남성과 여성 **생식기계통**(reproductivesystem)의 역할은 자손 출산을 통해 인류를 지속시키는 것이다. 우리 각자가 종의 연속선상에서 후손을 가져야만 한다면 이는 무미건조하고 비인간적인 말로 들릴 수도 있다. 비록 다른 동물들도 조직화된 가족이나 사회에서 새끼들을 기르지만, 인간은 문화적 특성을 지닌 출산과 가족생활에 관심을 갖는 고유한 존재라 할 수 있다.

그러나 사실상 사손의 출산과 성장과정은 다른 동물들과 같은 해부생리학적인 문제이다. 남성과 여성의 생식기계통은 **정자**와 **난자**를 생산하고 성교에 의해 이를 수정시킨다. 여성의 자궁은 배아/태아가 자궁 밖에서도 살아갈 수 있을 정도로 충분히 발달할 때까지 성장시키는 장소이다.

이 장에서는 새로운 생명의 창조에 있어 생식기관과 각 기관의 역할, 전반적인 생식기계통의 기능에 대해 설명하고자 한다. 첫 번째로 생식세포의 형성에 대해 설명하려고 한다.

감수분열 Meiosis

감수분열(meiosis)이라는 세포분열 과정은 생식세포인 정자세포와 난자세포를 생산토록 한다. 감수분열 과정에서, 상동염색체(사람: 46개)를 가지고 있는 하나의 세포는, 반수체(haploid)를 가진 4개의 세포를 형성하기 위해, 두 번 분열한다. 사람의 반수체는 23개이다. 감수분열의 기본적인 과정은 남성과 여성이 거의 같지만, 다음과 같은 차이가 있다.

정자형성과정 Spermatogenesis

정자형성과정은 정자가 생성되는 장소인 고환(testes)에서 일어나는 감수분열이다. 각 고환의 **세정관**(seminiferous tubule)에는 정원세포(spermatogonia)가 들어 있다. 정원세포는 체세포분열을 통해 2개의 세포로 나뉘는데, 하나는 줄기세포로써 남아 있고, 다른 하나는 특화되어 감수분열을 통해 제1 정모세포가 된다 그림 20-1. 정원세포는 제1 정모세포(spermatocyte)를 생산하기 위해 첫 번째 유사분열을 한다 그림 20-1. 제10장에서 생식세포 형성이 호르몬에 의해 조절됨을 설명한 바 있다. 시상하부에서 성선 자극 호르몬 분비 호르몬(gonadotropin releasing hormone, GRH)을 분비하면, 뇌하수체 전엽이 자극되어 난포 자극 호르몬(folliclestimulating hormone, FSH)과 황체화 호르몬(luteinizing hormone, LH)을 분비한다. 난포 자극 호르몬은 정자 생산을 시작하고, 황체화 호르몬 자극 시 고환에서 분비되는 테스토스테론(testosterone)은 정자 성숙을 촉진한다. 고환에 의해 생성되는 인히빈(inhibin)은 난포 자극 호르몬(FSH)의 분비를 감소시킨다. 그림 20-1 에서 보는 바와 같이, 각각의 제1 정모세포는 감수분열을 하여 4개의 기능적 정자세포가 된다.

고환에서는 **사춘기**(puberty, 10~14세)부터 매일 수백만 개의 정자가 만들어진다. 비록 나이가 듦에 따라 정자 생산은 감소하지만 일반적으로 완전히 중단되지는 않는다. 이는 여성이 폐경으로 난자의 생산이 중단되는 사실과 대조적이다.

난자형성과정 Oogenesis

난자형성과정은 난자형성을 위한 감수분열이다. 이는 난소에서 시작되고 정자발생과 마찬가지로 호르몬에 의해 조절된다. 난포 자극 호르몬은 **난포**(ovarian follicle)의 성장을 시작시킨다 그림 20-2. 또한 이 호르몬은 난자의 성숙을 촉진하는 에스트로겐(estrogen)을 분비하도록 난포세포를 자극한다. 각각의 제1 난모세포(oocyte)는 감수분열을 통해 오직 하나의 기능적 난자세포를 생산한다. 나머지 3개의 세포는 극체(polar body)라고 불린다. 극체는 기능이 없고 쉽게 퇴화된다. 성숙난세포는 실제 제2 난모세포이다. 2차 감수분열은 난자가 수정된 이후에 일어난다.

난자의 생산은 사춘기(10~14세)에 시작되어, 난소 위축이 일어나고 더 이상의 뇌하수체 호르몬에 반응이 없는 **폐경기**(menopause, 45~55세)까지 계속된다. 이 30~40년 동안 난자는 거의 28일마다 주기적으로 생산된다. 첫 번째 난포가 성숙되어 배란(ovulation)이 되면 다른 난포들의 성숙은 중지된다.

감수분열의 과정에서 '실수'가 발생될 수 있는데, 이것들 중 하나는 BOX 20-1 에서 논의될 삼배체(trisomy)와 다운증후군(Down syndrome)이다.

감수분열에 의해 생성된 반수체의 난자, 정자세포는 각각 23개의 염색체를 갖고 있다. 수정이 일어났을 때 난자와 정자의 핵은 융합되고, 수정란은 이배체(diploid)인 46개 염색체를 갖는다. 그러므로 감수분열은 생식세포의 형성에서 염색체 수를 반으로 줄여, 인간의 이배체 수를 유지하는 역할을 한다.

남성 생식기계통 Mail Reproductive System

남성 생식기계통은 고환과 몇 개의 관(duct), 선(gland)으로 구성되어 있다. 정자는 고환에서 생산되어 부고환, 정관, 사정관, 요도 등의 생식관을 통해 이동된다 그림 20-3 . 성선에서 정액의 일부가 되는 분비물이 생산되어, 요도로 사출되는데 정낭, 전립선, 요도구선이 이에 해당한다.

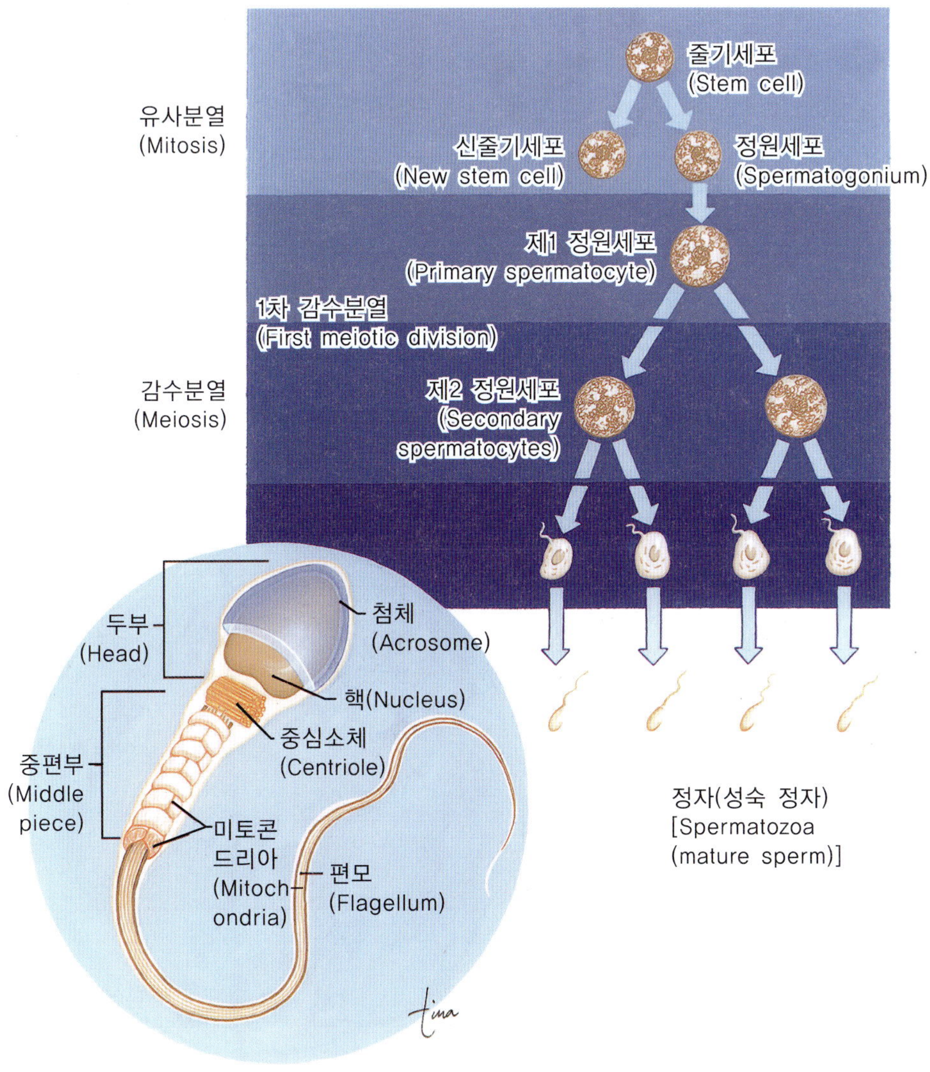

그림 20-1 **정자 형성과정** 유사분열과 감수분열을 통한 정자 형성과정. 제1 정모세포가 감수분열을 통해서 4개의 정자세포를 생산한다. 성숙한 정자세포의 구조가 제시되어 있다.

질문: 정자세포는 몇 개의 염색체를 가지고 있는가? 그리고 어디에 위치해 있는가?

BOX 20-1 삼배체와 다운증후군 Trisomy and down syndrome

삼배체는 하나의 세포에 특정 염색체가 3개 있는 것이다(정상은 2개). 이것은 2차 감수분열 시 염색체 쌍이 분리되지 않았기 때문에 일어난다. 난자 세포가 특정 염색체를 2개 가지고 있는데, 정자에 의해 수정된다면, 3개의 염색체를 갖게 되어, 전체 47개의 염색체를 갖게 된다.

대부분의 삼배체는 여성이 임신을 했다는 것을 알기도 전에 일찍 죽는데, 만약 배아, 즉 태아가 살아서 삼배체 상태로 태어나면 발달 장애를 가지게 된다.

13번 삼배체와 18번 삼배체가 5,000명 중에 하나로 태어난다. 이들의 삼배체는 심각한 정신 및 신체적 지체, 심장질환, 청력상실, 뼈 기형의 특징을 나타내는데, 이렇게 태어난 영아는 보통 1년 이내에 사망한다.

다운증후군(21번 삼배체)은 750명 중에 하나로 태어나는 가장 흔한 삼배체인데, 다운증후군의 아동은 인지장애가 있지만 정신 능력의 상당 부분을 가지고 있다. 신체적 특징은 쌍꺼풀, 작은 키, 근긴장도 저하, 심장질환이 있고, 이러한 특성의 심각성 정도는 다양하다.

35세 이상의 여성은 다운증후군 아기를 임신할 수 있는 위험이 큰데, 그 이유는 노화되면 난자세포의 감수분열과정이 부정확할 가능성이 높기 때문이다.

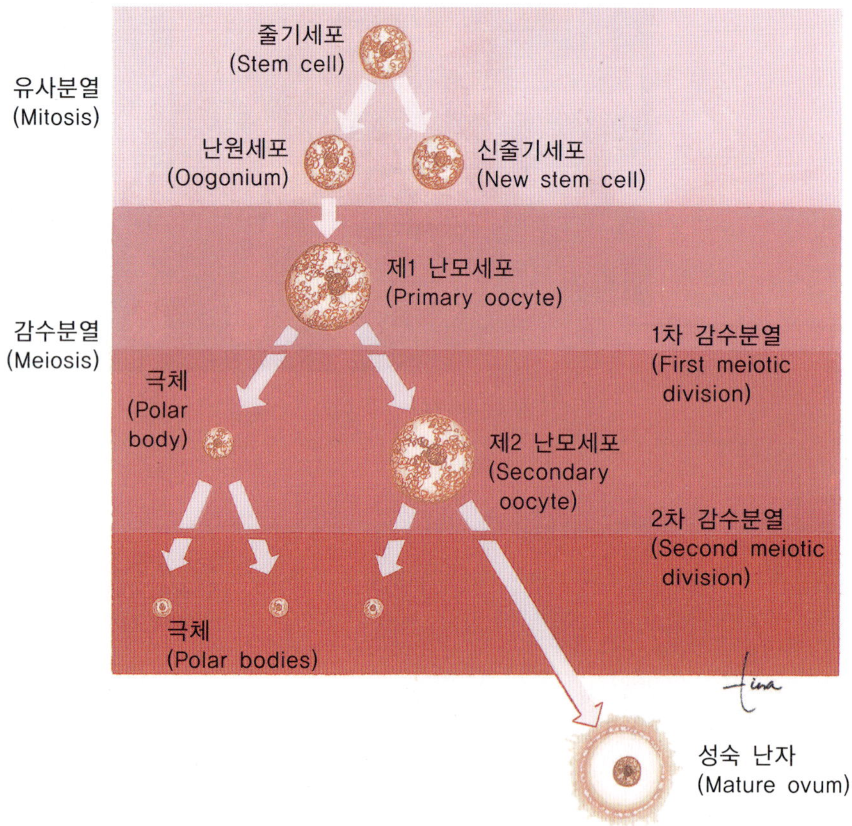

그림 20-2 **난자 형성** 유사분열과 감수분열을 통한 난자형성. 제1 난모세포가 감수분열을 통해서 1개의 기능적 난자를 형성한다.

질문: 제2 난모세포는 언제 2차 감수분열을 시작하는가?

고환 Testes

고환은 대퇴부(upper thighs) 사이에 있는 피부 주머니인 **음낭**(scrotum) 안에 위치한다. 음낭 내의 온도는 체온보다 약간 낮은 약 35.5℃이고, 이는 생존 가능한 정자 생산을 위해 필수적이다. 남성 태아는 고환이 신장 가까이에서 발달하고, 출생 직전에 음낭으로 내려온다. **잠복고환**(cryptorchidism)은 고환이 내려오지 못한 상태로 수술하여 음낭 안에 위치시키지 않으면 불임이 된다.

각각의 고환은 길이 4cm × 폭 4cm(1.5×1.5inch)이고 내부엽으로 나누어져 있다 그림 20-4 . 각 엽은 정자 형성이 일어나는 몇 개의 **세정관**(seminiferous tubules)을 포함한다. 세정관의 정원세포 사이에는 테스토스테론에 의해 자극받았을 때 인히빈 호르몬을 생성하는 **지지세포**(sustentacular cell)(**세르톨리세포**, Sertoli cell)가 있다. 세정관의 고리 사이의 **간질세포**(**사이질세포**, interstitial cell)는 뇌하수체 전엽으로부터 분비되는 황체화 호르몬(LH)에 의해 자극받았을 때 테스토스테론을 생산한다. 테스토스테론은 정자를 성숙시키는 역할 외에 사춘기에 발달하기 시작하는 남성 2차 성징을 담당한다 표 20-1 .

정자세포는 여러 부분으로 구성되어 있다 그림 20-1 . 두부는 23개의 염색체를 포함하며, 두부의 전방에는 난자세포의 막을 소화시키기 위한 효소를 포함한 **첨체**(acrosome)가 있다. 중간 부위는 ATP를 생산하는 미토콘드리아이다. 편모는 정자가 움직일 수 있는 운동성을 제공한다. **편모**(flagellum)가 앞질러 가려면 ATP로부터 받은 에너지를 필요로 한다.

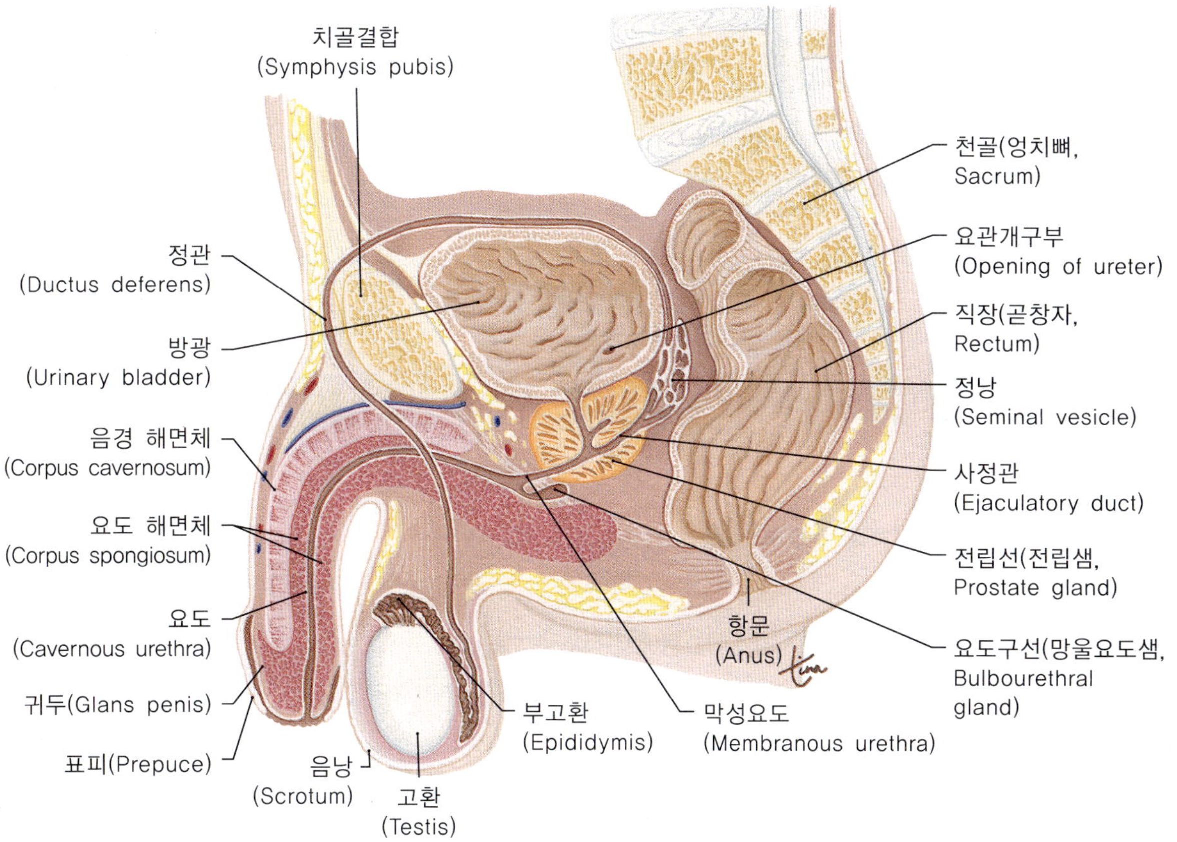

그림 20-3 골반내 정중시상 절단면에서 본 남성 생식기계

질문: 골반강 내로 정자를 운반하는 관의 이름은 무엇인가?

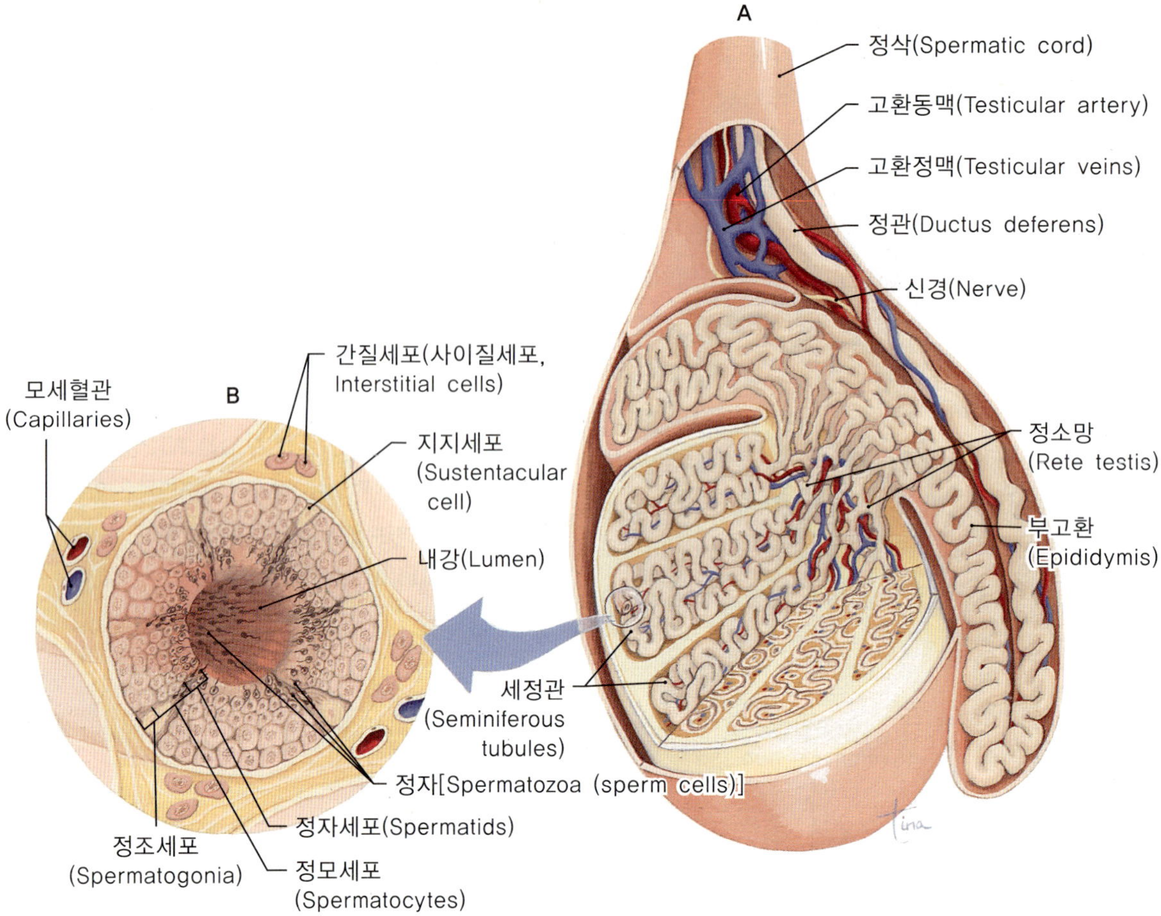

그림 20-4 (A) 정중시상 절단면에서 본 고환: 부고환은 고환의 후면에 위치
(B) 정자의 발달을 보여주는 세정관의 횡단면

질문: 정자의 생성에서부터 정관에 이르는 경로를 서술하라.

표 20-1 **남성 생식기계통 호르몬**

호르몬	분비기관	기능
FSH	뇌하수체 전엽	• 고환에서 정자생성을 시작
LH	뇌하수체 전엽	• 고환에서 테스토스테론 분비 자극
테스토스테론*	고환(간질세포)	• 정자 성숙을 증진시킴 • 2차 성징 발달을 시작 – 생식기계통 발달 – 후두 발달 – 얼굴과 체모 발달 – 단백질 합성(특히 골격근에서) 증진
인히빈	고환(지지세포)	• 정자형성의 일정속도를 유지하기 위해 FSH 분비 감소

*남성과 여성 모두에서, 테스토스테론(여성은 부신피질에서 분비)은 성욕 및 근육단백 합성에 관여한다.

세정관에서 나온 정액은 정소망(rete testis)이라고 불리는 관상구조로 들어가서, 생식기계통의 첫 번째 관인 부고환(epididymis)으로 들어간다.

부고환 Epididymis

부고환(epididymis)은 고환 뒤쪽 표면에 꼬여 있는 6m(20feet) 길이의 관이다 그림 20-4. 부고환 내에서 정자가 성숙을 마치고, 편모가 기능을 하게 된다. 부고환 벽의 평활근은 정자를 정관으로 내보낸다.

정관 Ductus deferens

정관은 음낭의 부고환으로부터 시작하여 같은 방향으로 **서혜관(inguinal canal)**을 통하며 복강까지 넓은 범위에 걸쳐 있다. 이 관은 정관, 고환혈관, 신경을 포함하는 결합조직막인 **정삭(spermatic cord)**의 복벽을 향한 개구부이다. 따라서 개구부인 서혜관은 자연적으로 약한 부분으로 간주되어 남성에 있어 탈장이 흔히 발생하는 곳이다.

정관은 복강 내에서 방광 위쪽으로 뻗었다가 뒤쪽으로 내려와 사정관에 합쳐진다 그림 20-3. 사정관의 평활근층은 사정 단계에서 연동운동의 파동으로 수축한다 BOX 20-2.

사정관 Ejaculatory duct

사정관(ejaculatory duct)은 2개이고, 각각 같은 쪽 정관으로부터의 정자와 정낭으로부터의 분비물을 받는다. 양쪽 사정관은 하나의 요도로 사출된다 그림 20-3.

BOX 20-2 피임 Contraception

피임 또는 출생률 조절을 위한 방법은 여러 가지가 있다.

불임술 – 남성에 있어 불임술은 **정관술(vasectomy)**이라고 부른다. 정관은 음낭 표피를 조금 절개하여 관을 봉합한 후 절단한다. 정자는 여전히 고환에서 생성되지만 관으로 나올 수 없고 쉽게 죽어서 재흡수된다.

여성의 불임술이란 보통 난관을 봉합한 후 절단하는 수술로서 **난관결찰술(tubal ligation)**이라 한다. 보통 이것은 복벽을 조금 절개한 후에 행해진다. 난자가 난관으로 나올 수 없고 정자가 수정하기 위해 자궁을 통해 난자가 있는 부위까지 갈 수 없다.

불임수술이 완전히 되면, 사실상 피임효과는 100%이다.

경구피임제(oral contraceptive) – 프로게스테론과 에스트로겐의 복합체이다. 그것들은 뇌하수체 전엽에서 나오는 FSH와 LH의 분비를 제한해서 배란이 되는 것을 막는다. 정해진 용법에 따라 경구피임제를 복용했을 때, 98%의 피임 효과가 있다. 경구피임제를 먹는 경우, 어떤 여성은 두통, 체중증가, 오심과 같은 부작용을 호소한다. 이 피임법을 사용하는 여성은 흡연해서는 안 되는데, 이는 흡연이 혈전생성과 심장질환의 위험을 증가시키기 때문이다.

보조기구 – 이것은 정자가 자궁과 난관에 도달하는 것을 막는 콘돔, 다이아프램(diaphragm), 경부캡(cervical cap)을 포함한다. 살정제(spermicide)를 쓰면 이 방법들의 효과를 증진시킨다. 콘돔은 라텍스나 고무로 되어 있는데, 발기된 음경에 씌우는 것으로서, 정액이 새어나올 수도 있지만, 80~90%의 효과를 기대할 수 있다. 이것은 성병의 전파를 감소시킬 수 있는 유일한 피임법이기도 하다.

다이아프램과 경부캡은 질 내부로 삽입해 자궁경부를 덮는 기구로서, 이것은 약 80%의 효과가 있다. 그러나 질감염이나 비정상적인 자궁경부암 검사(pap smear) 결과나 독성쇼크증후군(toxic shock syndrome) 과거력이 있는 여성에게는 이 방법을 사용해서는 안 된다.

정낭 Seminal vesicle

한 쌍의 **정낭(seminal vesicle)**은 방광 뒤쪽에 위치하는데 그림 20-3, 정낭에서 나오는 분비물은 정자의 운동성을 강화시킬 수 있는 알칼리성 물질로서, 정자에 에너지를 공급하는 과당(fructose)이 함유되어 있다. 정낭은 각각 정관과 연결되어 사정관을 형성한다.

전립선 Prostate gland

전립선(전립샘, prostate gland)은 방광 바로 아래 근육으로 된 선(샘, gland)으로서 약 높이 1.2inch×깊이 0.8inch(3cm×4cm×2cm, 대략 호두 크기). 요도 근위부를 둘러싸고 있다 그림 20-3. 전립선을 이루고 있는 선상 조직(glandular tissue)은 알칼리성 체액을 분비하며 정자의 운동성 유지를 도와준다. 전립선의 민무늬근은 **사정(ejaculation)** 시 수축하여 요도로부터 정액을 방출시킨다 BOX 20-3.

요도구선 Bulbourethral gland

요도구선(망울요도샘, bulbourethral gland)은 쿠퍼선(Cowper's gland)이라고도 불리는데, 전립선 아래 위치하여 요도로 분비물을 내보낸다. 요도구선의 알칼리성 분비물은 사정 직전에 요도 내부를 코팅함으로써 산성의 소변을 중화시킬 수 있다.

남성 생식관의 분비물은 알칼리성이다. 이것은 여성의 질강이 정상균총(normal flora)과 자연적 박테리아에 의해 산성을 나타내고 있기 때문에 중요하다. 정액의 알칼리성은 산성의 질 내부를 중화시키는 데 도움을 주고, 적절하지 않은 환경에서의 정자의 운동도 가능하게 한다.

요도-음경 Urethra-penis

요도(urethra)는 정액이 이동하는 마지막 관으로서, 긴 부분이 음경내에 둘러싸여 있다. **음경(penis)**은 외부 생식기관인데, 음경의 원위 말단은 음경 귀두(glans penis)라고 불리며, 포피(prepuce)라고 불리는 접힌 피부로 싸여 있다. **포경수술(circumcision)**은 포피를 외과적으로 제거하는 수술로써 이 수술의 유용성에 대해 아직 의학적 논쟁의 여지가 있긴 하나, 수술 받은 남성에서 HIV 감염의 확률이 낮다는 연구결과들이 제시된 바 있다. 남성 영아에게 흔히 행해지는 수술이다.

음경 안은 3개의 발기조직으로 구성되어 있는데 그림 20-3, 각각은 평활근과 결합조직으로 구성되며, 그리고 불규칙한 혈관들의 통로인 혈액동(blood sinus)을 포함하고 있다.

음경은 이 혈액동으로 흐르는 혈류가 적을 때 이완된다. 성적 흥분 시 음경 쪽으로 가는 동맥혈이 늘어나고, 혈액동은 혈액으로 채워져 음경이 발기되고 단단해진다. 음경 동맥의 확장과 발기는 산화질소의 국소적 유지와 부교감신경의 자극에 의해 이루어진다. 발기된 음경은 여성의 질에 삽입되어 정자를 예치시킨다. 성적 흥분의 절정은 생식관의 연동운동과 전립선 및 골반저부 근육의 수축에 의한 교감신경 반응인 '사정'이라 할 수 있다.

BOX 20-3 전립선 비대 Prostatic hypertrophy

전립선 비대는 전립선이 커진 것으로서, 양성 전립선비대는 60세 이상의 남성에서 흔하다. 커진 전립선은 요도를 압박하여 배뇨를 어렵게 하거나 잔뇨가 남아 있도록 한다. 이러한 문제를 해결하기 위하여 전립선절제술(prostatectomy)을 하게 되는데, 이는 전립선의 일부 혹은 모든 부분을 제거하는 것으로서 수술 후에 사정 장애가 나타날 수 있다. 성적 기능을 보존할 수 있는 새로운 수술법과 증대된 전립선 조직을 축소시킬 수 있는 새로운 약제도 시도되고 있다.

전립선암은 남성에게 2번째로 흔한 암으로서 대부분 50세 이상의 남성에서 발생한다. 치료 방법으로는 전립선 절제, 방사선 치료, 테스토스테론 수치를 낮추는 호르몬 등이 있다.

정액 Semen

정액은 정자와 함께 정낭, 전립선, 요도구선의 분비물로 구성된다. 이것의 평균 pH는 약 7.4이다. 사정하는 동안 대략 2~4mL의 정액이 배출된다. 정액 1mL당 약 1억 개의 정자세포가 존재한다.

여성 생식기계통 Female Reproductive System

여성 생식기계통은 한 쌍의 난소와 난관, 자궁, 질, 외생식기로 구성된다 그림 20-5 . 난자는 난소에서 생성되어 난관을 통해 자궁으로 이동된다. 자궁은 태아의 성장을 위한 곳이다.

난소 Ovaries

난소는 골반강 내부에 자궁 양쪽으로 위치한 길이 4cm(1.5inch) 크기의 원형 모양이다 그림 20-6 . 난소인대(ovarian ligament)는 난소 내측으로부터 자궁벽까지 뻗어 있고, 광인대(broad ligament)는 난소를 덮고 있는 복막이 접혀진 것이다. 인대는 난소의 위치가 고정되어 있도록 돕는다.

난소 내부에는 태어날 때부터 수십만 개의 **원시난포(primary follicle)**가 들어 있다. 그러나 여성의 출산 가능한 나이 동안 단지 300~400개의 난포만이 성숙 난자를 만들어낸다. 남성이 정자 생산과 마찬가지로 잠재적 생식세포의 공급은 실제로 필요로 하는 양을 훨씬 능가하는데, 이것은 인류의 지속을 확실히 하도록 돕는다.

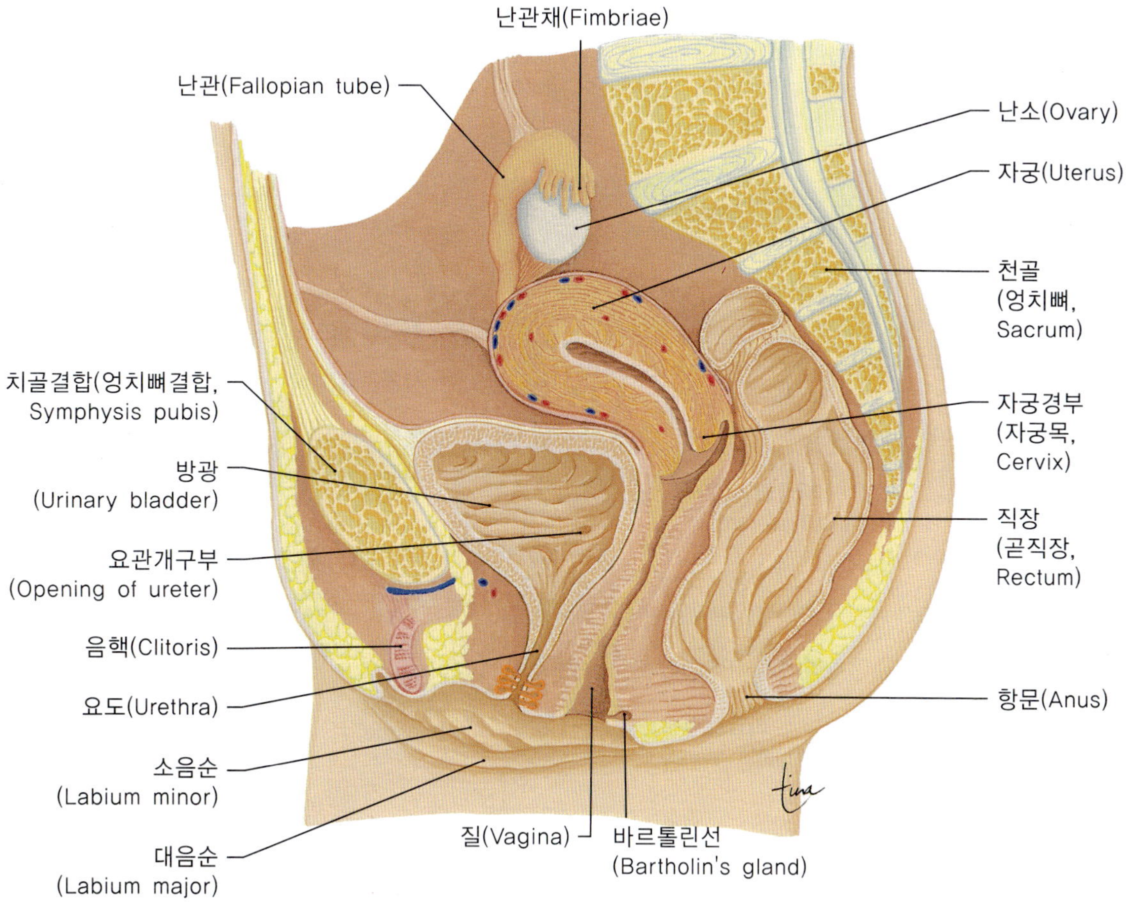

그림 20-5 정중시상 절단면에서 본 여성 생식기계

질문: 자궁이 방광을 기준으로 어느 위치에 있는가? 이 위치가 임상적으로 중요한 이유는 무엇인가?

각 원시난포는 잠재적인 난자인 하나의 난모세포(oocyte)를 포함한다. 난모세포를 둘러싸고 있는 것은 난포세포(follicle cell)이고, 이것은 에스트로겐을 분비한다. 난포의 성숙은 FSH와 에스트로겐을 필요로 한다. 성숙 난포는 또한 **그라프난포(graafian follicle)**라고도 불린다. 뇌하수체 전엽으로부터 분비되는 LH가 배란의 원인이 되며, 배란은 **성숙 난포**가 파열되어 난자가 배출되는 것이다. 이때 다른 난포의 발달은 저하되기 시작하고, 이 난포들을 **퇴축난포(atretic follicle)**라고 한다. LH의 영향으로 파열된 난포는 **황체(corpus luteum)**가 되고, 에스트로겐과 마찬가지로 프로게스테론을 분비한다.

난관 Fallopian tubes

자궁관이라고도 불리는 **난관(fallopian tubes)**은 2개이고 길이는 각각 약 10cm(4inch)이다. 난관의 외측단은 난소를 둘러싸고 내측단은 자궁으로 열려 있다. 난소를 둘러싸고 있는 관의 끝부분은 **난관채(fimbriae)**를 가지고 있다. 술처럼 돌출된 모양의 난관채는 난자를 난관으로 끌어내기 위해 난소를 둘러싸고 있는 액체에 방향성 흐름을 유도한다.

난자는 정자와는 다르게 스스로 운동할 수 없기 때문에 난관의 구조 자체가 난자를 자궁 쪽으로 이동시키고 있다. 관의 평활근층은 연동파를 이루며 수축하여 난자가 앞으로 나가는 것을 도와준다. 점막은 광범위하게 주

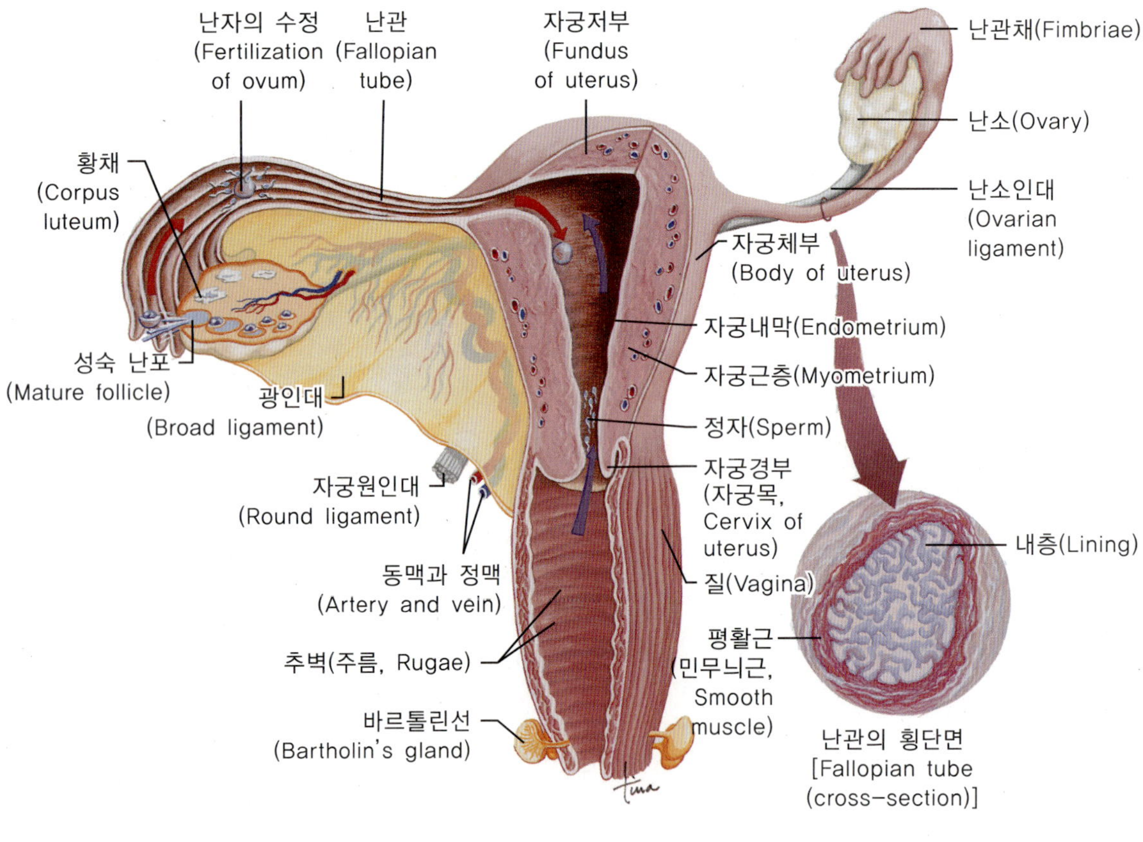

그림 20-6 **전면에서 본 여성의 내부 생식기계** 왼쪽 난소의 절개면에서 난포의 발달을 보여줌. 왼쪽 난관의 절개면에서 수정을 보여줌. 오른쪽 난관의 절개면, 자궁과 질의 절개면에서 내부구조를 보여줌. 화살표 방향은 난자의 자궁으로의 이동과, 정자의 질에서 난관으로의 이동을 가리킴

질문: 자궁벽에서 가장 두꺼운 층은 어느 것인가? 그 층은 어떤 조직으로 이루어졌는가?

름 잡혀 있고 섬모가 있는 상피 조직으로 되어 있는데, 섬모의 운동 또한 난자를 자궁 쪽으로 이동시킨다. 난관의 단면이 그림 20-6 에 제시되어 있다.

수정(fertilization)은 보통 난관에서 일어나는데, 난자는 수정되지 않으면 24~48시간 안에 난관이나 자궁 안에서 죽어 분해된다. 수정이 되면 난자는 접합체(zygote)가 되어 자궁 안으로 이동하는데, 약 4~5일 정도 걸린다 BOX 20-4 .

전체 임신의 1~2%에서 수정체가 자궁에 도달하지 않더라도 발달은 계속되는데, 이것을 **자궁외 임신(ectopic pregnancy)**이라고 한다. '자궁외'는 비정상적인 위치를 의미한다. 발달하고 있는 배아(embryo)는 난관, 난소, 또는 심지어 복강의 어디에라도 착상될 수 있다. 자궁외 임신 시에는 자궁 이외의 다른 부위가 자궁처럼 태반을 형성하여 발달하면서 태아 성장을 조절하지 못하기 때문에 임신이 오래 지속되지 못한다. 자궁외 임신이 자연히 중단되면 보통 임부의 복강내 출혈이 야기되는데, 이때 임부의 쇼크를 막기 위해 수술이 필요하다. 미국에서의 통계를 보면 보다 정확한 진단을 통해 임산부 사망률이 1,000명당 0.5명으로 감소하였으나 아직 많은 개발도상국에서는 임산부 사망률이 매우 높은 실정이다. 때때로 자궁외 임신이 말기까지 지속되어 건강한 아기를 출산할 수도 있는데, 이러한 일은 인체의 적응과 의학적 진보의 결과이다.

자궁 Uterus

자궁(uterus)은 배(과일)를 거꾸로 한 것과 비슷한 모양으로서 길이 7.5cm, 너비 5cm, 깊이 2.5cm(3inch × 2inch × 1inch)이고, 방광 위 2개의 난소 사이 골반강에 위치한다 그림 20-5 . 또한 광인대가 난소와 함께 자궁을 둘러싸고 있다 그림 20-6 . 자궁은 임신 중에 크기가 늘어나고, 배아 및 태아에 영양분을 줄 태반(placenta)을 포함하며, 임신 말기에 태아를 밖으로 내보낸다.

자궁의 각 부분과 층은 그림 20-6 에서 볼 수 있다. **자궁저부(fundus)**는 난관 입구의 상부이고, **자궁체(body)**는 넓은 중앙 부위이다. 자궁의 아래 좁은 말단 부위는 **자궁경부(cervix)**로써, 질(vagina)로 연결된다.

자궁의 가장 외층인 장막(serosa) 또는 **자궁외막(epimetrium)**은 복막의 연속이다. **자궁근층(myometrium)**은 평활근층이고, 임신 동안 이곳의 세포는 태아 성장에 맞춰 크기를 증가시키고, 임신 말기에는 분만을 위해 수축한다.

자궁의 내부는 **자궁내막(endometrium)**이고, 이것은 2개의 층으로 구성되는데, 자궁근층 인접한 **기저층(basilar layer)**은 혈관이 분포되어 있지만, 매우 얇고 지속적인 층이고, **기능층(functional layer)**은 월경주기마다 생성되고 또한 소실된다. 난소로부터 나오는 에스트로겐과 프로게스테론의 영향으로, 만일의 배아를 위한 준비로써 혈관의 성장으로 인해 기능층은 두

BOX 20-4 체외수정 In vitro fertilization

체외수정은 신체 밖에서 수정이 일어나는 것이다. 이 방법으로 임신하기를 원하는 여성에게 FSH를 주어 여러 개의 난포를 자극시킨다. 또한 배란을 촉진시키기 위해 LH를 준다. 복벽을 조금 절개하여 난자를 꺼내어 여성의 배우자 정자가 들어 있는 액체에 넣는다. 수정 후 난할(cleavage)의 첫 번째 분할 후 초기 배아를 여성의 자궁내에 넣는다.

난자와 정자를 섞어 여성의 난관에 넣는 것도 가능하다. 난자가 자연적으로 수정되면 발달이 진행되는 것이다.

첫 번째 '시험관 아기'가 1978년 태어난 이후 체외수정을 통해 많은 아기가 태어났는데, 이 시술이 언제나 성공적인 것은 아니고 여러 번 재시도를 해야 하므로 많은 비용이 든다.

체외수정에 앞서, 유전적 질환 및 염색체이상(BOX 20-1 에 요약되어 있다) 여부를 판별하기 위한 유전학적 진단이 이루어진다. 이 과정은 임신을 원하는 고령여성이나 유전적 질환(겸상적혈구 빈혈 또는 낭포성 섬유증)의 가족력이 있는 부부에게 특히 유용하다.

꺼워진다. 만약 수정이 일어나지 않으면, 기능층은 월경(menstruation)으로 탈락되어 배출된다. 임신 동안 자궁내막은 태반의 모체부분을 형성한다.

질 Vagina

질은 약 10cm(4inch) 길이의 근육관이고, 자궁경부로부터 **회음부(perineum)** 질 개구부까지로 되어 있다. 이는 요도 뒤 직장 앞에 위치한다 그림 20-5.

질 입구는 보통 **처녀막(hymen)**이라 불리는 얇은 막에 의해 부분적으로 덮여 있고, 이것은 첫 성교 시나 월경 시 탐폰(tampon) 사용에 의해 파열된다.

질의 역할은 성교 시 음경으로부터 정자를 받는 것, 월경혈의 출구, 임신 말기 출산의 통로이다.

사춘기 이후 질 점막은 중층편평상피이고 병원체에 상대적으로 저항성이 있다. 질의 정상균총은 산성의 pH를 만들고, 이는 병원체의 성장을 막는다 BOX 20-5.

BOX 20-5 성병 Sexually transmitted diseases

성병(STDs)은 성행위로 인한 병원체 감염을 의미하며, 대부분 박테리아나 바이러스 감염이 원인이다.

임질(gonorrhea) – *Neisseria gonorrhoeae* 박테리아가 원인이 된다. 감염된 남성은 요도염으로 통증과 빈뇨, 농뇨를 경험한다. 여성은 보통 통증이 없고, 박테리아가 경부로부터 다른 생식기관에 퍼지게 된다(골반염증성 질환). 감염된 임부로부터 태어난 신생아의 눈에는 항생제를 넣어 신생아 결막염을 감소시킨다. 임질은 항생제로 치료될 수 있지만 약물 내성을 가질 수도 있다. 그럼에도 불구하고 최근 보고된 임질 사례 수는 감소하고 있는 추세이다.

매독(syphilis) – *Treponema pallidum* 박테리아가 원인이 된다. 매독은 페니실린에 의해 치료되지만, 증상이 약하고 오래 지속되지 않아 그냥 지나치는 경우가 많다. 그러나 매독이 치료되지 않으면 신경계와 심장에까지 심각한 손상을 미치게 될 수도 있다. 최근 몇 년간 매독 사례가 감소하고 있으며, 보건 당국은 이를 근절키 위해 노력하고 있다.

클라미디아 감염(chlamydial infection) – *Chlamydia trachomatis* 박테리아가 원인이 된다. 미국의 성병 중 가장 흔한 병이고 1년에 4백만 명 정도로 추정되는 새로운 사례가 보고된다. 감염된 남성은 요도염이나 부고환염이 나타난다. 여성은 종종 초기에는 무증상이지만, 골반염증성 질환으로 발전되어 자궁외 임신의 위험을 높인다. 감염된 여성으로부터 태어난 영아는 결막염이나 폐렴에 걸릴 수 있다. 본 질환은 항생제로 치료된다.

성기 헤르페스(genital herpes) – *Herpes simplex* 바이러스가 원인이 된다. 첫 번째의 증상은 생식기 감염 부위의 통증이다. 감염 부위는 5~9일 사이에 치유되지만 재발 가능성이 있다. 현재 헤르페스는 완전한 치료가 가능하지 않지만, 약물이 재발을 억제하는 데 유용하다. 매년 2백만 명의 새로운 사례가 발생되는 것으로 추정된다.

신생아 헤르페스(neonatal herpes) – 분만 시 산도에서 감염된다. 영아의 면역체계는 미숙해서 헤르페스 바이러스를 통제하지 못한다. 감염은 뇌손상을 일으킬 수 있다. 헤르페스의 과거력이 있는 산모는 제왕절개로 분만을 하여 이를 방지할 수 있다.

인유두종 바이러스(human papilloma virus, HPV) – 100여 종류의 인유두종 바이러스가 존재한다. 일부는 생식기사마귀(genital warts)를 일으키고, 일부는 비정상적 세포성장을 자극해 여성의 자궁경부암을 유발하기도 하며, 일부는 남성과 여성 모두에게 인후암 및 구강암을 일으킬 수 있다. 다른 바이러스 질환들과 마찬가지로 아직 이의 치료는 불가능하나, 현재 약 70%의 자궁경부암 및 생식기 사마귀를 유발하는 바이러스에 대한 백신이 개발되어 이용이 가능하다. 본 백신접종은 11~12세의 남아 및 여아에게 권고되고 있다.

외생식기 External genitals

외음(vulva)으로 불리기도 하는 여성의 외생식기 구조는 그림 20-7, 음핵, 대음순, 소음순, 바르톨린선을 포함한다 그림 20-5.

음핵(clitoris)은 요도구 앞쪽에 있는 발기성의 작은 조직이다. 음핵의 유일한 기능은 감각이고, 성적인 자극에 반응하는데, 이때 음핵의 맥관동(vascular sinus)은 혈액으로 채워지게 된다.

치구(mons pubis)는 치골결합(pubic symphysis) 위에 있는 지방 패드이고, 피부와 음모(pubic hair)로 덮여 있다. 치구로부터 후면으로 위치하는 것이 **대음순**(lobia majora)(측면)과 **소음순(lobia minora)**(중앙)이고, 이는 한 쌍으로 주름 잡혀 있다. 소음순 사이 부분을 전정(vestibule)이라고 하며, 요도와 질의 개구부를 포함한다. 음순은 이 개구부를 덮어 점막이 건조해지는 것을 막는다.

전정관(vestibule gland)이라고 불리는 **바르톨린선(Bartholin"s gland)**은 안뜰벽 안에 있는데, 이는 질구에서 점막으로 열려 있다 그림 20-5, 그림 20-6. 이 선의 분비는 성교 시에 점막의 습기와 질의 윤활을 유지시킨다.

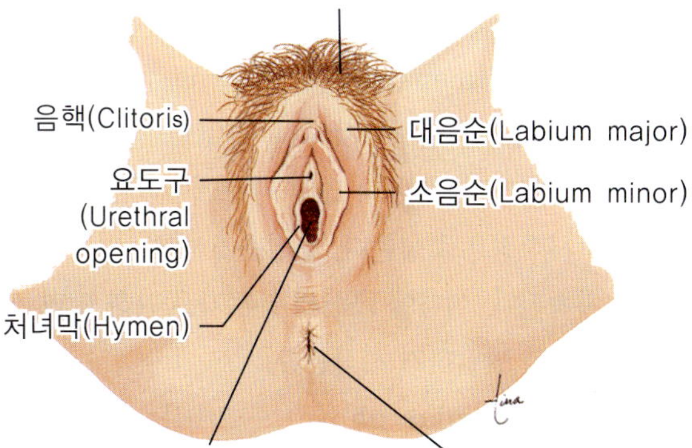

그림 20-7 회음부 아래에서 보는 여성의 외부 생식기

질문: 대음순과 소음순의 기능은 무엇인가?

유선 Mammary glands

유선(mammary glands)은 구조적으로 피부와 관련되어 있지만, 자손을 키우기 위한 모유를 생산하기 때문에 기능적으로 생식기계통과 관련된다. 유선은 유방 안에 둘러싸여 대흉근(pectoralis major muscle) 앞쪽에 있다. 구조는 그림 20-8 에서 볼 수 있다.

선조직은 지방조직에 의해 둘러싸여 있는데, 임신 후 **포상선(꽈리샘, alveolar gland)**에서 모유를 생산한다. 모유는 유관(젖샘관, lactiferous duct)으로 들어가 유두로 모여든다. 유두 주위에 착색된 부분을 유륜(젖꽃판, areola)이라고 부른다.2

모유는 호르몬 조절에 의해 생산된다. 임신기간 동안 많은 양의 에스트로겐과 프로게스테론은 모유 생산을 위한 선(gland)을 준비한다. 뇌하수체 전엽으로부터 분비되는 **프로락틴(prolactin)**은 임신 후에 모유 합성을 일으킨다. 아기가 모체의 유두를 빨면 시상하부가 자극되어, 모유분비를 일으키는 **옥시토신(oxytocin)**을 분비하도록 뇌하수체 후엽으로 신경 자극을 보낸다. 유선에 작용하는 호르몬의 영향은 표 20-2 에 요약되어 있다.

사람의 모유는 대부분 수분이며, 유당(lactose), 지방산, 단백질, 무기질 등으로 구성된다. 또한 모체이행 항체(maternal antibody)인 IgA 분자는 영아에 있어 매우 중요한 요소이다. 영아는 모체가 면역을 지니고 있는 질환에 대해, 수유를 통해 수동면역을 제공받는 것이다 BOX 20-6.

월경주기 Menstrual cycle

월경주기(menstrual cycle)는 난소와 뇌하수체 전엽의 호르몬 활동, 그 결과로 생긴 난소와 자궁 내에서의 변화를 포함한다. 이것은 그림 20-9 에 설명되어 있는데, 처음에는 복잡해 보일 수 있을지라도 다음 내용을 읽으면서 이해해보자.

4가지 관여 호르몬은 뇌하수체 전엽으로부터 분비되는 FSH와 LH, 난포로부터 분비되는 **에스트로겐**, 황체로부터 분비되는 **프로게스테론**이다. 호르몬의 변동은 평균 28일 주기로 나타나며, 주기는 월경기, 난포기, 황체기의 3단계로 구분할 수 있다.

생식기계통

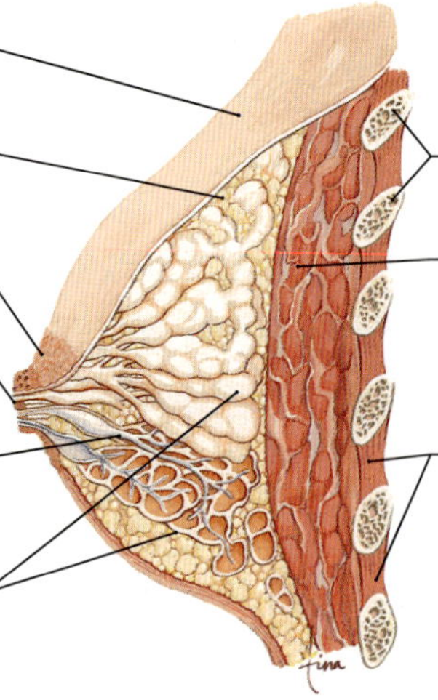

그림 20-8 정중시상 절단면에서 본 유선

질문: 유즙 생성과 분비에 관여하는 호르몬들을 나열하라.

BOX 20-6 유방조영술 Mammography

유방조영술은 유방조직의 이상을 발견하려는 X-선 검사로서 여성에게 가장 흔한 악성 종양인 유방암을 검진하는 데 이용된다. 유방암은 초기에 검진되면 수술, 방사선, 화학요법으로 치료될 수 있다.

여성은 매월 유방자가검진을 해야 하며, 유방조영술은 자가검진으로 찾기 어려운 작은 덩어리를 발견해 낼 수 있다. 30대에 유방조영술을 시행하여, 이후의 결과와 비교하도록 해야 한다.

표 20-2 유선에 대한 호르몬의 영향

호르몬	분비기관	기능
에스트로겐	난소(난포) 태반	• 유관의 발달 촉진
프로게스테론	난소(황체) 태반	• 분비세포의 발달 촉진
프로락틴	뇌하수체 전엽	• 출산 후 유즙 생성 촉진
옥시토신	뇌하수체 후엽 (시상하부)	• 유즙 분비 촉진

1. **월경기**(menstrual phase) – 자궁내막 기능층의 소실을 **월경**(menstruation)이라고 부른다. 비록 이것은 의미상 월경주기의 끝이지만, 월경의 시작일을 정확히 지적할 수 있기 때문에 유용한 월경주기의 시작점으로 삼는다. 월경은 2~8일, 평균 3~6일 지속된다. 이때에 FSH의 분비가 증가하고 몇 개의 난포가 발달하기 시작한다.
2. **난포기**(follicular phase) – FSH는 난포의 성장과 난포세포에 의한 에스트로겐 분비를 자극한다. LH의 분비도 증가하지만 훨씬 느린 속도이다. FSH와 에스트로겐은 난자의 성장과 성숙을 증진하고, 에스트로겐은 기능층의 재생을 위한 내막 혈관의 성장을 자극한다.

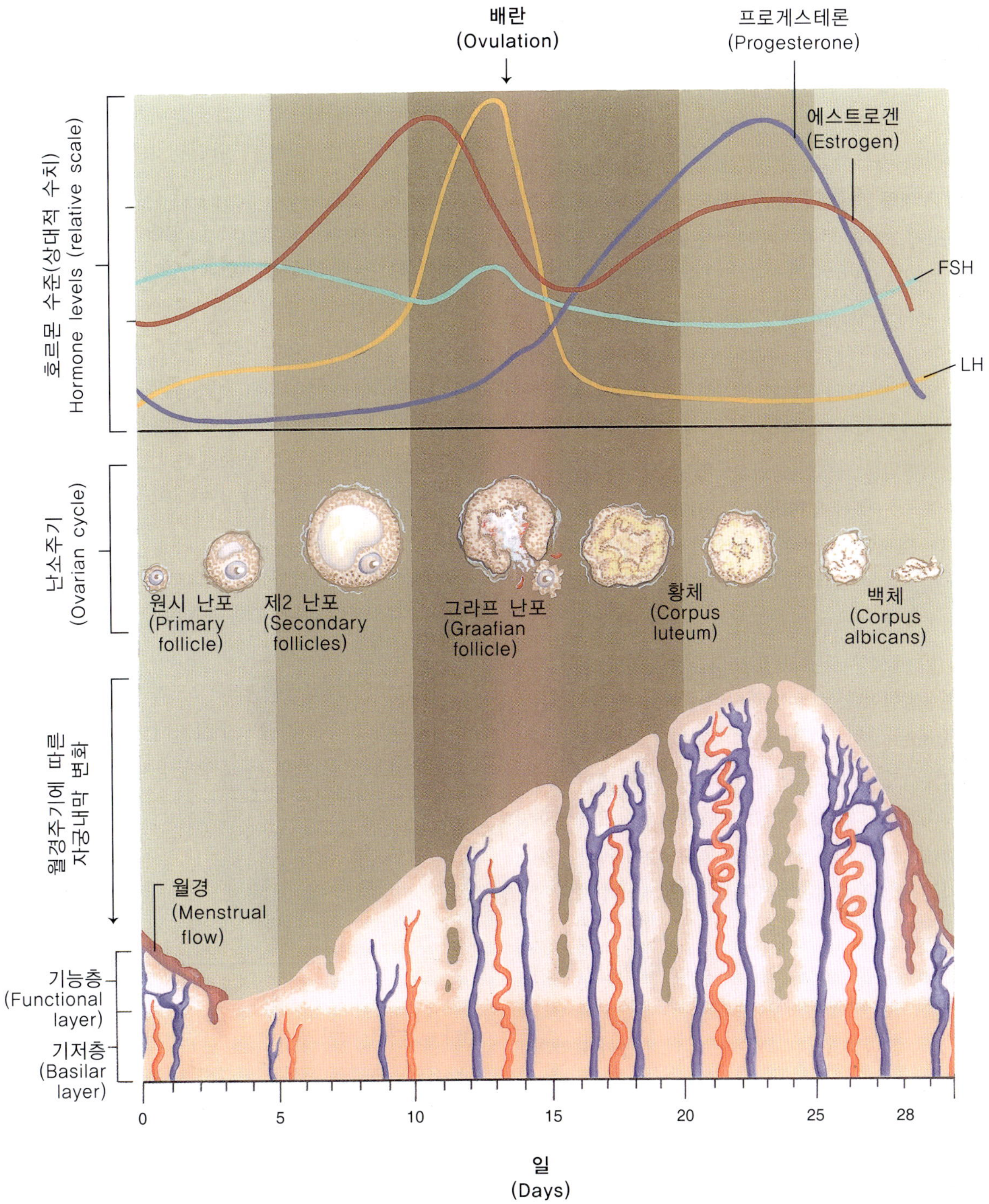

그림 20-9 **월경주기** 월경과 관련된 주요 호르몬의 상대적 수치와 그에 따른 난포와 자궁내막의 변화를 보여주고 있다.

질문: 배란을 시키는 호르몬은 무엇인가? 이 호르몬의 난포에 대한 다른 기능은 무엇인가?

생식기계통

이 시기는 LH의 급격한 증가로 이루어지는 성숙 난포의 파열인 배란으로 끝이 난다.

3. **황체기(luteal phase)** – LH의 영향 아래 파열된 난포는 황체가 되고 프로게스테론을 분비하기 시작한다. 프로게스테론은 자궁내막 기능층의 혈관 성장을 자극하고, 글리코겐(당원, glycogen)과 같은 영양분의 저장을 촉진한다.

   프로게스테론 분비가 증가함에 따라 LH의 분비는 감소하고, 난자가 수정되지 않을 시, 프로게스테론의 분비 또한 감소되기 시작한다. 프로게스테론이 없다면, 자궁내막이 유지되거나 월경 중에 탈락될 수 없다. FSH의 분비가 증가하기 시작하고 월경주기가 다시 시작된다.

또한 인히빈과 릴랙신은 월경주기 중 황체에 의해 분비되는 호르몬이다. **인히빈(inhibin)**은 뇌하수체 전엽으로부터 FSH와 LH의 분비를 억제한다. **릴랙신(relaxin)**은 프로게스테론과 마찬가지로 자궁근육의 수축을 억제하여 초기 배아의 성공적인 착상을 돕는다.

그림 20-9 에서 제시된 28일은 평균 주기이며, 23~35일은 정상범위이다. 장기간 격렬한 운동을 하는 여성은 무월경(amenorrhea)을 경험할 수 있다. 이러한 현상은 체지방의 감소와 연관된 것으로 생각된다. 여성 자신 및 태아 발달에 필요한 충분한 에너지를 저장하지 못하는 여성은 월경주기가 중단될 수 있다. 현재 이러한 현상의 기전은 정확하게 밝혀지지 않은 상태이다(제17장의 BOX 17-6 참조). 무월경은 신체적-정신적 스트레스, 거식증(anorexia nervosa), 기타 내분비 질환에 의해서도 유발될 수 있다.

표 20-3 에 여성생식기계통 호르몬의 기능이 요약되어 있다.

노화와 생식기계통

Aging and the Reproductive System

여성에게서는 생식능력의 끝인 폐경이 보통 45~55세 사이에 일어난다. 에스트로겐 분비가 줄고 배란과 월경주기가 불규칙해지며 마침내 중지된다. 에스트로겐이 감소된 이후에는 골기질(bone matrix)이 소실되어 골다공증과 골절을 야기하고, 혈중 콜레스테롤이 증가되어 관상동맥 질환 진행을 더 쉽게 하며, 질 점막이 건조되어 질감염이 쉽게 된다. 에스트로겐 보충 요법(estrogen replacement therapy)은 폐경 이후의 과정을 지연시킬 수 있지만, 이와 함께 위험성도 지니고 있어 치료 전 충분한 정보를 제공받아야 한다. 노화에 따라 유방암에 걸릴 가능성도 높아지므로, 50세 이상의 여성들은 적어도 2년에 한 번씩 유방조영술을 받아야 한다.

대부분 남성은 정자생산과 테스토스테론 분비가 노화에 따라 감소하긴 하나, 평생 계속된다. 아마도 노인 남성의 가장 흔한 생식기계통 문제는 전립선 비대일 것이다. 전립선이 비대해짐에 따라 요도가 압박되면서 배뇨가 어려워지고 방광내 잔뇨가 증가해 비뇨기계통 감염이 증가한다. 전립선비대는 보통 양성이지만, 전립선 암은 남성노인에게 가장 흔한 암 중의 하나이다.

요약 Summary

남성과 여성의 생식세포 생성은 호르몬에 의해 조절된다. 난자와 정자의 수정이 이루어지면, 수정된 세포는 한 인간으로의 탄생을 위한 잠재력을 갖게 된다. 접합체로부터 배아, 태아를 거쳐 신생아에 이르는 과정 역시 호르몬에 의해 조절되며, 이 내용은 다음 장에서 보다 자세히 다루도록 한다.

표 20-3 여성생식기계통 호르몬

호르몬	분비 기관	기능
FSH	뇌하수체 전엽	• 난포 발달을 시작시킴 • 난포세포에 의한 에스트로겐 분비를 자극
LH	뇌하수체 전엽	• 배란을 하게 함 • 파괴된 난포를 황체로 전환시킴 • 황체에 의한 프로게스테론의 분비를 자극
에스트로겐	난소(난포) 태반(임신 시)	• 난포의 성숙을 촉진 • 자궁내막의 혈관 발달을 촉진 • 2차 성징의 발달을 시작시킴 – 자궁과 생식기관 발달 – 유관과 유방의 지방조직 발달 – 골반뼈의 확대 – 엉덩이, 대퇴부의 피하 지방 축적
프로게스테론	난소(황체) 태반(임신 시)	• 자궁내막의 혈관발달 촉진과 영양분 저장 • 자궁근 수축을 저해
인히빈	난소(황체)	• FSH 분비 저해
릴랙신	난소(황체) 태반(임신 시)	• 자궁근 수축을 억제하여 착상을 용이하게 함 • 치골결합 인대 이완 촉진

*에스트로겐은 남성과 여성 모두에서 뼈, 혈관 등의 장기에 작용한다.
에스트로겐은 유방과 엉덩이의 지방조직에서 형성된다. 남성에서 테스토스테론은 뇌에서 에스트로겐으로 전환된다.

생식기계통

학습개요

생식기계통– 난자와 정자를 생산하는 것, 수정을 하는 것, 여성에게 있어서 배아의 착상 위치를 제공하는 것의 3가지 목적을 가진다.

감수분열 – 생식자를 생산하는 세포분열 과정

1. 이배수의 염색체(46)를 가진 하나의 세포는 반수체의 염색체(23)를 가진 4개의 세포를 형성하기 위해 2번 분열한다.
2. 정자생성은 고환에서 일어난다. 이는 사춘기부터 시작되어 평생 일어난다. 각 제1 정모세포는 4개의 기능적 정자를 생산한다 그림 20-1 . FSH와 테스토스테론이 필요로 된다 표 20-1 .
3. 난자생성은 난소에서 일어난다. 이는 사춘기에 시작되어 폐경기까지 주기적으로(28일) 일어난다. 각 제1 난모세포는 하나의 기능적 난자와 3개의 비기능적 극체를 생성한다 그림 20-2 . FSH, LH, 에스트로겐이 필요로 된다 표 20-3 .

남성 생식기계통 – 고환, 관, 선으로 구성되어 정액을 형성한다 그림 20-3 .

1. **고환(한 쌍)** – 위쪽 대퇴부 사이 음낭 안에 있다. 음낭의 온도 35.5℃는 활동성 정자 생산이 가능케 한다. 정자는 세정관에서 생산된다 그림 20-4 , 표 20-1 . 정자 세포는 23개의 염색체를 가진 머리(두부)와 미토콘드리아를 포함한 중간부, 운동성을 위한 편모로 구성되어 있고, 두부에는 난자세포의 막을 소화시킬 수 있는 첨체가 있다 그림 20-1 .
2. **부고환(한 쌍)** – 각 고환의 뒷 표면에 있는 꼬여진 긴 관 그림 20-4 으로 정자는 이곳에서 성숙된다.
3. **정관(한 쌍)** – 부고환에서부터 서혜관을 통해 복강으로 뻗어 있고, 방광 뒤쪽에서 내려와 사정관에 연결된다 그림 20-3 . 벽의 평활근은 연동운동을 통해 수축한다.
4. **사정관(한 쌍)** – 정자를 정관으로부터 받아서 정낭으로 분비하고 요도를 향해 배출한다 그림 20-3 .
5. **정낭(한 쌍)** – 방광 뒤쪽에 있으며, 사정관을 향해 열려 있다 그림 20-3 . 분비물은 정자에 영양분을 주는 과당을 포함하며, 정자의 운동을 촉진하기 위해 알칼리성을 띠고 있다.
6. **전립선(1개)** – 방광 아래쪽에 있으며, 요도가 시작되는 부위를 둘러싸고 있다 그림 20-3 . 분비물은 알칼리성으로 정자의 운동성을 유지한다. 평활근은 사정 시 영향을 준다.
7. **요도구선(한 쌍)** – 전립선 아래쪽에 있으며 요도 쪽으로 연결된다 그림 20-3 . 분비물은 사정 전 요도를 알칼리성으로 만들어 준다.
8. **요도(1개)** – 음경 안쪽에 있는데 정액을 외부로 배출시킨다 그림 20-3 . 음경은 혈액강을 가지고 있는 3개의 발기 조직체로 구성된다. 성적 자극과 부교감 신경 자극은 음경 동맥 이완과 발기를 일으킨다. 사정 시에는 모든 생식기계통의 관이 연동운동을 하고, 전립선과 골반저부는 수축한다.
9. **정액** – 정자와 함께 정낭, 전립선, 요도구선 분비물로 구성되어 있다. 알칼리성(pH 7.4)은 여성의 질산성을 중화시킨다.

여성 생식기계통 – 난소, 난관, 자궁, 질, 외생식기로 구성되어 있다.

1. **난소(한 쌍)** – 자궁의 양쪽에 위치한다 그림 20-6 . 난포에서 난자가 생산되는데, 각 난자는 23개의 염색체를 갖고 있다. 그라프 난포의 배란은 LH에 의해 자극된다 표 20-3 .
2. **난관(한 쌍)** – 각각은 난소로부터 자궁으로 뻗어 있는데 그림 20-6, 난관채는 난자를 관 쪽으로 이동시킨다. 섬모가 있는 상피 조직과 평활근의 연동 운동은 난자를 자궁 쪽으로 이동시킨다. 보통 수정은 난관에서 일어난다.
3. **자궁(1개)** – 방광 위쪽 2개의 난소 사이에 있는데 그림 20-5, 자궁근층은 분만 시 수축하는 평활근이다 그림 20-6. 자궁내막은 태반이 될 수 있으며, 기저층은 지속적이고 기능층은 월경 시 손실되고 새로 만들어지는 부분이다. 자궁은 상부의 저부, 중앙의 체부, 하부의 경부로 구성되어 있다.
4. **질(1개)** – 경부로부터 질구까지 뻗어 있는데 그림 20-5, 그림 20-6, 성교 시 정자를 받으며, 월경혈과 분만의 통로가 된다. 정상 분비물은 병원체의 성장을 막는 산성이다.
5. **외생식기** 그림 20-5, 그림 20-6 – 외음부라고도 한다. 음핵은 성적 자극에 반응해서 발기되는 부분이고, 대음순과 소음순은 접혀진 한 쌍의 피부로서 요도와 질 개구부를 덮고 있고, 바르톨린선은 질 개구부 쪽으로 열려 있고 점액을 분비한다.

유선 – 대흉근 앞쪽에 위치하고 지방조직으로 둘러싸여 있다 그림 20-8.

1. 포상선은 모유를 생산하고, 모든 유관은 유두를 향해 모여든다.
2. **호르몬 조절** – 표 20-2

월경주기 – 평균 28일이다. FSH, LH, 에스트로겐, 프로게스테론의 영향을 받으며, 난소와 내막의 변화가 있다 그림 20-9, 표 20-3.

1. **월경기** – 내막이 소실된다.
2. **난포기** – 몇 개의 난포가 발달하며, 배란은 성숙된 난포가 파열된 것이다. 이 과정에서 내막의 혈관이 성장한다.
3. **황체기** – 파열된 난포가 황체가 된다. 내막은 이 시기에 계속 발달한다.
4. 수정이 일어나지 않으면 프로게스테론 수준이 낮아지면서 자궁내막의 소실이 일어나 월경으로 이어진다.

생식기계통

복습 문제

1. 정자 형성과 난자 형성의 위치, 감수분열 시 각각의 세포에 의해 생산되는 기능성 세포의 수, 생성 과정의 순서에 대해 기술하시오.

2. 정자 형성시 FSH, LH, 인히빈, 테스토스테론의 기능에 대해 기술하시오. 난자 형성시 FSH, 에스트로겐의 기능에 대해 기술하시오.

3. 고환, 부고환의 위치에 대해 기술하고 기능에 대해 설명하시오.

4. 정자가 이동하는 통로에 대해 고환부터 요도까지 순서대로 기술하시오.

5. 남성 생식선(gland)을 명명하고, 각각이 정액 형성에 어떻게 기여하는지 기술하시오.

6. 해면 조직 구조가 어떻게 음경을 발기시키는지 설명하시오. 사정을 일으키는 구조를 무엇이라 하는가?

7. 정자 세포의 각 부분의 기능에 대해 설명하시오: 두부, 체부, 편모, 첨체

8. 난소의 위치를 기술하고, 난소에서 생성되는 호르몬의 이름을 기술하시오.

9. 난자 또는 접합체가 난관을 통해 어떻게 이동하는지를 설명하시오.

10. 자궁근층, 내막의 기저층, 내막의 기능층의 기능에 대해 설명하시오. 내막의 성장에 필요한 호르몬의 이름을 기술하시오.

11. 질, 대음순, 소음순, 바르톨린선의 기능에 대해 설명하시오.

12. 유선의 각 부분에 대해 명명하고, 각 기능에 대해 설명하시오.

13. 다음과 같은 효과를 가진 유선의 호르몬을 명명하시오.
    a. 유즙분비
    b. 관의 성장을 촉진
    c. 분비 세포의 성장을 촉진
    d. 유즙 생성을 자극

14. 다음의 활동이 발생하는 월경주기의 시기를 명명하시오.
    a. 성숙 난포의 파열
    b. 내막의 소실
    c. 내막의 최종 발달
    d. 황체의 발달
    e. 몇 개의 난포가 발달

심화학습

1. 분할의 수, 생성되는 세포의 수, 각 세포내 염색체 수, 생성되는 세포의 목적 등에 대해, 감수분열과 유사분열을 비교하시오.

2. 난자가 성숙한 난포에서 유리되었으나, 이어서 황체에서 프로게스테론이 분비하지 않았다. 난자가 수정된다면, 착상이 가능한가? 만삭까지 임신은 가능한가? 여러분의 답을 설명하시오.

3. 임질과 같이 성관계를 통해 전염되는 질병은 보통 남자에게서는 증상이 나타나지만 여성에게서는 증상이 나타나지 않는 경우가 많다. 이로 인한 경과는 어떠하며, 누구에게 적용되는지 설명하시오.

4. 어떤 교과서나 논문에서는 생식기계와 비뇨기계를 통합하여 생식비뇨기계(genitourinary system) 또는 비뇨생식기계(urogenital system)라고 표현하고 있다. 이와 같은 용어는 모든 사람에게 적용하기에 적절한 용어인가? 만약 일부에게만 적절한 용어라고 한다면, 생식기계와 비뇨기계 두 조직이 해부학적으로 공유하고 있는 부분은 무엇인가?

5. 생식기계는 생명을 유지하는 것뿐 아니라 새로운 생명을 창조하는 목적을 지님으로써, 다른 장기들과 다소 다르게 보일 수도 있다. 그러나 다른 장기들과 관련성을 지니고 있음은 확실하다. 생식기계가 의존하고 있는 세 가지 기관의 이름을 대고, 그 이유를 설명하시오. 또한 생식기계의 호르몬에 영향을 받은 두 기관의 이름을 대고, 그 영향에 대해 설명하시오.

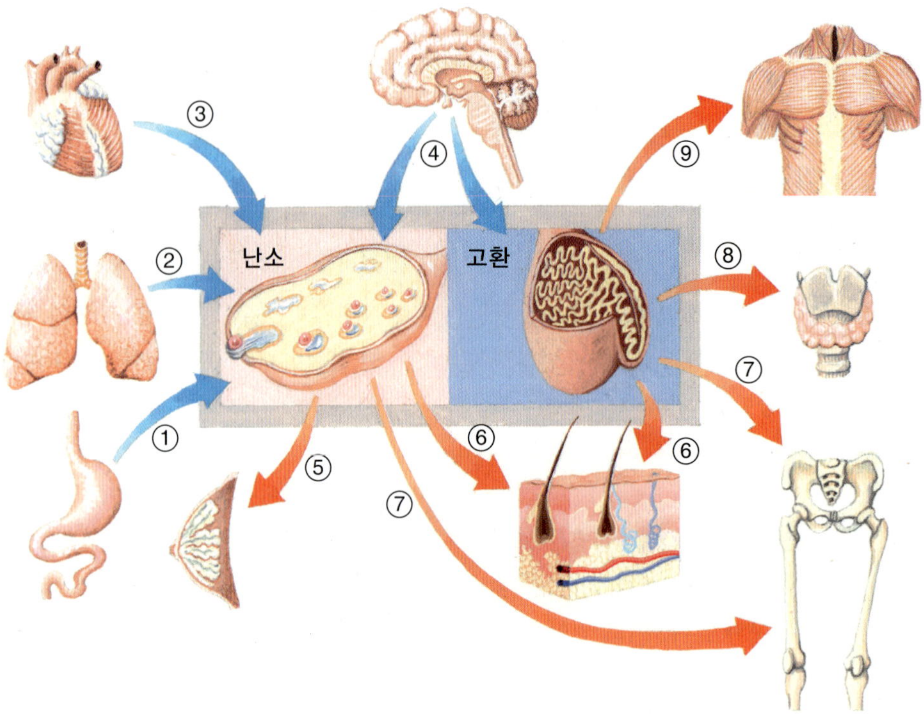

질문 그림 20-A 생식기계와 다른 기관 간의 관계

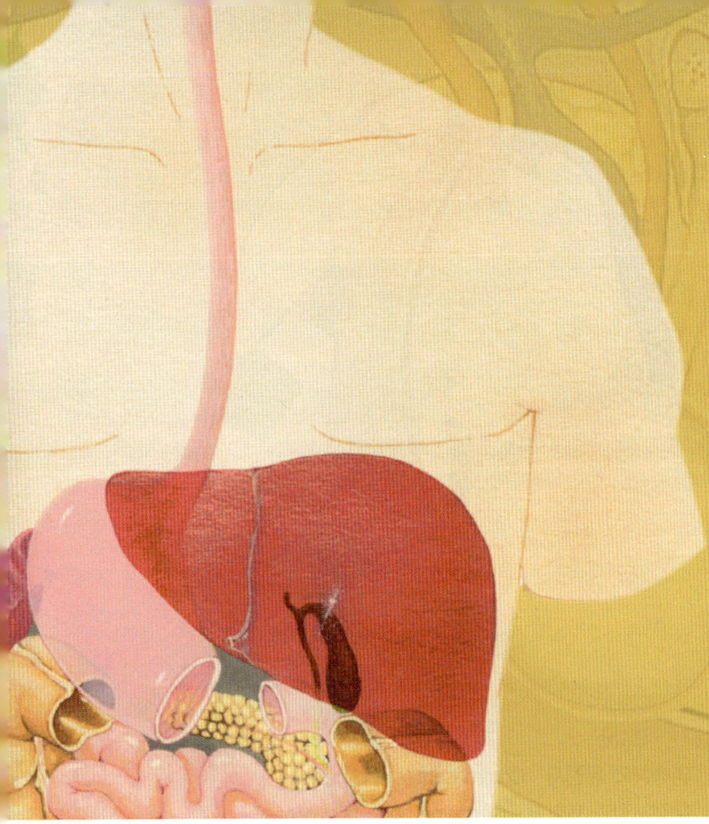

CHAPTER 21

HUMAN DEVELOPMENT AND GENETICS

인간발달과 유전학

21 인간발달과 유전학

HUMAN DEVELOPMENT AND GENETICS

목차

학습목표

- 수정과 포배기까지의 난할 과정을 기술할 수 있다.
- 배아의 착상 시기와 장소, 방법을 설명할 수 있다.
- 배아막의 기능을 기술할 수 있다.
- 태반과 제대의 구조와 기능을 기술할 수 있다.
- 태반 호르몬을 명명하고, 기능을 설명할 수 있다.
- 임신기간을 말하고, 분만의 단계를 기술할 수 있다.
- 출산 시 태아의 주요 변화를 기술할 수 있다.
- 임심기간의 모체의 주요 변화를 기술할 수 있다.
- 상동염색체, 상염색체, 성염색체, 유전자를 설명할 수 있다.
- 대립유전자, 유전형, 표현형, 동형접합체, 이형접합체를 정의할 수 있다.
- 우성-열성 유전, 복대립유전자, 성연관유전을 설명할 수 있다.

HUMAN DEVELOPMENT AND GENETICS

용어

대립유전자(alleles)	유전자형(genotype)	분만(labor)
양막(amnion)	임신(gestation)	분만(parturition)
양수(amniotic fluid)	이형접합체(heterozygous)	표현형(phenotype)
상염색체(autosomes)	상동염색체쌍(homologous pair)	성염색체(sex chromosome)
난할(cleavage)	동형접합체(homozygous)	
배아(embryo)	착상(implantation)	

임상관련용어

양막천자(amniocentesis)	융모막융모추출(chorionic villus sampling)	태아알코올증후군(fetal alcohol syndrome)
아프가점수(Apgar score)	선천성(congenital)	기형유발물질(teratogen)
제왕절개술(cesarean section)		

우리는 "저 아이는 엄마 눈을 닮았다." 또는 "코는 아빠 코와 똑같다."와 같은 말을 많이 듣는다. 사람들은 새로 태어난 아기를 부모와 비교하곤 한다. 비록 아기가 부모들 중 어느 한 사람도 닮지 않았더라도, 유전자 구성과 아이의 특성은 엄마와 아빠로부터의 염색체 유전의 결과이기 때문에 이와 같이 비교하는 이야기를 할 수 있다.

이 장에서 우리는 유전의 기본에 대해 다룰 것이다. 먼저 수정된 난자가 인간으로 발달해 가는 과정을 설명하고자 한다.

인간발달 Human Development

임신 40주 동안 배아-태아는 모체의 자궁 내에서 보호받고 영양을 공급받는다. 인간은 접합자라고 불리는 수정된 난자세포 하나로부터 생명을 시작해서 수조 개의 세포조직으로 구성된 한 인간으로 발달한다.

수정 Fertilization

성교 동안에 수백만의 정자가 질 안으로 들어오지만, 단지 1개만이 난자와 수정된다. 정자는 자궁내 액체를 통해 난관을 헤엄쳐서 **수정능력**(capacitation) 획득이라고 불리는 마지막 대사 변화를 겪는다. 이 변화는 **첨체**(acrosome)를 포함하고 효소를 분비하기 시작한다. 정자와 난자가 접촉했을 때, 이 효소는 세포층과 난자 주위 막을 소화시킬 것이다.

일단 1개의 정자핵이 난자에 들어가면 난자세포막의 변화가 일어나 다른 정자가 들어오는 것을 막는다. 난자의 핵은 제2번째 감수분열을 완성하고, 난자의 핵과 정자가 녹아 융합해 접합자의 염색체를 이배체로 한다.

인간의 이배체수 46은 실제로 정자의 23개와 난자의 23개가 이루고 있는 쌍이다. 이 23쌍은 22쌍의 **상염색체**(autosome)(1번부터 22번까지로 지정된)와 한 쌍의 성염색체로 구성되어 있다. 여성은 **성염색체**(sex chromosome) XX를 가지고, 남성은 성염색체 XY를

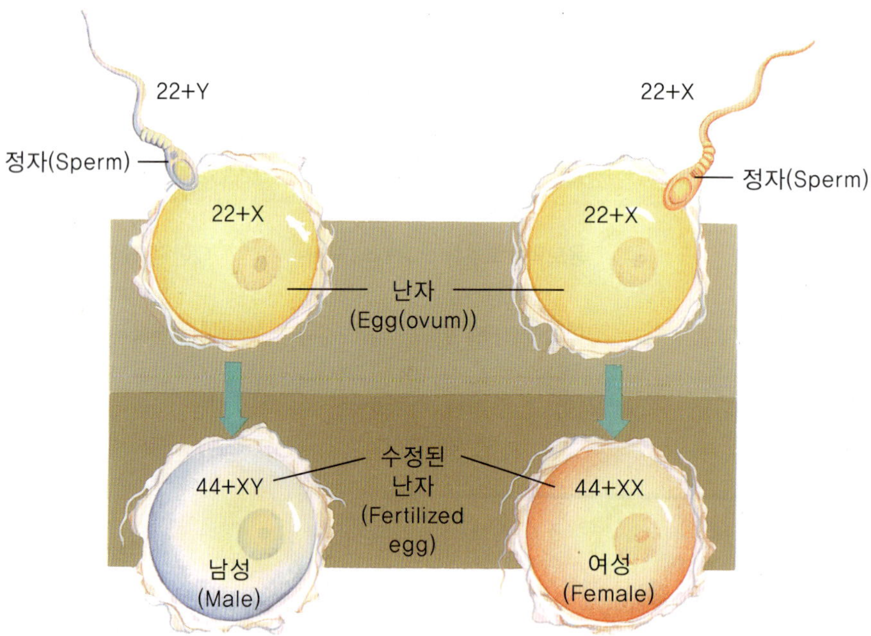

그림 21-1 **성별유전** 난자는 22개의 상염색체와 X염색체를 가지며 정자는 22개의 상염색체와 X 또는 Y 염색체를 가진다.

질문: 부모 중 어느 쪽이 배아-태아의 성별을 결정하는가?

갖는다. 그림 21-1 은 성의 유전을 보여준다. Y염색체는 배아에서 남성 생식선의 발달을 시작하도록 하는 유전자를 가지고 있다. Y염색체가 없으면, 배아는 여성으로 발달할 것이다.

착상 Implantation

수정은 보통 난관에서 일어나고 수정체는 자궁 쪽으로 내려가면서 둘로 나뉘기 시작한다. 이것은 유사분열이고 **난할**(cleavage)이라고 한다. 다음 단락을 읽으면서 그림 21-2 를 참조하라.

하나의 세포로 된 수정체는 2세포기, 4세포기, 8세포기로 나뉜다. 수정 3일 후에 16개의 세포로 되는데, 이것은 **상실배**(morula)라고 불리는 세포의 고형 구체를 형성하기 위해 분할을 계속한다 BOX 21-1 . 유사분열이 진행됨에 따라 이 구는 **배낭**(blastocyst)이라고 불리는 속이 빈 상태가 된다. 이것은 초기 수정체와 거의 같은 크기이다.

액체로 채워진 포배는 **영양막**(trophoblast)이라고 불리는 외층과 잠재적 배아를 포함하고 있는 내세포괴(배아모세포, inner cell mass[embryoblast])로 구성된다. 이것은 대략 수정 5~8일 후에 자궁벽에 **착상**(implanted)되는 포배기이다.

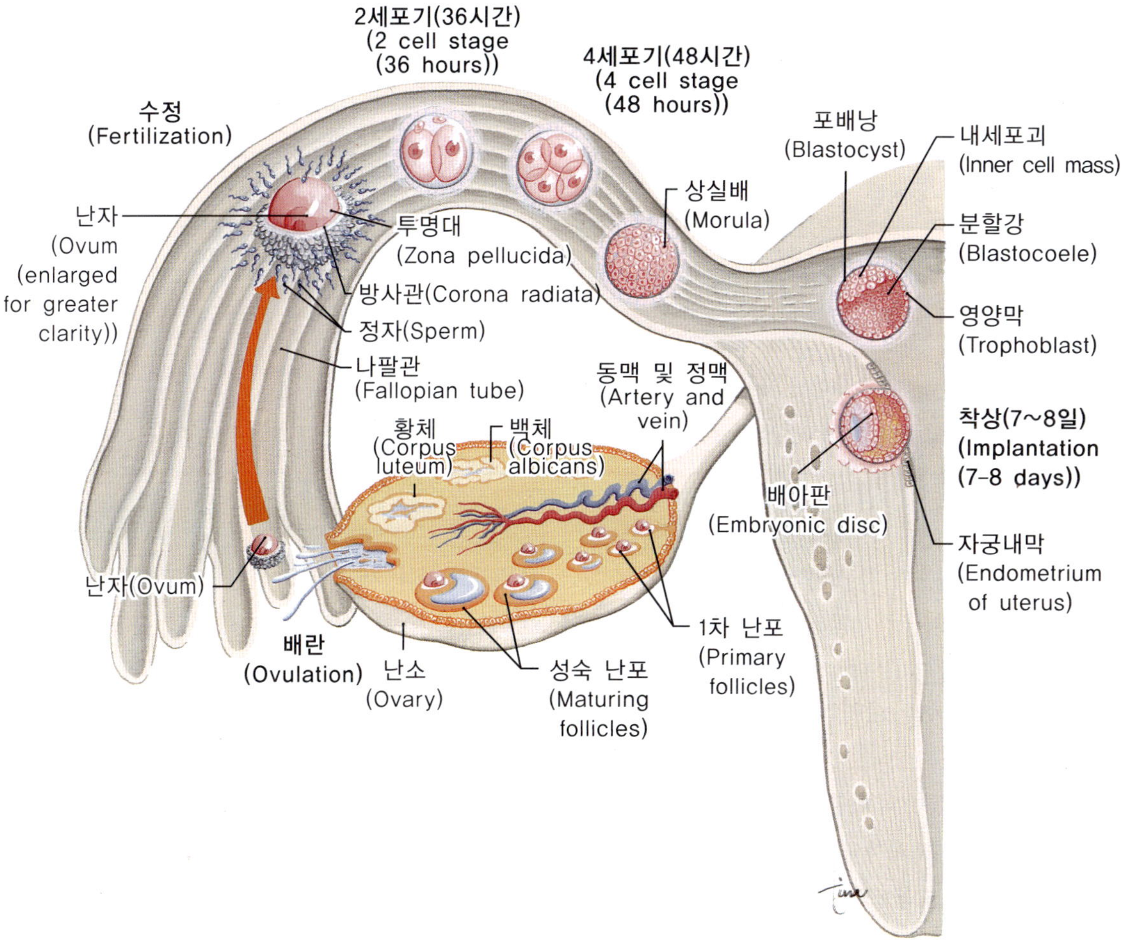

그림 21-2 **배란, 수정, 초기 배아 발달** 난관에서 수정이 이루어지며 배아는 자궁내벽에 착상되어 포배기에 이르게 된다.

질문: 포배기 단계를 찾아라. 내세포괴는 무엇인가? 어떤 종류의 세포들이 내세포괴를 형성하는가?

BOX 21-1 쌍생아 Twins

이란성 쌍생아는 2개의 정자와 2개의 난자가 수정된 결과이다. 이것은 2개의 난포가 성숙되어 동시에 파열될 때 일어난다. 이란성 쌍생아는 성이 같거나 다를 수 있다. 그들은 같은 성일지라도 다른 형제, 자매처럼 유전적으로 다르다.

일란성 쌍생아는 세포가 특정세포로 분화되기 전(보통 수정 후 8일 이내)에 초기 배아가 분할된 결과로 나타난다. 예를 들어, 16세포기가 각각 2개의 8세포기로 나뉘어 정상적으로 발달을 계속하게 된다.

다른 가능한 원인은 포배기에 두 개의 내부 세포가 분할되는 것이다. 이것도 역시 특화되기 전에 일어나고, 각각의 내부 세포는 완전한 개체로 발달한다.

이 유형의 쌍생아는 항상 같은 성이고 외모가 매우 비슷하다. 다른 관점으로 유전적으로 일란성이다.

유합 쌍생아는 부분적으로 재유합된 포배기에서 분할된 배아(분할은 수정 후 9~12일 사이에 발생함)로 인해 발생한다(그림 C : 만약 2개의 배아가 분리된 상태로 남았을 때, 배아는 일란성 쌍생아가 된다. 만약 2개의 배아가 부분적으로 융합했을 때, 모래시계와 비슷한 모양인 배아는 유합 쌍생아가 된다). 샴쌍둥이라는 단어는 Chang, Eng(1811~1874)이라는 현재 태국지역인 샴에서 태어난 유명한 중국형제로부터 언급되었다. 유합 쌍생아는 피부나 근육, 간 등의 장기를 표면적으로 공유하기도 한다. 미세 수술 및 분리 수술의 발달로 인해 다수의 유합된 쌍생아 분리가 가능해졌다.

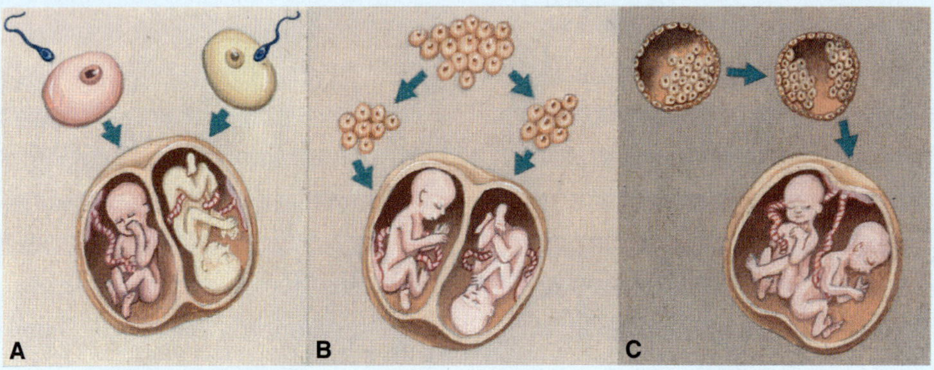

BOX 그림 21-A **쌍생아의 종류** (A) 이란성 쌍생아 (B) 일란성 쌍생아 (C) 유합 쌍생아

성공적인 착상은 배포가 자궁내막에 안착하는 것 이상이다. 자궁내막은 자궁주기의 후반부에 탄수화물로 구성된 접합분자를 생성하는데, 접합이 형성되면, 배아를 파괴하는 감염은 아주 작은 손상으로 생길 수 있고, 프로게스테론이라는 호르몬으로 보호할 수 있다. 성공적으로 착상하면, 영양막은 자궁내막의 표면을 소화시키는 효소를 분비하고 포배가 들어갈 수 있는 작은 분화구를 만든다. 영양막은 **융모막**(chorion)이 될 것이고, 배아의 막은 태아측 태반을 형성한다. 착상함에 따라 내세포괴는 배아와 다른 막이 되도록 성장한다.

내세포괴의 세포들은 배아줄기세포로 이루어져 있다. 줄기세포들은 출생 시 인간을 구성하는 200종류의 세포 중 어느 세포로도 변할 수 있는 잠재력을 가진 DNA를 보유하고 있다. 세포 분할이 진행되고 많아지면서, 일부 DNA는 각 세포내에서 비활성화되고, 유전자 역시 비활동적으로 변하면서 각 세포의 특수화의 가능성이 줄어든다.

배아와 배아막

Embryo and embryonic membranes

배아(embryo)는 착상 때부터 8주까지 발달 과정에 있는 개체이다. 초기 배아 발달의 여러 단계가 그림 21-3에 제시되어 있다. 수정 후 약 12일이 되면 포배낭 내에 세포들이 판(plate)을 이룬 **배아원반**(embryonic disc)이 나타난다. 세포분열이 계속되면서 배아원반은 구부러지기 시작한다. 수정 후 14일이 되면 쌍생아가 발

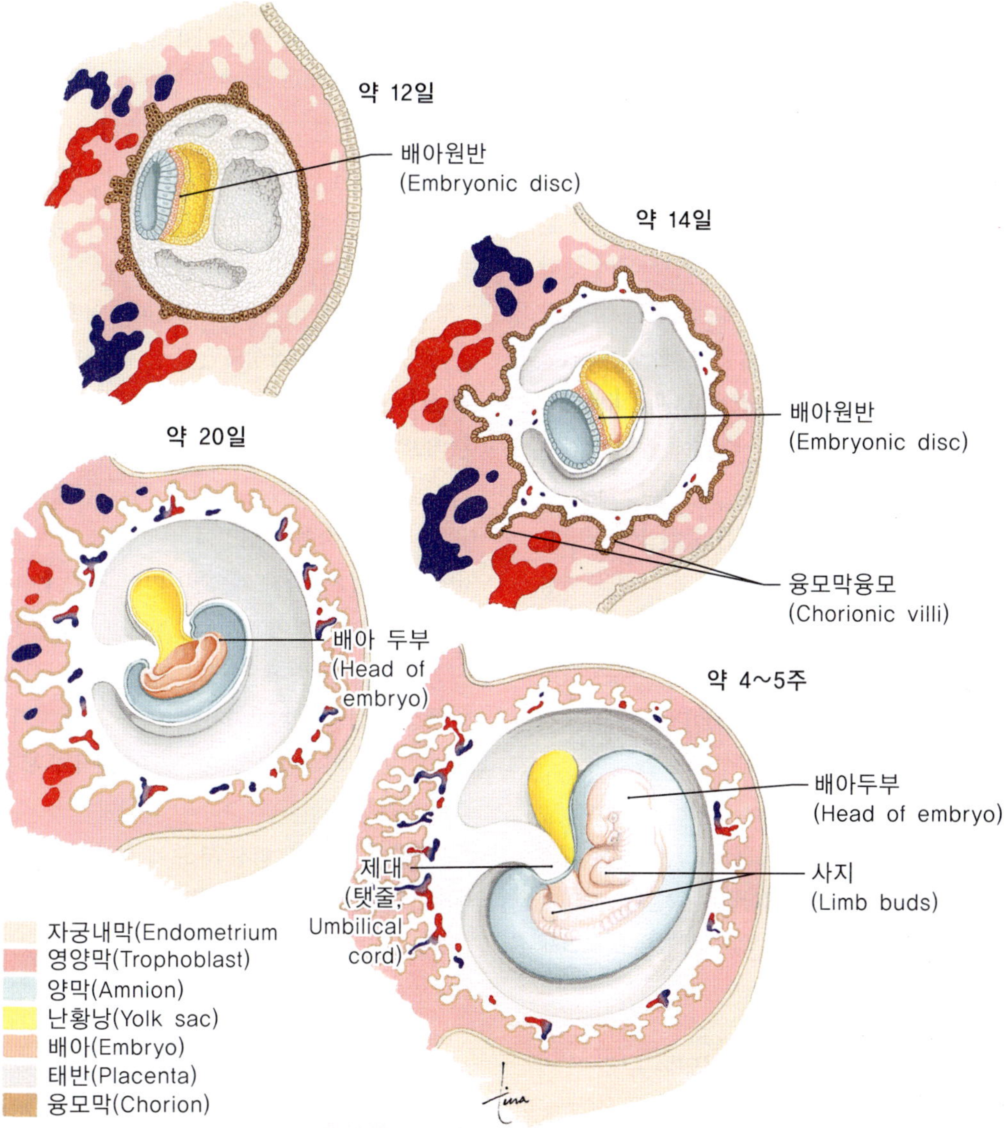

그림 21-3 **수정 후 12일, 14일, 20일, 4~5주의 배아 발달** 수정 후 5주에 배아는 신체부분이 구별되지만 완전한 인간의 모습은 아니다. 배아막 설명 참조

질문: 약 14일경, 위 그림 중 어떤 구조가 태아쪽 태반을 구성하는가?

생할 가능성이 없는 것으로 알려져 있다.

곧이어 3층의 배엽이 발달하기 시작하여 **외배엽**(ectoderm), **중배엽**(mesoderm), **내배엽**(endoderm)으로 나뉜다. 이 과정은 배아세포의 분화단계에서 중요한 의미를 가지는데, 그 이유는 각 배엽에 적합한 유전자는 활성화되고 그렇지 않은 유전자는 불활성화되기 때문이다. 이때부터 각 세포는 특정 배엽층의 세포로 분화하며 그 이전 단계, 즉 다른 배엽층의 세포로 돌아갈 수 없게 된다.

각 배엽층이 발달해 가면서 세포내 많은 유전자가 불활성화되어 가면서 각 세포들은 점차 세분화되어 분화해 간다. 즉, 활성화된 유전자로 인해 세포들은 특정 장기 혹은 장기의 한 부분으로 발달해 간다. Ecto는 "외부(outer)"를 의미하므로 표피(epidermis)는 외배엽으로부터 유래된 조직임을 의미하며, 여기에 속하는 일부 세포내 유전자는 각질(keratin)을 생성한다. Meso는 "중간(middle)"을 의미하며 골격근은 중배엽에서 발달한다. 골격근 세포내 유전자들은 미오신과 액틴을 생성한다. Endo는 "내부(inner)"를 의미하며, 위의 내벽은 내배엽에서 유래한다. 위내벽의 세포내 유전자는 펩시노겐을 생성한다. 표 21-1 은 초기 배아층의 각각으로부터 발달하는 다른 구조를 보인다.

20일째에는 **배아막**(embryonic membrane)이 배아와 명확히 구분된다. **난황난**(yolk sac)은 조류, 파충류의 배아와 달리 영양 난포를 포함하지 않는다. 그러나 이것은 첫 번째 혈액세포 형성을 위한 공간이고, 그 세포들은 정원세포나 난원세포가 될 것이다. 배아가 성장함에 따라 난황난 막은 탯줄로 합쳐지고, 혈액세포 형성은 먼저 간에게 맡겨진다.

양막(amnion)은 태아를 둘러싸고 있는 얇은 막으로서 **양수**(amnion fluid)를 포함한다. 이 액체는 태아에게 임부의 움직임에 따른 기계적인 손상을 받지 않도록 완충제 역할을 한다. 태아의 신장이 기능을 할 수 있게 될 때, 신장은 양수에 소변을 배출한다. 이것은 양막 천자의 과정에서 임상적으로 중요하다 BOX 21-2 . 때때로 양수막으로 불리는 양막의 파열은 보통 분만이 시작되는 신호이다.

영양막(chorion)은 점점 발달하여 융모막이 된다. 일단 배아가 자궁에 착상되면 자궁내막에서 **융모막 융모**(chorionic villi) 운동이 시작되면서 성장하는데, 이들은 태반의 태아측이 될 태아 혈관을 이룬다.

약 4~5주 시기에는 배아가 명확한 형태를 보이는데, 머리가 명확하고 심장이 뛰고 사지가 보인다. 배아기의 성장은 8주까지 계속된다. 이 시기에, 배아는 약 3cm(1.5inch) 길이고, 1g의 무게, 그리고 신체의 모든 기관이 완성된다. 신체의 기관들은 임신기간 말까지 성장과 성숙이 계속되지만, 태아 성장 시기는 9주부터 40주까지 지속된다. 표 21-2 에 태아의 성장 발달의 중요 관점을 나열했다. 16주된 태아가 그림 21-4 에 있다 BOX 21-3 , BOX 21-4 . 임신 시 모체 변화는 표 21-3 에 요약되어 있다.

표 21-1 초기 배아층으로 형성되는 구조

층	형성되는 구조*	
외배엽	• 표피, 모낭과 조낭, 땀샘 • 신경계통, 뇌하수체, 부신 수질	• 렌즈와 각막, 내이 • 구강과 비강 점막, 침샘(타액선)
중배엽	• 진피, 뼈와 연골 • 근골격, 심근, 모든 평활근	• 신장과 부신 피질 • 골수와 혈액, 림프조직, 혈관 내부
내배엽	• 식도, 위, 장점막 • 폐를 포함한 호흡기계통의 상피	• 간과 담낭의 점막 • 갑상선, 췌장

*위의 표는 대표적인 기관만을 나열하고 있다. 대부분의 장기는 세 배엽 조직의 결합으로 형성된다. 관련된 구조물들을 함께 그룹으로 나열하였다.

BOX 21-2 태아 진단 Fetal diagnosis

태아의 비정상을 판단하거나 발달상태를 모니터하기 위해 초음파, 양수천자, 융모막 생검 등 여러 방법이 이용 가능하다.

초음파

초음파는 비침습적인 방법으로서 고주파를 복벽을 통해 자궁에 통과시켜 반사되는 음파가 변환되어 나타나는 초음파상을 보는 것이다. 이 방법은 다태임신, 임신 기간, 태아의 자세 등을 확인하거나 심장이나 다른 기관의 기형과 같은 태아 이상을 발견하는 데 사용된다.

양수천자

양수천자는 임신 16~18주에 시행하는데, 주사기를 복벽을 통해 양막으로 주입하여 약 10~20mL의 양수를 채취하여 양수 내에 있는 세포를 배양해서 염색체를 검진한다. 양수천자와 생화학적 검사를 통해서 유전적 질병이나 염색체 이상을 검진할 수 있다. 35세 이상의 여성은 다운증후군의 아기를 출산할 위험이 크기 때문에 양수천자를 권장한다. 유전적 질병의 가족력이 있는 임신 여성도 이 검사를 받게 해야 한다.

융모막융모생검(CVS)

융모막융모생검은 생검 카테터를 질과 자궁경부를 통해 삽입한 후 융모막융모의 작은 조각을 떼어내는 것이다. 이런 세포는 태아로부터 얻어지지만 태아 자체의 일부분은 아니다. 융모 생검으로 얻어지는 정보는 양수 천자와 같다. 그러나 융모 생검은 8주와 11주 사이인 임신 초기에 시행될 수 있다. 융모막융모생검은 임신초기에 시행될 수 있다. 융모막융모생검은 유산을 초래할 수 있는 위험이 있지만 양수천자보다는 안전하다. 침습적인 방법은 위험하고, 비침습적인 방법은 위험성이 없다.

모체 혈액 검사

알파태아단백(AFP)은 태아에 의해 형성되며, 모체 순환에서 발견된다. 임신 12~15주경 최고 수치를 기록하며, 이후 수치가 감소한다. 임신 16~18주경에도 수치가 높은 경우, 태아가 중추신경계의 기형인 이분척주증 또는 무뇌증을 가질 확률이 95%이다.

최근 검사들은 모체 혈액에 들어있는 태아 DNA 조각들(태반으로부터 나온)을 평가하고, 첫 번째 삼분기의 마지막에 시행될 수 있다. 이 검사는 많은 유전적, 염색체 장애의 정확한 진단이 가능하지만, 아직 선별검사(screening test)로 고려되며 양수천자와 CVS로 확진되어야 한다.

태반과 제대 Placenta and umbilical cord

태반(placenta)은 태아조직과 모체조직으로 구성되어 있다. 배아의 융모막과 자궁내막이 기반이 되어 임신 3개월(12주)에 태반이 형성된다. 성숙된 태반은 지름 18cm(7inch) 정도의 얇은 원반 모양이다.

그림 21-5 에서 태반 구조의 일부를 볼 수 있다. 태아의 혈관은 모체 혈액동 안에 있지만, 태아와 모체 혈관 사이에 직접적으로 연결되어 있는 것은 아니므로 정상적으로 태아의 혈액은 모체의 혈액과 섞이지 않는다. 태반은 모체와 태아가 혈액을 교환하는 장소를 제공하고 임신을 유지할 수 있는 호르몬을 생성하는 2가지 기능이 있다. 교환에 대해 먼저 살펴보고자 한다.

태아는 산소와 영양 공급과 노폐물 제거를 모체에 의존하는데, 이를 위해 제대는 태아와 태반을 연결시키고 있으며, 약 5cm(20inch) 길이까지 자란다. **제대(탯줄, umbilical cord)**는 태아로부터 태반으로 혈액을 이동하는 2개의 제대 동맥과 태반으로부터 태아에게 혈액을 돌려보내는 하나의 제대 정맥이 있다.

태반 내의 태아-모체 교환의 표면 부분(만약 모든 모세혈관이 열리고 차츰 평평해지면) 최소 100평방피트로 평가되고, 건강한 태반은 쉽게 태아가 필요한 것을 공급한다.

혈액이 제대동맥에서 태반으로 들어갈 때 태아 모세혈관에서 이산화탄소와 노폐물이 모체혈액동으로 확산된다. 모체혈액동에서 태아모세 혈관으로의 확산은 확산과 능동 수송 기전에 의해 영양 물질이 태아 혈액으로 들어간다. 이 산소와 영양 물질이 충분한 혈액은 제대정맥을 통해서 태아에게로 간다. 태아 순환은 제13장에서 서술되었다.

임신 말에 분만 시 제대는 절단되며, 태반은 자궁벽

표 21-2 배아- 태아의 성장

재태기간 (month)	발달 정도	예상 크기 cm(inch)
1	• 심박동 시작, 사지 형성, 척추 형성, 얼굴과 생김새가 분명하지 않음	0.6(0.25)
2	• 뼈의 석회화 시작, 손가락과 발가락이 명확해짐, 얼굴생김새가 좀 더 분명해짐, 신체기관이 완성됨	3.2~3.8(1.25~1.5)
3	• 얼굴생김새는 분명하나 눈은 여전히 감겨 있음, 손톱과 발톱 발달, 지속적인 골격의 화골화, 태아의 성별 구별 가능	7.6(3)
4	• 머리는 몸에 비해 여전히 큼, 팔과 다리는 길어짐, 머리카락이 나타남, 신체기관은 계속 발달됨	12.7~17.8(5~7)
5	• 근골격이 움직이기 시작(엄마는 태동을 느낄 수 있음), 머리보다 몸통이 보다 빠르게 성장, 몸통은 섬세한 털(솜털)로 덮여짐	25.4~30.5(10~12)
6	• 속눈썹과 눈썹 형성, 안검 개대, 피부는 꽤 주름짐	27.9~35.6(11~14)
7	• 머리와 몸통이 정상 신생아 크기와 비슷함, 피하지방 축적으로 피부 주름이 줄어듦	33~43.2(13~17)
8	• 남자 태아는 고환이 음낭으로 내려옴, 좀 더 많은 피하 지방이 축적됨, 폐포에서 계면활성제 생성 시작	40.6~45.7(16~18)
9	• 솜털이 사라짐, 손톱이 충분히 발달됨, 머리뼈의 골화와 천문 생성, 폐가 좀 더 성숙됨	48.3~53.3(19~21)

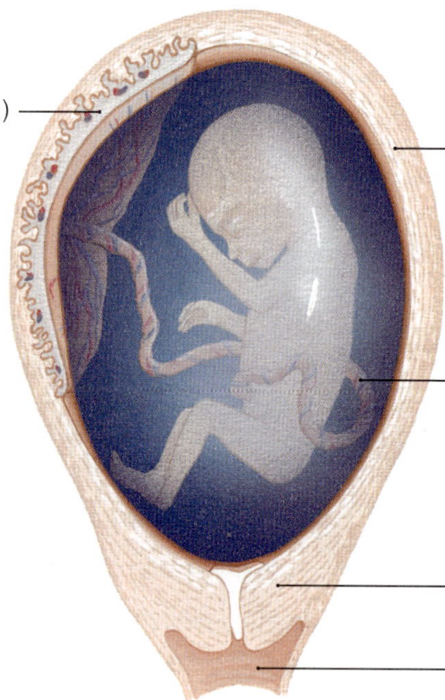

그림 21-4 16주경의 태아 발달

질문: 태아를 둘러싸고 있는 액체의 이름과 그 기능을 기술하라.

BOX 21-3 선천성 태아 감염 Congenital fetal infections

기형유발물질(teratogen) – 배아, 태아의 발달장애를 일으킨다. 작은 감염균이 태반과 모체의 혈액을 통해 태아로 이동해 감염을 일으킨다.

선천성 풍진(congenital rubella syndrome) – 풍진 바이러스는 감염성 기형 발생 물질 중에 가장 잘 알려진 것으로서 여성이 임신기간 중 풍진에 감염되었을 때, 태아의 20%가 감염되어 태아는 사산되거나 심장질환, 청각장애, 정신지체가 된다. 풍진에 걸리지 않은 여성은 임신 전 최소한 3개월 이전에 풍진 백신을 접종받아야 하며 예방접종을 받으면 풍진은 예방된다.

선천성 수두증후군(congenital varicella syndrome) – 수두는 어린 시절에 누구나 걸리는 바이러스성 질병이다. 임신한 여성이 수두에 걸리면 바이러스가 태반을 통과하여 태아는 사지기형, 피부흉터, 시력 상실, 정신지체를 나타낸다. 흔한 태아감염은 아니지만 수두에 걸리지 않는 여성은 선천성 수두증후군의 내용을 잘 알고 있어야 한다.

선천성 매독(congenital syphilis) – 매독은 박테리아에 의해 성관계를 통해 전파되는 질병이다. 매독균은 임신 4개월 이후에는 태반을 통과하여 태아가 사망하거나 뼈, 치아 기형, 백내장을 나타낸다. 임신 말에 감염이 되면, 매독에 감염된 태아가 태어난다. 가장 흔한 증상은 피부와 점막에 홍반이 나타나는 것이다. 성인의 매독은 페니실린으로 치료한다. 선천성 매독은 임신한 여성이 적절한 산전관리를 받으면 예방할 수 있다.

선천성 톡소포자충증(congenital toxoplasmosis) – *Toxoplasma gondii*가 원인이다. 건강한 사람은 톡소플라스모시스의 증상이 없는데, 이는 인간에게 무해한 감염이기 때문에 고양이나 다른 포유동물이 기생균 균주가 되므로 임신한 여성은 익히지 않은 소고기나 양고기를 먹거나 고양이 안면에 접촉하여 감염될 수 있다. 감염된 경우의 태아는 사망하거나 정신 지체, 시력장애가 된다. 망막 감염은 어린이나 청소년기 동안에 나타날 수 있다. 임신한 여성이 잠재적 감염 요인을 피하도록 교육함으로써 예방할 수 있다.

BOX 21-4 태아 알코올증후군 Fetal alcohol syndrome

태아 알코올증후군은 임신 기간에 알코올에 노출된 아기의 특징을 나타내는 용어이다. 알코올은 성인에게도 독성물질이지만, 미성숙하고 성장이 빠른 태아 조직에는 독성 작용이 더욱 크다. 알코올이나 알코올의 중간 산물(아세트알데하이드)은 모체로부터 태아 순환으로 전달되고, 태아 발달을 저해한다.

영아는 저체중, 안면기형을 동반한 소두증, 심장질환, 다른 장기 기형, 자극과민성과 불안을 나타낸다. 영아는 신체적, 정신적으로 성장 속도가 느리다.

자궁 내에서 알코올에 노출되어 발생된 문제를 치료하는 방법이 없기 때문에 교육을 통한 예방이 가장 중요하다. 여성은 알코올 섭취가 태아에게 미칠 영향을 잘 알고 있어야 하므로 교육이 매우 중요하다.

으로부터 분리된 후 태반이 만출되면서 분만이 종료된다. 임신 시 때로 원인 불명으로 태반의 일부가 너무 빨리 분리될 때가 있다. 약간의 분리가 일어나도 태아에게 산소 공급이 감소되어 뇌손상을 일으킬 수 있다. 초기에는 모체에게 소량의 혈액손실이 나타나나 급속히 대량 출혈의 위험이 있으며, 이로 인해 태아뿐만 아니라 모체 또한 위험해질 수 있다.

제대는 출산 후에도 존재하는 한 부분이다. 제대 자투리에 있는 태아의 혈액은 풍부한 줄기세포를 포함하고 있다. 이것은 여러 종류의 세포로 분화할 수 있으며, 배아줄기세포(어떤 세포로 분화할 수 있다)와 성체줄기세포(좀 더 제한적이다) 분화능력의 중간쯤에 해당

표 21-3 임신 중 임부의 변화

부위	변화
체중	• 매달 1~1.5kg 씩 증가
자궁	• 상당히 커지고 복부 기관들이 위쪽으로 이동하게 됨
갑상선	• 티록신의 분비 증가, 대사율의 증가
피부	• 복부에 임신선이 나타남
심혈관계	• 심박동량과 심박출량의 증가로 심박동수 증가, 혈액량 증가, 다리와 항문관에 정맥류가 생길 수 있음
소화기계통	• 임신 초기에 오심과 구토가 나타날 수 있음(입덧), 임신 후기에 변비가 나타날 수 있음
비뇨기계통	• 신장 활동량 증가, 임신 후기에 배뇨 횟수 증가(자궁이 방광을 압박함)
호흡기계통	• 호흡수 증가, 임신 후기에 압박된 복부 기관들이 횡격막을 상승시켜 폐용량을 감소
골격계통	• 배가 나오면서 증가된 체중으로 척추 전만증이 나타날 수 있음, 분만 전 천장골 관절과 치골 결합이 더 유연해짐

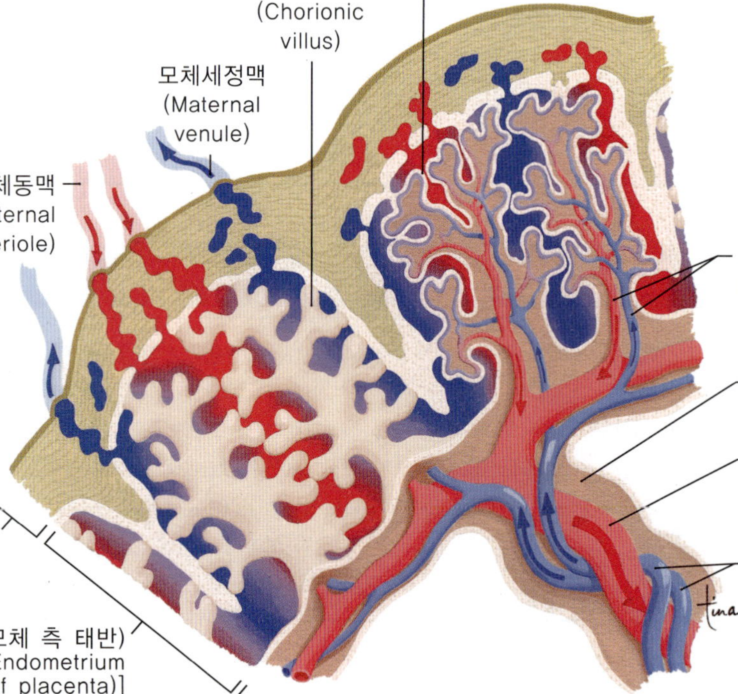

그림 21-5 **태반과 제대** 융모 내에 있는 태아 모세혈관은 모체 등에 자리한다. 화살표는 모체와 태아 혈관 내 혈류의 방향을 나타낸다.

질문: 어떤 물질이 모체 혈액에서 태아 혈액 내로 이동하는가?

된다. 제대 줄기세포는 배아 줄기세포의 장점을 지니지만, 배아줄기세포처럼 종괴(tumors)를 형성하는 경향을 지니지 않는다. 제대 줄기세포는 2세까지 치명적인 신경 장애인 신생아 선천성 효소 장애 질환(infantile Krabbe's disease) 치료에 이미 사용되고 있다. 이러한 치료는 유전학적 검사 및 출생 시 적절한 기증 줄기세포를 얻을 가능성이 있느냐에 달렸다(이러한 기증 혈액은 냉동 저장이 가능하여). 제대혈(cord blood) 은행이 많은 병원에 설립되어 있으며, 제대 줄기세포의 이용은 특정 대상자에 있어 성인 공여자에 의한 골수 이식을 대체할 수 있는 한 방법이 될 수 있다.

태반 호르몬 Placental hormones

태반에 의해 분비되는 주요 호르몬은 **융모성선 자극 호르몬(human chorionic gonadotropin, hCG)**이다. 이것은 초기 배아의 융모막에 의해 만들어진다. 융모성선 자극 호르몬의 작용은 모체의 난소에서 황체를 자극해서 에스트로겐과 프로게스테론이 분비되도록 하여 배아의 유산이 일어날 수 있는 자궁근층의 수축을 억제하기 때문에 특별히 중요하다. 일단 융모성선 자극 호르몬이 모체 순환에 들어가면 소변으로 배출되므로 대부분의 임신 여부를 융모성선 자극 호르몬의 유무로 판단한다. 사실상 모체 혈액내의 hCG검사는 훨씬 정확하고 첫 번 월경을 거르기 전에라도 임신 여부를 알 수 있게 해준다.

황체는 작지만 임신의 전 기간 동안 유지될 수 있을 정도로 충분한 양의 **에스트로겐(estrogen)**과 **프로게스테론(progesterone)**을 분비할 수 있다. 태반은 몇 주 이내에 스스로 에스트로겐과 프로게스테론을 분비하기 시작하고 출산 시까지 호르몬의 분비량이 증가한다. 아기가 분만된 후 자궁에서 태반이 떨어져 나가면, 융모성선자극호르몬의 분비는 감소하고 황체는 작용하지 않는다. 임신기간 동안 에스트로겐과 프로게스테론은 여포자극 호르몬과 황체화 호르몬이 뇌하수체 전엽으로부터 분비를 억제하므로 그 결과 다른 난포가 발달되지 않는다. 태반 호르몬 또한 수유를 위해 유선을 준비한다.

태반은 자궁근층의 수축을 촉진하는 **릴랙신(relaxin)**을 분비하는데, 릴랙신은 자궁수축 외에도 치골 결합 인대의 신장을 가능하게 함으로써 분만 시 치골 결합의 약간의 움직임을 가능하게 한다.

출산과 분만 Parturition and labor

출산(parturition)은 보다 공식적인 용어이고, **분만(labor)**은 출산 동안 일어나는 일련의 과정을 의미한다 BOX 21-5. 평균 임신기간은 37주에서 42주(280일)이다. 임신 말기로 가면서 에스트로겐이 높은 수준을 유지하는 동안 프로게스테론의 태반 분비는 줄고, 자궁근층이 불규칙한 간격으로 약하게 수축하기 시작한다. 이 시기에 태아는 자궁 안에서 머리를 아래로 향하고 있다 그림 21-6. 분만은 3단계로 나뉠 수 있다.

1단계 자궁의 확장. 자궁이 수축함에 따라 양막낭은 이완된 경관 쪽으로 힘을 가하게 된다. 이 단계의 마지막에 양막낭은 파열되고(양수주머니 파열), 양수는 질을 통해 흘러나온다. 이때의 질은 **산도(birth canal)**라 불린다. 이 단계는 평균 8~12시간 정도 지속되지만, 개인차가 크다.

2단계 아기의 출산. 자궁이 더 강하게 수축하는데, 이는 뇌하수체에 의해 분비되는 옥시토신과 태반 자체로 인해서 자궁이 더 큰 힘으로 수축한다. 이 단계는 몇 가지 요인에 의해 지속될 수 있다. 만약 태아가 머리를 아래로 한 자세 외에 다른 자세를 하고 있다면, 분만이 어려워질 것이다. 이것을 둔위분만(breech birth)이라 하고, 이때는 복벽과 자궁의 외과적 절개를 통해 태아를 분만하는 **제왕절개술(cesarean section)**이 필요하다. 어떤 여성들의 골반은 질식 분만을 하기에는 너무 작다. 태아가 질식될 가능성이 있거나 태아 심음 검사에 의해 태아 곤란증으로 판단될 경우에도 제왕절개를 한다.

3단계 태반의 분만. 자궁이 계속해서 수축된다면, 보통 아기의 출산 후 10분 이내에 태반과 막이 배출된다. 이때 약간의 출혈이 있지만, 자궁은 신속하게 크기가 축소되고 수축이 지속되어 태반이 붙어 있던 자리에서 파열된 혈관이 닫힐 만큼 자궁내막을 압박한다.

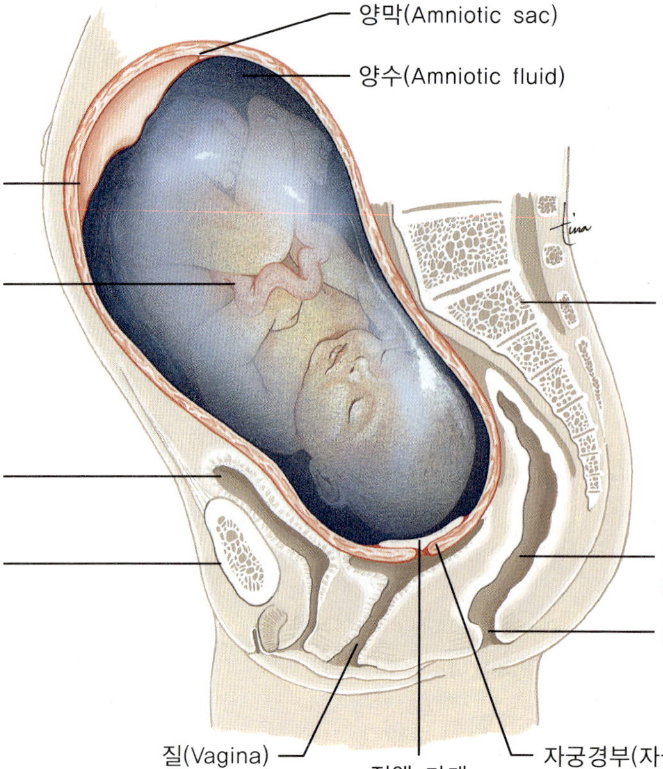

그림 21-6 만삭 태아가 머리를 아래로 하고 있는 자궁 내 자세

질문: 태아의 머리가 아래쪽으로 향하는 자세의 이점은 무엇인가?

BOX 21-5 조기분만 Premature birth

조기분만은 임신말기 이전에 자연분만이 일어나거나 (모체나 태아의 건강상 이유로) 의도적으로 분만하는 것을 의미한다. 비록 임신기간이 출생 시 체중보다 더 중요한 의미를 가지고 있지만, 출생 시 체중이 2,500g 이하일 경우를 조산아로 정의하기도 한다.

The March of Dimes에 따르면 전 세계적으로 매년 1,300만 건의 조기분만이 발생하는 것으로 추정되고 있으며, 대부분은 아프리카와 아시아에서 일어나고 있다고 한다. 1,300만 명의 조산아 중 100만 명은 출생 직후 사망한다.

임신기간의 측면에서 보았을 때, 양질이 의료시설을 이용할 수 있는 상황 하에서는 임신 8개월에 출생하더라도 생존 확률이 매우 높으며, 임신 7개월이나 그 이하에서 태어날 경우에는 폐포 확장에 중요한 계면활성제가 충분히 생성되지 않기 때문에 종종 호흡기능에 문제를 나타낸다.

임신 23주째(드문 사례로 22주가 있다)의 이른 시기에 태어나는 신생아들이라 할지라도 성공적으로 치료를 받고 퇴원하는 경우가 많아지고 있다. 매우 이른 조산(very premature birth)으로 인한 장기적인 문제점이 있을지는 모르겠으나 있다면 조만간 밝혀질 것이다. 신생아의 신경계는 특히 산소부족에 취약하다.

의학과학은 이 분야에 있어서 여기까지가 최대한의 역량인 듯하다. 임신 20주 태아의 경우 폐포세포와 폐모세혈관세포는 가스교환을 할 정도로 충분히 가까울 정도의 성숙을 하지 못한 상태이며, 현재까지 이러한 해부학적인 문제를 해결할 의학적인 중재가 알려져 있지 않다.

출생 후 생존할 수 있는 최저 출생 시 체중은 244g으로 알려져 있으며, 이 아기는 2004년 9월에 임신 26주에 태어난 것으로 보고되어 있다.

신생아 The Infant at birth

제대는 아기 출산 직후 겸자로 죈 후 절단한다. 호흡을 방해할 수 있는 액체를 제거하기 위해 영아의 코와 입을 흡인한다 BOX 21-6. 이제 영아는 모체로부터 독립적이 되고, 호흡기계통과 순환기계통에 가장 빠른 변화가 일어난다.

아기의 혈중 이산화탄소 양이 증가함에 따라 연수의 호흡 중추가 자극되어 폐를 확장하고, 팽창시킬 수 있는 흡인이 일어난다. 폐의 완전한 확장은 출생 후 7일이 걸리고 이 시기에 신생아의 호흡 비율은 분당 40회 정도로 매우 빠르다.

호흡은 폐순환을 촉진하고 좌심방으로 되돌아오는 혈액의 양을 증가시켜 **난원공(타원구멍, foramen ovale)**의 판을 닫는다. 높은 혈중 산소 수준에 대한 반응으로 **동맥관(ductus arteriosus)**은 수축하기 시작하다가 동맥관이 완전히 폐쇄되는 데는 석 달이 걸린다.

정맥관(ductus venosus)은 더는 제대 정맥으로부터 혈액을 받지 않고, 출생 후 몇 분 이내에 수축하기 시작하여 몇 주 이내에 정맥관은 기능을 하지 않는 인대가 된다.

신생아의 간은 출생기에 완전히 성숙하지 못하여 빌리루빈을 효과적으로 배출할 수 없다. 그러므로 전체 신생아의 절반 정도에서 황달이 나타난다. 이러한 황달은 Rh부적응증 등의 다른 원인이 아니라면 심각한 것은 아니다(제11장 참조).

BOX 21-6 아프가 점수 Apgar score

아프가 점수는 신생아의 포괄적인 사정으로 보통 출생 1분 후에 측정한다(1분 측정점수가 낮을 경우, 5분에 다시 측정할 수 있다).

가능한 최대점수는 10점이며, 신생아의 아프가 점수가 5점 미만이면 즉각적인 의학적 처치가 필요하다.

특성	기술	점수
심박동	100회 이상	2
	100회 이하	1
	무박동	0
호흡	좋다. 기운찬 울음	2
	불규칙적이고, 과소호흡	1
	무호흡	0
근육긴장도	능동적인 운동, 굴곡이 잘됨	2
	사지를 약간 굴곡	1
	축 늘어짐	0
반사반응	활기찬 울음	2
	울거나 약간의 움직임	1
	무반응	0
피부색	완전한 핑크	2
	몸은 분홍색, 손과 발은 푸른색	1
	푸르고 창백	0

유전 Genetics

유전학(genetic)은 유전에 대한 연구이다. 대부분 인간의 특성은 실질적으로 전부는 아니더라도, 부분적으로는 유전자에 의해 결정된다. 우선 유전자가 무엇인지 알아보고, 몇 가지 유전 형태에 대해 설명하고자 한다.

염색체와 유전자 Chromosomes and genes

각각의 세포들은 2배체인 46개의 염색체를 가지고 있다. 이들 염색체는 **상동 염색체**(homologous pair)가 23쌍이며, 각 쌍에서 1개는 모체의 난자로부터 다른 1개는 부체의 정자로부터 물려받아 구성된다. 보통염색체는 1번에서 22번까지 번호가 붙여 있다. 성염색체는 쌍으로 이루어지는데 여성은 XX, 남성은 XY이다.

염색체는 DNA와 단백질로 구성되어 있으며, DNA는 유전자 물질이다. 제3장의 DNA 구조를 참조하라. 염색체 DNA안의 염기서열은 효소뿐만 아니라 구조 단백질에 대한 유전적 부호를 나타낸다. 1개의 단백질에 대한 DNA 부호를 유전자라고 부른다. 예를 들면, 염색체 11번 DNA의 특정 부분은 헤모글로빈의 사슬에 대한 부호이다. 왜냐하면 인간은 11번 염색체를 2개 갖고 있는데, 이때 모체로부터 물려받은 유전자와 부체로부터 받은 유전자 2개의 단백질 유전자를 갖기 때문이다. 이것은 우리 염색체에서 발견되는 사실상 모든 23,000개에서 성립한다. 유전적 구성에 있어 각각의 단백질에 대해 2개의 유전자를 가지고 있다.

유전자형과 표현형 Genotype and phenotype

한 쌍의 각 유전자에 대해 유전자의 정확한 본질 또는 유전자가 개인에게 어떠한 영향을 줄 것인지에 대한 유전자의 표현에는 2개 또는 그 이상의 가능성이 있을 수 있다. 이러한 가능성을 **대립유전자**(allele)라 하며, 따라서 사람은 각각의 단백질 또는 형질에 대한 2개의 대립유전자를 가지고 있다고 말할 수 있다. 대립유전자는 같을 수도 다를 수도 있다.

2개의 대립유전자가 같다면, 그 사람은 **동형접합체**(homozygous)라 할 수 있겠고, 2개의 대립유전자가 다르다면, 그 사람은 **이형접합체**(heterozygous)라 할 수 있겠다.

유전자형(genotype)은 현재의 대립유전자인 실제의 유전적 구성이고, **표현형**(phenotype)은 나타난 형태 또는 어떻게 대립유전자가 표현되는가를 의미한다. 유전자가 2개 또는 그 이상의 대립유전자를 가질 경우, 하나의 대립유전자는 **열성**(recessive)인 다른 대립유전자보다 **우세**(dominant)하다. 인간의 경우, 형질에 대해 이형접합체로 나타나고 우성 대립유전자는 동형접합체로 나타날 것이다. 열성 대립유전자는 감춰져 있다가 자녀에게 유전될 수 있다. 표현형으로 나타내는 열성형질에 대해 사람은 2개의 열성 대립유전자를 가진 열성 동형접합체이어야 한다.

그림 21-7 로 나타난 예가 앞의 설명에 도움이 될 것이다. 유전학적인 문제가 있을 때, 그림 21-7 의 **퓨넷바둑판법**(Punnette Square)은 부모와 자녀의 특수한 경우에 대해 난자와 정자에서 가능한 유전자 결합을 보여주고 있다. 난자 또는 정자가 오로지 23개의 염색체를 갖고 있기 때문에 각각의 형질에 대해 오직 1개의 유전자를 가지고 있다는 것을 기억해야 한다.

이 예에서, 눈 색깔의 유전을 단순화시켜서 보여주고 있다. 눈 색깔이 가능한 많은 표현형을 가진 많은 유전자 쌍에 의해 결정되지만 청색보다 갈색의 눈이 우성인 경우가 중요한 쌍으로 간주된다. 우성 유전자는 보통 대문자로 나타내고 상대적으로 열성 유전자는 소문자로 나타낸다. 그림 21-7 에서 부모는 눈 색깔에 있어 둘 다 이형접합체이다. 부모의 유전자형은 갈색 눈 유전자와 청색 눈 유전자로 구성되어 있으나, 표현형은 갈색 눈이다.

어머니의 각 난자는 갈색 눈 유전자 50%와 청색 눈 유전자 50%를 가지고 있다. 마찬가지로 아버지의 각 정자도 갈색 눈 유전자 50%와 푸른색 눈 유전자 50%를 가지고 있다.

퓨넷바둑판법의 표를 살펴보자. 여기에서는 각 자녀들에게 나타날 수 있는 유전적 특징의 가능성을 보여준다. 눈 색깔에 대해 3가지 가능성이 있는데, 25%(1/4)는 동형접합체의 갈색 눈이고, 50%(1/2)는 이형접합체의 갈색 눈이며, 25%(1/4)는 동형접합체의 청색 눈이다. 다른 유전자형을 가졌지만, BB와 Bb는 같은 표현형(갈색눈)을 가지고 있고 푸른색 눈의 표현형은 오로지 유전자형 bb만이 가능하다. 갈색 눈을 가진 부모는 청색 눈을 가진 자녀를 가질 수 있는가? 그렇다. 각각의 부모가 갈색 눈의 이형접합체이며 자녀 중 25%는 푸른색 눈을 가진다. 이들 부모가 푸른색 눈을 가진 4명의 아이들을 가질 수 있는가? 이러한 경우의 차이는 무엇인가? 그 답은 BOX 21-7 에서 찾을 수 있다.

유전: 우성-열성
Inheritance: dominant-recessive

눈 색깔에 대한 유전은 다른 것보다 우성인 대립유전자의 쌍에 의해 형질이 결정된 한 예이다. 다른 예는 제11장에서 논의된 겸상적혈구 빈혈이다. 헤모글로빈의 사슬 유전자는 11번 염색체에 있다. 정상헤모글로빈의 대립유전자는 우성이고, 겸상적혈구 헤모글로빈의 대립유전자는 열성이다. 이형접합체를 가진 사람은 겸상세포형질을 가졌으며, 열성동형접합체를 가진 사람은 겸

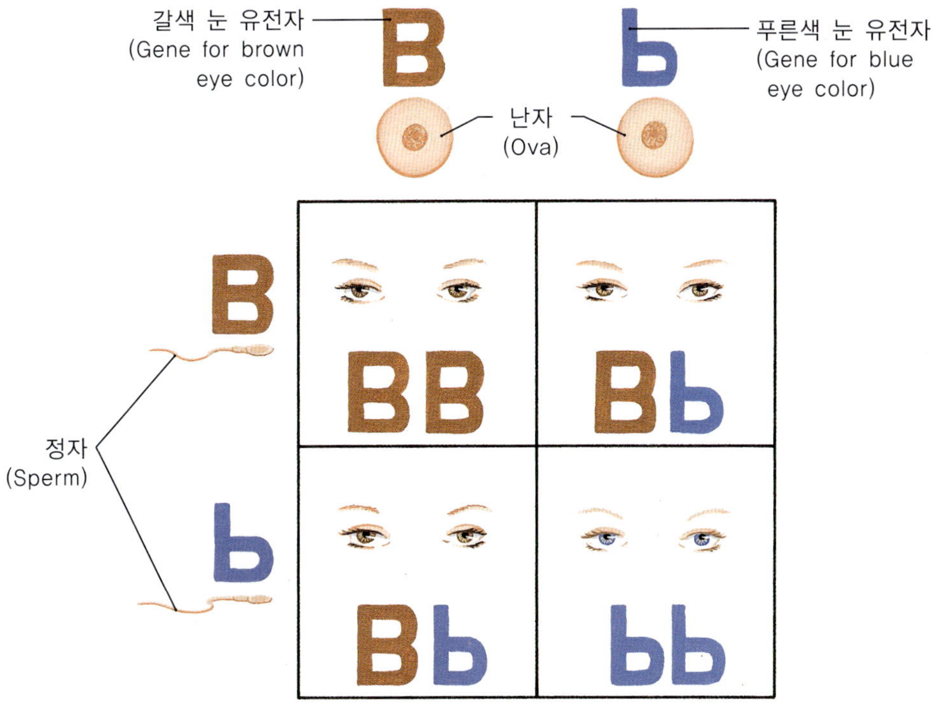

Key

BB	유전자형: 동형접합체의 갈색(2개의 우성 유전자) 표현형: 갈색
Bb	유전자형: 이형접합체(1개의 우성, 1개의 열성 유전자) 표현형: 갈색(갈색이 우성 유전자)
bb	유전자형: 동형접합체의 푸른색(2개의 열성 유전자) 표현형: 푸른색

그림 21-7 **눈 색상의 유전** 아버지, 어머니 모두 갈색 눈의 이형접합체이다. 위 그림은 이들 부부의 아이들에서 볼 수 있는 가능한 눈 색상의 유전자 조합을 나타낸다. 본문 내용 참조

질문: 만일 아버지가 갈색 눈의 동형접합자를, 어머니가 푸른색 눈을 가졌다면 가능한 4가지의 조합은 무엇인가?

BOX 21-7 유전학적 질문에 대한 답 Solution to genetics question

질문: 부모 모두가 갈색 눈의 이형집합체를 가지고 있는 부부가 4명의 아이를 가졌을 때, 4명의 아이 모두가 푸른색 눈일 확률은?

답: 각각의 아이가 푸른색 눈을 가질 확률은 1/4이다. 4명의 모든 어린이가 푸른색 눈을 가질 확률을 계산하려면, 다음과 같이 곱하면 된다.

첫째 아이		둘째 아이		셋째 아이		넷째 아이		
1/4	×	1/4	×	1/4	×	1/4	=	1/256

그러므로 4명의 자녀 모두가 푸른색 눈일 확률은 1/256이다(또는 0.4%).

상세포 빈혈을 앓게 될 것이다. 그림 21-8 의 사각형은 부모 모두가 이형접합체라면, 자녀가 2개의 열성유전자를 물려받을 경우는 25%인 것을 보여준다. 표 21-4 는 몇몇 다른 사람의 유전질환과 유전 형태이다.

중요한 점은 우성이라는 말이 "흔하거나", "빈번한"것을 나타내는 용어가 아님을 기억하는 것이다. 그것은 단순히 하나의 유전자만으로도 표현형의 특성을 나타내기에 충분하다는 의미이다. 다시 ABO 혈액형을 예를 들

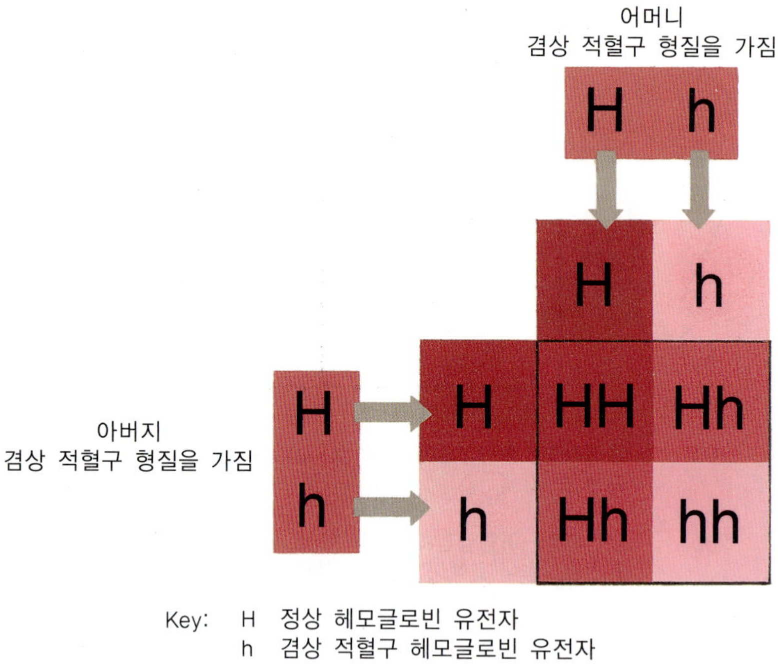

그림 21-8 **겸상 적혈구 빈혈의 유전(우성-열성 유전)**

질문: 아버지가 겸상적혈구 형질을 가지고 어머니가 정상 헤모글로빈 동형접합자를 가졌다면, 그들의 자녀는 겸상적혈구성 빈혈을 나타낼 것인가?

표 21-4 사람의 유전질환

질환(유전 패턴)	설명
겸상 적혈구 빈혈(R)	• 이 질환은 아프리카 흑인에게서 볼 수 있는 유전 질환임 단단한 크리스털 형태의 겸상 헤모글로빈은 적혈구를 초승달 모양으로 만들고 파괴함, 혈액의 산소 운반 용적을 감소시킴
낭포성 섬유증(R)	• 이 질환은 유럽 백인에게서 볼 수 있는 유전질환임 진한 점액의 생성으로 기관지 및 그 분자 구조와 췌관이 막히게 됨 가장 심각한 결과로 만성호흡기계통 감염과 폐부전이 있음
테이-색스 질환(R)	• 이 질환은 유태인에게서 볼 수 있는 유전질환임. 그러나 현재는 드물다. 뉴런과 신경조직의 퇴화로 2세 정도에 죽게 됨
페닐케톤뇨증 PKU(R)	• 아미노산 페닐알라닌 대사효소의 부족으로 심각한 정신적, 신체적 지연을 가져옴. 이러한 것은 페닐알라닌을 제한하는 식이(태어났을 때부터 시작하는)를 제공함으로써 예방할 수 있음
헌팅톤병(D)	• 제어할 수 없는 근육의 수축으로 30~50세 사이에 발병함. 개성과 기억력의 상실이 뒤따름. 정신지체를 지연시킬 치료방법은 없음
혈우병(X-linked)	• 응고인자 8번의 부족으로 화학적 응고 기전이 억제됨, 수혈을 통해 응고인자 8번이 조절될 수 있음
뒤시엔느(Duchenne's) 근이영양증(X-linked)	• 근육이 지방성 또는 반흔 조직으로 대치됨. 점진적으로 근육의 기능이 손상됨, 심근의 퇴축 때문에 대부분 20세 이전에 죽게 됨

R = 열성(recessive), D = 우성(dominant)

면, 혈액형 중 가장 높은 빈도를 차지하는 것은 무슨 형인가? O형이 가장 흔하고, 그 다음 A형, B형, AB형이 가장 드물다. O형이 열성이라면, 가장 흔한 혈액형인 이유는 무엇인가? A형, B형 유전자가 O형에 대해 우성임에도 불구하고 AB형이 가장 드문 이유는 무엇인가? 그 이유는 B형 유전자를 가진 사람이 많지 않기 때문이다. 이 장의 표 21-6 에 드문 우성 유전자의 예가 제시되어 있다.

표 21-5 ABO 혈액형: 유전자형

혈액형	가능한 유전자형
O	OO
AB	AB
A	AA 또는 OA
B	BB 또는 OB

유전: 복대립유전자

Inheritance: multiple alleles

복대립유전자 유전의 가장 좋은 예는 ABO그룹의 인간 혈액형이다. 혈액형의 유전자는 3가지의 가능한 대립유전자를 가진다(A, B, O). 사람은 같을 수도 다를 수도 있는 이러한 대립유전자 중 2가지 유전자를 가질 것이다. O형은 열성 대립유전자이고, A형과 B형은 같은 우성 대립유전자이며, A형과 B형 서로 우세하지는 않지만, O형에 대해서는 우성이다.

여러분은 A형, B형, O형, AB형 이렇게 4가지의 가능한 혈액형을 이미 알고 있다. 표 21-5 는 각각 형태에 대한 대립유전자의 결합을 보여준다. O형과 AB형은 가능한 유전자형이 한 가지만 있다는 것을 주의해야 한다. A형과 B형의 경우, 2가지 가능한 유전형을 가지는데, 왜냐하면 A형과 B형의 대립유전자는 O형의 대립유전자보다 우세하기 때문이다.

표 21-6 사람의 유전적 형질

특색	우성 표현형	열성 표현형
ABO 혈액형	AB, A, B	O
Rh 혈액형	Rh+	Rh−
머리카락 색깔	어두운 색	밝은색(금발 또는 빨간색)
머리카락 색깔 변화	일찍 희어진다	늦게 희어진다
머리카락 형태	곱슬머리	직모
머리카락이 난 선	가운데 돌출	직선
눈 색깔	어두운 색	밝은색
색력	정상	색맹
시력	근시 또는 원시	정상
피부색깔	검다	희다
주근깨	많다	적다
보조개	있다	없다
갈라진 턱	있다	없다
귓불	떨어져 있다	붙어 있다
손가락/발가락 수	다지증(5개 이상)	손발 각각 5개
손가락 털	있다	없다
관절이 2개인 엄지손가락	있다	없다
굽은 새끼손가락	있다	없다
혀 양쪽 끝 말아 올리는 것	할 수 있다	할 수 없다

이제 혈액형 유전을 설명하기 위한 문제를 다뤄보자. 그림 21-9의 사각형을 보면, 어머니는 O형, 아버지는 AB형을 갖고 있다. 사각형의 상자들은 각각의 자녀에게 가능한 혈액형을 나타낸다. 자녀들은 A형을 가질 경우 50%, B형을 가질 경우 50%를 가지고 있다. 그러나 유전자형은 항상 이형접합체일 것이다. 이 예에서 자녀들의 혈액형은 부모의 혈액형과 같지 않을 것이다.

표 21-6은 각각에 대한 우성과 열성 표현형을 가진 몇몇 다른 유전적 형질을 나열한 것이다.

유전: 성연관 형질

Inheritance: sex-linked traits

성연관 형질은 X염색체와 관련된 형질이라고 말하는데 그 이유는 성연관 유전자는 X염색체에만 위치하기 때문이다. Y염색체는 X염색체의 많은 유전자에 대해 상응하는 유전자를 갖고 있지 않다(Y염색체는 매우 작고, 약 20개의 유전자만 갖고 있다. 몇몇 유전자들은 고환에서만 활동적이며 정자 생성에 기여한다. 나머지 유전자들은 많은 체세포에서 활동성화되어 있지만 그 기능에 대해서는 확실히 알려진 것은 없다).

성연관 형질의 유전자는 열성이다. 그러나 이것을 가리기 위한 Y염색체에 상응하는 유전자가 없기 때문에 남자는 표현형에서 이러한 형질을 나타내는 데 하나의 유전자만이 필요하다. 여성에서 하나의 염색체에 열성 유전자가 다른 하나의 염색체에 정상기능을 하는 우성 유전자가 발현되어 있을 경우에는 열성형질이 표현되지 않는다. 이러한 여성을 보인자라고 하는데, 그 이유는 이들 유전자가 그 여성의 유전자형의 일부분에서 자녀들에게 전달되기 때문이다.

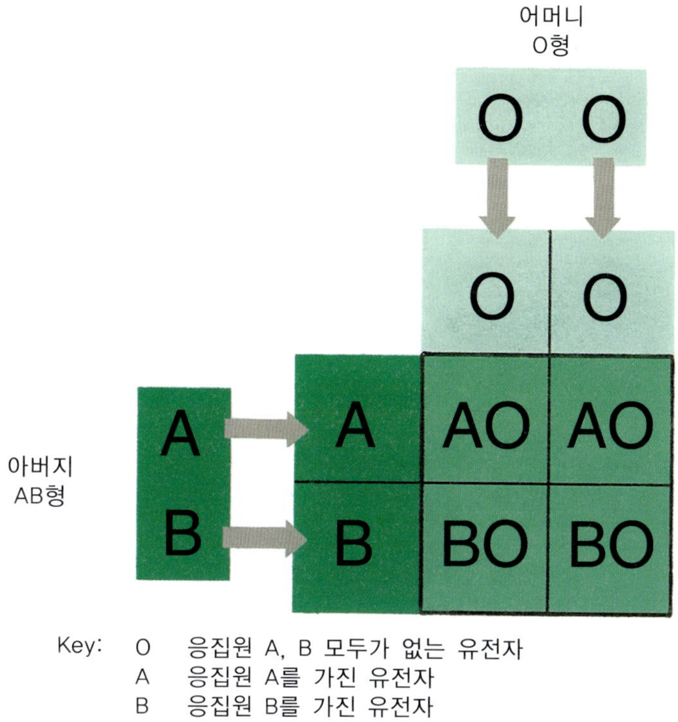

그림 21-9 **혈액형 유전(복대립유전자 유형)** 본문 내용 참조

질문: 아버지가 AB형이고, 어머니가 A형 동형접합자를 가졌다면, 그들의 자녀가 부모와 다른 혈액형을 갖는 것이 가능한가?

예로, 적녹색 색맹을 들어보자. 그림 21-10 의 퓨넷바둑판을 보면, 어머니는 이 형질의 보인자이고 아버지는 정상 색력을 가지고 있다. 성연관 형질에 대한 퓨렛바둑판법에서 열성유전자의 존재를 표시하기 위해 X 염색체에 소문자를 표기하여 나타낸다. 각 자녀들의 색맹 가능성은 아들과 딸 동등하게 나눠진다. 이 예에서, 각 딸들은 보인자가 될 확률이 50%이고 정상일 확률도 50%이다. 어느 경우에도 딸은 정상 색력을 가질 것이다. 각 아들은 적녹색 색맹이 될 확률이 50%이고 정상 색력을 가질 확률도 50%이다. 남성은 절대로 이와 같은 형질의 보인자가 될 수 없고 이 형질을 가지지 않거나 2가지 형태가 나타난다.

다른 특성의 유전은 앞에서 언급한 예처럼 종종 쉽게 설명되지 않는다. 예를 들어, 다중 유전자 특성을 가진 키는 많은 유전자 쌍이 관여한다. 많은 유전자 쌍은 유전자형에 대한 많은 가능한 조합과 표현형을 나타낸다. 게다가 키는 영양과 같은 환경적 요인에 영향을 받는 형질이다. 이러한 환경 또는 영향들은 아마도 많은 다른 인간의 특성을 나타내는 데 있어 중요하다.

인간의 게놈(genome)은 해독되었지만, 아직 해야 할 많은 일들이 남아 있다. 이제 초점은 각 게놈의 역할에 대해 아는 것으로 유전자가 암호화된 단백질은 무엇이며 이 단백질의 역할은 무엇인가를 밝혀내는 것이다.

임상에서는 인체에 영향을 미치는 세포에 제 기능을 발휘하지 못하는 유전자 대신 이의 교정된 형태를 삽입함으로써 유전질환을 치료하려는 시도들이 지속되고 있다. 몇몇의 아이들에게서는 기존에 심각한 질환이었던 특정 면역결핍이 역전되는 것처럼 보이고, 다른 아이들에게서는 심각한 눈 질환의 진행되는 손상이 멈추는 것처럼 보인다. 하지만 결과의 재현이 과학적 방법의 필수

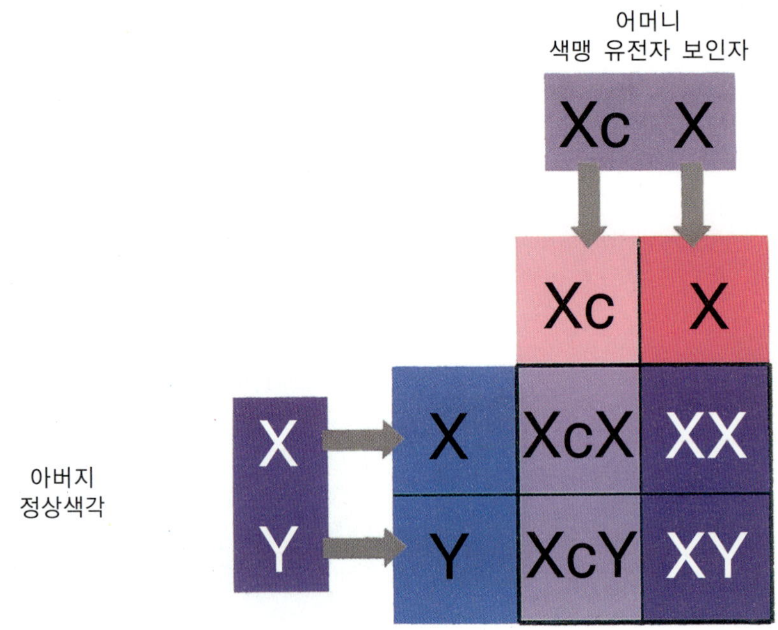

그림 21-10 **적녹색 생명의 유전(반성유전)(성연관 유형)** 본문 내용 참조

질문: 아버지가 색맹이고, 어머니가 보인자가 아니라면, 그들의 딸과 아들에게 나타날 수 있는 결과는?

요소이기 때문에 이러한 성공은 재현되어야 한다. 그리고 결과가 기대에 미치지 못하였을 때, 연구원들과 임상의들은 반드시 그들의 연구와 그들이 선택한 방법의 근본적인 원리를 재평가하고, 어떤 변화가 필요한 지 선택하고 다시 시도해야 한다. 인체는 유전자 치료의 대상이 될 수 있으므로 연구는 천천히 지속되어야 하며, 또한 잠재적 위험이 사정되고 감소되어야 할 것이다.

유전자 치료를 통해 거의 완전한 치료 또는 통제가 가능한 질환으로는 낭포성 섬유증과 혈우병(임상적 시험이 이미 진행 중임), 파킨슨병, 근이영양증, 혈우병, 겸상적혈구 빈혈이 있다. 유전자대체치료법이 이러한 유전적 질환을 가진 모든 사람에게 유용한 표준 치료법이 되기 전까지 더욱 많은 연구와 주의 깊은 실험이 진행되어야 한다. 이러한 과정을 통해 유전적 질환을 가진 모든 사람에게 유용한 표준 치료법이 될 수 있을 것이다.

학습개요

인간발달 – 수정란이 인간으로 성장하는 것

수정 – 난자와 정자의 핵이 결합하는 것으로 보통 난관에서 이루어짐

1. 정자는 여성생식기 내에서 마지막 성숙단계를 거친다. 첨체는 난막을 분해시키는 효소를 가지고 있다.
2. 23개의 염색체를 가진 정자는 23개의 염색체를 가진 난자와 결합하여 이배수체의 접합자가 된다.
3. 접합자는 22쌍의 상염색체와 한 쌍의 성 염색체로 구성된다(여성은 XX, 남성은 XY).

착상 그림 21-2 – 수정 후 5~8일째

1. 난관 안에서 접합자는 유사분열을 시작하고 2개, 4개, 8개로 분할한다.
2. 상실배는 세포의 고형체이다. 포배낭으로 불리는 오목한 구체를 형성한다.
3. 포배낭은 영양막이라 불리는 바깥층 막과 나중에 배아로 발달할 내세포괴로 구성되어 있다. 이 세포는 아직 분화되기 전인 줄기세포이다. 영양막은 포배낭에 함몰된 부위를 생기게 하기 위해서 내막으로부터 효소를 분비한다. 이 세포는 아직 분화되기 전인 줄기세포이다.

태아 – 재태기간 1주~8주 그림 21-3

1. 배아에서 3개의 층, 즉 외배엽, 중배엽, 내배엽이 발달한다.
2. 8주까지 모든 기관이 형성된다 표 21-2 .

배아 막 그림 21-3

1. 난황낭은 첫 번째 혈액 세포를 형성하는데, 이것은 정원세포와 난원세포가 된다.
2. 양막은 저부를 둘러싸고 있고 양수를 포함한다. 이 액체는 태아의 충격을 흡수한다.
3. 융모막은 융모에서 발달하는데, 이것은 태아 쪽 면을 형성하는 혈관을 구성한다.

태아 – 재태기간 9주~40주 그림 21-2

1. 기관이 성장하고 발달한다.
2. 태아가 자라면서 모체 내에서 구조와 기능의 변화를 일으킨다 표 21-3 .

태반과 제대

1. 태반은 태아의 융모막과 자궁내막에서 형성되고, 제대는 태아를 태반에 연결시킨다.
2. 태아의 혈액은 모체의 혈액과 혼합되지 않는다. 태아의 모세혈관은 모체의 혈액동내에 있는데(그림 21-5), 이것은 모체와 태아의 혈액 교환이 이루어지는 곳이다.
3. 2개의 제대정맥은 태아에서 태반으로 혈액을 운반하면서 태아의 이산화탄소와 노폐물은 모체의 혈액으로 확산되고, 산소와 영양분은 태아 혈액으로 들어간다.
4. 제대정맥은 태반에서부터 태아로 돌아간다.
5. 태반은 태아분만 후에 만출되고, 이를 후산이라고 부른다.

태반 호르몬

1. hCG – 융모에서 분비되는데, 황체를 유지하고 임신 초기에 에스트로겐과 프로게스테론을 분비한다.
2. 에스트로겐과 프로게스테론은 4~6주 사이에 분비되기 시작해서 분만 시까지 임신을 유지할 수 있는 양이 분비된다.
3. 에스트로겐과 프로게스테론은 임신기간 동안에 FSH와 LH 분비를 억제시키고, 유선을 준비한다.
4. 프로게스테론은 임신 직전까지 자궁근층의 수축을 막는다.
5. 릴랙신은 자궁근의 수축을 억제하고, 치골결합의 신전을 돕는다.

분만

1. 재태 시기는 임신 37~42주까지의 범위인데 평균 40주이다.
2. **분만 1기** – 경부의 이완. 자궁 수축 시 양막이 경부 쪽으로 압박되면서 양막이 파열되고 양수가 나온다.
3. **분만 2기** – 태아의 분만. 옥시토신이 보다 강한 자궁근층의 수축을 일으킨다. 질식 분만이 불가능하면, 제왕절개를 해야 한다.
4. **분만 3기** – 태반의 분만. 자궁은 태반을 분만하기 위해 계속 수축하는데, 수축하면서 태반부착 부위의 크기가 작아지고, 자궁내막의 혈관이 압박된다.

출생 시 신생아 BOX 21-6

1. 제대가 절단된 후 신생아 몸속에 증가된 이산화탄소는 호흡을 자극하고 폐는 팽창된다.
2. 난원공이 닫히고 정맥관이 수축되면서 정상적인 순환로가 형성된다.
3. 신생아의 미성숙한 간이 빌리루빈을 신속하게 배설하지 못하면 황달이 나타날 수 있다.

유전학 – 유전에 대한 학문

염색체 – 23쌍의 상동염색체와 그 안에 포함된 46개의 염색체

1. 상동염색체는 모체와 부체로부터 받은 같은 유형의 염색체 쌍이다.
2. 22쌍의 상염색체와 1쌍의 성염색체가 있다.
3. DNA – 염색체의 유전 물질
4. **유전자** – 1개의 단백질 유전자 부호. 각각은 모체, 부체 2개의 유전자 특성을 가지고 있다.
5. **대립유전자** – 유전자가 표현될 가능성

유전자형 – 유전자 조합에서 대립유전자가 나타난다.

1. **동형접합** – 2개의 유사한 대립유전자를 갖는다.
2. **이형접합** – 2개의 다른 유전자를 갖는다.

표현형 대립유전자가 나타내는 형태 또는 표현

1. 대립유전자의 우성이나 열성 또는 유전의 특정 유형에 따라 결정된다.

유전 – 우성–열성

1. 우성의 유전자는 이형접합의 표현형(하나의 우성 유전자에 의해)으로 나타난다. 열성 유전자는 동형접합일 때만 표현형으로 나타난다.
2. 그림 21-7 과 그림 21-8 의 퓨넷바둑판을 참조한다.

유전 – 복대립유전자

1. 각 유전자마다 2개 이상의 가능한 유전자가 존재: 인간 ABO 혈액형
2. 개인은 2개의 대립유전자만을 가진다(같거나 다르거나).
3. 표 21-5 와 그림 21-9 를 참조한다.

유전 – 성연관 형질

1. 유전자는 열성이고, X염색체에서만 찾을 수 있다. Y염색체에는 부합하는 유전자가 없다.
2. 하나의 유전자를 가진 여성을 보인자라고 한다.
3. 남성은 보인자가 될 수 없고, 단지 형질을 가지거나 가지지 않는다.
4. 그림 21-10 을 참조한다.

복습 문제

1. 수정이 일어나는 곳은 어디인가? 사람의 접합자에는 몇 개의 염색체가 있는가? 분할하는 동안 일어나는 현상을 설명하고, 포배기 단계를 기술하시오.

2. 착상의 단계를 기술하고 착상이 일어나는 장소를 설명하시오.

3. 태아의 성장 기간은? 배아 성장의 기간은?

4. 외배엽, 중배엽, 내배엽에서 발생되는 구조를 기술하시오.

5. 다음과 같은 구조를 갖는 태아막을 명명하시오.
   a. 태반의 태아측면을 형성한다.
   b. 태아를 보호하기 위한 액체를 포함한다.
   c. 태아의 첫 번째 혈액세포를 형성한다.

6. 태반, 제대, 제대정맥의 기능을 설명하시오.

7. 태반 호르몬의 기능을 설명하시오: hGC, 프로게스테론, 에스트로겐과 프로게스테론(함께)

8. 분만의 3단계를 기술하고, 중요한 호르몬의 이름을 기술하시오.

9. 분만 시 신생아에게 일어나는 주요 심폐 변화를 기술하시오.

10. 염색체의 유전 물질은 무엇인가? 유전자가 무엇인지 설명하시오. 사람이 각 단백질이나 형질을 나타내기 위하여 2개의 유전자를 갖는 이유를 설명하시오.

11. 상동염색체, 상염색체, 성염색체를 정의하시오.

12. 대립유전자, 동형접합, 이형접합, 유전자형, 표현형을 정의하시오.

13. [유전 문제] 모체는 동형접합으로 A형 혈액이고, 모체는 푸른색 눈이다. 자녀가 푸른색 눈이 나올 확률과 갈색 눈이 나올 확률은?

14. [유전 문제] 모체는 동형접합으로 A형 혈액이고, 모체는 이형접합으로 B형 혈액이다. 자녀가 AB형, A형, B형, O형이 될 확률은?

15. [유전 문제] 모체는 적녹 색맹이고, 모체는 정상이다. 아들이 색맹이 될 확률은? 딸이 색맹이 될 확률은? 딸이 보인자가 될 수 있는가?

심화학습

1. 흡연 여성이 아이를 갖기 원할 때는 담배를 끊기 위해 특별한 노력을 해야 하는데, 그 이유 중 하나는 니코틴이 혈관수축을 야기하기 때문이다. 임부의 흡연이 태아에 어떻게 영향을 미치는지 기술하시오.

2. 인공수정 약물을 사용하면, 다태 수정 또는 다태 배아가 나타나기도 한다. 배아가 5~6개인 경우, 모체의 자궁에 어떠한 문제들이 있을 수 있는가?

3. 박씨 부부는 아기를 원하지만, 남편이 망설이고 있다. 그에게는 형이 있었는데 뒤센근이영양증(Duchenne's muscular dystrophy)으로 사망하였다. 그래서 그는 자신에게도 그 유전자가 있어 아이에게 유전될까 걱정하고 있다. 의사는 그에게 "그 병은 열성이라서 항상 나타나는 것은 아니고, 다음 세대에는 나타나지 않을 수도 있습니다."라고 말한다. 박씨에게 무엇이라고 설명하겠는가?

4. 김씨 부부에게는 6명의 아이들이 있는데, 3명은 혈액형이 A형이고, 3명은 B형이다. 부모의 혈액형이 무엇인지 확실하게 말할 수 있는가? 가능한 혈액형 쌍을 열거할 수 있는가? 부모의 혈액형이 아닌 혈액형은 무엇인지 확실하게 말할 수 있는가(예를 들면, 김씨 부부 두 사람 모두 O형이 될 수는 없다)? 부모의 혈액형으로서 가능한 쌍과 불가능한 쌍을 열거하시오.

5. 친구인 Kalliomma 가족은 핀란드계로 가족 모임을 가지려고 한다. 검은 머리와 검은 눈이 우성이고, 금발과 푸른색 눈은 열성인데, 3대에 걸쳐 모든 가족이 금발에 푸른색 눈을 어떻게 가질 수 있느냐고 또 다른 친구는 질문한다. 친구에게 무엇이라고 설명하겠는가?

6. 질문그림 21-A 는 40주기 임신기간에 걸친 모체 혈중의 세 가지 중요 태반 호르몬의 상대적 수치를 나타낸 것이다. 각각 호르몬의 적절한 명칭을 기술하시오.

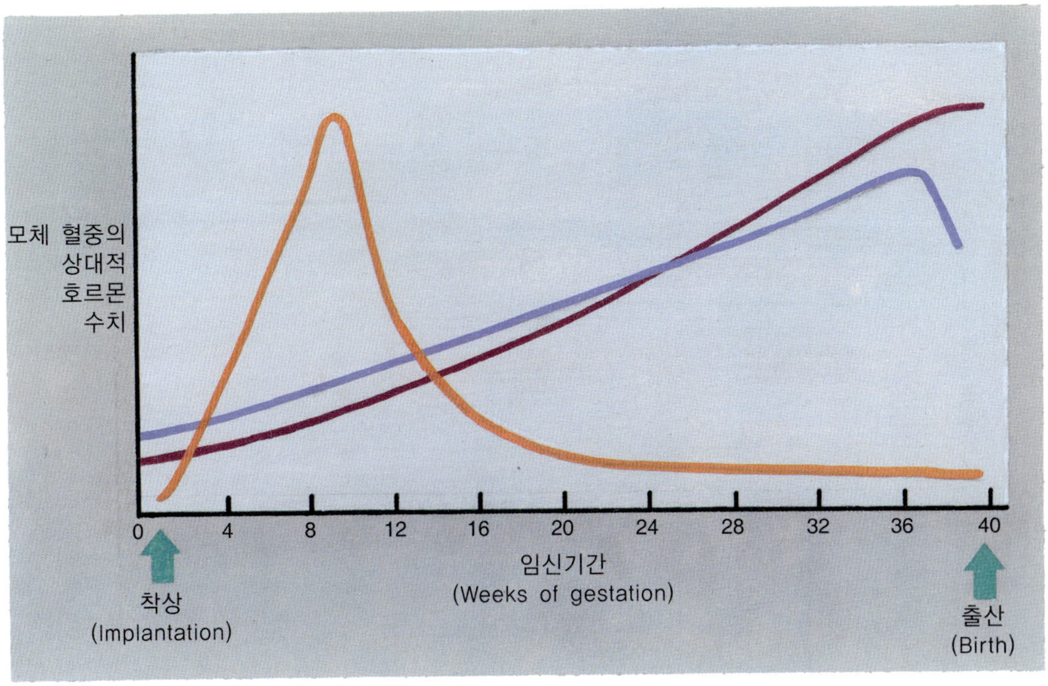

질문 그림 21-A 모체의 혈중 호르몬 수치

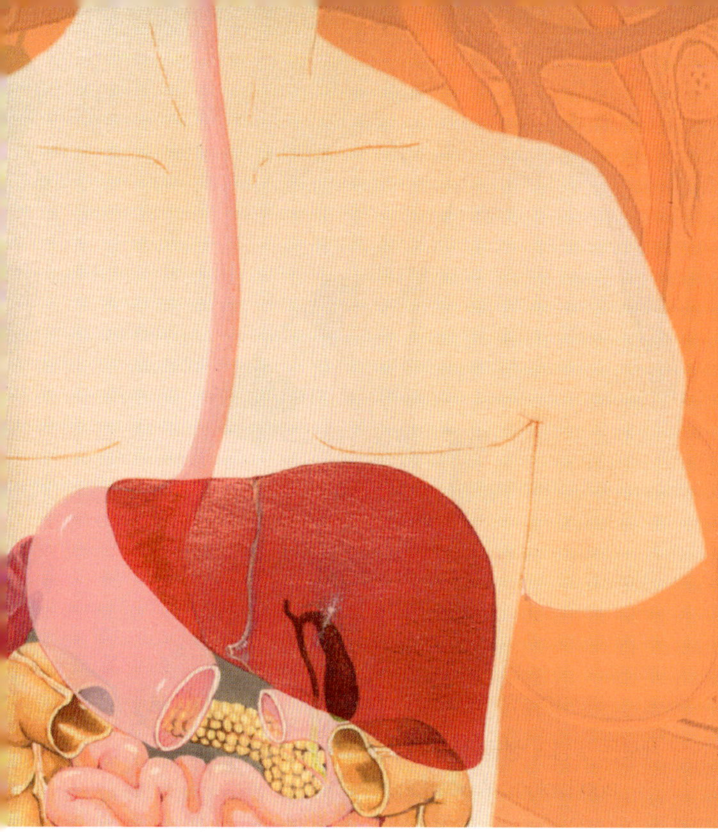

CHAPTER 22

AN INTRODUCTION TO MICROBIOLOGY AND HUMAN DISEASE

미생물학과 인간의 질병

22 미생물학과 인간의 질병

AN INTRODUCTION TO MICROBIOLOGY AND HUMAN DISEASE

목차

학습목표

- 미생물을 분류하고 명명하는 방법을 설명할 수 있다.
- 정상균총의 분포와 그들이 제공하는 이점을 서술할 수 있다.
- 감염성 질환의 의미와 다양한 종류의 감염을 서술할 수 있다.
- 미생물의 성장을 통제하는 방법과 공중보건에서 아들의 중요성을 설명할 수 있다.
- 세균, 바이러스, 곰팡이, 원생동물의 일반적 구조와 이들이 초래하는 질병을 서술할 수 있다.
- 만연하는 기생충의 이름을 열거하고, 질병을 매개하는 절지동물의 이름을 열거할 수 있다.

AN INTRODUCTION TO MICROBIOLOGY AND HUMAN DISEASE

용어

간균(bacillus)
구균(coccus)
전염성의(communicable)
전염성의(contagious)
역학(epidemiology)
그람 염색(gram stain)
감염(만연, infestation)
사상균병(mycosis)
비전염성의(noncommunicable)
입구(portal of entry)
출구(portal of exit)
저장소(reservoir)
나선균(spirillum)
스피로헤타(spirochete)
매개체(vector)
동물사람공통감염증(동물원성 감염증, zoonoses)

임상관련용어

항독소(antitoxin)
광범위(broad spectrum)
배양 및 감수성 검사(culture and sensitivity testing)
내독소(endotoxin)
잠복기(incubation period)
좁은범위(narrow spectrum)
병원내감염(nosocomial infection)
기회감염(opportunistic infection)
이차감염(secondary infection)
무증상감염(subclinical infection)

BOX 22-1 **미생물학의 전성기** Golden age of microbiology
BOX 22-2 **20세기의 미생물** Microbiology in the 20th century
BOX 22-3 **21세기의 미생물** Microbiology in the 21st century

콧물을 훌쩍거리며 깨어난 후 냉장고 문을 열었을 때 우유팩 뒤쪽에 곰팡이가 낀 것을 발견하였다 우유가 상하지 않았을까 의심해 보게 된다. 비록 우리 눈에 보이지는 않지만 바이러스, 곰팡이, 박테리아를 포함하는 미생물은 항상 우리 곁에 있다.

미생물학은 미생물과 주어진 환경 내에서의 미생물의 서식처와 역할에 대해 연구하는 학문이다. 때때로 미생물의 환경은 우리 인간이다. 미생물학에는 많은 분야가 있으나 여기에서는 인체기능에 영향을 미치는 미생물만을 다루고자 한다. 이들 미생물에는 정상균총(normal flora)과 질병의 원인이 될 수 있는 것들이 포함된다. 미생물에 의해 초래되지 않는 질병들도 많이 있으나, 미생물에 의해 초래되는 질병을 감염성 질환이라 부른다. 감염성 질환을 초래하는 미생물을 병원체라 부른다.

병원체는 또한 기생균(parasite) 또는 숙주(host)라 부르는 다른 살아 있는 유기체에 살면서 숙주에 해를 초래한다. 일부 기생균은 숙주에 치명적인 질병을 초래하나, 다른 많은 것들은 그들의 숙주와 균형을 이루며 살고 있다. 이들은 숙주가 회복할 수 있는 질병을 일으키며 종종 다른 숙주로 전파되기에 충분한 기간 동안 생존한다.

미생물의 서론 부분에서는 미생물의 분류와 명명을 다루고 정산균총에 대해 다룰 것이다. 그 다음 감염성 질환, 감염의 유형, 감염의 전파와 통제에 대해 기술하고, 병원체의 유형과 그들이 원인이 되는 질병을 치료하고 통제하는 방법에 대해 좀 더 구체적으로 서술할 것이다. 미생물학의 역사적 측면에 대해선 BOX 22-1과 BOX 22-2를 참고한다.

미생물의 분류 Classification of Microorganisms

박테리아(bacteria)는 매우 단순한 유기체로 어디에서나 발견될 수 있다. 박테리아의 자연 서식지에는 순수한 물, 소금기 있는 물, 흙, 다른 살아 있는 유기체 등이 포함된다. 대부분의 박테리아는 우리에게 해롭지 않고 그들의 정상 환경범위 안에 있으며 죽은 유기물을 분해하고, 그들의 영양분을 재활용하는 중요한 역할을 갖고 있다. 그러나 많은 수의 박테리아는 인간에게 인후염, 폐렴, 뇌막염과 같은 세균성 질환을 유발한다.

바이러스(virus)는 세포가 아니다. 구조면에서는 박테리아보다 더 작고 단순하나, 숙주의 살아 있는 세포

BOX 22-1 미생물학의 전성기 Golden age of microbiology

미생물은 17세기에 간단한 현미경이 개발되면서 처음으로 볼 수 있었다. 그러나 특별히 질병과 관련된 미생물의 역할은 다음 2세기 동안에도 크게 알려진 것이 없었다. 1875년에서 1900년까지의 시기 동안 이루어진 발견의 수와 중요성 때문에 미생물학의 전성기라 부르고 있다. 다음은 이들 중 일부분이다.

1877: Robert Koch는 탄저병(anthrax)이 세균에 의해 발병함을 입증
1878: Joseph Lister는 처음으로 순수 배양으로 세균을 성장시킴. 현미경을 위해 oil immersion lens 개발
1879: 임질을 유발하는 세균을 발견
1880: Louis Pasteur는 chicken cholera 백신 개발
1881: 포도당구균이 감염 일으킴을 발견
1882: 결핵의 원인이 세균에 있음을 발견
1883: 디프테리아가 세균에 의해 발병됨을 발견
1884: 파상풍, 장티푸스, 콜레라를 유발하는 세균을 각각 분리해 냄. 백혈구에 의한 식균작용을 처음 서술한 책을 출판
1885: Louis Pasteur가 처음으로 광견병에 자신의 백신을 사용함
1890: 파상풍과 디프테리아를 치료하기 위한 항독소 개발
1892: 바이러스의 발견 및 증명
1894: 페스트를 유발하는 세균 발견
1897: 보튤리즘의 원인 발견. 쥐벼룩이 페스트의 매개체임을 발견
1900: Walter Reed와 동료는 황열이 바이러스에 의해 유발되며 매개체가 모기임을 증명

안에서만 번식할 수 있기 때문에 모든 바이러스가 병원성이다. 그러므로 모든 바이러스는 질병을 일으킨다. 인플루엔자, 감기, 수두 등은 흔한 바이러스 질환이다.

원생동물(protozoa)은 아메바와 같은 단순세포 동물이다. 대부분의 원생동물은 그들이 박테리아, 곰팡이 등을 잡아먹을 수 있는 곳이면, 순수한 물이든 짠물이든 독립적으로 살아간다. 인간에게서 원생동물성 병원체는 말라리아, 아메바성 이질을 일으키는 것들이 포함된다.

진균류(fungi)는 단세포일 수도 있고, 다세포일 수도 있다. 곰팡이(mold)와 버섯은 친숙한 진균류이다. 이들은 흙과 순수한 물에 있는 유기물질을 분해하고, 영양분의 재활용을 돕는다. 인간에서의 진균성 질환에는 효모균 감염(yeast infection), 백선(ringworm), 좀 더 심각한 질병으로 일종의 뇌막염 같은 것이 포함된다.

기생충(worm)은 다세포성 동물이다. 대부분은 독립적으로 살며 비병원성이다. 이들은 흙에서 죽은 유기물질이나 자기보다 작은 생물을 섭취한다. 인간에게 흔한 기생충은 선모충증(trichinosis), 십이지장충질환(hookworm disease), 촌충(tapeworm)이 포함된다.

절지동물(arthropod)은 게, 새우, 곤충, 진드기, 그리고 좀진드기와 같은 다세포성 동물이다. 모기와 벼룩 같은 곤충은 피를 얻으려고 물 때, 숙주에서 숙주로 병원체를 옮기는 질병의 **매개체(벡터, vector)**가 되며, 진드기도 특정 질병의 매개체가 된다. 좀진드기는 피부 감염의 원인이 될 수도 있다.

이중명명법 Binomial nomenclature

박테리아와 모든 생물체에 대해 우리는 속(genus)과 종(species)의 2가지 이름으로 부른다. 우리는 박테리아와 다른 모든 생물체를 과학적 이름으로 부를 수 있다. 학명은 두 부분 (이항명칭), 속 (genus) 및 종 (species)으로 구성된다. 외국어로 표기할 때 속명은 첫 번째에 놓고, 항상 대문자로 쓰는 큰 범주가 되고, 종명은 2번째에 놓고 대문자로 쓰지 않으며 좀 더 작은 범주가 된다. 예를 들면, "*Staphylococcus aureus*"와 "*Staphylococcus epidermidis*"두 박테리아는 같은 "*Staphylococcus*" 속에 속하므로 서로 관계가 있거나 유사한 것을 알 수 있다. 그러나 그들 자신의 종명인 "*aureus*"와 "*epidermidis*"가 있기 때문에 여전히 다르다. 우리의 성명도 성과 이름으로 구성되어 있어 "성"에 의해 다른 가족 구성원과 관계가 있음을 알려주고 있으며, "이름"에 의해 관계집단 안에서 서로 다른 개인임을 알려주고 있다.

BOX 22-2 20세기의 미생물 Microbiology in the 20th century

20세기 동안에 이루어진 미생물학의 진보는 다음과 같다. 많은 것이 감염성 질환의 진단, 예방, 치료에 관한 것이며, 일부는 미생물을 이용한 새로운 유전기술을 포함하고 있다.

1928: Alexander Fleming에 의해 페니실린 발견
1935: 포도상구균감염에 효과적인 최초의 설파제 발견
1938: 페니실린을 정제하고 다량 생산
1941: 형광 항체 검사법 개발
1943: 스트렙토마이신을 발견하고 결핵 치료의 1차적으로 효과적인 약물이 됨
1953: Watson과 Crick이 DNA의 구조를 서술
1955: Salk 소아마비 백신이 처음으로 사용됨
1957: 인터페론 발견
1959: 백일해 백신이 이용 가능해짐
1962: Sabin 소아마비 백신이 만들어짐
1963: 홍역 백신이 이용 가능해짐
1969: 풍진 백신 개발
1976: 레지오넬라 질병이 언급됨
1980: 유전공학적으로 제조된 세균이 인슐린 호르몬 생산
1981: AIDS의 첫 사례 서술
1982: 간염 B에 대한 첫 백신이 허가를 받음
1986: 간염 B에 좀 더 효과적인 백신을 생산하기 위해 유전공학적으로 제조된 효모 이용. 유전공학적으로 제조된 세균이 성장 호르몬 생산
1997: 18명의 홍콩인이 조류독감 H5N1에 감염. 바이러스는 2003년까지 사라짐
1999: West Nile 뇌염 바이러스가 뉴욕에서 최초로 발견됨

과학책이나 과학잡지에서는 편하게 흔히 속명을 한 글자로 된 약어로 표기한다. 식중독을 일으키는 균을 *S. aureus*, 비뇨기감염을 일으키는 균을 *E. coli*로 보고 하고 있다. 그러므로 중요한 병원체에 대해선 속과 종 2 가지 이름을 모두 학습하는 것이 중요하다.

정상균총 Normal Flora

우리 각자는 자연적으로 사는 미생물 군집을 가지고 있다(정상균총 또는 미생물). 우리 몸 안에서 우리와 함께 살고 있는 미생물군을 정상균총이라 한다. 이들 미생물은 좀 더 세분하여 **상주형**(resident flora)과 단기 체류형(transient)으로 분류한다. 상주형 균총은 몸 안에 또는 몸 가까이에 거의 언제나 살고 있는 것들이다. 이것들은 특정 부위에 상주하고 있고 인간은 미생물이 살기에 적합한 환경을 제공하고 있다. *Staphylococcus epidermidis*는 피부에, *E. coli*는 결장과 소장에 살고 있다. 이들은 건강한 조직에 대해선 해를 끼치지 않으며 우리에게 이로울 때도 있다. 그러나 이들이 비정상적인 부위에 있게 되면 병원성이 될 수 있다. 예로, *E. coli*가 방광에 있게 될 경우 방광염이라 부르는 감염을 일으킨다. 이러한 상황에서 *E. coli*는 정상적으로는 해가 없는 종이지만, 특별한 상황에서는 병원체가 되는 **기회주의자**(opportunist)로 생각해야 한다.

일과성 균총(transient flora)은 몸에서 주기적으로 발견되는 것들이다. 이들은 상주균만큼 우리에게 잘 적응하지 못한다. 예로, *Streptococcus pneumonia*는 상기도 안에 일시 체류하며 건강한 사람에서는 대체로 해가 없다. 그러나 숙주의 저항력이 낮아질 때 이들은 병원성이 될 수 있다. 독감에 걸린 노인에게 *S. pneumonia*는 하부기도를 침범하여 심각한 또는 치명적인 폐렴을 초래할 수 있다.

정상균총의 분포는 표 22-1 에 요약되어 있다. 정상균총의 중요한 기능은 구강, 장, 여성의 경우 질 안에서 병원체의 성장을 방해하는 것이다. 상주형 박테리아는 항 박테리아 화학 물질 생산을 가능하게 할 뿐만 아니라 병원균이 스스로를 생성되는 것을 어렵게 만든다. 제 16장(BOX 16-4) 영아 보툴리누스 중독증을 상기해보자. 도움이 되는 예로 부패한 통조림에 의한 식중독(botulism)을 생각해 볼 수 있다. 전형적인 botulism은 음식에서 생성된 세균성 독소를 섭취함으로써 발병한다. 그러나 어린 신생아에서는 꿀이나 생채소와 같은 식품에 있는 botulism균의 아포(spore)를 섭취함으로써 발생할 수 있다. 신생아의 결장에 있는 정상균총이 아직 충분하지 않은 상태이며, botulism균의 아포는 아기의 장에서 독소를 생성하는 활성세포로 발아될 수 있기 때문이다. 노인에서는 botulism균의 아포를 섭취해도 해가 없는데, 이는 장의 정상균총이 이들 세균의 성장을 방해하기 때문이다.

연구에서는 일부 장내 미생물은 다른 방향으로 중요하다고 제언한다. 다양한 종은 흉선에 의한 정상 T세포의 생산과 비장의 적절한 기능과 같은 인간 면역 체계의 특정 측면의 정상적인 발달에 기여한다고 믿는다. 또, 장의 내벽을 온전하고 건강하게 유지하는 데 도움이 된다고 믿는다. 우리는 배울 것이 더 많다.

상주형 균총은 세균성 감염을 치료하기 위해 항생제를 사용함으로써 줄어들 수 있다. 항생제는 병원체와 상주균을 구별하지 못한다. 그러한 상황에서는 효모균이나 병원성 균이나 모두 과성장하여 새로운 감염을 유발할 수 있다. 이는 구강과 질의 점막에서 빈번하게 일어나고 있다.

감염성 질병 Infectious Disease

감염성 질병은 미생물이나 미생물의 독소에 의해 초래되는 질병이다. 감염을 일으키기 위해 미생물이 숙주에 침입하여 번식을 시작한다.

병원체에 노출되었을 때, 개인에게 감염이 초래될 것인가를 결정하는 요인은 여러 가지이다. 이들 중에는 병원체의 독성과 숙주의 저항성이 포함된다. **독성**(virulence)은 병원체가 질병을 초래하는 능력이다. 숙주 **저항성**(resistance)은 병원체에 대항하는 신체의 방어력이다. 우리의 방어벽에는 상처 없는 피부와 점막, 호흡기를 깨끗이 하기 위한 섬모의 청소, 적절한 영양, 림프구와 대식세포의 면역반응이 포함된다(제14장 참조).

이러한 개념을 설명하기 위해 홍역 바이러스(measle)와 코감기 바이러스(rhinovirus)를 비교해 보자. 홍역 바이러스는 최소한 90%의 감염률을 가지는데, 이는 면역력이 없는 100명의 사람에 노출되었을 때, 적어도 90명에서 임상적으로 홍역이 나타나게 될 것을 의미한다. 그러므로 홍역 바이러스는 건강한 사람에서조차 독성이 높은 것으로 간주된다. 그러나 홍역에서 회복된 사람이나 홍역예방주사를 맞은 사람은 홍역에 대한 저항력을 증가하는 능동 면역을 갖게 된다. 여러 번 노출될지라도 이러한 사람에게는 임상적으로 홍역이 발생하지 않게 될 것이다.

반대로 감기를 초래하는 코감기 바이러스는 독성이 강한 병원체로 생각되지 않으며 건강한 사람은 상기도에 바이러스를 갖고 있어도 질병이 나타나지 않을 수 있다. 그러나 피로, 영양부족, 기타 생리적 스트레스는 개인의 저항력을 떨어뜨려 이들 바이러스의 노출로 감기에 걸릴 가능성이 증가한다.

일단 감염되면 증상이 나타나는 **임상적**(clinical) 감염을 갖게 된다. 증상은 질병을 나타내는 관찰 가능하고 측정 가능한 변화이다. 어떤 질병에서는 증상을 보이지 않는 **무증상**(subclinical) 감염이 있을 수 있다. 예를 들어, 임질이라는 성병을 가진 여성은 전혀 증상이 없는 무증상 감염에 걸릴 수 있다. 그러한 사람은 여전히 병

표 22-1 인체내 정상균총의 분포

신체 부위	정상균총 서술
피부	• 환경에 노출됨, 특히 피부가 습한 곳에는 다수의 세균집단과 소수의 곰팡이가 존재, 유해 미생물은 상주형균에 의해 억제되고 피부 각질층에서 죽은 세포는 지속적으로 소실된다.
비강	• 세균, 곰팡이 아포, 바이러스가 흡입공기와 함께 계속 들어온다. 섬모 상피는 계속해서 점액을 제거하여 미생물군을 제한하고 인두에 병원체가 걸리게 하여 삼킨다.
기관, 기관지, 폐	• 기관과 큰 기관지관의 섬모는 점액과 미생물을 인두 상부로 쓸어 모아 삼킨다. 극히 적은 병원체가 폐에 도달하며 이들 대부분은 폐포의 대식세포에 의해 파괴된다.
구강	• 다수의 세균군과 소수의 효모, 원생동물이 있다. 세균 생식을 방해하는 침안에 있는 효소 리소자임(lysozyme)에 의해 억제된다. 남아 있는 정상균총은 병원체의 성장을 예방하는 데 도움이 된다.
식도	• 침이나 음식과 함께 삼켜진 미생물을 포함하고 있다.
위	• 위액내 염산은 대부분의 세균을 죽인다. 다수의 병원체나 세균 독소가 오염된 음식에 존재할 경우, 이 작용은 비효과적일 수 있다.
소장	• 결장에 인접한 회장은 가장 큰 세균을 가진다. 위에 인접한 십이지장은 가장 적은 세균을 가진다.
대장	• 병원체의 성장을 방해하고 비타민을 생산하는 대단한 세균을 포함한다. 대장이 수분을 흡수할 때, 비타민도 흡수된다. 비타민K는 개인의 일일요구량을 충족시키기에 충분한 양이 얻어진다. 소량의 엽산, 리포플라빈, 기타 비타민도 대장의 정상균총에서 얻어진다.
방광	• 요도 상부와 마찬가지로 실제로는 세균이 없다. 특히 여성의 경우 하부 요도는 피부에서와 유사한 정상균총을 가진다.
질	• 많은 세균이 pH를 산성으로 만들어 병원체의 성장을 막는다.
조직액	• 소수의 세균과 바이러스는 점막을 통과하거나 피부를 뚫고 들어간다. 대부분은 림프결절에서 파괴되거나 조직액 안을 돌고 있는 대식세포에 의해 파괴된다.
혈액	• 미생물이 없어야 한다.

원체의 보균자(reservoir)이므로 다른 사람에게 임상적 감염을 초래할 수 있다.

감염성 질병의 경과
Course of an infectious disease

병원체가 숙주 안에 자리 잡을 때 증상이 나타나기 전 일정기간이 있는데, 이를 **잠복기(incubation period)**라 부른다. 대부분의 감염성 질병은 특정의 잠복기를 가진다(표 22-2). 그러나 어떤 질병은 잠복기가 다양할 수 있어(표 22-2, 간염) 노출 후 질병의 발생을 예측하거나 질병의 발발을 추적하기 어렵게 만든다.

잠복기에 이어 짧은 전구기(prodromal period)를 갖게 된다. 이 시기 동안 모호하고 비특이적인 증상, 전신근육통, 무기력(lethargy), 피로, 몸이 쳐지는 느낌을 갖기 시작한다.

침범기(invasion period) 동안은 질병의 특이한 증상이 나타난다. 여기에는 고열, 발진, 림프선 부종, 기침, 설사 등이 포함된다. 절정기(acme)는 질병이 최고로 악화되는 시기로 뒤이어 회복되거나 사망이 따른다.

어떤 질병은 **자기제한적(self-limiting)**이라 전형적으로 일정기간 지속된 후 대체로 회복된다. 감기, 수두, 이하선염은 자기제한적인 질병에 속한다.

감염의 유형 Types of infection

감염의 용어는 신체 안에서의 병원체의 위치, 질병의 일반적 성질, 병원체를 얻게 되는 방법 또는 장소를 일컫는다.

국소 감염(localized infection)은 신체의 한 부위에 국한되는 것이다. 상기도 감기, 피부 화상, 장에 영향을 미치는 살모넬라 식중독이 그 예이다.

전신 감염(systemic infection)에서는 병원체가 림프액이나 혈액을 따라 신체의 곳곳으로 퍼지는 것이다. 예를 들어, 장티푸스는 장 감염으로 시작하나 점차적으로 균이 간, 담낭, 신장, 기타 장기로 퍼진다. 페스트(bubonic plague)는 림프결절에서 시작하는 감염이지만, 균이 다시 전신으로 옮겨져 결과적으로 폐렴으로 죽게 된다.

균혈증(bacteremia)과 **패혈증**(septicemia)은 임상에서 유사어로 사용되는 용어로, 세균이 혈액내에 존재하여 전신으로 순환함을 의미한다. 패혈증은 언제나 심각한데, 그 이유는 면역방어계를 완전히 압도하여 병원체가 퍼지는 것을 멈출 수 없게 함을 의미하기 때문이다.

표 22-2 감염성 질환의 잠복기

질환	잠복기
수두	14~16일
콜레라	1~3일
디프테리아	2~6일
가스괴저	1~5일
임질	3~5일
A형 간염	2주~2개월
B형 간염	6주~6개월
C형 간염	2주~6개월
단순 포진	4일
인플루엔자	1~3일
나병	3개월~20년 이상
홍역	10~12일
세균성 뇌막염	1~7일
유행성 이하선염	2~3주
백일해	5일~3주
요충	2~6주
페스트	2~6일
소아마비	7~14일
광견병	2주~2달(1년까지)
살모넬라 식중독	12~72시간
포도상구균 식중독	1~8시간
매독	10일~3개월
파상풍	3일~5주
결핵	2~10주

시기와 기간 측면에서 어떤 감염은 급성 또는 만성으로 부를 수 있다. **급성**(acute) 감염은 대체로 시작이 갑작스럽고 심한 것이다. 반대로 **만성**(chronic) 감염은 진행이 느리고 장기간 지속될 수 있는 것이다.

이차 감염(secondary infection)은 일차 감염에 의해 숙주의 저항력이 약해져서 생기는 감염이다. 예를 들어, 노인에서는 독감 후에 이차적으로 세균성 폐렴이 올 수 있다.

병원 감염(nosocomial infection)은 병원이나 양로원과 같은 기관에서 감염되는 질환이다. 병원집단에는 신생아, 노인, 수술 후 환자, 심한 만성질환자, 항암제를 투여 받는 암환자, 질병에 대한 저항력이 약해진 사람들이 포함된다. *Staphylococcus aureus*와 같이 병원에서 획득된 병원균은 건강한 병원직원에 의해 환자에서 환자로 전염된다. 이들 직원들은 *S. aureus*의 저장소이며 그것은 그들의 피부나 비강통로로 옮겨진다.

그러나 다른 병원 감염은 환자 자신의 정상균총이 비정상적인 신체부위로 우연히 유입되어 발생한다. 그러한 감염을 내생성(endogenous)이라 부르는데, 글자 그대로 안에서 발생함을 의미한다. *E. coli*와 같은 장내균 역시 병원감염의 주요 원인이다. 아주 철저한 무균법을 지키지 않으면 환자의 장내균 자체가 도뇨관, 욕창, 수술 절개 부위, 흉관, 정맥주사 줄을 오염시킬 수 있다. 그러한 감염이 병원에서 심각한 문제이므로 환자간호에 관여하는 모든 사람은 이를 인식하고 있어야 한다.

역학 Epidemiology

역학은 인구집단 내의 질병의 양상과 전파를 연구하는 것이다. 이 용어는 일정기간 안에 평소보다 많은 환자에게 질병이 발발하는 **전염병**(epidemic)과 관계가 있다. **풍토병**(endemic disease)은 일정기간 동안 평상시 예상되는 인구에게서 나타나는 질병이다. 예를 들어, 독감은 겨울 동안 많은 도시에서 특정수의 환자가 발생할 것으로 공중보건요원들이 예측할 수 있는 풍토병이다. 그러나 어떤 겨울에는 독감환자가 크게 증가하는데 이러한 경우는 전염병이 된다.

세계적 유행병(pandemic)은 여러 나라에 걸쳐 퍼지는 유행병이다. 14세기에 발생한 페스트는 유럽의 모든 인접국가에 영향을 미쳐 인구의 4분의 1이 사망했다. 1차 세계대전 직후인 1918년에서 1920년 사이에는 독성이 특별히 강한 독감 바이러스가 전 세계로 퍼져 4천만 명이 사망했다. 최근에는 중앙 아프리카에서 수막구균성 수막염의 유행병이 계속 발생하고 있으며, 매년 수만 건의 사례가 발생한다(대조적으로 미국은 매년 약 4천 건 이하의 사례가 있다). 그러나 유행병이라는 단어의 사용은 질병의 심각도와 관련이 없음을 명심해야 한다. 인플루엔자는 일반적으로 치사율은 낮지만 자주 유행병을 일으킬 수 있다.

질병의 역학을 이해하기 위해 우리는 병원체에 대한 몇 가지를 알고 있어야 한다. 숙주 안에서 어디에 살고 있는지, 감염될 수 있는 숙주의 종류, 숙주 밖에서 생존할 수 있는지의 여부 등에 대해 알고 있어야 한다.

입구와 출구 Portals of entry and ecit

입구는 병원균이 숙주로 들어가는 길이다 그림 22-1 . 아주 작은 것일지라도 피부의 손상은 균이 침입하는 입구가 될 수 있다. 병원균은 공기를 들이마시거나 섭취하는 음식이나 물과 함께 또는 성행위를 하는 동안 침입할 수 있다. 이러한 자연스런 경로에 의해 몸으로 들어온 대부분의 병원균은 피부와 점막에서 발견되는 백혈구에 의해 파괴되나 일부는 몸 안에 자리 잡고 질병을 일으킨다. 당신은 눈이 안구 질환 이외의 다른 것을 위한 입구가 될 수 있는지 궁금해 할 수 있고, 많은 호흡기 바이러스의 입구임을 이미 알고 있을 수 있다. 사람들은 감기나 독감 바이러스를 그들의 손에 묻혀 눈에 문지르고 이때 바이러스는 비강내(선호되는 감염의 위치)의 눈물로 씻긴다.

모기, 벼룩, 이와 같은 곤충, 진드기 같은 절지동물은 질병의 매개체(vector)이다. 그들이 피를 얻기 위해 숙주를 물 때 병원체를 전파한다. 예를 들어 모기는 말라리아, 황열, 뇌염의 매개체이다. 진드기는 라임병(lyme disease), 록키산홍반열(Rocky Mountain spotted fever)의 매개체이다.

앞에서 설명했듯이 병원의 많은 절차들이 병원균의 입구를 제공할 수 있음을 명심해야 한다. 피부나 점막을 통한 어떠한 침습적 절차도 병원균이 신체로 들어오는 것을 허용할 수 있다.

출구는 병원균이 신체를 떠나거나 숙주로부터 떨어져 나가는 방법이다 그림 22-1. 수두에서와 같은 피부병변은 피부접촉에 의해 다른 사람에게 전염될 수 있는 병원균을 갖고 있다. A형 간염 바이러스와 콜레라균과 같은 장 병원체는 숙주의 변을 통해 배출되는데, 이는 음식이나 물을 오염시켜 다른 숙주가 섭취하게 할 수 있다(이를 소화기 전염경로라 부른다). 독감과 홍역바이러스 같은 호흡기 병원균은 입과 코로부터의 작은 호흡성 분비물 입자로 배출되어 다른 사람에게 흡입될 수 있다. 매독이나 임질을 일으키는 균과 같은 생식기계통 병원균은 성적 접촉에 의해 다른 사람에게 전염된다. 역학의 측면에서 병원체는 숙주의 출구로부터 다른 숙주의 입구로 이동한다.

감염의 저장소 Reservoir of infection

어떤 병원균은 사람에서만 질병을 일으킨다. 홍역, 백일해, 매독, 세균성 뇌막염은 인간에게만 나타나는 질병이다. 이러한 질병에 걸리기 위해 사람은 이 질병을 가진 누군가에게 노출되어야만 한다.

또한 중요한 것은 어떤 질병에서 회복된 후에도 숙주는 병원균의 항구 역할을 계속하여 다른 사람에 대해선 병원균의 저장소가 될 수 있다. 그러한 사람을 **보균자**(carrier)라 부른다. 보균 상태가 가능한 질병으로는 장티푸스, 디프테리아, B형 간염이 포함된다.

반면 다른 많은 질병은 실제로는 동물의 질병으로 특정 상황에서 사람이 걸리는 것이다. 이러한 질병을 동물원성 **감염증**(zoonoses)이라 부르며, 페스트, 라임병, 뇌염, 록키산홍반열 등이 포함되는데, 이들은 진드기나 벼룩과 같은 매개체에 의해 동물에서 사람으로 전염된다. 미국에서 인간 광견병은 드물다. 매년 감염된 타액이나 박쥐와 같은 야생 동물의 조직과 접촉으로 인해 극소

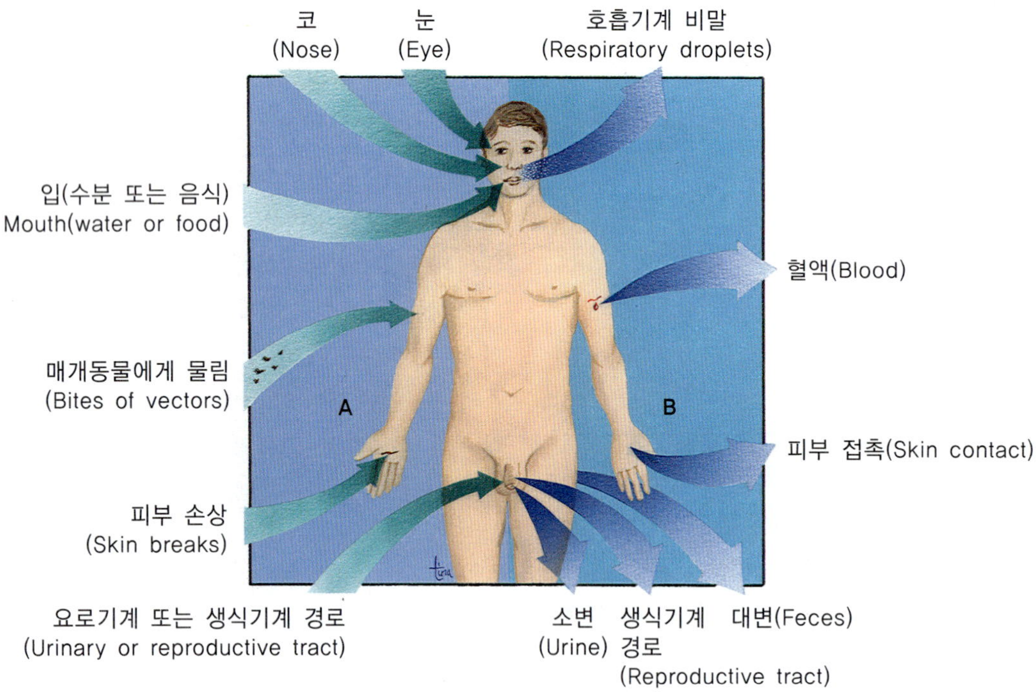

그림 22-1 (A) 입구 (B) 출구

질문: 다음 입구 중 병원균의 출구가 되기 어려운 곳은 어디인가?

수의 경우가 발생한다. 애완동물 예방 접종이 드문 아프리카와 아시아에서 매년 50,000건 이상이 발생되며, 대부분 개로부터 획득된다. 살모넬라증(salmonellosis)은 닭과 칠면조와 같은 고기를 오염시키는 동물의 장 균에 의해 초래되는 일종의 식중독이다. 그러한 질병의 예방은 그들이 전파되는 방법에 대한 지식에 달려있다. 예를 들어, 라임병이 풍토병인 지역에 사는 사람은 그 질병이 진드기에 물려 걸리게 된다는 것을 알고 있어야 한다. 아이들과 애완동물이 집밖에 있는 동안 진드기를 조사할 경우, 라임병에 걸릴 기회를 크게 줄일 수 있다.

어떤 세균은 그들의 자연 서식지가 그들이 분해자로 작용할 수 있는 흙이나 물이기 때문에 우연한 기회에만 병원성을 가진다. 가스괴저, 파상풍, 보툴리누스중독을 일으키는 세균은 정상적으로 흙에 사는 균들로 그들 또는 그들의 독소가 피부 상처를 오염시킬 때(보툴리누스 중독의 경우 독소가 음식에 존재한다) 질병을 일으킨다.

감염의 전파 Spread of infection

이제까지의 우리의 지식에 근거하여 감염성 질병을 전염성과 비전염성으로 분류할 수 있다. **비전염성(non-communicable)** 질병은 상주균이 특정 조건하에서 질병을 일으키거나 비상주균이 신체에 들어왔을 때, 질병을 일으키는 경우이다. 그러한 질병은 숙주에서 숙주로 직접 또는 간접적으로 전염될 수 없다. 예를 들어, 입원 환자에서 *E. coli*에 의해 발생한 방광염은 그 환자를 간호하는 간호사에게 전염되지 않는다. 마찬가지로 파상풍이나 보툴리누스중독 환자를 간호하는 간호사는 이들 질병도 비전염성이므로 이들 병에 걸릴 것을 염려하지 않아도 된다.

전염성(communicable) 질병은 병원체가 숙주에서 숙주로 직접 또는 간접적으로 전염될 수 있는 경우이다. 감염의 직접 전파는 피부 접촉(성적 접촉 포함), 호흡기 분비물 입자, 오염된 혈액, 엄마에서 태아로의 태반 전염에 의한다. 간접 전파는 오염된 음식이나 물, 병원체를 운반하는 **매개체(fomites)**(생물체, 무생물체)에 의한다. 예를 들어, 독감과 감기 바이러스는 그들의 숙주 밖에서도 잠시 동안 생존할 수 있어 식기와 같은 물체가 이들 병원체의 전염 매개물이 될 수 있다.

어떤 전염성 질병은 **전염력이 있는(contagious)** 것으로 부르는데, 이는 보통의 피부접촉이나 호흡기 분비물에 의해서 사람에서 사람으로 쉽게 퍼지는 것을 의미한다. 수두, 홍역, 독감은 접촉전염성 질환이다. 반대로 AIDS는 성적 접촉, 혈액 접촉, 태반 전파가 필요하기 때문에 접촉전염성으로 감염되지는 않는다. HIV는 보통의 접촉이나 호흡기, 분비물에 의해 전파되지 않는다.

미생물 통제 방법

Methods of Control of Microbes

미생물은 우리 환경의 도처에 존재하고 있다. 우리가 늘 미생물의 존재를 인식할 필요는 없지만 가끔 미생물을 감소시키거나 제거하려고 노력해야 할 때도 있다. 이러한 상황으로는 특히, 병원에서 소독하기 위해 화학제를 사용하는 경우와 공급되는 물과 음식을 주의하는 경우가 해당된다.

방부제, 소독제, 멸균

Antiseptics, disinfectants, and sterilization

피부를 조금만 베어도 우리는 요오드, 과산화수소, 알코올을 바르는데, 그렇게 하는 목적이 세균 감염을 예방하기 위함인 것을 알고 있다. 그러한 화학제의 사용은 세균의 아포에는 효과가 없으나, 실제로 해로운 많은 박테리아를 파괴한다. 감염을 예방하기 위해 사용하는 화학제는 **방부제(antiseptic)** 또는 소독제로 불린다. 방부제는 박테리아를 파괴하거나 생물체에서 성장하는 것을 막는 화학약품이다. **소독제(disinfectant)**는 무생물체에 사용되는 화학약품이다. 항균효과를 가진 화학약품은 더 세분하여 **살균제(bactericidal)** 또는 **정균제(bacteriostatic)**로 분류될 수 있다. 살균제는 중요한 대사과정을 방해함으로써 박테리아를 죽인다. 정균제는 박테리아를 파괴하지는 않고 대신 그들의 번식을 방해하고 그들의 성장을 지연한다. 예를 들어, 알코올은 그것이 사용되는 특별한 표면에 따라 방부제도 될 수 있고, 소독제도 될 수 있는 살균제이다.

어떤 화학약품은 자극적이고 손상을 줄 수 있기 때문에 사람의 피부에 사용하는 데는 부적합하지만, 소독제로 환경 표면에 사용될 수는 있다. Clorox 같은 표백제, Lysol 같은 크레졸은 화장실이나 마룻바닥, 철저히 헹구기만 한다면, 접시나 주방기기에도 사용할 수 있다. 이들 살균제는 독감을 유발하는 바이러스 같은 특정 바이러스도 파괴할 것이다. 10%로 희석한 표백제 용액은 AIDS를 유발하는 HIV바이러스를 비활성화 할 것이다.

병원에서 환경 표면은 소독하면 되지만, 수술기구, 드레싱 같은 재료는 멸균해야만 한다. **멸균(sterilization)**은 모든 살아있는 유기체를 파괴하는 과정이다. 대부분의 의료제품과 실험실 제품은 가압증기멸균(autoclaving)에 의해 멸균한다. **가압증기멸균기(autoclave)**는 고압에서 증기가 나와 소독하는 기계이다. 이 고압 증기는 멸균기 안의 내용물을 관통하여 아포를 포함한 모든 미생물을 죽인다.

고압증기멸균에 의해 손상될 수 있는 1회용 플라스틱 같은 재료는 이온화된 방사선(ionizing radiation)에 노출시켜 멸균한다. 고기와 같은 식품은 이 방법에 의해 멸균한다. 이 같은 음식은 저장 기간이 매우 길며(통조림 식품과 유사), 이 멸균 방법은 군부대 음식 준비에도 유용하게 사용된다.

공중보건 방법 Public health measures

우리는 자신의 건강과 가족의 건강에 관심을 갖는 것이 당연하다. 그러나 의료직에 종사하는 사람은 인류의 건강을 생각해야 한다. 공중보건의 2가지 중요한 측면은 식품의 안전과 마시는 물의 안전을 확인하는 것이다.

식품 Food

식품의 안전성은 많은 요인에 달려 있다. 대부분의 국가는 식품과 식당이 반드시 따라야 할 표준과 지침을 가지고 있으며 정기적으로 검사를 수행한다.

식품회사는 미생물의 성장을 예방하기 위한 특수한 방법을 이용하여 제품을 준비한다. 그들의 제품으로 사람들이 병에 걸릴 수 있으므로 그렇게 하는 것이 이들 회사의 가장 큰 관심이다. 또한 오염되었다고 의심이 될 경우엔 기꺼이 제품을 회수하는 것이 중요하다. 이는 모두 소비자의 이익을 위함이다. 예를 들어, 미국의 경우 1925년 이래 상품화된 통조림 식품으로 인한 보툴리누스중독으로 사망한 사례는 5건에 불과하다. 그 기간 동안 수십만의 통조림 식품이 소비되었다고 생각할 경우, 식품회사가 유지해온 표준이 매우 높은 것으로 평가할 수 있다.

우유와 유제품은 단백질과 당분을 모두 함유하고 있기 때문에 박테리아의 성장에 이상적인 환경을 제공한다. 그러한 이유로 우유는 62.9℃에서 30분간 가열하는 **저온살균(pasteurized)**을 해야만 한다. 저온살균의 최신방법은 온도는 더 높게, 기간은 좀 더 짧게 하는 것인데 결과는 동일하다. 즉, 모든 박테리아가 파괴되지는 않을지라도 우유에 존재할 수 있는 병원균은 사멸된다. 치즈나 아이스크림 같은 유제품도 저온살균하거나 저온살균된 우유로 만든다.

음식과 관련하여 질병이 발발했을 때, 공중보건 종사자는 질병을 유발한 원인을 추적하려 노력한다. 이는 오염된 음식에 접근하는 것을 예방함으로써 질병의 즉각적인 전파를 막고, 뒤이어 TV와 신문에 발표함으로써 모든 사람이 음식을 준비하는 데 세심한 주의를 기울여야 할 필요성을 일깨우는 데 도움이 된다.

날로 먹거나 살짝 익혀서 먹는 식품은 작은 위험이 수반된다. 소비자는 음식은 멸균되지 않는다는 것을 깨달아야 한다. 예를 들어, 고기는 도살되는 동안 동물의 장균에 오염된다. 고기는 완전히 익혀야 한다. 과일과 채소는 날로 먹기 전에 깨끗이 씻거나 껍질을 벗긴다(식중독이라 부르는 식품에 의한 질병은 이 장의 마지막 표에 포함되어 있다).

마지막으로 식품의 안전성은 냉장고와 같은 것에 의존한다. 예를 들어, 추수감사절 칠면조를 오후 3시에 잘라 밤 12시까지 식탁 위에 두었다면, 그것을 다음 날 칠면조 샌드위치를 만드는 데 이용하지 말아야 한다. 최근의 연구에 의하면 일부의 특정 장내 균총은 우리가 생각하는 것보다 더 중요한 것으로 알려져 있다. 그중 하나인 박테로이드 프라질리스균(Bacteroides fragilis)은 사람 면역계 중 흉선에서의 T세포 생성과 비장의 적절한 기능을 정상적으로 발달시키는 데 필요한 다당류를 생성하는 것으로 알려져 있다.

물 Water

물을 마시기 위해 수도를 틀 때, 대부분의 사람은 물이 마시기에 안전한지 여부를 의심하지는 않는다. 깨끗한 물의 공급은 하수오물을 수원지에서 멀리하고, 물을 염소로 소독하는 일에 달려 있다.

대도시들은 폐수를 모아서 처리하는 하수설비 시설을 갖추고 있다. 그러나 폐수처리 과정에서 찌꺼기(sludge, 단단한 미립자물질)들이 나오게 되는데, 이러한 물질 역시 처리가 되어야 한다. 이처럼 하수찌꺼기들이 더 큰 문제가 되고 있는데, 그 이유는 너무 많은 양의 찌꺼기들이 만들어지기 때문이다. 비록 하수찌꺼기에는 대부분 병원체가 없지만 그렇다고 그것들을 쓰레기 매립지에 버려서는 안 되며 바다에 던져 버리는 것도 금지되어 있기 때문에 문제가 되고 있으며, 앞으로도 계속 문제점으로 남아 있을 것이다.

도시에 공급되는 식수는 보통 염소처리된다. 염소처리를 하게 되면 실제로 거의 모든 세균이 사멸된다. 염소처리의 중요성은 1978년 1만 명이 거주하는 버몬트 사람들이 동시에 장염(설사)에 걸린 사례에서 찾아볼 수 있다. 이 사건은 2일 동안이나 염소처리 과정이 제대로 이루어지지 않은 결과 2,000명의 주민들이 장염에 걸렸다(장염을 초래한 세균은 동물의 장내에서 흔히 서식하는 *Campylobacter*였다).

여러분들은 이제 병으로 판매되는 생수가 안전한 것인지에 대해 의심이 들 것이다. 일반적으로 이것은 안전하다고 할 수 있다. 왜냐하면 생수회사들은 사람들이 물을 마시고 아픈 것을 원하지 않으며, 또한 자신들의 회사가 망하는 것을 원하지 않기 때문이다. 그러나 일부 생수에는 염소처리된 수돗물보다 많은 곰팡이 포자가 포함되어 있다. 그러나 보통 생수 속의 곰팡이는 섭취할 경우에는 위산의 성분 중 염산에 의해 파괴되기 때문에 해롭지 않다.

국내에 거주하는 대부분의 사람은 안전한 식수를 마시고 있다. 이러한 식수는 장티푸스나 이질, 혹은 콜레라를 일으키지 않는다. 이와 같은 질병들은 집에서 가장 가까운 강이나 시냇물에서 빨래를 하거나 하수구가 있거나 이런 물을 식수로 사용하는 나라에서는 여전히 흔하게 나타나는 질병이다. WHO에서는 25억 이상의 사람들이 기본적인 위생시설이 갖춰지지 않는 환경 속에 살며, 10억 이상의 사람들이 깨끗한 물을 마시지 못하고 있는 것으로 추정하고 있다.

새로운 질병과 생물학적 무기
Emerging diseases and biological weapons

새롭게 떠오르는 질병 중 어떤 병원체들은 말 그대로 진짜 새로운 것이 아니기 때문에 '새로운 질병'이라는 용어는 약간 잘못된 사용일 수도 있다. 어쨌든 중요한 것은 우리가 이들 질병에 대해 인식하고 있다는 것이다. 라임병은 좋은 실례가 된다. 미국에서는 라임병을 1970년대 집단적인 사례가 발견된 미국 코네티컷 주에 있는 도시 이름을 따서 명명하였다. 나중에 원인균과 질병의 특성이 밝혀졌을 때에서야 그 질병이 20세기 초반에 스칸디나비아에서 이미 기술된 적이 있었다는 것을 알게 되었다. 라임병은 결국 새로운 질병이 아니었고, 단지 미국사람들이 새롭게 접한 질병이었을 뿐이었다.

그 외 새로운 질병에는 에볼라 바이러스나 마르부르그 바이러스, 한탄바이러스, 웨스트나일바이러스, 메르스(중동 호흡기 증후군), 코로나바이러스, 대장균(*E-coli*) 및 항생제 내성 장구균(enterococci)이 있다. 공중보건 담당자들의 임무는 이러한 질병의 발생 사례를 모두 철저하게 조사하여 의료인들에게 교육하는 것이다.

탄저병은 미국에서 우편물을 통해 탄저병 아포가 배달되었던 2001년 가을 당시와는 달리 더는 뉴스거리가 아니다. 무기로 탄저균을 사용하기 위해 한 백신 생산에 대한 연구는 신생 질병에도 적용되었다. 새로운 인플루엔자 바이러스 백신을 보다 신속하게 생산할 수 있게 되었다.

당신은 조류 인플루엔자(여러 타입), 혹은 조류독감의 실제 신종 질병에 관한 이야기를 들을 수 있다. 이 바이러스는 모든 야생 조류가 가지고 있는 자연적인 바이러스로 아시아, 유럽 및 아프리카에서 키우고 있는 가금류에게 전염되었다. 자주 발생하지는 않았지만, 감염된 닭이나 오리를 통해 인간도 바이러스에 감염되었으며, 인간의 사망률은 50%에 이르렀다. 크게 우려하고 있는 점은 조류 독감 바이러스가 변종하여 사람에서 사람으로 쉽게 전염되는 사람에 대한 전염성을 가지게 되는 것이다. 비행기 여행을 통해 바이러스는 수 주 이내에 전 세계로 전파될 수 있다. 조류독감 바이러스인 이 바이러스는 여전히 조류들 사이에 퍼지고 있지만, "인간"에 대한 바이러스로는 절대 변종하지 않을 것으로 여겨진다. 이 바이러스가 사람에게 전염되게 되면 사람에게는 "새로운" 질병이기 때문에 아무도 이 바이러스에 대한 저항성을 나타낼 수 없을 것이다. 18세기와 19세기 하와이 사람들이 홍역에 의해 크게 영향 받았던 것처럼 우리는 조류 독감에 의해 영향 받을 수 있다. 홍역 바이러스는 유럽인들(수천 년 동안 유럽인들과 함께 했던 것을 보면 홍역은 유럽인들에게는 크게 위험하지 않았다)이 하와이 섬으로 들여왔으며, 하와이 원주민에게는 새로운 바이러스였기 때문에 거의 모든 원주민을 휩쓸고 지나갔다.

그러나 이것이 확실한 것은 아니다. 어쩌면 지금까지 인간에게 감염되었지만, 가벼운 조류독감 사례는 간과하고 지나쳤을 수도 있고, 이 바이러스는 경증에서 중증에 이르기까지 인간에게 광범위한 질병을 유발시켰을 것이다. 몇 인간 사례에서는 전혀 증상이 나타나지 않았을 가능성도 있다(항체 연구를 통한 확인이 필요하다).

BOX 22-3 에서는 21세기에 들어서 보고된 미생물학적 사례들을 소개하고 있다.

병원균 The Pathogens

이 절에서는 각 병원체군의 중요한 특성을 요약하여 서술하고 있다. 특정 병원체의 예를 제시함으로써 병원균에 익숙해지는 데 도움을 줄 것이다. 각 병원균에 의해 발병하는 중요 질병에 대해선 각 장의 마지막 부분에 표로 제시하고 있다.

BOX 22-3 21세기의 미생물 Microbiology in the 21st century

21세기가 시작된 후 미생물학적 관점에서 살펴본 사례들이다.

2001: 사하라사막 이남에 속하는 아프리카에서 2천5백만 이상의 사람들이 AIDS를 앓거나 HIV에 감염되었다. 탄저병 아포가 미국에 우편물을 통해 전달되었으며, 22명의 사례가 발생하여 2명이 사망하였다.

2002: 중국에서 AIDS 사례가 급속도로 증가하고 있다. 여러 가지 약물에 내성을 가진 결핵균(*Mycobacterium tuberculosis*)의 변종이 전 세계로 확산되었다. 반코마이신에 완전히 내성을 가진 호기성 포도상구균(*staphylococcus aureus*) 변종이 발견되었다.

2003: 중국에서 사스(SARS) 발생 사례가 보고되었고, 유럽과 북아메리카에 전파되어 8,000명 이상의 사람이 감염되었다. 광우병의 첫 번째 사례가 북아메리카에서 보고되었다. 기증된 장기와 혈액에서 웨스트나일 바이러스가 발견되었다.

2004: 사스 백신이 실험되었으나 인간 사스 바이러스는 사라진 듯하다. 조류독감 바이러스 A(H5N1)로 인해 동아시아에서 산발적으로 감염된 사례가 발생하였다. 대부분의 자궁경부암 유발의 원인이 되는 사람유두종바이러스(HPV) 백신이 개발되었고 매우 효과적인 것으로 밝혀졌다.

2005: 미국에서 한 10대 청소년이 광견병 예방주사를 맞지 않고 최초로 살아남았다. 에볼라 바이러스와 마르부르크(Marburg) 바이러스에 대한 백신 실험이 원숭이에서 성공을 거두었다. 쉥글스(shingles) 백신이 성인에게 효과적인 것으로 밝혀졌다. 더욱 효과적인 결핵백신이 현재 실험 중에 있다.

2009: 새로운 H1N1 바이러스가 4월에 발견되었고, 이것이 전 세계로 퍼졌다. 10월에 백신이 개발되었다.

2010: 콜레라가 아이티에서 전염병으로 발생하였다.

2012: 중동 호흡기 증후군(MERS) 바이러스가 사우디 아라비아에서 발견되었다.

2013: 소말리아와 시리아에서 소아마비가 발생하였다.

세균 Bacteria 표 22-3

세균은 매우 단순한 단세포 유기체이다. 모두 현미경으로 볼 수 있는 크기이며, 분명하게 보기 위해선 대개 1,000배 정도 확대해야 한다. 균세포는 수분이 많은 세포질(cytoplasm)과 세포막에 의해 둘러싸인 단일 염색체(DNA로 구성된)로 이루어진다. 이들 구조는 모두 강하고 단단한 세포벽으로 둘러싸여 있어 균 자체의 특징적인 모양을 갖추고 있다.

세균은 모양에 따라 구균, 간균, 나선균으로 분류된다 그림 22-2 . **구균**(coccus)은 공 모양으로 현미경상 둥글게 보인다. 특정 접두사를 이용하여 공 모양의 배열을 기술하게 되는데, 포도상(staphylo)은 군집을 의미하며, **연쇄상**(strepto)은 세포 사슬을 일컬으며, 이중(diplo)은 세포의 쌍을 의미한다.

간균(bacillus)은 막대 모양의 세균으로 막대의 길이는 종속에 따라 다르다. **나선균**(spirillum)은 1개 이상의 커브나 코일을 가진 긴 세포이다. 매독이나 라임(Lyme) 질병을 유발하는 나선균을 **스피로헤타**(spirochaetes)라 부른다. 많은 간균과 나선균은 **편모**(flagella)를 가지고 있기 때문에 이동이 가능하다. 이들은 세포로부터 돌출한 길고 실 같은 구조를 가지며 율동적으로 휘저어 나간다.

세균은 둘로 **이분열**(binary fission)하는 과정에 의해 스스로 염색체를 복제함으로써 본래의 세포를 2개의 동일한 세포로 나눈다. 산소의 존재 또는 부재는 세균 번식에 중요할 수 있다. **호기성**(aerobic) 세균은 산소가 있어야만 복제될 수 있으나, **혐기성**(anaerpbic) 세균은 산소가 없어야만 증식할 수 있다. **조건적 혐기성세균**(facultatively anaerobic bacteria)은 산소가 있건 없건 어떤 조건에서도 방해받지 않고 번식할 수 있다. 이는 세균에게 있어서 확실히 이익이 되며 많은 병원체와 잠재적 병원체는 조건적 혐기성 세균에 해당한다.

그람 염색 Gram stain

세포벽에 있는 화학물질에 근거하여 대부분의 세균은 **그람 양성**(gram positive)과 **그람 음성**(gram negative)의 2가지 군중 하나로 포함시킬 수 있다. **그람 염색**(gram stain, 그림 22-2)이라 부르는 단순한 실험절차는 세균의 모양과 그들의 그람 반응을 우리에게 보여준다. 그람 양성균은 보라색 또는 푸른색으로 보이고, 그람 음성균은 분홍색이나 빨간색으로 보인다. 일부 균은 그람 방법으로 염색되지 않을 수 있으나(많은 나선균과 스피로헤타가 여기에 해당) 그들의 속(genus)은 그람 양성 아니면 그람 음성이다. 이것은 균의 특징적인 모양이 변하지 않듯이 변하지 않는다. 예를 들어, 연쇄상구균속은 항상 그람 양성 구균이고, 대장균(*Escherichia*)은 항상 그람 음성 간균이다. 폐렴 환자의 객담 검체물에 대해 그람 염색을 실시하여 그람 양성 구균이 발견되면 폐렴을 유발할 수 있는 그람 음성 구균과 간균의 가능성은 모두 무시된다. 그러므로 그람 염색은 특별한 감염을 초래하는 병원체를 규명하는 중요한 첫 단계가 된다. 각 병원체에 대한 그람 반응과 모양은 표 22-3 에 제시되어 있다.

특성 Special characteristics

세균이 단순세포이긴 하나 대부분의 균이 그들의 생존을 돕는 특수한 구조적 또는 기능적 특성을 가진다 그림 22-2 . 일부 간균과 구균은 **피막**(capsule)을 가진다. 피막은 전체 세포를 둘러싸고 있는 아교질의 막(gelatinous sheath)이다. 피막은 숙주의 백혈구에 의한 탐식작용을 방해하므로 세균에게 이롭다. 이것은 균이 숙주 안에서 증식하고 자리를 잡을 때까지 시간을 벌어준다. 사람의 측면에서는 이로운 것이 아니지만 균의 피막은 또한 **항원**(antigenic)으로 작용하여 사람의 림프구에 의한 항체생성을 자극한다. 이것은 우리의 면역반응에 의한 균의 파괴과정의 시작이다. 폐렴과 뇌염을 예방하는 데 이용되는 일부 백신에서는 균의 피막을 이용한 이점을 활용하고 있다.

일부 간균은 **아포**(spore)를 형성함으로써 좋지 않은 환경에서도 살아남을 수 있다. 아포는 두꺼운 벽으로 둘러싸인 소량의 세포질과 염색체로 이루어지며 휴지(불활성) 단계에 있다. 아포는 열(끓는 물까지도), 냉동, 탈수와 같이 살아 있는 균세포를 죽일 수 있는 조건에서도 생존할 수 있다. 다행히도 대부분의 병원체는 아포를

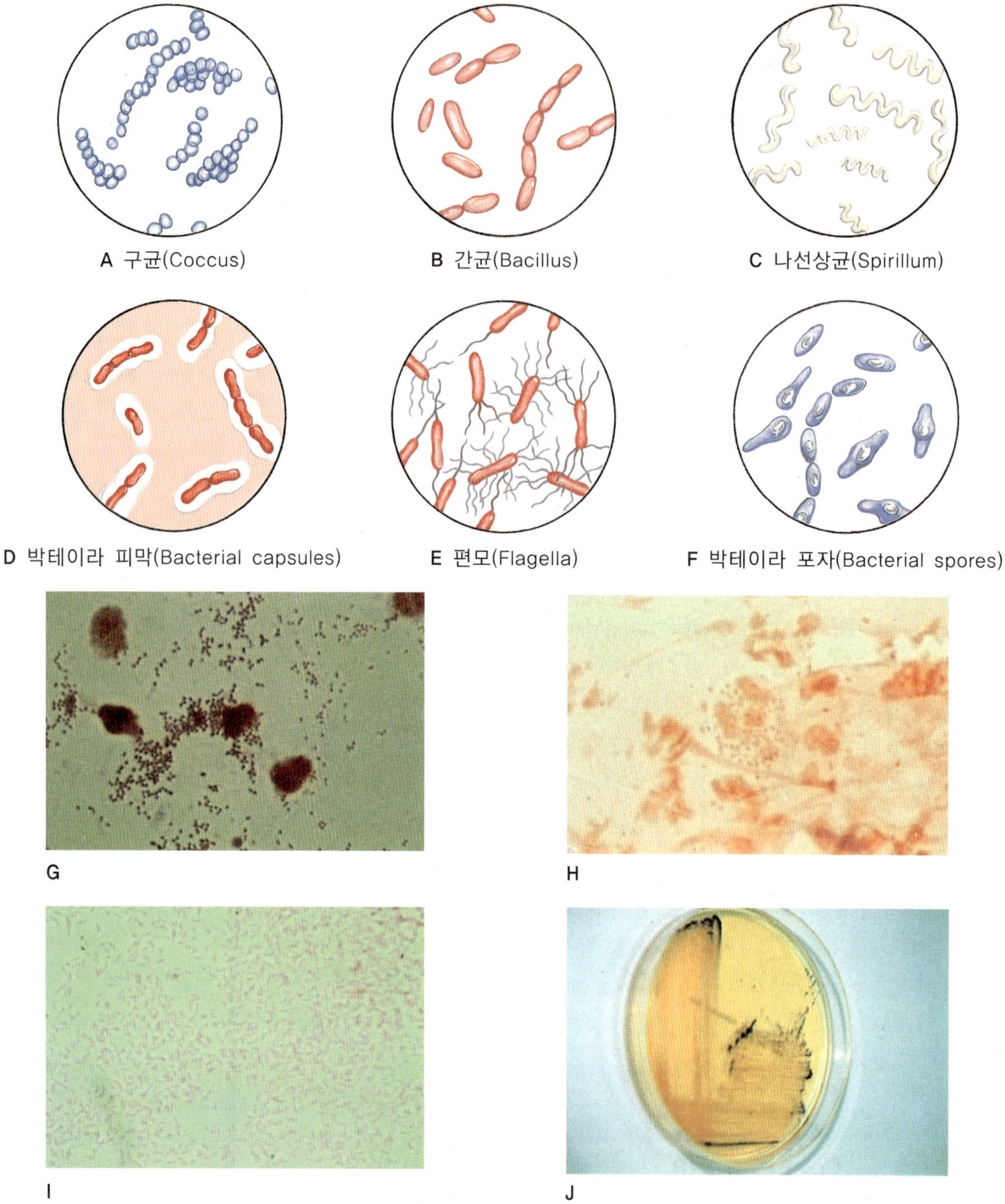

그림 22-2 (A–F) 세균의 모양과 특수구조(2000X배 확대) (G) 그람 양성 황색 포도상구균(1000X) (H) 그람 음성 임균(1000X) (I) 그람 음성 캄필로박터제주니(X1000) (J) 페트리 접시안 배양액에서 자라고 있는 장염균 검은색 집락은 황화수소 가스가 생성되었음을 나타낸다(G–J 출처: Sacher, RA, and McPherson, RA: Widmann's Clinical Interpretation of Laboratory Tests. ed 11, FA Davis, Philadelphia, 2000, color plates 58, 59, 60 and 92, with permission).

질문: A–F에서 대부분의 균은 파란색 또는 분홍색을 띄고 있는데, 이 색상들은 무엇을 나타내는가? 반면 C의 나선상균은 다른 색상을 띠는데, 이는 무엇을 의미하는가?

형성할 수 없으나 가스괴저(gas gangrene), 보툴리누스중독, 파상풍의 원인균은 아포를 형성한다. 이들 균은 토양 환경에서 분해자(decomposer)이며, 아포형성 능력은 토양에서 나타날 수 있는 극한의 온도나 수분 부족에서 생존할 수 있게 한다.

많은 균은 숙주의 조직에 해가 되는 화학물질인 **독소(toxins)**를 생산하기 때문에 질병을 유발한다. 이들 독소는 우리 소화효소와 맞먹어 우리가 섭취한 음식을 분해한다. 용혈소(hemolysin), 단백분해효소(protease)와 같은 균 독소는 말 그대로 적혈구와 단백질 같은 숙주의 조직을 소화한다. 그런 다음 균은 소화된 영양소를 흡수한다.

다른 균의 독소들은 숙주의 특정세포에 대해 특수한 효과를 가진다. 예를 들어, 보툴리누스중독과 파상풍 독소는 신경세포의 기능을 방해하는 **신경독소(neurotoxin)**로 각 질병의 특징적 증상(BOX 7-2 참조)을 유도한다. 디프테리아 독소는 심부전을 초래하고, 백일해 독소는 호흡기계통 섬모를 움직이지 못하게 하며, 콜레라 내독소는 설사를 초래한다.

그람 음성균의 세포벽은 내독소라 불리는 화학물질로 만들어진다. **내독소(endotoxins)**는 모두 숙주에 대해 동일한 효과를 가지는데, 발열과 순환성 쇼크(혈압 강하, 심부전)를 초래한다. **내독소 쇼크(endotoxins shock, 그람 음성 쇼크(gram negative shock)**라고도 부름)는 그람 음성균과 함께 심각한 감염을 동반할 수 있는 치명적인 상태이다.

리케치아와 클라미디아 Rickettsias and chlamydias

이들 두 균 집단은 세포 안에 기생해서만 살 수 있다는 점에서 대부분의 다른 균과 다르다. 이것이 의미하는 바는 이들 균이 살아 있는 숙주 안에서만 번식할 수 있다는 것이다.

리케치아는 사람을 포함한 포유동물에 기생하며 흔히 절지동물 매개곤충에 의해 전파된다. 미국의 경우 가장 흔한 리케치아 질환은 진드기(tick)에 의해 전파되는 록키산홍반열(Rocky Mountain spotted fever)이다. 세계의 다른 지역에서는 이(body lice)에 의해 전파되는 발진티푸스(epidemic typhus)가 여전히 주요 질환이다. 역사적 측면에서 보면 1차 세계대전까지 전쟁 동안 무기에 의해 죽은 사람보다 발진티푸스에 의해 죽은 사람이 더 많다.

클라미디아는 눈을 멀게 하는 트라코마(trachoma), 비둘기병(ornithosis, 앵무병)을 포함하여 여러 가지 질환을 유발한다. 미국에서는 성적으로 전염된 클라미디아 감염이 트라코마보다 훨씬 흔하다.

리케치아와 클라미디아 감염은 항생제로 치료할 수 있다.

항생제 Antibiotics

항생제는 세균성 감염을 치료하는 데 이용되는 화학물질이다. **광범위 항생제(broad-spectrum)**는 다양한 종류의 균에 영향을 주는 것이고, **좁은 범위 항생제(narrow-spectrum)**는 오직 몇 개 종류의 균에만 영향을 주는 것이다.

항생제의 사용은 매우 단순한 원리에 근거한다. 특정 화학물질은 균이 생존하기 위해 행해야 하는 화학반응을 방해하거나 붕괴시킬 수 있다. 페니실린 같은 항생제는 균의 세포벽 형성을 차단하는데 균은 세포벽이 없으면 죽는다. 다른 항생제는 DNA합성이나 단백질 합성을 방해한다. 이들은 균에 대해 매우 중요한 활동이며, 이들 활동이 없으면 균은 번식할 수 없으며 죽게 될 것이다.

우리의 세포들은 세균에서 일어나는 화학반응과 매우 유사한 화학반응을 수행한다는 것을 기억하는 것이 중요하다. 때문에 우리의 세포는 항생제로 인해 손상될 수 있다. 이것이 일부 항생제가 해로운 부작용을 초래하는 이유이다. 가장 심각한 부작용은 간과 신장의 손상 또는 적골수의 억압이다. 간은 약물을 해독하는 기능이 있는데, 약물은 간세포에 침착되거나 간세포를 손상할 수 있다. 유사한 손상이 약물의 배출에 관여하는 신장에서 나타날 수 있다. 적골수는 매우 활동적인 조직으로 적혈구, 백혈구, 혈소판을 생산하기 위해 계속적으로 분열하고 단백질을 합성한다. 이들 과정을 방해하는 항생제는 모든 혈구의 생산을 감소시킬 것이다. 잠재적으로 독성이 있는 항생제를 투여 받는 환자는 주기적으로 간과 신장기능을 모니터하고 적골수의 상태를 사정하기 위해 혈구수를 모니터해야 한다.

항생제 사용에 따른 또 다른 문제는 균이 약물에 **저항(resistance)**하여 영향을 받지 않게 되는 것이다. 균 저항은 균이 항생제를 파괴하는 효소를 생산하여 약을 무용지물로 만들 수 있음을 의미한다. 이것은 균의 유전적 능력의 일부이므로 균세포의 다음 세대로 전해진다.

간단한 예를 들어 보자면, 1,000개의 세균세포 중 998개 세포는 어떤 항생제에 의해 죽고, 남아 있는 2개의 세포는 항생제 분자를 파괴하는 효소를 가지고 있어서 살아남게 되었을 때, 이들 2개의 세균들에서는 어떤 일이 일어날까? 각 세균은 이분법에 의해 분열하여 2개의 세균세포가 될 것이고, 계속 분열하여 4개, 8개로 증가할 것이다. 20번의 분열이 일어난다면(최상의 조건 하에서라면 24시간 내에 일어날 수 있다) 각 세균세포는 100만 개 이상으로 증식해 있을 것이다. 이들 세균들은 모두 특정 항생제에 대한 저항성을 가진 유전자를 가지게 된다.

황색포도상구균의 경우 여기에 해당되는데, 이들 세균의 모든 균주들은 일부 페니실린에 저항성을 나타내며 일부 균주는 다른 항생제에도 저항성을 가진다. 대부분의 그람 음성 장간균(intestinal bacilli)은 매우 다양한 항생제에 저항성을 나타낸다. 이러한 특성 때문에 이들 균에 감염된 환자를 치료하기 위해 항생제를 선택할 때는 항생제 투여 전 **배양과 감수성 검사(culture and sensitivity testing)**가 매우 중요하다.

따라서 교육이 중요한데, 건강관리 종사들은 일반인들이 감기나 독감에 걸렸을 때, 항생제에 의존하지 않도록 교육해야만 한다. 이들 질환은 바이러스성 질환이므로 항생제가 소용없다. 항생제는 모든 민감한 세균(이로운 세균마저도)을 죽이고 저항성을 가진 세균이 더 많이 증식하도록 하여 때로는 심각한 질환을 야기하기도 한다.

세균의 저항성을 억제하는 새로운 항생제들이 개발되고 있는데, 이들 항생제는 세균의 효소에 불활성화되지 않는다. 그러나 수년 이내에 세균들이 돌연변이하여 저항성을 나타내게 될 가능성이 있기 때문에 이들 새로운 항생제의 유용성은 감소될 것이다. 이것은 전쟁이 아니다. 왜냐하면 세균은 살아 있는 유기체에서 서식하면서 환경의 변화에 따라 끊임없이 진화하기 때문에 우리는 결코 세균을 이길 수가 없기 때문이다. 우리는 세균을 죽이기 위해 사용하고 있는 항생제를 무력화시키며 진화하고 있는 세균의 능력을 절대로 평가절하해서는 안 된다. 그렇다 하더라도 우리가 탁월한 적응력을 가진 미생물보다 앞서가기 위해서는 새로운 항생제의 개발을 계속하는 것이 중요하다.

항생제는 우리가 잘 알지 못하고 있더라도 우리들의 삶을 변화시켜왔다. 아이들의 패혈성 인두염(strep throat)은 더는 뇌수막염으로 진행되지 않고, 한때 높은 치사율을 보였던 세균성 폐렴은 더는 위험한 병이 아니다. 그러나 항생제가 어떤 질병도 "치유"할 수 있는 것은 아님을 기억해야 한다. 심각한 감염상태라 함은 우리 몸의 면역계가 병원체에 의해 제압되었음을 의미한다. 항생제는 면역계가 극복해 나갈 수준만큼 세균의 숫자를 줄여줄 뿐이다. 결국 마지막 세균까지 제거해 주는 것은 바로 우리 몸 안의 백혈구이다.

바이러스 Viruses 표 22-4

바이러스는 세포가 아니다. 그들의 구조는 세균보다 더 단순한 가장 단순한 세포이다. 바이러스는 **캡시드(capsid)**라고 하는단백질 껍질(shell)로 둘러싸인 DNA나 RNA로 이루어진다. 단백질 껍질은 각 바이러스마다 특징적인 모양을 가진다 그림 22-3. 바이러스 안에는 효소, 세포질, 세포막, 세포벽이 없으며 숙주의 살아 있는 세포 안에서만 번식할 수 있다. 그러므로 모든 바이러스는 세포 안에 기생해서만 살아남을 수 있으며, 그들이 세포 안에서 증식할 때 질병이 생긴다. 바이러스가 숙주의 세포로 들어갈 때, 그들은 새로운 바이러스를 만들기 위해 세포의 염색체, RNA, 효소를 이용한다. 단 1개의 바이러스로부터 수백 개의 새로운 바이러스를 생산해 낼 수 있다. 숙주의 세포는 새로운 바이러스를 방출하면서 파열되고, 죽게 되며 새로운 바이러스는 또 다른 세포로 들어가 생식한다.

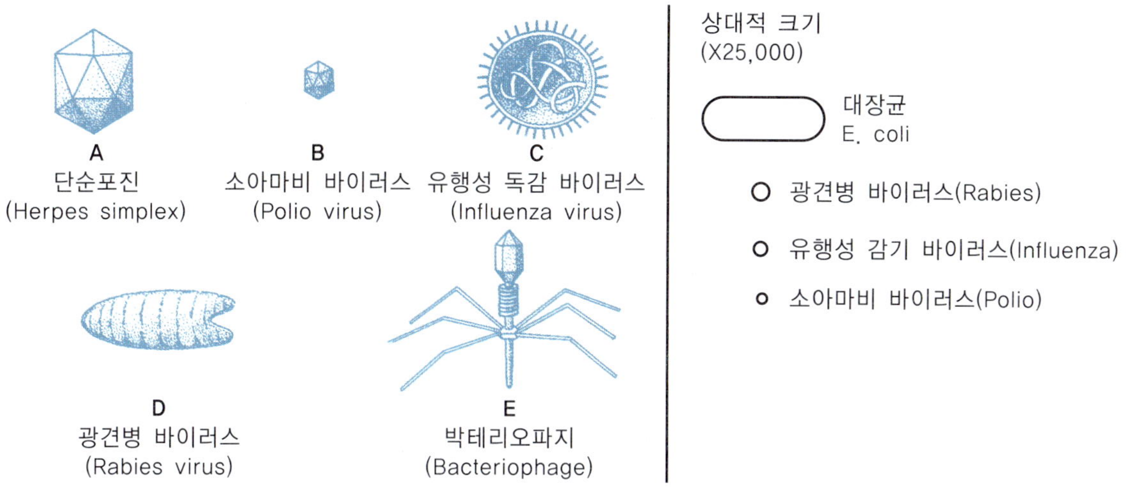

그림 22-3 **바이러스: 대표적 모양과 크기 비교**

질문: 유행성 독감 바이러스는 두 부분으로 구성되어 있다. 이 두 부분이 무엇인가?

바이러성 질환의 심각성은 감염된 세포의 유형에 달려 있다. 예를 들어, 피부세포에 바이러스가 감염되면 수두에서처럼 질병은 대체로 경하고 제한적이다. 적은 수의 피부세포는 우리의 생존을 위협하지 않으며 이들 세포는 분열에 의해 대체될 수 있나. 그러나 바이러스가 신경세포에 영향을 주면, 질병은 심하고 치명적이 된다. 광견병(rabies)이 그런 질환이다. 신경세포는 우리에게 매우 중요하며 한번 죽으면 대체할 수 없다.

풍진(rubella)이나 수두와 같은 질병을 초래하는 일부 바이러스는 태반을 통해 엄마의 순환에서 태아의 순환으로 전해질 수 있다. 질병이 임신부에게는 극히 경할지라도, 바이러스는 발육하는 태아의 장기가 심하게 손상될 수 있으며, 시력장애, 심장 기형, 정신지체와 같은 선천성 결함을 유발할 수 있다. 극히 심각한 경우에는 태아 감염으로 유산 또는 사산이 될 수도 있다.

일부 바이러스는 초기 감염을 일으킨 후 활동하지 않고 휴지상태에 있다가 여러 달 또는 수년 후에 다른 감염을 유발하기도 한다. 헤르페스(herpes) 바이러스는 초기에 피부병변을 일으킨 후 얼굴의 신경에 잠복해 있다가 입술 헤르페스(cold sore)를 유발한다. 얼마 후 숙주의 저항이 떨어지면, 바이러스는 신경에서 나와 또 다른 입술 헤르페스를 유발한다. 우리 대부분이 아동기에 획득한 수두 바이러스는 수 년 동안 신경 안에서 휴지상태로 활동을 하지 않고 있다가 성인이 된 후 대상포진(shingle)을 일으킬 수 있는 헤르페스 바이러스이다.

몇 개의 바이러스는 종양 바이러스로 알려져 있으며, 세포를 비정상적으로 성장시켜 종양을 형성한다. 북미에서 단핵구증(mononucleosis)을 유발하는 엡스타인-바(Epstein-Barrs) 바이러스는 아프리카에서는 버킷림프종(Burkitt's lymphoma), 중국에서는 비인두암과 관련이 있다. 아직 밝혀지진 않았지만, 세계의 특정 지역에서 이들이 암으로 성장하는 데 기여하는 환경적 요인이 있다. 몇 가지 사람 유두종 바이러스는 구강과 후두의 암과 관련이 있으며, 이들 바이러스는 여성 자궁경부암의 90%에서 발견된다.

중요한 바이러스성 질환은 표 22-4에 요약되어 있다.

항바이러스성 약물 Antiviral medications

화학물실로 바이러스성 질환을 치료하는 것은 엄청난 도전으로 보인다. 첫째, 바이러스는 세포 안에서만 활동, 증식하므로 약물이 효과를 보이기 위해선 감염된 세포 안으로 들어갈 수 있어야만 한다. 둘째, 바이러스는 매우 단순한 구조이므로 이를 파괴하기 위한 화학적 방법을 선택하는 것이 제한적이다. 셋째, 바이러스는 자기복제를 위해 숙주 세포의 DNA와 효소를 이용하며, DNA와 효소를 방해하는 약물은 바이러스를 죽이면서 숙주 세포도 죽일 수 있다.

이것은 AIDS를 유발하는 바이러스인 HIV에 효과가 있는 것으로 여겨지는 첫 약물인 zidovudine(AZT)에 의해 설명될 수 있다. Zidovudine은 바이러스가 번식을 위해 일어나야 하는 DNA 합성을 방해함으로써 작용을 한다. 상당수의 AIDS 환자가 경험하는 zidovudine의 부작용은 자신의 세포 안에서 DNA 합성이 방해받음으로써 초래되는 것이다.

이러한 장애에도 불구하고 몇 가지의 성공적인 항바이러스성 약물이 개발되어 왔다. 이것은 2006–2009년에 발생했다. 돌연변이는 우리가 설명 할 수없는 이유들로 인해 발생하며, 예방 접종이 치료보다는 예방의 차원에서 가장 중요하게 여겨진다.

그러나 바이러스는 매우 빈번하게 돌연변이 한다는 사실을 알고 있어야 한다. 인플루엔자 바이러스의 경우도 마찬가지로(이러한 이유 때문에 매년 새로운 독감 백신이 필요하다) 독감 바이러스의 돌연변이로 인해 항바이러스제에 대한 저항성이 생기는 것은 아마도 피할 수 없을 것 같다. 2006년 1월에 CDC는 의사들에게 인플루엔자 환자에게 아만타딘(amantadine)과 리만타딘(rimantadine)을 처방하지 말 것을 조언하였는데, 그 이유는 그해 겨울에 유행한 대부분의 인플루엔자 A 바이러스 균주는 2가지 약제에 대한 저항성을 획득하였기 때문이었다. 2008~2009년 겨울에는 분리된 계절 인플루엔자 A 바이러스의 95%에서 타미플루(oseltamivir, Tamiflu)에 대한 내성을 나타내었다. 이와 같은 갑작스럽고 거의 완벽한 내성이 생기는 것은 매우 놀라운 것으로, 타미플루를 남용하지 않았음에도 내성이 나타나 역학자들은 혼란스러웠다. 우리가 알게 된 사실은 우리가 설명할 수 없는 이유로 돌연변이는 일어나고 있고, 바이러스의 돌연변이를 앞서 예측하는 것 또한 어렵다는 사실이다.

진균 Fungi (표 22-5)

곰팡이는 효모처럼 단세포성일 수도 있고, 사상균(mold)이나 버섯처럼 다세포성일 수도 있다. 대부분의 곰팡이는 죽은 유기물질에서 살면서 그것을 분해하여 영양분으로 재활용하는 **부생식물**(saprophyte)이다. 병원성 곰팡이는 **사상균병**(mycosis)이라 부르는 감염을 유발하는데, 이것은 표재성이거나 전신성일 수도 있다.

효모(그림 22-4)는 수천 년 동안 빵을 굽거나 술을 만드는 데 이용되어 왔다. **칸디다균**(Candida albicans)과 같은 효모는 피부, 입, 장, 질에 적은 수이긴 하나, 정상적으로 상주한다. 그러나 이 효모의 수가 많을 경우, 점막이나 피부에 표재성 감염을 또는 내부 장기에는 매우 심한 전신성 감염을 초래할 수 있다. 구강 또는 질의 효모성 감염을 자극하는 것은 세균성 감염을 치료하기 위한 항생제의 사용과 관련이 있다. 항생제는 정상균총을 감소시키고 그에 따라 효모의 경쟁자가 제거되어 과잉 증식할 수 있게 되는 것이다. 효모는 당뇨병환자나 또는 피부가 겹쳐져 항상 축축하게 되어 있는 비만한 사람에서 피부 감염을 유발할 수도 있다. 최근 들어 칸디다는 병원감염의 중요한 원인이 되고 있다. 입원 환자들은 그들의 질병이나 치료로 인해 저항력이 떨어져 있어 폐렴이나 심내막염의 형태로 표재성 또는 전신성 효모 감염이 나타날 수 있다.

또 다른 표재성 사상균병은 여러 종의 곰팡이에 의해 유발될 수 있는 백선(ringworm, tinea)이다 (표 22-5). 백선이란 이름은 벌레가 관여하지 않기 때문에 잘못 붙여진 이름이다. 병변의 외양이 원형이고, 가장자리는 발갛고 비늘처럼 얼룩져 있으며 병변이 커지면서 중앙부는 깨끗한 모양을 한 것에서 이름이 붙여진 것이라 믿어진다. 백선의 가장 공통된 형태는 세균성–곰팡이성 감염인 무좀(athlete's foot)이다.

전신성 사상균증은 일부 곰팡이의 포자가 신체 내부에 접근할 기회를 얻었을 때 발생하는 좀 더 심각한 질병이다. 이들 곰팡이의 대부분은 사상균과 유사한 양상으로 성장한다. 부패한 빵이나 농익은 과일에서 볼 수 있는 사상균은 잔털이 보풀한 모양을 하고 있다. 이러한 보풀을 균사체(mycelium)라 부르며 균사(hyphae)라

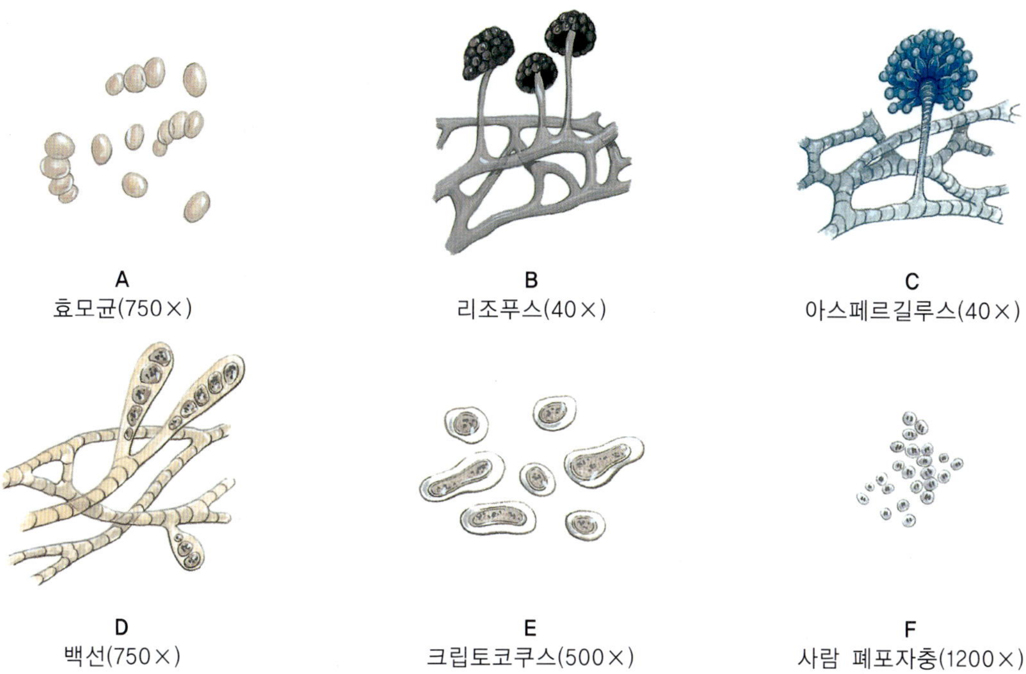

그림 22-4 **진균류**

질문: 다음 중 어떤 곰팡이가 균사를 가지고 있는가?

는 실 같은 세포구조로 이루어진다. 사상균의 색깔은 아포가 생산하는 포자낭(sporangia) 때문이다 그림 22-4. 각각의 포자는 공기에 의해 다른 장소로 이동하여 그곳에서 발아하고 또 다른 균사체를 형성한다.

이들 곰팡이의 아포는 주위 환경에 흔하기 때문에 쉽게 흡입할 수 있다. 면역 반응은 대부분의 감염을 예방할 수 있으며, 대체로 건강한 사람은 전신성 사상균병에 걸리지 않는다. 그러나 노인이나 만성 폐질환을 가진 사람은 감수성이 높아 폐감염으로 발전할 수 있다. 면역체계의 중요성은 AIDS를 가진 사람을 생각하면 분명하게 알 수 있다. 정상적인 면역 반응이 없는 AIDS 환자는 크립토코쿠스(*Cryptococcus*)에 의해 유발되는 뇌막염을 포함한 곰팡이 질환에 걸리기가 쉽다. AIDS를 지닌 환자에게서 폐렴을 초래하는 사람폐포자충(*Pneumocystis jiroveci carinii*)은 건강한 면역체계를 가진 사람에게서 쉽게 조절할 수 있기 때문에 대체로 병원성은 없다. 그러나 AIDS 환자에게선 이런 형태의 폐렴이 사망의 흔한 원인이다.

항진균제 Antifungal medications

심한 전신성 사상균병을 치료하는 데 이용되는 가장 효과적인 약물 중 하나인 amphotericin B는 심각한 부작용을 초래할 가능성이 크다. 이 약물을 투여 받은 환자는 주기적으로 간과 신장기능을 검사받아야만 한다. 신약은 투약받는 사람에게 독성이 덜하며 백선 같은 표재성 사상균병은 특정 구강투여 같은 약물로 치료될 수 있다.

구강으로 투여하면 살아 있는 표피 세포 속으로 약물이 스며든다. 이들 세포가 죽으면, 피부 각질층(stratum corneum)에 도달해 백선 곰팡이의 소화활동에 저항한다. 국소 약물은 특히 손톱 감염에 효과적이지 않을 수 있다.

효과적인 국부 스프레이도 개발되어 있다. 점막에 생기는 효모감염에 효과적인 약물도 몇 가지 있으나, 감염을 유발하는 자극인자(항생제 치료와 같은)를 먼저 해결하는 것이 중요하다. 그렇지 않을 경우 효모감염은 약물투여를 중지하면 재발할 수 있다.

원생동물 Protozoa 표 22-6

원생동물은 세포가 하나인 단세포 동물로 깨끗한 물이나 흙과 염분이 있는 물에서 살 수 있게 적응되었다. 일부는 사람에 대해 병원성이 있으며, 저항성이 있는 낭(cyst)을 형성하고 숙주에서 숙주로 전염하여 생존할 수 있는 휴면세포(dormant cell)이다.

사람의 장에 기생하는 원충에는 아메바성 이질을 초래하는 이질아메바(*Entamoeba histolytica*)와 람불편모충증(giardiasis)이라 부르는 설사를 유발하는 람불편모충(*Giardia lamblia*)이 포함된다 그림 22-5 , 표 22-6 . 사람들은 이들 원충의 낭을 포함한 오염된 음식이나 물을 섭취하여 감염된다. 어린이집에서는 직원이 손 씻기에 부주의하거나 음식준비에 부주의할 경우, 람불편모충증이 문제가 될 수 있다.

리슈만편모충증(Leishmaniasis)은 리슈만편모충속(그림 22-5 의 트리파노소마와 유사함)에 의해 유발되는 감염이다. 이 원생동물은 암컷 모래파리(sand-flies)에 물렸을 때 전파되며, 피부에 병소를 나타내는데, 이라크와 아프가니스탄의 군인들은 이를 "Baghdad boil"이라고 불렀다. 빈도는 덜하지만 더욱 심각한 장 감염이 내장리슈만편모증(Kala-azar, 흑열병, black fever)인데, 잠복기가 수개월에서 1년에 달해 군인들이 집으로 돌아갈 때까지 증상이 나타나지 않았다. 이러한 원생동물은 북미나 유럽에서 풍토병을 일으키는 것은 아니지만 의료 전문인들은 알고 있어야 한다.

말라리아를 유발하는 말라리아원충(*Plasmodium*)은 전 세계 많은 사람에게 영향을 미치는 가장 중요한 원충성 기생충이다. 말라리아원충은 말라리아를 치료할

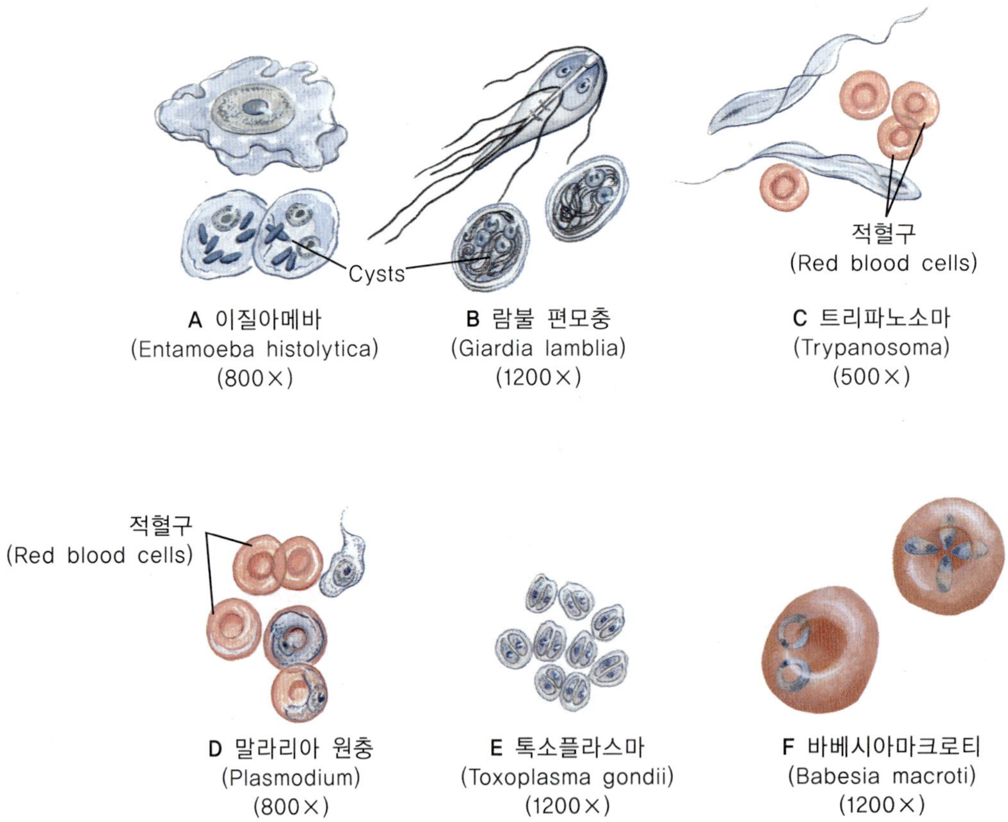

그림 22-5 원생동물

질문: 인체 중 어느 기관에 이질아메바와 람불 편모충이 기생하는가?

뿐 아니라 예방하는 데 사용되어온 표준 항말라리아 약물에 대해 저항성이 증가되고 있다. 말라리아 백신에 대한 연구가 진행 중에 있긴 하지만 수년 내에 활용하지는 못할 것이다.

다양한 약물을 통해 원충 감염을 치료할 수 있다.

기생충 Worms, Helminths 표 22-7

대부분의 기생충은 단순 다세포 동물이다. 기생성 벌레는 땅 벌레에 비해 숙주 안에 살면서 숙주의 혈액이나 영양소를 섭취하기 때문에 더 단순할 수 있다. 많은 기생충들이 2개 이상의 서로 다른 숙주와 관련되는 복잡한 생활주기를 가진다.

흡충(디스토마, fluke)은 북미에는 거의 없으나 아시아와 아프리카에는 흔한 편형동물(flatworm)이다. 사람들은 애벌레가 포낭에 싸인 수초나 날생선을 먹고 기생충에 감염된다. 각 기생충은 체내로 들어와서 장, 담관, 또는 특정 정맥 같은 특정한 부위에서 기생한다. 치명적이지는 않으나 이들 만성적인 기생충 감염은 사람을 쇠약하게 만들고 또한 숙주인 사람이 흡충의 알을 갖고 있어 다른 사람을 감염시킬 수 있다.

촌충(tapeworm)도 편형동물이다 그림 22-6. 어떤 것은 길이가 3~4.4m이고, 생선 촌충은 18m까지 긴 것도 있다. 그러나 이들은 리본처럼 납작하기 때문에 손바닥 안에 쉽게 잡고 있을 수 있다. 촌충은 두절(scolex, 앞쪽 끝) 부위에 빨판과 갈고리를 가지고 있어 숙주의 소장내면에 달라붙어 있다. 편절(proglottids)이라 부르는 촌충의 마디는 계속해서 생성되며 숙주의 소화된 음식으로부터 영양분을 흡수한다. 편절의 유일한 기능은 생식이다. 1개 편절 안에 있는 알들이 다른 편절로부터의 정액(sperm)에 의해 수정된다. 수정된 알을 가진 성숙된 편절은 분리되어 숙주의 변으로 배출된다. 소나 돼지와 같은 중간 숙주가 인분을 가진 오염된 음식을 먹으면, 알들은 이 동물 안에서 부화하여 동물의 근육조직 안에 애벌레를 포낭으로 싼 채 성장한다. 낭을 포함한

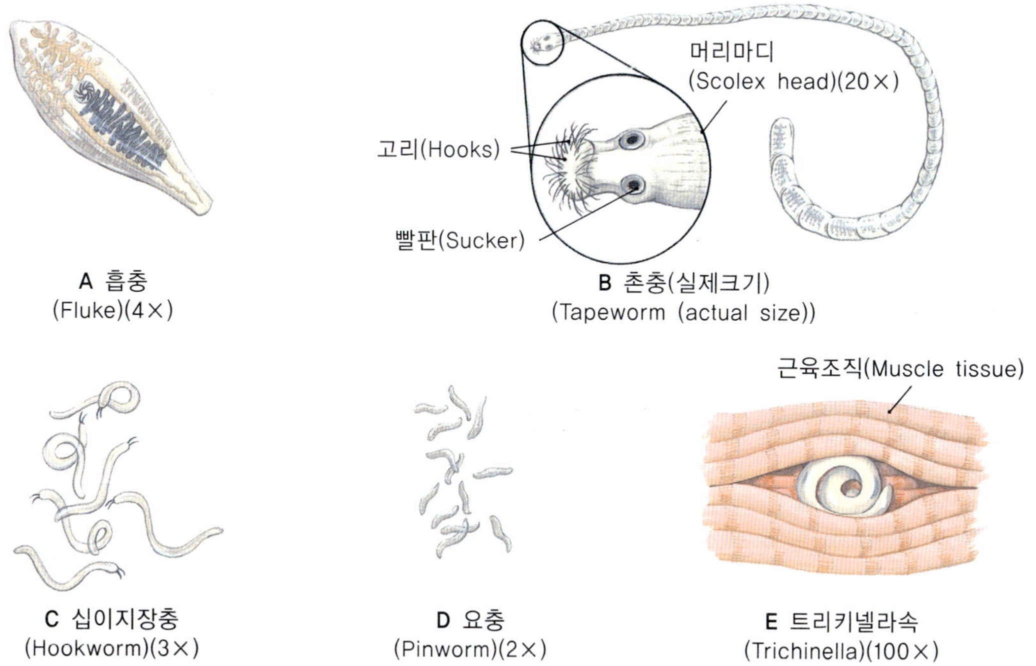

그림 22-6 기생충

질문: 신체 기관 중 A–D에 의한 피해를 입는 곳은 어디인가?

돼지고기나 소고기를 잘 조리하지 않고 먹을 경우, 사람에게 감염된다.

사람에 기생하는 회충(roundworm)에는 십이지장충(hookworm), 요충(pinworm), 회충(ascaris), 선모충(trichinella)가 포함된다 표 22-7. 기생충은 약물로 제거할 수 있다. 그러나 풍토병인 경우 재감염되는 경우가 흔하다.

절족동물 Arthropods 표 22-8

옴(scabies mite), 이(head lice)와 같은 절족동물은 신체 표면에 사는 **체외기생충(ectoparasites)**이다. 그들에 감염되면 매우 가렵고 불쾌하나 생명을 위협하거나 몸을 쇠약하게 하지는 않는다 그림 22-7. 가장 중요한 것은 그들이 질병을 매개하는 매개곤충(vector)이라는 것이다. 이들의 목록은 표 22-8 에 열거되어 있다. 모기, 벼룩, 이, 파리는 모두 곤충이다. 진드기는 곤충이 아니며, 오히려 거미와 더 가까운 종이다.

요약 Summary

이제까지 미생물과 인간의 질병에 대한 개론을 서술하였다. 이후의 부분은 감염에 저항하는 신체의 놀라운 능력에 대한 내용이다. 우리가 잠재된 병원체에 의해 둘러싸여 있고 침범을 받을지라도, 우리들 대부분은 대부분의 시간을 건강하게 지낸다. 병원체를 파괴하고 우리가 건강하게 살 수 있도록 해주는 면역 반응에 대해선 제14장에서 서술하였다. 백신에 대한 것도 제14장에서 다루었다. 백신의 개발은 병원체와 면역에 대한 지식의 실제적용을 나타내는 것으로 우리로 하여금 많은 질병을 예방할 수 있게 해준다. 구체적인 백신의 활용은 다음에 나오는 세균성 질환과 바이러스성 질환의 표에 언급되어 있다.

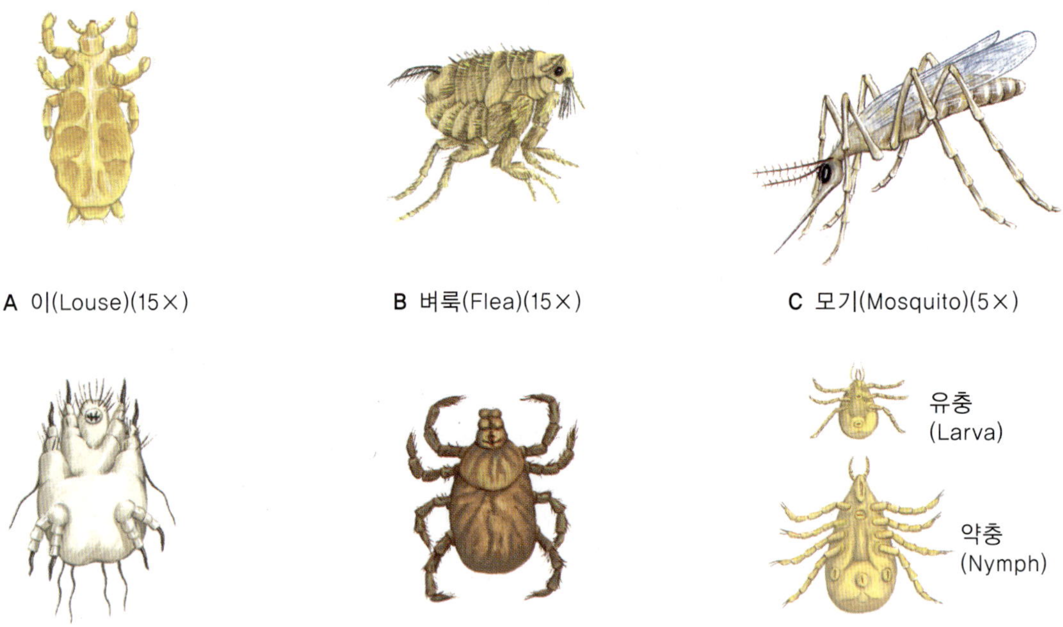

A 이(Louse)(15×) B 벼룩(Flea)(15×) C 모기(Mosquito)(5×)

D 옴(Scabies mite)(100×) E 진드기(Wood tick)(4×) F 잔드기(Deer tick)(12×)

그림 22-7 절족동물

질문: 이들 절족동물 중 곤충이 아닌 것은?

표 22-3 세균에 의한 질병

세균 속	특성
Staphylococcus aureus gram (+) coccus	• 화상, 폐렴, 독성 쇼크증후군, 골수염, 패혈증과 같은 피부 감염 대부분의 종속은 페니실린에 저항한다. 병원감염의 2번째 원인. 빠른 발병(1~8시간)이 특징인 식중독과 구토. 백신은 없다.
Staphylococcus epidermidis gram (+) coccus	• 피부 정상균총, 심장판막이나 관절과 같은 인공 보철을 가진 사람에 대해 병원체 잠재성을 가진다.
Streptococcus pyogenes (Group A streptococci) gram (+) coccus	• 패혈성 인두염, 중이염, 성홍열, 심내막염, 분만 패혈증, 가능한 면역학적 합병증에는 류마티스열(일과성 관절염, 영구적 심장판막 손상)과 사구체 신염(일과성 신장손상, 대체로 완전 회복)이 있다. 백신은 없다.
Streptococcus Group B gram (+) coccus	• 신생아 감염의 중요 원인, 분만 중 모체로부터의 감염, 위험요소로는 조산과 분만 중 발열, 폐렴, 뇌막염, 패혈증의 결과일 수 있음. 임신여성을 대상으로 한 검사에 의해 예방가능, 감염 시 ampicillin으로 치료, 백신은 없다.
Streptococcus pneumoniae gram (+) coccus	• 폐렴, 체액과 백혈구가 폐포 안에 축적. 백신은 가장 흔한 속(strain)의 피막 포함(노인을 위해 추천). 적혈구 겸상 빈혈, 알코올 중독, 무비증(asplen-ism), 두부 손상과 같은 촉진요인을 가진 성인에서 뇌막염을 유발한다.
Enterococcus faecalis and other species gram (+) coccus	• 대장의 정상균총. 비뇨기계통의 병원 감염의 중요한 원인이 되고 있다. 백신은 없다. 다른 종(*E. faecium*)은 동물로부터 감염될 수 있다. 일부 균주는 여러 항생제에 저항을 나타낸다.
Neisseria gonorrhoeae gram (−) coccus	• 임질, 생식 및 비뇨기계통의 점막에 염증. 생식관의 상흔조직으로 결과적으로 불임, 여성에선 골반 염증성 질환을 유발할 수 있다. 감염된 여성의 영아는 분만 중에 세균에 감염, 이것이 신생아 안염이며 항생제를 눈에 점적함으로써 예방한다. 백신은 없다.
Neisseria meningitidis gram (−) coccus	• 뇌막염, 뇌막의 염증과 부종, 뇌의 압박은 죽음 또는 영구적 뇌손상 초래, 또한 내출혈. DIC 괴저도 유발한다. 연령대가 높은 아동과 젊은 성인에서 가장 흔하다. 대부분의 사례는 산발적이며 유행성은 아니다. 군인 징집 시에 백신이 투여되며, 11~12세의 아동, 여름캠프 참가자들, 고교신입생, 기숙사에 거주하는 대학생들에게도 강력히 권장되고 있다. 노출 후에는 예방적 항생제가 요구된다.
Moraxella catarrhalis gram (−) coccobacillus	• 아동에서 중이염 및 상기도 감염의 원인: 성인, 특히 면역이 억제된 자나 노인에서 폐렴 유발, 백신은 없다.
Bacillus anthracis gram (+) bacillus (spore-forming)	• 탄저병(anthrax), 토양 속의 아포는 가축이나 양에 의해 옮겨진다. 사람은 동물이나, 양털, 가죽과 같은 동물의 산물에서 질병을 얻는다. 독소는 조직의 죽음을 초래하며 치명적일 수 있다. 방목되는 동물은 예방접종을 하기 때문에 미국에선 드물다. 사람을 위한 백신은 군대에서 보유하고 있으나 포자에 노출된 것으로 판단되면 이를 제공한다. 탄저병은 잠재적인 생물학적 무기이다.

표 22-3 **세균에 의한 질병** (계속)

세균 속	특성
Clostridium perfringens and other species gram (+) bacillus (spore–forming)	• 가스괴저, 토양의 정상균총은 환부를 오염시킬 수 있다. 아포는 혐기성 환경(죽은 조직)을 요구한다. 독소는 더 많은 조직을 파괴, 세균이 만연되는 것 허용, 생성된 가스는 죽은 조직 안에 거품처럼 모아진다. 식중독: 오염된 육류, 자기 제한적인 설사로부터 유발된다.
Clostridium tetani gram (+) bacillus (spore–forming)	• 파상풍, 토양의 정상균총은 환부를 오염시킬 수 있다. 아포는 혐기성 상태를 요구한다. 독소는 근육 이완을 막는다. 근육 경련을 초래. 호흡근육이 영향을 받을 경우 치명적일 수 있다. 백신은 독소를 함유하며(불활성 독소) 노인에 대해선 추가접종을 강력히 추천한다.
Clostridium botulinum gram (+) bacillus (spore–forming)	• 보툴리누스중독, 토양의 정상균총, 혐기성 식품용기에 존재하는 아포는 독소를 생산하고 마비를 초래. 호흡 마비는 인공호흡기 없이는 치명적일 수 있다. 아포를 섭취한 2세 미만의 아동에서 영아 보툴리누스중독 발생할 수 있다. 백신은 없다. 치료는 항독소
Clostridium difficile gram (+) bacillus (spore–forming)	• 설사: 항생제와 관련된 설사를 일으키는 가장 흔하고 명확한 원인(위막성 대장염), 병원감염의 주요 병원체가 되고 있다.
Corynebacterium diphtheri–ae (pseudomembrane) gram (+) bacillus	• 디프테리아, 독소는 심부전과 마비 초래, 인두 안에서 자라는 거짓막은 후두를 덮고 질식을 초래. 영아의 백신접종(DTP)은 이들을 매우 드문 질병으로 만들었다. 노인은 추가접종을 받아야만 한다(파상풍과 혼합하여: DT).
Listeria monocytogenes gram (+) bacillus	• 리스테리아증: 노인, 영유아, 태아에서 패혈증, 뇌막염은 유산, 사산 초래하며 세균은 흙과 가축 같은 동물에서 발견된다. 미국의 경우, 식중독 발생은 오염된 우유나 유제품으로 추적한다. 산발성인 경우, 설익은 핫도그나 닭 혹은 편육을 추적한다. 백신은 없다.
Salmonella typhi gram (–) bacillus	• 장티푸스, 미란과 패혈증을 동반한 장감염으로 간, 담낭, 신장의 감염 동반하며, 회복 후 보균상태가 될 수 있다(담낭속세균). 미국에선 식수의 염소처리로 드물게 발생하며, 아시아와 같은 유행 지역에선 백신 사용
Salmonella enteritidis and other species gram (–) bacillus	• 살모넬라증. 닭, 달걀 같은 오염된 동물성 식품 섭취 후 발생하는 식중독이며, 설사는 대체로 환자에 국한되나 노인에게는 치명적일 수 있다. 미국의 추정치는 연간 4 백만 건이다. 백신은 없다.
Shigella species gram (–) bacillus	• 세균성 이질. 경증에서 중증까지의 설사로 탈수와 순환성 쇼크로 치명적일 수 있다. 대체로 경한 증상을 가진 사람이 조리한 음식으로 전염되며, 백신은 없다. 어린이집에서 질병의 중요한 원인이다.

표 22-3 세균에 의한 질병 (계속)

세균 속	특성
Escherichia coli, *Serratia marcescens*, *Proteus vulgaris*, and other genera of gram (−) bacillus	• 대장의 정상균총. 신체의 다른 부위로 유입될 때 기회 감염 초래하며, 병원 감염의 가장 흔한 원인(비뇨기, 폐렴, 피부 감염)
Escherichia coli O157 : H7 gram (−) bacillus	• 출혈성 대장염과 용혈성 요독 증후군은 치명적이며, 세균은 조리되지 않은 육류(특히 간 소고기)에 생존하며, 백신은 연구단계에 있다.
Pseydomonas aeruginosa gram (−) bacillus	• 보통 흙과 물에 있는 정상균총. 인체의 장안에 잠깐 머문다. 심한 화상환자, 낭포성 섬유증 환자(폐렴 유발), 암환자에선 심각한 병원체일 수 있다. 심지어 소독액에서도 생존할 수 있다. 백신은 없다.
Burkholderia cepacia gram (−) bacillus	• 폐렴: 특히 면역이 저하된 낭포성 섬유증 환자에게 발생. 백신은 없다.
Yersinia pestis gram (−) bacillus	• 서혜 림프선종 페스트(bubonic plague). 림프결절이 붓고, 패혈증, 출혈성 폐렴으로 대체로 치명적임. 동물 저장소는 목장의 개, 땅다람쥐, 기타 설치 동물로 쥐와 사람은 벼룩(매개체)에 의해 감염된다. 미국에서는 매년 남서부 지역에서 몇 가지 사례가 발생한다. 백신은 더는 유용하지 않다.
Francisella tularensis gram (−) bacillus	• 야토병(tularemia, rabbit fever). 패혈증과 폐렴으로 대체로 치명적은 아니나 매우 쇠약하게 만든다. 저장소는 야생동물과 새이다. 사람은 매개체(진드기, 이)에 의해, 오염된 육류를 섭취함으로써 또는 흡입으로 감염된다. 백신은 없다.
Brucella species gram (−) bacillus	• 브루셀라병(파상열). 극도의 허약과 피로, 식욕부진, 오르내리는 열. 저장소는 가축, 양, 염소, 돼지이며, 사람은 오염된 동물성 제품과 접촉함으로써 감염된다. 미국에서 이것은 직업병(육류 처리근로자, 수의사, 농부). 동물에 대해선 백신이 유용하다.
Haemophilis influenzae gram (−) bacillus	• 특히 2세 미만의 아동에서 뇌막염으로, 노인은 경한 상기도 감염이나 잠재적으로 치명적인 후두개염을 나타낼 수 있다. 백신(Hib)은 세균 피막을 포함하여 생후 2개월에 접종을 시작하도록 추천한다. 이것은 미국에서 수막염의 가장 흔한 원인으로 연간 약 2만건임. 백신은 90% 감소했다.
Haemophilis aegyptius gram (−) bacillus	• 결막염. 결막의 동통을 동반한 염증으로 직접 접촉이나 옷 등 매개물에 의해 전파되며, 아동집단에서 유행하고 백신은 없다.
Bordetella pertussis gram (−) bacillus	• 백일해. 수 주간 계속되는 심한 기침 발작. 성인은 기침이 덜 심해 진단 없이 지나간다. 1세 미만의 아이에선 폐렴이 치명적인 합병증이다. 사람이 유일한 숙주이며, 백신으로 유행 예방. 본래의 백신에 대한 안전성 문제로 새로운 백신 개발이 시급하다.

표 22-3 세균에 의한 질병 (계속)

세균 속	특성
Vibrio cholerae gram (–) bacillus (comma shaped)	• 콜레라. 심한 물 설사. 감염은 경증에서 중증까지 다양. 감염 전파는 사람의 변에 오염된 물에 의함. 미국에선 드물지만 아시아, 아프리카, 남미에선 유행성 전염병. 새로운 구강투여용 백신은 효과가 좋은 것으로 보인다.
Vibrio parahaemolyticus gram (–) bacillus (comma shaped)	• 장염(enteritis). 설사와 오심. 날 해산물이나 약하게 조리된 해산물 섭취로 감염. 대체로 환자에 국한함. 백신은 없다.
Vibrio vulnificus gram (–) bacillus (comma shaped)	• 괴저와 패혈증. 환부에 오염된 바닷물이나 생조개를 섭취했을 때 감염. 질병은 대체로 심하고 장기적, 면역력이 떨어진 사람이나 간질환 가진 사람에선 치명적일 수 있다. 백신은 없다.
Campylobacter jujuni gram (–) helical bacillus	• 장염(enteritis). 환자에 국한되나 노인이나 어린이에선 심각할 수 있는 설사. 저장소는 가금류 같은 동물이며, 사람은 오염된 육류 섭취로 감염. 미국에서는 매년 2백만 명이 감염되는 것으로 추정하고 있다. 백신은 없다.
Helicobacter pylori gram (–) helical bacillus	• 위궤양. 대부분 위염균이 원인이며, 위암과 관련될 수도 있다. 백신은 없다.
Legionella pneumophila gram (–) bacillus	• 2가지 형태로 발생하는 레지오넬라증. 레지오넬로시스병은 치명적일 수 있는 폐렴이고 폰티악열병은 대체로 자기 제한적인 경한 상부호흡기 감염이다. 세균은 흙을 포함한 자연수에서 발견되며, 에어컨이나 급수기를 오염시킬 수 있다. 사람 대 사람의 전파는 일어나지는 않는다. 병원감염성 폐렴의 중요한 원인이 되고 있다. 백신은 없다.
Mycobacterium tuberculosis acid–fast bacillus	• 결핵: 폐에 세균과 백혈구를 포함한 결절(tubercle) 형성. 폐조직은 파괴되고 세포에 의해 제거되어 커다란 공동(cavity)을 남긴다. 세균은 활동성 결핵환자로부터의 호흡기 비말에 의해 전파된다. 많은 사람이 증상 없이 잠복 상태의 1차 감염에 걸려 나중에 활동성 2차 감염으로 진행될 수 있다. 미국에선 BCG백신을 사용하지 않으나 다른 나라에선 사용한다. 미국에서 결핵은 종종 노숙자나 AIDS, 그리고 폐쇄된 감옥에 수감된 사람들에게 발병한다. WHO는 전 세계적으로 매년 7~8백만 명의 새로운 결핵환자가 발병하여 이 중 3백만 명이 사망하는 것으로 추정하고 있다. 전 세계 인구의 3%가 활동성 혹은 잠복성 결핵균에 감염되어 있다. 표준 결핵약에 저항성을 나타내는 세균이 점점 많아져 치료를 어렵게 만든다. 새로운 백신이 시험 중에 있다.
Mycobacterium avium and other species acid–fast bacillus	• 비전형적 미코박테리아 감염증. 임상적으로 결핵과 유사하다. 대체로 폐에 존재한다. 이들 세균은 AIDS나 기타 면역억제 상태에 있는 사람, 만성폐질환을 가진 사람에 대해 병원성을 가진다.

표 22-3 세균에 의한 질병 (계속)

세균 속	특성
Mycobacterium leprae acid-fast bacillus	• 나병(Hanses's disease). 외관을 손상시키는 피부병변과 마비나 감각상실을 초래하는 신경손상을 특징으로 하는 만성질환. 세균은 피부 접촉이나 호흡기 비말에 의해 얻어진다. 잠복기는 수년 동안 지속될 수 있다. 아동은 성인에 비해 더 빠르게 임상질환으로 발전한다. 백신은 시험단계에 있다.
Treponema pallidum (나선균, spirochete)	• 매독. 3단계로 진행하는 성전염병 1차 매독: 피부나 점막의 입구 부위에 무통의 단단한 하감(chancre) 2차 매독: 피부와 점막에 발진(전신 감염을 나타냄) 3차 매독(5~40년 후): 뇌, 심장판막, 대동맥, 척수, 피부, 기타 장기에 괴사성 병변(고무종). 선천성 매독(태반을 통한 감염)은 뼈와 치아의 결함, 정신지체를 초래할 수 있다. WHO에서는 매년 전 세계적으로 1천 2백만에 해당하는 새로운 환자가 발생하는 것으로 추정하고 있으며, 심각한 공중보건 문제가 되고 있다. 백신은 없다.
Leptospira interrogans (나선균, spirochete)	• 렙토스피라증. 소변으로 세균을 배출하는 야생 또는 집 동물의 질환. 사람은 오염된 물과 접촉하여 세균에 감염된다. 질병은 대체로 경하며 장의 바이러스 감염과 유사하다. 바일병(Weil's disease)은 간과 신장에 출혈을 동반한 심각한 질환이다. 항상 황달이 나타나는데, 이는 심각한 간 손상을 의미한다. 백신은 개에 대해서 유용하다.
Borrelia burgdorteri (나선균, spirochete)	• 라임병. 독감 같은 질환으로 시작하며 흔히 진드기가 문 부위에 소눈 모양의 발진(bull's eye rash)을 동반. 심부정맥, 자신에 국한된 뇌막염, 관절염이 나타날 수 있다. 동물 저장소는 사슴과 들쥐이고 매개체는 사슴진드기(genus Ixodes)이다. 백신은 판매저조로 생산이 중단되었다. 시험단계에 있다.
Borrelia vincenti (나선균, spirochete)	• 참호성 구강염(빈센트 치은염). *Borrelia*와 기타 구강내 정상균총의 과잉 증식에 의해 초래되는 잇몸과 인두의 궤양성 감염. 불량한 구강위생이나 구강감염에 의해 촉진되며 항생제 치료로 효과적으로 교정되어야 한다.
Rickettsia prowazekii (리케차균, richettsia)	• 발진티푸스. 고열과 섬망증, 출혈성 발진으로 치사율이 40%이다. 매개체는 인체의 이. 미국에선 드물지만 다른 나라에선 여전히 풍토병
Rickettsia typhi (리케차균, richettsia)	• 발진열: 유행성 발진티푸스와 유사하나 경하다. 2%의 치사율. 저장소는 쥐와 야생 설치류이며, 매개체는 벼룩. 미국에선 드물지만 동남아에선 매년 발생
Rickettsia rickettsii (리케차균, richettsia)	• 록키산홍반열(RMSF). 고열, 출혈성 발진, 폐렴으로 치사율이 20%이다. 저장소는 야생 설치류와 개이며, 매개체는 진드기. 그 이름에도 불구하고 RMSF는 미국에서 남동 해변 지역과 오클라호마에서 가장 많이 발생

표 22-3 세균에 의한 질병

세균 속	특성
Chlamydia trachomatis (serogroups D–K) chlamydia	• 비뇨생식기 감염(비임균 요도염). 남성에선 요도염이나 부고환염, 여성에선 자궁경관염(증상이 없는 여성도 많다). 여성에서 나타나는 합병증에는 골반 염증 질환, 자궁외 임신, 유산이 포함된다. 감염된 여성이 분만한 신생아는 결막염이나 폐렴으로 진행될 수 있다. 백신은 없다.
Chlamydia trachomatis (serogroups A–C) chlamydia	• 트리코마. 유두 증식을 포함한 결막염으로, 각막의 맥관을 침범하면 상흔조직과 실명 초래. 직접 접촉과 옷 등 매개물에 의한 전파. 전 세계적으로 실명의 주요 원인. 특히 건조하고 먼지가 많은 환경에서 발생
Chlamydia pneumoniae chlamydia	• 폐렴, 주로 지역사회 감염 및 경한 폐렴, 발열, 기침, 쉰 목소리를 동반. 백신은 없다.
Chlamydia psittaci chlamydia	• 앵무병(Psittacosis), ornithosis, 혹은 parrot fever라고도 부름. 병원체 저장소는 변의 형태로 균을 남기는 국내 조류. 분변 먼지를 흡입함으로써 감염. 경한 상기도 감염부터 중한 폐렴까지 다양한 증상. 백신은 없다.

표 22-4 바이러스에 의한 질병

바이러스	특성
Herpes simplex	• Type 1: 입술이나 구강에 물집(cold sores)으로 첫 발병 후 바이러스는 안면신경에 잠복해 있다. 타액으로 전파되며, 눈에 감염 초래(자가-감염) • Type 2: 생식기 포진. 생식기 부위에 통증성 병변으로 성병. 징후가 잘 나타나지는 않으나 바이러스로 상대를 감염시킨다. 몇 가지 백신이 시험 중에 있다. • 2가지 바이러스 모두 구강이나 생식기 감염을 일으킬 수 있고, 면역계통이 약한 신생아에게는 전신감염이나 헤르페스 뇌염을 초래하기도 한다.
Herpes varicella–zoster	• 수두. 첫 번 노출로 생기는 질환으로 소포성 발진. 특히 성인에선 가능한 합병증으로 폐렴 발생. 그런 다음 바이러스는 신경 안에 잠복. 대상포진(Shinglis). 잠복 중인 바이러스가 다시 활동을 시작하면 영향 받은 신경 바로 위의 피부에 통증성의 융기된 병변 나타남. 대체로 성인에서 발생. 아동에 대해선 백신이 추천된다. 어른을 위해서는 대상포진 백신이 있다.
Epstein–Barr virus (EBV)	• 단핵구증. 림프결절 부종, 피로, 발열, 비장이나 간 비대. 침으로 전파. 통계적으로 다발성경화증 발병의 기여 인자로 알려짐. EBV는 아프리카에서 버킷림프종과 관련이 있고, 중국에서 비인두암과 관련이 있는 것으로 알려짐. 백신은 없다.

표 22-4 바이러스에 의한 질병 (계속)

바이러스	특성
Cytomegalovirus (CMV)	• 대부분은 증상 없는 감염을 가진다. 바이러스는 해가 없으나 신체 안에 남아 있다. 태아 감염은 정신지체아, 실명, 귀머거리를 초래할 수 있다. CMV는 장기 이식 후 가장 빈번히 초래되는 바이러스성 감염으로 심각한 폐렴을 초래할 수 있다. AIDS 환자에게는 실명을 초래한다. 백신은 없다.
Human herpes-virus 6 (HHV-6)	• 6번째 질병(장미진, 돌발성 발진이라 불리는 발진이 나타나는 질병): 고열과 몸통에 발진 동반. 영아에게 흔하며 대부분의 감염은 심하지 않다. 바이러스는 T 림프구에 잠복하고 있으며, 타액을 통해 전파된다. 백신은 없다.
Human herpes-virus 8 (HHV-8)	• 카포시 육종: AIDS 감염 환자에게서 볼 수 있는 혈관의 악성 질환으로 성적 경로를 통한 감염. 백신은 없다.
Human papilloma viruses (HPV)	• 100종 이상, 일부 종류는 성기 사마귀를 유발. 몇몇 종류는 세포를 비정상적으로 성장시켜 개발되어 있다. 자궁경부암을 유발. HPV-16과 HPV-18(대부분의 암의 원인) 백신이 개발되어 있다. 사람이 성 활동을 하기 전에 백신을 투여해야 한다.
Adenoviruses	• 많은 다양한 유형이 있다. 일부는 감기와 유사한 급성 호흡기 질환(ARD)을 초래하며, 일부는 인두결막열(pharyngoconjunctival fever)을 초래하고, 수영장과 관련된 유행성 질환을 발생. ARD 백신은 군대에서만 사용.
Rhinoviruses	• 감기. 인후통, 콧물, 미열. 대체로 환자자신에게 국한. 현재 몇 가지 백신 연구가 진행 중에 있지만 아직까지 백신은 없다(100종 이상의 rhinovirus가 존재).
Influenza viruses	• 인플루엔자. 근육통, 발열, 피로, 호흡기 비말로 전파. A, B, C 3종이 있다. A형은 대부분의 유행병에 책임. 이들은 바이러스를 돌연변이 시키므로 바이러스가 변할 때마다 새로운 백신이 필요. 가장 심각한 합병증은 2차 세균성 폐렴과 바이러스에 대한 면역계통의 과민반응인 “cytokine storm”이다.
Respiratory syncytial virus (RSV)	• 폐렴. 특히 영아와 어린 아동이 고위험집단이며, 입원을 해야만 한다. 수십 년간의 연구에도 불구하고, 아직 효과적인 백신을 생산하지 못한다.
Human meta-pneumovirus	• 하기도 감염: 특히 영아와 노인에게 기관지염과 폐렴 유발. 대부분 겨울에 호발. RSV와 관련한 신종 병원체. 백신은 없다.
Hantaviruses	• 한타바이러스폐증후군. 발열, 기침, 폐부종, 저혈압. 치사율 40~50%. 설치류의 변이나 소변에 접촉함으로써 또는 설치류가 들끓는 지역의 바이러스를 흡입함으로써 감염된다. 백신은 없다.
Measles virus	• 홍역(rubeola). 발열, 인후통, 구강 점막에 Koplik 반점, 발진. 합병증으로는 귀 감염, 폐렴, 뇌염(치명적일 수 있다)이 있다. 백신은 이하선염, 풍진과 조합하여(MMR) 영유아에게 투여한다.

표 22-4 바이러스에 의한 질병 (계속)

바이러스	특성
Rubella virus	• 풍진(German measles). 경한 호흡기 증상으로, 발진은 있을 수도 있고 없을 수도 있다. 이 바이러스는 태반을 통과해 선천성 풍진 증후군(congenital rubella syndrome, CRS)을 초래하며, 즉 실명, 귀머거리, 심장 결함, 정신지체, 유산 등이다. CRS는 태아가 임신 첫 3개월 동안 감염된 경우, 가장 발생하기 쉽다. 백신(MMR)은 영유아에게 투여한다.
Parvovirus B19	• 5번째 질환: 소아 질환으로서 볼과 사지의 발진이 특징. 성인은 일시적 관절염 증상. 면역이 억제된 자 또는 낫적혈구 빈혈 환자에서 빈혈 발생 가능성. 태반을 통과하여 유산 또는 태아의 간에 치명적 손상. 사람을 위한(동물의 parvoviruse처럼) 백신은 없다. 그 이유는 상업적으로 수익성이 없기 때문인 것으로 보인다.
Mumps virus	• 이하선염. 발열, 이하선 등에 부종(무증상의 감염이 있을 수 있다). 바이러스는 침으로 전파. 합병증은 아동에선 드무나 췌장염, 신경성 귀머거리, 뇌염이 포함된다. 성인 남자에선 고환염, 성인 여성에선 난소염으로 진행할 수 있다. 백신은 영유아에 투여된다.
Polio viruses	• 소아마비. 대부분의 감염은 무증상이거나 경하다. 주요 감염은 마비를 초래할 수 있다. 2가지 백신이 있다. IPV(salk)는 죽은 바이러스를 포함하며, 소아마비를 초래할 수 없으며, 추가접종이 필요하다. OPV(sabin)는 독소를 악화시킨 바이러스를 포함하며 구강으로 투여되며 극히 드물지만 소아마비를 일으킬 위험이 있다. 미국에선 백신과 관련하여 언급되고 있으나 다른 나라에선 아직도 유행한다. 폴리오바이러스 박멸은 여전히 WHO의 목표이다.
Coxsackie viruses (29 types)	• 손, 발, 입의 질환: 발열, 손바닥, 발바닥, 혀, 목의 수포. 소아에게 가장 흔한 증상. 결막염, 심근염 발생 가능성. 전염력 높음. 분변-경구 경로 및 호흡기계통 비말을 통한 감염. 백신은 없다.
Rabies virus	• 광견병. 두통, 오심, 발열, 삼키는 근육의 경련. 발작. 호흡 또는 심부전을 일으키므로 치명적. 실제로는 100% 치명적. 저장소는 야생동물. 바이러스는 타액에 존재. 노출 후 예방으로 Human Rabies Immune Globulin(HRIG)(항체)와 광견병 백신이 필요.
Encephalitis viruses	• 뇌염. 대부분의 감염은 경하다. 혼돈, 기면, 혼수는 중추신경계통 침범을 나타낸다. 여러 유형의 바이러스가 미국 내에서 발생. 저장소는 야생조류와 작은 포유동물이다. 매개체는 모기이다. 백신은 말과 위험한 직업을 가진 사람에게 이용된다.
West Nile virus	• 웨스트 나일 뇌염: 1999년에 뉴욕 시에서 최초로 발견(아프리카와 중동에서 잘 알려짐). 병원균 저장소는 조류이며, 일부 모기 및 곤충 포함. 증상은 두통과 혼돈을 포함하나 대부분 경하거나 무증상. 백신은 없다.

표 22-4 바이러스에 의한 질병 (계속)

바이러스	특성
Dengue virus (4 serotypes)	• 뎅기열: 독감과 유사, 혈관누출과 응고결함의 특징이 있는 출혈성 발열. 숲모기속(genus *Aedes*)에 속하는 모기가 매개체. 열대 지방이나 아열대 지방 풍토병. 점점 북쪽으로 이동. 매년 1억 명 이상 감염되고 2만 5천 명이 사망. 백신은 시험단계에 있다.
Rotaviruses	• 장염(enteritis). 세계적으로 설사의 주된 원인이며 영유아와 아동에선 치명적인 탈수를 초래할 수 있다. 새로운 백신이 효과적인 것으로 보인다.
Noroviruses (formerly Norwalk viruses)	• 위장염(gastroenteritis), 구토: "stomach flu"라 부른다. 조개와 같은 식품 또는 경한 증상을 가진 사람이 조리한 음식으로부터 감염된다. 백신은 없다.
Ebola and Marburg viruses	• 출혈성 열. 고열, 전신성 출혈, 간의 괴사. 치사율 25~90%. 바이러스는 감염의 저장소가 될 수 있는 원숭이를 또한 감염시킨다. 백신은 시험단계에 있다.
Yellow fever virus	• 황열. 간, 비장, 신장, 기타 장기에 출혈. 매개체는 모기이다. 백신은 풍토병 지역(중미, 남미, 아프리카)을 여행하는 사람에 추천된다.
Hepatitis viruses; types A, B, C	• 간염. 식욕부진, 오심, 피로, 황달(경한 경우엔 없을 수 있다). A형 바이러스(HAV)는 분변–구강경로에 의해 전파. 오염된 조개나 경한 증상 가진 사람이 조리한 음식. 회복 후 보균자는 없다. B형 바이러스(HBV)는 성적 활동이나 혈액, 기타 체액과 접촉함으로써 전파. 보균상태 가능하며 간암이나 간경변증으로 진행할 수 있다. C형 바이러스(HCV)의 전파는 HAV와 유사하다. 보균상태 가능하다. A형과 B형에 대한 백신은 있다. 기타 간염 바이러스에는 D, E, F, G가 있다.
Human immunodeficiency virus (HIV)	• AIDS. helper T 세포의 파괴 및 면역계통 억압. 기회 감염. 수년 후 치명적일 수 있다. 성행위, 혈액에 접촉, 또는 태반을 통해 전파된다. 백신은 없다.
Variola major	• 천연두(Smallopx): 1980년에 WHO에 의해 근절된 것으로 알려짐. 잠재적 생물학적 무기. 출혈성 발진과 내부 출혈을 동반하는 전염성 질환. 치사율 30~50%. 미국 내에서 1982년 소아 백신 접종이 중단된다.
SARS virus	• 중증급성호흡기증후군(ARDS): 폐가 액체로 차는 종류의 폐렴. 병원균 저장소는 중증급성호흡기증후군: 폐내에 액체가 차는 폐렴; 사망률 10%. 병원보유체는 중국의 관박쥐이다. 첫 번째 사례는 2002년 중국에서 있었다. 2004 년에 바이러스의 인간에게 전염되는 형태는 사라졌다. 백신은 개발 단계에 있다.

표 22-5 곰팡이에 의한 질병

진균 속	특성
Microsporum, *Trichophyton*, *Epidermophyton*	• 백선(tinea). 피부나 두피 위에 비늘 같은 빨간 얼룩. 털 소실. 무좀은 운동선수의 발에 생기는 감염형태이다. 손상된 손톱을 감염시킬 수도 있다. 이 곰팡이의 아포는 사람이나 동물로부터 획득된다.
Candida albicans (and other species)	• 효모 감염. 점막 감염을 아구창이라 부른다. 질이나 구강에 생길 수 있다. 효모는 상주균총에서 생긴다. 전신 감염은 폐렴과 심내막염을 포함한다. 중요한 병원감염 병원체
Cryptococcus	• 크립토코쿠스증. 수막염으로 진행할 수 있는 폐감염(특히 AIDS 환자에서). 아포는 흙이나 비둘기 변으로부터 공기로 이동
Histoplasma	• 히스토플라즈마증. 흔히 환자에 국한된 폐감염. 간, 비장, 림프결절에 궤양을 초래하는 진행성 질환. 대체로 치명적. 아포는 흙으로부터 공기에 의해 이동
Coccidioides	• 콕시디오이데스진균증. 흔히 환자에 국한된 폐감염. 수막, 뼈, 피부, 기타 장기를 침범하는 진행성 질환. 치사율이 높다. 아포는 공기에 의해 이동된다.
Rhizopus	• 흔히 빵곰팡이로서 인체에 해가 없으나 면역이 억제된 자 또는 당뇨 조절이 잘 안 되고 있는 자에서 감염된다. 포자 흡입 또는 섭취를 통해 조직내 감염. 응고 및 괴사를 통한 전신 감염된다.
Aspergillus	• 과일에서 흔히 발견됨. 인체에 무해함. 면역이 억제된 자에서 부비동염, 폐렴, 기타 침습적 질환을 유발한다.
Pneumocystis jiroveci	• 폐렴: 쇠약하거나 AIDS 환자처럼 면역이 억제된 자에서만 발생. 항생제에 대한 감수성은 원생동물과 유사하지만 DNA 서열은 진균과 유사하다. 대부분 소아기에 감염되나 정상적 면역 체계가 손상을 방지. 잠복감염도 증상을 나타내며 세포 매개면역반응 저하 시 중등도의 증상이나 심각한 증상 발현.

표 22-6 원생동물에 의한 질병

원생동물	특성
Entamceba histolytica	• 아메바성 이질. 대장에 궤양성 병변, 혈성 설사. 간, 폐, 뇌에 농양을 형성할 수 있다. 물이나 음식으로 분변-구강경로에 의해 전파
Naegleria species	• 아메바성수막치염. 수막과 뇌의 염증. 거의 치명적. 깨끗한 물에 있는 아메바는 수영할 때 물과 함께 비강으로 들어간다. 이후 아메바는 후각신경을 따라 뇌로 이동한다.
Balantidium coli	• 발란티듐증. 복부 불편감과 설사. 대체로 경한 증상. 저장소는 돼지와 기타 집동물. 분변-구강경로에 의해 전파. 백신은 없다.
Giardia lamblia	• 람블편모충증(Giardiasis). 지방 섞인 설사. 경하다. 저장소는 야생동물과 집 동물, 사람이다. 경한 증상을 가진 사람이 조리한 음식이나 물로 분변-구강경로에 의해 전파. 센터에서 일어나는 설사의 주요 원인. 백신은 없다.
Trichomonas vaginalis	• 트리코모나스감염증. 성병. 여성에선 자궁경관염과 질염의 원인. 남성에선 대체로 증상이 없다. 백신은 없다.
Trypanosoma species	• 아프리카 수면병: 혼수와 사망으로 진행되는 졸음증. 병원균 저장소는 야생이나 집내 동물로 매개체는 체체파리. 백신은 없다.
Leishmania major and other species	• 리슈만편모충증: 피부에 병소를 나타내거나 더 심각한 내장리슈만편모증을 초래한다. 매개체는 암컷 모래파리이다. 유행지역은 남서부와 중아아시아 지역이다. 백신은 없다.
Plasmodium species	• 말라리아. 원생동물은 적혈구 안에서 생식되며 용혈과 빈혈 초래. 매개체는 얼룩날개모기(*Anopheles mosquito*)이다. 뇌말라리아는 가장 심각한 형태로서, 아이들에게는 치명적이다. 세계보건기구(WHO)는 매년 2억 건의 새로운 사례를 추산하며 사망자는 백만명에 이른다. 몇 가지 백신이 테스트 단계에 있다.
Toxoplasma gondii	• 톡소플라즈마증. 건강한 사람에선 무증상 감염. 선천성 감염. 유산이나 정신지체, 실명. 저장소는 고양이와 방목 동물. 임신한 여성은 고양이 변이나 날고기로부터 포낭(cyst)을 얻는다.
Cryptosporidium species	• 설사. 경한 증상에서 심한 증상까지 다양. 분변-구강경로에 의해 전파. 어린이집과 AIDS환자에서 중요한 설사의 원인. 염소에 강한 저항성을 보여 도시의 식수나 수영장물을 오염시켜 광범위하게 전염시킨다.
Babesia microti and other species	• 바베스열원충증: 첫 증상은 독감과 유사. 원충은 적혈구를 파괴. 태반을 통과할 수 있다. 심한 경우 용혈성 빈혈로 인한 신부전 발생. 백신은 없다.

표 22-7 기생충에 의한 질병

기생충	특성
Chinese liver fluke *(Clonorchis)*	• 복부 불편감. 수년 후 경변증. 성충(1/2inch)은 담관 안에 산다. 기생충 알을 포함한 날생선을 먹고 감염
Tapeworms (Taenia, *Diphyllobothrium*)	• 복부팽만 및 불편감. 변비 또는 설사. 잘 익히지 않은 소고기, 돼지고기 또는 기생충 알을 포함한 날생선을 먹고 감염
Pinworm *(Enterobius)*	• 성충(1/8inch)은 대장 안에 산다. 숙주가 자는 동안 항문주위 피부 위에 알을 낳기 때문에 피부 자극과 가려움증 초래. 알은 손과 침요를 통해 가족 구성원에 전파
Hookworm *(Necator)*	• 성충(1/2inch)은 소장 안에 산다. 그들은 혈액을 먹고 산다. 심한 감염은 빈혈과 피로 초래. 알은 변으로 배출된다. 애벌레는 맨발의 피부를 통해 파고 들어가 장으로 이동한다. 열대지방과 아열대 지방에 거주하고 약 8억 명의 사람들이 감염되어 있는 것으로 추정되며 북미에서는 드물다.
Ascaris	• 성충은 10～12inch이며 소장 안에 산다. 수가 많으면 장폐색의 원인. 알은 변으로 배출되고, 손이나 분변에 오염된 식물을 통해 다른 사람에 전파
Trichinella spiralis	• 선모충증(Trichinosis). 기생충이 이동하면서 포낭을 형성할 때 심한 근육통. 잘 익히지 않은 포낭을 포함한 돼지고기(또는 야생동물)를 먹음으로써 감염

표 22-8 병독을 매개하는 곤충과 페스트

절족동물	질환(병원체 종류)*	설명
모기	말라리아(원생동물) 뇌염(많은 바이러스) 황열(바이러스)	• 물에 알을 낳고 물에서 유충이 자람. 번식처를 없애고 수면 시 모기장을 사용하는 것이 쉽고 효율적인 예방 방법이다.
벼룩	페스트(세균) 풍토성 파상풍(리케치아)	• 벼룩은 날개가 없으나 숙주에서 숙주로 뛰어갈 수 있다(약 20cm만큼). 벌레처럼 생긴 유충은 숙주의 털에 기생하는 알에서 부화된다.
이	유해성 파상풍(리케치아) 야토병 Tularemia(세균) 재귀열(세균)	• 몸의 이는 옷에 살고 먹이를 먹을 때에만 피부로 옮겨간다. 날개가 없고 천천히 움직인다.
진드기	lyme disease(세균) Rocky mountain spotted fever(리케치아) 야토병(세균)	• 진드기는 옷이나 피부에서 천천히 움직이고, 기어 올라갈 수 있다. 나무나 풀로 덮인 장소에서 나올 때 진드기를 체크해 보는 것이 효과적인 예방 방법이다.
체체파리(Tsetsefly)	아프리카 수면병(원생동물)	• 물면 아프다.
사슴파리, 말파리 (Deer fly, horse fly)	야토병(세균)	• 크고 공격적이며 피를 빨아먹는 파리. 물면 아프다.

표 22-8 병독을 매개하는 곤충과 페스트 (계속)

절족동물	질환(병원체 종류)*	설명
모래파리 (sandfly)	레슈마니아증 (Leishmaniasis) (원생동물, protozoan)	• 암컷 파리는 집파리의 1/4 크기이다.
머리 이 (head louse)	질병 매개체 아님	• 알(서캐, nits)은 모간(hair shafts)에 달라붙어 있다.
빈대 (bedbug)	질병 매개체 아님	• 빈대는 밤에 먹이를 먹고(야행성), 종종 숫자가 매우 많다. 낮에는 침구나 방 틈새에 숨어 있다.
옴 진드기 (scabies mite)	질병 매개체 아님	• 암컷은 피부에 터널을 만들어 알을 낳는다. 특히 밤에 가려움이 심하다.

* 질병에 대한 자세한 설명은 앞의 표에 명시되어 있다.

학습개요

미생물의 분류

1. **세균** – 단세포성으로 일부는 병원성
2. **바이러스** – 세포가 아니며, 모두 기생물
3. **원형동물** – 단세포성 동물로 일부는 병원성
4. **곰팡이** – 단세포성(효모) 또는 다세포성(사상균)으로 대부분 분해자
5. **기생충** – 다세포성 동물로 일부로 기생물
6. **절지동물** – 질병의 매개체이거나 전염을 일으키는 곤충, 진드기
   a. 이중명명법 – 속과 종의 이름

정상균총 – 표 22-1

1. **상주균** – 인체의 특정부위 안에 또는 인접하여 사는 미생물로, 평소의 위치에 있을 때는 해가 없다.
2. **일과성 균총** – 주기적으로 인체에 서식하는 미생물로 숙주의 저항력이 떨어지지 않는 한 보통 해를 주지 않는다.

감염성 질병

1. 미생물이나 그들의 독소에 의해 발병
   a. 풍토병 – 이 질병은 인구 집단에 존재한다.
   b. 전염병 – 주어진 시간에 비해 평소보다 많은 경우
   c. 전염병 – 몇몇 국가에 영향을 미치는 전염병
2. 임상적 감염은 증상에 의해 특징지어지며, 무증상성 감염에선 증상을 보이지 않는다.
3. **감염성 질환의 경과** – 잠복기는 병원체가 들어와 증상이 나타나기까지의 시간이다.
   전성기는 질병의 경과 중 최악의 단계이며, 이어서 회복되든지 사망하든지 한다. 자기-제한성 질병은 특정 기간 전형적인 증상을 보이다 이어서 회복된다.
4. **감염의 형태**
   a. 국소성 – 병원체가 신체의 일부에만 있다.
   b. 전신성 – 혈액이나 림프액에 의해 병원체가 전신에 퍼짐
   c. 패혈증(균혈증) – 혈액내에 세균 존재

d. 급성 – 대체로 증상이 심하고 갑작스럽게 발병

e. 만성 – 진행이 느리거나 오래 지속된다.

f. 이차성 – 일차 감염된 숙주의 저항력이 떨어짐으로써 나타날 수 있다.

g. 병원성 – 입원하여 얻은 감염

h. 내생성(endogenous) – 인체 자신의 정상균이 비정상적인 부위로 이동하여 질병 초래

역학 – 그림 22-1

1. 질병의 양상과 전파를 연구
2. **입구** – 병원체가 숙주로 들어오는 길
3. **출구** – 병원체가 숙주를 빠져나가는 길
4. **저장소** – 질병을 가진 사람, 회복 후 보균자, 또는 동물 숙주(동물원성 감염증의 경우)
5. **비전염성 질병** – 숙주에서 숙주로 직접 또는 간접적으로 전파될 수 없다.
6. **전염성 질병** – 호흡기 분말핵, 피부나 성적 접촉, 태반전이 또는 혈액 접촉에 의해 숙주에서 숙주로 직접 전염될 수 있다. 음식이나 물, 매개곤충 또는 매개물에 의해 간접적으로 전염될 수도 있다.
7. **접촉 전염성 질병(contagious diseases)** – 접촉(호흡기 분말핵)에 의해 사람에서 사람으로 쉽게 전파

미생물 통제 방법

1. **방부제** – 생체에 있는 세균을 파괴하거나 증식을 억제하는 화학물질
2. **살균(소독)제** – 죽은 물체에 있는 세균을 파괴하거나 증식을 억제하는 화학물질
3. **멸균** – 모든 살아 있는 미생물을 파괴하는 절차
4. 공중 보건수단에는 식품과 물의 안전성을 보장하는 법과 규정이 포함된다.

세균 – 그림 22-2

1. **형태** – 구균, 간상균, 나선균
2. 편모(flagella)는 일부 간상균과 나선균의 운동성을 제공한다.
3. 호기성균은 산소를 필요로 하고 혐기성균은 산소에 의해 생식이 억제되며, 조건적 혐기성균은 산소가 있건 없건 자란다.
4. 그람 반응(양성 또는 음성)은 세포벽의 화학적 성질에 근거한다. 그람 염색은 세균을 규명하는 데 이용해 온 실험 절차이다.
5. 피막은 백혈구에 의한 탐식작용을 방해한다. 포자는 잠복 형태로 극도의 환경에 저항한다.
6. 독소는 숙주세포에 독성이 있는 세균에 의해 생성된 화학물질이다.
7. 리케치아와 클라미디아는 다른 세균과는 달리 복제를 위해 살아 있는 세포 안에 있어야만 한다.
8. 항생제는 세균성 질병을 치료하는 데 사용되는 화학물질이다. 광범위 항생제는 많은 종류의 세균에 영향을 미친다. 좁은 범위 항생제는 몇몇 종류의 세균에만 작용한다.
9. 세균이 특정 항생제에 대해 저항성을 가지게 되면, 치료에 사용하지 못한다. 배양과 감수성 검사가 감염 치료를 위해 항생제를 선택하기 전에 필요할 수 있다.
10. **질병** – 표 22-3

바이러스 – 그림 22-3

1. 세포가 아니며, 바이러스는 단백질 껍데기에 둘러싸여 있는 DNA나 RNA 중 하나를 포함한다.
2. 복제를 위해 살아 있는 세포 안에 있어야만 하며 이로 인해 숙주 세포는 죽게 된다.
3. 질병의 중증도는 감염된 세포의 형태에 의존하며, 일부 바이러스는 태반을 통과하여 태아를 감염시킬 수 있다.
4. 항바이러스제는 숙주 세포에 해를 주지 않고, 바이러스 복제를 방해해야 한다. 이용할 수 있는 그러한 화학물질은 많지 않다.
5. **질병** – 표 22-4

곰팡이 – 그림 22-4

1. 대부분이 부생식물로 죽은 유기물을 분해한다. 단세포성 효모이거나, 다세포성 사상균일 수 있다.
2. 사상균병은 피부나 점막을 침범하는 표재성이거나, 폐나 뇌막과 같은 내장을 침범하는 전신성일 수 있다.
3. 효과적인 항곰팡이 제제가 있으나, 일부는 독성이 매우 높다.
4. **질병** – 표 22-5

원생동물 – 그림 22-5

1. 단세포성 동물로 일부는 병원성이다.
2. 일부는 매개곤충에 의해, 일부는 분변에 오염된 물이나 음식에 의해 전파된다.
3. 대부분의 질병에 대해 효과적인 약제가 있다.
4. **질병** – 표 22-6

기생충 – 그림 22-6

1. 단순 다세포성 동무로 기생충에는 흡충, 요충, 일부 회충이 포함된다.
2. 사람뿐 아니라 다른 동물 숙주를 침범하는 생의 주기를 가질 수 있다.
3. 대부분의 기생충 감염에 이용할 수 있는 효과적인 약물이 있다.
4. **질병** – 표 22-7

절족동물 – 그림 22-7

1. 일부는 표재성 전염을 초래한다.
2. 일부는 질병의 매개체이다 표 22-8

미생물학과 인간의 질병

복습 문제

1. 상주균총을 정의하고 그것의 중요성을 설명하시오.

2. 각 문장에서 서술한 용어를 기술하시오.
   a. 사람이 증상을 나타내지 않는 감염
   b. 산소에 의해 증식이 방해받는 세균
   c. 일정기간 증상이 지속된 후 회복되는 질병
   d. 대체로 정해진 인구에만 나타나는 질병
   e. 혈액 안에 세균이 존재
   f. 일차감염에 걸린 숙주의 저항력이 낮아진 경우 생길 수 있는 감염
   g. 사람에 의해 획득될 수 있는 동물의 질병
   h. 형태가 둥근 세균

3. 세균 세포중 아래 기능을 하는 부분의 이름을 기술하시오.
   a. 백혈구에 의한 탐식작용 방해
   b. 운동성 제공
   c. 그람 반응 또는 그람 염색을 위한 근거
   d. 열과 건조에 저항하는 형태
   e. 숙주 세포에 독성이 있는 생산된 화학물질

4. 병원감염이 의미하는 바를 설명하고 병원체의 출처와 관련하여 두 가지 일반적 종류를 기술하시오.

5. 병원체의 입구로 가능한 것 5개를 열거하시오.

6. 병원체의 출구로 가능한 것 5개를 열거하시오.

7. 전염성 질병과 접촉 전염성 질병을 구별하여 설명하시오.

8. 저온살균법과 멸균을 구별하여 설명시오.

9. 바이러스의 구조를 서술하고, 바이러스가 어떻게 질병을 발병시키는지 설명하시오.

10. 효모와 사상균을 구별하여 서술하시오.

11. 표재성 사상균병과 전신성 사상균병을 구별하여 서술하시오.

12. 매개체에 의해 전파되는 질병 이름을 열거하고 각 질병에 대한 매개체의 이름을 열거하시오.

심화학습

1. 천연두는 이미 지구상에서 사라진 질병이며, 다음으로 소아마비, 홍역을 박멸하기 위해 노력 중이다. 이러한 질병 또는 병원균이 어떠한 특성을 가지고 있기에 이것이 가능하다고 생각하는가? 5가지 이유를 생각하시오.

2. 질병의 역학을 이해하기 위해서는 질병 또는 원인균에 대한 몇 가지 사실을 알아야 한다. 알아야 할 것 5가지를 생각하시오.

3. 대부분의 직장 여성은 아이를 보육시설에 맡긴다. 적절한 주의를 기울이지 않는다면, 이러한 보육시설에서 유행하는 병원균은 무엇인가? 대개 2종류가 있다. 아이들이 적절한 예방접종을 하지 않은 상태라면 가장 중요하게 주의하여야 할 것은 무엇인가? (점심시간을 생각하시오.)

4. 2세 소아가 반드시 맞아야 할 예방접종 3가지를 기술하시오. 보육시설 내 어떤 예방접종을 하지 않은 6개월 된 소아가 함께 있다면, 이 아이 또한 "집단(herdimmunity)"이라 불리는 기전에 의해 보호될 것이다. 집단 면역이 무엇인지 설명하시오.

5. 렙토스피라증이 간염으로 오진되는 이유를 설명하시오. 각각 환자에게 어떠한 임상양상을 보이는지 설명하시오. 이러한 현상은 희귀질환 또는 희귀질환 연구에 대해 무엇을 시사하는가?

6. D씨는 두 번째 눈썹고리(피어싱)를 하고 싶어 눈썹부위에 구멍을 뚫는 시술을 받고 회복되기를 기다리고 있다. 그러나 구멍 뚫은 곳에 염증이 생기고 발적과 통증이 생겨 대학내 보건소를 방문하였다. D씨는 하루에 몇번씩 과산화수소로 시술부위를 깨끗이 닦았는데 왜 염증이 생겼는지 모르겠다고 말했다. 그녀에게 어떻게 하라고 설명할 것인가?

7. 웨스트 나일 바이러스 뇌염은 1999년에 북미주에 새롭게 등장하였다. 곧 보건당국 관계자는 대부분의 감염은 무증상이거나 미약하며, 심각하거나 치명적인 경우는 드물다고 발표하였다. 그들은 이 사실을 어떻게 알아내었다고 생각하는가?

8. 질문그림 22-A 는 4가지의 다른 항균제에 대한 (페트리 접시) 세균배양을 나타낸 것이다. 세균이 감염의 원인일 때 어떤 항생제가 처방을 위해 가장 좋은 것인가? 또한 어떤 항생제는 절대 사용하지 않아야 하는가?

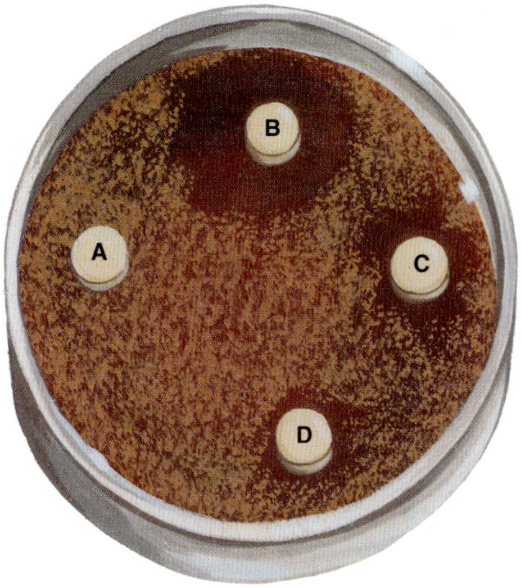

질문그림 22-A 감수성 검사를 위한 항생제 세균배양

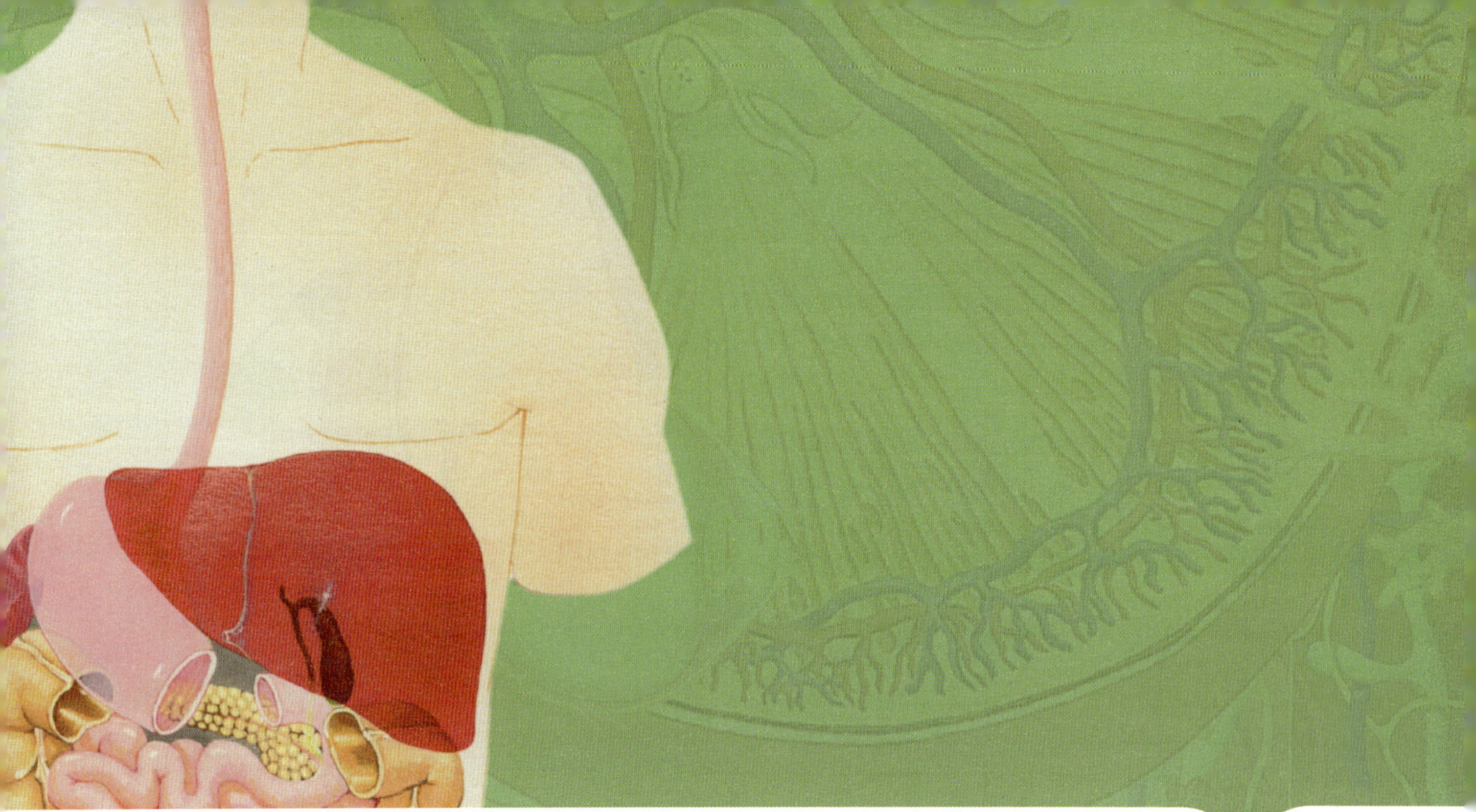

인덱스

ㄱ

ㄴ

ㄷ

ㄹ

ㅁ

ㅂ

ㅅ

ㅇ

ㅈ

인덱스

ㅎ

A

B

C

D

E

인덱스

N

O

P

Q

R

S

T

U

V

W

Y

Z

인체 구조와 기능

ESSENTIALS OF ANATOMY AND PHYSIOLOGY

VALERIE C. SCANLON, TINA SANDERS

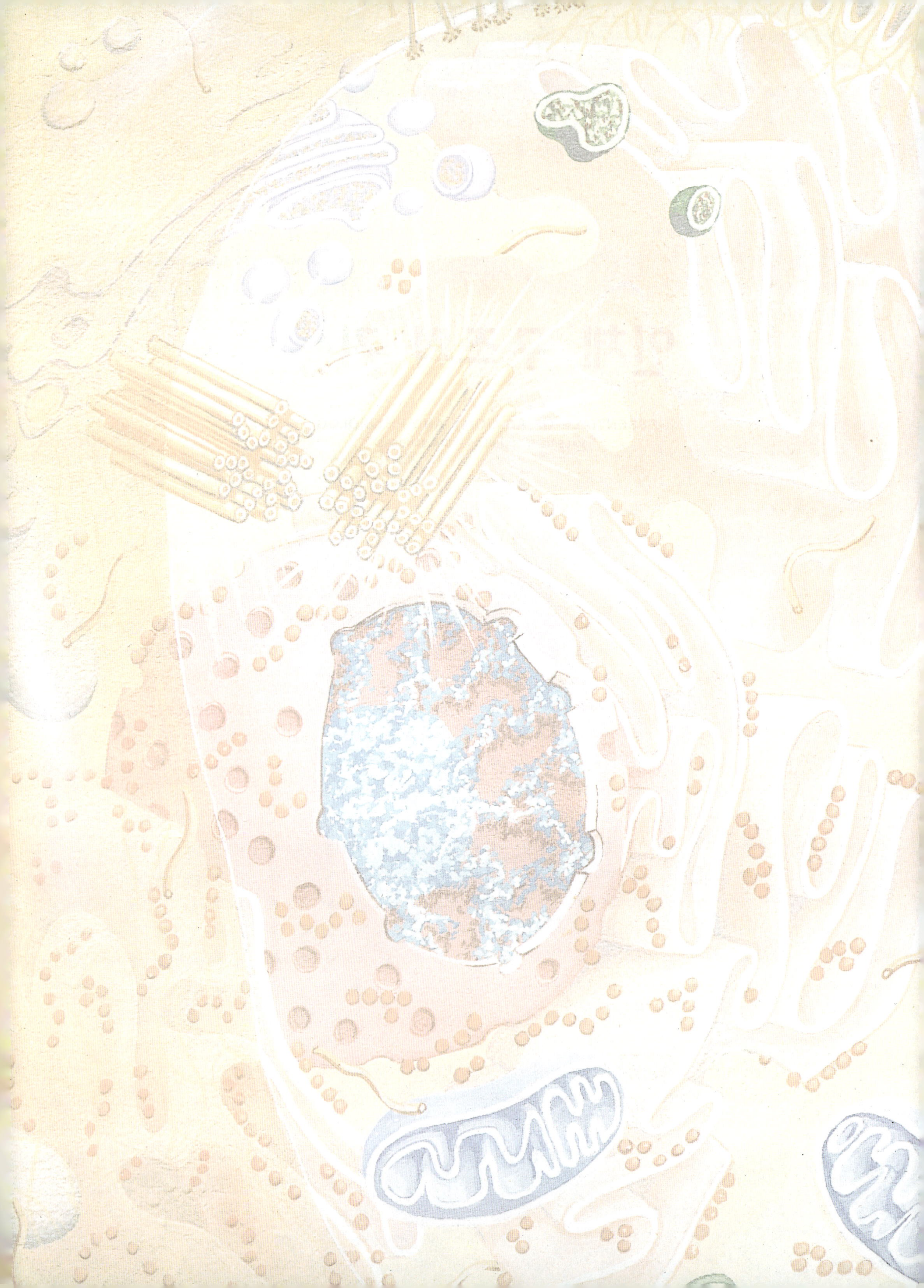